Repetitorium Internistische Intensivmedizin

Tobias Wengenmayer · Dawid Staudacher · Guido Michels
Hrsg.

Repetitorium Internistische Intensivmedizin

4., vollständig überarbeitete und aktualisierte Auflage

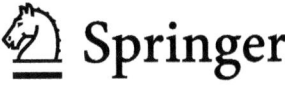

Hrsg.
Tobias Wengenmayer
Interdisziplinäre Medizinische Intensivtherapie (IMIT)
Universitätsklinikum Freiburg
Freiburg, Deutschland

Dawid Staudacher
Interdisziplinäre Medizinische Intensivtherapie (IMIT)
Universitätsklinikum Freiburg
Freiburg, Deutschland

Guido Michels
Notfallzentrum
Krankenhaus der Barmherzigen Brüder Trier
Trier, Deutschland

ISBN 978-3-662-71760-8   ISBN 978-3-662-71761-5   (eBook)
https://doi.org/10.1007/978-3-662-71761-5

Die Deutsche Nationalbibliothek verzeichnet diese Publikation in der Deutschen Nationalbibliografie; detaillierte bibliografische Daten sind im Internet über https://portal.dnb.de abrufbar.

© Der/die Herausgeber bzw. der/die Autor(en), exklusiv lizenziert an Springer-Verlag GmbH, DE, ein Teil von Springer Nature 2010, 2011, 2017, 2026

Das Werk einschließlich aller seiner Teile ist urheberrechtlich geschützt. Jede Verwertung, die nicht ausdrücklich vom Urheberrechtsgesetz zugelassen ist, bedarf der vorherigen Zustimmung des Verlags. Das gilt insbesondere für Vervielfältigungen, Bearbeitungen, Übersetzungen, Mikroverfilmungen und die Einspeicherung und Verarbeitung in elektronischen Systemen.
Die Wiedergabe von allgemein beschreibenden Bezeichnungen, Marken, Unternehmensnamen etc. in diesem Werk bedeutet nicht, dass diese frei durch jede Person benutzt werden dürfen. Die Berechtigung zur Benutzung unterliegt, auch ohne gesonderten Hinweis hierzu, den Regeln des Markenrechts. Die Rechte des/der jeweiligen Zeicheninhaber*in sind zu beachten.
Der Verlag, die Autor*innen und die Herausgeber*innen gehen davon aus, dass die Angaben und Informationen in diesem Werk zum Zeitpunkt der Veröffentlichung vollständig und korrekt sind. Weder der Verlag noch die Autor*innen oder die Herausgeber*innen übernehmen, ausdrücklich oder implizit, Gewähr für den Inhalt des Werkes, etwaige Fehler oder Äußerungen. Der Verlag bleibt im Hinblick auf geografische Zuordnungen und Gebietsbezeichnungen in veröffentlichten Karten und Institutionsadressen neutral.

Planung/Lektorat: Dr. Anna Krätz
Springer ist ein Imprint der eingetragenen Gesellschaft Springer-Verlag GmbH, DE und ist ein Teil von Springer Nature.
Die Anschrift der Gesellschaft ist: Heidelberger Platz 3, 14197 Berlin, Germany

Wenn Sie dieses Produkt entsorgen, geben Sie das Papier bitte zum Recycling.

Vorwort zur 4. Auflage

Die 4. Auflage des „Repetitoriums Intensivmedizin" wurde mit dem Ziel verfasst, die klinisch relevanten Aspekte der Intensivmedizin kompakt und praxisnah zu bündeln. Unser Bestreben ist es, nicht nur Fakten zu vermitteln, sondern auch die Freude am Lernen zu fördern und den Leser*innen das notwendige Rüstzeug für die Behandlung kritisch kranker Patient*innen an die Hand zu geben. In Notfallsituationen bleibt oft keine Zeit, um nachzulesen – das Wissen muss sofort verfügbar sein.

Ein weiterer Schwerpunkt dieser Ausgabe liegt auf der Prüfungsvorbereitung für die Zusatzbezeichnung Intensivmedizin (Schwerpunkt Innere Medizin). Auch wenn die Prüfung nur ein Schritt auf dem kontinuierlichen Weg zur ärztlichen Kunst ist, stellt sie dennoch einen wichtigen Meilenstein dar. Gute Intensivmedizin geht über die Anwendung von Techniken und Leitlinien hinaus – sie erfordert ebenso Empathie und Menschlichkeit gegenüber unseren Patient*innen, deren An-/Zugehörigen und dem Team. Neben den medizinischen Neuerungen sind es insbesondere die zwischenmenschlichen Aspekte und die interdisziplinäre Zusammenarbeit, die uns Autoren täglich dazu motivieren, immer weiter zu lernen.

Dieses Buch kann jedoch nur der Anfang sein. Täglich erscheinen neue Publikationen, und Leitlinien werden ständig überarbeitet. Um stets am Puls der Zeit zu bleiben, ist eine kontinuierliche Literaturrecherche erforderlich. Dieses Buch soll ein solides Fundament für das lebenslange Lernen bieten.

Ein herzlicher Dank gilt allen Autor*innen, deren Expertise und Engagement diese 4. Auflage ermöglicht haben. Wir hoffen, dass dieses Werk einen wertvollen Beitrag zur Weiterentwicklung der Intensivmedizin leistet und die Freude am Fach weiter fördert. Kritische Rückmeldungen und Anregungen sind wie immer willkommen.

Wir wünschen Ihnen viel Erfolg bei der Lektüre und der Anwendung des vermittelten Wissens – sowohl im klinischen Alltag als auch auf Ihrem Weg zu einer noch besseren Ärztin oder einem noch besseren Arzt.

Tobias Wengenmayer
Dawid Staudacher
Guido Michels
Freiburg und Trier, Deutschland
Juli 2025

Inhaltsverzeichnis

I Allgemeine Intensivmedizin

1 **Struktur und Organisation der Internistischen Intensivstation** 3
Tobias Wengenmayer und Lyn von Zepelin

2 **Intensivmedizinische Arbeitstechniken** 11
Tobias Wengenmayer

3 **Hämodynamisches Monitoring** 47
Samir G. Sakka und Guido Michels

4 **Beatmungstherapie** 73
Louis Jouanjan, Michael Ambros, Matthias Wieber und Björn Christian Frye

5 **Analgosedierung und Delirmanagement** 111
Fabian Schubach

6 **Ernährungstherapie** 125
Boris Böll

7 **Transfusionsmedizin** 135
Christian Blattner und Richard Schäfer

8 **Kardiopulmonale Reanimation** 155
Dawid Staudacher

9 **Rechtliche Aspekte in der Intensivmedizin** 179
M. Makowsky, G. Michels und J. Taupitz

10 **Extrakorporale Membranoxygenierung (ECMO)** 213
Alexander Dietl und Thomas Müller

II Spezielle internistische Intensivmedizin

11 **Kardiologie** 239
D. Dürschmied

12 **Angiologie** 357
G. Michels und C. Erbel

13 **Pneumologie** 431
Philipp M. Lepper und Guido Michels

14 **Gastroenterologie** 501
Dominik Bettinger, Esther Biesel, Hannes Neeff, Jan Patrick Huber,
Teresa Hof, Daniel Hornuss, Hanna Hilger, Hendrik Luxenburger,
Adam Herber, Rhea Veelken, Jonas Schumacher und Leo Benning

15 **Nephrologie** 573
Victor Suárez

16 **Onkologie** 633
Boris Böll und Oliver A. Cornely

17 **Hämostaseologie auf der Intensivstation** 647
Jan-Hendrik Naendrup, Boris Böll und Paula Cramer

18 **Infektiologie** 677
Frank Hanses, Anca Rath, Aila Caplunik-Pratsch, Florian Hitzenbichler
und Wulf Schneider

19 **Endokrinologische/diabetologische Krankheitsbilder** 711
Ulrich Dischinger und Guido Michels

20 **Intoxikationen** 757
Guido Michels, Sacha Weilemann, Oliver Sauer, Thomas Scheller und
Christoph Hüser

III Schnittstellen in der Intensivmedizin

21 **Neurologische Intensivmedizin** 811
Wolf-Dirk Niesen

22 **Intensivmedizin bei Schwangeren** 857
C. Münzner, M. Kunze und D. Staudacher

23 **Logopädie und Intensivmedizin** 875
Sabine Riedel

24 **Physiotherapie in der Intensivmedizin** 891
Kathrin Stöver, Sabine Wilke, Manuel Grote und Susanne Schwarzkopf

25 **Intensivtransport** 907
Ralf Blomeyer und Guido Michels

26 **Rehabilitation und Intensivmedizin** 917
Jutta Szodrak und Guido Michels

Inhaltsverzeichnis

27 Organprotektive Therapie von Patient*innen mit irreversiblem Hirnfunktionsausfall 925
Esther Tautz

28 Palliativmedizin und Ethik in der Intensivmedizin 937
H. Christof Müller-Busch

29 Qualitätsmanagement in der Intensivmedizin 953
Guido Michels

Serviceteil
Stichwortverzeichnis 965

Autorenverzeichnis

Die Herausgeber

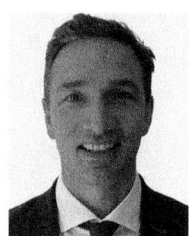

© Wengenmayer

Prof. Dr. med. Tobias Wengenmayer
ist Facharzt für Innere Medizin und Kardiologie mit den Zusatzweiterbildungen Intensivmedizin und Notfallmedizin. Seit vielen Jahren ist er als Prüfer für die Zusatzweiterbildung Intensivmedizin tätig und engagiert sich aktiv in der ärztlichen Fort- und Weiterbildung.

Sein klinisches Tätigkeitsspektrum umfasst die gesamte internistische und interdisziplinäre Intensivmedizin – von der Schocktherapie über extrakorporale Verfahren bis hin zur Reanimationsversorgung. Als Ärztlicher Leiter der Interdisziplinären Medizinischen Intensivtherapie (IMIT) verantwortet er die intensivmedizinische Versorgung aller medizinischen Patientinnen und Patienten am Universitätsklinikum Freiburg.

Er engagiert sich in Fachgesellschaften wie der DGIIN, DIVI und DGK und arbeitet an der Weiterentwicklung innovativer Versorgungskonzepte mit – unter anderem als Mitbegründer und wissenschaftlicher Leiter des deutschen VA-ECMO-Registers. Seine wissenschaftlichen Schwerpunkte liegen in der extrakorporalen Kreislauftherapie, der Reanimationsforschung und der Versorgungsforschung in der Intensivmedizin.

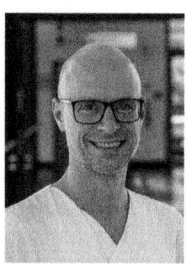

© Staudacher

Professor Dr. med. Dawid Staudacher
ist Facharzt für Innere Medizin und Kardiologie mit Zusatzbezeichnungen in internistischer Intensivmedizin, Notfallmedizin, Herzinsuffizienz und interventioneller Kardiologie. Er ist stellvertretender ärztlicher Leiter der Interdisziplinären Medizinischen Intensivstation (IMIT) am Universitätsklinikum Freiburg sowie außerplanmäßiger Professor an der Universität Freiburg.

Nach dem Medizinstudium in Wien und Studienaufenthalten in Spanien und Israel war er zunächst in der Grundlagenforschung zur Angiogenese und Stammzellbiologie tätig. Anschließend spezialisierte er sich klinisch auf Intensiv- und Notfallmedizin.

Sein wissenschaftlicher Schwerpunkt liegt im Bereich der extrakorporalen Zirkulation. Er ist Autor von über 100 Publikationen und leitet seit 2014 eine entsprechende Forschungsgruppe in Freiburg. Darüber hinaus engagiert er sich in der Aus- und Weiterbildung, insbesondere in der kardiologischen Intensivmedizin und der kardiopulmonalen Reanimation.

Er ist Mitglied mehrerer nationaler und internationaler Fachgesellschaften, darunter DGK, ESC, DGIIN und DIVI, und gehört dem Nukleus der AG42 „Extrakorporale Reanimation" der Deutschen Gesellschaft für Kardiologie an.

Sein klinischer Fokus liegt auf der evidenzbasierten Versorgung kritisch kranker Patienten sowie der praxisnahen Ausbildung ärztlicher Nachwuchskräfte. Privat lebt er mit seiner Frau und drei Kindern in der Nähe von Freiburg.

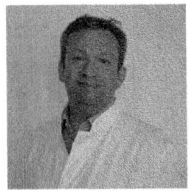

© Michels

Professor Dr. med. Guido Michels
ist Chefarzt des Notfallzentrums des Krankenhauses der Barmherzigen Brüder Trier, Medizincampus der Universitätsmedizin Mainz. Das Studium der Humanmedizin erfolgte in Köln und Zürich, Postdoc-Aufenthalt an der University of Pennsylvania (Philadelphia, USA, Department of Neuroscience). Als Facharzt für Innere Medizin, Kardiologie und Pneumologie mit den Zusatzbezeichnungen Notfallmedizin, Internistische Intensivmedizin, Klinische Akut- und Notfallmedizin und Palliativmedizin ist er seit vielen Jahren sowohl in der Fort- und Weiterbildung sowie in der Wissenschaft und Lehre engagiert. Des Weiteren übt(e) er in mehreren medizinischen Fachgesellschaften verschiedene Funktionen aus: Sprecher der Arbeitsgruppe Digitale Medizin und künstliche Intelligenz in der Akut-, Notfall- und Intensivmedizin der Deutschen Gesellschaft für Internistische Intensivmedizin und Notfallmedizin e.V. (DGIIN), Gründer der Arbeitsgruppe Kardiopulmonale Reanimation und Sprecher des Clusters A Kardiovaskuläre Akut- und Intensivmedizin der Deutschen Gesellschaft für Kardiologie – Herz- und Kreislaufforschung e.V. (DGK), Sprecher der Arbeitsgruppe SCAN – Sonografie in der Akut- und Notfallmedizin der Deutschen Gesellschaft für Notfallmedizin e.V. (DGINA); zudem ist er berufenes Mitglied im Fachausschuss Medizin der Deutschen Krankenhausgesellschaft e.V. (DKG). Die von ihm herausgegebenen Bücher *Repetitorium Internistische Intensivmedizin*, *Klinikmanual Innere Medizin*, *Notfallsonographie* und *Sonographie organ- und leitsymptomorientiert* unterstreichen seine Leidenschaft zu verschiedenen nationalen Aus- und Weiterbildungskonzepten (z. B. Empfehlungen zur Sonografieausbildung in der prähospitalen Notfallmedizin [pPOCUS], Empfehlungen zur Ultraschallausbildung in der internistischen Intensiv- und Notfallmedizin [SIN], Ausbildungsmodul Extrakorporaler Life Support [ECLS]) in der Akut- und Intensivmedizin.

Die Autoren

Tobias Wengenmayer Interdisziplinäre Medizinische Intensivtherapie (IMIT), Universitätsklinikum Freiburg, Freiburg/Breisgau, Deutschland

Lyn von Zepelin Praxis für Psychotherapie, Freiburg-Rieselfeld, Deutschland

Samir G. Sakka Chefarzt der Klinik für Intensivmedizin, Akademisches Lehrkrankenhaus der Johannes Gutenberg Universität Mainz, Koblenz, Deutschland

Guido Michels Notfallzentrum, Krankenhaus der Barmherzigen Brüder Trier, Trier, Deutschland

Louis Jouanjan Klinik für Pneumologie, Department Innere Medizin, Universitätsklinikum Freiburg, Freiburg/Breisgau, Deutschland

Michael Ambros Abteilung Pneumologie, Universitätsklinikum Freiburg, Freiburg/Breisgau, Deutschland

Matthias Wieber Abteilung Pneumologie, Universitätsklinikum Freiburg, Freiburg/Breisgau, Deutschland

Björn Christian Frye Klinik für Pneumologie, Universitätsklinikum Freiburg, Freiburg/Breisgau, Deutschland

Fabian Schubach Interdisziplinäre Medizinische Intensivtherapie (IMIT), Universitätsklinikum Freiburg, Freiburg/Breisgau, Deutschland

Boris Böll Klinik I für Innere Medizin, Universitätsklinikum Köln (AöR), Köln, Deutschland

Christian Blattner IMIT, Universitätsklinikum Freiburg, Freiburg/Breisgau, Deutschland

Richard Schäfer ITG, Universitätsklinikum Freiburg, Freiburg/Breisgau, Deutschland

Dawid Staudacher Interdisziplinäre Medizinische Intensivtherapie (IMIT), Universitätsklinikum Freiburg, Freiburg/Breisgau, Deutschland

Mark Makowsky Lehrstuhl für Bürgerliches Recht, Internationales Privatrecht, Medizinrecht sowie Privatversicherungsrecht, Universität Mannheim, Mannheim, Deutschland

Jochen Taupitz Lehrstuhl für Bürgerliches Recht, Internationales Privatrecht, Medizinrecht sowie Privatversicherungsrecht, Trier, Deutschland

Alexander Dietl Innere Medizin III, Universitätsklinikum Regensburg, Regensburg, Deutschland

Autorenverzeichnis

Thomas Müller   Klinik und Poliklinik für Innere Medizin II, Universitätsklinikum Regensburg, Regensburg, Deutschland

Daniel Dürschmied   Klinik I für Innere Medizin, Universitätsklinikum Mannheim GmbH, Mannheim, Deutschland

Christian Erbel   Innere Medizin III, Uniklinikum Heidelberg, Heidelberg, Deutschland

Philipp M. Lepper   Klinik für Innere Medizin, Pneumologie und internistische Intensivmedizin, Evangelisches Klinikum Bethel (EvKB), Teil des Universitätsklinikums OWL der Universität Bielefeld, Bielefeld, Deutschland

Dominik Bettinger   Klinik für Innere Medizin II, Universitätsklinikum Freiburg, Freiburg/Breisgau, Deutschland

Esther Biesel   Klinik für Allgemein- und Viszeralchirurgie, Universitätsklinikum Freiburg, Freiburg/Breisgau, Deutschland

Hannes Neeff   Klinik für Allgemein- und Viszeralchirurgie, Universitätsklinikum Freiburg, Freiburg/Breisgau, Deutschland

Jan Patrick Huber   Klinik für Innere Medizin II, Universitätsklinikum Freiburg, Freiburg/Breisgau, Deutschland

Teresa Hof   Klinik für Innere Medizin II, Universitätsklinikum Freiburg, Freiburg/Breisgau, Deutschland

Daniel Hornuss   Klinik für Innere Medizin II, Universitätsklinikum Freiburg, Freiburg/Breisgau, Deutschland

Hanna Hilger   Interdisziplinäre Medizinische Intensivtherapie (IMIT), Universitätsklinikum Freiburg, Freiburg/Breisgau, Deutschland

Hendrik Luxenburger   Klinik für Innere Medizin II, Universitätsklinikum Freiburg, Freiburg/Breisgau, Deutschland

Adam Herber   Bereich Hepatologie, Universitätsklinikum Leipzig, Leipzig, Deutschland

Jonas Schumacher   Bereich Hepatologie, Universitätsklinikum Leipzig, Leipzig, Deutschland

Rhea Veelken   Klinik und Poliklinik für Onkologie, Gastroenterologie, Hepatologie, Pneumologie und Infektiologie, Universitätsklinikum Leipzig, Leipzig, Deutschland

Leo Benning   Zentrum für Notfall- und Rettungsmedizin, Universitätsklinikum Freiburg, Freiburg/Breisgau, Deutschland

Victor Suárez Klinik II für Innere Medizin – Nephrologie, Rheumatologie, Diabetologie und Allgemeine Innere Medizin, Universitätsklinikum Köln (AöR), Köln, Deutschland

Oliver A. Cornely Klinik I für Innere Medizin, Universitätsklinikum Köln (AöR), Köln, Deutschland

Jan-Hendrik Naendrup Klinik I für Innere Medizin, Universitätsklinikum Köln (AöR), Köln, Deutschland

Paula Cramer Klinik I für Innere Medizin, Universitätsklinikum Köln (AöR), Köln, Deutschland

Frank Hanses Interdisziplinäre Notaufnahme, Universitätsklinikum Regensburg, Regensburg, Deutschland

Anca Rath Krankenhaushygiene und Infektiologie, Universitätsklinikum Regensburg, Regensburg, Deutschland

Wulf Schneider Krankenhaushygiene und Infektiologie, Universitätsklinikum Regensburg, Regensburg, Deutschland

Aila Caplunik-Pratsch Abteilung für Krankenhaushygiene und Infektiologie, Universitätsklinikum Regensburg, Regensburg, Deutschland

Florian Hitzenbichler Abteilung für Krankenhaushygiene und Infektiologie, Universitätsklinikum Regensburg, Regensburg, Deutschland

Ulrich Dischinger Medizinische Klinik und Poliklinik I, Universitätsklinikum Würzburg, Würzburg, Deutschland

Oliver Sauer Giftinformationszentrum Mainz – Giftinformationszentrum der Länder Rheinland-Pfalz und Hessen und des Saarlandes Klinische Toxikologie, Universitätsmedizin Gutenberg-Universität, Mainz, Deutschland

Thomas Scheller Innere Medizin III, Intensivmedizin, Krankenhaus der Barmherzigen Brüder Trier, Trier, Deutschland

Christoph Hüser Klinik II für Innere Medizin Nephrologie, Rheumatologie, Diabetologie und Allgemeine Innere Medizin Schwerpunkt Notfallmedizin, Universitätsklinikum Köln (AöR), Köln, Deutschland

Wolf-Dirk Niesen Klinik für Neurologie und Neurophysiologie, Universitätsklinikum Freiburg, Freiburg/Breisgau, Deutschland

Charlotte Münzner Universitätsklinikum Freiburg, Freiburg/Breisgau, Deutschland

Mirjam Kunze Universitätsklinikum Freiburg, Geburtshilfe und Perinatologie, Freiburg/Breisgau, Deutschland

Autorenverzeichnis

Sabine Riedel Physikalische Therapie und Rehabilitation, Universitätsklinikum Leipzig, Leipzig, Deutschland

Kathrin Stöver Physikalische Therapie und Rehabilitation Team 4, Universitätsklinikum Leipzig AöR, Leipzig, Deutschland

Sabine Wilke Muskuloskelettales Universitätszentrum München (MUM), LMU München, München, Deutschland

Manuel Grote Rottenburg am Neckar, Deutschland

Susanne Schwarzkopf Paracelsus Medizinische Privatuniversität (PMU), Klinikum Nürnberg, Nürnberg, Deutschland

Ralf Blomeyer Institut für Notfallmedizin, Berufsfeuerwehr Köln, Köln, Deutschland

Jutta Szodrak Universitätsklinikum Köln (AöR), Köln, Deutschland

Esther Tautz Interdisziplinäre Medizinische Intensivtherapie (IMIT), Universitätsklinikum Freiburg, Freiburg/Breisgau, Deutschland

H. Christof Müller-Busch Berlin, Deutschland

Abkürzungen

^{18}F-FDG	^{18}F-Fluordesoxyglukose	AL	Anionenlücke
3MRGN/ 4MRGN	multiresistente (gegen 3 bzw. 4 der Antibiotikagruppen) gramnegative Bakterien	ALI	„acute lung injury"
		ALS	„advanced life support"
		AML	anteriores Mitralklappensegel
5-FU	5-Fluorouracil	AMPEL-Schema	Allergie, Medikation, „past medical history" (Anamnese), „events" (aktuelle Beschwerden), letzte Mahlzeit
ABCDE-Regel	„airway, breathing, circulation, disability, exposure"		
		AMR	„acute antibody-mediated rejection"
ACEI	ACE-Inhibitoren		
ACI	A. carotis interna	AMS	A. mesenterica superior
ACS	akutes Koronarsyndrom	AMT	Amiodaron-induzierte Hyperthyreose
ACT	aktivierte Gerinnungszeit		
ACTH	adrenokortikotropes Hormon	AMV	akuter Mesenterialarterienverschluss *bzw.* Atemminutenvolumen *(je nach Zusammenhang)*
ACVB-OP	aortokoronare Venen-Bypass-Operation		
ADA	Adenosindeaminase	ANA	antinukleäre Antikörper
ADH	antidiuretisches Hormon (Syn. Vasopressin)	ANCA	„anti-neutrophil cytoplasmic antibody"
ADHF	„acute decompensated heart failure"	AND	„allow natural death"
		ANV	akutes Nierenversagen
ADP	Adenosindiphosphat	AP	alkalische Phosphatase
AE-COPD	„acute exacerbation of chronic obstructive pulmonary disease"	APACHE-Score	Acute Physiology And Chronic Health Evaluation
AED	automatisierter externer Defibrillator	APRV	„airway pressure release ventilation"
AEP	akustisch evozierte Potenziale		
AHB	Anschlussheilbehandlung	aPTT	aktivierte partielle Thromboplastinzeit
AHTR	akute hämolytische Transfusionsreaktion		
		ARDS	„acute respiratory distress syndrome"
AICD	automatischer implantierbarer Kardioverter/Defibrillator	ARI	akute respiratorische Insuffizienz
Aids	„acquired immuno-deficiency syndrome"	ASB	„assisted spontaneous breathing"
AK	Aortenklappe	ASD	Atriumseptumdefekt
AKI	„acute kidney injury"	ASS	Azetylsalizylsäure

Abkürzungen

AST	Aspartat-Aminotransferase (früher GOT)	CAT	COPD Assessment Test
		CCC	cholangiozelluläres Karzinom
ATG	Antithymozytenglobulin	CCS	Canadian Cardiovascular Society
ATN	akute Tubulusnekrose		
ATP	Adenosintriphosphat	CCT	Cranio-(Schädel-)CT
AV	arteriovenös	CCU	Coronary Care Unit
AVNRT	„atrioventricular nodal reentry tachycardia" (AV-Knoten-Reentrytachykardie)	CDAE	Clostridium-difficile-assoziierte Erkrankungen
		CDRIE	„cardiac device-related infective endocarditis"
AVRT	AV-Reentrytachykardie		
AZV	Atemzugvolumen	CEA	carcinoembryonales Antigen
		CEUS	kontrastverstärkte Ultraschalluntersuchung
BAL	bronchoalveoläre Lavage		
BE	Broteinheit	CFI	kardialer Funktionsindex
BG	Bindegewebe *bzw.* Berufsgenossenschaft *(je nach Zusammenhang)*	CHAMP	akutes Coronarsyndrom/Hypertensiver Notfall/Arrhythmien/Mechanische Ursache (infarktassoziiert, Trauma, Aortendissektion, akute Klappeninsuffizienz)/Pulmonalarterienembolie
BGA	Blutgasanalyse		
BIPAP	„biphasic positive airway pressure"		
BIS	Bispektralindex	CI	Cardiac Index
BK	Blutkultur	CIM	Critical-Illness-Myopathie
BL	Bronchiallavage	CIP	Critical-Illness-Polyneuropathie
BLS	„basic life support"		
BMS	„bare metal stent"	CKD	„chronic kidney disease"
BMT	Best Medical Treatment	CK-MB	Untereinheit (Isoenzym) der Kreatinkinase; M = „muscle", B = „brain"
BNP	„brain natriuretic peptide"		
BOS	Bronchiolitis-obliterans-Syndrom		
BPS	Behaviour Pain Scale	CLABSI	„central-line-associated bloodstream infection"
BURP	„backward-upward-rightward pressure"		
		CMV	Cytomegalievirus
		CMV	„continuous mandatory ventilation"
CADDy	„Calculator to approximate Drug Dosing in Dialysis"		
		COLD	„chronic obstructive lung disease"
CAM-ICU	Confusion Assessment Method for the Intensive Care Unit	COPD	„chronic obstructive pulmonary disease"
CAP	„community-acquired pneumonia"		
		COX	Cyclooxygenase
CAPS	„catastrophic antiphospholipid syndrome"	CPAP	„continuous positive airway pressure"

CPE	Carbapenemase-produzierende Enterobacteriaceae	DHTR	verzögerte hämolytische Infusionsreaktion
CPI	Cardiac Power Index	DIC	disseminierte intravasale Gerinnung
CPIS	Clinical Pulmonary Infection Score	DIVI	Deutsche Interdisziplinäre Vereinigung für Intensiv- und Notfallmedizin
CPP	zerebraler Perfusionsdruck		
CPPV	„continuous positive pressure ventilation"	DLTX	doppelseitige Lungentransplantation
CPR	kardiopulmonale Reanimation		
CPU	Chest Pain Unit	DNR	„do not resuscitate"
CPVT	katecholaminerge polymorphe ventrikuläre Tachykardie	DOAC	direkte orale Antikoagulanzien
		DSA	digitale Subtraktionsangiografie
CRBSI	„central venous catheter-related bloodstream infection"	DTP	„differential time to positivity"
CrCl	Kreatinin-Clearance	DWI	„diffusion-weighted imaging"
CRP	C-reaktives Protein		
CRT	„cardiac resynchronization therapy"	EBV	Epstein-Barr-Virus
		$ECCO_2R$	„extracorporeal carbon dioxide removal" (extrakorporale CO_2-Elimination)
CTEPH	chronisch-thromboembolische pulmonale Hypertonie		
CTPA	CT-Pulmonalisangiografie	ECHO	„enteric cytopathogenic human orphan"
CVR	zerebrovaskulärer Gefäßwiderstand		
		ECLA	„extracorporal lung assist"
CVVH	kontinuierliche venovenöse Hämofiltration	ECLS	„extracorporeal life support"
		ECMO	extrakorporale Membranoxygenierung
CVVHD	Hämodiafiltration		
		ECPR	extrakorporale Reanimation
DAD	„delayed afterdepolarization"	ECT	„Ecarin clotting time"
DAH	diffuse alveoläre Hämorrhagie	EDD	enddiastolischer Diameter
DAPT	duale antithrombozytäre Therapie	EDV	enddiastolisches Volumen
		EE	enterale Ernährung
DCM	dilatative Kardiomyopathie	EF	Ejektionsfraktion
DDAVP	Desmopressinacetat bzw. 1-Desamino-8-D-Arginin-Vasopressin	EGDT	„early goal-directed therapy"
		EHEC	enterohämorrhagische Escherichia coli
DES	„drug-eluting stent"		
DGAI	Deutsche Gesellschaft für Anästhesiologie und Intensivmedizin	EK	Erythrozytenkonzentrate
		ELWI	extravasaler Lungenwasser-Index
		EMELLA/ ECPELLA	VA-ECMO mit Impella
DHC	Ductus hepatocholedochus		
DHEAS	Dehydroepiandrosteronsulfat	EN	enterale Ernährung

Abkürzungen

EPU	elektrophysiologische Untersuchung des Herzens	F_iO_2	Sauerstoffanteil in der Inspirationsluft
ERCP	endoskopisch retrograde Cholangiopankreatikografie	FKDS	farbkodierte Dopplersonografie
		FLAIR	„fluid-attenuated inversion recovery"
ERV	exspiratorisches Reservevolumen	FMT	„fecal microbiota transplant"
ESBL	„extended-spectrum β-lactamase"	FNH	fokal noduläre Hyperplasie
		FNHTR	febrile, nicht-hämolytische Transfusionsreaktion
ESC	European Society of Cardiology	FRC	funktionelle Residualkapazität
ESD	endsystolischer Durchmesser	FS	„fractional shortening"
ESV	endsystolisches Volumen	FSGS	fokal segmentale Glomerulosklerose
ETC	„esophageal tracheal combitube"	FVC	funktionelle Vitalkapazität
EVAR	„endovascular aortic repair"		
EVD	externe Ventrikeldrainage	G5 %	5%-ige Glukoselösung
EVLW	extravasales Lungenwasser	G6PD	Glukose-6-Phosphatdehydrogenase
EzT	EasyTube		
EZV	Extrazellularvolumen	GBS	Guillain-Barré-Syndrom
		GCS	Glasgow Coma Scale
FAEP	frühe akustisch evozierte Potenziale	G-CSF	„granulocyte colony-stimulating factor"
FAST	„focused assessment with sonography for trauma"	GEDI	global enddiastolischer Volumenindex
FAST-HUG	„feeding, analgesia, sedation, thrombembolic prevention, head of bed elevated, stress ulcer prophylaxis, glucose control"	GEDV	globales enddiastolisches Volumen (diastolische Volumina aller 4 Herzhöhlen)
		GEF	globale Auswurffraktion
		GFR	glomeruläre Filtrationsrate
FBI-Tachykardie	„fast-broad-irregular"-Tachykardie	GGT	Gamma-Glutamyl-Transferase
		GHB	γ-Hydroxybuttersäure
FEEL	„focused echocardiographic evaluation in life support"	GLDH	Glutamatdehydrogenase
		GM-CSF	„granulocyte macrophage colony-stimulating factor"
FEES	„fiberoptic endoscopic evaluation of swallowing"	GN	glomeruläre Nephritis
FEV_1	forciertes exspiratorisches Volumen in 1 s, Einsekundenkapazität	GOT	Glutamat-Oxalacetat-Transaminase
		GP	Glykoprotein
FFP	„fresh frozen plasma"	GPT	Glutamat-Pyruvat-Transaminase
FFR	„fractional flow reserve"		

GRV	gastrales Residualvolumen	HIT	heparininduzierte Thrombozytopenie
GvHD	Graft-versus-Host-Erkrankung		
		HIV	humanes Immundefizienzvirus
HAP	„hospital-acquired pneumonia"	HLA	humanes Leukozytenantigen
		HLTX	Herz-Lungen-Transplantation
HbA$_{1c}$	Glykohämoglobin	HN	Hyponaträmie
HBO	hyperbare Oxygenierung	HOCM	hypertrophe obstruktive Kardiomyopathie
HBV	Hepatitis-B-Virus		
HCC	hepatozelluläres Karzinom bzw. Hepatitis-C-Virus *(je nach Zusammenhang)*	HPA	plättchenspezifisches Antigen
		HSV	Herpes-simplex-Virus
		hTEE	hämodynamische transthorakale Echokardiografie
HCM	hypertrophische Kardiomyopathie		
		HTX	Herztransplantation
HD	Hämodialyse	HU	„high urgency" (zur Transplantation)
HDF	Hämodiafiltration		
HDL-Cholesterin	High-Density-Lipoprotein-Cholesterin	HUS	hämolytisch-urämisches Syndrom
		HWZ	Halbwertszeit
HELLP	„haemolysis, elevated liver enzymes, low platelets"	HZV	Herzzeitvolumen
HES	Hydroxyethylstärke	i. S.	im Serum
HF	Hämofiltration *bzw.* Herzfrequenz *(je nach Zusammenhang)*	i. U.	im Urin
		IA	Immunadsorption
HFmrEF	Herzinsuffizienz mit „midrange" Ejektionsfraktion	IABP	intraaortale Ballongegenpulsation
HFNO	High-Flow nasale Oxygenierung	IAP	intraabdomineller Druck
		ICB	intrazerebrale Blutung
HFOV	Hochfrequenzoszillationsventilation	ICD	implantierbarer Kardioverter/Defibrillator
HFpEF	„heart failure with preserved ejection fraction" (Herzinsuffizienz mit erhaltender Ejektionsfraktion)	ICDSC	Intensive Care Delirium Screening Checklist
		ICP	„intracranial pressure"
		ICR	Interkostalraum
HFrEF	„heart failure with reduced ejection fraction" (Herzinsuffizienz mit reduzierter Ejektionsfraktion)	ICS	inhalatives Kortikosteroid
		ICU	„intensive care unit"
		ICUAW	„ICU-aquired weakness"
HH	hereditäre Hämochromatose	ID	Innendurchmesser
HHV	humanes Herpesvirus	IFN	Interferon
HIS-Score	Hannover Intensive Score	IL	Interleukin

Abkürzungen

iLA	„interventional lung assist"	LABA	langwirksames β_2-Mimetikum
ILMA	(Intubations-)Larynxmaske	LAD	„left anterior descending artery"
IMC	Intermediate Care Station		
IMH	intramurales Hämatom	LAMA	langwirksames Anticholinergikum
iNO	inhalatives Stickstoffmonoxid		
INR	„international normalized ratio"	LA-VI	linksatrialer Volumenindex
		LCDD	„light chain deposition disease"
IPPB	„intermittent positive pressure breathing"	LDH	Laktatdehydrogenase
		LDL-Cholesterin	Low-Density-Lipoprotein-Cholesterin
IPPV	„intermittent positive pressure ventilation"		
IRV	inspiratorisches Reservevolumen	LE	Lungenembolie
		LMA	Larynxmaske
ITBI	intrathorakaler Blutvolumenindex	LMWH	„low molecular weight heparin"
ITBV	intrathorakales Blutvolumen, d. h. in Lunge und Herz	LODS-Score	Logistic Organ Dysfunction System
ITH	Intensivhubschrauber		
ITP	idiopathische Thrombozytopenie	LP	Lumbalpunktion
		LQTS	„long QT-syndrome"
ITTV	intrathorakales Thermovolumen	LSB	Linksschenkelblock
		LSD	Lysergsäurediethylamid
ITW	Intensivtransportwagen	LT	„laryngeal tube"
IVIG	intravenöses Immunglobulin		
IVRT	isovolumetrische Relaxationszeit	LTX	Lungentransplantation
		LVAD	linksventrikuläres Unterstützungssystem
KDIGO	Kidney Disease: Improving Global Outcomes	LVEDD	linksventrikulärer enddiastolischer Diameter
KG	Körpergewicht	LVEDP	linksventrikulärer enddiastolischer Druck
KI	Kontraindikation *bzw.* Kurzinfusion *(je nach Zusammenhang)*		
		LVEF	linksventrikuläre Ejektionsfraktion
KLRT	kontinuierliche laterale Rotationstherapie	LVESD	linksventrikulärer endsystolischer Diameter
KM	Kontrastmittel *bzw.* Knochenmark *(je nach Zusammenhang)*	LV-MI	linksventrikulärer Massenindex
		LVOT	linksventrikulärer Ausflusstrakt
KOD	kolloidosmotischer Druck		
KOF	Körperoberfläche	LV-PF	linksventrikuläre systolische Pumpfunktion
KUS	Kompressionsultraschall		

LVSWI	linksventrikulärer Schlagarbeitsindex	MPGN	membranoproliferative Glomerulonephritis
MAA	makroaggregiertes Albumin	MPM$_8$-Score	Mortality Probability Model, auch Mortality Prediction Model
MAAS	Motor Activity Assesssment Scale		
MAD	mittlerer arterieller Druck	MPR	„mean pressure gradient"
MAP	mittlerer arterieller Druck	MRCP	Magnetresonanz-Cholangiopankreatikografie
MAPSE	„mitral annular plane systolic excursion"	MRE	multiresistenter Erreger
MARS	„molecular adsorbent recirculation system"	MR-proANP	„mid-regional pro-atrial natriuretic peptide"
MCL	medioklavikulare Linie		
MCT	mittelkettiges Triglyzerid	MRSA	Methicillin-resistenter Staphylococcus aureus
MCV	mittleres korpuskuläres Volumen	MSSA	Methicillin-sensitiver Staphylococcus aureus
MDA	3,4-Methylendioxyamphetamin	MTX	Methotrexat
MDE	3,4-Methylendioxy-N-ethyl-amphetamin	NAFLD	„non-alcoholic fatty liver disease"
MDK	Medizinischer Dienst der Krankenversicherung	NAPQI	„N-acetyl-p-benzoquinone imine"
MDMA	3,4-Methylendioxymethylamphetamin (Syn. Ecstasy)	NASH	„non-alcoholic steatohepatitis"
MDS	„myelodysplastic syndromes"	NAT	„nuclear acid amplification"
MELD-Score	„Model for End-Stage Liver Disease"	NAVA	„neurally adjusted ventilatory assist"
MH	intramurales Hämatom	NEMS-Score	Nine Equivalents of Nursing Manpower use Score
MI	Mitralinsuffizienz		
MM	multiples Myelom	NEV	Nierenersatzverfahren
MMV	„mandatory minute ventilation"	NHF	nasale High-Flow-Sauerstofftherapie
MOD-Score	Multiple Organ Dysfunction Score	NHL	Non-Hodgkin-Lymphom
		NI	Niereninsuffizienz
MOF-Score	Multiple Organ Failure Score	NiBP	nicht-invasive Blutdruckmessung
MÖF	Mitralöffnungsfläche	NIHSS	National Institute of Health Stroke Scale
mPAP	„mean pulmonary artery pressure"	NIRS	Nah-Infrarot-Spektroskopie
mPCWP	„mean pulmonary capillary wedge pressure"	NIV	nicht-invasive Beatmung
		NMBA	neuromuskulärer Blocker

Abkürzungen

NMH	niedermolekulare Heparine	paO_2	arterieller Sauerstoffpartialdruck
NMR	„nuclear magnetic resonance"	PAP	Pulmonalarteriendruck
NNR	Nebennierenrinde	PAT	perkutane Aspirationsthrombembolektomie
NOAC	neue orale Antikoagulanzien		
NOMI	nicht-okklusive mesenteriale Ischämie	PAU	penetrierendes atheromatöses Ulkus
NPPV	„non-invasive positive pressure ventilation"	pAVK	periphere arterielle Verschlusskrankheit
NRS	Nutritional Risk Score bzw. numerische Ratingskala (je nach Zusammenhang)	PBC	primär biliäre Zirrhose
		PBM	Patient Blood Management
NS	nephrotisches Syndrom	PBV	pulmonales Blutvolumen
NSAID	nichtsteroidales Antiphlogistikum	PCA	patientenkontrollierte Analgesie
		PCI	perkutane Koronarintervention
NSAR	nichtsteroidales Antirheumatikum	PCP	Pneumocystis-carinii-Pneumonie (ältere Bezeichnung für Pneumocystis-jiroveci-Pneumonie [PjP]) bzw. Phencyclidin („angel dust") (je nach Zusammenhang)
NSE	neuronenspezifische Enolase im Serum		
NSTE-ACS	akutes Koronarsyndrom ohne anhaltende ST-Streckenhebung		
NSTEMI	„non ST-segment elevation myocardial infarction"	PCR	„polymerase chain reaction"
		PcT	Procalcitonin
NT-proBNP	N-terminales Propeptid BNP („brain natriuretic peptide")	PCV	„pressure-controlled ventilation"
		PCWP	„pulmocapillary wedge pressure"
OAK	orale Antikoagulation	PD	Peritonealdialyse bzw. Pharmakodynamik (je nach Zusammenhang)
ODIN-Score	Organ Dysfunction and/or Infection Score		
		PDMS	Patientendatenmanagementsystem
OELM	„optimal external laryngeal manipulation"		
		PDP	„pulmonary diastolic pressure"
ÖGD	Ösophagogastroduodenoskopie	PDT	perkutane Dilatationstracheotomie
OLT	orthotope Lebertransplantation	PE	Perikarderguss bzw. parenterale Ernährung (je nach Zusammenhang)
OTSC	„over the scope clip"		
		PEA	pulslose elektrische Aktivität
PA	Plasmaaustausch	PEEP	„positive end-expiratory pressure"
PA	Pulmonalarterie		
PAH	pulmonalarterielle Hypertonie	PEF	„peak expiratory flow", Peakflow
PAK	Pulmonalarterienkatheter		

PEG	perkutane endoskopische Gastrostomie	PSP	„pulmonary systolic pressure" bzw. primärer Spontanpneumothorax (je nach Zusammenhang)
PEJ	perkutane endoskopische Jejunostomie		
PEP	„positive-expiratory pressure"	PSV	„pressure support ventilation"
PEW	„protein-energy wasting"	PTA	perkutane transluminale Angioplastie
PFO	persistierendes Foramen ovale		
PGD	primäre Graftdysfunktion	PTBS	posttraumatische Belastungsstörung
PiCCO	„pulse invasive contour cardiac output"	PTC	perkutane transhepatische Cholangiografie
PjP	Pneumocystis-jiroveci-Pneumonie	PTCD	perkutane transhepatische Cholangiodrainage
PK	Pharmakokinetik	PTH	Parathormon
PLA	Posterolateralast	PTLD	„posttransplantation lymphoproliferative disease"
PML	posteriores Mitralklappensegel		
PNF	primäre Non-Funktion (nach Transplantation)	PTT	partielle Thromboplastinzeit
		PVK	peripherer Venenkatheter
PNH	paroxysmale nächtliche Hämoglobinurie	PVPI	pulmonalvaskulärer Permeabilitätsindex
PNP	Polyneuropathie	PVR	„pulmonary vascular resistance"
pO_2	Sauerstoffpartialdruck		
PoC	„point of care"		
POCUS	Point-of-Care-Ultraschall	Q	Herzzeitvolumen
PP	„pulse pressure", $AD_{sys}-AD_{dia}$	QB	Qualitätsbeauftragter
pPCI	primäre perkutane Koronarintervention	Q_s/Q_t	„shunt fraction"
		qSOFA	Quick-SOFA-Score (Sequential Organ Failure Assessment)
PPI	Protonenpumpeninhibitor		
PPSB	Prothrombinkomplex-Konzentrat	QT_c	frequenzkorrigierte QT-Zeit
PPV	„pulse pressure variation"	RA	rechtes Atrium
PRES	posteriores reversibles enzephalopathisches Syndrom	RAAS	Renin-Angiotensin-Aldosteron-System
PRIS	Propofol-Infusionssyndrom	RAO	„right anterior oblique"
PSA	„prostate-specific antigen" bzw. persönliche Schutzausrüstung (je nach Zusammenhang)	RAP	„right atrial pressure"
		RASS-Score	Richmond Agitation Sedation Scale
PSC	primär sklerosierende Cholangitis	RBF	renaler Blutfluss
PSI	Patient State Index	RCA	„right coronary artery"
P-SILI	„patient self-inflicted lung injury"	RCX	Ramus circumflexus
		RD	Ramus diagonalis

Abkürzungen

RG	Rasselgeräusche	SAPS-Score	Simplified Acute Physiology Score
RIC-Transplantation	„reduced intensity conditioning"	SAPT	singuläre Antiplättchentherapie
ROSC	„return of spontaneous circulation"	SAS	Sedation-Agitation Scale
		SAT	Spontanatmungsversuch
RPGN	rapid progressive Glomerulonephritis	SBT	„spontanous breathing trial" (Spontanatmungsversuch) bzw. spontanbakterielle Peritonitis (je nach Zusammenhang)
RPP	„rate pressure product", HF×AD$_{sys}$		
RSB	Rechtsschenkelblock	SCD	„sudden cardiac death"
RSBI	Rapid Shallow Breathing Index	SCID	„severe combined immunodeficiency"
RSI	„rapid sequence induction"	ScVO$_2$	zentralvenöse Sauerstoffsättigung
RSS	RAMSAY-Sedation-Scale		
RSV	„respiratory syncytial virus"	SDM	„shared decision making"
RTA	renale tubuläre Azidose	SEP	somatosensible evozierte Potenziale
rt-PA	„recombinant tissue plasminogen activator"	SHT	Schädel-Hirn-Trauma
RV	rechter Ventrikel, Residualvolumen	SIADH	Syndrom der inadäquaten ADH-Sekretion
RVEDD	rechtsventrikulärer enddiastolischer Durchmesser	s-ICD	subkutaner implantierbarer Kardioverter/Defibrillator
RVEDP	rechtsventrikulärer enddiastolischer Druck	SIMV	„synchronized intermittent mandatory ventilation"
RV-EDV	rechtsventrikuläres enddiastolisches Volumen	SIRS	„systemic inflammatory response syndrome"
RV-EF	rechtsventrikuläre Ejektionsfraktion	SLEDD	„sustained (bzw. slow) low-efficiency daily dialysis"
RV-ESV	rechtsventrikuläres endsystolisches Volumen	SLTX	einseitige Lungentransplantation
RVOT	rechtsventrikulärer Ausflusstrakt	SM	Schrittmacher
		SMI	„sustained maximal inspiration method"
RVP	rechtsventrikulärer Druck		
RVSP	rechtsventrikulärer systolischer Druck	SO$_2$	Sauerstoffsättigung
		SOFA-Score	Sequential Organ Failure Assessment Score
RVSWI	rechtsventrikulärer Schlagarbeitsindex		
		SOP	„standard operating procedure"
SAB	Subarachnoidalblutung	SOS	sinusoidales Obstruktionssyndrom
SaO$_2$	arterielle Sauerstoffsättigung		

SpaO$_2$	pulsoxymetrische gemessene arterielle Sauerstoffsättigung	TDM	therapeutisches Drug-Monitoring
SPV	„systolic pressure variation"	TE	Thrombembolie
SSP	sekundärer Spontanpneumothorax	TEE	transösophageale Echokardiografie
STAI	State-Trait Anxiety Inventory	TEVAR	„thoracic endovascular aortic repair"
STEMI	„ST-segment elevation myocardial infarction"	TG	Transfusionsgesetz
SV	Schlagvolumen	THAM	Trishydroximethylaminomethan
SVI	Schlagvolumenindex		
S$_v$O$_2$	gemischtvenöse O$_2$-Sättigung	TI	„triple index", HF×AD$_{sys}$×PCWP
SVR	systemischer vaskulärer Widerstand	TIA	transitorische ischämische Attacke
SVRI	systemvaskulärer Widerstandsindex	TIPSS	transjugulärer intrahepatischer portosystemischer Shunt
SVV	Schlagvolumenvariation	TISS-Score	Therapeutic Intervention Scoring System
SWOT-Analyse	Akronym für „strengths" (Stärken), „weaknesses" (Schwächen), „opportunities" (Chancen) und „threats" (Bedrohungen)	TK	Thrombozytenkonzentrate bzw. Trachealkanüle (je nach Zusammenhang)
		TLC	totale Lungenkapazität
SZT	Stammzelltransplantation	TPG	Transplantationsgesetz
		TPZ	Thromboplastinzeit (Syn. Quick-Wert)
TAA	Tachyarrhythmia absoluta		
TACO	transfusionsassoziierte akute Volumenbelastung	TRAK	Thyreotropin-Rezeptor-Autoantikörper
TAD	transfusionsassoziierte Dyspnoe	TRALI	transfusionsassoziierte akute Lungeninsuffizienz
ta-GvHD	transfusionsassoziierte Graft-versus-Host-Reaktion	TRIS	Trishydroximethylaminomethan
TAM	transplantationsassoziierte Mikroangiopathie	TSH	thyroideastimulierendes Hormon
TAPSE	„tricuspid annular plane systolic excursion"	TTE	transthorakale Echokardiografie
TASV	„tricuspid annular systolic velocity"	TTM	„targeted temperature management"
TB	Transfusionsbeauftragter	TTP	thrombotisch-thrombozytopenische Purpura
TBAS	tracheobronchiales Aspirat	TVT	tiefe Beinvenenthrombose
Tbc	Tuberkulose		
TBV	totales Blutvolumen	TX	Transplantation

Abkürzungen

UA	„unstable angina"	VICS	Vancouver Interaction and Calmness Scale
UAW	unerwünschte (Arzneimittel-)Wirkung	VIDD	„ventilator-induced diaphragma dysfunction"
UF	Ultrafiltration	VILI	„ventilator-induced lung injury"
UFH	unfraktionierte Heparine	VKA	Vitamin-K-Antagonist
UNOS	United Network for Organ Sharing	VO_2	Sauerstoffverbrauch
		VRE	Vancomycin-resistente Enterokokken
V_A	alveoläre Ventilation		
va-ECMO	venoarterielle ECMO	VRS	visuelle Ratingskala
VALI	„ventilator-associated lung injury"	VSD	Ventrikelseptumdefekt
		V_T	Tidalvolumen
VAP	„ventilator-associated pneumonia"	VT	ventrikuläre Tachykardie
		vv-ECMO	venovenöse ECMO
VAS	visuelle Analogskala	VWF	Von-Willebrand-Faktor
VATS	videoassistierte Thorakoskopie	vWF:CP	Von-Willebrand-Faktor-Cleaving-Protease
VC	Vitalkapazität		
VCI	Vena cava inferior	VWS	Von-Willebrand-Syndrom
vCJK	Variante der Creutzfeldt-Jacob-Krankheit	VZV	Varizella-Zoster-Virus
VCSS	V.-cava-superior-Syndrom	WE	Wood-Einheit
VCV	volumenkontrollierte Beatmung	WOC	„withdrawal of care" (Einstellen der Behandlung)
V_D	Totraum, „dead space"	WPW	Wolff-Parkinson-White
VES	ventrikuläre Extrasystole		
VFSS	„videofluoroscopic swallow study"	ZVD	zentraler Venendruck
		ZVK	zentralvenöser Katheter
VHF	Vorhofflimmern		

Allgemeine Intensivmedizin

Inhaltsverzeichnis

Kapitel 1 Struktur und Organisation der Internistischen Intensivstation – 3
Tobias Wengenmayer und Lyn von Zepelin

Kapitel 2 Intensivmedizinische Arbeitstechniken – 11
Tobias Wengenmayer

Kapitel 3 Hämodynamisches Monitoring – 47
Samir G. Sakka und Guido Michels

Kapitel 4 Beatmungstherapie – 73
Louis Jouanjan, Michael Ambros, Matthias Wieber und Björn Christian Frye

Kapitel 5 Analgosedierung und Delirmanagement – 111
Fabian Schubach

Kapitel 6 Ernährungstherapie – 125
Boris Böll

Kapitel 7 Transfusionsmedizin – 135
Christian Blattner und Richard Schäfer

Kapitel 8 Kardiopulmonale Reanimation – 155
Dawid Staudacher

Kapitel 9 Rechtliche Aspekte in der Intensivmedizin – 179
M. Makowsky, G. Michels und J. Taupitz

Kapitel 10 Extrakorporale Membranoxygenierung (ECMO) – 213
Alexander Dietl und Thomas Müller

Struktur und Organisation der Internistischen Intensivstation

Tobias Wengenmayer und Lyn von Zepelin

Inhaltsverzeichnis

1.1	Einleitung – 4	
1.2	Organisation der Intensivstation – 4	
1.2.1	Leitung und Teams – 4	
1.2.2	Organisation der Arbeit – 4	
1.2.3	Interdisziplinäre Zusammenarbeit – 5	
1.2.4	Notwendigkeit eines Einarbeitungskonzepts – 5	
1.2.5	Präsenz und Verfügbarkeit von Informationen – 5	
1.3	Ökonomische Aspekte und Strukturvoraussetzungen – 6	
1.3.1	Strukturvoraussetzungen – 6	
1.3.2	Personelle Ausstattung – 9	
1.4	Qualitätsmanagement – 9	
1.5	Weiterbildung und Personalentwicklung – 9	
1.5.1	Zusatzweiterbildung Intensivmedizin – 9	
1.5.2	Interdisziplinäre Fortbildungsprogramme – 10	
1.6	Herausforderungen und Ausblick – 10	

© Der/die Autor(en), exklusiv lizenziert an Springer-Verlag GmbH, DE, ein Teil von Springer Nature 2026
T. Wengenmayer et al. (Hrsg.), *Repetitorium Internistische Intensivmedizin*,
https://doi.org/10.1007/978-3-662-71761-5_1

1.1 Einleitung

- Die strukturelle und organisatorische Ausgestaltung intensivmedizinischer Einheiten ist Grundlage für die qualitativ hochwertige Versorgung kritisch kranker Patienten.
- Die Herausforderungen der deutschen Intensivmedizin umfassen zunehmend komplexe Patientenprofile, einen persistierenden Fachkräftemangel sowie finanzielle Restriktionen.
- Die Intensivmedizin ist einer der kostenintensivsten Bereiche im Gesundheitswesen, ein kosten- und ressourcenbewusster Umgang ist die Grundvoraussetzung für eine positive Weiterentwicklung dieses Fachs.
- Der Bedarf an Intensivtherapiebetten im Verhältnis zu peripheren Betten nimmt aufgrund des medizinischen Fortschritts und der demografischen Veränderungen zu.
- Für eine zukunftsfähige Ausrichtung der Intensivmedizin sind ständige Weiterentwicklungen in Organisation und Struktur notwendig.

1.2 Organisation der Intensivstation

1.2.1 Leitung und Teams

- Die Leitung erfolgt durch ein kollegiales Team, das sich zusammensetzt aus:
  - Medizinischer und pflegerischer Leitung, jeweils mit strategischer und operativer Verantwortung
  - Die Intensivstation sollte unter der Leitung eines ärztlichen Spezialisten mit Zusatzweiterbildung Intensivmedizin stehen
  - Dem Leitungsteam gehören abhängig von der Größe der Struktur leitende Pflegende und Oberärztinnen und Oberärzte an
- Teams strukturieren sich in:
  - Permanente Ärzteteams, einschließlich spezialisierter Fachärzte
  - Ärztinnen und Ärzte in Weiterbildung im Rahmen ihrer strukturierten Rotation im Rahmen der Facharztausbildung
  - Pflegende mit und ohne Fachweiterbildung Intensivmedizin
  - Pflegende im Rahmen ihrer strukturierten Rotation im Rahmen der Fachweiterbildung
  - Pflegende mit hochschulischer (pflege)wissenschaftlicher Qualifikation
  - Physiotherapeuten, Atemtherapeuten, Logopäden

1.2.2 Organisation der Arbeit

- Intensivstationen erfordern eine Teamkultur, die auf intensiver, gleichberechtigter Zusammenarbeit basiert:
  - Ziel: Synergie in der Patientenversorgung

- Schichtmodelle:
  - Kombination aus 2- und 3-Schicht-Systemen, um beispielsweise die Dienstbelastung an den Wochenenden zu reduzieren
  - Begrenzung der Nachtschichten zur Erhaltung der Leistungsfähigkeit und Vorbeugung gesundheitlicher Langzeitschäden
- Arbeitszeitplanung unter Berücksichtigung gesetzlicher und tarifrechtlicher Vorgaben:
  - Ruhezeiten von mindestens 11 h zwischen Schichten, als eine von mehreren Regelungen zur Arbeitszeitgestaltung
  - Begrenzung der maximalen Wochenarbeitszeit sowie spezielle Regelungen für Bereitschaftsdienste und Rufbereitschaften. Der Tarifvertrag des Marburger Bundes sieht eine Begrenzung der Arbeit an Wochenenden auf maximal 2 Wochenenden pro Monat vor

1.2.3 Interdisziplinäre Zusammenarbeit

- Regelmäßige interdisziplinäre Visiten sind der Standard
- Regelmäßige Fallbesprechungen mit multiprofessionellen Teams
- Einbindung spezialisierter Fachärzte (z. B. Neurologie, Palliativmedizin) zur gezielten Unterstützung
- Strukturierte Kommunikationsprozesse zur Optimierung der Entscheidungsfindung

1.2.4 Notwendigkeit eines Einarbeitungskonzepts

- Die Intensivstation ist ein wichtiger Teil der Facharztausbildung, gleichzeitig erfordert die Betreuung der kritisch kranken Patienten ein hohes Maß an Fachexpertise
  - Ein dediziertes Einarbeitungskonzept ist unverzichtbar:
    - Neue Teammitglieder durchlaufen strukturierte Schulungen und praktische Einarbeitungen
    - Mentoring und regelmäßige Feedbackzyklen sichern die Integration und Qualität
    - Fokus liegt auf der Vermittlung der intensivmedizinischen Kernkompetenzen

1.2.5 Präsenz und Verfügbarkeit von Informationen

- Es existieren keine gesetzlichen Vorgaben zur personellen Kontinuität auf Intensivstationen, dennoch ist die Berücksichtigung dieser Aspekte in der Dienstplanung essenziell, um die Behandlungsqualität nicht zu beeinflussen
- Wechselnde Zuständigkeiten und Schichtdienste erhöhen das Risiko von Informationsverlusten

- Die Präsenz eines Oberarztes oder einer Oberärztin zur kontinuierlichen Leitung ist anzustreben; idealerweise sollte ein Facharzt oder eine Fachärztin mit Weiterbildung Intensivmedizin ständig verfügbar sein
- Die Dokumentation von Zielsetzungen, Planungen und Maßnahmen dient zwei Hauptzwecken:
  1. Verbesserung der Patientenversorgung
  2. Erfüllung medikolegaler Anforderungen
- Informationsweitergabe:
  - Strukturiertes Visiten- und Übergabekonzept zur Minimierung von Informationsverlusten (z. B. wechselnde Reihenfolge der Patientenvisiten)
  - Begrenzung der Teamgröße bei Übergaben auf kleine Gruppen
  - Nutzung digitaler Patientendatenmanagementsysteme (PDMS) zur Optimierung der Informationsflüsse

1.3 Ökonomische Aspekte und Strukturvoraussetzungen

- Die Strukturvoraussetzungen intensivmedizinischer Einrichtungen sind eng mit der Abrechenbarkeit ihrer Leistungen verknüpft. Die Deutsche Interdisziplinäre Vereinigung für Intensiv- und Notfallmedizin (DIVI) gibt hierzu Empfehlungen, die zwar nicht rechtlich bindend sind, jedoch in der Praxis als Standard gelten.
- Die Einhaltung dieser Standards ist eine zentrale Voraussetzung für die Abrechnung der intensivmedizinischen Komplexpauschale (OPS 8-98f) und die Anerkennung durch den Gemeinsamen Bundesausschuss (G-BA). Einrichtungen, die diese Anforderungen nicht erfüllen, riskieren finanzielle Nachteile, wodurch eine faktische Verpflichtung zur Umsetzung entsteht.

1.3.1 Strukturvoraussetzungen

- Behandlungsleitung durch einen Facharzt mit der Zusatzweiterbildung „Intensivmedizin", der mindestens einmal täglich persönlich auf der Intensivstation anwesend ist und für den durchgehend eine Rufbereitschaft besteht
- Strukturvoraussetzungen für die Abrechnung der aufwendigen intensivmedizinischen Komplexpauschale (OPS 8-98f):
  - Ständige Verfügbarkeit von intensivmedizinisch qualifizierten Fachärzten (24/7-Präsenz)
  - Regelmäßige interdisziplinäre Fallbesprechungen und standardisierte Dokumentation
- Für die intensivmedizinische Komplexpauschale Basisprozedur (z. B. OPS 8-980):
  - Grundlegende intensivmedizinische Betreuung mit geringeren Anforderungen an die technische Ausstattung und Personalpräsenz
- Eine tabellarische Übersicht des Gemeinsamen Bundesausschusses und der DIVI ist zeigen ◘ Tab. 1.1

Struktur und Organisation der Internistischen Intensivstation

Tab 1.1 Einteilung von Intensivstationen auf der Basis der Notfallstufen mit Erarbeitung von Mindestanforderungen für Strukturmerkmale

Kategorie	Stufe 1 – Basisnotfallversorgung	Stufe 2 – Erweiterte Notfallversorgung	Stufe 3 – Umfassende Notfallversorgung
Krankenhaus-Fachabteilungen	Innere Medizin (Unfall-)Chirurgie	Stufe 1 + Anästhesiologie Neurologie Radiologie Gyn/Geburtshilfe Kinder/Jugendmedizin	Stufe 2 + Neurochirurgie Gefäßchirurgie Kardiologie (24/7 PCI) Gastroenterologie (24/7 Endoskopie) Interv. Neuroradiologie
Mindest-Intensivbetten	≥ 6 (davon ≥ 3 Beatmung)	≥ 10	≥ 20
ITS-Personalausstattung	qualifiziertes ärztliches und pfleg. ITS-Personal vorhanden	dito	dito
Leistungsfähigkeit	ITS muss Schwerstkranke versorgen können	ITS muss komplexe Notfälle versorgen können	ITS muss umfassende intensivmedizinische Maximalversorgung sicherstellen
24/7-Leistungen	CT, Labor	CT, Labor, Endoskopie, PCI	CT, Labor, Endoskopie, PCI, interv. Neuroradiologie

Nach: Gemeinsamer Bundesausschuss (G-BA). Regelungen zur Notfallstufung. Erstfassung 19.04.2018, zuletzt fortgeschrieben

Kategorie	INT-1 – Grundversorgung Intensivmedizin	INT-2 – Erweiterte Intensivmedizin	INT-3 – Umfassende Intensivmedizin/ Maximalversorgung
Ärztliche Leitung	Zusatzweiterbildung Intensivmedizin-hauptamtlich tätig-fachlich nicht weisungsgebunden ≥ 1 Vertretung	wie INT-1	wie INT-1+ 2 Vertretungen
Ärztliche Präsenz & Verfügbarkeit	Arzt mit ≥ 3 Monaten ITS-Erfahrung **24/7 präsent**	wie INT-1	wie INT-1
Arzt mit ≥ 6 Monaten Intensiverfahrung	**24/7 im Krankenhaus präsent** und sofort verfügbar	in Kernarbeitzeit auf ITS präsent-außerhalb im KH verfügbar	ganztägig in Kernarbeitzeit auf ITS präsent-außerhalb im KH verfügbar
Zusätzlicher Facharzt Intensivmedizin	–	**sofort verfügbar** in der Kernarbeitszeit	**ganztägig anwesend** in Kernarbeitszeit

Kategorie	INT-1 – Grundversorgung Intensivmedizin	INT-2 – Erweiterte Intensivmedizin	INT-3 – Umfassende Intensivmedizin/ Maximalversorgung
Pflegerische Leitung	Fachweiterbildung Intensivpflege/Anästhesie+ Leitungsweiterbildung	wie INT-1	wie INT-1 oder Studium Pflege
Pflegerische Qualifikation/Quote	≥ 30 % Fachweiterbildung	≥ 30 %	≥ 30 % + Programm zur Steigerung auf ≥ 50 %
Therapeutische Berufsgruppen	Physiotherapie **täglich**	wie INT-1 + Logopädie **arbeitstäglich**	wie INT-2 + Ergotherapie **arbeitstäglich**
Hygiene & Antibiotic Stewardship (ABS)	Hygienebeauftragte(r) ABS-Visite **1×/Woche**	wie INT-1	ABS-Visite ≥ **2×/Woche**
Diagnostische Verfahren auf der ITS	RöntgenSonografieTTEPOC-Labor	wie INT-1 + Bronchoskopie	wie INT-2 + Endoskopie + TEE
Therapeutische Verfahren	invasive & nicht-invasive Beatmung- High-Flow-O_2	wie INT-1 + kontinuierliche und intermittierende Nierenersatzverfahren	wie INT-2 + **ECMO/ ECLS + Plasmapherese**
IT-Struktur & PDMS	24/7 IT-Verfügbarkeit empfohlenPDMS vorhanden	identisch	identisch
Ernährungstherapie	ernährungsmedizinisch qualifizierte Person **arbeitstäglich** verfügbar	wie INT-1	wie INT-1 + ärztlich-konsiliarische Unterstützung
Psychologische & psychosoziale Versorgung	konsiliarische psychologische Unterstützung	arbeitstäglich bedarfsorientiert	arbeitstäglich bedarfsorientiert
Sozialdienst	arbeitstäglich	arbeitstäglich	arbeitstäglich
Spirituelle Begleitung	täglich	täglich	täglich
Ethikberatung/ Ethikkomitee	verfügbarTreffen innerhalb **48/72 h** möglich	wie INT-1	wie INT-1
Reinigung & Material-/Geräteversorgung	24/7 Reinigungarbeitstägliche Geräte-/ Materialversorgung	identisch	identisch
Klinische Pharmazie/ Stationsapotheker	**1×/Woche** Visite	**1×/Woche** Visite	≥ **2×/Woche** Visiten+ **24/7-Erreichbarkeit**

Kategorie	INT-1 – Grundversorgung Intensivmedizin	INT-2 – Erweiterte Intensivmedizin	INT-3 – Umfassende Intensivmedizin/ Maximalversorgung
Organisation & Qualitätsmanagement	Aufnahme-/Entlass-/Verlegungskriterien vorhanden interprofessionelle Fallbesprechungen ≥ 2 Qualitätsindikatoren/Jahr	≥ 4 Qualitätsindikatoren/Jahr	≥ 6 Qualitätsindikatoren/Jahr (Dokumentation > 95 %)

Nach: DIVI-Strukturempfehlung Intensivstationen (Waydhas et al. 2022)

1.3.2 Personelle Ausstattung

- Die personelle Ausstattung intensivmedizinischer Zentren folgt den Empfehlungen der Deutschen Interdisziplinären Vereinigung für Intensiv- und Notfallmedizin (DIVI):
  - Pflegekraft-Ratio: Vorgabe einer Nurse-to-Patient-Ratio von mindestens 1:2 für High-Care-Betten
  - Pro Intensivstation mit 12–16 Betten sollte mindestens eine Leitungsstelle mit 1,0 VK vorgesehen werden
- Spezielle Aufgaben wie die Vorhaltung eines Reanimationsteams müssen gesondert berücksichtigt werden

1.4 Qualitätsmanagement

- Entwicklung und Implementierung von Standardarbeitsanweisungen (SOPs)
- Regelmäßige Morbiditäts- und Mortalitätskonferenzen
- Teilnahme an Peer Reviews und Programmen zur Infektionsüberwachung

1.5 Weiterbildung und Personalentwicklung

1.5.1 Zusatzweiterbildung Intensivmedizin

- Anforderungen:
  - Mindestrotationsdauer: 18 Monate
  - Teilnahme an strukturierten und zertifizierten Weiterbildungsprogrammen
  - Pflichtinhalte laut Weiterbildungsordnung

1.5.2 Interdisziplinäre Fortbildungsprogramme

- Gemeinsame Schulungen von Ärzten, Pflegekräften und weiteren Berufsgruppen
- Schwerpunkte: Notfallmanagement, Telemedizin, innovative Behandlungsmethoden

1.6 Herausforderungen und Ausblick

- Adressierung des Fachkräftemangels durch strategische Personalentwicklung
- Nutzung der Digitalisierung zur Qualitäts- und Effizienzsteigerung
- Implementierung telemedizinischer Visiten und Konsile zur Unterstützung kooperierender Kliniken
- Nachhaltige Finanzierung und institutionelle Unterstützung
- Die Implementierung von Zentren für Intensivmedizin, basierend auf dem Beschluss des Gemeinsamen Bundesausschusses (G-BA) weisen auf eine stärkere Zentralisierung der Intensivmedizin hin
- Förderung wissenschaftlicher Qualifikationen im Pflegeteam, Ausweitung der Kompetenzen hochschulisch qualifizierter Pflegefachpersonen und Förderung interprofessioneller Forschung

Intensivmedizinische Arbeitstechniken

Tobias Wengenmayer

Inhaltsverzeichnis

2.1 Aszitespunktion – 14
2.1.1 Indikationen – 14
2.1.2 Kontraindikationen – 14
2.1.3 Besonderheiten bei der Durchführung – 14
2.1.4 Komplikationen – 14

2.2 Bronchoskopie, flexible – 14
2.2.1 Indikationen – 14
2.2.2 Kontraindikationen – 15
2.2.3 Besonderheiten bei der Durchführung – 15
2.2.4 Komplikationen – 17

2.3 Katheter – 17
2.3.1 Arterienkatheter – 17
2.3.2 Peripherer Venenkatheter (PVK) – 17
2.3.3 Zentraler Venenkatheter (ZVK) – 18
2.3.4 Pulmonalarterienkatheter (PAK) – 19
2.3.5 Transkardiopulmonale Thermodilutionssysteme – 21

2.4 Intubation und Atemwegsmanagement – 22
2.4.1 Indikationen – 22
2.4.2 Besonderheiten bei der Durchführung – 23
2.4.3 Risikofaktoren für schwierigen Atemweg – 23
2.4.4 Kurzprofil Medikamente – 23
2.4.5 Dilatationstracheotomie, perkutan – 25

© Der/die Autor(en), exklusiv lizenziert an Springer-Verlag GmbH, DE,
ein Teil von Springer Nature 2026
T. Wengenmayer et al. (Hrsg.), *Repetitorium Internistische Intensivmedizin*,
https://doi.org/10.1007/978-3-662-71761-5_2

2.5	**Kardioversion/Defibrillation – 28**	
2.5.1	Definition – 28	
2.5.2	Kontraindikationen – 28	
2.5.3	Besonderheiten bei der Durchführung – 28	
2.5.4	Schrittmacherpatienten – 28	
2.5.5	Komplikationen – 29	
2.6	**Knochenmarkpunktion/-biopsie/ Aspirationszytologie – 29**	
2.6.1	Indikationen – 29	
2.6.2	Kontraindikationen – 29	
2.6.3	Besonderheiten bei der Durchführung – 29	
2.6.4	Komplikationen – 29	
2.7	**Liquorpunktion/Lumbalpunktion – 30**	
2.7.1	Indikationen – 30	
2.7.2	Kontraindikationen – 30	
2.7.3	Besonderheiten bei der Durchführung – 30	
2.7.4	Komplikationen – 31	
2.8	**Perikardpunktion – 31**	
2.8.1	Indikationen – 31	
2.8.2	Kontraindikationen – 31	
2.8.3	Besonderheiten bei der Durchführung – 31	
2.8.4	Komplikationen – 31	
2.9	**Pleurapunktion – 32**	
2.9.1	Indikationen – 32	
2.9.2	Kontraindikationen – 32	
2.9.3	Besonderheiten bei der Durchführung – 32	
2.9.4	Komplikationen – 32	

2.10 Schrittmacher, transvenöser temporärer – 33
2.10.1 Indikationen – 33
2.10.2 Kontraindikationen – 33
2.10.3 Alternative im Notfall – 33
2.10.4 Besonderheiten bei der Durchführung – 33
2.10.5 Komplikationen – 33

2.11 Thoraxdrainage – 34
2.11.1 Indikationen – 34
2.11.2 Kontraindikationen (relativ) – 34
2.11.3 Besonderheiten bei der Durchführung – 34
2.11.4 Komplikationen – 35

2.12 Ultraschall – 35
2.12.1 Echokardiografie – 35
2.12.2 Notfallsonografie – 40

2.13 Unterstützungssysteme – 41
2.13.1 Intraaortale Ballongegenpulsation (IABP) – 41
2.13.2 Impella – 42
2.13.3 VA-ECMO (venoarterielle extrakorporale Membranoxygenierung) – 43
2.13.4 VV-ECMO (venovenöse extrakorporale Membranoxygenierung) – 44

Literatur – 45

2.1 Aszitespunktion

2.1.1 Indikationen

- Diagnostische Abklärung
- Entlastung (therapeutisch)

2.1.2 Kontraindikationen

- Inadäquate Gerinnungssituation
- Lokale Hautveränderungen (Infektionen)

2.1.3 Besonderheiten bei der Durchführung

- Gerinnungsmanagement vor Punktion: Thrombozytensubstitution vor Punktion bei Thrombozytopenie < 20.000/µl; Substitution von Gerinnungsfaktoren bei Quick-Wert < 20 % bzw. INR > 2,5
- Punktionslokalisation immer sonografische Überprüfung: kaudale, laterale Abdominalquadranten, auf Gefäße achten
- Versendung des Aszitesmaterials: Mikrobiologie, Hauptlabor (Zellzahl, Differenzierung, Gesamteiweiß, Cholesterin, CEA, LDH, Glukose), Zytologie (maligne Zellen), Pathologie
- Bei großvolumiger Parazentese (> 5 l): Ersatz von 6–8 g Humanalbumin i. v. pro 1 l Aszites
- Venenverweilkanüle sollte wegen Abknicken nicht als Drainage belassen werden

2.1.4 Komplikationen

- Peritonitis oder Bauchdeckenabszess nach Darmperforation
- Einblutungen in die Bauchdecke oder intraperitoneale Blutungen

2.2 Bronchoskopie, flexible

2.2.1 Indikationen

- **Diagnostik**:
  - Abklärung A- und B-Probleme: Lagekontrolle Tubus, Bronchoobstruktion, Atemwegsstenosen, Fremdkörper, Atelektasen, Rundherde, Hilusverdichtung, Mediastinalverbreitung
  - Materialgewinnung Tracheal- oder Bronchialsekret, BAL, Biopsien

- Inspektion bei V. a. Schädigung der Atemwege, z. B. Bronchuseinriss nach Stentimplantation, Thoraxtrauma mit Verdacht auf Bronchusruptur, Inhalationstrauma, Verdacht auf ösophagotracheale Fistel
- **Therapie:**
  - Eröffnung von Atelektasen, z. B. durch Sekretverlegung/Sekretstau
  - Blutstillung
  - Entfernen von Fremdkörpern
  - Therapeutische Lavage
  - Fiberoptische Intubation
  - Punktionstracheostomie

2.2.2 Kontraindikationen

- Schwerste Blutgerinnungsstörungen
- Schwerste Hypoxie

2.2.3 Besonderheiten bei der Durchführung

- Bronchoskopie ist nicht schmerzhaft, Hustenreiz ++
- Labor: Quick > 50 %, Thrombozyten > 50.000/µl, PTT < 50 s, Heparinperfusor idealerweise 2 h zuvor stop
- Radiologische Voruntersuchung wie z. B. CT-Thorax-Untersuchung beachten
- Nicht intubierte, wache, ansprechbare Intensivpatienten
  - Ggf. Inhalation vor der Bronchoskopie mit 4 % Lidocain
  - Lokalanästhesie von Nasenöffnung bei nasalem Zugang
  - Beißschutz bei oralem Zugang
- Intubierte Intensivpatienten:
  - Beatmung auf 100 % O_2 einstellen
  - Bei kleineren Endotrachealtuben: „Baby-Bronchoskop" („babyscope") oder Umintubation
  - Endobronchiale Lokalanästhesie (Lidocain) auch bei intubierten Patienten („spray and go", z. B. Lidocain 2 %, Maximaldosis 4 mg/kg KG ~15 ml Lidocain 2 %; nach endobronchialer Gabe ist etwa 30–50 % des Serumspiegels wie nach i. v.-Gabe zu erwarten), um Sedierung einzusparen
  - Bei Unterschreiten eines minimalen Atemminutenvolumens, ausgeprägter Tachykardie und Hypo-/Hypertonie die Bronchoskopie unterbrechen oder ggf. beenden
- **Inspektion und Beurteilung** von Trachea, Hauptcarina, linkem und rechtem Bronchialsystem
  - Linker Bronchialbaum mit Abgang der Lungenlappen-Segmentbronchien (◘ Abb. 2.1)
  - Oberlappen: 1, 2, 3 sowie 4,5 (Lingula)
  - Unterlappen: 6, 8, 9, 10 (Merke: 7 und 8 bilden ein Segment)
  - Rechter Bronchialbaum mit Abgang der Lungenlappen-Segmentbronchien (◘ Abb. 2.1)
  - Oberlappen: 1, 2, 3

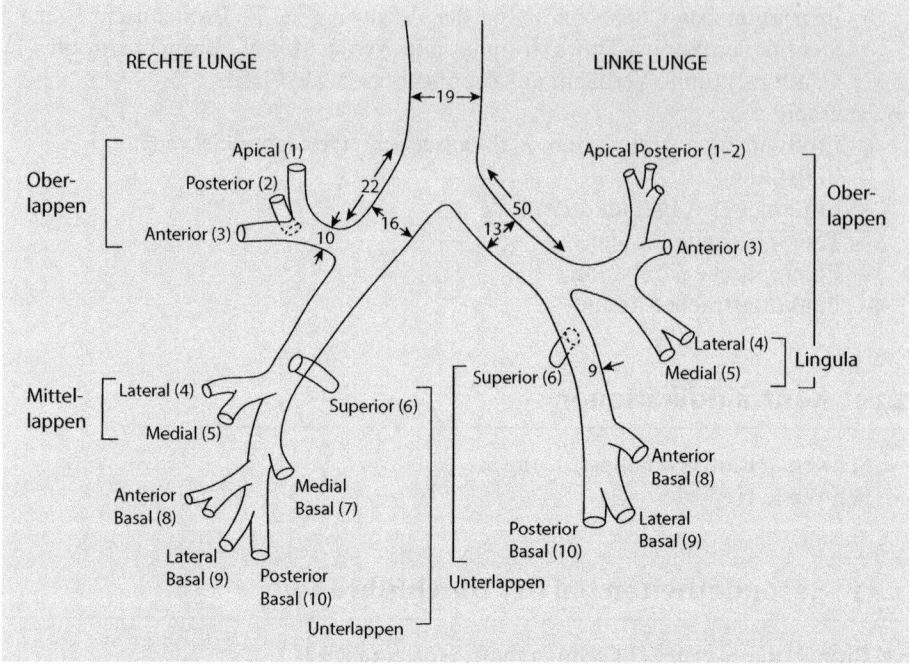

◘ Abb. 2.1 Anatomie und Topografie des Bronchialbaums mit durchnummerierten Bronchialsegmenten. (Aus Fresenius und Heck 2006)

- Mittellappen: 4, 5
- Unterlappen: 6, 7, 8, 9, 10
- **Materialgewinnung:**
  - Trachealsekret beim Absaugen ist für die mikrobiologische Diagnostik ausreichend
  - Bronchiallavage (BL): Gewinnung von Bronchialsekret
  - Bronchoalveoläre Lavage (BAL): Spülung des Bronchialsystems mit NaCl 0,9 % (ca. 50–100 ml, abhängig von der Oxygenierungssituation) unter Platzierung des Bronchoskops in Wedge-Position in einem Segmentbronchus meist des Mittellappens oder der Lingula
  - Bürstenabstriche (geschützte Bürste): Mikrobiologie, Zytologie
  - Endobronchiale Nadelaspiration
  - Endobronchiale und/oder transbronchiale Biopsien
- **Röntgen-Thorax nach Interventionen**
- **Auswirkungen auf die Atemmechanik beim intubierten Patienten durch Teilverlegung des Tubus**
  - Anstieg des Atemwegswiderstands
  - Anstieg des endexspiratorischen Drucks/Auto-PEEP (Gefahr von Barotrauma)
  - Zunahme des endexspiratorischen Residualvolumens (funktionelle Residualkapazität) mit Abnahme des Tidalvolumens (alveoläre Hypoventilation)
  - Prävention: Tubus mit großem ID, Reduktion des PEEP (wenn möglich), Erhöhung des inspiratorischen Maximaldrucks

2.2.4 Komplikationen

- Blutung (insbesondere bei pulmonaler Hypertonie)
- Kardiale Arrhythmien, Myokardinfarkt
- Lungenödem
- Pneumothorax (Barotrauma, iatrogene Trauma)
- Pneumomediastinum
- Alveoläre Hypoventilation

2.3 Katheter

2.3.1 Arterienkatheter

Indikationen

- Hämodynamisches Monitoring: invasive Blutdruckmessung (insbesondere unter Katecholamintherapie), Thermodilutionssysteme, Pulskonturanalyse,
- Atemgasanalysen bei Beatmung

Punktionsstellen
- Bevorzugt A. radialis (Dorsalflexion des Handgelenks), distale radiale Punktionen ebenfalls möglich
- Alternativ: A. femoralis, brachialis, axillari)

Besonderheiten bei der Durchführung
- Verwendung von Lokalanästhesie
- Bei erschwerter Palpation ultraschallgesteuerte Anlage

Komplikationen
- Thrombosen, Aneurysma spurium, AV-Fistel, Infektionen, Nervenläsion
- Retroperitoneale Blutungen (A. femoralis)

2.3.2 Peripherer Venenkatheter (PVK)

Indikationen

- Parenterale Medikamentengabe nicht venenreizender Substanzen
- Volumensubstitution

Kontraindikationen
- Entzündungen im Punktionsgebiet
- Shuntarm, Brustoperationen mit Lymphadenektomie

Tab. 2.1 Durchflussraten von venösen Zugängen

Periphervenöse Venenverweilkanülen	Zentralvenöse Venenkatheter
0,9 mm (blau, 22 Gauge): 36 ml/min	ZVK: etwa 80 ml/min
1,1 mm (rosa, 20 Gauge): 61 ml/min	Shaldon-Katheter: über 1000 ml/min
1,3 mm (grün, 18 Gauge): 96 ml/min	
1,5 mm (weiß, 17 Gauge): 125 ml/min	
1,7 mm (grau, 16 Gauge): 195 ml/min	
2,2 mm (orange, 14 Gauge): 343 ml/min	

Punktionsstellen
- Bevorzugt distal (Handrücken, Unterarm)
- Notfälle: V. jugularis externa
- Im Kontext ACS Anlage rechte Hand vermeiden

Komplikationen
- Venenperforation, Infektion (Thrombophlebitis), Nervenläsion

Besonderheiten bei der Durchführung
- Einstichstelle nach Hautdesinfektion nicht mehr palpieren (RKI-Empfehlung). Regelmäßige Schulungen zu hygienischen Arbeitstechniken erforderlich (Tab. 2.1).

2.3.3 Zentraler Venenkatheter (ZVK)

Indikationen
- **Therapeutisch:** Katecholamine, hochosmolare Infusionen, parenterale Ernährung
- **Monitoring:** gemischt-venöse O_2-Sättigung, ZVD-Messung

Kontraindikationen
- Gerinnungsstörungen
- Infektionen im Punktionsgebiet
- Anatomische Hindernisse

Punktionsstellen
- **V. jugularis interna:** Bevorzugt rechts (geradliniger Verlauf, tiefere Pleuraspitze)
- **V. subclavia:** Geringeres Infektionsrisiko, höheres Pneumothoraxrisiko
- **V. femoralis:** Nur in Notfällen (hohes Infektions- und Thromboserisiko)

Besonderheiten bei der Durchführung
- Ultraschall bei allen drei Punktionsstellen nutzen
- Flach- oder Kopftieflage
- Vor und nach Anlage Nachweis/Ausschluss Pneumothorax

Intensivmedizinische Arbeitstechniken

Komplikationen
- Pneumothorax (bis 2 % bei V. subclavia)
- Katheterassoziierte Infektionen (5–10 %)
- Thrombosen (bis 40 % bei umgeschlagenem Katheter)
- Arterielle Fehlpunktionen

Infektionsprophylaxe
- Hautdesinfektion, ausreichende Abdeckung (Drahtlänge!)
- Tägliche Inspektion und Reevaluation der Notwendigkeit

2.3.4 Pulmonalarterienkatheter (PAK)

Synonyme: Rechtsherzkatheter, Einschwemmkatheter, Swan-Ganz-Katheter

Indikationen
- Hämodynamisches Monitoring insbesondere im kardiogenen Schock, insbesondere im Rahmen eines Rechtsherzversagens (z. B. Rechtsherzinfarkt, pulmonale Hypertonie)
- Shuntbestimmung: Shuntvolumen [%] = $(SpaO_2 - SvO_2)/(SaO_2 - SvO_2)$
- Steuerung/differenzierte Therapiesteuerung (Katecholamine/Volumen) im kardiogenen Schock, Steuerung der Therapie der pulmonalen Hypertonie

Kontraindikationen
- Siehe ZVK
- Rechtsherzendokarditiden
- Mechanische Trikuspidalklappenprothesen (extrem selten)

Prinzip
- Messung des HZV mittels Thermodilution; durch den PAK wird auf Höhe des rechten Vorhofs ein kaltes Injektat abgegeben und die Transitzeit an der Spitze des PAK gemessen: Stewart-Hamilton-Gleichung; Integral/Fläche unter der Thermodilutionskurve
- Messen der zentralvenösen Sättigung
- Bestimmung des Pulmonalkapillarverschlussdrucks („wedge"); dieser korreliert eng mit dem LVEDP: Abschätzung des linksventrikulären Füllungsdrucks
- Techniken:
  - Temporäre/diskontinuierliche HZV-Messung (Kälteboli)
  - Kontinuierliche HZV-Messung: Energiepulse/Wärmeboli werden im rechten Vorhof in den Blutstrom abgegeben und am distalen Ende des PAK gemessen
  - Kontinuierliche Messung der gemischtvenösen O_2-Sättigung (SvO_2): mittels spektrofotometrischer Technik

Normwerte (◘ Tab. 2.2)
- Normwert gemischtvenöse O_2-Sättigung: 65–70 %
- Zentralvenöse Sauerstoffsättigung ($ScvO_2$) mittels ZVK entspricht nicht exakt der gemischtvenösen Sättigung (SvO_2), Trendverläufe können jedoch ausreichend exakt erfasst werden [doi: ► https://doi.org/10.1097/00000542-200508000-00007]

Tab. 2.2 Normwerte

	Diastolisch (mmHg)	Systolisch (mmHg)	Mittel (mmHg)
ZVD zentraler Venendruck			5–10
RAP rechtsatrialer Druck			2–8
RVP rechtsventrikulärer Druck	15–30	2–8	20
PAP Pulmonalarteriendruck	15–30	4–12	15–20
PCWP (pulmonaler Kapillardruck, Wedge-Druck)			6–12

- Berechnung der Widerstände mit dem Ohm'schen Gesetz $R = \dfrac{U}{I}$

$$\text{Pulmonal(PVR)} \, R = \frac{mPAP - PCWP}{HZV}$$

Normwerte PVR: 0,7 – 1,1 WE (Wood-Einheiten) bzw. nach Multiplikation mit Faktor 80 40–100 dyn×sec/cm^5

$$\text{Systemisch (SVR)} \, R = \frac{MAP - ZVD}{HZV}$$

Normwerte SVR: 900–1400 dyn×s/cm^5
Umrechnung: 1 mmHg×min/l = 8 MPa×s/m^3 = 80 dyn×s/cm^5

Besonderheiten bei der Durchführung
- Vorschub des Katheters unter Beobachtung der Druckkurven (z. B. Wedge-Position: 6–12 mmHg) (Abb. 2.2)
- Rückzug des Katheters aus Wedge-Position nach jeder Messung
- Zur Wedge-Messung den Ballon nur in PA-Position unter Beobachtung der Druckkurven inflatieren, um eine Ruptur der Gefäße zu vermeiden
- Bei schwieriger Sondierung kann eine Ultraschalldarstellung hilfreich sein
- Liegezeit 5–7 Tage, Infektionsgefahr (Tab. 2.3)

Komplikationen
- Pulmonalarterienruptur
- Arrhythmien, Infektionen, Thrombosen
- Lungeninfarkt

Die Prognose von Schock-Patienten wird durch die Verwendung von Pulmonaliskathetern nicht per se verbessert. Die Implementierung von Schock-Team mit standardisierten Verfahren hingegen scheint die Mortalität zu reduzieren (Tehrani et al. 2019).

Intensivmedizinische Arbeitstechniken

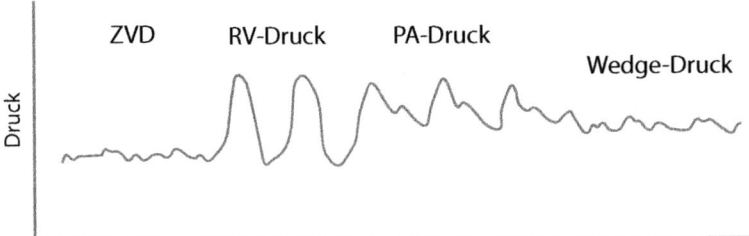

Abb. 2.2 Druckkurve Wedge-Position

Tab. 2.3 Interpretation der Messergebnisse

Ätiologie	HZV	PCWP	PAP
Kardiale Ursache	↓	↑	↑
Pulmonale Ursache	↓↑	Normal	(↑)
Volumenmangel	↓	↓	↓
Sepsis	↑	Normal	Normal

2.3.5 Transkardiopulmonale Thermodilutionssysteme

Indikationen
- Hämodynamisches Monitoring
- Steuerung/differenzierte Therapiesteuerung (Katecholamine/Volumen)

Prinzip
- Diskontinuierliche transkardiopulmonale Thermodilution via ZVK und arterieller Kanüle
- Kontinuierliche arterielle Pulskonturanalyse
- Im Unterschied zum Pulmonaliskatheter wird die Thermodilution transkardiopulmonal durchgeführt. Unter anderem lassen sich so weitere Parameter wie folgt ableiten:
    - CI (Cardiac Index): 2,5–4,5 l/min/m^2
    - GEDV (globales enddiastolisches Volumen): 600–700 ml/m^2
    - EVLW (extravasales Lungenwasser): 3–8 ml/kg KG
    - PVPI (pulmonalvaskulärer Permeabilitätsindex): < 3 kardial, > 3 nicht kardial (z. B. ARDS)

Unterschiede zum Pulmonaliskatheter
- Einfachere Anlage
- Es können weitere Parameter, insbesondere das pulmonale Kompartment betreffend berechnet werden
- Die pulmonalen Druckverhältnisse und der Wedge-Druck können nicht gemessen werden

Besonderheiten bei der Durchführung

Spezielle Arterienkatheter mit Thermistor und arteriellem Druckaufnehmer (Platzierung meist in A. femoralis, jedoch auch in A. brachialis/axillaris, A. radialis möglich) und Aufsatzstück für den ZVK (für Indikatorapplikation, Injektattemperatur-Sensorgehäuse).

2.4 Intubation und Atemwegsmanagement

Die Durchführung einer Intubation ist mit besonderen Risiken verbunden, welche bei kritisch kranken Patienten deutlich erhöht sind. Beispielsweise stellt die Intubation eines Patienten mit einem akuten Lungenversagen (ARDS) eine besondere Herausforderung dar und birgt ein signifikant höheres Komplikationsrisiko als die Einleitung einer elektiven Narkose bei stabilen Bedingungen.

Umso wichtiger ist es, die Intubation sorgfältig zu planen und durchzuführen. Eine klare Aufgabenverteilung im Team, der Einsatz standardisierter Checklisten sowie eine strukturierte Kommunikation sind essenziell, um die Sicherheit des Patienten zu gewährleisten und die Risiken zu minimieren.

Die verfügbaren Ressourcen sind auf jeder Station verschieden, insofern sollen Checklisten und SOPs stationsspezifisch erarbeitet werden.

2.4.1 Indikationen

Die Indikationen zur endotrachealen Intubation sind oft relativ und erfordern eine individuelle klinische Abschätzung:
- **Atemstörung**: Dyspnoe/Orthopnoe mit Tachypnoe (> 35/min) oder Bradypnoe (< 10/min), Verlegung der Atemwege, Atemstillstand, Aspiration
- **Respiratorische Insuffizienz**: paO_2 < 60 mmHg unter 8 l/min O_2 bzw. paO_2 < 50 mmHg unter Raumluft (z. B. schwere Pneumonie, Asthma bronchiale)
- **Kreislaufdysfunktion**: z. B. bei kardiopulmonaler Reanimation oder kardiogenem Schock
- **Erschöpfung** z. B. bei Sepsispatienten
- **Bewusstseinsstörung (GCS < 8)** mit Ausfall der Schutzreflexe, z. B. Hypersekretion ohne Abhusten bei schwerem Schlaganfall

Ein ABCD-Schema, welches hilft, die Vorbereitung vor einer Intubation zu überprüfen, ist in ◘ Abb. 2.3 zu sehen.

Intensivmedizinische Arbeitstechniken

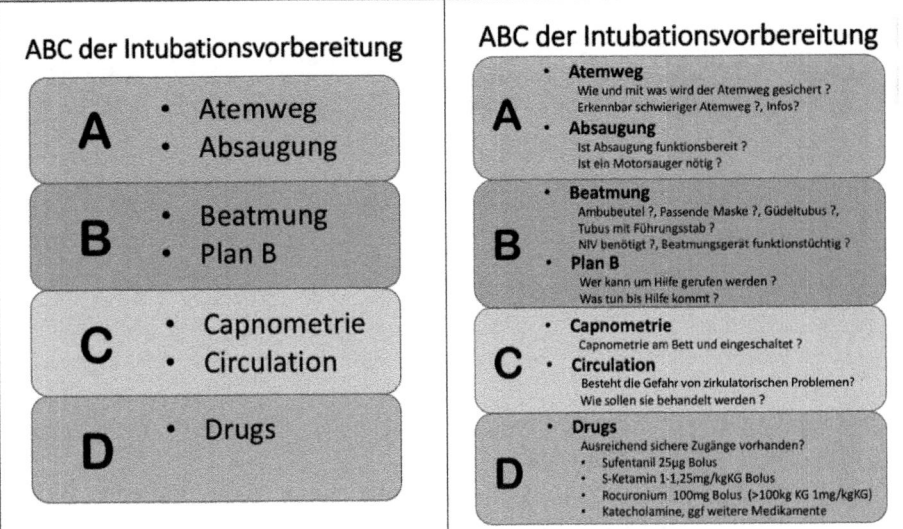

Abb. 2.3 ABCD-Schema als Hilfsmittel zur Vorbereitung vor einer Intubation

2.4.2 Besonderheiten bei der Durchführung

Aufgabenverteilung im Team (3 Personen), Phasen und Verantwortlichkeiten absprechen

2.4.3 Risikofaktoren für schwierigen Atemweg

- Schwere Hypoxämie
- Mallampati-Klasse III–IV
- Schlafapnoesyndrom
- Adipositas
- Eingeschränkte HWS-Beweglichkeit/dicker Hals
- Eingeschränkte Mundöffnung
- Koma
- Nichtanästhesist/Nichtintensivmediziner als durchführende Person

2.4.4 Kurzprofil Medikamente

- **Hypnotika**
  - Die Dosis des eingesetzten Sedativums richtet sich primär nach dem aktuellen neurologischen Zustand. Viele Patienten sind aus klinischen Gründen oder wegen einer bereits laufenden Analgosedation vigilanzgemindert und bedürfen deswegen wesentlich weniger Dosis als in der Fachinfo angegeben
  - S-Ketamin: Für kreislaufinstabile Patienten gut geeignet, analgetische Potenz, etwas langsamerer Wirkeintritt

Tab. 2.4 Opiate

Substanz	Dosierung (µg/kg KG)	Analgetische Potenz	Wirkeintritt (min)	Wirkdauer (min)
Morphin	Nicht zur Einleitung	1	3	90
Fentanyl	2–5	125	5	30
Sufentanil	0,2–1	1000	2	30
Alfentanil	20	35	2	15
Remifentanil	0,25	200	2	10

- Propofol: Hypotonie ++, Myoklonien, schneller Wirkeintritt, nicht geeignet für kreislaufinstabile Patienten
- Etomidate: geringe kardiovaskuläre Beeinflussung, Induktion einer Nebenniereninsuffizienz bei septischen Patienten
- **Opiate** (Tab. 2.4)
- **Relaxans**
  - Rocoronium (Esmeron®) grundsätzlich 1 mg/kg KG, meist sind 100 mg auch bei leichteren Patienten passend
  - Verfügbarkeit des Antidots Sugammadex sicherstellen; Anwendung nur mit erfahrenem Intensivmediziner, 2 mögliche Indikationen:
    - Abbruch der Intubationsbemühungen und Rückkehr Spontanatmung
    - Ermöglichen einer schnellen Spontanisierung (CPAP) bei Patienten mit schwerer Hypoxie/Hyperkapnie nach Intubation
- Andere Muskelrelaxanzien spielen in der Akutphase der Intensivmedizin praktisch keine Rolle mehr (Abb. 2.4)
- **Präoxygenierung:** 3–5 min mit dicht abschließender Maske (FiO_2 1), Präoxygenierung mit NIV-Maske ideal (N Engl J Med 2024).
- Gerade bei hypoxischen Patienten sollte auf eine Rapid Sequence Induction (RSI) ohne Zwischenbeutel **verzichtet** werden. Dem vermeintlich verbesserten Aspirationsschutz steht das Hypoxierisiko gegenüber (N Engl J Med 2019)
- Bei jedem kranken Patienten muss vor Einleitung ein **Vasopressor** verfügbar sein, besser noch in niedrigster Laufrate appliziert werden, um Hypotonien auffangen zu können
- **Intubationszubehör**
  - Videolaryngoskop (Macintosh-Spatel, Größe 3 oder 4 + hyperangulierter Spatel)
  - Endotrachealtuben (Größe: 7,0–7,5 mm ID für Frauen, 7,5–8,0 mm ID für Männer)
  - Absaugeinheit
  - Beatmungsbeutel
  - Guedel- und Wendl-Tuben
  - **Backup-Option** für die supraglottische Atemwegssicherung (Larynxmaske oder Larynxtubus)

Intensivmedizinische Arbeitstechniken

Typ	Name	Spritze	Dosisbereiche*	Dosisvorschlag für Standard Akutpatienten in mg (ml)	Anmerkung
Analgesie	Sufentanil (Sufenta mite®)	50 µg/10 ml	0,2-0,5 µg/KG	25 µg (5 ml)	5ml Bolus vom „kleinen" Sufenta Perf. (250 µg/50ml)
Sedation	Ketamin® (Ketamin® Inresa)	500 mg/10 ml	2 mg/KG	100 mg (2 ml), evtl. nachtitrieren	plus Midazolam 5 mg
	oder Propofol 1% (Disoprivan®)	200 mg/20 ml	1-2 mg/KG	75 mg (7,5 ml), evtl. nachtitrieren	Cave: Hypotonie
	oder Midazolam (Dormicum®)	20 mg /20 ml	0,15-0,3 mg/KG	15 mg (15 ml)	2. Wahl
	oder Etomidate (Eto®)	20 mg/10 ml	0,2 mg/KG	16 mg (8 ml), evtl. nachtitrieren	2. Wahl
Relaxation	Rocuronium (Esmeron®)	100 mg/10 ml	100 mg	100 mg (10 ml)	>100 KG: 1 mg/KG Antidot: Sugammadex (Bridion®) 1 Ampulle als Bolus

Alle Dosierungen müssen patientenindividuell und situativ angepasst werden!
*Laut Fachinfo, Dosisempfehlung für nicht kritisch kranke Patienten. *Ketanest S derzeit nicht verfügbar, bitte Dosierung beachten

Abb. 2.4 Mögliche Medikation zur Intubationsnarkose

- **Monitoring:** EKG, Blutdruck invasiv oder minütliches Messintervall, Kapnografie, SpO_2 (Kapnografie ist obligat)
- **Lagerung**
  - Verbesserte Jackson-Position (Thierbach 2002) (**Abb. 2.5**)
- Anwendung des Esmarch-Handgriffs (Kopf überstrecken, Unterkiefer nach vorne-oben ziehen)
- Bei schwieriger Maskenbeatmung: doppelter C-Griff durch 2 Personen
- Intubation mittels Videolaryngoskop (Teaching-Effekt, Kontrolle)
- Ggf. BURP-Manöver („**b**ackward **u**pward **r**ightward **p**ressure"), das mit Druck auf den Schildknorpel nach hinten oben rechts die Sicht auf die Stimmritze verbessert
- **Lagekontrolle:**
  - Kapnografie
  - Auskultation von Lungen und Magen
  - Röntgen-Thorax zur Kontrolle der Tubuslage (Tubusspitze 3–5 cm oberhalb der Carina)
- Plan B: supraglottische Atemwegshilfen (Training!), KollegInnen der Anästhesie hinzuziehen, ECMO

2.4.5 Dilatationstracheotomie, perkutan

Indikationen

- Persistierende Schluckstörung
- Langzeitbeatmung (erwartete Gesamtbeatmungsdauer > 14 Tage)
- Vermeidung von Spätfolgen der endotrachealen Intubation
- Verbesserung der Möglichkeit der Kommunikation (Sprechkanüle)
- Geringerer Sedierungs- oder Analgesiebedarf
- Eine besonders frühe (< 10 Tage) Tracheotomie birgt keinen deutlichen Vorteil für die Patienten (Szakmany et al. 2015, *DOI:* 10.1097/MD.0000000000024329)

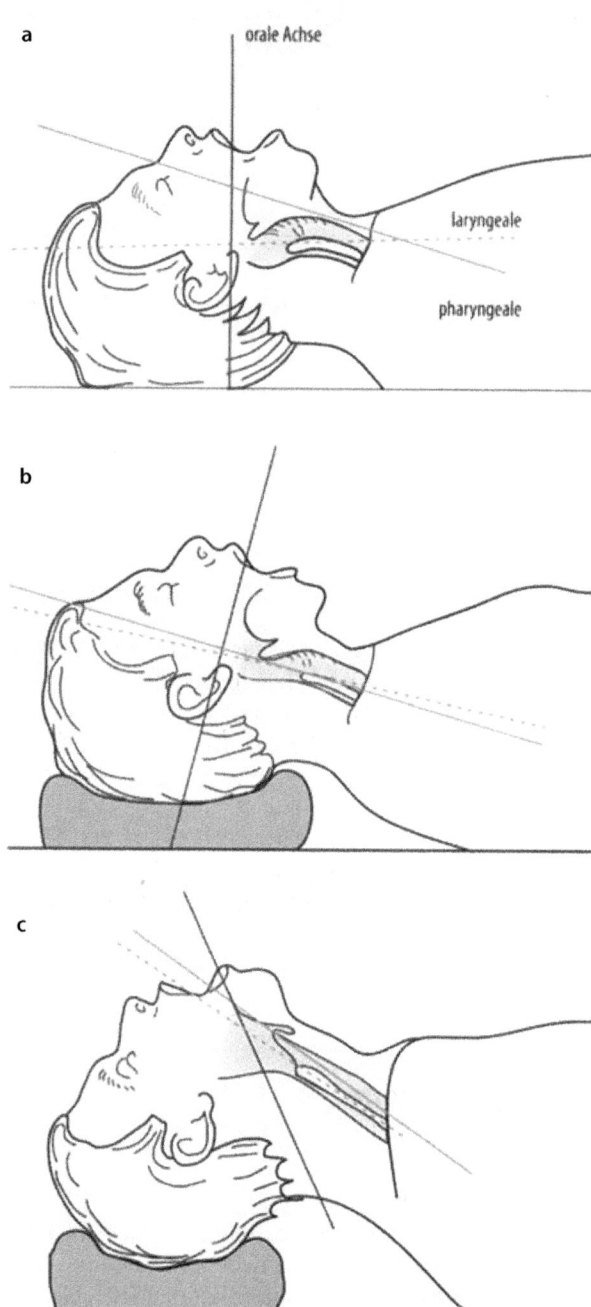

Abb. 2.5 Verbesserte Jackson-Position. (Aus: Thierbach 2002)

Kontraindikationen
- Nicht zu beherrschende, schwierige Intubationsverhältnisse
- Inadäquate Blutgerinnung
- Infektionen im Punktionsgebiet
- Anatomische Hindernisse (Tumor, ehemaliges OP-Gebiet, Struma)
- Instabile Halswirbelsäule
- Vorbestehende Tracheomalazie
- Schwere Gasaustauschstörung, die einen kurzen Beatmungsstopp unmöglich machen

Besonderheiten bei der Durchführung
- Alternative Atemwegssicherung (= orale oder nasale endotracheale Reintubation) muss vorbereitet sein
- Zuweisen der Aufgaben im Team
- Monitoring: EKG, Blutdruck, SpO_2, Bronchoskopie, Vasopressoren laufend
- Präinterventionelle Sonografie des Halses
- Präoxygenierung über mindestens 5 min, Sedierung, Analgesie, Relaxierung
- Durchführung
  - 1. Schritt: Rückzug des Tubus unter bronchoskopischer Sicht, um Punktion zwischen 2.–4. Trachealspange zu ermöglichen (nach Schritt besteht die Möglichkeit einer Zwischenventilation nach Rückzug des Bronchoskops)
  - 2. Schritt: Nadelpunktion unter Sicht, Drahteinlage
  - 3. Schritt: Dilatation (hier verschiedene Techniken: sequenziell, „one step")
  - 4. Schritt: Einlage der Trachealkanüle
- Abschließende Bronchoskopie über die Trachealkanüle und Inspektion des Tracheobronchialsystems
- Röntgen-Thorax
- Kanülenwechsel
  - Möglichst erst 1 Woche nach Tracheostomieanlage mittels Tubus(TK)-Exchanger durch erfahrene Personen
  - Notfallmaßnahmen, falls sich Wundränder nach Kanülenentfernung schließen: Drahteinlage via Exchanger und Wiedereinführen einer Trachealkanüle mit dem Dilatationstracheostomieset
  - Epithelialisierte Tracheostomie durch HNO oder MKG
  - Kanülenwechsel: 2 Tage nach Tracheostomieanlage
- Tuben bzw. Trachealkanülen mit subglottischer Absaugung sind empfohlen
- Cuff-pressure-Monitoring (< 25 mmHg) (Carter et al. 2014).

Komplikationen
- Entsättigung
- Akzidentelle Extubation
- Blutungen
- Trachealwandverletzungen (insbesondere tracheale Hinterwand)
- Pneumothorax/Pneumomediastinum
- Hautemphysem
- Trachealringfrakturen
- Ösophagusverletzungen

- Mediastinitis/Sepsis
- Wundinfektionen/Stomainfektionen
- Langzeitschäden (Trachealstenose, Tracheomalazie)

2.5 Kardioversion/Defibrillation

2.5.1 Definition

- Kardioversion: Synchronisierte Stromabgabe (auf R-Zacke abgestimmt), z. B. bei Vorhofflimmern oder Vorhofflattern, um die Induktion von Kammerflimmern zu verhindern
- Defibrillation: Asynchrone Stromabgabe, z. B. bei Kammerflimmern

2.5.2 Kontraindikationen

- Digitalisintoxikation
- Nicht nüchterner Zustand bei geplanter Kardioversion

2.5.3 Besonderheiten bei der Durchführung

- Sicherstellung der Antikoagulation oder Ausschluss von Thromben
- Ausgeglichene Elektrolyte (Kalium, Magnesium), normale Schilddrüsen- und Gerinnungswerte
- Nüchternheit (4–6 h)
- Überwachungsmöglichkeit (EKG, Blutdruck, SpO_2), Möglichkeit der transkutanen Schrittmacherstimulation
- Reanimationsbereitschaft und sicherer periphervenöser Zugang
- Sedierung: Kurznarkose (Hypnotikum ohne Analgesie ausreichend), Präoxygenierung
- Elektrodenposition bevorzugt anteroposterior
- Energiewahl: biphasisch, maximale Energie
- Ggf. Vorbehandlung **mit z. B. Amiodaron**, um den Erfolg der elektrischen Kardioversion zu erhöhen und Vorhofflimmernrezidive zu vermeiden

2.5.4 Schrittmacherpatienten

- Elektrodenposition mit ≥ 8 cm Abstand zum Aggregat
- Abfrage und ggf. Reprogrammierung des Systems vor Kardioversion
- Programmiergerät am Patientenbett zur Notfallreprogrammierung
- Abfrage nach Kardioversion. Vor Entlassung und 1 Woche nach Kardioversion sollten Kontrollen des implantierten Systems erfolgen
- ICD-Träger: Interne Kardioversion durch ICD selbst
- **Im Notfall**: Abstand zum Aggregat beachten und agieren [DOI 10.1007/s12181-011-0372-9]

2.5.5 Komplikationen

- Komplikationen im Zusammenhang mit der Sedierung (Hypoxie oder Aspiration)
- Sinusarrest/Bradykardien
- Schlaganfall bei unentdeckten kardialen Thromben
- Schädigung von Implantaten (z. B. Schrittmacher, ICD)

2.6 Knochenmarkpunktion/-biopsie/Aspirationszytologie

2.6.1 Indikationen

- Diagnosesicherung, Staging und Verlaufskontrolle
- Knochenmarkbiopsien und Aspirationszytologien

2.6.2 Kontraindikationen

- Schwere Gerinnungsstörungen
- Lokale Infektionen
- Osteomyelitis im Bereich der Punktionsstelle

2.6.3 Besonderheiten bei der Durchführung

- Lokalanästhesie bis einschließlich Periost, ggf. Kurznarkose
- **Punktionsorte**
  - Hinterer Beckenkamm: Spina iliaca posterior superior (häufig)
  - Vorderer Beckenkamm: Spina iliaca anterior superior (bei Problempatienten)
  - Sternum/Corpus sterni (selten, nur in Ausnahmefällen; z. B. nach Radiatio des Beckens; Gefahr: Aorta- und Myokardverletzung)
- **Unterscheide Knochenmarkbiopsie** (Stanzzylinder, ca. 2–4 mm dick und ca. 2–3 cm lang) und **Aspirationszytologie** (Cave: schmerzhaft)

2.6.4 Komplikationen

- Nachblutungen (sehr selten retroperitoneale Blutung)
- Ggf. Frakturen bei Patienten mit bekannten Osteolysen (z. B. ossäre Metastasen, multiples Myelom)

2.7 Liquorpunktion/Lumbalpunktion

2.7.1 Indikationen

- **Diagnostik**
  - Verdacht auf Infektionen (Meningitis, Enzephalitis, Meningoenzephalitis, Myelitis, Neuroborreliose)
  - Unklares Koma, Demenzdiagnostik, Polyneuritis/Guillain-Barré-Syndrom, multiple Sklerose, Liquordruckmessung, onkologische Diagnosestellung
- **Therapie**
  - Intrathekale Gabe von Medikamenten
  - Passagere lumbale Drainage bei Liquorresorptionsstörung

2.7.2 Kontraindikationen

- Erhöhter intrakranieller Druck (Gefahr der zerebralen Einklemmung)
- Lokale Infektionen im Bereich der Punktionsstelle
- Schwere Gerinnungsstörungen (Thrombozytenzahlen < 20.000/µl erfordern die Substitution von Thrombozyten vor der Punktion, Quick-Wert < 50 %, INR >1,7); ASS 100 mg oder Low-dose-Dosierung von niedermolekularen Heparinen stellen keine Kontraindikation dar

2.7.3 Besonderheiten bei der Durchführung

- Unterscheide traumatische und atraumatische Punktionsnadeln
- Ausschluss von Hirndruckzeichen bei Patienten mit Vigilanzminderung, CCT vor Lumbalpunktion
- Punktionsstelle (Verbindungslinie der dorsalen Beckenkämme): zwischen L3/4 oder L4/5 (Rückenmark endet auf Höhe von L1/L2: Conus medullaris und Cauda equina)
- Memo: Lig. flavum → Epiduralraum → Dura mater → Arachnoidea → Subarachnoidalraum (Liquor)
- Bei Blutbeimengung zeigt (DD: iatrogen [artifizielle Blutung] oder SAB), sollten 3 Auffangröhrchen hintereinander gefüllt werden → bei iatrogener Verletzung nimmt die rote Farbe vom 1. zum 3. Röhrchen ab (sog. 3-Gläser-Probe)
- Makroskopische Beurteilung des Liquors und Dokumentation (Trübung, Farbe, Ausflockung) und Labor: Glukose, Laktat, Gesamtprotein, Albumin, Immunglobuline, Differenzialblutbild, Zytologie, Pathologie, Mikrobiologie, Virologie; Blutentnahme (klinische Chemie: Glukose, Laktat, Albumin, Eiweiß, Immunglobuline) zur Bestimmung bestimmter Liquor-Serum-Quotienten

2.7.4 Komplikationen

- Postpunktionelles Liquorunterdrucksyndrom
- Selten: Herniation, intrakranielle und spinale Blutungen, Hirnnervenparesen, Inokulationsmeningitis

2.8 Perikardpunktion

2.8.1 Indikationen

- Therapeutische Punktion bei hämodynamischer Relevanz
- Diagnostische Punktion

2.8.2 Kontraindikationen

- Im Notfall keine
- Schwere Gerinnungsstörungen, kleinere/lokalisierte Ergüsse

2.8.3 Besonderheiten bei der Durchführung

- Echokardiografie; bester Zugangsweg und Punktionspfad
- Häufigster Zugangsweg substernal, subxiphoidal; selten apikal oder parasternal
- Mit Lokalanästhesie keine weitere Analgesie notwendig
- Einlegen eines Pigtail-Katheters in Seldinger-Technik
- Echokardiografische Punktions- und/oder Lagekontrolle, ggf. mit Echokontrastmittel/Gelatinelösung
- Im Anschluss Ausschluss Pneumothorax und echokardiografische Kontrolluntersuchungen

2.8.4 Komplikationen

- Infektion (akute, eitrige Perikarditis)
- Blutung (lokal, thorakal)
- Verletzung von Koronararterien
- Myokardperforation (meist rechter Ventrikel)
- Pneumothorax/-mediastinum/-perikard
- Leberblutung

2.9 Pleurapunktion

2.9.1 Indikationen

- Diagnostische Punktion: Ausschluss/Nachweis von malignen Zellen, einer Infektion im Pleurapunktat
- Therapeutische Punktion: Entlastung (Pleuraerguss mit Kompressionsatelektase, Pneumothorax, Hämatothorax, Pleuraempyem), ggf. Pleurodese

2.9.2 Kontraindikationen

- Schwere Blutgerinnungsstörungen
- Großes Lungenemphysem mit Bullae (relativ)

2.9.3 Besonderheiten bei der Durchführung

- Sonografie der Thoraxwand und der Pleurahöhle/Lungen
- Markierung von Punktionsstellen
- Pleurakatheter: Pigtail-Katheter oder gerade Katheter (z. B. Pneumocath)
- Punktionslokalisationen: Stets ultraschallgesteuerte Punktion, wenn möglich von dorsal am sitzenden Patienten
- Untersuchung des Pleurapunktats (BGA, Zytologie/Pathologie, Mikrobiologie, Hauptlabor [Exsudat, Transsudat])
- Kontroll-Röntgen-Thorax (Pneumothorax?)

> - **Parapneumonische Pleuraergüsse**
>   - **Unkomplizierter „Begleit-Pleuraerguss"** (exsudatives Stadium): nicht septierter Pleuraerguss, klar, pH-Wert > 7,2, LDH < 1000 U/l, Glukose >40 mg/dl, steriles Punktat
>   - **Komplizierter parapneumonischer Pleuraerguss** (fibropurulentes Stadium): septierter/gekammerter Pleuraerguss, trüb, pH-Wert 7,0–7,2, LDH > 1000 U/l, Glukose < 40 mg/dl, ggf. positive Mikrobiologie
>   - **Pleuraempyem** (Stadium der Organisation): septierter/gekammerter Pleuraerguss, ggf. eitrig, pH-Wert < 7,0, LDH > 1000 U/l, Glukose < 40 mg/dl, positive Mikrobiologie

2.9.4 Komplikationen

- Pneumothorax (4–6 %)
- Hämatothorax
- Infektion, Verschleppung von Karzinomzellen in die Thoraxwand (Impfmetastasen)

- Organverletzungen (Leber, Milz)
- Reexpansionsödem bei Ablassen großer Mengen (>1,5 l)

2.10 Schrittmacher, transvenöser temporärer

2.10.1 Indikationen

- Höhergradige AV-Blockierungen ohne Ersatzrhythmus und lebensbedrohliche (hämodynamisch relevante) Bradyarrhythmien
- Überstimulation bei Herzrhythmusstörungen

2.10.2 Kontraindikationen

- Mechanische Trikuspidalklappenprothese

2.10.3 Alternative im Notfall

- **Transkutane Stimulation** in anteroposteriorer Ableitung unter Analgosedierung (Stimulationsfrequenz: ca. 80/min; Energie: 120–200 mA)
- **Transösophagealer (transgastraler) Schrittmacher** unter Analgosedierung: Sondenpositionierung bis in den Magen, nach Abwinkelung erfolgt Rückzug bis zum Auftreten des Widerstandes am Magenfundus (Impulsbreite: 10–40 ms, Stromstärken: 10–20 mA)

2.10.4 Besonderheiten bei der Durchführung

- Meist zunächst medikamentöser Versuch: Atropin, Orciprenalin, Adrenalin, Theophyllin
- Punktionsorte: V. jugularis interna oder V. subclavia rechts (Intensivstation), V. femoralis (Herzkatheterlabor), Absprache des Ortes wegen geplanter permanenter Schrittmacheranlage)
- Platzierung:
  - Energie (Output): submaximal, Sensing: 2,5–3 mV
  - Mit aufgeblasenem Ballon und VVI-Modus mit Stimulationsfrequenz 10–20/min über der Eigenfrequenz vorschieben und auf Sensing-Signale achten
- Nach erfolgreicher Platzierung Reizschwelle bestimmen und Output auf das Doppelt- bis Dreifache des Reizschwellenwerts einstellen

2.10.5 Komplikationen

- Arrhythmien
- Perikardtamponade

- Knoten-/Schleifenbildung der Elektrode (Trikuspidalklappe)
- Sondendislokation

2.11 Thoraxdrainage

2.11.1 Indikationen

- Spannungspneumothorax
- Pneumothorax, Hautemphysem
- Hämatothorax
- Hämatoserothorax
- Pyothorax (Pleuraempyem)

2.11.2 Kontraindikationen (relativ)

- Multiple, pleurale Adhäsionen (z. B. Rezidivpneumothoraces)
- Abgekapselte Flüssigkeitsansammlungen

2.11.3 Besonderheiten bei der Durchführung

- CT Thorax zur genaueren Planung günstig, Verzicht meist bei Pneumothorax und/oder hämodynamischer Instabilität
- Sonografie: Ausdehnung, Septen?
- Thoraxdrainagen (Pneumothorax: 20–24 Ch, Hämatothorax etc.: 28–32 Ch)
- Analgosedierung
- **Monaldi: anteriorer Zugangsweg**
  - Zugang der Wahl bei Pneumothorax
  - Lokalisation: 2.–3. ICR medioklavikulär
  - Niemals unterhalb der Mammillarlinie (5. ICR): Gefahr der abdominellen Fehllage
- **Bülau: Minithorakotomie bzw. Trokartechnik**
  - Zugang der Wahl bei Hämatothorax oder Pleuraerguss, jedoch auch bei Pneumothorax möglich
  - Lokalisation: 3.–5. ICR mittlere Axillarlinie
  - „Triangle of safety" (innerhalb des Dreiecks der Achselbehaarung): lateraler Rand des M. pectoralis major/M. latissimus dorsi, vordere Axillarlinie, horizontale Linie auf Höhe der Mammillarlinie/Submammarfalte, Basis der Axilla
- Hautschnitt am Rippenoberrand, Verschieben der Haut für Kulissenphänomen, stumpfes Durchtrennen der Interkostalmuskulatur mittels Schere und/oder digital am Rippenoberrand (am Unterrand laufen Gefäße) Perforation der Pleura parietalis stumpf (häufig) oder mittels Trokar (selten), Ertasten von Pleurahöhle/

Lunge, Einlage der Thoraxdrainage mithilfe einer gebogenen Klemme bzw. unter Führung eines Fingers → Vorschieben der Drainage (ca. 15–20 cm) nach ventrokranial (Pneumothorax) bzw. dorsokaudal (Hämatothorax), Drainagenfixierung
- Wasserschloss und Sekretauffangflasche, Sog: ca. − 10 bis − 20 cmH$_2$O
- Nadeldekompression meist nur kurzfristig wirksam
- **Besonderheit bei beatmeten Patienten:**
  - Positiver Druck im Pleuraspalt, Sog nicht unbedingt notwendig
  - Möglichst kein Abklemmen der Drainagen beim Transport
- Röntgen-Thorax-Kontrolle
- Entfernung der Thoraxdrainage nach 12 h, Abklemmen und Röntgen-Thorax-Kontrolle, Anlage einer Tabaksbeutelnaht/Dachziegelverband, Röntgen-Thorax-Kontrolle

2.11.4 Komplikationen

- Organverletzungen: Leber, Milz, Lunge, Herz, Gefäße
- Lungenparenchymverletzung, intrapulmonale Lage mit bronchopleuraler Fistelung
- Pleuraempyem
- Subkutane Fehllage
- Reexpansionsödem bei zu rascher Entlastung eines Pneumothorax mit Totalatelektase (Hustenreiz, Thoraxschmerz, vagale Reaktionen)
- Blutung (meist lokal oder Interkostalgefäße)

2.12 Ultraschall

2.12.1 Echokardiografie

Ziele der Echokardiografie auf der Intensivstation
- Unterstützung bei schnellen klinischen Entscheidungen
- Fokus auf robusten Einschätzungen
- Cave: Inkorrekte Befunde führen leicht zu falschen Therapieentscheidungen

Modalitäten
- **Transthorakale Echokardiografie (TTE):** häufig erschwert, da eingeschränkte Schallbedingungen (z. B. keine Möglichkeit zur Linkslagerung wegen Instabilität, OP-Wunden etc.)
- **Transösophageale Echokardiografie (TEE):** aufwendiger, sehr gute Bildqualität
- **Weitere Möglichkeiten:** Stressechokardiografie, Kontrastechokardiografie, Myokard-Dopplerechokardiografie („tissue harmonic imaging"), 3D-Echokardiografie

5 wesentliche Informationsfelder werden bearbeitet
1. Kontraktilität (LV + RV)
2. Rechtsherzbelastung
3. Perikarderguss
4. Vitien
5. Vorlast

Weitere Informationen können erhoben werden (seltener oder weniger relevant):
— Systolische und diastolische Dysfunktion
— HZV-Messung
— Kontrolle/Positionierung von Devices und Kathetern
— Endokarditis
— Intrakardiale Shunts
— Intrakavitäre Raumforderungen

Klassischer Untersuchungsablauf
Kompakter Untersuchungsablauf mit stark vereinfachter Beurteilung (◘ Tab. 2.5) (◘ Abb. 2.6)

◘ Tab. 2.5 Untersuchungsablauf

Anschallung	Position	Aussage	Befund
Apikaler 4-Kammer-Blick	(3–4 Uhr, Patient nach links seitlich lagern) Schallkopfpositionierung über der Herzspitze, etwa 6.–7. ICR Schallkopf zeigt zur rechten Schulter (◘ Abb. 2.6)	• 2D-Analyse mit Abschätzung der globalen Kontraktilität und Ejektionsfraktion • Regionale Beurteilung der Wandbewegunsstörungen • Anatomische Beurteilung Klappen • Symmetrie der Herzhöhlen	• Normal > 55 % • Leicht eingeschränkt > 40 % • Mäßig eingeschränkt > 30 % • Schwer eingeschränkt < 30 %
Apikaler 2-Kammer-Blick	(12–1 Uhr): Drehen des Schallkopfes um 60° entgegen dem Uhrzeigersinn Darstellung: linker Vorhof (ggf. mit Vorhofohr) und linker Ventrikel	s.o.	
Apikaler 3-Kammer-Blick	(10–11 Uhr oder RAO): Weiteres Drehen des Schallkopfes um 60° entgegen dem Uhrzeigersinn Zusätzlich LVOT mit Aorta ascendens und Aortenklappe	s.o.	

Intensivmedizinische Arbeitstechniken

◘ Tab. 2.5 (Fortsetzung)

Anschallung	Position	Aussage	Befund
Apikaler 5-Kammer-Blick	(wie 4-Kammer-Blick, nur steilerer Anlotwinkel)	s.o. • Mitralvitien: • Farbdoppler Mitralis • CW-Doppler Mitralis • Farbdoppler Aortenklappe • CW-Doppler Aortenklappe • PW Doppler LVOT • RV/RA-Gradient • TAPSE	Mitralvitien • Jet bis zum Dach = hochgradige MI • MPG > 6 mmHg mittelgradige Mitralstenose bedenken Aortenklappenvitien Hochgradige AI • Vena contracta > 6 mm • Insuffizienzjet ≥ 65% des LVOT-Diameters Hochgradige Aortenstenose • 4m/s • 64 mmg PPG Norm ca. 1m/s
Parasternale lange Achse	(10 Uhr, 3.–5. ICR linksparasternal) Schallkopfpositionierung: Markierung des Schallkopfs zeigt in Richtung rechte Schulter Beachte: das Septum sollte möglichst waagerecht im Bild erscheinen Strukturen: rechter Ventrikel (oben), linker Vorhof, Mitralklappe, linker Ventrikel, Aortenklappe (rechtskoronare und akoronare Segel [linkskoronare Segel: nicht darstellbar]), Aorta ascendens	LVEDD Beweglichkeit der AK Diameter LVOT	• Bewegt sich ein Segel, meist keine hochgradige AKS • Mit VTI LVOT und AK kann die AVA berechnet werden

(Fortsetzung)

● **Tab. 2.5** (Fortsetzung)

Anschallung	Position	Aussage	Befund
Parasternale kurze Achse	(1 Uhr, 3.–5. ICR linksparasternal) Schallkopfpositionierung: Markierung des Schallkopfs zeigt in Richtung linke Schulter Aortenklappenebene: in der Mitte „Mercedesstern" (= Aortenklappe mit rechts-/linkskoronarem und akoronarem Segel), um den Mercedesstern ziehen linkes Atrium, interatriales Septum, rechtes Atrium, Trikuspidalklappe, RVOT, Pulmonalarterie Mitralklappenebene (Schallkopf Richtung Herzspitze kippen, „Fischmaul"): AML („anteriore", septale Mitralsegel) und PML („posteriore", murale Mitralsegel), eine Planimetrie (MÖF) ist hier möglich Papillarmuskelebene (Schallkopf weiter Richtung Herzspitze kippen) Postero- (7 Uhr) und anterolateraler (5 Uhr) Papillarmuskel (linker Ventrikel sollte kreisrund dargestellt werden, damit die Papillarmuskeln abgegrenzt werden können) sog. Apexebene		

Intensivmedizinische Arbeitstechniken

◻ Tab. 2.5 (Fortsetzung)

Anschallung	Position	Aussage	Befund
Subxiphoidaler/sub-kostaler 4-Kammer-Blick	(3 Uhr) Besonders bei Intensivpatienten	• Perikarderguss • Kontraktiität • RHB • Dimensionen • V. Cava	
Suprasternaler Blick	(3 Uhr, im Jugulum) Strukturen	Aorta ascendens, Truncus brachiocephalicus, linke A. carotis, linke A. subclavia, rechte Pulmonalarterie Hilfreich zum Auffinden des Aortenbogens	Aneurysma? Isthmusstenose? Dissektion?

AK – Aortenklappe
AVA – Aortic Valve Area (Aortenklappenöffnungsfläche)
LVEDD – Left Ventricular End-Diastolic Diameter (linksventrikulärer enddiastolischer Durchmesser)
LVOT – Left Ventricular Outflow Tract (linksventrikulärer Ausflusstrakt)
MÖF – Mitralöffnungsfläche
MPG – Mean Pressure Gradient (mittlerer Druckgradient)
PPG – „peak to peak gradient"
PPG – Peak Pressure Gradient (maximaler Druckgradient)
RHB – Rechtsherzbelastung
TAPSE – Tricuspid Annular Plane Systolic Excursion

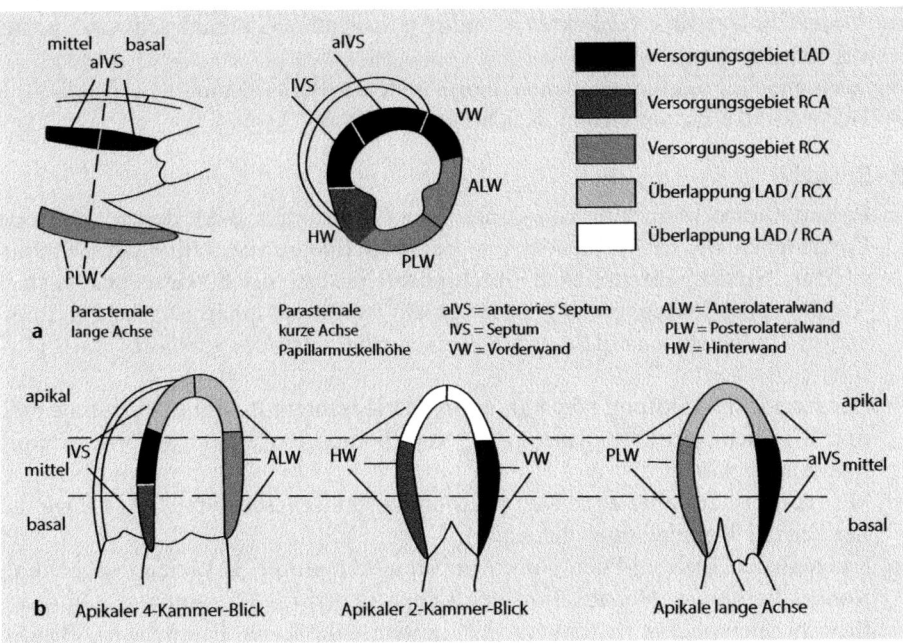

◻ Abb. 2.6 16-Segment-Modell des linken Ventrikels

2.12.2 Notfallsonografie

Die Notfallsonografie ist eine prozess- und patientenorientierte bettseitige Ultraschalluntersuchung am Patienten, welche folgende sonografische Untersuchungen integrieren sollte (Michels und Jaspers 2014):
- **Notfallechokardiografie**/Notfallsonografie des Herzens (Sektorschallkopf)
- **Thoraxsonografie** (Linear- und Konvexschallkopf)
- **Abdomensonografie** (Konvexschallkopf)

Für die Notfallsonografie sind der Sektor- und Konvexschallkopf völlig ausreichend; für die Akutsituation ist der Sektorschallkopf genügend. Korrektes Speichern der Bilder und Befunderstellung ist essenziell.

- **ABC-Notfallsonografie**

Die ABC-Notfallsonografie deckt insgesamt 15 akute Differenzialdiagnosen ab; ein Protokoll ist nach jeder Untersuchung anzufertigen und die Bilder sind zu speichern.

A-Abdomen
- Aszites/freie Flüssigkeit: perihepatisch, perisplenisch, Unterbauch (retrovesikal, Douglas-Raum), Koller-Pouch (zwischen Niere und Milz), Morison-Pouch (zwischen Leber und Niere), ggf. Seeanemonenzeichen (schwimmende Darmschlingen)
- Ileuszeichen: dilatierte Darmschlingen, Strickleiterphänomen (gut erkennbare, aufgespreizte Kerckring-Falten), Motilitätsstörungen (fehlende oder Pendelperistaltik)
- Cholestasezeichen: intrahepatische Gangerweiterung (Doppelflintenphänomen, Bild der knorrigen Eiche), DHC $\geq$ 7 mm
- Akute Cholezystitis: verdickte (> 3 mm), geschichtete Gallenblasenwand, positives Murphy-Zeichen
- Abdominelles Aortenaneurysma: Aorta abdominalis > 30 mm
- Harnstau: Kelcherweiterung, Kelch-Pyelon-Ektasie

B- Breath
- Pneumothorax (Anlotung von 4 anterioren Quadranten, B-Mode und M-Mode, Eindringtiefe 6–8 cm): fehlendes Lungengleiten (Pleura visceralis nicht mehr darstellbar), Stratosphärenzeichen (durchgehend lineares, strichcodeartiges Muster), Auffinden des Lungenpunktes (Abwechseln von Stratosphärenzeichen und normalem Lungengleiten mit Seashore-Zeichen; alternierendes Seashore- und Stratosphärenzeichen)
- Lungenödem (Anlotung von 4 anterioren Quadranten, B-Mode): bilaterale multiple B-Linien (vertikale, „laserartige" Reverberationsartefakte; $\geq$ 3 B-Linien pro Interkostalraum)
- Pleuraerguss: mit oder ohne Kompressionsatelektase („schwimmende Lunge" als Zeichen der Kompressionsatelektase)
- Lungenkonsilidierung/Pneumonie: unilaterale multiple B-Linien, subpleurale Konsolidierungen, Hepatisation der Lunge (leberartige Echotextur), positives Bronchopneumogramm (baumartige Lufteinschlüsse im Parenchym), Begleitpleuraerguss

C – Cardiac

- Perikarderguss (4-Kammer-Blick von von subxiphoidal): Separation mit oder ohne Kompression des rechten Herzens (insbesondere Vorhof)
- Rechtsherzbelastung (parasternale kurze Achse, 4-Kammer-Blick): rechter Ventrikel > linker Ventrikel, TAPSE < 18 mm; V. cava inferior > 2 cm und nicht atemvariabel
- Linksventrikuläre Dysfunktion (parasternale kurze und lange Achse, 4-Kammer-Blick): „eye-balling" (Abschätzung der Pumpfunktion/EF), ggf. Methode nach Simpson
- Klappenvitien: Mitralklappeninsuffizienz (4-Kammer-Blick, Farbdoppler): breite(r) Jet(s) über der Mitralklappe bis ins Vorhofdach; Aortenklappenstenose (B-Bild und CW-Doppler im 3- oder 5-Kammer-Blick): stark verkalkte Aortenklappe, $V_{max} > 4$ m/s
- Aortendissektion der Aorta ascendens (parasternale lange Achse): Aortenwurzel > 50 mm plus Dissektionsmembran plus ggf. Perikarderguss plus ggf. hochgradige Aortenklappeninsuffizienz
- Bei schlechter Sicht oder unter Reanimation lassen sich alle Informationen auch von subxiphoidal erfassen; Tipp: retrosepktive Erfassung von 10-s-Loops und Auswertung bei Wiedergabe

2.13 Unterstützungssysteme

2.13.1 Intraaortale Ballongegenpulsation (IABP)

Enge Indikationsstellung

- Ziel: Reduktion des ventrikulären systolischen Drucks
    - Mitralklappeninsuffizienz
    - Ventrikelseptumdefekt
    - Unloading unter ECLS-Therapie
    - Wenige postoperative Indikationen
- Die routinemäßige Verwendung beim kardiogenen Schock ist nicht empfohlen (IIIB) [https://doi.org/10.1093/eurheartj/ehad191]

Kontraindikationen

- Hochgradige Aortenklappeninsuffizienz
- Aortenaneurysma, Aortendissektion
- Schwere AVK, femorale Gefäßprothese, Stentgrafting im Bereich der Aorta descendens

Besonderheiten bei der Durchführung

- **Diastolische Augmentation**: Durch Inflation während der Diastole kommt es zur Verbesserung der myokardialen Perfusion
- **Linksventrikuläre Nachlastsenkung**: Durch Deflation während der Systole kommt es über einen Sogeffekt in der Aorta zu einer SVR-Abnahme und somit zu einer Senkung der Nachlast

- Anlage vorzugsweise unter Durchleuchtung mit gleichzeitiger Kontrolle der Ballonlage
  - Ballonspitze: Aorta ascendens, 2 cm distal der A. subclavia sinistra, Höhe des Angulus Ludovici (Übergang vom Manubrium zum Corpus sterni)

Komplikationen
- Vaskuläre Komplikationen, Beinischämie
- Fehlplatzierung

2.13.2 Impella

Indikationen
- Schwere kardiale Dysfunktion mit drohendem oder manifestem kardiogenen Schock
- Akuter Myokardinfarkt mit kardiogenem Schock
- Bridging-to-Recovery oder Bridging-to-Decision bei akuter myokardialer Dysfunktion

Kontraindikationen (relativ)
- Schwere periphere arterielle Verschlusskrankheit (pAVK)
- Mechanische Aortenklappe oder erhebliche Aortenklappeninsuffizienz
- Thrombozytopenie oder Gerinnungsstörungen (erhöhtes Blutungsrisiko)
- Sepsis oder infektiöse Endokarditis

Besonderheiten bei der Durchführung
- **Vorbereitung:**
  - Echokardiografie zur Beurteilung der Herzfunktion, Ausschluss erheblicher Aortenklappenpathologien
  - Invasive hämodynamische Überwachung (arterieller und zentralvenöser Zugang)
  - Optimale Sedierung und Schmerzmanagement
- **Zugang:**
  - Arterieller Zugang über die femorale oder axilläre Arterie (Förderleistung axilläre >> femoral)
  - Ultraschall- und fluoroskopisch gesteuerte Punktion und Einlage des Kathetersystems
- **Positionierung:**
  - Impella-Katheter mit Knick auf Höhe der Aortenklappe, sodass der Einlasskorb sicher im LV und der Auslasskorb sicher in der Aorta liegt
  - Kontrollierte Positionierung mittels Echokardiografie
- **Überwachung:**
  - Fortlaufende Überprüfung der hämodynamischen Parameter inklusive Laktat und insbesondere der distal der Punktionsstelle gelegenen Extremität
  - Eine systemische Antikoagulation wird auch beim Betrieb der Purge-Lösung mit Natriumbicarbonat empfohlen

Komplikationen

- Gefäßkomplikationen:
  - Pseudoaneurysma oder Hämatom an der Punktionsstelle
  - Ischämien der Extremitäten durch vaskuläre Obstruktion
- Hämolyse (mechanische Schädigung der Erythrozyten durch die Pumpe)
- Thromboembolische Ereignisse (trotz Antikoagulation)
- Infektionen an der Kathetereintrittsstelle
- Ventrikuläre Arrhythmien während oder nach der Implantation
- Aortale oder linksventrikuläre Verletzungen bei fehlerhafter Positionierung

Hinweis: Die Impella-Therapie ist ein invasives, temporäres Verfahren und sollte in spezialisierten Zentren mit erfahrenem Personal durchgeführt werden.

2.13.3 VA-ECMO (venoarterielle extrakorporale Membranoxygenierung)

Indikationen

- Kardiogener Schock bei schwerer kardialer Dysfunktion (z. B. nach Myokardinfarkt, fulminanter Myokarditis, postoperative kardiale Dekompensation, septische Kardiomyopathie)
- Refraktärer Herz-Kreislauf-Stillstand

Kontraindikationen (relativ)

- Schwere irreversible Multiorganinsuffizienz
- Fortgeschrittene, terminale Erkrankungen ohne Aussicht auf Erholung (z. B. metastasierende Krebserkrankung)
- Schwere, nicht kontrollierbare Koagulopathie oder aktive Blutungen
- Irreversible Hirnschädigung
- Hohes Risiko für arterielle Komplikationen (z. B. schwere pAVK)

Besonderheiten bei der Durchführung

- **Vorbereitung:**
  - Bildgebung (Echokardiografie, Duplexsonografie ggf. CT-Angiografie) zur Indikationsstellung und Ausschluss anatomischer Hindernisse
  - Gerinnungs- und Blutgruppenbestimmung, Verfügbarkeit von Blutprodukten sicherstellen
- **Zugang:**
  - Venoarterielle Kanülierung meist femoral-femoral (alternativ femoral-jugulär oder zentral bei thorakaler Eröffnung)
  - Ultraschall- oder fluoroskopisch gestützte Kanülierung
  - Antegrade Beinperfusionskanüle zur Vermeidung von Ischämien der Extremität bei femoraler Kanülierung
- **Überwachung:**
  - Fortlaufende Überprüfung von ECMO-Parametern (Flow, RPM, Druckverhältnisse)
  - Überwachung der Organperfusion (Laktat, Urinproduktion, arterielle Blutgasanalyse)

- Regelmäßige Kontrolle der Gerinnung (ACT, aPTT) und der distalen Extremitätenperfusion
- Echokardiografie zur Beurteilung der linksventrikulären Funktion und Entlastungsnotwendigkeit

Komplikationen
- **Gefäßkomplikationen:**
  - Hämatom, Pseudoaneurysma, Gefäßverletzungen an der Kanülierungsstelle
  - Ischämien der Extremitäten
- **Blutungs- und Gerinnungskomplikationen:**
  - Blutungen (z. B. an der Kanülierungsstelle, intrakraniell, gastrointestinal)
  - Thromboembolische Ereignisse (trotz Antikoagulation)
- **Kardiale Komplikationen:**
  - Linksventrikuläre Stauung mit Dilatation und pulmonalem Ödem
- **Gerätetechnische Komplikationen:**
  - Luftembolie
  - ECMO-Ausfall (z. B. durch Thrombusbildung in der Oxygenatoreinheit)
- **Infektionen:**
  - Kanülen- oder systemische Infektionen

Hinweis: Die VA-ECMO-Therapie ist ein hochkomplexes und ressourceninvasives Verfahren und sollte nur in erfahrenen Zentren mit entsprechender Infrastruktur und personeller Expertise durchgeführt werden. Therapieinitiierungen in Nicht-ECMO-Zentren sollten nur in Absprache mit dem weiterbetreuenden Zentrum getätigt werden.

2.13.4 VV-ECMO (venovenöse extrakorporale Membranoxygenierung)

Indikationen
- Akutes respiratorisches Distress-Syndrom (ARDS) bei therapierefraktärer Hypoxämie trotz maximaler konventioneller Therapie, Eolia-Kriterien [DOI: 10.1056/NEJMoa1800385]:
  - Oxygenierungsindex (paO_2/FiO_2) < 50 mmHg für > 3 h, < 80 mmHg für > 6 h oder arterieller pH < 7,25 mit arteriellen CO_2-Partialdruck < 60 mmHg für > 6 h
- Hyperkapnisches Versagen trotz maximaler Therapie
- Bridging-to-Recovery oder Bridging-to-Transplant bei schweren pulmonalen Erkrankungen

Kontraindikationen
- Irreversible Lungenerkrankung
- Schwere irreversible Multiorganinsuffizienz
- Fortgeschrittene, terminale Erkrankungen ohne Aussicht auf Erholung
- Hohe kardiale Dysfunktion (erfordert ggf. Wechsel auf VA-ECMO oder ECLS)

Besonderheiten bei der Durchführung
- **Vorbereitung:**
  - Bildgebung zur Indikationssicherung
  - Sicherstellung der Gerinnungs- und Blutgruppenbestimmung, Verfügbarkeit von Blutprodukten
- **Zugang:**
  - Venovenöse Kanülierung meist femoral-jugulär, dual-luminaler Zugang über die V. jugularis interna oder bifemoral
  - Ultraschallgestützte Kanülierung
- **Überwachung:**
  - Fortlaufende Überprüfung der ECMO-Parameter (Flow, RPM, Druckverhältnisse)
  - Regelmäßige Blutgasanalysen zur Beurteilung von Oxygenierung und CO_2-Elimination
  - Überwachung der Gerinnung (ACT, aPTT) und systemische Antikoagulation
  - Kontrolle der Kanülenlage, insbesondere bei dual-luminalen Kanülen

Komplikationen
- **Gefäßkomplikationen:**
  - Hämatome oder Gefäßverletzungen an der Kanülierungsstelle
  - Thrombosen oder Stenosen in venösen Zugangswegen
- **Blutungs- und Gerinnungskomplikationen:**
  - Blutungen (z. B. an der Kanülierungsstelle, intrakraniell, gastrointestinal)
  - Thromboembolische Ereignisse trotz Antikoagulation
- **Gerätetechnische Komplikationen:**
  - Luftembolie
  - ECMO-Ausfall (z. B. durch Thrombusbildung in der Oxygenatoreinheit)
- **Infektionen:**
  - Kanülen- oder systemische Infektionen

Hinweis: Die VV-ECMO-Therapie ist ein invasives und ressourcenintensives Verfahren, das nur in Zentren mit entsprechender Infrastruktur und Expertise durchgeführt werden sollte.

Literatur

N Engl J Med 2019;380:811–882. https://doi.org/10.1056/NEJMoa1812405
N Engl J Med 2024;390:2165–2177. https://doi.org/10.1056/NEJMoa2313680
Tehrani BN et al (2019) Standardized team-based care for cardiogenic shock. J Am Coll Cardiol 73:1659–1669
Thierbach A (2002) In: Thierbach A (Hrsg) Lexikon der Notfallmedizin. Springer, Berlin/Heidelberg. https://doi.org/10.1007/978-3-642-56305-8_10

Hämodynamisches Monitoring

Samir G. Sakka und Guido Michels

Inhaltsverzeichnis

3.1 Hämodynamisches Monitoring in der Intensivmedizin – 49

3.2 Leitlinien und Empfehlungen – 50

3.3 Invasives und nicht-invasives hämodynamisches Monitoring – 51

3.4 Bestimmung des Herzzeitvolumens (HZV) – 52
3.4.1 Thermodilutionsmethode – 52
3.4.2 Dopplerechokardiografische HZV-Bestimmung – 53
3.4.3 Fick-Methode – 53
3.4.4 Arterielle Pulskonturanalyse – 54
3.4.5 Angiografie (Herzkatheteruntersuchung) – 54
3.4.6 Zentralvenöse Sauerstoffsättigung – 55

3.5 Beurteilung des zentralen Venendrucks (ZVD) – 56
3.5.1 Hintergrund – 56
3.5.2 ZVD-Kurve – 57

3.6 Beurteilung des arteriellen Blutdrucks – 58
3.6.1 Hintergrund – 58
3.6.2 Nicht-invasive Blutdruckmessung – 59
3.6.3 Invasive Blutdruckmessung – 59

© Der/die Autor(en), exklusiv lizenziert an Springer-Verlag GmbH, DE, ein Teil von Springer Nature 2026
T. Wengenmayer et al. (Hrsg.), *Repetitorium Internistische Intensivmedizin*,
https://doi.org/10.1007/978-3-662-71761-5_3

3.7 Beurteilung der zentral- ($S_{cv}O_2$) und gemischtvenösen O_2-Sättigung (S_vO_2) – 59
3.7.1 Hintergrund und Interpretation – 59

3.8 Determinanten der kardialen Pumpleistung – 61
3.8.1 Inotropie – 61
3.8.2 Vorlast („preload") – 63
3.8.3 Nachlast („afterload") – 65
3.8.4 Herzfrequenz – 66

3.9 Hämodynamisches Monitoring mittels Sono-/Echokardiografie – 66

3.10 Monitoring der Mikrozirkulation – 70

Literatur – 71

3.1 Hämodynamisches Monitoring in der Intensivmedizin

(◘ Abb. 3.1)

Basismonitoring
- Elektrokardiogramm (4-Kanal- und 12-Kanal-EKG)
- Pulsoxymetrie (SpO_2: Messung nur über pulsatilen Gefäßen)
- Nicht-invasive (oszillometrische) Blutdruckmessung (NiBP)
- Temperaturmessung (i. d. R. über Blasenkatheter, mittels intravasaler Katheter)
- Bilanzierung (Stundendiurese)
- Blutgasanalyse (arteriell [Laktat] und ggf. über ZVK [$S_{cv}O_2$])
- Kapnografie/-metrie (bei beatmeten Patienten)
- Zerebrale Funktion (Glasgow Coma Scale, Coma Recovery Scale Revisited)
- Echokardiografie (TTE, gehört zum Basismonitoring auf kardiologischen Intensivstationen)

Erweitertes Monitoring
- Zentraler Venenkatheter (ZVK, zur Injektion beim Thermodilutionsverfahren und Bestimmung der $S_{cv}O_2$)
- Invasive Blutdruckmessung (arterieller Katheter)
- Herzzeitvolumenmessung (HZV) mittels transpulmonaler Thermodilution und/oder Pulskonturanalyse, ggf. pulmonalarterieller Thermodilution (Pulmonalarterienkatheter, PAK)
- Echokardiografie (TTE, TEE)

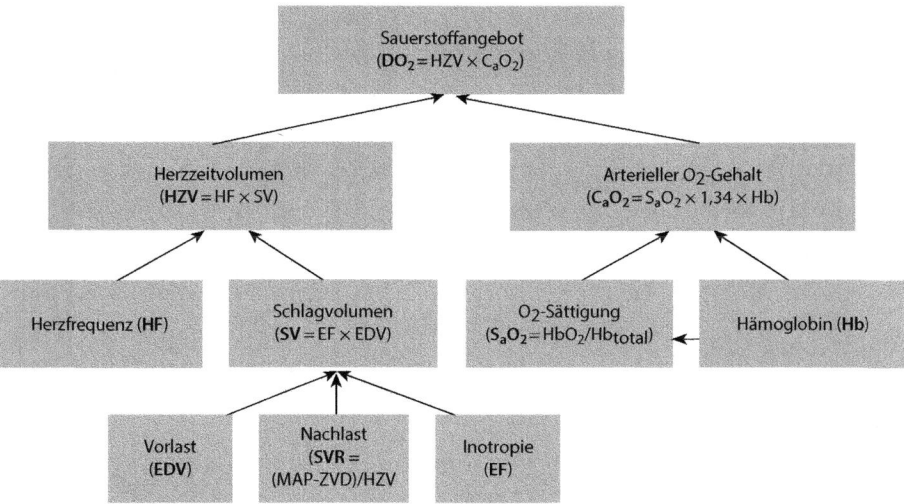

◘ Abb. 3.1 Grundlagen der Hämodynamik

> Bei stabilen Intensivpatienten ist meist ein Basismonitoring ausreichend, bei instabilen Patienten sind allerdings häufig zusätzlich Komponenten des erweiterten Monitorings gefordert.

3.2 Leitlinien und Empfehlungen

- **S1-Leitlinie „Intraoperative klinische Anwendung von hämodynamischem Monitoring bei nicht-kardiochirurgischen Patient:innen"**. Registernummer 001 – 049.
  ▶ https://register.awmf.org/assets/guidelines/001-049l_S1_Intraoperative-klinische-Anwendung-von-haemodynamischem-Monitoring-bei-nicht-kardiochirurgischen-PatientInnen_2023-10.pdf (Saugel et al. 2023)
- **Herzchirurgische Intensivmedizin:** S3-Leitlinie „Intensivmedizinische Versorgung herzchirurgischer Patienten – Hämodynamisches Monitoring und Herz-Kreislauf"; https://register.awmf.org/de/leitlinien/detail/001-016 (Hambicher et al. 2016)
- **Allgemeine Intensivmedizin:** „Consensus on circulatory shock und hemodynamic monitoring. Task force of the European Society of Intensive Care Medicine" (Cecconi et al. 2014) (◘ Tab. 3.1)
- **Internistische Intensivmedizin:** Empfehlungen zum hämodynamischen Monitoring in der internistischen Intensivmedizin (Janssens et al. 2016) (◘ Tab. 3.2)

◘ **Tab. 3.1** Hämodynamisches Monitoring von Schockpatienten (Mod. nach Cecconi et al. 2014)

Empfehlung	Bewertung
Routinemäßige HZV-Messung bei Patienten im Kreislaufschock, welche initial therapeutisch ansprechen	Keine Empfehlung
Messung von HZV und Schlagvolumen bei Patienten im Kreislaufschock, zur Steuerung der Volumen- und Katecholamintherapie, welche initial nicht ansprechen	Empfehlung
Patienten im Kreislaufschock sollten hämodynamisch evaluiert werden	Empfehlung
Routinemäßiger Einsatz des PAK für Patienten im Kreislaufschock	Keine Empfehlung
Ein PAK ist bei Patienten im therapierefraktären Schock und bei Rechtsherzversagen indiziert	Empfehlung
Eine transpulmonale oder pulmonalarterielle Thermodilution ist bei Patienten im schweren Schock, insbesondere beim ARDS, indiziert	Empfehlung
Nicht-invasives hämodynamisches Monitoring sollte vor invasiven Verfahren angewandt werden	Empfehlung

Hämodynamisches Monitoring

Tab. 3.2 Hämodynamisches Monitoring bei internistischen Intensivpatienten. (Mod. nach Janssens et al. 2016)

Basismonitoring	Erweitertes Monitoring
Atemfrequenz Nicht-invasive Blutdruckmessung, ggf. invasive Messung mit BGA (Laktatbestimmung!) EKG (Herzfrequenz, Arrhythmieüberwachung, Ischämiedetektion) Temperaturmessung Urinproduktion Pulsoxymetrie Notfall-Echokardiografie, inklusive Sonografie der V. cava inferior	Erweiterte Echokardiografie Transpulmonale Thermodilution und Pulskonturanalyse PAK nur in speziellen Situationen, z. B. unklare Schocksituationen, Rechtsherzversagen mit pulmonaler Hypertonie

3.3 Invasives und nicht-invasives hämodynamisches Monitoring

- Nicht-invasive Verfahren sollten primär gewählt werden; spezielle invasive Verfahren nur, wenn sich daraus eine therapeutische Konsequenz ergibt (Nutzen-Risiko-Abwägung) (Tab. 3.3).
- Die TTE in Kombination mit der $S_{cv}O_2$, dem mittleren arteriellen Druck sowie dem Serumlaktat stellen ein ausreichendes hämodynamisches Monitoring dar.
- Die transpulmonale Thermodilution mit integrierter Pulskonturanalyse ist das mit Präferenz eingesetzte erweiterte Monitoringverfahren bei septischem Schock oder ARDS, der PAK bei kardiogenem Schock (Siegenthaler et al. 2014)
- Werte, welche aus unbekannten Algorithmen (z. T. Black-Box) resultieren, sollten stets mit Vorsicht und nur im klinischen Kontext interpretiert werden.
- Das Ziel des Einsatzes eines jeden Monitoringverfahrens ist die Optimierung der Gewebe- und Organperfusion und Prävention des Multiorganversagens als Folge eines protrahierten Schockgeschehens (Janssens et al. 2016).

Tab. 3.3 Invasive und nichtinvasive Monitoringverfahren

Nicht-invasive Verfahren	Invasive Verfahren
Oszillometrische Blutdruckmessung	Invasive Blutdruckmessung
Echokardiografie, Sonografie der V. cava inferior	Transpulmonale Thermodilution (z. B. PiCCO®, EV1000/VolumeView®)
Transösophageale Dopplerechokardiografie (z. B. CardioQ-ODM®)	Pulmonalarterielle Thermodilution (PAK)
Nicht-invasive Pulskonturanalyse (z. B. ccNexfin®, NICCI®)	Invasive Pulskonturanalyse – Unkalibriert (z. B. Flotrac®) – Kalibriert (z. B. PiCCO®)

Anmerkung: „Kalibriert" bzw. „unkalibriert" bezieht sich auf die Ermittlung des patientenindividuellen Korrekturfaktors/Kalibrationskoeffizienten (kalibriert mithilfe eines HZV-Referenzverfahrens, unkalibriert nach Algorithmen)

3.4 Bestimmung des Herzzeitvolumens (HZV)

> Eine invasive HZV-Messung ist immer dann indiziert, wenn Patienten im Schock inadäquat auf die Initialtherapie mit Volumen und Inotropika/Vasopressoren ansprechen.

3.4.1 Thermodilutionsmethode

- **„Goldstandard"** der HZV-Messung ist die Thermodilutionsmethode mittels PAK (Swan-Ganz-Einschwemmkatheter) oder PiCCOR-System
- **Diskontinuierliche** Thermodilutionsmethode
  - Injektion (schnell und ohne Unterbrechung, < 4 s) von 10–20 ml gekühlter (< 8°C) NaCl 0,9 %-Lösung über den zentralvenösen Schenkel
  - Registrierung der Temperaturveränderung über den distalen Schenkel (PAK) oder im arteriellen System (PiCCOR), beim PAK: Injektat mit Raumtemperatur
- **Kontinuierliche** Thermodilutionsmethode (Indikator: Wärme)
  - Thermofilamente des PAK geben phasenweise Wärmeimpulse ab
  - CCO(„continuous cardiac output")-PAK: z. B. Vigilance IIR
- Anmerkung: weitere Verfahren sind Lithium- (LidCOR-System) oder Farbstoffdilutionsverfahren (Indozyaningrün)
  - Stewart-Hamilton-Formel: $HZV = [V \times (T_B - T_I) / \int \Delta T_B \times dt] \times K$
  - Abkürzungen: V = Injektatvolumen, T_B = Bluttemperatur, T_I = Injektattemperatur, $\int \Delta T_B \times dt$ = Fläche unter der Thermodilutionskurve (Integral der Blut-Temperatur-Kurve über die Zeit), K = Kalibrierungsfaktor
  - Errechnung des HZV aus mindestens 3 Messungen

- Interpretation: Das HZV ist der Fläche unter der Thermodilutionskurve umgekehrt proportional, d. h. je kleiner die Fläche, umso größer das HZV und umgekehrt
- Messgenauigkeit der Thermodilutionsmethode: ±8–10 %
- Berechnung des HZV mittels Fast-response-Thermodilution
  - Indikation: zusätzliche Beurteilung der rechtsventrikulären Funktion
  - Prinzip: Fast-response-Thermistoren sind in der Lage, Bluttemperaturveränderungen in der A. pulmonalis Schlag-für-Schlag zu messen
  - Parameter: RVEF (45–65 %), RVEDV (130–180 ml), RVESV (60–100 ml)

3.4.2 Dopplerechokardiografische HZV-Bestimmung

- Grundformel: HZV = SV × HF
- Schlagvolumen (SV)
  - Faktoren: durchströmte Querschnittsfläche (A) und Geschwindigkeits-Zeit-Integral (VTI)
  - Bestimmungsort: Ausflusstrakt/Querschnitt der Aorta
  - Formel: SV = A × VTI → HZV = (A × VTI) × HF
- HZV-Bestimmung mittels der Dopplerechokardiografie:
  - Echokardiografie („monoplane hemodynamic TTE" [hTEE] oder Ösophagus-Doppler): Bestimmung der aortalen Blutströmungsgeschwindigkeit
  - Die kontinuierliche transösophageale Echokardiografie (z. B. CardioQ® System; ImaCor® ClariTEE®) hat sich bereits zur hämodynamischen Überwachung von postoperativen herzchirurgischen Patienten etabliert (Treskatsch et al. 2015)
  - USCOM („ultrasonic cardiac output monitoring"): mittels eines 2,2 MHz-Transducers wird je nach Modus ein aortales oder pulmonalarterielles Flussgeschwindigkeits-Zeit-Integral (VTI) „beat-to-beat" in Echtzeit abgeleitet
- Voraussetzung: Kenntnisse in der Echokardiografie (Doppler-Echokardiografie), inter- und intraindividuelle Variabilität

3.4.3 Fick-Methode

- Hintergrund/Formeln:
  - HZV = $VO_2/avDO_2$
  - HZV = $VO_2/(C_aO_2 - C_vO_2) \times 100$
  - HZV = 0,280 l/min/(0,20–0,14) = 4,7 l/min
- O_2 als natürlicher Indikator
- O_2-Verbrauch (VO_2):
  - Bestimmung idealerweise über Spirometrie
  - Normtabellen (KOF, Alter, Geschlecht)
  - Faustformel: 3–4 ml/kg KG/min (≈ 200–400 ml/min)
  - VO_2-Männer: VO_2 = KOF × (161– Alter × 0,54)
  - VO_2-Frauen: VO_2 = KOF × (147,5– Alter × 0,47)
- Arterieller bzw. venöser O_2-Gehalt (engl. „content"): $C_{a/v}O_2$

- $C_aO_2 = (S_aO_2 \times Hb \times 1{,}34) + (p_aO_2 \times 0{,}0031) \approx 20{,}4$ ml/dl
- Erläuterungen: 1,34 [ml/g] = Hüfner-Zahl; 0,0031 = Bunsen-Löslichkeitskoeffizient
- C_aO_2 = Hb-gebundener O_2 (Hauptanteil) + physikalisch gelöster O_2 (vernachlässigbar)
- Arteriogemischtvenöse O_2-Gehaltsdifferenz ($avDO_2$)
  - $avDO_2 = C_aO_2 - C_vO_2 = (Hb \times 1{,}34 \times S_aO_2) - (Hb \times 1{,}34 \times S_vO_2) = (15 \times 1{,}34 \times 1) - (15 \times 1{,}34 \times 0{,}7)$, $avDO_2 = 20$ ml/dl $- 14$ ml/dl $= 6$ ml O_2/100 ml Blut
  - Bestimmung SO_2: PAK (S_vO_2), ZVK ($S_{cv}O_2$), arterieller Katheter (S_aO_2)
  - Interpretation:
    - Beispiel: HZV ↓ = ($VO_2/avDO_2$ ↑) → $avDO_2$ ↑ = (VO_2/HZV ↓)
    - Maßnahmen: HZV-Anhebung (Volumengabe, Katecholamine), O_2-Gabe, ggf. Erythrozytenkonzentrat
- Beurteilung weiterer Parameter:
  - O_2-Angebot (DO_2): DO_2 = HZV × C_aO_2 = 5 l/min × 20,4 ml/dl ≈ 900–1400 ml/min
  - O_2-Extraktionsrate (ER-O_2): ER-O_2 = $avDO_2/C_aO_2$ = ($S_aO_2 - S_vO_2)/S_aO_2$ = 22–30 % (Faustregel: S_aO_2 (97–100 %) – S_vO_2 (75 %) = ca. 25 %)

3.4.4 Arterielle Pulskonturanalyse

- Grundformel: HZV = SV × HF
- Schlagvolumen (SV):
  - Systolischer Teil der arteriellen Druckkurve
  - Berechnung der Fläche unter dem systolischen Anteil (A_{systol}), zusätzlich Berücksichtigung eines Kalibrationsfaktors (Zao): SV = A_{systol}/Zao
  - Heute: Weiterentwicklung eines von Wesseling entwickelten Modells unter Berücksichtigung von HF, A_{systol}, aortaler Compliance, Form der Druckkurve und patientenspezifischem Kalibrationsfaktor bei der kalibrierten Pulskonturanalyse (ermittelt mittels transpulmonaler Thermodilution)
- Herzfrequenz (HF): EKG, Pulsoxymetrie
- HZV-Berechnung mittels Pulskonturanalyse:
  - Kalibrierte Pulskonturanalyse → PiCCOR-System (Pulskontur-Herzzeitvolumen, PCHZV) oder LidCOR/PulseCO-System; Voraussetzung sind ZVK und ein arterieller Katheter
  - Unkalibrierte Pulskonturanalyse → FloTracR/VigileoR-System: nur ein arterieller Katheter

3.4.5 Angiografie (Herzkatheteruntersuchung)

- Grundformel: HZV = SV × HF
- Schlagvolumen (SV): SV = LVEDV–LVESV
- Herzfrequenz (HF): EKG, Pulsoxymetrie
- Prinzip: Lävokardiografie im Rahmen einer Linksherzkatheteruntersuchung

Hämodynamisches Monitoring

3.4.6 Zentralvenöse Sauerstoffsättigung

- Die zentralvenöse O_2-Sättigung in der V. cava superior ($S_{cv}O_2$) korreliert mit der gemischtvenösen Sauerstoffsättigung, sog. S_vO_2 (Dueck et al. 2005). $S_{cv}O_2$ und S_vO_2 differieren v. a. bei Schockpatienten und u.a. kardiochirurgischen Patienten, d. h. $S_{cv}O_2$ ungefähr 5–10 % über der S_vO_2 (erhöhte O_2-Ausschöpfung im Koronar- und Hepatosplanchnikusgebiet).
- Die $S_{cv}O_2$ gilt als Indikator der Gewebeoxygenierung und Surrogat für ein ausreichendes Herzzeitvolumen und ist schnell über einen ZVK zu bestimmen (◘ Abb. 3.2, 3.3).
- Zur Verlaufsbeobachtung der Gewebeoxygenierung fungiert neben $S_{cv}O_2$ bzw. S_vO_2 das Laktat. Eine Hyperlaktatämie (> 10 mmol/l) ist mit einer nahezu 80 %igen Sterblichkeit assoziiert. Zusätzlich zum Ist-Laktatwert sollte die 12-h-Laktat-Clearance beurteilt werden (Haas et al. 2016).
- Da das HZV von Hämoglobingehalt (Hb), arterieller Sauerstoffsättigung (S_aO_2) und Sauerstoffverbrauch (VO_2) abhängt (Fick'sches Prinzip), ist – streng genommen – lediglich unter der Annahme von konstantem Hb-Wert, VO_2 und S_aO_2 eine Abschätzung des HZV möglich: HZV = $VO_2/(Hb \times 1{,}34 \times [S_aO_2 - S_vO_2]) \rightarrow S_vO_2 = S_aO_2 - (VO_2/1{,}34 \times HZV \times Hb) \rightarrow S_vO_2 \sim HZV$. Bei stabilen Intensivpatienten sind alle drei beeinflussenden Parameter (Hb, S_aO_2, VO_2) weitgehend konstant, sodass die S_vO_2 bzw. $S_{cv}O_2$ als einfach bestimmbarer Parameter zur indirekten Bestimmung des HZV erhoben werden kann.
- Eine niedrige $S_{cv}O_2$ spricht für einen erhöhten O_2-Verbrauch bzw. ein unzureichendes O_2-Angebot (DO_2).

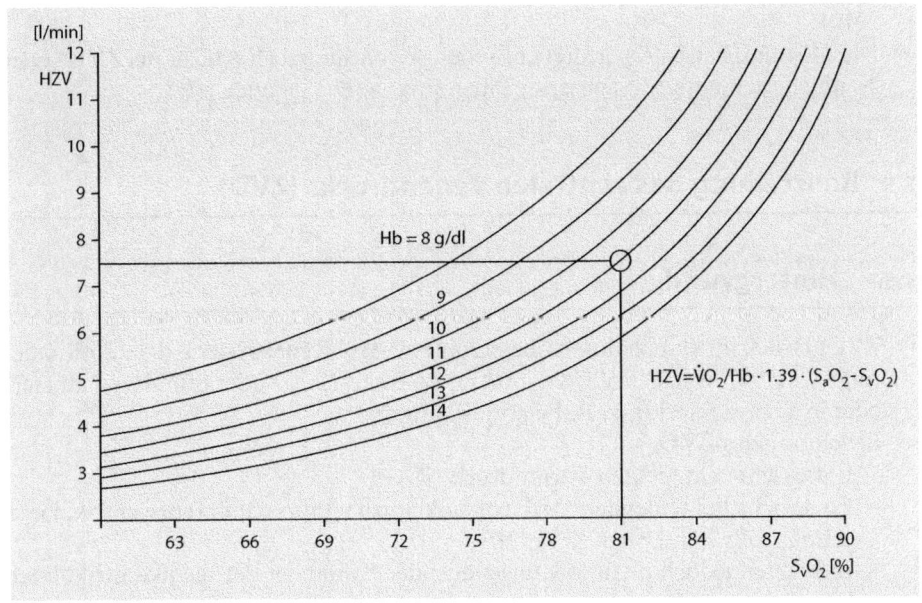

◘ Abb. 3.2 Zusammenhang zwischen HZV und S_vO_2 (bei konstantem Sauerstoffverbrauch und konstanter arterieller Sauerstoffsättigung. (Aus Werdan et al. 2016).

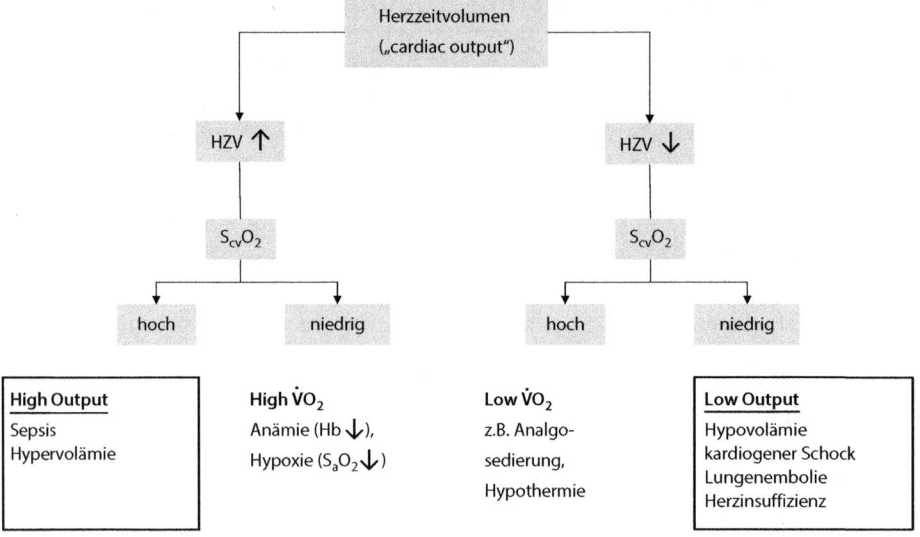

Abb. 3.3 Diagnostischer Algorithmus basierend auf der zentralvenösen Sauerstoffsättigung ($S_{cv}O_2$) und des Herzzeitvolumens. (Mod. nach Vincent et al. 2011)

- Eine erhöhte $S_{cv}O_2$ bedeutet nicht automatisch eine ausgeglichene Gewebe-O_2-Versorgung, gerade im hyperdynamen septischen Schock liegt trotz hohem HZV eine unzureichende O_2-Ausschöpfung aufgrund von präkapillaren Shunts und Inhomogenitäten der Kapillardurchblutung vor (HZV↑, VO_2↑). Eine erhöhte $S_{cv}O_2$ bei Patienten mit Sepsis ist mit einer erhöhten Sterblichkeit assoziiert (Pope et al. 2010).
- Die Messung der $S_{cv}O_2$ erfolgt entweder diskontinuierlich (BGA aus ZVK) oder kontinuierlich mittels integrierter Fiberoptik (z. B. Vigilance IIR).

3.5 Beurteilung des zentralen Venendrucks (ZVD)

3.5.1 Hintergrund

- ZVD: Druck im klappenlosen oberen/unteren Hohlvenensystem, d. h. Positionierung der ZVK-Spitze in V. cava superior (z. B. Jugularis- oder Subklaviakatheter) oder in V. cava inferior (z. B. Femoraliskatheter)
- Bedeutung des ZVD:
  - Entspricht dem rechten Vorhofdruck (RAP)
  - Entspricht bei fehlendem Trikuspidalklappenvitium dem rechtsventrikulären enddiastolischen Druck (RVEDP)
  - Indirekter, jedoch qualitativ ungenügender Parameter der rechtsventrikulären Vorlast (s. unter Vorlast)
- Normwerte:
  - 5–10 mmHg bzw. 7–13 cmH_2O (Mittel: 5 mmHg)

Hämodynamisches Monitoring

- Beurteilung des ZVD:
  - Weder niedriger noch hoher ZVD sind beim maschinell beatmeten Intensivpatienten ein verlässliches Instrument zur Abschätzung der „Fluid Responsiveness".
  - Akuter ZVD-Anstieg: Hypervolämie möglich, Rechtsherzbelastung (z. B. Lungenarterienembolie, pulmonale Hypertonie), Perikardtamponade, Spannungspneumothorax

> Zur Diagnose Hypovolämie und Steuerung der Volumentherapie bei spontan atmenden und beatmeten Patienten sollte der ZVD **nicht** verwendet werden (Marx et al. 2014). Bei Verdacht auf einen Volumenmangel sollten ergänzende Laborparameter (insbesondere Laktat, $S_{cv}O_2$) bestimmt und die transthorakale Echokardiografie mit Beurteilung der V. cava inferior (Durchmesser, Atemvariabilität) unter Lagerungsmanöver zur Autotransfusion herangezogen werden. Bei anhaltendem Verdacht auf eine Hypovolämie und Organfunktionsstörung ist ein erweitertes hämodynamisches Monitoring indiziert (Bestimmung von dynamischen Vorlastparametern).

- Faktoren, welche den ZVD beeinflussen:
  - Zentrales bzw. totales Blutvolumen
  - Compliancestörungen, z. B. Perikardtamponade
  - Trikuspidalklappenvitium
  - Arrhythmien
  - Beeinflussung des intrathorakalen Drucks, z. B. PEEP
  - Beeinflussung des extrathorakalen Drucks, z. B. Aszites, abdominelles Kompartmentsyndrom
  Cave: Es wird der Absolutdruck gegen Atmosphäre gemessen und nicht der transmurale Druck.

> **Wichtig**
Umrechnung von Druckeinheiten:
- 1 cmH$_2$O = 1 mbar = 0,75 mmHg
- 1 mmHg = 1,33 mbar = 1,33 cmH$_2$O

3.5.2 ZVD-Kurve

- **a-Welle:**
  - Vorhofkontraktion
  - EKG: P-Welle
  - Herzzyklus: späte Diastole
  - Pathologie: fehlt bei Vorhofflimmern, hohe a-Welle bei Trikuspidalstenose oder pulmonaler Hypertonie
  - Normwerte: 3–9 mmHg
- **c-Welle:**
  - Vorhofwölbung der Trikuspidalklappe in den rechten Vorhof
  - EKG: S-Zacke
  - Herzzyklus: Systole, Anspannungsphase
  - Normwerte: 3–6 mmHg

- **x-Welle:**
  - Bewegung der Ventilebene in Richtung Herzspitze
  - EKG: ST-Strecke
  - Herzzyklus: Systole, Austreibungsphase → mesosystolisches Druckminimum
  - Pathologie: fehlt bei Vorhofflimmern, tiefe x-Welle bei Perikardtamponade
  - Normwerte: 0–3 mmHg
- **v-Welle:**
  - Rückkehr der Ventilebene
  - EKG: T-Welle
  - Herzzyklus: Systole, Endsystole
  - Pathologie: überhöht bei Hypervolämie, Trikuspidalinsuffizienz, Linksherzinsuffizienz, Vorhofflimmern
  - Normwerte: 2–6 mmHg
- **y-Welle:**
  - Trikuspidalklappenöffnung
  - EKG: zwischen T- und P-Welle
  - Herzzyklus: Diastole, frühe Phase → frühdiastolisches Druckminimum
  - Pathologie: tiefes y bei Pericarditis constructiva, restriktive Kardiomyopathie, Hypervolämie
  - Normwerte: 2–4 mmHg

3.6 Beurteilung des arteriellen Blutdrucks

3.6.1 Hintergrund

- **Arterieller Blutdruck:**
  - Zusammensetzung aus Systole und Diastole
  - Getrennt durch Inzisur (Aortenklappenschluss bzw. Ende der Systole)
- **Mittlerer arterieller Blutdruck (MAP):**
  - Surrogat für den Organperfusionsdruck
  - Systolischer Blutdruck (100–140 mmHg): Korrelation mit dem myokardialen O_2-Verbrauch
  - Diastolischer Blutdruck (60–90 mmHg): beeinflusst den koronaren Blutfluss, da dieser in der Diastole erfolgt
  - Mittlerer arterieller Blutdruck (MAP): 70–105 mmHg
  - Berechnung des MAP: $MAP = (P_{systol} - P_{diastol}/3) + P_{diastol}$
  - Bestimmung des MAP: Flächenintegral unter der arteriellen Druckkurve/Pulsdauer
- **Perfusionsdruck:**
  - Systemischer Perfusionsdruck: P_{syst} = MAP-ZVD = HZV × SVR
  - Zerebraler Perfusionsdruck: CPP = MAP-ICP = HZV × CVR
  - Koronarer Perfusionsdruck: P_{koro} = MAP-LVEDP = HZV × R_{koro}
    - MAP: besser ist hier der diastolische Aortendruck
    - R_{koro}: Zusammensetzung aus vasaler (z. B. Makro-/Mikroangiografie) und extravasaler Komponente (z. B. Herzhypertrophie, Tachykardie)

3.6.2 Nicht-invasive Blutdruckmessung

- Methoden:
  - Manuelle Blutdruckmessung: auskultatorisch (Riva-Rocci, RR, Korotkow-Geräusche)
  - Palpation des Pulses zur Blutdruckmessung
  - Photoplethysmographische Blutdruckmessung (Messprinzip der FINAPRES^R-Geräte)
  - Tonometrische Blutdruckmessung (Messprinzip der COLINR-Geräte)
  - Oszillometrische (automatische) Blutdruckmessung → Methode der Wahl
- Indikation:
  - Basismonitoring
  - Hämodynamisch und respiratorisch stabile Intensivpatienten
- Manschettengröße stets an Oberarmumfang anpassen (zu kleine Manschettengröße führt zur RR-Überschätzung und umgekehrt)
- Adäquate Manschettenbreite (Standard: 12–13 × 24 cm; Oberarmumfang ≥ 33 cm: 15 × 30 cm; Oberarmumfang ≥ 41 cm: 18 × 36 cm)

3.6.3 Invasive Blutdruckmessung

- Methode: direkte Blutdruckmessung
- Goldstandard der Blutdruckmessung
- Prinzip: mechanoelektrische Transduktion (Übertragung des Drucksignals mittels Druckaufnehmer)
- Die Höhenausrichtung (Höhe des Koronarvenensinus im rechten Vorhof) und Nullpunktkalibrierung des Druckaufnehmers gegen den Atmosphärendruck ist dabei von großer Bedeutung.
- Indikation:
  - Hämodynamisch und respiratorisch instabile Intensivpatienten
  - Insbesondere bei gleichzeitiger Beatmung (BGA) und/oder Katecholamintherapie
  - Beurteilung Volumenstatus (Undulieren der arteriellen Blutdruckkurve)
  - Bestimmung von HZV und SVR (z. B. PiCCOR-Technologie)
- Komplikationen: thrombotische Gefäßverschlüsse (< 5 %), lokale Hämatombildung (15 %), Infektionen (< 1 %)

3.7 Beurteilung der zentral- ($S_{cv}O_2$) und gemischtvenösen O_2-Sättigung (S_vO_2)

3.7.1 Hintergrund und Interpretation

O_2-Sättigung (SO_2)

- Fraktionelle SO_2: $SO_{2(frak)} = HbO_2/(Hb_d + HbO_2 + Met\text{-}Hb + CO\text{-}Hb + Sulf\text{-}Hb)$
- Partielle (funktionelle) SO_2: $SO_{2(part)} = HbO_2/(Hb_d + HbO_2)$

Tab. 3.4 Interpretation von $S_{cv}O_2$ bzw. S_vO_2

Abfall		Anstieg	
O_2-Verbrauch (VO_2) ↑	O_2-Angebot (DO_2) ↓	O_2-Angebot (DO_2) ↑	O_2-Verbrauch (VO_2) ↓
Stress Schmerzen Fieber Shivering Weaning	C_aO_2 vermindert (Hb-Abfall, Hypoxie) HZV-Verminderung (z. B. Schock)	HZV-Steigerung (z. B. hyperdyname Phase des septischen Schocks) Hb-Anstieg	Analgesie Sedierung Beatmung Hypothermie

DO_2 (O_2-Angebot): HZV × C_aO_2; Normwert: > 550 ml/min/m²; VO_2 (O_2-Verbrauch): HZV × $(C_aO_2 - C_vO_2) \geq 170$ ml/min/m²

— Abkürzungen: HbO_2 oder oxygeniertes Hb, Hb_d oder deoxygeniertes Hb, Met-Hb oder Methämoglobin, CO-Hb oder Carboxyhämoglobin, Sulf-Hb oder Sulfhämoglobin

Zentralvenöse O_2-Sättigung ($S_{cv}O_2$)

(**Tab. 3.4**)
— Bestimmung über den distalen Schenkel des ZVK oder den proximalen Schenkel des PAK
— Beurteilung der $S_{cv}O_2$
  – Da die $S_{cv}O_2$ über den ZVK (V. cava superior) die O_2-Extraktion der oberen Körperhälfte präsentiert und die untere Körperhälfte (v. a. Hepatosplanchnikusgebiet) unzureichend erfasst, besteht die Gefahr einer Fehlinterpretation
  – Abschätzung des systemischen O_2-Verbrauchs (VO_2)
— Normwert: ca. 70–75 %

> Die zentralvenöse Sauerstoffsättigung ($S_{cv}O_2$) unterliegt verschiedenen Einflussgrößen und sollte nur in Kombination mit weiteren Parametern (insbesondere Laktat, Hb, HZV) und dem klinischen Kontext interpretiert werden.

Gemischtvenöse O_2-Sättigung (S_vO_2)

(**Tab. 3.4**)
— Bestimmung aus dem distalen Schenkel des PAK:
  – Diskontinuierlich: BGA
  – Kontinuierlich: fiberoptische Katheter (z. B. Edwards Vigilance II)
— Beurteilung der S_vO_2 :
  – S_vO_2 repräsentiert die O_2-Sättigung des venösen Blutes aus allen Organen (Einzugsgebiet von V. cava superior, V. cava inferior und Sinus coronarius) und reflektiert somit den Ganzkörper-O_2-Metabolismus
  – Abschätzung des globalen O_2-Verbrauchs (VO_2)
  – Ein Abfall der S_vO_2 reflektiert eine unausgeglichene O_2-Bilanz, lange bevor sich eine Gewebehypoxie entwickelt

Hämodynamisches Monitoring

- Abhängigkeitsfaktoren der S_vO_2:
    - $HZV = VO_2/(C_aO_2-C_cO_2) \times 100$ (Fick-Postulat)
    - $HZV = VO_2/(1{,}34 \times Hb\,[S_aO_2-S_vO_2]) \times 100$
    - $S_vO_2 = S_aO_2-(VO_2/HZV \times 1{,}34 \times Hb)$
    - Determinanten der S_vO_2: S_aO_2, VO_2, HZV, Hb-Gehalt
    - Normwert: ca. 70 %
- Physiologische Bedingungen:
    - $S_{CV}O_2$ (V. cava inferior) > $S_{CV}O_2$ (V. cava superior)
    - S_vO_2 (A. pulmonalis) < $S_{CV}O_2$ (V. cava superior)
    - Unter physiologischen Bedingungen extrahiert die untere Körperhälfte weniger O_2 als die obere Körperhälfte, sodass die S_vO_2 um 2–5 % niedriger ist als die $S_{CV}O_2$
- Pathologische Bedingungen: oft umgekehrte Verhältnisse
- Parameter zur Abschätzung einer Gewebehypoxie:
    - O_2-Verbrauch (VO_2), O_2-Angebot (DO_2)
    - Zentralvenöse oder gemischtvenöse O_2-Sättigung ($S_{CV}O_2$ oder S_vO_2)
    - Laktat
- Therapeutisches Ziel (z. B. Early-goal-directed-Therapie der Sepsis): $S_{CV}O_2 \geq$ 70 %

> Da zwischen $S_{CV}O_2$ und S_vO_2 eine enge Korrelation besteht, kann die $S_{CV}O_2$ vielfach anstelle der S_vO_2 verwendet werden.

3.8 Determinanten der kardialen Pumpleistung

3.8.1 Inotropie

- Definition: Schlagkraft, Kontraktilität
- Parameter:
    - **Linksherzkatheter:**
        - Maximale Druckanstiegsgeschwindigkeit (dp/dt) in der isovolumetrischen Anspannungsphase, Normwert: 1500 mmHg/s
        - Linksventrikuläres Volumen (LVV), Normwert: ca. 60 ml/m²
        - Ejektionsfraktion (EF): EF = (SV/EDV) = (EDV−ESV/EDV) > 55 %
    - **Echokardiographische** Parameter der **linksventrikulären** Pumpfunktion:
        - EF (Ejektionsfraktion): EF = (EDV−ESV/EDV) × 100 > 55–70 %, Berechnung im M-Mode (selten, Methode nach Teichholz) *oder* im 2D-Echo (häufig, biplane Scheibchensummationsmethode nach Simpson bzw. nach modifizierter Simpson-Volumetrie): leichtgradig eingeschränkt (Mann: 41–51 %, Frau: 41–53 %), moderat eingeschränkt (30–40 %), schwer eingeschränkt (< 30 %)
        - FS („fractional shortening", Verkürzungsfraktion): FS = (EDD−ESD/EDD) × 100 = 25–44 %
        - ES-Abstand (Abstand frühdiastolischer Mitralklappenöffnung E bis Septum): < 6 mm

- Linksventrikulärer enddiastolischer Diameter (LVEDD): ♂ 42–58 bzw. ♀ 38–52 mm
- Linksventrikulärer endsystolischer Diameter (LVESD): ♂ 25–40 bzw. ♀ 22–35 mm
- **Echokardiografische** Parameter der **rechtsventrikulären** Pumpfunktion:
    - Beurteilung: hypertrophierter, dilatierter rechter Ventrikel und rechter Vorhof, ggf. V. cava, RVEDD > 30 mm, paradoxe Septumkinetik, Perikarderguss, Trikuspidalinsuffizienz (Trikuspidalrefluxjet bzw. trikuspidale Regurgitationsgeschwindigkeit: geringe Wahrscheinlichkeit für eine pulmonale Hypertonie [PH] ≤ 2,8 m/s, intermediäre Wahrscheinlichkeit für eine PH 2,9–3,4 m/s, hohe Wahrscheinlichkeit für eine PH > 3,4 m/s)
    - Systolisch pulmonalarterieller Druck (sPAP): sPAP bzw. ΔP_{max} des Refluxes über der Trikuspidalklappe, normal < 36 mmHg, *mögliche* pulmonale Hypertonie 37–50 mmHg, *wahrscheinliche* pulmonale Hypertonie > 50 mmHg
    - Mittlerer pulmonalarterieller Druck (mPAP) – Werte gelten eigentlich für den Rechtsherzkatheter: Normwert: ≤ 20 mmHg, pulmonale Hypertonie ≥ 25 mmHg in Ruhe; die klinische Bedeutung eines mPAP zwischen 21 und 24 mmHg ist unklar.
    - Rechtsventrikulärer systolischer Druck (RVSP): RVSP = ΔP_{max} (TK) + RAP (=ZVD), Normwert 28±5 mmHg; RVSP ~ PAPs (bei Ausschluss einer Stenose von Pulmonalklappe bzw. rechtsventrikulärer Ausflusstrakt)
    - TAPSE („tricuspid annular plane excursion"): Quantifizierung der longitudinalen Verkürzung des rechten Ventrikels als Komponente der systolischen Funktion (korreliert mit RVEF, normal ≥ 18 mm, pathologisch < 17 mm)
    - TASV („tricuspid annular systolic velocity"), normal > 20 cm/s, pathologisch < 10 cm/s
    - Tei-Index (RV-Doppler, normal < 0,5): isovolumetrische Kontraktionszeit plus isovolumetrische Relaxationszeit/Auswurfzeit = ICT + IRT/ET (parasternale Position)
    - Lei-Index (LV-Exzentrizitätsindex), Normwert: ≤ 1
    - Rechtsventrikulärer basaler Diameter, Normwert: < 41 mm
    - Rechtsventrikuläre subkostale Wanddicke, Normwert ≤ 5 mm
    - Diameter rechtsventrikulärer Ausflusstrakt (RVOT) (parasternale kurze Achse), Normwert: ≤ 30 mm
    - Rechtsatriale endsystolische Fläche, Normwert: < 18 cm^2
    - Rechtsatriale Volumen, Normwerte: 25 ± 7 ml/m^2 (Mann), 21 ± 6 ml/m^2 (Frau)
    - Rechtsventrikuläre systolische Funktion, Normwert: > 35 %
- **PAK:**
    - SVI (Schlagvolumenindex): SVI = SV/Körperoberfläche = 35–55 ml/beat/m^2
    - Linksventrikulärer Schlagarbeitsindex (LVSWI): LVSWI = (MAP–PCWP) × SVI × 0,0136 = 45–55 gm/m^2
    - Rechtsventrikulärer Schlagarbeitsindex (RVSWI): RVSWI = (mPAP–ZVD) × SVI × 0,0136 = 7–10 gm/m^2
    - CI („cardiac index" oder Herzindex, d. h. HMV pro m^2 Körperoberfläche): CI = 2,5–4,5 l/min/m^2

Hämodynamisches Monitoring

- **PiCCO:**
  - Maximale Druckanstiegsgeschwindigkeit (dp_{max}): Berechnung der maximalen Geschwindigkeit des linksventrikulären Druckanstiegs anhand der Pulskonturanalyse
  - Globale Auswurffraktion (GEF): gilt als Parameter der links- und rechtsventrikulären Kontraktilität, gemessen mittels Thermodilution: GEF = 4 × SV/GEDV (s. PiCCOR)
  - Kardialer Funktionsindex (CFI): CFI = CI/GEDVI (CI: „cardiac index"; GEDVI: globaler enddiastolischer Volumenindex)

3.8.2 Vorlast („preload")

- Definition: enddiastolische Wandspannung (= Vordehnung)
- Beurteilung von:
  - **Volumenbelastung**
  - **Volumenreagibilität**
- Bewertung der Vorlast:
  - **Statische Parameter**: Druckparameter (ZVD/RVEDP, LVEDP/PCWP) und Volumenparameter (GEDV, ITBV)
  - **Dynamische oder funktionelle Parameter:** systolische Druckvariation, Schlagvolumenvariation, Pulsdruckvariation
- Parameter der Vorlast: **enddiastolisches Volumen**
- Blutvolumenverteilung: 80 % befinden sich im venösen und 20 % im arteriellen System
- Die Druck-Volumen-Beziehung des Ventrikels wird durch die Frank-Starling-Kurve beschrieben
- **Druckparameter → statische Vorlastparameter**
  - Warum Druckparameter? Bei normaler ventrikulärer Compliance (C) kann von einem Druckwert (p) auf das Volumen (V) geschlossen werden (C = $\Delta V/\Delta p$ → V = C × p), d. h. kein Rückschluss auf die Vorlast anhand von Druckparametern bei Störungen der Compliance (diastolische Dysfunktion)
  - Rechtsventrikuläre Vorlast (RVEDV): ZVD (Normwert: 4–8 cmH_2O), ZVD ~ RVEDP ~ RVED
  - Linksventrikuläre Vorlast (LVEDV): Wedge-Druck (PCWP, Normwert < 12 mmHg), PCWP ~ LVEDP ~ LVEDV
  - Einflussgrößen auf Druckparameter: erhöhter intrathorakaler (z. B. PEEP-Beatmung, Pleuraerguss) und extrathorakaler Druck (z. B. Aszites, intraabdominelles Kompartmentsyndrom)
  - ZVD als rechtsventrikulärer Vorlastparameter: Der ZVD entspricht nicht in allen klinischen Situationen der RV-Vorlast, weshalb der ZVD nicht zur Abschätzung der Vorlast verwendet werden sollte.
  - PCWP als linksventrikulärer Vorlastparameter: Zwischen dem PCWP bzw. LVEDP und dem LVEDV besteht kein linearer Zusammenhang, zudem sind weitere störanfällige Faktoren zu berücksichtigen (z. B. begleitendes Mitralvitium, Beeinflussung unter Beatmung), sodass der PCWP keinen validen LV-Vorlastparameter darstellt

> ZVD und PCWP werden nicht zur Abschätzung einer Volumenreagibilität empfohlen.

– **Volumenparameter→ statische Vorlastparameter**
  – Transpulmonale Thermodilution:
    – GEDV (global enddiastolisches Volumen, Summe aller Herzhöhlen), Normwert: 600–700 ml/m^2
    – ITBV (intrathorakales Blutvolumen, GEDV plus pulmonales Blutvolumen), Normwert: 800–1000 ml/m^2
    – PAK (Fast-response-Thermodilution): rechtsventrikuläre Vorlast → RVEDV (130–180 ml)

> GEDV und ITBV eignen sich nur eingeschränkt als volumetrische Vorlastparameter.

– **Dynamische Vorlastparameter→ funktionelle Vorlastparameter**
  – Grundprinzip: je ausgeprägter eine Hypovolämie *unter mechanischer Beatmung* ist, umso stärker wird der venöse Rückstrom zum rechten Herzen behindert, was zu einer Abnahme des linksventrikulären Schlagvolumens führt mit Undulation der arteriellen Blutdruckkurve
  – Physiologischer Aspekt der Vorlast: Enddiastolische Wandspannung reflektiert die Vordehnung der myokardialen Sarkomere
  – Beschreibung durch den Frank-Starling-Mechanismus → mit zunehmender „Vorlast" nimmt das „Schlagvolumen" zu, d. h., *funktionelle schlagvolumenbasierte Parameter* stehen in enger Korrelation mit der *Vorlast!*
  – Funktionelle Vorlastparameter: SPV („systolic pressure variation"), PPV („pulse pressure variation"), SVV (Schlagvolumenvarianz)
    – Schlagvolumenvariation (SVV): normal < 10–12 %, > 10–12 % → Hypovolämie
    – Pulsdruckvariation (PPV): normal < 10–12 %, > 10–12 % → Hypovolämie
    – systolische Druckvariation (SPV): Differenz zwischen maximalem und minimalem systolischem Blutdruck während eines Beatmungszyklus; normal < 10 %, ≥ 10 % → Hypovolämie
  – Voraussetzungen: kontrollierte Beatmung und Sinusrhythmus
  – Störfaktoren/Limitationen: Arrhythmien (regelmäßiger Sinusrhythmus wird vorausgesetzt), Spontanatmung (kontrollierte maschinelle Beatmung als Voraussetzung), intraabdominelle Hypertension, Adipositas permagna, Rechtsherzversagen, IABP

> Bei kritisch Kranken sollte die Einschätzung der Volumenreagibilität auf schlagvolumenbasierten und/oder dynamischen Vorlastparametern sowie der Sonografie der V. cava inferior beruhen.

– **Passiver Beinhebeversuch**
  – Zur Diagnose des Volumenmangels/einer Volumenreagibilität erfolgt ein Lagerungsmanöver zur Autotransfusion, sog. passiver Beinhebeversuch („passive leg raising")

- Durchführung: Fußende um 45° für 30–90 s automatisch hochstellen → ca. 300 ml Autotransfusion (wichtig: nicht die Beine des Patienten anheben, sondern um adrenerge Stimulation zu vermeiden: das Bett verstellen!)
- Bei einem Anstieg des MAP > 10 % und/oder besser des Schlagvolumens > 10 % kann mit hoher Wahrscheinlichkeit von einer Fluid Responsiveness ausgegangen werden
- Bestimmung des HZV vor, während und nach dem Lagerungsmanöver (Monnet und Teboul 2015)
- Ein Anstieg des HZV um 8–15 % spricht für einen Volumenmangel

3.8.3 Nachlast („afterload")

- Definition: endsystolische Wandspannung (systolisches Wandspannungsintegral)
- Beurteilung der **Druckbelastung/Auswurfwiderstand**
- Parameter der Nachlast: **Drücke** und **Widerstände**
- Linksventrikuläre Parameter:
  - **Mittlerer systolischer Blutdruck (MAP)**
    - Beurteilung der Organfunktion/Organperfusion
    - Bestimmung: Berechnung oder direkte Messung
    - Formel: MAP = $(P_{systol} - P_{diastol}/3) + P_{diastol}$
    - Normwert: ≥ 65 mmHg
  - **Peripherer systemischer Gefäßwiderstand (SVR)**
    - Berechnung: (MAP–ZVD/HZV) × 80
    - Erhöht bei endogener/exogener sympathoadrenerger Stimulation und somit optimaler Parameter zur Steuerung von Katecholaminen
    - Normwert: 800–1200 dyn × s × cm^{-5} (in Wood-Einheiten: dyn × s × cm^{-5}/80)
- Rechtsventrikuläre Parameter:
  - **Mittlerer pulmonalarterieller Blutdruck (mPAP):**
    - Beurteilung der pulmonalen Perfusion
    - Bestimmung: Echokardiografie, Rechtsherzkatheter (PAK)
    - Formel: mPAP = $(PAP_{systol} - PAP_{diastol}/3) + PAP_{diastol}$
    - Normwert: 10–25 mmHg
  - **Pulmonaler Gefäßwiderstand (PVR):**
    - Berechnung: (mPAP–PCWP/HZV) × 80
    - Erhöht bei funktioneller Vasokonstriktion (Hypoxie, Hyperkapnie, Azidose, Katecholamine) und durch organische Gefäßokklusionen
    - Normwert: 150–250 dyn × s × cm^{-5} (in Wood-Einheiten: dyn × s × cm^{-5}/80)
- Perfusionsdrücke:
  - Mittlerer systemischer arterieller Perfusionsdruck: MAP–ZVD = HZV × SVR
  - Mittlerer pulmonalarterieller Perfusionsdruck: mPAP–PCWP = HZV × PVR

3.8.4 Herzfrequenz

- Definition: Häufigkeit des Herzschlages
- Bowditch-Effekt oder Kraft-Frequenz-Beziehung: Herzfrequenzsteigerung führt beim Gesunden zur Kontraktilitätszunahme, beim herzinsuffizienten Patienten nimmt diese hingegen ab
- Herzfrequenzbestimmung: EKG-Monitor, Pulsoxymetrie
- Normwerte: > 60 und < 100 Schläge/min

3.9 Hämodynamisches Monitoring mittels Sono-/Echokardiografie

- SonographieMittels der nicht-invasiven, fokussierten Sono-/Echografie kann die Hämodynamik qualitativ und quantitativ abgeschätzt werden (◘ Tab. 3.5, 3.6, ◘ Abb. 3.4; Hempel et al. 2016).
- Anhand der fokussierten Sono-/Echografie wird die Hämodynamik sowohl „morpho- bzw. ätiologisch" (z. B. Perikarderguss) als auch „funktionell bzw. dyna-

◘ Tab. 3.5 Gegenüberstellung sono-/echokardiografisch und invasiv bestimmbarer hämodynamischer Parameter

	Rechtes Herz		Linkes Herz	
	Sonografische Parameter	Invasive Parameter	Sonografische Parameter	Invasive Parameter
Vorlast	VCI-Diameter, VCI-Kollaps-Index	RAP, RVEDV	E/e`, E/A, B-Linien	PCWP, LVEDP, ELWI
Inotropie	TAPSE, RVSV	RV-SVI	MAPSE, LVEF, LVSV (HZV)	HZV, CI, LVSVI
Nachlast	sPAP	PVR, PVRI, mPAP	MAP, SVR	MAP, SVR, SVRI

Abkürzungen: *EF* = Ejektionsfraktion; *ELWI* = extravasaler Lungenwasserindex; *HZV* = Herzzeitvolumen; *CI* = Cardiac Index; *LV* = linker Ventrikel; *LVEDP* = linksventrikulärer enddiastolischer Druck; *LVSV* = linksventrikuläres Schlagvolumen; *LVSVI* = linksventrikulärer Schlagvolumenindex; *MAP* = mittlerer arterieller Blutdruck; *MAPSE* = „mitral annular plane systolic excursion"; *mPAP* = mittlerer pulmonalarterieller Druck; *PCWP* = pulmonalkapillärer Verschlussdruck; *PVR* = pulmonaler Gefäßwiderstand; *PVRI* = pulmonaler Gefäßwiderstandsindex; *RAP* = rechtsatrialer Druck; *RV* = rechter Ventrikel; *RVEDV* = rechtsventrikuläres enddiastolisches Volumen; *RVSVI* = rechtsventrikulärer Schlagvolumenindex; *RVSV* = rechtsventrikuläres Schlagvolumen; *sPAP* = systolischer pulmonalarterieller Druck; *SVR* = systemischer Gefäßwiderstand; *SVRI* = systemischer Gefäßwiderstandsindex; *TAPSE* = „tricuspid annular plane systolic excursion"; *VCI* = V. cava inferior; *VTI* = Geschwindigkeit-Zeit-Integral; *ZVD* = zentraler Venendruck

Hämodynamisches Monitoring

◘ **Tab. 3.6** Integration von transthorakaler Echokardiografie und Sonografie im Rahmen der hämodynamischen Therapiesteuerung

	Rechtes Herz	Linkes Herz
Vorlast	VCI (mm): ... Kollaps: ☐ Ja ☐ Nein	B-Linien beidseitig: ☐ Ja ☐ Nein
Inotropie	TAPSE (mm): ...	MAPSE (mm): ... VTI_{LVOT} (cm): ...
Nachlast	PAP_{syst} (mmHg): ...	MAP (mmHg): ...
BGA	Laktat (mmol/l): ..., $S_{CV}O_2$ (%): ..., ΔPCO_2 (mmHg):...	
Sonografie	☐ Perikarderguss ☐ Pleuraerguss ☐ Aszites ☐ Nierenstauung	

Abkürzungen: *VCI* = V. cava inferior; *TAPSE* = „tricuspid annular plane systolic excursion"; *MAPSE* = „mitral annular plane systolic excursion"; VTI_{LVOT} = Geschwindigkeit-Zeit-Integral im linksventrikulären Ausflusstrakt; *MAP* = mittlerer arterieller Druck; $S_{CV}O_2$ = zentralvenöse Sauerstoffsättigung; PAP_{syst} = systolischer pulmonalarterieller Druck, ΔPCO_2 = zentralvenöse-arterielle PCO_2-Differenz

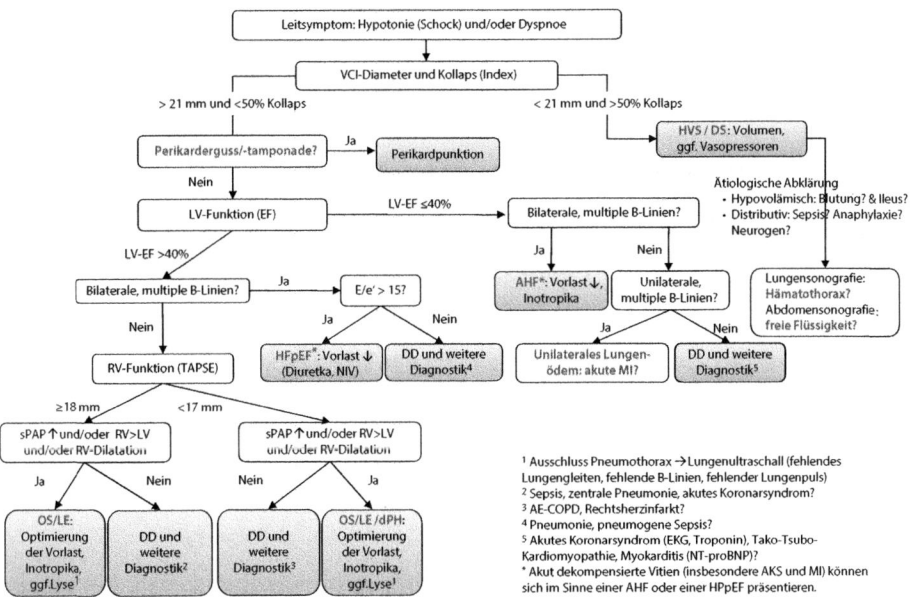

◘ **Abb. 3.4** Algorithmus zum integrativen hämodynamischen Monitoring (Abkürzungen: AE-COPD = akut exazerbierte COPD; AHF = akute Herzinsuffizienz; AKS = Aortenklappenstenose; DD = Differenzialdiagnosen; dPH = dekompensierte pulmonale Hypertonie; DS = distributiver Schock; HFpEF = „heart failure with preserved ejection fraction" bzw. diastolische Dysfunktion; HVS = hypovolämischer Schock; LE = Lungenembolie; LV = linker Ventrikel; MI = Mitralklappeninsuffizienz; NIV = nicht-invasive Beatmung; OS = obstruktiver Schock; PCI = perkutane Koronarintervention; RV = rechter Ventrikel; sPAP = systolischer pulmonalarterieller Druck; VCI = V. cava inferior; VSD = Ventrikelseptumdefekt)

misch" (z. B. VTI$_{LVOT}$ < 20 cm) ohne wesentlichen Zeitverlust mit hohem klinischem Informationsgehalt abgebildet.
— Die fokussierte Sono-/Echografie stellt, abgesehen davon, dass es sich um ein diskontinuierliches Verfahren handelt, ein ideales Monitoring dar, da alle relevanten Variablen/Parameter enthalten und einfach interpretierbar sind (ohne Algorithmus) und es sich um eine nicht-invasive, kostengünstige Methode handelt.
— **Rechtsventrikuläre Vorlast**
  – Darstellung der V. cava inferior (VCI): VCI-Diameter, VCI-Kollaps (◘ Tab. 3.7)
  – Messung des VCI-Diameters: 1–2 cm unterhalb des Zwerchfelldurchtritts bzw. direkt distal der Einmündung der Lebervenen (V. hepaticae) im subkostalen Schallfenster
  – Limitationen: Ein zu hoher positiv-endexspiratorischer Druck (PEEP) führt zur Beeinflussung der Messmethode, rechtsventrikuläre Dysfunktion, Trikuspidal- und Pulmonalklappeninsuffizienz
  – VCI-Durchmesser < 10 mm = Volumenreagibilität wahrscheinlich
  – VCI-Durchmesser > 22 mm = Volumenreagibilität unwahrscheinlich
— **Inotropie des rechten Herzens**
  – Bestimmung anhand der systolischen basoapikalen Auslenkung des Trikuspidalklappenringes, sog. TAPSE („tricuspid annular plane systolic excursion")
  – Limitation: Ausschluss einer höhergradigen Trikuspidalklappeninsuffizienz
  – Messung der TAPSE: Anlegen des M-Mode im apikalen Vierkammerblick über dem lateralen Anteil des Trikuspidalklappenringes
  – Neben der TAPSE sollte stets die Morphologie des rechten Ventrikels (RV) im Vierkammerblick mitbeurteilt werden: basaler und mittlerer RV-Diameter, RV-zu-LV-Verhältnis, D-Sign
  – Normwerte: TAPSE ≥ 18 mm, RV basal 25–41 mm, RV Mitte 19–35 mm, RV:LV-Verhältnis < 0,6:1
— **Rechtsventrikuläre Nachlast**
  – Bestimmung durch Ableitung des systolischen pulmonalarteriellen Druckes (sPAP) über einer Trikuspidalklappeninsuffizienz
  – Bestimmung von V_{max} über der Trikuspidalklappe: apikaler Vierkammerblick, farbdopplersonografische Darstellung der Trikuspidalklappeninsuffizienz und anschließende Messung der systolischen Maximalgeschwindigkeit (V_{max}) über der Trikuspidalklappe (Positionierung des CW-Dopplers im Refluxjet)

◘ **Tab. 3.7** Abschätzung des rechtsatrialen Drucks (RAP) über den Diameter und Kollaps der V. cava inferior (VCI)

VCI-Diameter	VCI-Kollaps	RAP
< 21 mm	> 50 %	3 mmHg (0–5 mmHg)
> 21 mm	> 50 %	8 mmHg (5–10 mmHg)
> 21 mm	< 50 %	15 mmHg (10–20 mmHg)

Abkürzungen: *VCI* = V. cava inferior; *RAP* = rechtsatrialer Druck

Hämodynamisches Monitoring

- Berechnung des sPAP (vereinfachte Bernoulli-Gleichung): sPAP = $(4 \times V_{max}^2)$ + RAP
- Abschätzung des rechtsatrialen Drucks (RAP) (◉ Tab. 3.7)
- Normwerte: sPAP < 35 mmHg, $V_{max} \leq 2{,}8$ m/s

▬ **Linksventrikuläre Vorlast**
- Bestimmung anhand der Analyse des Mitraleinstroms, das sog. E/e'- und E/A-Verhältnis
- Messung im apikalen Vierkammerblick: Mittels PW-Doppler wird das Einstromprofil über der Mitralklappe bzw. die maximale Einstromgeschwindigkeit (E_{peak} = „early rapid filling" [cm/s]; A_{peak} = „atrial contraction") und mittels Gewebedoppler (TDI = „tissue doppler imaging" [cm/s]) die maximale Geschwindigkeit der frühdiastolischen Rückstellbewegung des lateralen (e'_{lat}) und ggf. septalen Mitralklappenrings (e'_{sept}) bestimmt
- Die Ratio aus E/e' entspricht annähernd dem linksatrialen Druck (E/e' ~ LAP)
- Ein E/e' < 8 reflektiert einen normalen LAP, während ein E/e' > 15 auf einen erhöhten LAP und damit eine erhöhte linksventrikuläre Vorlast deutet
- Abschätzung des PCWP mithilfe der Nagueh-Formel: PCWP (mmHg) = 1,24 × (E/e') + 1,9 mmHg
- Nicht-invasive Abschätzung des LVEDP anhand der lungensonografischen Detektion von sog. B-Linien (multiple, bilaterale B-Linien). Es scheint, dass zwischen den sonografisch detektierten B-Linien und dem extravasalen Lungenwasser (ELWI) als linksventrikulärer Vorlastnäherungswert bzw. dem PCWP eine lineare Beziehung besteht
- Normwerte: E/e' < 8, E/A-Verhältnis 1–2, B-Linien < 3 pro Interkostalraum

▬ **Inotropie des linken Herzens**
- Bestimmung anhand der Ermittlung der linksventrikulären Ejektionsfraktion (LV-EF): biplane Scheibchensummationsmethode nach Simpson im Vier- und Zweikammerblick oder mittels „eye-balling" für den Erfahrenen (Unlüer et al. 2014)
- MAPSE: Analog der TAPSE zur Beurteilung der rechtsventrikulären Pumpfunktion kann bei deutlich eingeschränkten Schallbedingungen die sog. MAPSE („mitral annular plane systolic excursion"; M-Mode, apikaler Vierkammerblick) herangezogen werden
- Eine MAPSE von ≥ 11 mm entspricht einer erhaltenen linksventrikulären Pumpfunktion, wohingegen Werte von < 8 mm auf eine eingeschränkte LV-Pumpfunktion (EF < 50 %) hindeuten
- HZV_{Echo}: Echokardiografische Bestimmung des Herzzeitvolumens (HZV_{Echo}) bzw. des linksventrikulären Schlagvolumens (LVSV) anhand der Messung des Geschwindigkeit-Zeit-Integrals (VTI = „velocity time integral") im linksventrikulären Ausflusstrakt (VTI_{LVOT}, apikaler Drei- oder Fünfkammerblick, PW-Doppler unterhalb des Aortenklappenrings) und Berechnung der effektiven systolischen Öffnungsfläche des LVOT (A_{LVOT}; parasternale lange Achse): LV–SV = $VTI_{LVOT} \times A_{LVOT}$ bzw. $HZV_{Echo} = (VTI_{LVOT} \times A_{LVOT}) \times$ Herzfrequenz. Die Berechnung des A_{LVOT} scheint aber häufig aufgrund der nicht immer idealen Schallbedingungen bei Intensivpatienten eingeschränkt. Unter der Annahme einer konstanten LVOT-Fläche (Frau: 2,54 cm², Mann: 3,14 cm²) reicht es aus, die VTI_{LVOT} zu bestimmen, sodass anhand der vereinfachten Formel das

Herzzeitvolumen kalkuliert werden kann: HZV (ml [~ cm^3]/min) = [VTI$_{LVOT}$ (cm) × 3 cm^2] × Herzfrequenz (Vermeiren et al. 2015)
- Normwerte: LVEF (Mann) 52–72 %, LVEF (Frau) 54–74 %, MAPSE ≥ 11 mm (~ LVEF > 55 %); VTI$_{LVOT}$ > 20 cm
- **Linksventrikuläre Nachlast**
  - Klinisch i. d. R. arterieller Mitteldruck (MAP) als Surrogat
  - Sonografisch „kann" der periphere Widerstand entsprechend nach Berechnung des MAP, des VCI-Diameters (~ RAP) und nach Bestimmung des HZV aus dem linksventrikulären Schlagvolumen (LV-SV) bestimmt werden (SVR = MAP–RAP$_{VCI\text{-Diameter}}$/[LVSV × HF]), ist jedoch zu komplex und zeitaufwendig → MAP als Hauptparameter der linksventrikulären Nachlast
  - Normwerte: MAP ≥ 65 mmHg

3.10 Monitoring der Mikrozirkulation

> Obwohl die meisten hämodynamisch bestimmbaren Parameter zur Beurteilung der **Makrozirkulation** herangezogen werden, existieren nur wenige Verfahren für eine detaillierte Interpretation der (wichtigeren) **Mikrozirkulation**.

- **Laktat**
  - Das Serumlaktat dient der Beurteilung der Mikrozirkulation
  - Ziel: Laktat < 4 mmol/l (< 36 mg/dl)
  - Ungünstige Prognose bei Serumlaktat > 2 mmol/l
  - Eine Hyperlaktatämie > 10 mmol/l geht mit einer hohen Letalität einher
  - Die Laktatclearance, d. h. prozentualer Abfall über einen Zeitraum von 6 oder 12 h, besitzt prognostische Bedeutung
  - Eine Laktatclearance von < 33 % in 12 h ist mit einer Intensivsterblichkeit von 96,6 % assoziiert (Haas et al. 2016)
- **Venös-arterielle pCO$_2$-Differenz (ΔPCO$_2$)**
  - Differenz aus zentralvenösem und arteriellem pCO$_2$ (ΔPCO$_2$)
  - Abhängigkeitsfaktoren: CO$_2$-Produktion (aerober Stoffwechsel) und Herzzeitvolumen (Durchflussgeschwindigkeit, Abgabe von CO$_2$ ins Blut)
  - Wie das Serumlaktat fungiert ΔPCO$_2$ als Indikator für eine Mikrozirkulationsstörung
  - Normalwerte: < 6–8 mmHg
  - Eine Abnahme der ΔPCO$_2$ ≤ 6 mmHg ist im septischen Schock mit einem signifikant höheren Abfall der Serumlaktatkonzentration assoziiert, eine anhaltende erhöhte ΔPCO$_2$ ≥ 6 mmHg ist mit einer erhöhten Multiorgandysfunktions- und 28-Tage-Sterblichkeit (Ospina-Tascon et al. 2013) assoziiert
  - Patienten im septischen Schock mit S$_{cv}$O$_2$ < 70 % und ΔPCO$_2$ < 6 mmHg haben im Vergleich zu Patienten mit einer S$_{cv}$O$_2$ ≥ 70 % und ΔPCO$_2$ ≥ 6 mmHg einen größeren Überlebensvorteil (Du et al. 2013)

- **„Orthogonal polarization spectral" (OPS) und „Side stream dark field (SDF) Imaging"**
  - Direkte Visualisierung und Quantifizierung der sublingualen Mikrostrombahn (De Backer et al. 2010)
  - Diese Methode ist pathophysiologisch orientiert und besitzt eine prognostische Wertigkeit (!), sie wird in der Routine jedoch noch nicht klinisch umgesetzt (wenig praktikabel, Untersucherabhängigkeit)
  - Therapiesteuerung der Mikrozirkulation → z. B. Levosimendan, β-Blocker
  - Groß angelegte Studien in der Intensivmedizin ausstehend
- **Mottling-Score:**
  - Ausmaß und Reversibilität der Marmorierung in der Knieregion, erhebliche prognostische Bedeutung, korreliert mit der Höhe des Laktats (Ait-Oufella et al. 2011)
- **Rekapillarisierungszeit:**
  - Bestimmung klassisch am Fingernagelbett, physiologisch < 2 s Verlängerung pathologisch, mit Serum-Laktat korrelierend (Wollborn et al. 2020)

> Die **Mikrozirkulation** als Determinante der Organperfusion ist die eigentliche **Zielgröße**. Aktuell stehen in der klinischen Routine lediglich die Surrogatmarker $S_{cv}O_2$, das Laktat bzw. die Laktatclearance zur Verfügung.

Literatur

Ait-Oufella H et al. (2011) Mottling score predicts survival in septic shock. Intensive Care Med 37:801–807

Cecconi M, De Backer D, Antonelli M et al. (2014) Consensus on circulatory shock und hemodynamic monitoring. Task force of the European Society of Intensive Care Medicine. Intensive Care Med 40(12):1795–1815

De Backer D, Ospina-Tascon G, Salgado D, Favory R, Creteur J, Vincent JL (2010) Monitoring the microcirculation in the critically ill patient: current methods und future approaches. Intensive Care Med 36(11):1813–1825

Du W, Liu DW, Wang XT et al. (2013) Combining central venous-to-arterial partial pressure of carbon dioxide difference und central venous oxygen saturation to guide resuscitation in septic shock. J Crit Care 28(6):1110.e1–1110.e5

Dueck MH, Klimek M, Appenrodt S, Weigand C, Boerner U (2005) Trends but not individual values of central venous oxygen saturation agree with mixed venous oxygen saturation during varying hemodynamic conditions. Anesthesiology 103(2):249–257

Funcke S et al. (2016) Practice of hemodynamic monitoring und management in German, Austrian, und Swiss intensive care units: the multicenter cross-sectional ICU-CardioMan Study. Ann Intensive Care 6:49

Haas SA, Lange T, Saugel B et al. (2016) Severe hyperlactatemia, lactate clearance und mortality in unselected critically ill patients. Intensive Care Med 42(2):202–210

Hambicher M et al. (2016) S3-Leitlinie zur intensivmedizinischen Versorgung herzchirurgischer Patienten Hämodynamisches Monitoring und Herz-Kreislauf (AWMF Register 001/016). https://register.awmf.org/de/leitlinien/detail/001-016. Zugriffsdatum an. 01.05.2019

Hempel D, Pfister R, Michel G (2016) Hemodynamic monitoring in intensive care und emergency medicine – integration of clinical signs und focused ultrasound. Med Klin Intensivmed Notfmed 111:596–604

Janssens U, Jung C, Hennersdorf H et al. (2016) Empfehlungen zum hämodynamischen Monitoring in der internistischen Intensivmedizin. Kardiologe 10:149–169

Marx G et al (2014) S3-Leitlinie Intravasale Volumentherapie beim Erwachsenen. http://www.awmf.org/uploads/tx_szleitlinien/001-020k_S3_Intravasale_Volumentherapie_Erwachsenen_2014-09.pdf

Marx G, Schindler AW, Mosch C et al (2016) Intravascular volume therapy in adults: guidelines from the Association of the Scientific Medical Societies in Germany. Eur J Anaesthesiol 33:488–521

Monnet X, Teboul JL (2015) Passive leg raising: five rules, not a drop of fluid! Crit Care 19:18

Ospina-Tascon GA, Bautista-Rincon DF, Umana M et al (2013) Persistently high venous-to-arterial carbon dioxide differences during early resuscitation are associated with poor outcomes in septic shock. Crit Care 17(6):R294

Pope JV, Jones AE, Gaieski DF et al. (2010) Multicenter study of central venous oxygen saturation ($S_{cv}O_2$) as a predictor of mortality in patients with sepsis. Ann Emerg Med 55(1):40–46

S1-Leitlinie „Intraoperative klinische Anwendung von hämodynamischem Monitoring bei nichtkardiochirurgischen Patient:innen". Registernummer 001 – 049. https://register.awmf.org/assets/guidelines/001-049l_S1_Intraoperative-klinische-Anwendung-von-haemodynamischem-Monitoring-bei-nicht-kardiochirurgischen-PatientInnen_2023-10.pdf (Saugel et al. 2023)

Siegenthaler N, Giraud R, Saxer T et al. (2014) Haemodynamic monitoring in the intensive care unit: results from a web-based Swiss survey. Biomed Res Int 129593

Treskatsch S, Balzer F, Knebel F et al. (2015) Feasibility und influence of hTEE monitoring on postoperative management in cardiac surgery patients. Int J Cardiovasc Imaging 31(7):1327–1335

Unlüer EE, Karagöz A, Akoğlu H, Bayata S (2014) Visual estimation of bedside echocardiographic ejection fraction by emergency physicians. West J Emerg Med 15(2):221–226

Vermeiren GL, Malbrain ML, Walpot JM (2015) Cardiac ultrasonography in the critical care setting: a practical approach to assess cardiac function und preload for the „non-cardiologist". Anaesthesiol Intensive Ther 47:89–104

Vincent JL, Rhodes A, Perel A et al (2011) Clinical review: update on hemodynamic monitoring – a consensus of 16. Crit Care 15(4):229

Werdan K, Müller-Werdan U, Schuster H-P, Brunkhorst FM (Hrsg) (2016) Sepsis und MODS, 5. Aufl. Springer, Springer-Verlag, Berlin Heidelberg

Wollborn J et al. (2020) Evaluation of the microcirculation in critically ill patients: relevance, practical possibilities und scientific evidence. Anaesthesist 69:753–757

Beatmungstherapie

Louis Jouanjan, Michael Ambros, Matthias Wieber und Björn Christian Frye

Inhaltsverzeichnis

4.1 **Physiologische Grundlagen – 76**
4.1.1 Physiologie der Ventilation – 76
4.1.2 Atemmechanik – 76
4.1.3 Alveoläre Ventilation – 77
4.1.4 Physiologie und Störung der Diffusion – 78
4.1.5 Lungenperfusion – 79

4.2 **Grundzüge der Sauerstoff- und Beatmungstherapie – 79**
4.2.1 Formen der respiratorischen Unterstützung – 79
4.2.2 High-Flow-Sauerstofftherapie – 80
4.2.3 Indikationen zur mechanischen Beatmung – 80

4.3 **Grundlegende Respiratoreinstellungen – 81**
4.3.1 Kontrollvariablen – 81
4.3.2 Triggervariablen – 83
4.3.3 Zielvariablen – 83
4.3.4 Zyklusvariablen – 83
4.3.5 PEEP – 84
4.3.6 FiO_2 – 84

4.4 **Beatmungsmodi – 84**
4.4.1 Vollständig kontrollierte Beatmungsformen – 84
4.4.2 Assistiert-kontrollierte Beatmungsformen – 84
4.4.3 Assistierte Beatmungsmodi – 85

© Der/die Autor(en), exklusiv lizenziert an Springer-Verlag GmbH, DE, ein Teil von Springer Nature 2026
T. Wengenmayer et al. (Hrsg.), *Repetitorium Internistische Intensivmedizin*,
https://doi.org/10.1007/978-3-662-71761-5_4

4.5 Beatmungsinduzierte Lungenschäden – 86
4.5.1 Volutrauma – 86
4.5.2 Barotrauma – 86
4.5.3 Atelektrauma – 87
4.5.4 Sauerstofftoxizität – 87
4.5.5 P-SILI – 88

4.6 Beatmungsprinzipien bei ARDS – 88
4.6.1 Prinzipien der lungenprotektiven Beatmung – 88
4.6.2 Best-PEEP-Manöver – 89
4.6.3 Lagerungstherapie – 90
4.6.4 Rekrutierungsmanöver – 91

4.7 Beatmungsprinzipien bei obstruktiven Ventilationsstörungen – 91
4.7.1 Pathophysiologische Grundlagen – 91
4.7.2 Intrinsischer PEEP – 92
4.7.3 Beatmungsstrategie bei obstruktiven Ventilationsstörungen – 93

4.8 Patienten-Respirator-Dyssynchronie – 94
4.8.1 Trigger-Dyssynchronie – 94
4.8.2 Dyssynchronien der Flow-Phase – 95
4.8.3 Cycling-Dyssynchronien – 95

4.9 Kardiozirkulatorische Auswirkungen der Beatmung – 96
4.9.1 Vorlast – 96
4.9.2 Linksventrikuläre Nachlast – 96
4.9.3 Rechtsventrikuläre Nachlast – 97
4.9.4 Besondere Situationen – 97

4.10 Komplikationen der maschinellen Beatmung – 97
4.10.1 Beatmungsinduzierte Zwerchfelldysfunktion – 97
4.10.2 Ventilator-assoziierte Pneumonie – 98

4.11 Nicht-invasive Beatmung – 99
4.11.1 Indikationen – 99
4.11.2 Kontraindikationen – 100
4.11.3 Vor- und Nachteile gegenüber invasiver Beatmung – 100
4.11.4 NPPV bei AECOPD – 100
4.11.5 Akutes hyperkapnisches respiratorisches Versagen anderer Genese – 101
4.11.6 CPAP bzw. NPPV bei kardialem Lungenödem – 102

4.12 Entwöhnung von der maschinellen Beatmung – 102
4.12.1 Grundlagen – 102
4.12.2 Tracheotomie – 103
4.12.3 Weaning-Bereitschaftskriterien – 104
4.12.4 Der Spontanatmungsversuch – 105
4.12.5 Maschinelle Beatmung in der Weaning-Phase – 105
4.12.6 Postextubationsphase – 106

Literatur – 106

4.1 Physiologische Grundlagen

4.1.1 Physiologie der Ventilation

- Ventilation: Mobilisierung eines Gasvolumens (V) zwischen Atmosphäre und Alveolarraum.
- V ist invers proportional zum Druck (P):

$$V \sim \frac{1}{P} \tag{4.1}$$

- Ein Druckgradient (ΔP) bewirkt einen Gasfluss (ΔV), bis das Druckgleichgewicht wiederhergestellt ist.
- Bei spontaner Inspiration wird dies durch eine Negativierung des intrathorakalen Drucks bewirkt, bei Überdruckbeatmung durch einen positiven Druck im Respirator, sodass inspiratorisch ein positiver Atemwegsdruck herrscht.
- Die Überdruckbeatmung stellt somit einen unphysiologischen Zustand dar, was Auswirkungen auf Atemmechanik und Hämodynamik hat.
- Die Exspiration läuft in beiden Fällen vorwiegend passiv durch elastische Rückstellkräfte ab.

4.1.2 Atemmechanik

- Der vom Respirator bereitgestellte Druckgradient (ΔP) muss sowohl den resistiven Druck (P_{res}) der Atemwege als auch den elastischen Druck (P_{elast}) von Lunge und Thorax überwinden:

$$\Delta P = \Delta P_{res} + \Delta P_{elast} \quad (\text{mbar}) \tag{4.2}$$

- ΔP_{res} ist abhängig vom Strömungswiderstand (Resistance = R) und der Flussrate ($\dot{V} = \Delta V/\Delta t$):

$$\Delta P_{res} = R \times \dot{V} \quad (\text{mbar}) \tag{4.3}$$

- P_{res} ist somit nur bei vorhandenem Atemfluss gegeben.
- Die Differenz zwischen Atemwegsspitzendruck bei vorhandenem Atemfluss (P_{peak}) und endinspiratorischem Plateaudruck (P_{plat}) entspricht ΔP_{res} (◘ Abb. 4.1), sodass sich R bei volumenkontrollierter Beatmung (VCV) über [($P_{peak} - P_{plat}$)/$\dot{V}$ (mbar/l/s)] berechnen lässt.
- R ist gemäß Hagen-Poiseuille-Gesetz invers proportional zur 4. Potenz des Atemwegsradius ($R \sim 1/r^4$).
- Bei Lungengesunden ist i. d. R. der Innendurchmesser des Tubus limitierend, d. h. der relevante Radius für die Resistance.
- Pathologische Ursachen für eine erhöhte Resistance sind Obstruktionen der Atemwege bspw. durch Bronchospasmus, Atemwegskollaps, Sekretverlegung, Fremdkörperaspiration, Schleimhautödem.

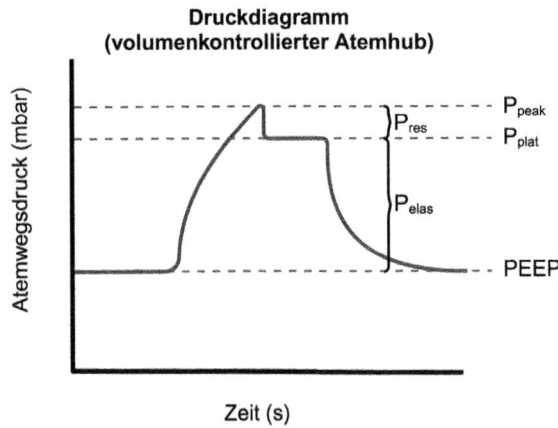

Abb. 4.1 Druckdiagramm eines volumenkontrollierten Atemhubs. Die Druckdifferenz zwischen endinspiratorischem Spitzendruck (P_{peak}) und Plateaudruck (P_{plat}) stellt den von der Resistance abhängigen resistiven Druck (P_{res}) dar, die Differenz zwischen P_{plat} und endexspiratorischem Druck (PEEP) den von der Compliance abhängigen elastischen Druck (P_{elas}). (Erstellt mit BioRender.com)

- ΔP_{elast} ist abhängig vom Gasvolumen und der Dehnbarkeit (Compliance = C) von Lunge und Brustkorb:

$$\Delta P_{elast} = \frac{\Delta V}{C} \ (\mathrm{mbar}) \qquad (4.4)$$

- Die Druck-Volumen-Kurve verläuft S-förmig, im Bereich der Ruheatmung (mittlerer, steiler Teil der Kurve) annähernd linear. C bleibt hier bei Volumenänderung beinahe konstant. Im flachen, unteren (Atelektase) und oberen Teil (Überblähung) nimmt C drastisch ab (◐ Abb. 4.2).
- C lässt sich unter statischen Bedingungen (endinspiratorisch), anhand des Tidalvolumens (V_t) und der Differenz zwischen P_{plat} und endexspiratorischem Druck (Positive Endexpiratory Pressure = PEEP) berechnen (◐ Abb. 4.1):

$$C = \frac{\Delta V}{\Delta P_{elast}} = \frac{V_t}{P_{plat} - PEEP} \ (\mathrm{ml/mbar}) \qquad (4.5)$$

- Ursachen einer verminderten Compliance: infiltrative Prozesse (Pneumonie, ARDS, Lungenödem), Störung des Surfactant, interstitielle Lungenerkrankungen, extrapulmonale Prozesse wie Pneumothorax, Pleuraerguss, Aszites.

4.1.3 Alveoläre Ventilation

- Messgröße der Ventilation ist das Atemminutenvolumen (AMV = V_t × AF [Atemfrequenz]).
- Das V_t in Ruhe beträgt bei Lungengesunden 6–8 ml/kg Idealgewicht (IBW, ca. 400–700 ml), was einem AMV von 4–8 l/min entspricht.
- Physiologisch sind ca. 150–200 ml des V_t anatomischer Totraum (V_D) und entspricht den großen Atemwegen.

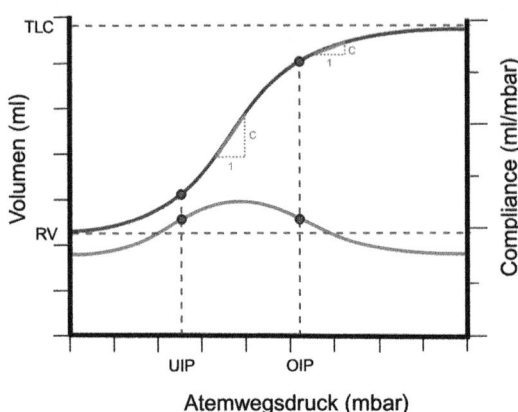

Abb. 4.2 Druck-Volumen-Kurve (*blau*). Im mittleren, steilen Teil der Kurve verläuft diese annähernd linear. Im unteren, flachen Teil der Kurve, nahe des Residualvolumens (*RV*) muss für geringe Volumenzunahme mehr Druck aufgewendet werden. Dies geschieht, wenn der endexspiratorische Atemwegsdruck unterhalb des Alveolarverschlussdrucks (~ unterer Inflexionspunkt = *UIP*) fällt. Es kommt zur Bildung von Atelektasen, die bei Inspiration zunächst wieder eröffnet werden müssen. Im oberen, flachen Teil der Kurve, oberhalb des oberen Inflexionspunktes (*OIP*) wird die totale Lungenkapazität (*TLC*) nahezu ausgeschöpft. Eine weitere Volumenzunahme geht ebenfalls mit einer überproportionalen Druckzunahme einher. Die Compliance (*orange*) entspricht der Steigung der Druck-Volumen-Kurve. Sie ist zwischen den beiden Inflexionspunkten am höchsten. (Erstellt mit BioRender.com)

- Die alveoläre Ventilation (AV = $(V_t - V_D) \times$ AF) ist die funktionell relevante Größe und beschreibt den Teil des AMV, welcher effektiv am Gasaustausch teilnimmt.
- So kann bei flacher, schneller Atmung, bei scheinbar „adäquatem" AMV (bspw. 200 ml × 35/min = 7 l/min), effektiv keine alveoläre Ventilation bestehen, da lediglich Totraum ventiliert wird.
    - Bei mechanischer Beatmung wird der Totraum bspw. durch Tubus, Maske, Schläuche vergrößert, was in der Bestimmung des V_t berücksichtigt werden muss.
- Die alveoläre Hypoventilation resultiert i. d. R. aus einem Versagen der Atempumpe. Ihre charakteristische Gasaustauschstörung ist die Hyperkapnie.

4.1.4 Physiologie und Störung der Diffusion

- Diffusion: Gastransport (v. a. O_2 und CO_2) über die alveolokapilläre Membran.
- Treibende Kraft ist der alveolokapilläre O_2- bzw. CO_2-Konzentrationsgradient (Δc). Die Diffusion pro Zeit ($\Delta n/\Delta t$) ist darüber hinaus von der Diffusionsfläche (A) und -strecke (d) abhängig, vereinfacht nach dem Fick'schen Gesetz:

$$\frac{\Delta n}{\Delta t} = K \times \frac{\Delta c \times A}{d} \quad (\text{mol}/s) \tag{4.6}$$

Beatmungstherapie

- K beschreibt den gasspezifischen Diffusionskoeffizienten. Dieser ist für CO_2 aufgrund der besseren Löslichkeit ca. 20-mal höher als für O_2. Damit ist die Diffusion von CO_2 deutlich effektiver als die von O_2, sodass die CO_2-Elimination i. d. R. nie durch eine Diffusionsstörung, sondern durch die alveoläre Ventilation limitiert ist.
- Das Charakteristikum der Diffusionsstörung ist die vergrößerte alveoloarterielle Sauerstoffpartialdruckdifferenz ($AaDO_2$ = PAO_2 - PaO_2) und die dadurch bedingte Hypoxämie. Kompensatorisch kommt es bei erhaltener Atemkraft typischerweise zu einer Hyperventilation, welche zu einer Hypokapnie führt (da die Diffusionsstörung für CO_2 nachrangig ist).
- Typische Ursachen für eine Diffusionsstörung sind: Lungenödem, Pneumonie, Emphysem, Lungenembolie, pulmonale Hypertonie, interstitielle Lungenerkrankung, Pneumothorax.

4.1.5 Lungenperfusion

- Neben Ventilation und Diffusion ist die Lungenperfusion ($\dot{Q}$) für den Gasaustausch ausschlaggebend.
- Physiologisch entsprechen sich Atem- und Herzzeitvolumen etwa ($\dot{V}/\dot{Q} \approx 0{,}8$).
- Ein $\dot{V}/\dot{Q}$-Mismatch führt zu Gasaustauschstörungen:
- Erhaltene Perfusion bei fehlender Ventilation (Beispiel Atelektase). $\dot{V}/\dot{Q} \to 0$. Ein Teil des zirkulierenden Blutvolumens wird nicht oxygeniert. Folge: Rechts-Links-Shunt, Hypoxämie.
- Erhaltene Ventilation bei fehlender Perfusion (funktioneller Totraum, Beispiel Embolie): $\dot{V}/\dot{Q} \to +\infty$. Folge: alveoläre Hypoventilation (Hypoxämie, bei erhaltener Atempumpe typischerweise keine Hyperkapnie durch kompensatorische Hyperventilation).

4.2 Grundzüge der Sauerstoff- und Beatmungstherapie

4.2.1 Formen der respiratorischen Unterstützung

- Folgende Formen der respiratorischen Unterstützung sind in der Intensivmedizin gängig:
  - Konventionelle Sauerstofftherapie
  - High-Flow-Sauerstofftherapie (High Flow Nasal Canula = HFNC)
  - Mechanische Beatmung:
    - Nicht-invasive Beatmung (Non-Invasive Positive Pressure Ventilation = NPPV)
    - Invasive Beatmung
- Extrakorporale Membranoxygenierung (ECMO, s. Kap. Extrakorporale Unterstützung)

4.2.2 High-Flow-Sauerstofftherapie

- HFNC: Applikation hoher Gasflussraten (ca. 30–60 l/min) mit inspiratorischer Sauerstofffraktion (FiO_2) bis 1,0 (s. ▶ Abschn. 4.3.6). Das Gasgemisch wird dabei erwärmt und befeuchtet
- Vorteile:
  - Präzise einstellbare und hohe FiO_2 möglich
  - Totraumverkleinerung durch Auswaschung der oberen Atemwege, dadurch Verringerung der Atemarbeit
  - Generierung eines geringen PEEP (ca. 3 mbar)
  - Verbesserung der mukoziliären Clearance durch Atemgaskonditionierung
  - Hoher Komfort
- Hauptindikation: hypoxämische respiratorische Insuffizienz
  - Nach neuer Definition kann bei $PaO_2/FiO_2 < 300$ mmHg und Erfüllung der restlichen Kriterien (Auslöser, akuter Beginn, bilaterale Verschattungen, s. Kap. Pneumologie) kann die Diagnose ARDS auch unter HFNC gestellt werden (Matthay et al. 2024)
- Einsatz durch Verringerung der Atemarbeit auch bei hyperkapnischer Insuffizienz möglich, intermittierend mit NPPV oder alternativ zu dieser bei Intoleranz (Westhoff 2024)

4.2.3 Indikationen zur mechanischen Beatmung

- Indikation zur mechanischen Beatmung (invasiv oder nicht-invasiv) ist die respiratorische Insuffizienz.
- Die Blutgasanalyse (BGA) definiert dabei das Ausmaß der Gasaustauschstörung (schwere Hypoxämie: $PaO_2 < 60$ mmHg bzw. schwere Hyperkapnie: $PaCO_2 > 55$ mmHg), ist allein jedoch nicht ausreichend, um die Beatmungsindikation zu geben. Diese hängt von verschiedenen Faktoren ab (klinisches Erscheinungsbild, Grunderkrankung, chronisch kompensierter Zustand vs. akut/dekompensiert, konservative Maßnahmen [Bronchodilatation, Sekretmanagement, Lagerung etc.] ausgeschöpft?).
- Bei Hypoxämie reicht die Sauerstoffgabe (ggf. mittels HFNC) häufig zunächst aus.
- Bei Hyperkapnie ist im Akutsetting der pH entscheidend und eine Beatmung bei respiratorischer Azidose (pH < 7,35) sinnvoll.
- Das klinische Bild spielt eine entscheidende Rolle. Zeichen der erschwerten Atemarbeit (Tachypnoe, Nutzung der Atemhilfsmuskulatur, Orthopnoe) oder der klinisch relevanten Gasaustauschstörung (Zyanose, Vigilanzstörung, Tachykardie) sind Hinweise, dass eine Beatmung notwendig ist.
- Eine anhaltende Tachypnoe (> 30/min), insbesondere bei flacher Atmung ist ein ernstzunehmendes Zeichen der insuffizienten Atemarbeit mit drohender Erschöpfung der Atempumpe.
- Häufige internistische Krankheitsbilder, die eine akute respiratorische Insuffizienz bedingen können: Pneumonie, ARDS, Schock, kardiales Lungenödem, Exazerbation von COPD/Asthma.

Beatmungstherapie

- Weitere Indikationen:
  - Apnoe (bspw. im Rahmen intrazerebraler Ereignisse, Reanimationssituation, Intoxikationen)
  - Notwendigkeit einer tiefen Sedierung
- Eine Intubation kann zur Atemwegssicherung indiziert sein, ohne dass eine mechanische Atmungsunterstützung notwendig ist:
  - Schwere Vigilanzminderung
  - Massive Hämatemesis
  - Inhalationstrauma
  - Glottisödem
- Für die spezifischen Indikationen/Kontraindikationen der NPPV s. ▶ Abschn. 4.11.

4.3 Grundlegende Respiratoreinstellungen

4.3.1 Kontrollvariablen

- Druck, Volumen, Flow sind untereinander und von den physiologischen Eigenschaften (Resistance/Compliance) abhängig (Gl. 4.3 und 4.5). Der Respirator kann einen dieser Parameter als unabhängige Variable (Kontrollvariable) vorgeben, während die anderen sich aus Atemwegsphysiologie und Inspirationsdauer ergeben.
- Üblich sind volumenkontrollierte („volume-controlled ventilation" = VCV) und druckkontrollierte Beatmung („pressure-controlled ventilation" = PCV).
- VCV: Kontrollvariable V_t. Dieses wird durch einen konstanten Flow erreicht, der aus V_t und eingestellter Inspirationszeit resultiert (◘ Abb. 4.3). Der Atemwegsdruck nimmt über die Inspirationsphase zu. Er variiert bei gleichen Respiratoreinstellungen mit Änderung von Resistance oder Compliance.
- PCV: Kontrollvariable inspiratorischer Druck (P_{insp}). Dieser wird über die gesamte Inspiration konstant aufrechterhalten. Da sich frühinspiratorisch fast ausschließlich resistive Kräfte auswirken, kommt es zu einem initial hohen Spitzenfluss, der mit zunehmendem Volumen asymptotisch abnimmt, sog. dezelerierender Flow (◘ Abb. 4.3). V_T und $\dot{V}$ ändern sich bei gleichen Respiratoreinstellungen mit Änderung von Resistance oder Compliance.
- PCV und VCV bieten jeweils Vor- und Nachteile. In der Intensivmedizin ist in Deutschland die PCV gängig, insbesondere bei längerer Beatmungsdauer (◘ Tab. 4.1).
- Vorteil der PCV: lungenprotektiver (s. ▶ Abschn. 4.6.1), u. U. bessere Oxygenierung: Durch rasches Erreichen und konstante Aufrechterhaltung des P_{insp} über die gesamte Inspiration werden Atelektasen länger rekrutiert, mittlerer Atemwegsdruck insgesamt höher. Dezelerierender Flow bietet bei hohem „Flow-Hunger" mehr Komfort und kann Dyssynchronie vermeiden.
- Nachteil der PCV: Ventilation (V_T, AMV) wird nicht unmittelbar bestimmt, sondern variiert bei Veränderung von Resistance oder Compliance. Verbesserung der Atemmechanik → Zunahme des V_T mit Risiko eines Volutraumas. Verschlechterung der Atemmechanik → Hypoventilation. Hohe Anwenderkompetenz erforderlich.

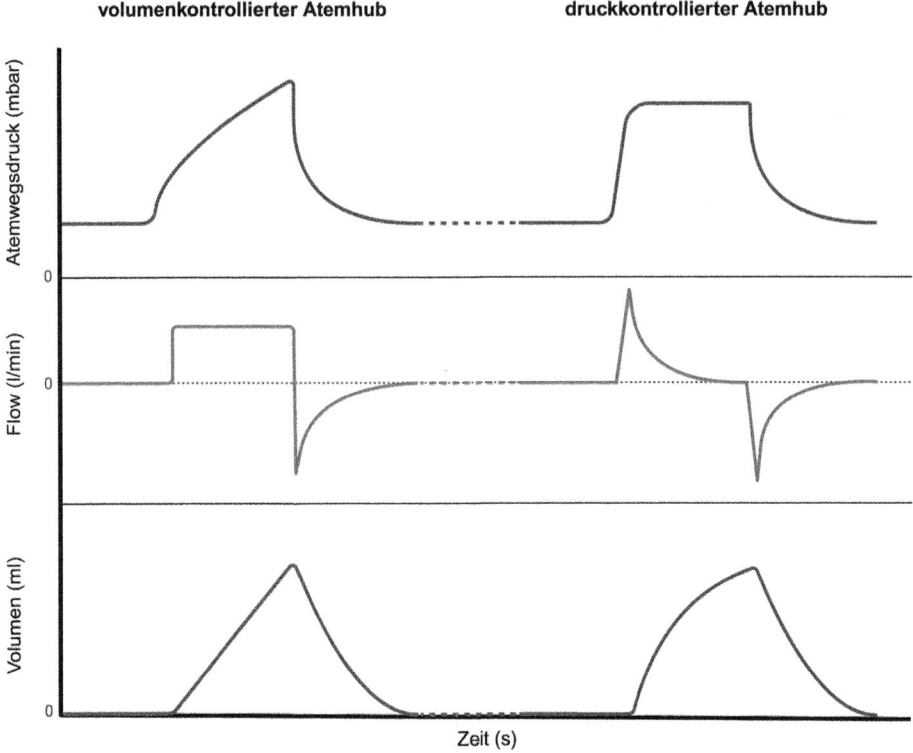

◘ Abb. 4.3 Volumen- und druckkontrollierter Atemhub. Beim volumenkontrollierten Atemhub mit konstantem Flow resultiert ein Druckanstieg zum Ende der Inspiration (P_{peak}). Beim druckkontrollierten Atemhub mit konstantem Inspirationsdruck resultiert ein dezelerierender Flow. (Erstellt mit BioRender.com)

◘ Tab. 4.1 Gegenüberstellung von druck- und volumenkontrollierter Beatmung

	Volumenkontrollierte Beatmung (VCV)	Druckkontrollierte Beatmung (PCV)
Kontrollvariable	Atemhubvolumen (V_T)	Inspirationsdruck (P_{insp})
Flow	Konstant (dezelerierender Flow bei modernen Respiratoren möglich)	Dezelerierend
Vorteile	Konstantes Atemminutenvolumen (AMV) Einfache Bedienung	Lungenprotektiv Verbesserte Rekrutierung Höherer Komfort
Nachteile	Pendelluft, geringere Lungenprotektion Höhere Spitzendrücke	AMV abhängig von Atemmechanik
Hauptindikationen	Notfallbeatmung Intraoperative Beatmung	Längere Beatmungszeit ARDS, kranke Lunge

- Vorteil der VCV: Konstante Ventilation auch bei Veränderung der Atemmechanik gewährleistet. In der Anwendung einfacher und ideal zur Notfallventilation (bspw. Reanimationssituation).
- Nachteile der VCV: Inhomogene Belüftung der erkrankten Lunge mit Überblähung der gesunden Anteile und Entstehung von Pendelluft (s. ▶ Abschn. 4.6.1). Bei Verschlechterung der Atemmechanik → Zunahme des Beatmungsdrucks, Barotrauma.

4.3.2 Triggervariablen

- Die Triggervariable bestimmt den Beginn der Inspirationsphase. Diese kann maschinell
  - Zeit-Triggerung: Auslösung nach vorgegebener AF
- oder patientengetriggert sein:
  - Flow-Triggerung: Auslösung, wenn der/die Patient*in durch Inspiration einen eingestellten Flow (z. B. 2 l/min) aus dem Respirator ableitet
    - Vorteile: geringe Anstrengung notwendig. Frühe Triggerung, dadurch wird keine Atemarbeit „verschenkt". Mehr Komfort, weniger Dyssynchronie. Flow-Triggerung daher gängiger als Druck-Triggerung
    - Nachteile: Autotriggerung bspw. durch Leckage oder Kondenswasser im Schlauchsystem möglich
  - Druck-Triggerung: Auslösung, wenn der/die Patient*in durch Inspiration eine voreingestellte Druckabsenkung unter das PEEP-Niveau (z. B. −1 mbar) bewirkt
    - Vorteile: weniger Autotriggerung als Flow-Trigger
    - Nachteile: mehr Atemarbeit erforderlich. Spätere Triggerung, mehr Dyssynchronie (ineffektives Triggern)

4.3.3 Zielvariablen

- Zielvariablen, auch Begrenzungsvariablen benannt, schränken eine bestimmte Variable während der Inspirationsphase ein. Es können Flow-, Druck- und Volumengrenzen eingestellt werden: z. B. volumenkontrolliert, druckbegrenzt.

4.3.4 Zyklusvariablen

- Die Zyklusvariable beendet die Inspirationsphase (sog. Steuerung).
- Mandatorische Atemhübe sind zeitgesteuert: Jeder Atemhub, egal ob maschinell oder patientengetriggert, hat dieselbe vorgegebene Inspirationszeit (T_{insp}).
- Alternativ kann Flow- oder druckgesteuert werden, d. h., der/die Patient*in bestimmt die Inspirationsdauer. Typischerweise Flow-Steuerung: Der Atemhub wird bei Abfall des Flows auf bspw. < 25 % des maximalen Inspirationsflows beendet.
- Druckunterstützung (PS): Patientengetriggert und -gesteuert.

4.3.5 PEEP

- Über ein PEEP-Ventil wird die Exspiration auf einen supraatmosphärischen Druck begrenzt
- Ein PEEP wird im Prinzip bei jedem Beatmungsmodus eingestellt. Er verhindert einen Abfall unter den unteren Inflexionspunkt der Druck-Volumen-Kurve und somit einen Alveolarkollaps. Dies hat folgende günstige Auswirkungen:
  - Vermeidung einer Derekrutierung (erneuter Kollaps zuvor durch Beatmung eröffneter Atelektasen)
  - Vermeidung eines Atelektraumas (▶ Abschn. 4.5.3)
  - Erhöhung des mittleren Atemwegsdrucks: Vergrößerung der Gasaustauschfläche und verbesserte Oxygenierung

4.3.6 FiO_2

- Üblicherweise wird eine mechanische Beatmung mit einer FiO_2 von 1,0 initiiert. Diese sollte anschließend rasch auf das niedrigste Niveau reduziert werden, das eine ausreichende Oxygenierung ermöglicht (▶ Abschn. 4.5.4).

4.4 Beatmungsmodi

- In Abhängigkeit vom patienteneigenen Anteil an der Atemarbeit lassen sie sich die gängigen Beatmungsmodi aufsteigend einordnen in:
  - Kontrollierte Beatmung (CMV)
  - Assistiert-kontrollierte Hybridformen (z. B. A/C, SIMV, „BIPAP", APRV)
  - Assistierte Spontanatmung (z. B. PSV, PPS)
  - Reine Spontanatmung ohne Druckunterstützung (CPAP)

4.4.1 Vollständig kontrollierte Beatmungsformen

- Kontrollierte Beatmung („continuous mandatory ventilation" = CMV) bedeutet, dass der/die Patient*in keinerlei Einfluss auf den Atemzyklus hat. Jeder Atemhub ist zeitgetriggert und -gesteuert. AF und I:E-Verhältnis sind fixiert eingestellt.
- Sie kann druckkontrolliert (CMV-PC) oder volumenkontrolliert (CMV-VC) sein.
- Eine vollständig kontrollierte Beatmung ohne Trigger-Möglichkeit erfordert eine tiefe Sedierung und führt verstärkt zu einer beatmungsinduzierten Zwerchfelldysfunktion (Levine et al. 2008). Sie sollte daher nicht längerfristig angewendet werden.

4.4.2 Assistiert-kontrollierte Beatmungsformen

- Assist/Control-Modus (A/C-PC bzw. A/C-VC): Es kann zeit- oder patientengetriggert werden. Jeder Atemhub, egal ob maschinell oder patientengetriggert ist

zeitgesteuert (= mandatorisch). Weitgehend kontrollierter Beatmungsmodus, es gelten die gleichen Limitationen wie für CMV (Levine et al. 2008).
  - Indiziert sind vollständig bzw. nahezu vollständig kontrollierte Modi wie A/C in Situationen, in denen eine schwere Gasaustauschstörung akut auszugleichen ist bzw. eine präzise Steuerung der Ventilation und eine Minimierung der Atemarbeit (Reduktion des Sauerstoffverbrauchs) erforderlich sind, bspw. Post-Reanimationssituation.
- Synchronisierte intermittierende mandatorische Ventilation (SIMV-PC bzw. SIMV-VC): Nach eingestellter AF werden mandatorische Hübe appliziert, diese können jedoch in einem zeitlichen Erwartungsfenster patientengetriggert werden (synchronisiert). In der maschinellen Exspirationsphase ist Spontanatmung (ggf. mit PS) möglich.
  - Theoretische Vorteile gegenüber A/C sind die Vermeidung von Breath-Stacking, die Möglichkeit einer graduellen Anpassung der Respiratorunterstützung mit Phasen der Entlastung bzw. der Belastung der Atemmuskulatur, in bestimmten Situationen verbessertes HZV durch niedrigere mittlere Atemwegsdrücke. Diese Vorteile sind nur bei niedriger eingestellter AF gegeben, da der Modus sonst einer CMV gleichkommt.
- Biphasic Positive Airway Pressure (je nach Hersteller unterschiedliche Bezeichnung, „BIPAP", „Bi-Level", „Bi-Vent" etc.): Das Beatmungsgerät wechselt druckkontrolliert zwischen einem hohen (P_{insp}) und niedrigen (PEEP) Druckniveau, primär zeitgetriggert und -gesteuert. In- und Exspiration werden dabei synchronisiert, d. h. können in einem Erwartungsfenster patientengetriggert werden. Hauptunterschied zur SIMV: ungehinderte Spontanatmung auf beiden Druckniveaus möglich. Spontanatmung auf unterem Druckniveau kann mit PS unterstützt werden.
  - BIPAP ermöglicht einen fließenden Übergang zwischen kontrollierter und druckunterstützter Atmung. Bei fehlendem Atemantrieb handelt es sich um einen rein kontrollierten Beatmungsmodus. Im Weaning-Prozess kann der maschinelle Anteil prozentual reduziert werden.
  - Vorteile: Durch ungehinderte Spontanatmung weniger Dyssynchronien, weniger ineffektive Atemanstrengung, verminderte Zwerchfelldysfunktion. Durch erhöhten Atemwegsmitteldruck verbesserte Rekrutierung und Oxygenierung.
- Airway Pressure Release Ventilation (APRV): BIPAP-Variante mit inversem I:E-Verhältnis (selten eingesetzt). Spontanatmung auf hohem CPAP-Niveau mit intermittierender, kurzer Druckentlastung auf ein unteres Druckniveau zur Verbesserung der Ventilation (CO_2-Elimination). Durch hohen Atemwegsmitteldruck verbesserte Rekrutierung, daher Stellenwert bei ARDS.

4.4.3 Assistierte Beatmungsmodi

- Pressure Support Ventilation (PSV): Spontanatem-Modus mit Druckunterstützung. Patientengetriggert und Flow-gesteuert. Wird eine inspiratorische Anstrengung erkannt (i. d. R. Flow-Triggerung) wechselt der Respiratordruck vom PEEP in den P_{insp} und bei Abfall des Inspirationsflusses (meist < 25 %) zurück auf PEEP-Niveau. Bei ausbleibender Atemanstrengung Wechsel in kontrollierten Modus (Apnoe-Ventilation).

- Effekt auf die Spontanatmung ist eine Verbesserung der alveolären Ventilation und dadurch eine Veränderung des Atempatterns (AF↓) und Entlastung der Atemmuskulatur.
- Vorteil gegenüber (assistiert-)kontrollierten Beatmungsformen: bessere Synchronisierung, verminderter Sedierungsbedarf, verminderte Zwerchfelldysfunktion.
- Möglicher Nachteil: zentrale Apnoen mit Schlaffragmentierung.
- Hauptanwendung ist im Weaning-Prozess, der durch Anwendung von PSV als Beatmungsmodus beschleunigt werden kann (Brochard et al. 1994).

- Proportionale Unterstützungsmodi (z. B. Proportional Pressure Support = PPS): die Höhe der Druckunterstützung ist proportional zur patienteneigenen Atemarbeit, bemessen am Flow und Atemzugvolumen. Eine geringe inspiratorische Bemühung wird schwach unterstützt, eine große stark.
  - Weiterentwicklungen umfassen bspw. die kontinuierliche Anpassung an die automatisch gemessene Resistance und Compliance oder an die Zwerchfellaktivität.
  - Vorteil: Vermeidung einer Überunterstützung, weniger Dyssynchronie, vermutlich vorteilhaft im Weaning (Kataoka et al. 2018).

4.5 Beatmungsinduzierte Lungenschäden

- Die Beatmung stellt durch Umkehr der Druckverhältnisse eine unphysiologische Situation dar, die Lungenschäden (Ventilator-induced Lung Injury = VILI) hervorrufen kann.

4.5.1 Volutrauma

- Bedeutendster VILI-Mechanismus ist eine alveoläre Hyperinflation. Diese führt zu einer erhöhten alveolären Wandspannung und über eine erhöhte alveolokapilläre Permeabilität, Freisetzung von Inflammationsmediatoren (sog. Biotrauma) und Surfactant-Verlust zur Entstehung eines Lungenödems und lokaler Entzündung. Entscheidend ist das endinspiratorische Lungenvolumen (Dreyfuss et al. 1988; Dreyfuss & Saumon, 1993).
- Ein V_t > 6 ml/kg Idealgewicht stellt ein Risiko für ein Volutrauma dar.
- Bei ARDS mit heterogener Lungenschädigung können bereits niedrigere V_t lokal zu einer relevanten Hyperinflation führen, da sich dieses nur auf die ventilierbaren Lungenareale verteilt („Baby Lung").

4.5.2 Barotrauma

- Unter Barotrauma versteht man eine Ruptur der Alveolarwand mit Folge eines Pneumothorax oder -mediastinums. Klinische Zeichen: plötzlich eintretende Beatmungsschwierigkeit, hämodynamische Verschlechterung, einseitig abgeschwächtes Atemgeräusch, Hautemphysem.

Beatmungstherapie

- Entscheidende Größe ist der transpulmonale Druck (Druckdifferenz zwischen Alveolardruck und Pleuradruck).
- Hohe Spitzendrücke unter VCV spiegeln den Druck in den Atemwegen wider und korrelieren nicht zwingend mit hohen Alveolardrücken. Vielmehr stellen hohe Plateaudrücke bzw. eine (lokale) Hyperinflation das wesentliche Risiko eines Barotraumas dar.
- Risikosituationen sind insbesondere obstruktive Ventilationsstörungen mit dynamischer Hyperinflation (s. PEEPi ▶ Abschn. 4.7.2) und lokale Überblähung gesunder Lungenanteile bei ARDS.

4.5.3 Atelektrauma

- Auch kleine Lungenvolumina können eine Lungenschädigung herbeiführen.
- Hypothese: wiederholtes Kollabieren und Eröffnen atelektatischer Alveolen durch Scherkraft in Druckbereichen unterhalb des unteren Inflexionspunktes. Der Mechanismus ist weniger gut belegt als der des Volutraumas (Martynowicz et al. 1999).
- Ein Abfall unter den unteren Inflexionspunkt kann durch PEEP verhindert werden. Das PEEP-Niveau hat jedoch multiple Auswirkungen (Hämodynamik, Spitzendrücke), sodass das optimale Niveau individuell festzulegen ist (Rubenfeld 2010)(▶ Abschn. 4.6.1 und 4.6.2).

4.5.4 Sauerstofftoxizität

- O_2-Supplementation ist lebensrettend, allerdings haben hohe O_2-Konzentrationen toxische Effekte, die mit Dauer und Höhe der FiO_2 zunehmen.
- Mechanismen sind u. a.: Absorptionsatelektase durch Stickstoffauswaschung, Störung der Surfactant-Funktion, Entstehung von Sauerstoffradikalen mit lokaler Inflammation und Begünstigung eines diffusen Alveolarschadens (Fisher et al. 1984). Eine bereits geschädigte Lunge (ARDS) ist für die toxischen Sauerstoffeffekte empfindlicher als eine gesunde (Singer et al. 1970).
- Eine liberale Sauerstoffgabe bietet keinen Vorteil. Im Gegenteil kann eine Hyperoxämie eine Hyperkapnie aggravieren, extrarespiratorische (u. a. kardio- und zerebrovaskuläre) Komplikationen bedingen und ist mit einer erhöhten Mortalität assoziiert (Martin et al. 2020).
- Ziel: möglichst rasche Reduktion auf die minimale FiO_2, die eine ausreichende Oxygenierung (i. d. R. PaO_2 > 60 mmHg) ermöglicht.
- Strategien:
  - Reduktion des Sauerstoffverbrauchs (Antipyrese, adäquate Analgesie und Sedation)
  - Optimierung der Beatmung (bester PEEP), Lagerungsmaßnahmen
  - Wenn hierdurch nicht erreichbar, ECMO erwägen

4.5.5 P-SILI

- Patient self-inflicted Lung Injury: durch hohen Spontanatemantrieb im druckunterstützten Modus entstehende Lungenschädigung
- Mechanismus: erhöhter transpulmonaler Druckgradient, Volutrauma, Atelektrauma
- Über die Messung des Okklusionsdrucks (P0,1, ▶ Abschn. 4.12.3) kann der Atemantrieb quantifiziert werden (P0,1 < −4 mbar ist mit P-SILI-Risiko assoziiert)
- Maßnahmen: Vermeidung einer Hyperkapnie, steile Rampe, verlängerte Exspirationszeit bei Double Triggering, Ultima Ratio: tiefere Sedation

4.6 Beatmungsprinzipien bei ARDS

4.6.1 Prinzipien der lungenprotektiven Beatmung

- Das Konzept der lungenprotektiven Beatmung rührt von der Erkenntnis, dass (insbesondere beim ARDS und dessen atemphysiologischen Besonderheiten) beatmungsinduzierte Schäden das Krankheitsbild aggravieren.
- Besonderheiten des ARDS:
    - Ausgedehnte Atelektasen, die das effektiv ventilierbare Lungenvolumen reduzieren („Baby Lung"): Risiko eines Volutraumas der gesunden Lungenareale.
    - Multi-Kompartiment-Modell: Alveolen mit niedriger Compliance füllen sich schneller als die mit hoher Compliance. Endinspiratorisch kommt es zum Druckausgleich (Pendelluft), was die gesunden Alveolen zusätzlich volumenbelastet.
    - Wiederholte Rekrutierung/Derekrutierung atelektatischer, rekrutierbarer Lungenareale: Risiko eines Atelektraumas.
- Daher hat sich als Beatmungsstrategie bei ARDS die lungenprotektive Beatmung durchgesetzt, deren Prinzipien maßgeblich auf den Studienprotokollen des ARDSNet fußen und als Ziel verfolgen: „low tidal volumes, high PEEP" (◘ Tab. 4.2 und 4.3) (Brower et al. 2000).
- Ideales Körpergewicht (IBW):

$$\text{Frauen}: \text{IBW} = 45,5 + 0,91 \times \left(\text{Körpergröße}(\text{cm}) - 152,4 \right) \ (\text{kg})$$
$$\text{Männer}: \text{IBW} = 50 + 0,91 \times \left(\text{Körpergröße}(\text{cm}) - 152,4 \right) \ (\text{kg})$$
(4.7)

- Bei der Einstellung des PEEP kann ◘ Tab. 4.3 als Orientierungshilfe dienen. Für eine höhere PEEP-Strategie konnte kein Zusatznutzen gezeigt werden (Brower et al. 2004).
- Permissive Hyperkapnie: Toleranz einer Hyperkapnie zugunsten der Lungenprotektion. Ein pH bis zu 7,2 kann toleriert werden.
- Studien zur Lungenprotektion haben zumeist VCV (im angloamerikanischen Raum verbreiteter) verwendet. Dennoch erscheint die PCV unter folgenden Überlegungen lungenprotektiver (Marini 2011): dezelerierender Flow mit homo-

Beatmungstherapie

Tab. 4.2 Zielparameter der lungenprotektiven Beatmung in Anlehnung an ARDSNet-Protokoll

Parameter	Ziel	Bemerkung
Tidalvolumen (V_t)	≤ 6 ml/kg Idealgewicht	Nach aktuellen Leitlinien sogar 4 ml/kg zu erwägen (Fan et al. 2017)
Plateaudruck (P_{plat}) bzw. Inspirationsdruck (P_{insp})	≤ 30 mbar	
Druckschere (ΔP)	≤ 15 mbar	P_{insp} – PEEP bzw. P_{plat} – PEEP
PEEP	≥ 5 mbar	Einstellung abhängig von FiO_2 (Tab. 4.3) und ggf. Best-PEEP-Manöver
FiO_2	< 0,6	Wenn nicht erreichbar, ggf. PEEP-Optimierung, Lagerungstherapie, Rekrutierungsmanöver, ECMO erwägen
pH	7,3–7,45	Ggf. permissive Hyperkapnie mit pH bis 7,2

Tab. 4.3 PEEP-Einstellung nach FiO_2, in Anlehnung an das ARDSNet-Protokoll (ALVEOLI-Studie)

FiO_2	0,3	0,4	0,5	0,6	0,7	0,8	0,9	1,0
PEEP	5	5–8	8–10	10	10–14	14	14–18	18–24

generer Verteilung während der Inspiration (Vermeidung von Pendelluft), zu jedem Zeitpunkt gleicher Druck im gesamten Alveolarsystem (Vermeidung von Druckspitzen in gesunden Alveolen), Drucklimitierung (bei Verschlechterung der Atemmechanik keine Zunahme des P_{insp}, Abfall des AMV kann i. S. einer permissiven Hyperkapnie u. U. toleriert werden), höherer Atemwegsmitteldruck (bessere Rekrutierung).

- Das Konzept der lungenprotektiven Beatmung wurde im Rahmen der ARDS-Therapie erarbeitet und untersucht. Die Grundprinzipien (insbesondere eine niedrige Druckschere) erscheinen jedoch auch bei Nicht-ARDS-Patient*innen rational und könnten das Outcome verbessern (Sutherasan et al. 2014; Robba et al. 2022; Douville et al. 2022). Je nach Grunderkrankungen müssen jedoch Auswirkungen einer lungenprotektiven Beatmung bspw. auf Hämodynamik, AMV, PEEPi beachtet werden.

4.6.2 Best-PEEP-Manöver

- Ein Ziel des PEEP ist es, die Beatmung im steilen Teil der Druck-Volumen-Kurve zu halten, also den PEEP oberhalb des unteren Inflexionspunktes zu wählen. PEEP-Effekt und optimales PEEP-Niveau können individuell stark variieren (Anteil der rekrutierbaren Lunge).

- Best-PEEP-Manöver: Ermittlung des minimalen PEEP, der einen exspiratorischen Abfall unter den unteren Inflexionspunkt verhindert.
- Dabei muss:
  - kontrolliert beatmet werden,
  - ohne patienteneigene Atembemühung (tiefe Sedierung),
  - statische Bedingungen vorhanden sein (endinspiratorische und -exspiratorische No-Flow-Phase, kein PEEPi).
- Beginnend mit bspw. 5 mbar wird der PEEP schrittweise gesteigert und jeweils die Compliance nach Formel 4.5 ($C = V_t/\Delta P$) berechnet.
- Wird der untere Inflexionspunkt überschritten, steigt die Compliance deutlich an. Steigt diese bei nachfolgender PEEP-Erhöhung nicht weiter an, befindet man sich auf dem steilen Teil der Druck-Volumen-Kurve.
- Der PEEP sollte so eingestellt werden, dass er knapp oberhalb des unteren Inflexionspunkts liegt.
- Analog kann durch schrittweise Anpassung des P_{insp} der obere Inflexionspunkt ermittelt werden.

4.6.3 Lagerungstherapie

- Rationale: Atelektasen entstehen bei Negativierung des transpulmonalen Drucks ($P_{alv} - P_{ple}$). Der intrapleurale Druck ist basal am höchsten. Zudem lastet v. a. bei „schwerem" Lungengewebe (Lungenödem, ARDS) der hydrostatische Druck auf den basalen Lungenanteilen → Folgen: Atelektase, Shunt, Hypoxämie.
- Durch Bauchlage: Rekrutierung der basalen Atelektasen, homogene Ventilation der Lunge (Verbesserung des $\dot{V}/\dot{Q}$-Mismatches). Lungenprotektion durch verminderte ventrale Hyperinflation (Fixierung der Thoraxwand).
- Bauchlage kann eine Verbesserung der Oxygenierung (PaO_2/FiO_2) bewirken (Guérin et al. 2004). Nur bei schwerem hypoxämischem Versagen (PaO_2/FiO_2 < 100–150 mmHg) konnte auch ein Mortalitätsbenefit gezeigt werden (Guérin et al. 2013; Sud et al. 2010).
- Der Effekt hängt vom rekrutierbaren Lungenvolumen ab und ist somit in der ARDS-Frühphase am höchsten.
- Bauchlage sollte bei ARDS und PaO_2/FiO_2 < 150 mmHg, insbesondere bei dorsobasalen Konsolidierungen erwogen werden (Deutsche Gesellschaft für Anästhesiologie und Intensivmedizin 2023). Sie sollte idealerweise über 16 h und (bei einem Ansprechen) an mehreren Tagen hintereinander durchgeführt werden.
- Der Erfolg wird üblicherweise durch einen Anstieg des PaO_2/FiO_2 um 20 % definiert.
- Kontraindikationen: unkontrollierter Schock, Herzrhythmusstörungen, erhöhter Hirndruck, offenes Abdomen, stabilitätsgefährdende Wirbelsäulenfrakturen.
- Risiken: Dislokation von Tubus, Drainagen, Kathetern, Verschlechterung des Gasaustauschs, der Hämodynamik, Druckstellen, Erbrechen.
- Alternativ ist (bei seitenbetonten radiologischen Veränderungen) eine 90°- oder 135°-Lagerung auf die gesunde Seite möglich („good lung down").
- Die Lagerungstherapie sollte beendet werden: bei anhaltender Verbesserung des Gasaustauschs in Rückenlage bzw. bei ausbleibendem Erfolg trotz wiederholter Bauchlagezyklen.

4.6.4 Rekrutierungsmanöver

- Prinzip des Open-Lung-Konzepts nach Burkhard Lachmann („open up the lung and keep the lung open") (Lachmann 1992): Die inspiratorische Druck-Volumen-Kurve ist gegen die exspiratorische nach rechts verschoben. Der Alveolaröffnungsdruck liegt deutlich über dem Alveolarverschlussdruck (einen leeren Luftballon aufzublasen erfordert mehr Druck, als diesen offenzuhalten). Öffnen von Atelektasen kann hohe Drücke (z. B. 50 mbar) erfordern. Um diese anschließend offenzuhalten, reicht ein PEEP (z. B. 10 mbar).
- Verschiedene Rekrutierungsmanöver können durchgeführt werden (üblicherweise unter PCV):
  - Kontinuierliche Applikation eines hohen Druckniveaus (z. B. 40 mbar über 40 s), sog. „sustained inflation".
  - Beatmung mit hohem PEEP (z. B. 20–25 mbar) und hoher ΔP (z. B. 25–30 mbar) über 1–2 min. Auch eine inkrementelle Druckerhöhung ist möglich. (Vorteil gegenüber „sustained inflation": Atemwegsmitteldruck geringer, dadurch weniger hämodynamische Auswirkung).
- Nach Rekrutierungsmanöver muss eine erneute PEEP-Titration (▶ Abschn. 4.6.2) erfolgen (dekremental, zur Vermeidung einer Derekrutierung).
- Rekrutierungsmanöver bergen zahlreiche Risiken, allen voran hämodynamisch (Kompromittierung des venösen Rückflusses, Rechtsherzbelastung), erhöhter Vagotonus (Bradykardie), Volutrauma/Barotrauma, Hirndruckerhöhung.
- Sie sind daher umstritten und sollten nicht als Routinemaßnahme durchgeführt werden (Guérin et al. 2011). Vielmehr handelt es sich um eine Rescue-Maßnahme, nach Ausschöpfung o. g. Strategien (lungenprotektive Beatmung, PEEP-Optimierung, Lagerungstherapie).
- Beachtet werden muss, dass nur rekrutierbare Lunge rekrutiert werden kann. Das heißt, in Spätphasen des ARDS, insbesondere bei Pneumonie ist ein geringer Effekt zu erwarten.
- Kontraindikationen: unkontrollierter Schock, Hypovolämie, Pneumothorax bzw. Risikokonstellation (bullöses Emphysem), erhöhter Hirndruck.

4.7 Beatmungsprinzipien bei obstruktiven Ventilationsstörungen

4.7.1 Pathophysiologische Grundlagen

- Während bei ARDS die niedrige Compliance das entscheidende Beatmungshindernis ist, muss bei obstruktiven Ventilationsstörungen eine erhöhte Resistance überwunden werden.
- Die exspiratorische Resistance ist (insbesondere bei COPD) höher als die inspiratorische, aufgrund der exspiratorischen Verengung der kleinen, knorpelfreien Atemwege.

- Folgen:
    - Verlängerte Exspirationszeit erforderlich. Reicht das I:E-Verhältnis nicht für eine vollständige Exspiration, kommt es zu sog. dynamischer Überblähung:
        - Verschiebung der Atemmittellage in den oberen, flachen Teil der Druck-Volumen-Kurve → „Pseudorestriktion", verminderte Compliance
        - Gestörte Atemmechanik durch Zwerchfellabflachung. Vermehrte Atemarbeit für geringere Ventilation → erhöhte Atemmuskellast, atemmuskuläre Erschöpfung, Zwerchfelldysfunktion, alveoläre Hypoventilation
        - Erhöhte RV-Nachlast, verminderter Rückfluss zum LV → Rechtsherzbelastung, vermindertes HZV
        - Alveoläre Überblähung → Volutrauma, Barotrauma, Bullaruptur
- Beatmungsziele bei obstruktiven Ventilationsstörungen: Entlastung der Atemmuskulatur, Ausgleich der respiratorischen Azidose und Hypoxämie, Vermeidung einer dynamischen Überblähung.
- Häufig können Patient*innen mit obstruktiven Ventilationsstörungen primär nicht-invasiv beatmet werden (▶ Abschn. 4.11).

4.7.2 Intrinsischer PEEP

- Fließt endexspiratorisch kein Atemgas, kommt es zum Druckausgleich zwischen Atemwegen und Respirator (P_{aw} = PEEP).
- Herrscht durch unzureichende Exspirationszeit endexspiratorisch noch ein Flow, so besteht in den distalen Atemwegen ein positiver Druck. Dieser wird intrinsischer PEEP (PEEPi, auch okkulter PEEP oder Auto-PEEP) genannt.
- Der PEEPi ist am Beatmungsgerät indirekt zu erkennen durch eine fehlende endexspiratorische Rückkehr der Flow-Kurve auf die Nulllinie.
- Zur Messung des PEEPi muss eine endexspiratorische Okklusion des Ausatemventils durchgeführt werden. Dabei kommt es zum Druckausgleich zwischen peripheren und zentralen Atemwegen. In der Druckkurve zeigt sich ein Druckanstieg über den eingestellten PEEP, der dem PEEPi entspricht (◘ Abb. 4.4).
- Folgen eines PEEPi:
    - Dynamische Überblähung
    - Erhöhtes Risiko für Barotrauma/Volutrauma
    - Erhöhter intrathorakaler Druck, ggf. hämodynamische Beeinträchtigung
    - Vermehrte Atemarbeit zur Triggerung notwendig (zunächst muss der/die Patient*in die Differenz PEEPi − PEEP überwinden, bevor ein Flow generiert wird)
- Maßnahmen:
    - Verlängerung der Exspirationszeit: (assistiert-)kontrolliert: über I:E (1:2 → 1:3 bis 1:4) bzw. T_{insp} und AF (kürzere Inspirationszeit, geringere Frequenz). PSV: Vermeidung von Überunterstützung (größeres V_t = längere Exspiration erforderlich), Erhöhung der Zyklusschwelle, steile Rampe
    - Applikation eines moderaten PEEP:
        - Rationale: Verringerung des Atemwegskollaps durch Übersteigung des Atemwegsverschlussdrucks

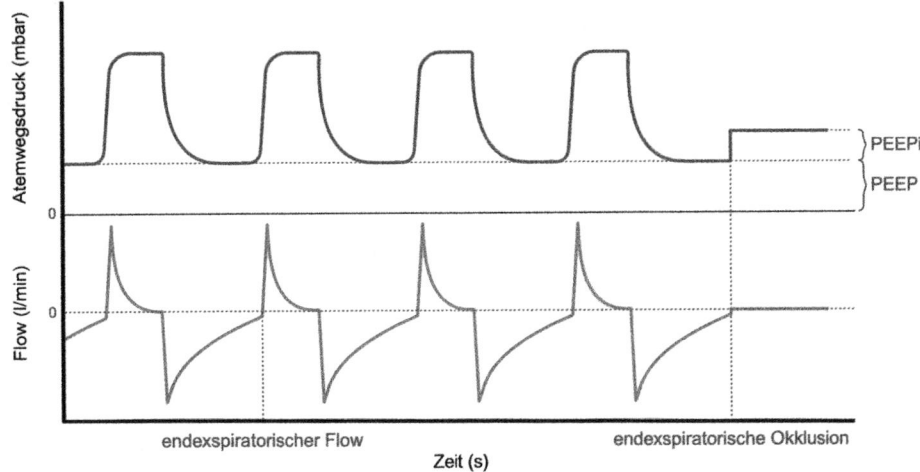

Abb. 4.4 Intrinsischer PEEP. Erkennbar ist die fehlende Rückkehr des exspiratorischen Flows auf null. Wird ein endexspiratorisches Okklusionsmanöver durchgeführt, steigt der Atemwegsdruck an. Die Differenz zum eingestellten PEEP entspricht dem PEEPi. (Erstellt mit BioRender.com)

- Cave: Der PEEP sollte geringer als der PEEPi sein (ca. 2/3–3/4 des PEEPi), um einen exspiratorischen Druckgradienten zu gewähren. Ein höherer PEEP führt zu einer Aggravation der Überblähung (Ranieri et al. 1993). Solange der PEEP < PEEPi ist, trägt er nicht zur Überblähung bei.
- PEEP erleichtert die Triggerung (inspiratorische Drucknegativierung zur Generierung eines Flows nur unter PEEP-Niveau), dadurch weniger ineffektive Atembemühung (▶ Abschn. 4.8.1)
- Ursachenbehandlung (antiobstruktiv, Sekretmanagement)

4.7.3 Beatmungsstrategie bei obstruktiven Ventilationsstörungen

- Wenn möglich nicht-invasiv (▶ Abschn. 4.11).
- Phasen weitgehend kontrollierter Beatmung (z. B. BIPAP): Entlastung der Atemmuskulatur.
- Rasche Steigerung des P_{insp} in Anlehnung an das Konzept der „High-Intensity-NPPV", das in der chronischen Beatmung bei COPD etabliert und auch im Akutsetting vorteilhaft ist (Hedsund et al. 2022; Davidson et al. 2016). Ziel: rasche Besserung der Azidose.
- Start mit moderatem PEEP (z. B. 4–6 mbar), ggf. Anpassung an PEEPi. PEEP sollte PEEPi nicht übersteigen.
- Niedrige AF (z. B. 10–12/min), I:E-Verhältnis mit langer Exspirationszeit (z. B. 1:3–1:4). Zeitgesteuert: kurze T_{insp}; Flow-gesteuert: erhöhte Cycling-Schwelle (z. B. 40 % des Spitzenflusses statt klassisch 25 %).
- Wichtig ist eine steile inspiratorische Rampe (0,1–0,2 s), dadurch verringerte Atemarbeit, verkürzte Inspirationsdauer, erhöhter Komfort bei „Lufthunger". Mit turbinengetriebenen Respiratoren (Heimbeatmungsgeräte, manche Trans-

portrespiratoren) ist eine steilere Rampe (höherer Maximalflow) erreichbar als mit druckluftgetriebenen Intensivrespiratoren.
- Insgesamt unterscheidet sich v. a. im Akutsetting die Beatmung bei obstruktiven Atemwegserkrankungen (Lunge chronisch vorgeschädigt) von denen der lungenprotektiven Beatmung beim ARDS (Lunge akut geschädigt).

4.8 Patienten-Respirator-Dyssynchronie

4.8.1 Trigger-Dyssynchronie

- **Ineffektive Triggerung**: Einatembemühung löst keinen Atemhub aus
  - Ursachen: meistens durch PEEPi (▶ Abschn. 4.7.1), seltener zu hohe Triggerschwelle
  - Zeichen: Atembemühung (z. B. suprasternale Einziehung) oder negative Inflexion der Flow-Kurve, nicht gefolgt von einem Atemhub (◘ Abb. 4.5).

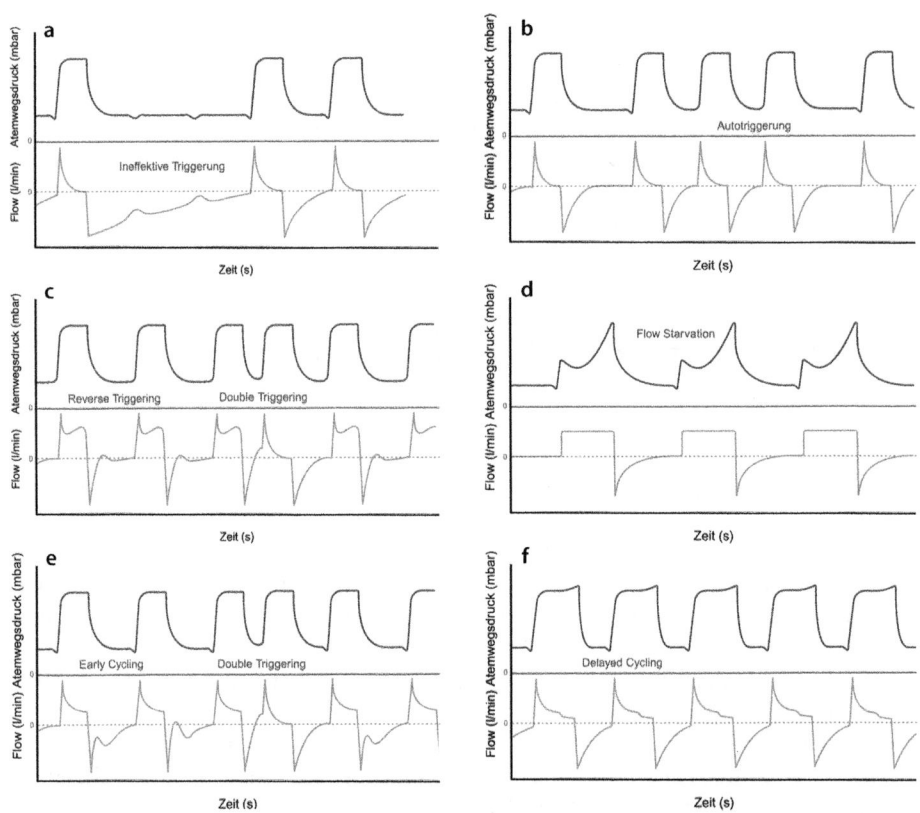

◘ **Abb. 4.5** Patienten-Respirator-Dyssynchronien. **a** ineffektive Triggerung, **b** Autotriggerung, **c** Reverse Triggering, welches Double Triggering bewirkt, **d** Flow Starvation, **e** Early Cycling, welches Double Triggering bewirkt, **f** Delayed Cycling. (Erstellt mit BioRender.com)

- Folgen: erhöhte Atemarbeit. Assoziation mit verlängerter Beatmungsdauer, schlechterem Weaning-Outcome (Chao et al. 1997)
  - Maßnahme: Maßnahmen zur Reduktion des PEEPi (▶ Abschn. 4.7.1). Erst dann ggf. sensiblere Triggerschwelle einstellen
- **Autotriggerung**: Atemhub wird ausgelöst, obwohl keine Patientenbemühung vorhanden
  - Ursachen: Leckage, Sekret/Kondenswasser im Schlauchsystem, niedrige Triggerschwelle, Herzaktion als Inspiration verkannt
  - Zeichen: gehäufte Atemhübe ohne Zeichen einer Atembemühung
  - Folgen: Hyperventilation, Überblähung
  - Maßnahmen: Ursachenbehebung, ggf. höhere Triggerschwelle, ggf. Wechsel der Triggermodalität (Druck/Flow)
- *Double Triggering*: Einatembemühung nach Beendigung des maschinellen Atemhubs noch nicht beendet, dadurch unmittelbare Triggerung eines weiteren maschinellen Hubs
  - Ursachen: Hoher Atemantrieb, Early Cycling (▶ Abschn. 4.8.3), Reverse Triggering (▶ Abschn. 4.8.2)
  - Zeichen: Rasche Atemhubfolge ohne Exspiration
  - Folgen: Breath Stacking, Überblähung, Baro-/Volutrauma
  - Maßnahmen: Ursachenbehebung (▶ Abschn. 4.8.2 und 4.8.3)

4.8.2 Dyssynchronien der Flow-Phase

- Reverse Triggering: Inspirationsbemühung durch maschinellen Atemhub induziert (Murray et al. 2022)
  - Ursachen: Mechanismus unklar. Häufig bei tiefer Sedierung
  - Zeichen: Unter PCV endinspiratorisch zweiter Flow-Anstieg (patienteneigene Inspiration), ggf. Fortsetzung auf frühexspiratorische Phase
  - Folgen: erhöhte V_t, Double Triggering (s. ▶ Abschn. 4.8.1)
  - Maßnahmen: Anpassung AF an Spontan-AF, wenn möglich Support-Modus. Reduktion der Sedation, Vertiefung oft kontraproduktiv. Relaxierung nur als Rescue-Maßnahme
- Flow Starvation: v. a. im A/C-VC-Modus: eingestellter Flow geringer als patienteneigener Flowbedarf
  - Ursachen: hoher Atemantrieb, niedriger Flow
  - Zeichen: inspiratorische Druckkurve konkav, sichtbare Atembemühung
  - Folgen: muskuläre Erschöpfung, erhöhter transpulmonaler Druck (Risiko Barotrauma)
  - Maßnahmen: höhere Flow-Einstellung, Wechsel in druckkontrollierten Modus

4.8.3 Cycling-Dyssynchronien

- *Early Cycling*: Maschineller Atemhub vor inspiratorischer Atembemühung beendet
  - Ursachen: in zeitgesteuerten Modi (z. B. A/C): T_{insp} zu kurz. Im Support-Modus: Zyklusvariable zu empfindlich. V_t zu niedrig für Patientenbedarf

- Zeichen: positiver Ausschlag der frühexspiratorischen Flow-Kurve. Sichtliche Atembemühung
- Folgen: erhöhte Atemarbeit. Risiko für Double Triggering (▶ Abschn. 4.8.1)
- Maßnahmen: bei Zeitsteuerung Verlängerung T_{insp}, im Support-Modus Senkung der *Cycling*-Schwelle (z. B. von klassisch 25 % auf 10 %); ggf. Erhöhung des V_t

- **Delayed Cycling**: Maschineller Atemhub länger als inspiratorische Atembemühung, aktive Exspiration gegen Respirator
    - Ursachen: im Support-Modus insbesondere bei obstruktiven Ventilationsstörungen langsamer Flow-Abfall durch hohe Resistance, dadurch spätes Erreichen der Cycling-Schwelle, im zeitgesteuerten Modus (z. B. A/C): T_{insp} zu lang
    - Zeichen: Sichtbare Exspirationsbemühung. „Stufe" der Flow-Kurve, ggf. endinspiratorische Druckspitze
    - Folgen: erhöhte Atemarbeit, verkürzte effektive Exspirationszeit, Risiko für PEEPi
    - Maßnahmen: Reduktion der Druckunterstützung, ggf. Erhöhung der Zyklusschwelle (z. B. von klassisch 25 % auf 40 %) bzw. Verkürzung T_{insp}

4.9 Kardiozirkulatorische Auswirkungen der Beatmung

4.9.1 Vorlast

- Bei Spontanatmung fördert der intrathorakale Unterdruck inspiratorisch den venösen Rückstrom (vorlaststeigernd).
- Bei Überdruckbeatmung führt der intrathorakale Überdruck zu einer Abnahme des venösen Rückstroms (vorlastsenkend). Gleichzeitig geringere diastolische Füllung durch Ventrikelkompression (vorlastsenkend).
- Gemäß Frank-Starling-Mechanismus führt eine Abnahme der Vorlast zu einer Abnahme des Schlagvolumens. Bei deutlich erhöhter Vorlast (Überdehnung) erhöht eine Abnahme hingegen das Schlagvolumen.
- Im linken, steilen Teil der Kurve (Hypovolämie) wirkt sich die Vorlastsenkung ausgeprägt negativ auf das Schlagvolumen und somit das HZV aus. Je weiter rechts in der Kurve (Hypervolämie), umso weniger fällt der negative Effekt einer Vorlastsenkung durch Überdruckbeatmung auf das Schlagvolumen ins Gewicht (bei schwerer Hypervolämie sogar HZV-steigernd).

4.9.2 Linksventrikuläre Nachlast

- Unter Überdruckbeatmung verringert sich durch Zunahme des intrathorakalen Drucks der kardiale transmurale Druck. Es entsteht zudem ein Druckgefälle zwischen thorakaler Aorta und extrathorakalem arteriellen System (nachlastsenkend).

- Beim gesunden Herz wirken sich Nachlastschwankungen gering, beim insuffizienten Herzen stark auf das Schlagvolumen aus.
- Fazit: Bei hoher Pumpleistung und Hypovolämie (z. B. Sepsis) überwiegen die vorlastsenkenden Effekte der Beatmung: Reduktion des HZV. Bei schwacher Pumpleistung und Hypervolämie überwiegen die nachlastsenkenden Effekte: Zunahme des HZV.

4.9.3 Rechtsventrikuläre Nachlast

- Der Effekt der Überdruckbeatmung auf die rechtsventrikuläre Nachlast variiert je nach Situation.
- Einerseits Reduktion der hypoxischen pulmonalen Vasokonstriktion durch Rekrutierung (Nachlastsenkung).
- Anstieg des Alveolardrucks über den pulmonalvenösen bzw. den pulmonalarteriellen Druck erhöht den pulmonalvaskulären Widerstand (Nachlasterhöhung). Cave: hohe Beatmungsdrücke, Hyperinflation, PEEPi.

4.9.4 Besondere Situationen

- Intubation: Beatmungsbedingte Abnahme des HZV kann durch endogene Katecholaminproduktion kompensiert werden. Dieser Mechanismus wird durch Narkoseinduktion gehindert und erhöht das Risiko für hämodynamische Instabilität. Hier ist auf einen suffizienten Volumenstatus zu achten.
- Beatmung bei pulmonaler Hypertonie/Rechtsherzbelastung: möglichst geringe Beatmungsdrücke. HFNC/NPPV bevorzugen. Intubation nur als Ultima Ratio, ggf. fiberoptische Wachintubation erwägen (Dekompensationsrisiko durch Narkoseeinleitung).
- Weaning/Extubation: Der Übergang von mechanischer Beatmung zu Spontanatmung geht mit einer akuten Vorlasterhöhung einher (Cave: Lungenödem). Eine Hypervolämie sollte vermieden werden.

4.10 Komplikationen der maschinellen Beatmung

4.10.1 Beatmungsinduzierte Zwerchfelldysfunktion

- Unter kontrollierter Beatmung kommt es bereits nach kurzer Zeit zu einer Atrophie der Zwerchfellmuskulatur (Jaber et al. 2011)
- Führende Mechanismen (Peñuelas et al. 2019):
  - Mechanisch: Inaktivität, Faserverkürzung durch höheres endexspiratorisches Volumen (PEEP)
  - Inflammation: erhöhte Proteolyse und verminderte Proteinsynthese
  - Medikamente: insbesondere Muskelrelaxanzien

- Folgen: Atemmuskelschwäche, prolongiertes Weaning
- Prävention: Vermeidung rein kontrollierter Beatmung zugunsten assistiert-kontrollierter Modi. Möglichst frühzeitig Phasen assistierter Spontanatmung

4.10.2 Ventilator-assoziierte Pneumonie

- Definition: Pneumonie, die frühestens 48 h nach Beginn einer mechanischen Beatmung auftritt (Torres et al. 2017)
- Die Ventilator-assoziierte Pneumonie (VAP) stellt mit bis zu 1/3 die häufigste nosokomiale Infektion bei beatmeten Intensivpatient*innen dar (Chastre und Fagon 2002)
- Pathogenese: Besiedlung des Oropharynx mit pathogenen Keimen. Translokation in die unteren Atemwege während Intubation oder durch Mikroaspiration entlang des Cuffs
- Hinweise: Fieber, purulentes Trachealsekret, steigender Sauerstoffbedarf, Leukozytose/-penie, erhöhte Entzündungsparameter, Infiltrate
- Wenn möglich, sollte vor Beginn einer antibiotischen Therapie respiratorisches Material zur Kultur gewonnen werden. Der Stellenwert der bronchoalveolären Lavage (BAL) gegenüber der endotrachealen Aspiration bleibt umstritten. Die BAL in Verbindung mit einer quantitativen Kultur hat vermutlich das beste Verhältnis aus Spezifität und Sensitivität (Fernando et al. 2020). Bei stabilen Patient*innen erscheint eine Bronchoskopie demnach sinnvoll (Torres et al. 2017). Bei Instabilität kann bspw. eine „Mini-BAL" über einen Katheter, alternativ endotracheale Aspiration erfolgen
- Grenzwerte (Infektion vs. Kolonisation): $\geq 10^4$ KBE/ml (BAL), $\geq 10^5$ KBE/ml (Trachealsekret) (Deutsche Gesellschaft für Pneumologie und Beatmungsmedizin o. J.)
- Häufigste nachgewiesenen Keime: gramnegativ (Pseudomonas aeruginosa, Enterobacterales, Haemophilus influenzae, Acinetobacter Baumanii); grampositiv: Staphylococcus aureus (Chastre und Fagon 2002)
- ◘ Tab. 4.4 fasst die Empfehlungen zur initialen empirischen Therapie unter Berücksichtigung des Resistenz- und Pseudomonasrisikos zusammen (Deutsche Gesellschaft für Pneumologie und Beatmungsmedizin o. J.)
- Eine präventive antibiotische Therapie der VAP wird kontrovers diskutiert. Neue Studienergebnisse legen eine Reduktion der VAP-Inzidenz und hierdurch eine insgesamt geringere kumulative Antibiotika-Anwendung, Beatmungsdauer und Mortalität bei zerebraler Grunderkrankung nahe (Dahyot-Fizelier et al. 2024)

Tab. 4.4 Risikofaktoren für multiresistente Erreger bzw. Pseudomonas und initiale empirische Therapie der VAP

Risikofaktoren für multiresistente Erreger oder Pseudomonas aeruginosa

- Antibiotische Vortherapie (innerhalb ≤ 30 Tagen)
- Late-onset-Pneumonie (≥ 5 Tage nach Hospitalisierung)
- Bekannte Kolonisation mit Pseudomonas/multiresistenten Keimen
- Kontakt zum Gesundheitswesen in einem Hochprävalenzland (vor ≤ 12 Monaten)
- Septischer Schock
- ARDS
- Bronchiektasen, COPD GOLD IV (spez. Pseudomonas-Risiko)

Empirische Therapie

Keine Risikofaktoren	Risikofaktoren	V. a. MRSA
Ampicillin/Sulbactam oder Ceftriaxon bzw. Cefotaxim oder Levofloxacin bzw. Moxifloxacin	Piperacillin/Tazobactam oder Cefepim oder Meropenem *Bei septischem Schock* + Aminoglykosid oder + Fluorochinolon	+ Vancomycin oder + Linezolid

4.11 Nicht-invasive Beatmung

4.11.1 Indikationen

- Die nicht-invasive Beatmung (Non-Invasive Positive Pressure Ventilation = NPPV) hat sich als Alternative zur invasiven Beatmung in vielen Situationen durchgesetzt. Dazu gehören in der Akutbeatmung primär:
    - Akute ventilatorische (hyperkapnische) Insuffizienz
        - Akut exazerbierte COPD (AECOPD)
        - Akut exazerbiertes Asthma
        - Extrapulmonale Restriktion: Obesitas-Hypoventilationssyndrom, Kyphoskoliose, neuromuskuläre Erkrankungen
    - Kardiales Lungenödem
- Die größte Evidenz liegt für die AECOPD und das kardiale Lungenödem vor.
- Prinzipiell kann bei Fehlen von Kontraindikationen die NPPV bei den meisten Formen der akuten respiratorischen Insuffizienz zum Einsatz kommen.
- Zur Präoxygenierung vor Intubation im Akutsetting ist die NPPV der reinen Sauerstoffgabe überlegen (Gibbs et al. 2024).

4.11.2 Kontraindikationen

- Absolute Kontraindikationen (Westhoff et al. o J.):
  - Fehlende Spontanatmung/Schnappatmung
  - Atemwegsverlegung, hochgradige obere Atemwegsstenosen
  - Gastrointestinale Blutung, Ileus, aktives Erbrechen
  - Nicht-hyperkapnisch bedingtes Koma
- Relative Kontraindikationen (Westhoff et al. o. J.):
  - Hyperkapnisch bedingtes Koma (engmaschige klinische Überwachung unter NPPV, bei fehlender Besserung der Vigilanz: Intubation)
  - Massiver Sekretverhalt
  - Schwere Gasaustauschstörung
  - Hämodynamische Instabilität
  - Unkooperative*r Patient*in
  - Postoperativ nach oberen gastrointestinalen Operationen

4.11.3 Vor- und Nachteile gegenüber invasiver Beatmung

- Vorteile:
  - Vigilanz erhalten, keine (oder milde) Sedierung erforderlich
  - Essen, Trinken, Sprechen möglich
  - Hustenstoß, natürliche Atemluftbefeuchtung erhalten
  - Intermittierende Anwendung möglich
  - Geringeres Pneumonierisiko
  - Kein Risiko für Intubationsschäden
- Nachteile:
  - Kein Aspirationsschutz
  - Größeres Totraumvolumen
  - Druckstellen
  - Leckage
  - Aerophagie

4.11.4 NPPV bei AECOPD

- NPPV senkt bei AECOPD Intubationsrate und Mortalität (Lightowler et al. 2003)
- Indikation: respiratorische Azidose (pH < 7,35)
- Grundeinstellungen:
  - Modus: initial möglichst kontrollierte Beatmung (z. B. BIPAP, A/C), zur Entlastung der Atemmuskulatur, alternativ PSV
  - Moderater PEEP (4–6 mbar)
  - P_{insp}: Start bspw. mit 20–25 mbar. Anpassung nach V_t/pH
  - AF knapp über Spontan-AF, I:E 1:3–1:4

- Steile Rampe. Turbinenbetriebene Respiratoren bieten gegenüber klassischen druckluftbetriebenen Intensivrespiratoren den Vorteil eines höheren maximalen Flows: verringerte Atemarbeit
- Während NPPV-Pausen: HFNC
- Effekte:
    - Verminderung der Atemarbeit
    - Verbesserung der alveolären Ventilation
    - Verminderung des PEEPi (durch PEEP) und der Überblähung
- Erfolgskriterien:
    - Klinisch:
        - Abnahme der AF
        - Besserung der Vigilanz
        - Besserung der Dyspnoe
    - Gasaustauschparameter:
        - Normalisierung des pH
        - Abfall des P_aCO_2 (initial keine Normalisierung anstreben: Gefahr der Alkalose)
        - Anstieg der S_pO_2
- Oben genannte Erfolgskriterien sollten engmaschig überprüft werden und innerhalb der ersten 1–2 h erreicht sein. Ist dies nicht der Fall oder ergeben sich NPPV-Kontraindikationen: NPPV-Versagen, Wechsel auf invasive Beatmung
- Insbesondere bei Vigilanzminderung (relative Kontraindikation) muss sich eine rasche Besserung einstellen. Ansonsten muss eine Atemwegssicherung erfolgen

4.11.5 Akutes hyperkapnisches respiratorisches Versagen anderer Genese

- Akut exazerbiertes Asthma bronchiale
    - Aufgrund der pathophysiologischen Ähnlichkeit mit AECOPD erscheint NPPV bei Asthma-Exazerbation sinnvoll
    - Wenig robuste Evidenz (kleine, unterpowerte Studien), sodass die Empfehlungen uneinheitlich sind. Die deutsche Leitlinie empfiehlt einen NPPV-Versuch (Westhoff et al. o. J.)
    - Indikationen, Beatmungsstrategie und Erfolgskriterien der AECOPD dienen als Orientierungshilfe
- Akut exazerbiertes Obesitas-Hypoventilationssyndrom (OHS)
    - Definition OHS:
    - BMI > 30 kg/m², Tageshyperkapnie, Ausschluss anderer Genese (z. B. COPD)
    - Indikation zur Akut-NPPV: analog AECOPD
    - Grundeinstellungen: hoher PEEP (komorbides obstruktives Schlafapnoesyndrom), hoher P_{insp}, I:E nahe 1:1
- Neuromuskuläre Erkrankungen:
    - NPPV kann Intubationsrate verringern (wichtig, da hohes Risiko für Weaning-Versagen) (Rabinstein und Wijdicks 2002)
    - Grundeinstellungen: niedriger PEEP (z. B. 3 mbar), empfindlicher Trigger
    - Reduzierter Hustenstoß: Sekretmanagement!, z. B. Insufflation-Exsufflation, ggf. Bronchoskopie

4.11.6 CPAP bzw. NPPV bei kardialem Lungenödem

- Rationale: Verminderung von Vor- und Nachlast (▶ Abschn. 4.9). Verdrängung von intraalveolärem Lungenwasser. Verminderung der Atemarbeit (NPPV)
- Evidenz: Reduktion der Mortalität und Intubationsrate (Weng et al. 2010). Keine klare Überlegenheit von NPPV über CPAP
- Grundeinstellungen: Bei isolierter Hypoxämie z. B. Start mit CPAP (5–8 mbar), Schrittweise Erhöhung nach Bedarf/Toleranz. Bei Hyperkapnie oder erschwerter Atemarbeit ggf. NPPV: PSV, PEEP wie oben beschrieben, ΔP 8–10 mbar, Anpassung an Ziel-V_t (6–8 ml/kg IBW)
- Intubationskriterien: progrediente hämodynamische Instabilität, Verschlechterung der Gasaustauschparameter, Erschöpfungszeichen, Verschlechterung der Vigilanz, NPPV-Intoleranz (Masip et al. o. J.)

4.12 Entwöhnung von der maschinellen Beatmung

4.12.1 Grundlagen

- Nach der akuten, beatmungsursächlichen Krankheitsphase steht die Beendigung der invasiven Beatmung im Vordergrund. Man spricht von Entwöhnung (Weaning). Dabei wird unterteilt in (Boles et al. 2007):
  - 1: Einfaches Weaning (ca. 2/3 der Patient*innen): erfolgreiche Extubation nach dem ersten Spontanatemversuch (SBT)
  - 2: Schwieriges Weaning: erfolgreich spätestens nach 3. SBT/7 Tage nach 1. SBP
  - 3: Prolongiertes Weaning (erfüllt 1 und 2 nicht)
- Erfolgreiches Weaning: erfolgreicher SBT und erfolgreiche Extubation ohne Reintubation < 48 h
- Gruppe 3 (prolongiertes Weaning) wird weiter unterteilt in (Schönhofer et al. o. J.):
  - 3aI: Extubation/Dekanülierung, keine NPPV
  - 3aII: Beendigung der Beatmung, aber keine Dekanülierung
  - 3bI: Extubation/Dekanülierung, mit Bedarf für Langzeit-NPPV
  - 3bII: Analog 3bI, mit Pflegebedarf
  - 3cI: Erfolgloses Weaning, außerklinische invasive Beatmung
  - 3cII: Erfolgloses Weaning, innerklinischer Tod
- Ursachen des Weaning-Versagens (Boles et al. 2007):
  - Erhöhte Atemmuskellast:
    - Beatmungseinstellungen
    - Verminderte Compliance (Pneumonie, Lungenödem, VILI, Adipositas …)
    - Erhöhte Resistance (Bronchokonstriktion, Sekret, Tubus …)
  - Verminderte Atemmuskelkraft:
    - Beatmungsinduzierte Zwerchfelldysfunktion
    - Critical-Illness-Polyneuropathie/-Myopathie
    - Neuromuskuläre Erkrankungen
    - Kachexie

- Kardiale Dysfunktion
- Verminderter Atemantrieb (u. a. Sedation)
- Anämie

4.12.2 Tracheotomie

- Rationale: Verbesserter Komfort, geringerer Sedierungsbedarf, bessere Mobilisierbarkeit, geringerer Atemwegswiderstand.
- Eine Tracheotomie kann den Weaning-Prozess beschleunigen und die Beatmungsdauer verkürzen (Hosokawa et al. 2015). Weiterhin besteht Uneinigkeit bezüglich des optimalen Zeitpunkts (Siempos et al. 2015). Die Leitlinie empfiehlt die Evaluation einer Tracheotomie bereits nach 4–7 Tagen invasiver Beatmung (Schönhofer et al. o. J.). Zu beachten sind die Grunderkrankung (spontan resolutiv vs. subakut/chronisch) und Risikofaktoren eines prolongierten Weanings.
- In der Regel sollte eine dilatative Tracheotomie durchgeführt werden (Ausnahme: dauerhafte invasive Beatmungspflichtigkeit absehbar).
- Die Wahl der geeigneten Trachealkanüle trägt dabei maßgeblich zum Komfort und zur Komplikationsvermeidung bei (◘ Tab. 4.5).
- Sprechventilphasen bieten den Vorteil der zusätzlichen Patientenmotivation durch erfolgreiche Phoniation, die Entblockung der Kanüle unterstützt bei leichter Dysphagie das Wiedererlernen des Schluckreflexes. Bei langen Sprechventilphasen muss eine mögliche Verborkung durch Sekret beachtet werden. Wechsel auf eine kleinere Kanüle kann bei erschwerter Phoniation/Exspiration sinnvoll sein.

◘ Tab. 4.5 Übersicht verschiedener Trachealkanülentypen

Trachealkanüle	Vorteile	Nachteile	Hauptindikation
Spiralkanüle	– Weich – Hoher Komfort – Verschiebbares Schild	– Nicht MRT-tauglich	– Standard
Kanüle mit subglottischer Absaugung	– Verringerung der VAP-Inzidenz (Wang et al. 2012) – Meist MRT-tauglich	– Hart – Schlechter Komfort	– Erhöhtes VAP-Risiko – Hohe subglottische Sekretlast – MRT-Untersuchung
Kanüle mit Wechselseele	– Reinigung der Innenseele möglich – Bessere Phoniation bei gefensterter Seele	– Hart – Schlechter Komfort – Geringer Innendurchmesser	– Einsatz des Sprechventils

4.12.3 Weaning-Bereitschaftskriterien

- Das Weaning im eigentlichen Sinne beginnt mit dem ersten SBT. Zuvor muss geprüft werden, ob der/die Patient*in bereit zum Weaning ist (◘ Tab. 4.6)
- Die Weaning-Bereitschaftskriterien sollten, sobald die Grundvoraussetzungen (◘ Tab. 4.5) erfüllt sind, täglich geprüft werden und, wenn sie erfüllt sind, ein SBT durchgeführt werden.
- Eine besondere Bedeutung kommt dem Rapid-Shallow-Breathing-Index (RSBI = AF/V_t [1/l]) zu. Je höher, desto geringer die Wahrscheinlichkeit eines erfolgreichen Weanings (Yang et al. 1991). Ein RSBI > 105 ist hoch sensitiv für ein Weaningversagen (Sassoon und Mahutte 1993), die Spezifität für den Weaning-Erfolg ist deutlich geringer.
- Die Bestimmung des Okklusionsdrucks (P0,1) erlaubt Rückschlüsse auf den Atemantrieb und ist ebenfalls ein sensitiver Marker, um das Weaning-Versagen vorherzusagen (Sato et al. 2021). Ein P0,1 > −1 mbar weist auf einen unzureichenden Atemantrieb hin. Ein P0,1 < −4 spricht für einen erhöhten Atemantrieb und eine erhöhte Atemarbeit.
- In der Kombination beider Parameter (RSBI, P0,1) kann die Spezifität zur Vorhersage des Weaning-Erfolgs verbessert werden (ca. 60 %) (Sassoon und Mahutte 1993).
- Auf eine Sedation sollte im Weaning wenn möglich verzichtet bzw. diese so gering wie möglich gehalten werden (Ziel-RASS 0/−1). Ist eine tiefere Sedierung erforderlich, sollte täglich ein Aufwachversuch erfolgen (Deutsche Gesellschaft für Anästhesiologie und Intensivmedizin 2020).

◘ Tab. 4.6 Weaning-Bereitschaftskriterien und Erfolgsprädiktoren

	Kriterien
Grundvoraussetzungen	– Rückbildung der akuten, intubationsbegründenden Krankheitsphase – Kein aktiver Infekt (hohes Fieber)
Neurologie	– RASS 0/−1
Hämodynamik	– Hämodynamisch stabil (HF < 140/min, keine hohen Katecholaminlaufraten)
Ventilation	– AF < 35/min – pH ausgeglichen (weder schwere respiratorische noch metabolische Azidose)
Oxygenierung	– $S_pO_2 \geq 90\,\%$, $FiO_2 \leq 0{,}4$ (entspricht $P_aO_2/FiO_2 > 150$ mmHg), bei chronischer respiratorischer Insuffizienz $S_pO_2 > 85\,\%$ – PEEP ≤ 8 cmH$_2$O
Weaning-Prädiktoren	RSBI < 105 – P0,1 −1 bis −4 mbar

4.12.4 Der Spontanatmungsversuch

- Sind die Bereitschaftskriterien erfüllt, sollte ein SBT erfolgen.
- Der SBT kann durch Diskonnektion vom Respirator (T-Stück) oder mit niedriger PSV erfolgen (z. B. PEEP 5 mbar, PS 5 mbar). Letztere Strategie ist dem klassischen SBT am T-Stück nicht unterlegen, wahrscheinlich sogar überlegen (Subirà et al. 2019).
- Insbesondere bei intubierten Patient*innen empfiehlt sich der SBT am Respirator, da die erhöhte Resistance des Tubus eine überproportionale Atemarbeit bedeutet. Bei Trachealkanüle kann der SBT auch mit High-Flow erfolgen, wenn möglich mit entblockter Kanüle, im nächsten Schritt bspw. am Sprechventil (Kanüle zwingend entblockt).
- Der erste SBT sollte maximal 30–60 min dauern. Dabei sollte eine regelmäßige klinische Überwachung inkl. Blutgasanalysen erfolgen.
- Abbruchkriterien:
  - AF > 35/min
  - RSBI > 105
  - Übermäßiger Einsatz der Atemhilfsmuskulatur, paradoxe Atmung
  - Tachykardie > 140/min, RR > 180 mmHg
  - Hypoxämie
  - P_aCO_2-Anstieg > 10 mmHg, Azidose
  - Vigilanzstörung
- Bei erfolgreichem SBT kann eine Extubation erfolgen, sofern Hustenstoß und Schutzreflexe ausreichend vorhanden sind.
- Bei Erreichen der Abbruchkriterien wird eine maschinelle Beatmung wiederbegonnen. Mögliche Ursachen des Weaning-Versagens sollten gesucht und adressiert werden.

4.12.5 Maschinelle Beatmung in der Weaning-Phase

- Die diskontinuierliche Weaning-Strategie beruht auf einer schrittweisen Ausweitung der Phasen mit patienteneigener Atemarbeit intermittierend mit Phasen der Entlastung.
- Die Beatmung zwischen den Spontanatemphasen hat die Entlastung der Atemmuskulatur und dadurch muskuläre Erholung als Ziel. Wichtig ist daher eine ausreichende Unterstützung (Komfort, Atemanstrengung, Normokapnie).
- Diese Strategie ist einer kontinuierlichen Reduktion der maschinellen Unterstützung im prolongierten Weaning wahrscheinlich überlegen (Esteban et al. 1995).
- Beispielsweise können zu Beginn mehrere PSV-Phasen zwischen längeren BIPAP-Phasen erfolgen, die im Verlauf ausgeweitet werden. Im weiteren Verlauf können Phasen am High-Flow oder Sprechventil eingebaut werden.
- Nachts ist eine assistiert-kontrollierte Ventilation (z. B. BIPAP) zur Entlastung der Atemmuskulatur und Vermeidung einer Schlaffragmentierung durch zentrale Apnoen sinnvoll.
- Hierbei sollte darauf geachtet werden, eine Normokapnie als Ausdruck einer suffizienten Ventilation zu erreichen (im Gegensatz zur lungenprotektiven Beatmung im ARDS).

4.12.6 Postextubationsphase

- Komplikationen: Postextubationsstridor, Postextubations-Atemversagen.
- Ein Stridor ist meist bedingt durch ein Larynxödem. Risikofaktoren: u. a. traumatische Intubation, lange Beatmungsdauer.
- Bei Risikofaktoren vor Extubation ggf. Cuff-Leak-Test (Entblockung des Tubus und Messung der Leckage), wenig sensitiv/spezifisch. Bei hohem Risiko und negativem Cuff-Leak ggf. Steroidgabe vor Extubation (Girard et al. 2017).
- Ein Postextubations-Atemversagen wird häufig durch Sekretverlegung oder ein Lungenödem bedingt. Daher sind ein kräftiger Hustenstoß, die Vermeidung einer Hypervolämie und eine stabile kardiale Funktion vor Extubation essenziell.
- In den meisten Fällen ist eine Extubation mit konventioneller Sauerstoffapplikation ausreichend.
- Die Applikation von HFNC post Extubation kann das Reintubationsrisiko senken (Hernández et al. 2016). Bei hohem Risiko ist NPPV überlegen (Hernández et al. 2022).
- Insbesondere bei vor Extubation bestehender, kompensierter Hyperkapnie sollte eine Extubation mit nachfolgender NPPV erfolgen.
- Bei Dekanülierung sollte bei Unsicherheit über den Erfolg zunächst ein Platzhalter eingesetzt werden.

Literatur

Boles JM, Bion J, Connors A et al (2007) Weaning from mechanical ventilation. Eur Respir J 29:1033–1056. https://doi.org/10.1183/09031936.00010206

Brochard L, Rauss A, Benito S et al (1994) Comparison of three methods of gradual withdrawal from ventilatory support during weaning from mechanical ventilation. Am J Respir Crit Care Med 150:896–903. https://doi.org/10.1164/AJRCCM.150.4.7921460

Brower R, Matthay M, Morris A et al (2000) Ventilation with lower tidal volumes as compared with traditional tidal volumes for acute lung injury and the acute respiratory distress syndrome. N Engl J Med 342:1301–1308. https://doi.org/10.1056/NEJM200005043421801

Brower R, Lanken P, MacIntyre N et al (2004) Higher versus lower positive end-expiratory pressures in patients with the acute respiratory distress syndrome. N Engl J Med 351:327–336. https://doi.org/10.1056/NEJMOA032193

Chao DC, Scheinhorn DJ, Stearn-Hassenpflug M (1997) Patient-ventilator trigger asynchrony in prolonged mechanical ventilation. Chest 112:1592–1599. https://doi.org/10.1378/CHEST.112.6.1592

Chastre J, Fagon JY (2002) Ventilator-associated pneumonia. Am J Respir Crit Care Med 165:867–903. https://doi.org/10.1164/AJRCCM.165.7.2105078

Dahyot-Fizelier C, Lasocki S, Kerforne T et al (2024) Ceftriaxone to prevent early ventilator-associated pneumonia in patients with acute brain injury: a multicentre, randomised, double-blind, placebo-controlled, assessor-masked superiority trial. Lancet Respir Med 12:375–385. https://doi.org/10.1016/S2213-2600(23)00471-X

Davidson C, Banham S, Elliott M et al (2016) British Thoracic Society/Intensive Care Society Guideline for the ventilatory management of acute hypercapnic respiratory failure in adults. BMJ Open Respir Res 3:1–11. https://doi.org/10.1136/BMJRESP-2016-000133

Deutsche Gesellschaft für Anästhesiologie und Intensivmedizin, Deutsche Interdisziplinäre Vereinigung für Intensiv- und Notfallmedizin (2020) S3-Leitlinie Analgesie, Sedierung und Delirmanagement in der Intensivmedizin (DAS-Leitlinie 2020)

Deutsche Gesellschaft für Anästhesiologie und Intensivmedizin (2023) S3-Leitlinie Lagerungstherapie und Mobilisation von kritisch Erkrankten auf Intensivstationen

Deutsche Gesellschaft für Pneumologie und Beatmungsmedizin (o.J.) S3-Leitlinie Epidemiologie, Diagnostik und Therapie erwachsener Patienten mit nosokomialer Pneumonie.

Douville NJ, McMurry TL, Ma JZ et al (2022) Airway driving pressure is associated with postoperative pulmonary complications after major abdominal surgery: a multicentre retrospective observational cohort study. BJA open:4. https://doi.org/10.1016/J.BJAO.2022.100099

Dreyfuss D, Saumon G (1993) Role of tidal volume, FRC, and end-inspiratory volume in the development of pulmonary edema following mechanical ventilation. Am Rev Respir Dis 148:1194–1203. https://doi.org/10.1164/AJRCCM/148.5.1194

Dreyfuss D, Soler P, Basset G et al (1988) High inflation pressure pulmonary edema. Respective effects of high airway pressure, high tidal volume, and positive end-expiratory pressure. Am Rev Respir Dis 137:1159–1164. https://doi.org/10.1164/AJRCCM/137.5.1159

Esteban A, Frutos F, Tobin MJ et al (1995) A comparison of four methods of weaning patients from mechanical ventilation. Spanish Lung Failure Collaborative Group. N Engl J Med 332:345–350. https://doi.org/10.1056/NEJM199502093320601

Fan E, Del Sorbo L, Goligher EC et al (2017) An Official American Thoracic Society/European Society of Intensive Care Medicine/Society of Critical Care Medicine Clinical Practice Guideline: mechanical ventilation in adult patients with acute respiratory distress syndrome. Pulmonologiya 195:1253–1263. https://doi.org/10.1164/RCCM.201703-0548ST

Fernando SM, Tran A, Cheng W et al (2020) Diagnosis of ventilator-associated pneumonia in critically ill adult patients-a systematic review and meta-analysis. Intensive Care Med 46:1170–1179. https://doi.org/10.1007/S00134-020-06036-Z

Fisher AB, Forman HJ, Glass M (1984) Mechanisms of pulmonary oxygen toxicity. Lung 162:255–259. https://doi.org/10.1007/BF02715655

Gibbs KW, Semler MW, Driver BE et al (2024) Noninvasive ventilation for preoxygenation during emergency intubation. N Engl J Med. https://doi.org/10.1056/NEJMOA2313680/SUPPL_FILE/NEJMOA2313680_DATA-SHARING.PDF

Girard TD, Alhazzani W, Kress JP et al (2017) An Official American Thoracic Society/American College of Chest Physicians Clinical Practice Guideline: liberation from mechanical ventilation in critically ill adults. Rehabilitation protocols, ventilator liberation protocols, and cuff leak tests. Am J Respir Crit Care Med 195:120–133. https://doi.org/10.1164/RCCM.201610-2075ST

Guérin C, Gaillard S, Lemasson S et al (2004) Effects of systematic prone positioning in hypoxemic acute respiratory failure: a randomized controlled trial. JAMA 292:2379–2387. https://doi.org/10.1001/JAMA.292.19.2379

Guérin C, Debord S, Leray V et al (2011) Efficacy and safety of recruitment maneuvers in acute respiratory distress syndrome. Ann Intensive Care 1:1–6. https://doi.org/10.1186/2110-5820-1-9

Guérin C, Reignier J, Richard J-C et al (2013) Prone positioning in severe acute respiratory distress syndrome. N Engl J Med 368:2159–2168. https://doi.org/10.1056/NEJMOA1214103

Hedsund C, Nilsson PM, Hoyer N et al (2022) High-pressure NIV for acute hypercapnic respiratory failure in COPD: improved survival in a retrospective cohort study. BMJ Open Respir Res 9:e001260. https://doi.org/10.1136/BMJRESP-2022-001260

Hernández G, Vaquero C, González P et al (2016) Effect of postextubation high-flow nasal cannula vs conventional oxygen therapy on reintubation in low-risk patients: a randomized clinical trial. JAMA 315:1354–1361. https://doi.org/10.1001/JAMA.2016.2711

Hernández G, Paredes I, Moran F et al (2022) Effect of postextubation noninvasive ventilation with active humidification vs high-flow nasal cannula on reintubation in patients at very high risk for extubation failure: a randomized trial. Intensive Care Med 48:1751–1759. https://doi.org/10.1007/S00134-022-06919-3

Hosokawa K, Nishimura M, Egi M et al (2015) Timing of tracheotomy in ICU patients: a systematic review of randomized controlled trials. Crit Care:19. https://doi.org/10.1186/S13054-015-1138-8

Jaber S, Petrof BJ, Jung B et al (2011) Rapidly progressive diaphragmatic weakness and injury during mechanical ventilation in humans. Am J Respir Crit Care Med 183:364–371. https://doi.org/10.1164/RCCM.201004-0670OC

Kataoka J, Kuriyama A, Norisue Y et al (2018) Proportional modes versus pressure support ventilation: a systematic review and meta-analysis. Ann Intensive Care:8. https://doi.org/10.1186/S13613-018-0470-Y

Lachmann B (1992) Open up the lung and keep the lung open. Intensive Care Med 18:319–321. https://doi.org/10.1007/BF01694358

Levine S, Nguyen T, Taylor N et al (2008) Rapid disuse atrophy of diaphragm fibers in mechanically ventilated humans. N Engl J Med 358:1327–1335. https://doi.org/10.1056/NEJMOA070447

Lightowler JV, Wedzicha JA, Elliott MW et al (2003) Non-invasive positive pressure ventilation to treat respiratory failure resulting from exacerbations of chronic obstructive pulmonary disease: cochrane systematic review and meta-analysis. BMJ 326:185–187. https://doi.org/10.1136/BMJ.326.7382.185

Marini JJ (2011) Point: is pressure assist-control preferred over volume assist-control mode for lung protective ventilation in patients with ARDS? Yes. Chest 140:286–290. https://doi.org/10.1378/CHEST.11-1060

Martin J, Mazer-Amirshahi M, Pourmand A (2020) The impact of hyperoxia in the critically ill patient: a review of the literature. Respir Care 65:1202–1210. https://doi.org/10.4187/RESPCARE.07310

Martynowicz MA, Minor TA, Walters BJ et al (1999) Regional expansion of oleic acid-injured lungs. Am J Respir Crit Care Med 160:250–258. https://doi.org/10.1164/AJRCCM.160.1.9808101

Masip J, Peacock WF, Price S, et al (o.J.) Indications and practical approach to non-invasive ventilation in acute heart failure. https://doi.org/10.1093/eurheartj/ehx580

Matthay MA, Arabi Y, Arroliga AC et al (2024) A new global definition of acute respiratory distress syndrome. Am J Respir Crit Care Med 209:37–47. https://doi.org/10.1164/RCCM.202303-0558WS

Murray B, Sikora A, Mock JR et al (2022) Reverse triggering: an introduction to diagnosis, management, and pharmacologic implications. Front Pharmacol:13. https://doi.org/10.3389/FPHAR.2022.879011/PDF

Peñuelas O, Keough E, López-Rodríguez L et al (2019) Ventilator-induced diaphragm dysfunction: translational mechanisms lead to therapeutical alternatives in the critically ill. Intensive Care Med Exp:7. https://doi.org/10.1186/S40635-019-0259-9

Rabinstein A, Wijdicks EFM (2002) BiPAP in acute respiratory failure due to myasthenic crisis may prevent intubation. Neurology 59:1647–1649. https://doi.org/10.1212/01.WNL.0000033797.79530.16

Ranieri VM, Giuliani R, Cinnella G et al (1993) Physiologic effects of positive end-expiratory pressure in patients with chronic obstructive pulmonary disease during acute ventilatory failure and controlled mechanical ventilation. Am Rev Respir Dis 147:5–13. https://doi.org/10.1164/AJRCCM/147.1.5

Robba C, Badenes R, Battaglini D et al (2022) Ventilatory settings in the initial 72 h and their association with outcome in out-of-hospital cardiac arrest patients: a preplanned secondary analysis of the targeted hypothermia versus targeted normothermia after out-of-hospital cardiac arrest (TTM2) trial. Intensive Care Med 48:1024–1038. https://doi.org/10.1007/S00134-022-06756-4

Rubenfeld GD (2010) How much PEEP in acute lung injury. JAMA 303:883–884. https://doi.org/10.1001/JAMA.2010.226

Sassoon CSH, Mahutte CK (1993) Airway occlusion pressure and breathing pattern as predictors of weaning outcome. Am Rev Respir Dis 148:860–866. https://doi.org/10.1164/AJRCCM/148.4_PT_1.860

Sato R, Hasegawa D, Hamahata NT et al (2021) The predictive value of airway occlusion pressure at 100 msec (P0.1) on successful weaning from mechanical ventilation: a systematic review and meta-analysis. J Crit Care 63:124–132. https://doi.org/10.1016/J.JCRC.2020.09.030

Schönhofer B, Geiseler J, Braune S, et al (o.J.) S2k-Leitlinie Prolongiertes Weaning

Siempos II, Ntaidou TK, Filippidis FT et al (2015) Effect of early versus late or no tracheostomy on mortality and pneumonia of critically ill patients receiving mechanical ventilation: a systematic review and meta-analysis. Lancet Respir Med 3:150–158. https://doi.org/10.1016/S2213-2600(15)00007-7

Singer MM, Wright F, Stanley LK et al (1970) Oxygen toxicity in man. A prospective study in patients after open-heart surgery. N Engl J Med 283:1473–1478. https://doi.org/10.1056/NEJM197012312832701

Subirà C, Hernández G, Vázquez A et al (2019) Effect of pressure support vs T-piece ventilation strategies during spontaneous breathing trials on successful extubation among patients receiving mechanical ventilation: a randomized clinical trial. JAMA 321:2175–2182. https://doi.org/10.1001/JAMA.2019.7234

Sud S, Friedrich JO, Taccone P et al (2010) Prone ventilation reduces mortality in patients with acute respiratory failure and severe hypoxemia: systematic review and meta-analysis. Intensive Care Med 36:585–599. https://doi.org/10.1007/S00134-009-1748-1

Sutherasan Y, Vargas M, Pelosi P (2014) Protective mechanical ventilation in the non-injured lung: review and meta-analysis. Crit Care:18. https://doi.org/10.1186/CC13778

Torres A, Niederman MS, Chastre J, et al (2017) International ERS/ESICM/ESCMID/ALAT guidelines for the management of hospital-acquired pneumonia and ventilator-associated pneumonia: Guidelines for the management of hospital-acquired pneumonia (HAP)/ventilator-associated pneumonia (VAP) of the European Respiratory Society (ERS), European Society of Intensive Care Medicine (ESICM), European Society of Clinical Microbiology and Infectious Diseases (ESCMID) and Asociación Latinoamericana del Tórax (ALAT). Eur Respir J; 50. https://doi.org/10.1183/13993003.00582-2017

Wang F, Bo L, Tang L et al (2012) Subglottic secretion drainage for preventing ventilator-associated pneumonia: an updated meta-analysis of randomized controlled trials. J Trauma Acute Care Surg 72:1276–1285. https://doi.org/10.1097/TA.0B013E318247CD33

Weng CL, Zhao YT, Liu QH et al (2010) Meta-analysis: noninvasive ventilation in acute cardiogenic pulmonary edema. Ann Intern Med 152:590–600. https://doi.org/10.7326/0003-4819-152-9-201005040-00009

Westhoff M (2024) Nasale High-Flow Sauerstofftherapie oder nicht-invasive Beatmung bei akuter AE-COPD mit hyperkapnischem Atemversagen. Intensiv-News:3

Westhoff M, Neumann P, Geiseler J, et al (o.J.) S2k-Leitlinie Nichtinvasive Beatmung als Therapie der akuten respiratorischen Insuffizienz

Yang KL, Tobin MJ, Presberg KW (1991) A prospective study of indexes predicting the outcome of trials of weaning from mechanical ventilation. N Engl J Med 324:53. https://doi.org/10.1056/NEJM199105233242101

Analgosedierung und Delirmanagement

Fabian Schubach

Inhaltsverzeichnis

5.1 Allgemeine Aspekte – 112

5.2 Monitoring – 113
5.2.1 Monitoring von Analgesie – 113
5.2.2 Monitoring von Sedierung – 113
5.2.3 Monitoring von Angst – 114
5.2.4 Monitoring von Delir – 114

5.3 Nicht-pharmakologische Prävention und Therapie – 115

5.4 Pharmakologische Therapie – 116
5.4.1 Analgesie – 116
5.4.2 Sedierung – 116
5.4.3 Inhalative Sedierung – 119
5.4.4 Entzugssymptomatik nach Langzeitsedierung – 120

5.5 Delirmanagement auf der Intensivmedizin – 120
5.5.1 Risikofaktoren für Delirentwicklung – 121
5.5.2 Delirprävention – 121
5.5.3 Diagnostik/Screening – 122
5.5.4 Behandlung des Delirs – 122

5.6 Posttraumatische Belastungsstörung und Post-Intensive-Care-Syndrom – 122

Literatur – 123

© Der/die Autor(en), exklusiv lizenziert an Springer-Verlag GmbH, DE, ein Teil von Springer Nature 2026
T. Wengenmayer et al. (Hrsg.), *Repetitorium Internistische Intensivmedizin*,
https://doi.org/10.1007/978-3-662-71761-5_5

5.1 Allgemeine Aspekte

> Jede Sedierung bedarf einer Indikation. Es gilt der Leitsatz: „Intensivstationäre Patientinnen und Patienten sollen wach, aufmerksam, schmerz-, angst- und delirfrei sein, um an der eigenen Behandlung und Genesung aktiv teilnehmen zu können" (DGAI und DIVI 2021).

> Eine adäquate und individuelle Analgosedierung ist häufiger Bestandteil der Intensivbehandlung. Sie hat Einfluss auf Mortalität, Morbidität, Beatmungsdauer, Dauer des Intensiv- und Krankenhausaufenthalts der Patientinnen und Patienten.

- Die stärksten Stressoren für intensivstationäre Patientinnen und Patienten sind Schmerzen, Angst und Schlafentzug.
- Eine leichte bis moderate Sedierung ist bei Intensivpatienten häufig erforderlich, um Schmerzen, Angst, Stress, Agitation und psychotische Symptome zu behandeln oder um die Toleranz gegenüber invasiven Therapien (insbesondere Beatmung) zu verbessern.
- Eine Übersedierung ist jedoch mit erhöhter Sterblichkeit, erhöhten Raten von Komplikationen und Spätfolgen, verlängerter Beatmungsdauer und verlängertem Intensiv- und Krankenhausaufenthalt assoziiert (Shehabi et al. 2013; DGAI und DIVI 2021) (◘ Tab. 5.1).
- In der Intensivmedizin sollen patientenorientierte Behandlungskonzepte zur Analgesie, Sedierung und Delir mit individueller patientenspezifischer Festlegung von Therapiezielen und einem adäquaten Monitoring der Behandlungseffekte klinische Anwendung finden, sowohl in Bezug auf gewünschte Wirkungen als auch Nebenwirkungen.
- Der Themenkomplex Analgesie, Sedierung und Delirmanagement in der Intensivmedizin wird sowohl in nationalen (DGAI und DIVI 2021) als auch in internationalen Leitlinien (Devlin et al. 2018) aufgearbeitet.

◘ Tab 5.1 Probleme der Analgosedierung

Risiken einer zu flachen Sedierung	Risiken einer zu tiefen Sedierung (Übersedierung)
Metabolischer Stress: z. B. Hypermetabolismus, Substratmobilisierung von Energiespeichern, Lipolyse Kardiovaskuläre Symptome: z. B. Tachykardie, Hypertonie, erhöhter Sauerstoffverbrauch Immunsuppression Hyperkoagulabilität Awareness	Kardiovaskuläre Depression Verzögerte gastrointestinale Motilität (Opioide) Toleranzentwicklung, Entzugssymptomatik Längere Beatmungszeiten Erhöhtes nosokomiales Pneumonierisiko Neuromuskuläre Veränderungen, insbesondere Critical-Illness-Myopathie (CIM), Critical-Illness-Polyneuropathie (CIP) Höhere Mortalität Psychische und kognitive Langzeitfolgen (posttraumatische Belastungsreaktion, Demenzentwicklung) Gesteigerte Kostenentwicklung

Analgosedierung und Delirmanagement

▶ Das Sedierungsziel soll für den individuellen Patienten oder die Patientin klar definiert sein und bedarf einer regelmäßigen Adaptation an die veränderliche klinische Situation (DGAI und DIVI 2021).

5.2 Monitoring

▶ Das Behandlungsziel und der aktuelle Grad von Analgesie, Sedierung, Angst und Delir sollen mindestens einmal pro Schicht (alle 8 h) evaluiert und dokumentiert werden, d. h., es soll ein Monitoring durchgeführt werden (DGAI und DIVI 2021).

5.2.1 Monitoring von Analgesie

- Bei wachen, ansprechbaren Patienten kommen **Selbsteinschätzungs-Scores** zum Einsatz (Beantwortung durch den Patienten oder die Patientin selbst)
- Beispiel: Numerische Ratingskala (NRS)
  - Werte 1–4: leichte Schmerzen
  - Werte 5–6: mittelstarke Schmerzen
  - Werte 7–10: starke Schmerzen
  - ≥ 4 gilt als Interventionsgrenze
- Weitere Beispiele: verbale Ratingskala (VRS), visuelle Analogskala (VAS)
- Bei nicht (ausreichend) kontaktierbaren Patienten kommen **Fremdeinschätzungs-Scores** zum Einsatz (Beurteilung durch ärztliches Personal, Pflegekräfte):
- Beispiel Behavioral Pain Scale (BPS – intubated)/Behavioral Pain Scale – not intubated (BPS-NI): Quantifizierung der Schmerzintensität anhand von Gesichtsausdruck, Bewegung der oberen Extremität und (bei beatmeten Patienten) Adaptation an das Beatmungsgerät

5.2.2 Monitoring von Sedierung

- Das Monitoring von Sedierung erfolgt in erster Linie klinisch. Folgende Instrumente stehen zur Verfügung:
  - Richmond Agitation-Sedation Scale (RASS) (Tab 5.2)
  - RAMSAY Sedation Scale (RSS)
  - Sedation-Agitation Scale (SAS)
  - Motor Activity Assessment Scale (MAAS)
  - Vancouver Interaction and Calmness Scale (VICS)

▶ Der RASS-Score (Tab 5.2) hat sich sowohl in den meisten intensivmedizinischen Einrichtungen als auch in den Leitlinien etabliert, sodass dieser Score primär angewandt werden sollte.

- In bestimmten Fällen können ggf. zusätzlich neurophysiologische (EEG-basierte) Methoden zum Monitoring des Sedierungsstatus zum Einsatz kommen.
- Beispiele: Narcotrend®, bispektraler Index (BIS), akustisch evozierte Potenziale (AEP) oder Patient State Index (PSI).

Tab 5.2 RASS-Score

Stufe	Ausdruck	Beschreibung
+4	Wehrhaft, streitlustig	Wehrhaft oder aggressiv, unmittelbare Gefahr für das Personal
+3	Sehr agitiert	Zieht oder entfernt Tubus, Katheter etc. oder verhält sich aggressiv gegenüber dem Personal
+2	Agitiert	Regelmäßig ungerichtete Bewegungen oder unsynchronisierte Beatmung/Atmung am Ventilator
+1	Unruhe	Ängstlich, aber die Bewegungen sind nicht aggressiv oder kräftig
0	Wach und ruhig	
−1	Schläfrig	Nicht komplett wach, aber mit anhaltenden, länger als 10 s dauernden Wachphasen, auf Ansprache Blickkontakt
−2	Leichte Sedierung	Kurze (weniger als 10 s anhaltende) Wachphasen mit Blickkontakt bei Ansprache
−3	Moderate Sedierung	Bewegungen bei Ansprache ohne Blickkontakt
−4	Tiefe Sedierung	Keine Reaktion auf Ansprache, aber Bewegungen auf physikalische Reize
−5	Nicht erweckbar	Keine Reaktion auf Ansprache oder physikalische Reize

- Der Stellenwert dieser apparativen Verfahren liegt u. a. in der Erkennung und Vermeidung von Übersedierung bei tief sedierten Patienten (RASS ≤−3).
- In der klinischen Praxis eignen sich diese Verfahren in der Regel nicht zum routinemäßigen Einsatz, u. a. bedingt durch Störanfälligkeit (z. B. Bewegungsartefakte) und deutliche interindividuelle Variabilität.

5.2.3 Monitoring von Angst

- Angst ist ein häufiges und outcome-relevantes Problem bei Intensivpatientinnen und -patienten. Das standardisierte Monitoring von Angst ist deshalb laut Leitlinie wünschenswert.
- Hinsichtlich Beeinflussbarkeit und therapeutischer Konsequenzen besteht Forschungsbedarf.
- Validierte Testverfahren: State-Trait Anxiety Inventory (STAI), Brief Symptom Inventory, Anxiety Subscale. Praktikable Einschätzungsskalen sind die Linear Visual Analogue Scale oder die Faces Anxiety Scale.

5.2.4 Monitoring von Delir

- Ein regelmäßiges gezieltes Screening (alle 8 h, 1 × pro Schicht) soll auf delirante Symptome mit einem validen und reliablen Delir-Score durchgeführt werden.

- Etablierte Scoresysteme sind die Confusion Assessment Method for the Intensive Care Unit (**CAM-ICU**) und die Intensive Care Delirium Screening Checklist (**ICDSC**).
- Beide Scores fragen Kardinalsymptome des Delirs ab, darunter Bewusstseinsstörung (RASS), Aufmerksamkeitsstörung, Orientierungsstörung, unorganisiertes Denken, akuten Beginn und Fluktuation der Symptomatik.
- Eine Schulung für die Anwender der Scores ist obligat.

5.3 Nicht-pharmakologische Prävention und Therapie

- Ziel nicht-pharmakologischer Maßnahmen ist die Reduktion von Angst und Schmerzen sowie die Prävention und Therapie des Delirs.
- Von zentraler Bedeutung ist die Frühmobilisation durch pflegerische Maßnahmen und frühestmögliche Einleitung von Physio-, Ergo- und Atemtherapie. Hierzu existieren separate Leitlinien (DGAI 2023).
- Frühmobilisation soll in ein Maßnahmenbündel eingebunden sein. Weitere Maßnahmen sind:
  - Einhaltung des Tag-Nacht-Rhythmus, Vermeidung von Schlafentzug
  - Aktivierende Maßnahmen am Tag, schlaffördernde Maßnahmen in der Nacht (siehe ◘ Tab. 5.3)
  - Vermeidung von Übersedierung
  - Optimierung bzw. Wiederherstellung einer fehlenden räumlichen und/oder zeitlichen Orientierung (reorientierende Maßnahmen)
  - Vermeidung von Malnutrition und Dehydratation
  - Frühzeitige enterale Ernährung
  - Frühzeitiges Entfernen von Drainagen
  - Fixierung vermeiden

◘ Tab 5.3 Nichtpharmakologische Prävention und Therapie („Delir-Bundle")

Maßnahmen am Tag	Maßnahmen in der Nacht
Frühmobilisation, z. B. Bettfahrrad, Mobilisierungsstuhl (z. B. Thekla®)	Lichtreduktion, z. B. Beatmungsmaschine in Nachtmodus
Kognitive Stimulation (aktive Unterhaltung)	Lärmreduktion, „quiet times"
Förderung von Maßnahmen zur Reorientierung, z. B. Bilder mitbringen lassen, Kalender/Uhr in Sichtweite,	Anbieten von Ohrstöpseln
Optimierung des Hör- und Sehvermögens (Hörgerät, Brille)	Routinemaßnahmen und planbare Interventionen nicht in der Nacht durchführen
Besuch von Angehörigen	

5.4 Pharmakologische Therapie

5.4.1 Analgesie

- Ziel: an die individuelle Patientensituation angepasste Schmerztherapie
- Im intensivmedizinischen Setting ist in der Regel eine opioidbasierte Therapie empfohlen:
  - Empfohlene Substanzen sind Morphin, Fentanyl, Sufentanil und Hydromorphon.
  - Fentanyl soll wegen der langen kontextsensitiven Halbwertszeit nicht mehr als Dauerinfusion angewendet werden (◘ Abb. 5.1).
  - Ein ultrakurzwirksames und damit besonders gut steuerbares Opioid ist Remifentanil.
  - Für Bolusgaben gut geeignet ist Piritramid.
- Alternativ oder adjuvant: Nicht-Opioid-Analgetika (insbesondere Paracetamol, Metamizol) und/oder Co-Analgetika (z. B. α_2-Agonisten, niedrig dosiertes [S-]Ketamin)
- Weitere Optionen bei geeigneten (insbesondere wachen, kooperativen) Patientinnen und Patienten:
  - Patientenkontrollierte Analgesie (PCA)
  - Regionale Anästhesieverfahren, z. B. epidurale Katheteranalgesie

5.4.2 Sedierung

(◘ Tab. 5.4, ◘ Abb. 5.1)
Prinzipien eines modernen Sedierungsmanagements sind:
- Intensivpatientinnen und -patienten sollen so wach wie möglich sein: Ziel-RASS ist 0 bis −1.
- Damit die intensivmedizinischen Maßnahmen im Wachzustand toleriert werden, soll zunächst eine suffiziente Analgesie sichergestellt sein („analgesia first").
- Eine Sedierung soll nicht regelhaft bei allen Patientinnen und Patienten erfolgen.

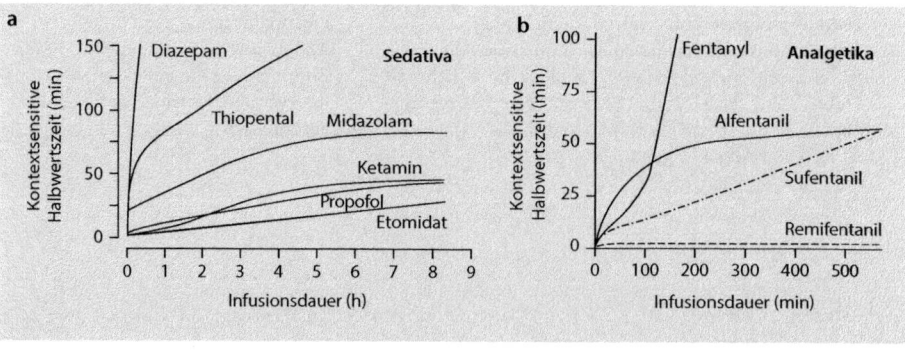

◘ Abb. 5.1 a, b Sedativa (a) und Analgetika (b): kontextsensitive Halbwertszeit (Quelle: Schaffrath et al. 2004)

Analgosedierung und Delirmanagement

◘ Tab 5.4 i.v.-Sedativa

Substanz oder Substanzgruppe (Beispiel Handelsname)	Klinisches Profil (Wirkung, UAW, Besonderheiten)
Propofol	Hypnotisch, nicht analgetisch. Schnelle und kurze Wirkung, geringe Kumulationsneigung, gut steuerbar. Bevorzugtes Sedativum bei invasiv beatmeten Patienten (Off-Label Use nach 7 Tagen Anwendung). Verschlechtert die Schlafarchitektur, daher nicht zur Induktion eines Tag-Nacht-Rhythmus geeignet (Kondili et al. 2012). Einberechnung ins Ernährungsprogramm insbesondere bei Langzeitsedierung und hohen Laufraten (10 % Fettgehalt). *UAW:* Ausgeprägte Hypotonieneigung mit folglich erhöhtem Katecholaminbedarf, Myoklonien, lokale Schmerzen/Venenreizung, Histaminfreisetzung, Hyperlipidämie, Tachyphylaxie bei Langzeitsedierung, PRIS (Propofol-Infusionssyndrom) mit Rhabdomyolyse, kardialer Problematik (therapieresistente Bradykardien bis Asystolie), metabolischer Azidose/Laktatazidose, akutem Nierenversagen → Monitoring der entsprechenden Labor- und BGA-Parameter
(S-)Ketamin (Ketanest®)	„Dissoziative Anästhesie". In niedriger Dosierung analgetisch, in höherer Dosierung hypnotisch, amnestisch. Co-Analgetikum zur Einsparung von Opioiden. Sympathomimetische Komponente, bronchodilatierend, Erhöhung von HZV und RR, dadurch für Patienten mit Asthma/COPD und ggf. im septischen/vasoplegen Kreislaufschock gut geeignet, jedoch nicht für kardial vorerkrankte Patienten (Erhöhung des myokardialen O_2-Verbrauchs). Kombination mit einem Benzodiazepin oder Propofol empfohlen, um die häufig in der Aufwachphase auftretenden Halluzinationen und Albträume zu vermeiden. Abhängigkeitspotenzial
Midazolam (Dormicum®)	Anxiolytisch, antikonvulsiv, zentral relaxierend, sedierend-hypnotisch, amnestisch (Substanzgruppeneffekt der Benzodiazepine). Große therapeutische Breite, Ceiling-Effekt. Kann unter adäquatem Sedierungsmonitoring zu einer Sedierung mit Ziel-RASS ≤–2 ergänzend eingesetzt werden, als Mono- oder Basissedativum für eine tiefe Sedierung jedoch nicht mehr empfohlen. Akkumulation im Fettgewebe, schlecht steuerbar, daher Verabreichung als Dauerinfusion nicht mehr empfohlen, möglichst nur boluswise. *UAW:* Abhängigkeit/Entzugserscheinungen, prodelirantes Potenzial bei tieferer Sedierung, paradoxe Erregung. *KI:* Myasthenia gravis, Ataxie, akutes Engwinkelglaukom. Vorsicht bei Leber- und Niereninsuffizienz, Schwangerschaft/Stillzeit (Floppy-Infant-Syndrom)
Lorazepam (Tavor®)	Geeignet bei Entzugssymptomatik und zur symptomorientierten Agitationsbehandlung und Anxiolyse mit Ziel-RASS 0 bis –1. Langwirksam, daher ebenfalls nur boluswise applizieren. Wirkungen und UAW ansonsten wie andere Benzodiazepine
Lormetazepam (Sedalam®)	Günstigere pharmakokinetische Eigenschaften als Midazolam (CYP450-unabhängig, keine aktiven Metaboliten), dadurch bessere Steuerbarkeit, besser geeignet zur Dauerinfusion, nach retrospektiven Daten möglicherweise Mortalitätsvorteile durch bessere Einhaltung des Sedierungsziels (Weiss et al. 2021). Postuliert wird auch eine stärkere anxiolytische Wirkung. Wirkungen und UAW ansonsten wie andere Benzodiazepine.

(Fortsetzung)

◘ **Tab 5.4** (Fortsetzung)

Substanz oder Substanzgruppe (Beispiel Handelsname)	Klinisches Profil (Wirkung, UAW, Besonderheiten)
Clonidin	Agonist am zentralen präsynaptischen α_2-Adrenozeptor. Wirkung: Anxiolyse, Sedierung, Stressreduzierung, vegetative Dämpfung, senkt den Sympathikotonus. Keine tiefe Sedierung (RASS −4/−5) möglich. Geeignet als Adjuvans zur Einsparung von Analgetika und Sedativa (Co-Analgetikum/Co-Sedativum). Einsatz im Beatmungs-Weaning insbesondere bei sympathikotonen Stressreaktionen in der Aufwachphase. Behandlung von Alkoholentzugsdelir und Entzugserscheinungen nach Langzeitsedierung. *UAW:* Hypotonie, Bradykardie, nach abruptem Absetzen Rebound-Hypertonie. *KI:* u. a. Bradykardien, AV-Blockierungen, Major Depression, Schwangerschaft/Stillzeit. Vorsicht bei KHK, Arrhythmien
Dexmedetomidin (Dexdor®)	α_2-Agonist wie Clonidin, höhere Rezeptoraffinität, kürzere HWZ, ansonsten ähnliches Wirkungs- und UAW-Profil. Für Dexmedetomidin sind im Vergleich zu Benzodiazepinen und Placebo positive Effekte auf Beatmungs- und Delirdauer gezeigt (Pandharipande et al. 2007; Riker et al. 2009; Reade et al. 2016). Kein Einsatz zur Frühsedierung bei jüngeren Intensivpatienten (< 65 J.), hier Hinweise auf erhöhte Mortalität (Shehabi et al. 2021).
Etomidat	Hypnotisch, nicht analgetisch. Kurze und schnelle Wirksamkeit, wenig kardiorespiratorische UAW, daher für Patienten mit schwerer kardiovaskulärer Insuffizienz geeignet. Jedoch NNR-Insuffizienz (Morbus Addison) schon nach einmaliger Gabe, dadurch nur noch Reservemittel. Zur Langzeitsedierung nicht empfohlen, erhöhte Sterblichkeit (Albert et al. 2011)
Barbiturate, z. B. Thiopental	Hypnotisch, antikonvulsiv, hirndrucksenkend. Strenge Indikationsstellung, Einsatz nur noch in der Neurointensivmedizin. *UAW:* Albträume, Übelkeit, Erbrechen, Niesen, allergische Reaktionen, Broncho-/Laryngospasmus, schwere Hypotension
Neuroleptika	Therapie von psychotischen Symptomen, z. B. Haloperidol, Risperidon, Quetiapin, Levomepromazin (Neurocil®), Promethazin (Atosil®), Melperon. *UAW:* u. a. QTc-Verlängerungen, parkinsonoide/extrapyramidalmotorische Nebenwirkungen (beides insbesondere unter Haloperidol) → regelmäßige EKG-Kontrollen, klinisch-neurologische Überwachung

− Insbesondere eine tiefe Sedierung (Ziel-RASS ≤−2) soll auf spezifische Indikationen beschränkt bleiben, z. B. Schädel-Hirn-Trauma mit erhöhtem intrakraniellen Druck, Bauchlagerungstherapie bei ARDS, unmittelbare Eigengefährdung des Patienten oder der Patientin.
− Wenn eine Sedierung erforderlich ist, dann bevorzugter Einsatz von steuerbaren Sedativa.
− Als Orientierungsregel kann gelten:
  – Für eine leichte Sedierung/symptomorientierte Agitationsbehandlung mit Ziel-RASS 0 bis −1 können α_2-Agonisten, Benzodiazepine (niedrigdosiert, bolusweise) oder niedrigdosierte Neuroleptika eingesetzt werden, sofern eine Pharmakotherapie für erforderlich gehalten wird.

Analgosedierung und Delirmanagement

- Für eine moderate bis tiefe Sedierung mit Ziel-RASS ≤−2 wird in der Regel ein multimodales Vorgehen empfohlen, bestehend aus einem Basis-Sedativum (z. B. Propofol oder inhalative Sedierung), einem Opioid und ggf. weiteren adjuvanten Substanzen.
- Eine detaillierte Übersicht über gängige intensivmedizinische Sedativa und ihre Eigenschaften gibt ◘ Tab. 5.4.
- Der Vollständigkeit halber ist anzumerken, dass natürlich auch Opioide – insbesondere in höherer Dosierung – eine sedierende Komponente haben, also „analgosedierend" wirken.
- Grundsätzlich soll Sedierung strukturiert und standardisiert auf der Basis von Protokollen (SOPs, Algorithmen) durchgeführt werden.
- Wenn keine Kontraindikation vorliegt, soll laut Leitlinienempfehlung bei Patienten mit Ist-RASS ≤−2 ein täglicher Aufwach- und Spontanatmungsversuch erfolgen, allerdings sind derartige „daily sedation interruptions" (DSI) nach jetziger Datenlage kein Ersatz für Wachheit, sind allenfalls bei tiefer Sedierung indiziert und einem protokollbasierten Sedierungsregime nicht überlegen (Mehta et al. 2012; DGAI und DIVI 2021). Zudem bestehen offenbar Hürden bei der praktischen Umsetzung (Kher et al. 2013).
- Idealerweise werden Analgosedierung und Weaningprozess gemeinsam betrachtet. Empfohlen ist deshalb die Etablierung kombinierter „Sedierungs- und Weaningprotokolle" an intensivmedizinischen Einrichtungen (Schönhofer et al. 2019; DGAI und DIVI 2021).

Sedierung unter NIV
- Sedativa sollten bei Patientinnen und Patienten unter nicht-invasiver Beatmung (NIV) nur unter engmaschiger Kontrolle und Vorsicht angewandt werden.
- Bei starker Agitiertheit sollte zur Reduktion des Gesamtsauerstoffverbrauches und des Atemantriebs eine leichte Sedierung erfolgen (Ziel-RASS 0 bis −1). Hier eignen sich Remifentanil oder Morphin.

5.4.3 Inhalative Sedierung

- Der Einsatz der inhalativen Anästhetika ist schon seit Jahren in der Anästhesie etabliert, die Anwendung in Verbindung mit normalen Intensiv-Beatmungsgeräten erst seit ca. Mitte der 2000er-Jahre.
- Mittlerweile haben verschiedene Applikationssysteme (z. B. AnaConDa®-System, MIRUS®-System) Einzug in die Intensivmedizin genommen.
- In der AWMF-Leitlinie wird die inhalative Sedierung als Alternative zur i.v.-Sedierung genannt („Kann-Empfehlung"): „Patienten, die über Trachealtubus oder Tracheostoma beatmet werden, können alternativ zur intravenösen Sedierung auch inhalativ sediert werden" (DGAI und DIVI 2021).
- Zum Einsatz kommen Isofluran und gelegentlich Sevofluran und Desfluran.

- Vorteile der volatilen Anästhetika sind gute Steuerbarkeit, fehlender Überhang, kaum Toleranzentwicklung, geringe Nebenwirkungen und Eliminierung unabhängig von der Leber- und Nierenfunktion.
- Zwei systematische Reviews finden für volatile Anästhetika verkürzte Aufwach- und Extubationszeiten im Vergleich zu Midazolam und Propofol, jedoch keine Verkürzung des Intensivaufenthalts oder Verbesserung des Überlebens (Jerath et al. 2017; Kim et al. 2017). Es gibt Hinweise auf eine organprotektive Wirkung (Hellström et al. 2014; Jerath et al. 2017; Kim et al. 2017).
- Verbreitete Indikationen für eine inhalative Sedierung sind Patienten nach Reanimation (u. a. wegen rascher neurologischer Beurteilbarkeit) und Patienten mit hohem Bedarf an Sedativa (z. B. junge Patienten, Patienten mit i.v.-Drogengebrauch in der Vorgeschichte).
- Wegen der bronchodilatierenden Wirkung eignen sich grundsätzlich auch Patienten mit Bronchokonstriktion für eine inhalative Sedierung, allerdings besteht wegen des erhöhten Totraums durch die Gasapplikationssysteme eine erhöhte Hyperkapniegefahr, was den Einsatz bei diesen Patienten limitiert.
- Wichtige UAW: Hypotonie, verminderte Nierendurchblutung/-funktion, maligne Hyperthermie (Dantrolen sollte stets verfügbar sein).
- Die Hinweise der Hersteller der Applikationssysteme zum Patientenmonitoring und zur Anwendersicherheit (u. a. Verhinderung einer Kontamination der Umgebungsluft) sind zu beachten. Technische Minimalvoraussetzungen laut Leitlinie sind eine Anästhesiegasmessung, eine Kapnometrie und eine Anästhesiegasfortleitung.
- Weiterhin ist zu beachten, dass der Einsatz inhalativer Anästhetika für beatmete Intensivpatienten bisher weiterhin einen Off-Label-Use dieser Medikamente darstellt.

5.4.4 Entzugssymptomatik nach Langzeitsedierung

- Viele Patientinnen und Patienten nach einer Langzeitbeatmung/-sedierung zeigen Symptome eines Entzugs. Zeitpunkt und Symptomatik des Entzugs kann patientenindividuell sehr unterschiedlich sein.
- Entzugssymptomatik ist mit Stress verbunden und damit mit einer Verschlechterung des Outcomes (Herzrhythmusstörungen, myokardiale Ischämie, Ulkusblutung etc.).
- Die Beendigung einer Langzeitsedierung sollte zur Vermeidung von Entzugssyndromen ausschleichend erfolgen, ggf. unter Nutzung von α_2-Agonisten.
- Versuch, Tag-Nacht-Rhythmus einzuhalten (nachts ggf. höhere Dosierung der Analgosedierung, tagsüber langsame Reduktion der Analgosedierung).

5.5 Delirmanagement auf der Intensivmedizin

- Das Delir kann verstanden werden als zerebrale Funktionsstörung im Rahmen kritischer Erkrankungen, als „intensivmedizinische Enzephalopathie" (DGAI und DIVI 2021).

Analgosedierung und Delirmanagement

- Es ist klinisch gekennzeichnet durch:
  - Rasche und fluktuierende Entwicklung
  - Bewusstseinsstörung (Vigilanzminderung oder Agitation)
  - Desorientiertheit, Halluzinationen, Verwirrtheit
  - Kognitive Störungen, z. B. Konzentrations- und Aufmerksamkeitsdefizit oder Sprach- und Gedächtnisstörungen, die nicht in Zusammenhang mit einer etwaigen bekannten Demenz stehen
- Die Inzidenz des Delirs bei Intensivpatienten liegt zwischen 30 und 50 % bei nicht beatmeten Patienten und steigt auf bis zu 80 % bei beatmeten Patienten (Schiemann et al. 2011).

> Das Delir repräsentiert die häufigste akutpsychiatrische Erkrankung in der Intensivmedizin. Das Auftreten eines Delirs ist mit einer deutlichen Verschlechterung des Outcomes assoziiert: Die Krankenhausliegedauer verdoppelt sich, die 6-Monats-Mortalität steigt auf das Dreifache (Ely et al. 2004). Zudem besteht die Gefahr der späteren Entwicklung einer posttraumatischen Belastungsstörung und von kognitiven Einschränkungen bis hin zur Demenzentwicklung.

5.5.1 Risikofaktoren für Delirentwicklung

- Etablierte Risikomodelle unterscheiden prädisponierende Faktoren, die in der Regel nicht modifizierbar sind (Basisfaktoren, Patientenfaktoren), von präzipitierenden Faktoren, die potenziell beeinflusst werden können (Schiemann et al. 2011; DGAI und DIVI 2021).
- **Prädisponierende Faktoren:** Komorbiditäten, vorbestehendes kognitives Defizit, vorbestehende Demenz, chronisches Schmerzsyndrom, Immobilisation, Alkoholabusus, Nikotinabusus.
- **Präzipitierende Faktoren:** Infektionen, Dehydratation, Mangelernährung, Elektrolytentgleisungen, metabolische Entgleisungen, großer operativer Eingriff, Tiefe und Dauer einer Sedierung, Schock, Angst, Stress, Schmerz, Isolation, Lärm, Licht, Fixierung/Immobilisierung.

Typen des Delirs
- **Hyperaktives** Delir (ca. 5 %): Gefahr u. a. der Selbstextubation
- **Hypoaktives** Delir (ca. 35 %): Diese Patienten, da „ruhig", werden oft nicht identifiziert
- **Mischformen** (ca. 60 %): Werden meist nur bei Überwiegen der hyperaktiven Komponente erkannt

5.5.2 Delirprävention

- Konsequente Anwendung der **nicht-pharmakologischen** Präventionsmaßnahmen (▶ Abschn. 5.3)
- Schulung des intensivmedizinischen Personals zum Thema Delir

- **Pharmakologische** Prävention:
  - Vermeidung von Übersedierung (RASS-Ziel 0 bis –1)
  - Konsequente Schmerztherapie
  - Konsequente Therapie von Begleiterkrankungen, z. B. antihypertensive Therapie, Fortführung Statintherapie, Fortführung einer vorbestehenden psychiatrischen Medikation
  - Eine darüber hinausgehende routinemäßige *pharmakologische* Delirprävention sollte bei Intensivpatienten nicht durchgeführt werden.
  - Melatonin als neues Präventionsprinzip wurde in den letzten Jahren mit Hoffnungen verbunden, eine große randomisierte Studie von 2022 findet jedoch keine Senkung der Delirinzidenz (Wibrow et al. 2022).

5.5.3 Diagnostik/Screening

- In der Routineversorgung wird ein Delir oft nicht identifiziert, sodass ein systematisches Screening mit geeigneten Tools empfohlen wird, z. B. CAM-ICU oder ICDSC (▶ Abschn. 5.2.4).
- Differenzialdiagnostisch sollten eine globale zerebrale Hypoxie, Infektionen (z. B. septische Enzephalopathie, Meningoenzephalitis), metabolische Entgleisungen (z. B. Urämie), Intoxikationen (z. B. Benzodiazepine), Endokrinopathien (u. a. Schilddrüsenhormonstatus) oder fokalneurologische Defizite (z. B. Schlaganfall unter Analgosedierung) ausgeschlossen werden, sodass in der Regel eine laborchemische, bildgebende und ggf. neurophysiologische Diagnostik notwendig ist.

5.5.4 Behandlung des Delirs

- Ein Delir sollte bestmöglich durch Prävention von vornherein verhindert werden. Wenn es auftritt, soll es behandelt werden.
- Bei Auftreten eines Delirs konsequente Fortführung der nicht-pharmakologischen Maßnahmen (▶ Abschn. 5.3).
- Zusätzlich ggf. symptomatische pharmakologische Therapie des Delirs, d. h.:
  - Agitation: α_2-Agonisten, ggf. Propofol
  - Produktiv-psychotische Symptomatik: ggf. Neuroleptika, z. B. niedrig dosiertes Haloperidol, Risperidon, Olanzapin oder Quetiapin
  - Angst: ggf. Benzodiazepine (bolusweise)
  - Schmerz: Analgetika

5.6 Posttraumatische Belastungsstörung und Post-Intensive-Care-Syndrom

- Bis zu einem Drittel aller Überlebenden eines Intensivaufenthaltes entwickelt psychische Langzeitfolgen im Sinne einer posttraumatischen Belastungsreaktion mit Symptomen wie Angst und Depressivität (DGAI und DIVI 2021).

- Treten weitere kognitive (Aufmerksamkeits-, Gedächtnisstörungen) und somatische Langzeitfolgen (Myopathie, Polyneuropathie, Schmerzsyndrome u. a.) hinzu, wird auch von einem Post-Intensive-Care-Syndrom (PICS) gesprochen.
- Die o. g. Präventionsmaßnahmen (▶ Abschn. 5.3), insbesondere die Frühmobilisation und die Vermeidung von Übersedierung, zielen auch auf die Vermeidung dieser Langzeitfolgen.
- Weitere Ansätze beziehen sich auf frühzeitige Angebote einer psychotherapeutischen oder psychiatrischen Mitbetreuung, die Optimierung der Kommunikationsfähigkeit der Patientinnen und Patienten (ggf. unter Nutzung technischer Hilfsmittel) sowie die Einbindung von Angehörigen.
- Hinsichtlich der Wirksamkeit spezifischer Interventionen besteht Forschungsbedarf.

Literatur

Albert SG, Ariyan S, Rather A (2011) The effect of etomidate on adrenal function in critical illness: a systematic review. Intensive Care Med 37:901–910

Devlin JW, Skrobik Y, Gélinas C et al (2018) Clinical practice guidelines for the prevention and management of pain, agitation/sedation, delirium, immobility, and sleep disruption in adult patients in the ICU. Crit Care Med 46:e825

DGAI (2023) Lagerungstherapie und Mobilisation von kritisch Erkrankten auf Intensivstationen. S3-Leitlinie der Deutschen Gesellschaft für Anästhesiologie und Intensivmedizin e.V. (DGAI). https://register.awmf.org/de/leitlinien/detail/001-015. Zugegriffen am 01.12.2025

DGAI, DIVI (2021) S3-Leitlinie Analgesie, Sedierung und Delirmanagement in der Intensivmedizin (DAS-Leitlinie 2020). Deutsche Gesellschaft für Anästhesiologie und Intensivmedizin (DGAI), Deutsche Interdisziplinäre Vereinigung für Intensiv- und Notfallmedizin (DIVI). https://register.awmf.org/de/leitlinien/detail/001-012. Zugegriffen am 01.12.2025

Ely EW, Shintani A, Truman B et al (2004) Delirium as a predictor of mortality in mechanically ventilated patients in the intensive care unit. JAMA 291:1753–1762

Hellström J, Öwall A, Martling C-R, Sackey PV (2014) Inhaled isoflurane sedation during therapeutic hypothermia after cardiac arrest: a case series*. Crit Care Med 42:e161

Jerath A, Panckhurst J, Parotto M et al (2017) Safety and efficacy of volatile anesthetic agents compared with standard intravenous midazolam/propofol sedation in ventilated critical care patients: a meta-analysis and systematic review of prospective trials. Anesth Analg 124:1190

Kher S, Roberts RJ, Garpestad E et al (2013) Development, implementation, and evaluation of an institutional daily awakening and spontaneous breathing trial protocol: a quality improvement project. J Intensive Care Med 28:189–197

Kim HY, Lee JE, Kim HY, Kim J (2017) Volatile sedation in the intensive care unit: a systematic review and meta-analysis. Medicine (Baltimore) 96:e8976

Kondili E, Alexopoulou C, Xirouchaki N, Georgopoulos D (2012) Effects of propofol on sleep quality in mechanically ventilated critically ill patients: a physiological study. Intensive Care Med 38:1640–1646

Mehta S, Burry L, Cook D et al (2012) Daily sedation interruption in mechanically ventilated critically ill patients cared for with a sedation protocol: a randomized controlled trial. JAMA 308:1985–1992

Pandharipande PP, Pun BT, Herr DL et al (2007) Effect of sedation with dexmedetomidine vs lorazepam on acute brain dysfunction in mechanically ventilated patients. The MENDS randomized controlled trial. JAMA 298:2644–2653

Reade MC, Eastwood GM, Bellomo R et al (2016) Effect of dexmedetomidine added to standard care on ventilator-free time in patients with agitated delirium: a randomized clinical trial. JAMA 315:1460–1468

Riker RR, Shehabi Y, Bokesch PM et al (2009) Dexmedetomidine vs midazolam for sedation of critically ill patients: a randomized trial. JAMA 301:489–499

Schaffrath E et al. (2004) Analgesie und Sedierung in der Intensivmedizin. Anaesthesist 2004 · 53:1111–1132. https://doi.org/10.1007/s00101-004-0773-2. Online publiziert: 26. Oktober 2004, Springer Medizin Verlag

Schiemann A, Hadzidiakos D, Spies C (2011) Managing ICU delirium. Curr Opin Crit Care 17:131

Schönhofer B, Geiseler J, Braune S, et al (2019) Prolongiertes Weaning. S2k-Leitlinie herausgegeben von der Deutschen Gesellschaft für Pneumologie und Beatmungsmedizin. https://register.awmf.org/de/leitlinien/detail/020-015. Zugegriffen am 01.12.2025

Shehabi Y, Bellomo R, Mehta S et al (2013) Intensive care sedation: the past, present and the future. Crit Care 17:322

Shehabi Y, Serpa Neto A, Howe BD et al (2021) Early sedation with dexmedetomidine in ventilated critically ill patients and heterogeneity of treatment effect in the SPICE III randomised controlled trial. Intensive Care Med 47:455–466

Weiss B, Hilfrich D, Vorderwülbecke G et al (2021) Outcomes in critically ill patients sedated with intravenous lormetazepam or midazolam: a retrospective cohort study. J Clin Med 10:4091

Wibrow B, Martinez FE, Myers E et al (2022) Prophylactic melatonin for delirium in intensive care (Pro-MEDIC): a randomized controlled trial. Intensive Care Med 48:414–425

Ernährungstherapie

Boris Böll

Inhaltsverzeichnis

6.1 Allgemeines – 126
6.1.1 Allgemeine Aspekte und Updates – 126
6.1.2 Kalorienbedarf – 127

6.2 Enterale Ernährung – 128
6.2.1 Applikationswege – 129
6.2.2 Kontraindikation – 130
6.2.3 Einteilung der Nährlösungen – 130

6.3 Parenterale Ernährung (PE) – 130
6.3.1 Allgemeines zur PE bei Intensivpatienten – 130
6.3.2 Kalkulation der Zusammensetzung – 131

Literatur – 132

© Der/die Autor(en), exklusiv lizenziert an Springer-Verlag GmbH, DE, ein Teil von Springer Nature 2026
T. Wengenmayer et al. (Hrsg.), *Repetitorium Internistische Intensivmedizin*,
https://doi.org/10.1007/978-3-662-71761-5_6

6.1 Allgemeines

6.1.1 Allgemeine Aspekte und Updates

- Ziel der Ernährungstherapie ist die Vermeidung von Katabolie, dabei sollte sowohl eine Unterernährung als auch eine Überernährung vermieden werden.
- Alle Patienten, die voraussichtlich ≥ 48 h auf der Intensivstation bleiben und sich nicht eigenständig ernährt werden können, sollen eine Ernährungstherapie erhalten (◘ Abb. 6.1).
- Sofern keine Kontraindikationen bestehen, sollte bei o. g. Intensivpatienten innerhalb von 48 h nach Aufnahme eine enterale Ernährung begonnen werden und bei hämodynamischer Stabilisierung langsam innerhalb der ersten 7–10 Tage auf den errechneten Bedarf gesteigert werden.
- Insbesondere zu Beginn des Intensivaufenthaltes besteht ein erheblicher Katabolismus mit Proteolyse, welcher in den späteren Phasen der Rekonvaleszenz nachlässt, sodass sich der Kalorien- und Nährstoffbedarf im Verlauf ändert. Die Phasen der Erkrankung sind dabei variabel und sollten je nach Krankheitsverlauf patientenindividuell beurteilt werden.

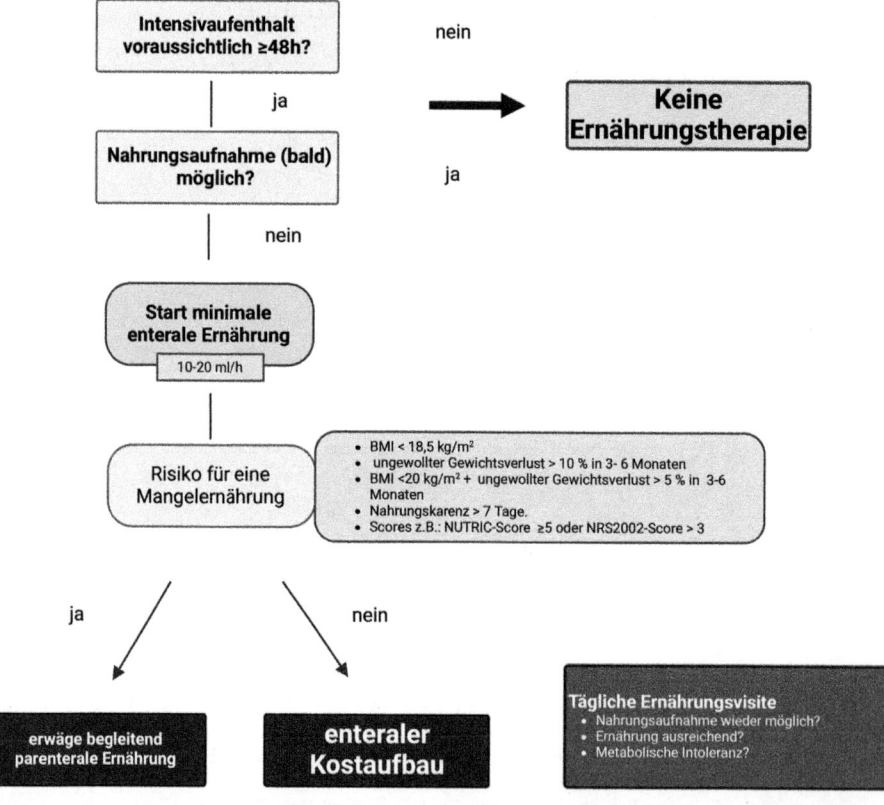

◘ Abb. 6.1 Algorithmus Ernährungstherapie in der Intensivmedizin

Ernährungstherapie

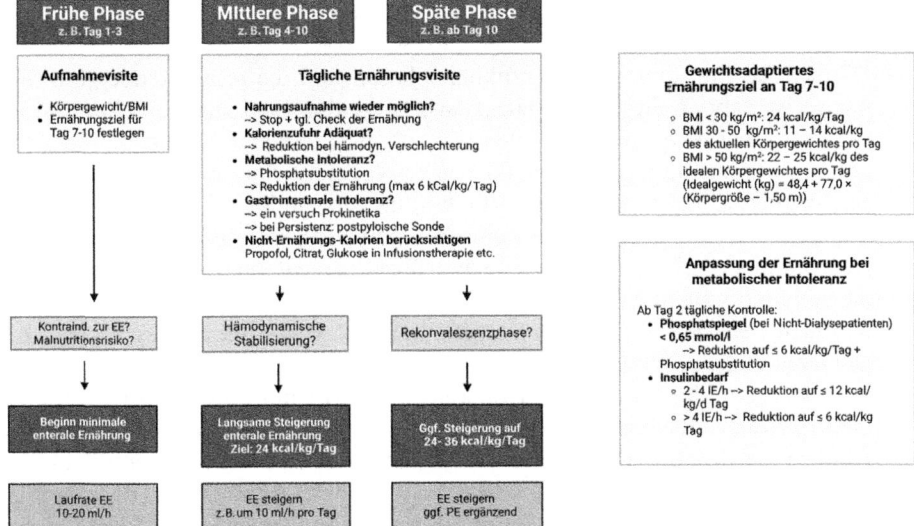

Abb. 6.2 Algorithmus pragmatische Ernährungstherapie auf der Intensivstation

- Alle Patienten sollten zur Erhaltung der intestinalen mukosalen Barriere zumindest eine minimale enterale Ernährung („minimal enteral feeding", z. B. 10–20 ml/h) erhalten.
- Eine unzureichende Steigerung der enteralen Ernährung oder bei hohem Risiko einer Mangelernährung kann durch eine zusätzliche parenterale Ernährung ergänzt werden (Malnutritionsrisiko, ◘ Abb. 6.1).
- Unter der Ernährungstherapie sollte eine kontinuierliche Kontrolle der metabolischen Toleranz erfolgen. Bei Hinweisen auf ein Refeeding (Hypophosphatämie, gesteigerter Insulinbedarf) muss neben der Substitution einer Hypophosphatämie eine deutliche Reduktion der zugeführten Ernährung erfolgen (◘ Abb. 6.2).

Überwachungsparameter der Ernährungstherapie
- Blutzuckertagesprofil
- Triglyzeride und Cholesterin
- Harnstoff-Kreatinin-Quotient
- Proteinmarker: Gesamteiweiß, Cholinesterase, Albumin, Transferrin
- Elektrolyte, Phosphat, Laktat
- Insulinbedarf

6.1.2 Kalorienbedarf

- Der Energiebedarf bei Intensivpatienten ist eine **dynamische Größe**, die vom Verlauf und vom Schweregrad der Erkrankung abhängt.
- Im Akutstadium (i. d. R. die ersten Tage des Intensivaufenthaltes) liegt meist ein kataboler Stoffwechsel vor, sodass die zugeführte Energie deutlich niedriger sein sollte als der anhand des Körpergewichtes errechnete Energiebedarf (◘ Abb. 6.2).

- Wenn das Akutstadium überwunden ist, sollte die Energiezufuhr schrittweise gesteigert werden.
- Die genaue Zuordnung der Krankheitsphasen und die resultierende Kalorienmenge ist dabei weiterhin unklar, sodass derzeitige Leitlinienempfehlungen ein pragmatisches Vorgehen empfehlen (◘ Abb. 6.2) und eine Vermeidung der frühen Hyperalimentation betonen. Hierbei erfolgt meist innerhalb der ersten Woche eine hypokalorische Ernährung mit langsamem Aufbau der Nahrungszufuhr unter Berücksichtigung der metabolischen und gastrointestinalen Toleranz.
- Auch adipöse Patienten profitieren von frühzeitiger enteraler Ernährung; eine Ernährung mit höherem Proteinanteil (2,0–2,5 g/kg KG Idealgewicht) bei reduziertem Kalorienziel (65–70 % des Bedarfs) hat nach derzeitigem Wissensstand keinen nachteiligen Effekt bei adipösen Patienten und könnte sogar vorteilhaft sein.
- Eine Messung des tatsächlichen Energieumsatzes kann durch indirekte Kalorimetrie erfolgen, diese ist jedoch aufwendig und selten verfügbar.
- Ähnlich gilt dies für Alternativen wie die Berechnung des Energieumsatzes über den O_2-Verbrauch (Pulmonaliskatheter) oder die CO_2-Produktion (Beatmung).
- Unter laufender Ernährungstherapie sollte die Energiemenge bei Hinweisen auf ein Refeeding- Syndrom drastisch reduziert werden und eine Ausgleich der Hypophosphatämie erfolgen.
- In der Rekonvaleszenz und Rehabilitationsphase kann eine Steigerung bis auf 36 kcal/kg pro Tag mit Erhöhung der Proteinzufuhr erforderlich sein (◘ Abb. 6.2).

Sollte keine Kalorimetrie verfügbar sein, erfolgt die Schätzung des Bedarfs anhand des Körpergewichts für die Akutphase (angelehnt an die Empfehlungen der DGEM):
- Bei nicht adipösen Patienten mit 24 kcal/kg KG pro Tag
- Bei adipösen Patienten sollte die Berechnung abhängig vom BMI erfolgen:
    - BMI 30–50 kg/m2: 11–14 kcal/aktuelles Körpergewicht pro Tag
    - BMI > 50 kg/m2: 22–25 kcal/ideales Körpergewicht pro Tag (Idealgewicht [kg] = 48,4 + 77,0 × [Körpergröße − 1,50 m])

6.2 Enterale Ernährung

- Beginn einer frühen enteralen Ernährung innerhalb von 48 h unter Beachtung der u. g. Kontraindikationen. Bei intestinaler Intoleranz zumindest als „minimal enteral feeding" mit einer Laufrate von 10–20 ml/h.
- **Keine** Kontraindikationen zur enteralen Ernährung sind fehlende Darmgeräusche, fehlende Flatulenz, Relaxierung, Beatmung in Bauchlage, Pankreatitis, niedrig bis moderat dosierte Katecholamintherapie.
- Enterale Ernährung verbessert die intestinale Perfusion und vermindert so eine sekundäre Translokation von Bakterien aus dem Darm.
- Bei gastrointestinaler Toleranz kann eine enterale Ernährung auch bei Beatmung in Bauchlage oder offenem Abdomen durchgeführt werden.

Ernährungstherapie

- Möglicherweise erfolgt durch enterale Ernährung eine Modulation der Inflammations- und Immunreaktion („gut injury hypothesis") und somit eine Verminderung Entstehung von Sepsis und Multiorganversagen.
- Bei enteraler Ernährung ist der klinische Befund am Abdomen und der Stuhlgang zu überwachen.
- Die Messung des gastralen Residualvolumens (GRV) und der Refluxmenge und die darauf folgende Anpassung der Ernährung an das gemessene Volumen wird von vielen Autoren und aktuellen Leitlinien nicht mehr empfohlen.
- Bei Zeichen der gastrointestinalen Intoleranz (GRV, Erbrechen) kann ein Prokinetikaversuch erfolgen, bevorzugt mit Erythromycin (z. B. 2-mal 200 mg i.v.). Bei ausbleibender Besserung sollte eine postpylorische Sonde angelegt werden (s. u.).
- Zur Vermeidung einer Diarrhö ist gelegentlich eine Reduktion von Zufuhrrate oder Osmolarität ausreichend.
- Ernährungsprotokolle mit Zielvolumina/24 h und kontinuierlicher Zufuhr führen zu einer Verbesserung der enteralen Ernährung. Bevorzugt mit Vorgabe eines täglichen Zielvolumens.

6.2.1 Applikationswege

Temporäre Sonden

- **Nasogastrale** Sonde (einlumig oder mehrlumig):
  - Legetechnik: blind, durch vorsichtiges Vorschieben nasogastral oder orogastral
  - Nachteil: höheres Aspirationsrisiko durch Reflux von Sondenkost, was durch das Offenhalten der Kardia durch die Sonde selbst noch gefördert wird
- **Postpylorische Sonde,** z. B. **Jejunalsonde** (einlumig oder mehrlumig):
  - Legetechnik: in der Regel endoskopische Platzierung, ggf. radiologisch gestützt oder alternativ selbstpositionierende Jejunalsonden (Platzierung mit konventioneller Technik in den Magen und passive Fortleitung durch Peristaltik des Patienten ins Dudodenum/Jejunum)
  - Indikation bei hohem Aspirationsrisiko und persistierender Gastroparese unter prokinetischer Therapie (s.o.)

Permanente Sonden

- **PEG** (perkutane endoskopische Gastrostomie)
  - Indikation: bei langfristiger enteraler Ernährung (> 4 Wochen)
  - Legetechnik: in Durchzugstechnik oder als Direktpunktion (mit Gastropexie)
  - Cave: elektiver Eingriff und daher aufklärungspflichtig
  - Okklusionsprophylaxe: Sonden mehrmals täglich mit Wasser/Tee durchspülen
  - Kontraindikationen: Gerinnungsstörung (Quick < 50 %, PTT > 50 s, Thrombozyten < 50.000/µl), Aszites, fehlende Einwilligung/Einverständniserklärung
- **Jet-PEG** (jejunale Sonde durch PEG) und **PEJ** (perkutane endoskopische Jejunostomie): bei Störungen der Magenentleerung

6.2.2 Kontraindikation

- Schwere Störungen der gastrointestinalen Funktion: z. B. intestinale Ischämie, akutes Abdomen, mechanischer Ileus, Peritonitis, unstillbares Erbrechen, akute gastrointestinale Blutung, toxisches Megakolon
- Unmittelbar nach abdominalchirurgischen Eingriffen (z. B. abdominelle Anastomosen), dann nur nach Rücksprache mit der Chirurgie
- Metabolische Instabilität: z. B. diabetische Ketoazidose, Coma hepaticum
- Kardiovaskuläre Instabilität (relative Kontraindikation bei hohem Katecholaminbedarf und Hinweis auf Mikrozirkulationsstörung)
- Ethische Aspekte (terminaler Zustand bei maligner Erkrankung), Ablehnung durch den Patienten

6.2.3 Einteilung der Nährlösungen

- **Nährstoffdefinierte/hochmolekulare Nährlösung (mit oder ohne Ballaststoffe)**
  - Standardsondenkost mit Energiegehalt meist 1 kcal/ml. Enthält Kohlenhydrate, Eiweiß und Fette (aus mittelkettigen Fettsäuren, MCT) sowie Vitamine, Mineralstoffe und Spurenelemente (je nach Hersteller bei einer Menge um 1000 ml/d bedarfsdeckend).
  - Hochkalorische Sondennahrung mit Energiegehalt um 1,5–2 kcal/ml bei limitierter Flüssigkeitstoleranz.
- **Chemisch definierte/niedermolekulare Nährlösungen**
  - Enthalten hydrolysierte Proteine als Oligopeptide, meist fettreduziert (aber hoher MCT-Anteil).
  - Aufgrund der hohen Osmolalität und der fehlenden Ballaststoffe wird diese Diät weniger gut vertragen, daher langsamer Kostaufbau.
  - Indikation: schwere Malassimilation, z. B. bei schweren entzündlichen Darmerkrankungen, Kurzdarmsyndrom.

6.3 Parenterale Ernährung (PE)

6.3.1 Allgemeines zur PE bei Intensivpatienten

- Eine parenterale Ernährung (PE) sollte nicht durchgeführt werden, wenn eine ausreichende enterale Ernährung (primäres Ziel) möglich ist.
- Bei Hypoglykämie kann eine basale Glukosezufuhr begleitend zum enteralen Kostaufbau verabreicht werden.
- Bei unzureichendem enteralen Kostaufbau unter Optimierung der enteralen Ernährungstherapie kann begleitend nach 7–10 Tagen eine parenterale Ernährung erfolgen.
- Patienten, die bereits mangelernährt auf die Intensivstation aufgenommen werden, oder Patienten mit einem hohen Malnutritionsrisiko können bereits früh eine parenterale Ernährung erhalten. Kriterien für ein hohes Malnutritionsrisiko

Ernährungstherapie

können sein: BMI < 18,5 kg/m², oder ungewollter Gewichtsverlust > 10 % in den letzten 3–6 Monaten, oder BMI < 20 kg/m² und ungewollter Gewichtsverlust > 5 % in den letzten 3–6 Monaten, oder Nahrungskarenz > 7 Tage. Eine Anwendung von Screening- Tools wie dem NUTRIC-Score (Nutrition Risk in the Critically Ill) oder dem NRS2002-Score (Nutrition Risk Screening 2002) zur Bestimmung des Malnutritionsrisikos kann hilfreich sein (◐ Abb. 6.1).

◐ Kritisch Kranke sollten bei parenteralen Ernährung eine Mischung aus Aminosäuren (15–20 % des Energiegehalts), Kohlenhydraten (50–60 % der Nicht-Protein-Energie) und Fetten (30–35 % der Nicht-Protein-Energie) sowie Spurenelemente/ Elektrolyte und Vitamine erhalten.

6.3.2 Kalkulation der Zusammensetzung

Allgemein: Bei parenteraler Ernährungstherapie können Dreikammerbeutel bevorzugt eingesetzt werden. Die Verwendung von fertigen Dreikammerbeuteln ist gegenüber der Benutzung von Einzelkomponenten mit geringerer Häufigkeit von Blutstrominfektionen und Sepsisepisoden assoziiert. Bei Verwendung hochosmolarer Lösungen (> 900 mosmol/l) sollte ein zentraler Venenzugang verwendet werden.

Kohlenhydrate
- 50–60 % der parenteralen Nicht-Protein-Energie, Höchstdosis: 4 g/kg KG/Tag (0,125 g/kg KG/h).
- Funktion der Kohlenhydratsubstitution: Drosselung der Glukoneogenese aus Aminosäuren als Energielieferant (Neurone, Erythrozyten, Nebennierenmarkzellen, Retinazellen).
- Als Standardkohlenhydratlösung soll Glukose infundiert werden, Fruktose und Zuckeraustauschstoffe (Xylit u. a.) sollen nicht verwendet werden.

◐ Fruktose, Sorbit und Xylit und andere Zuckeraustauschstoffe sollen im Rahmen der parenteralen Ernährung vermieden werden.

Fette
- 30–35 % der parenteralen Nicht-Protein-Energie.
- Kolenhydratkalorien- zu Fettkalorien-Verhältnis von 70:30 bis 50:50 % möglich je nach Ernährungsprodukt.
- Kontinuierliche Zufuhr empfohlen.
- Empfohlene Tagesdosis: 0,7–1,3 g Triglyzeride/kg KG/Tag, Höchstdosis: 1,5 g/kg KG/Tag.
- Lipidemulsionen mit einem verminderten Gehalt an Omega-6-Fettsäuren sollen bevorzugt verwendet werden. Dies verschiebt das Gleichgewicht zugunsten von Omega-3-Fettsäuren mit möglicher antiinflammatorischer bzw. geringerer inflammatorischer Wirkung.
- Monitoring: Triglyzeridkonzentration, ggf. Dosisreduktion oder Unterbrechung der Zufuhr, eine ausgeprägte Hyperlipidämie (Triglyzeridkonzentrationen > 1000 mg/dl, meist > 5000 mg/dl) kann zu einer akuten Pankreatitis führen.

Proteine

- 15–20 % des Energiegehalts.
- Empfohlene Tagesdosis ist abhängig von der Phase der Erkrankung:
  - Akutphase 1,0/kg KG
  - Erholungsphase und chronische Phase (persistierende Organdysfunktion): 1,0–1,2 g/kg KG
- Kontinuierliche Zufuhr empfohlen.
- Bei PE sollten stets Aminosäuren infundiert werden.
- Verabreichung von Aminosäuren immer parallel mit Kohlenhydraten (25–30 kcal/g Aminosäuren).
- Ein Verhältnis der Glukose-/Aminosäurenkalorien > 3:1 sollte in der Akutphase vermieden werden.
- Eine über den Grundbedarf gesteigerte Verabreichung von Glutamin und/oder Arginin ist derzeit nicht empfohlen (z. T. Übersterblichkeit in Studien).

Mikronährstoffe: Vitamine und Spurenelemente

- Der Bedarf kritisch kranker Patienten an Mikronährstoffen orientiert sich an den Empfehlungen zur oralen Ernährung gesunder, nicht mangelernährter Erwachsener.
- Aufgrund der eingeschränkten Möglichkeiten zur Festlegung des individuellen Bedarfs erfolgt die Substitution von Vitaminen und Spurenelementen in der Regel standardisiert.
- Die Substitution erfolgt bei parenteraler Ernährung anhand fertiger Zusammenstellungen wasser- und fettlöslicher Mikronährstoffe und sollte bei PE grundsätzlich erfolgen, sofern keine Kontraindikationen bestehen.
- Bei enteraler Ernährung decken die in den Nährlösungen enthaltenen Mikronährstoffe in der Regel den empfohlenen Tagesbedarf ab einer verabreichten Menge von 1500 kcal täglich (1500 ml der Standardernährungslösung). Im enteralen Kostaufbau sollte bis zur Steigerung auf diese Ernährungsmenge eine zusätzliche tägliche parenterale Substitution von Mikronährstoffen erfolgen.
- Eine über den Grundbedarf hinausgehende Substitution von Vitamin D3 und Thiamin kann bei Mangel oder im Falle von Thiamin bei Alkoholabusus sinnvoll sein.
- Bei Leber- und Niereninsuffizienz ist die Ausscheidung von Spurenelementen vermindert.

Literatur

Berger MM, Shenkin A, Schweinlin A, Amrein K, Augsburger M, Biesalski HK, Bischoff SC, Casaer MP, Gundogan K, Lepp HL, de Man AME, Muscogiuri G, Pietka M, Pironi L, Rezzi S, Cuerda C (2022) ESPEN micronutrient guideline. Clin Nutr 41(6):1357–1424. https://doi.org/10.1016/j.clnu.2022.02.015. Epub 2022 Feb 26. Erratum in: Clin Nutr. 2024;43(4):1024. 10.1016/j.clnu.2024.03.004. PMID: 35365361

Compher C, Bingham AL, McCall M, Patel J, Rice TW, Braunschweig C, McKeever L (2022) Guidelines for the provision of nutrition support therapy in the adult critically ill patient: the American Society for Parenteral and Enteral Nutrition. JPEN J Parenter Enteral Nutr 46(1):12–41. https://

doi.org/10.1002/jpen.2267. Epub 2022 Jan 3. Erratum in: JPEN J Parenter Enteral Nutr. Aug;46(6):1458–1459. 10.1002/jpen.2419. PMID: 34784064

Elke G, Hartl WH, Kreymann KG, Adolph M, Felbinger TW, Graf T, de Heer G, Heller AR, Kampa U, Mayer K, Muhl E, Niemann B, Rümelin A, Steiner S, Stoppe C, Weimann A, Bischoff SC (2019) Clinical nutrition in critical care medicine – guideline of the German Society for Nutritional Medicine (DGEM). Clin Nutr ESPEN 33:220–275. https://doi.org/10.1016/j.clnesp.2019.05.002. Epub 2019 Jul 9. PMID: 31451265

de Man AME, Gunst J, Reintam BA (2024) Nutrition in the intensive care unit: from the acute phase to beyond. Intensive Care Med. https://doi.org/10.1007/s00134-024-07458-9. Epub ahead of print. PMID: 38771368

McClave SA, Taylor BE, Martindale RG, Warren MM, Johnson DR, Braunschweig C, McCarthy MS, Davanos E, Rice TW, Cresci GA, Gervasio JM, Sacks GS, Roberts PR, Compher C, Society of Critical Care Medicine; American Society for Parenteral and Enteral Nutrition (2016) Guidelines for the provision and assessment of nutrition support therapy in the adult critically ill patient: Society of Critical Care Medicine (SCCM) and American Society for Parenteral and Enteral Nutrition (A.S.P.E.N.). JPEN J Parenter Enteral Nutr 40(2):159–211. https://doi.org/10.1177/0148607115621863. Erratum in: JPEN J Parenter Enteral Nutr. 2016;40(8):1200. 10.1177/0148607116670155. PMID: 26773077

Singer P, Blaser AR, Berger MM, Calder PC, Casaer M, Hiesmayr M, Mayer K, Montejo-Gonzalez JC, Pichard C, Preiser JC, Szczeklik W, van Zanten ARH, Bischoff SC (2023) ESPEN practical and partially revised guideline: clinical nutrition in the intensive care unit. Clin Nutr 42(9):1671–1689. https://doi.org/10.1016/j.clnu.2023.07.011. Epub 2023 Jul 15. PMID: 37517372

Transfusionsmedizin

Christian Blattner und Richard Schäfer

Inhaltsverzeichnis

7.1	**Allgemeines – 137**	
7.1.1	Gesetzlicher Rahmen und Leitlinien – 137	
7.1.2	Grundlegende Aspekte für die klinische Transfusionsmedizin – 137	
7.1.3	Notfalltransfusionen – 139	
7.1.4	Massivtransfusion – 140	
7.1.5	Zeugen Jehovas – 140	

7.2 Transfusionsassoziierte unerwünschte Wirkungen – 141

7.2.1 Allgemeines – 141
7.2.2 Akute Transfusionsreaktionen – 141
7.2.3 Nicht-akute Nebenwirkungen – 143
7.2.4 Bestrahlung von zellulären Blutkomponenten – 144

7.3 Erythrozytenkonzentrate (EK) – 145

7.3.1 Indikationsstellung – 145

7.4 Thrombozytenkonzentrate (TK) – 147

7.4.1 Indikationsstellung – 147
7.4.2 Management des refraktären Patienten – 149

7.5 Therapeutisches Plasma („fresh frozen plasma", FFP) – 149

7.5.1 Allgemeines – 149
7.5.2 Indikationen – 150

© Der/die Autor(en), exklusiv lizenziert an Springer-Verlag GmbH, DE,
ein Teil von Springer Nature 2026
T. Wengenmayer et al. (Hrsg.), *Repetitorium Internistische Intensivmedizin*,
https://doi.org/10.1007/978-3-662-71761-5_7

7.6	**Gerinnungsfaktoren – 150**	
7.7	**Humanalbumin – 151**	
7.7.1	Klinische Verwendung – 152	
7.8	**Patient Blood Management – 152**	
7.8.1	Säule 1: Optimiertes Anämiemanagement – 153	
7.8.2	Säule 2: Minimierung iatrogenen Blutverlusts – 153	
7.8.3	Säule 3: Optimierung der Transfusionspraxis – 153	
	Literatur – 154	

7.1 Allgemeines

7.1.1 Gesetzlicher Rahmen und Leitlinien

Wenige andere Bereiche der Medizin sind gesetzlich so detailliert geregelt wie das Transfusionswesen. Vor allem aus Gründen der Sicherheit von Blutprodukten und des Qualitätsmanagements gibt es in Deutschland (und vielen anderen Ländern) ein Transfusionsgesetz (TFG, Bundesrepublik Deutschland 2023), welches hierfür einen rechtlichen Rahmen vorgibt. Durch dieses Gesetz wird in Deutschland das Paul-Ehrlich-Institut als überwachende und fachaufsichtsführende Bundesoberbehörde bestimmt. Für epidemiologische Belange ist das Robert Koch-Institut zuständig. Da Blutprodukte in Deutschland verschreibungspflichtige Arzneimittel sind, unterliegen sie auch dem Arzneimittelgesetz (AMG) sowie der Arzneimittel- und Wirkstoffherstellungsverordnung.

Nach dem TFG wird der jeweils „allgemein anerkannte Wissensstand in Medizin und Technik" durch die Bundesärztekammer im Einvernehmen mit dem Paul-Ehrlich-Institut in einer regelmäßig aktualisierten Richtlinie veröffentlicht (§ 12a und § 18 TFG, aktueller Stand 29.6.2023). Hierdurch erhält diese verbindliche „Richtlinie Hämotherapie" (Bundesärztekammer 2023) für die Ärzteschaft eine besondere Stellung auch unter medikolegalen Aspekten. Sie macht vor allem Angaben zu Vorschriften und regulatorischen Aspekten. Für klare Handlungsempfehlungen und Indikationsstellungen bei der Gabe spezifischer Blutprodukte wiederum hat die Bundesärztekammer die „Querschnittsleitlinie zur Therapie mit Blutkomponenten" (Bundesärztekammer 2020) herausgegeben.

Einrichtungen, in denen transfundiert wird, müssen weiterhin in einem Standard zur Qualitätssicherung einrichtungsspezifische Abläufe, beispielsweise mittels Dienstanweisungen bzw. Standardarbeitsanweisungen, regeln. Gemäß TFG erfolgt die Dokumentation der Anwendung von Blutprodukten durch die jeweils behandelnde ärztliche Person (s.u.).

Das Kapitel fokussiert auf transfusionsmedizinische Kernthemen der internistischen Intensivmedizin und fasst gängige Fragestellungen zusammen. Fachspezifische Abweichungen können beispielsweise auf pädiatrischen oder operativen Stationen auftreten.

> Der Umgang mit Blutprodukten unterliegt detaillierten Regulierungen, mit denen transfundierende Ärzte sich vertraut machen müssen: Transfusionsgesetz – Richtlinie Hämotherapie – Querschnittsleitlinien – lokale Dienstanweisungen/Standardarbeitsanweisungen.

7.1.2 Grundlegende Aspekte für die klinische Transfusionsmedizin

Transfundierende Ärzte müssen folgende technische und regulatorische Aspekte kennen.

- **Besondere Sachkunde der transfundierenden Ärzte**
  - In jeder Abteilung müssen Ärzte von einem Transfusionsbeauftragten in die einrichtungs- und abteilungsspezifischen Prozesse eingewiesen werden. Diese Einweisung soll jährlich wiederholt werden, um Aktualisierungen zu berücksichtigen.

- **Aufklärung und Einwilligung**
  - Jede Transfusion bedarf der Aufklärung und Einwilligung (Patient/ggf. gesetzlicher Vertreter); diese müssen in der Patientenakte dokumentiert (z. B. standardisierter Patientenaufklärungsbogen) und dem Patienten in Kopie ausgehändigt werden.
  - Besonderheiten bei Notfällen s.u.

- **Vorbereitende Untersuchungen**
  - Abnahme einer Blutprobe (i. d. R. EDTA-Blut): in **zuvor gekennzeichnetes** Probengefäß (Name, Vorname, Geburtsdatum)
  - Untersucht wird: Blutgruppe (AB0/Rhesus-System), Antikörpersuchtest (AKS), serologische Verträglichkeitsprobe (Kreuzprobe), ggf. weitere Merkmale und deren Antikörper oder immunhämatologische Untersuchungen
  - Vor Beginn der Therapie mit monoklonalen Antikörpern oder anderen biologischen Therapeutika, welche die serologische Diagnostik (Blutgruppenbestimmung, Antikörpersuche, Verträglichkeitsprobe) beeinflussen können, soll eine Blutgruppenbestimmung erfolgen und eine Antikörpersuche/-differenzierung durchgeführt werden
  - Untersuchungsauftrag (z. B. mittels Anforderungsschein oder elektronisch), muss folgende Angaben zwingend enthalten: Patient (Name, Vorname, Geburtsdatum), Entnahmedatum der Blutprobe, abnehmende Person identifizierbar, anfordernder Arzt eindeutig, Vorbehandlungen: Transfusionen, Schwangerschaften, Stammzelltransplantationen, Immunglobulingabe, β-Laktam-Antibiotika, therapeutische Antikörper; zusätzlich Art und Anzahl der gewünschten Blutprodukte, Dringlichkeit

Für den Transport von Blutprodukten aus dem Depot zur Anwendung gelten besondere Vorschriften, insbesondere an die Lagerungs- und Transporttemperaturen.

> Verwechslungen kommen häufiger vor als Fehlbestimmungen! Alle Blutprobenröhrchen müssen – auch im Notfall! – vor der Entnahme eindeutig gekennzeichnet werden. Keine Blutentnahme in ungekennzeichnete Röhrchen! Der anfordernde Arzt trägt hierfür die Verantwortung.

- **Transfusionsprozess: Aufgaben des transfundierenden Arztes**
  - Sicherstellen des Vorliegens einer Aufklärung und Einwilligung des Empfängers, angemessene Überwachung während/nach der Transfusion
  - Bei evtl. fehlender Aufklärungsfähigkeit (z. B. Notfall; s.u.): immer nachträgliche Sicherungsaufklärung. Zuständigkeit ist dafür einrichtungsspezifisch im Qualitätssicherungs(QS)-System festgelegt
  - Kontrollen vor Transfusion: persönliche Überprüfung von Präparate- und Empfängeridentität, Blutgruppenkompatibilität, Präparatnummer/Chargenbezeichnung (Präparatetikett und Begleitschein), visuelle Präparatkontrolle (Be-

hältnisintegrität, Färbung und Beschaffenheit des Inhalts), Verfalldatum, Ergebnis und Gültigkeit der Verträglichkeitsprobe
- AB0-Identitätstest („Bedside-Test"): Immer direkt am Patienten unmittelbar vor Transfusion! Vor Erythrozyten-/Granulozytenkonzentrat-Transfusion und Plasmaaustausch zur Bestätigung der AB0-Merkmale des Empfängers, Abgleich der AB0-Kompatibilität mit dem Blutprodukt, schriftliche Dokumentation (das Testmaterial selber wird entsorgt), bei Diskrepanzen bzw. evtl. Unklarheiten Laborkontakt
- Technik: Zelluläre Blutprodukte und Plasma werden über ein Standardtransfusionssystem (Porengröße 170–230 µm) idealerweise an separatem Venenzugang verabreicht, Transfusion „angestochener" Blutprodukte innerhalb von 6 h, Anwärmen nur in speziellen Ausnahmefällen (Massivtransfusion, Kälteautoantikörper) mittels hierfür geeigneten Geräten; Einleitung der Bluttransfusion durch den Arzt
- Dokumentation, inkl. Wirkungen (Laborkontrollen) und evtl. unerwünschten Ereignissen, mind. 30 Jahre
- Meldung evtl. unerwünschter Ereignisse (s.u.)
- Nach Transfusion: Lagerung von Beutel mit Restblut und verschlossenem Transfusionsbesteck für 24 h bei 1°–10 °C
- Nicht verwendete Blutprodukte: Dokumentation des Verbleibs, Verfahren wird einrichtungsintern im QS-System geregelt
- Neben AB0- auch Rhesus-Kompatibilität und ggf. vorliegende Alloantikörper beachten. Bei RhD-negativen Mädchen/gebärfähigen Frauen keine Transfusion von RhD-positiven Erythrozytenkonzentraten (EK) (Ausnahme: Notfall; s.u.)
- Nach Transfusion von RhD-positivem Blut auf RhD-negativen Empfänger: Patient und weiterbehandelnden Arzt informieren sowie serologische Untersuchung nach 2–4 Monaten veranlassen (Suche nach Alloantikörpern)

7.1.3 Notfalltransfusionen

Es gelten **die gleichen Sorgfaltspflichten wie bei planbaren Transfusionen!**
- In Ausnahmefällen ggf. Richtlinienabweichung in Notfällen bei vitaler Indikation (Verantwortung liegt beim transfundierenden Arzt; Dokumentation).

Besonderheiten ergeben sich v. a. durch
- evtl. fehlende Aufklärungsfähigkeit: immer **nachträgliche Sicherungsaufklärung** (im Notfall keine rechtswirksame Aufklärung möglich); s.o.
- **vitale Indikation**: Ergebnisse der Voruntersuchungen (AKS und Kreuzprobe) können nicht abgewartet werden (erhöhtes Transfusionsrisiko) → **Blutprobe immer vor Notfalltransfusion** entnehmen; parallele/nachträgliche Tests unerlässlich, Bedside-Test dennoch immer vor Transfusion!
  - Transfusion von EK mit Blutgruppe 0, bis Testergebnisse vorliegen.
  - Bei Mädchen/Frauen im gebärfähigen Alter möglichst immer Rhesus negativ, bei Knappheit von 0 RhD-negativem Blut bei älteren Frauen und Männern 0 RhD-positives Blut möglich.
  - Transfundierender Arzt trägt Verantwortung für Dringlichkeit der Indikation (Dokumentation!).

7.1.4 Massivtransfusion

Schwere, lebensbedrohliche Blutungen verursachen oft hohen Transfusionsbedarf; wobei der Begriff „Massivtransfusion" unterschiedlich definiert wird: traditionell > 10 EK/24 h, oder der Dynamik besser Rechnung tragend > 3–4 EK in 1 h. Sie sollten immer im Rahmen umfassender Blutungsmanagement-SOPs eingebettet sein. Achtung: Neben Anämie auch Gerinnungsfaktorenmangel (v. a. Fibrinogen) und Thrombozytopenie im Rahmen von Verlust- und Verdünnungskoagulopathie! Daher transfusionsmedizinisch zu berücksichtigende Punkte:
- Transfusionsverhältnis 4 EK : 4 FFP : 1 TK
- Risiken:
Hypothermie (→ Erwärmung der Blutkomponenten [EK, Plasma] in geeigneten Vorrichtungen, ggf. aktive Erwärmung des Patienten), Hyperkaliämie (→ Management nach allgemeinen Standards), Citratintoxikation (Hypokalzämie, QT-Verlängerung und Arrhythmien, → Ca-Gabe), erhöhtes Transfusionsrisiko bei ungekreuzten EK (s.o.)

7.1.5 Zeugen Jehovas

Die „Zeugen Jehovas" (ZJ) sind eine anerkannte Religionsgemeinschaft. Sie lehnen u. a. aufgrund wörtlicher Auslegung von Bibelpassagen jegliche Gabe von Blutprodukten ab. Dies schließt Eigenblutspenden mit ein. Es ist nicht Aufgabe von Ärzten, diese religiösen Überzeugungen zu bewerten, vielmehr sind sie als **individueller Patientenwille** zu betrachten und gemäß dem **Selbstbestimmungsrecht** zu befolgen. Einige wichtige Aspekte sollen hier kurz beleuchtet werden:
- Die meisten ZJ tragen Patientenverfügungen mit sich, die ihre Vorstellungen im Fall von Entscheidungsunfähigkeit detailliert regeln. Hierbei sind oft auch Vorsorgebevollmächtigte bezeichnet.
- Frühzeitiges Eruieren des Patientenwillens und Dokumentation in der Akte. Insbesondere können die Meinungen bei extrakorporalen Kreisläufen (Dialyse, ECMO) auseinandergehen. Diese Verfahren werden teilweise akzeptiert, da das Blut den „ständigen Kontakt" zum Körper hält.
- Ist in Notfallsituationen der Patientenwille nicht bekannt und keine bevollmächtigte Person kontaktierbar, erfolgt die vital indizierte Transfusion im Sinne eines rechtfertigenden Notstandes.
- Maßnahmen des „Patient Blood Managements" (PBM, s.u.) sollten verstärkt zum Einsatz kommen. Sogenannte Krankenhausverbindungs-Komitees der ZJ mit medizinisch geschulten Mitarbeitern helfen bei Beratungsfragen. Der Krankenhausinformationsdienst stellt auch medizinische Artikel zu diesem Thema zur Verfügung.
- Bei minderjährigen Patienten kann das Procedere ggf. abweichen.

7.2 Transfusionsassoziierte unerwünschte Wirkungen

7.2.1 Allgemeines

Ein „unerwünschtes Ereignis" ist ein ungewolltes Vorkommnis, das zu einer Verschlechterung des Gesundheitszustandes des Patienten geführt hat oder geführt haben könnte (Funk et al. 2023) (z. B. fehlbeschriftetes Röhrchen). Unerwünschte Wirkungen, die nach der Gabe von Blutprodukten auftreten, können die Folge von Fehlern (Fehltransfusionen) sein oder auch auftreten, wenn die Anwendung von Blutprodukten regelkonform erfolgt ist (z. B. Transfusionsreaktionen, s.u.). Sie variieren im Schweregrad deutlich und sind gerade in der Intensivmedizin oft schwierig von anderen Symptomen der kritisch kranken Patienten abgrenzbar. Adäquate Kenntnis dieser Reaktionen, frühzeitige Erkennung, Diagnostik und effektive Behandlung sind essenziell für die Transfusionssicherheit.

- **Meldepflichten**
- **Behandelnder Arzt:**
  unerwünschtes Ereignis inkl. unerwünschte Wirkungen: Dokumentation, Unterrichtung Transfusionsbeauftragter/-verantwortlicher

Vor allem bei schwerwiegender unerwünschter Reaktion: zusätzlich Arzneimittelkommission der deutschen Ärzteschaft!
Die Einteilung der Transfusionsreaktionen richtet sich nach ihrer Akuität:
- **akut**: während bzw. bis 24 h nach Transfusion
- **verzögert/nicht-akut**: > 24 h

sowie nach den führenden klinischen Symptomen, welche im Verdachtsfall erkannt und ätiologisch abgeklärt werden müssen:
- **Allgemeinsymptome** (Urtikaria, Pruritus, Unruhe, Tachykardie, Angst, Bauch-, Rücken- oder Kopfschmerzen, Übelkeit, Diarrhö)
- **Fieber**: Entnahme von Blutkulturen von Präparat und Empfänger
- **Hämolyse** (freie Hämoglobinämie und -urie, Haptoglobin ↓, LDH ↑, unkonjugiertes Bilirubin ↑, Abfall des Hb, Hyperkaliämie)
- **Pulmonale Symptome** (subjektive Atemnot bis akutes Lungenversagen), thorakale Bildgebung und Evaluation des Volumenhaushalts
- **Kardiovaskuläre Symptome**: Hypotonie, Schock

Die Risiken von Massivtransfusionen sind bereits weiter oben erwähnt.

7.2.2 Akute Transfusionsreaktionen

Führend kardiovaskulär/Schock
- **Allergische Transfusionsreaktion (ATR)**
- Häufigste schwere Transfusionsreaktion; (präformierte) Antikörper des Empfängers reagieren mit Plasmaproteinen des Spenders

- Diagnostik/Klinik: alle Stadien I–IV der klassischen Anaphylaxie möglich, typischerweise in den ersten 4 h während/nach der Transfusion; bei Grad-III-Reaktionen mit Schock Hämolyse und bakterielle Kontamination ausschließen (Blutkulturen)
- Vorgehen: wie andere anaphylaktische Reaktionen, Erstmaßnahme Stopp der Transfusion, ab Grad II (bei respiratorischer Symptomatik oder Hypotonie/Schock) Adrenalin i.m./i.v.; in leichten Fällen (Grad I, nur Urtikaria/Juckreiz) kann die Transfusion ggf. fortgesetzt werden
- Prävention: bei Vorgeschichte einer ATR ggf. Prämedikation mit H_1-Blocker, ggf. gewaschene EK/Thrombozytenkonzentrate (TK) (plasmareduziert, Entfernung von Additiven und Plasmaproteinen)

Führend Fieber

- **Febrile nicht-hämolytische Transfusionsreaktion (FNHTR)**
- Reaktion auf Zellinhaltsstoffe aus Leukozyten oder antileukozytäre/antithrombozytäre Antikörper des Empfängers; durch allgemeine Leukozytendepletion sehr selten geworden
- Symptome: Fieber, Schüttelfrost, innerhalb 4 h nach Transfusionsbeginn; gelegentlich Hypotension und gesichts-/stammbezogene Rötungen
- Diagnostik: klinisch, differenzialdiagnostischer Ausschluss von akuter Hämolyse, allergischen Reaktionen, bakterieller Kontamination
- Management: Transfusion unterbrechen, symptomatisch/Antipyrese; bei Fieber oder Zeichen einer septischen Reaktion Blutkulturen von Präparat und Empfänger anlegen; Prophylaxe mit Antipyretika nicht sinnvoll

- **Transfusionsbedingte bakterielle Infektionen (TBBI)**
- Definition/Klinik: Fieber, Schüttelfrost, Tachykardie; Nachweis des gleichen Bakterienstammes im Blutprodukt/Empfänger; septischer Verlauf möglich
- Ätiologie: Kontamination durch Keime aus Spenderblut/Hautkeime, EK (ggf. auch kryophile Keime z. B. Yersinien), TK (gesamte Hautflora möglich)
- Diagnostik: Ausschluss Hämolyse, Gramfärbung/Ausstrich des Präparats, mikrobiologische Kulturen von Blutprodukt und Empfänger, Genomsequenzierung bei identischer Bakterienspezies
- Management: Transfusion stoppen, symptomatische Therapie, empirische Breitspektrum-Antibiotika
- Prophylaxe: Visuelle Prüfung der Blutkomponenten vor Transfusion (z. B. Verfärbung, Gerinnsel), Überprüfung der Haltbarkeit, Einhaltung der Kühlkette, kein Eröffnen vor Transfusionsbeginn, Transfusion innerhalb von 6 h ab Öffnung

Führend pulmonale Symptomatik (TACO, TRALI, TAD)

- **Transfusionsassoziierte zirkulatorische Überladung (TACO)**
- Definition: Volumenüberladung des Kreislaufs infolge zu schneller/umfangreicher Transfusion mit hydrostatischem Lungenödem; akuter Eintritt innerhalb 12 h nach Transfusion
- Diagnostik: akute respiratorische Insuffizienz, Lungenödem, Pleuraerguss, Jugularvenenstau, Ödeme, ansprechen auf Diuretika, normaler (NT-pro-)BNP-Wert ist nicht konsistent mit der Diagnose TACO
- Management: Transfusionsstopp, Negativbilanzierung, symptomatisch

- Prophylaxe: Vermeidung hoher Transfusionsgeschwindigkeiten bei normovolämischen Patienten sowie der parallelen Gabe von kristalloiden Lösungen und Blutprodukten

- **Transfusionsassoziierte akute Lungeninsuffizienz (TRALI)**
- Definition: neu aufgetretene akute Lungeninsuffizienz (ALI) innerhalb 6 h nach Transfusion, mit allen Kriterien: akuter Beginn, Hypoxie oder bilaterale Infiltrate im Thorax-Röntgen, Ausschluss anderer Genese (kardial, Volumenüberladung, sonstige)
- Ätiologie: Leukozytenaktivierung durch Antikörper aus Spenderplasma; pulmonale Endothelschädigung und nicht-kardiales Lungenödem, Störung der Mikrozirkulation
- Symptome: s.o. vergleichbar mit ARDS, bis zu 70 % Beatmungspflichtigkeit
- Diagnostik: s.o., Nachweis leukozytenreaktiver Antikörper im Spenderplasma
- Management: supportive Behandlung wie bei ARDS, keine Evidenz für Steroide

- **Transfusionsassoziierte Dyspnoe (TAD)**
- Symptombeginn bis 24 h nach Transfusion, Genese unklar
- Ausschluss von TACO, TRALI oder allergischer Reaktion bedeutsam, Symptomkontrolle

Hämolyse
- **Akute hämolytische Transfusionsreaktion (AHTR)**
- Ätiologie: typischerweise bei AB0-inkompatibler Fehltransfusion; auch: nicht-immunologisch (Fehlfunktion einer Pumpe/Blutwärmgerät, Beimengung hypotoner Flüssigkeit)
- Symptomatik mit Fieber, Schweißausbruch, Tachykardie, Hypotonie/Schock, gesichts-/stammbetonte Hautrötung, Unruhe/Angst und weitere unspezifische; Blutungen durch disseminierte intravasale Gerinnung, Nierenversagen
- Diagnostik: Hämolyse (s.o.)
- Management: Transfusionsstopp, symptomatische Therapie, Überprüfung Identität Patient/Blutprodukt, Wiederholung Bedside-Test; direkter Coombs-Test, erneute Kreuzprobe und Antikörpersuchtest mit prä- und posttransfusionellem Empfängerblut

7.2.3 Nicht-akute Nebenwirkungen

- **Verzögerte hämolytische Transfusionsreaktion (DHTR)**
- Manifestation: > 24 h bis 28 Tage nach Transfusion, frühere Immunisierung → Alloantikörper unterhalb Nachweisgrenze (z. B. Rhesus- oder Kidd-System) → Boosterung durch Transfusion → verzögerte Reaktion
- Symptomatik: wie AHTR, schwere Verläufe (DIC, Nierenversagen) seltener, aber möglich
- Diagnostik und Management: analog AHTR, Symptomkontrolle, in schweren Fällen Austauschtransfusion
- Prophylaxe: Vermeidung von EK, die zur Immunisierung führen könnten; Eintrag irregulärer Antikörper in Notfallausweis

- **Transfusionsbedingte Infektionen**
  - Infolge Virämie, Bakteriämie oder Parasitämie des Spenders, u. a. HIV, HBV, HCV, HEV, CMV, Parvovirus-B19, West-Nil-Virus, Yersinien, Plasmodien oder andere durch Blut übertragbare Infektionen
  - Gesetzlich geregeltes Vorgehen v. a. bezüglich Meldepflicht

- **Posttransfusionelle Purpura (PTP)**

  Akute, isolierte Thrombopenie (< 10.000/µl) mit Blutungsneigung infolge Bildung antithrombozytärer Alloantikörper ca. 1 Woche nach Transfusion von zellulären Blutprodukten (EK, TK), andere Ursachen der Thrombopenie abklären (DD: HIT-II); ggf. Versuch mit i.v.-Immunglobulinen 2 g/kg KG; bei zukünftigen Transfusionen antigen-negative EK, TK oder autologe Blutprodukte

- **Transfusionsassoziierte Graft-versus-Host-Krankheit (ta-GvHD)**
  - Ätiologie: Übertragung proliferationsfähiger T-Lymphozyten auf immundefizienten Empfänger bzw. bei besonderen Spender-/Empfänger-Konstellationen (s.u.)
  - Symptome mit Fieber, Hautausschlag, Leberdysfunktion, Diarrhö, Panzytopenie; Nachweis des Chimärismus; Therapie symptomatisch, hohe Letalität! Prophylaxe: Indikationsstellung zur Bestrahlung gemäß Querschnittsleitlinien (s.u.)

7.2.4 Bestrahlung von zellulären Blutkomponenten

Bestrahlung von Blutprodukten (mittlere Dosis 30 Gy) zielt auf Inaktivierung von T-Lymphozyten ab, um ta-GvHD zu vermeiden. Andere Blutzellen bleiben erhalten; die Lagerungsfähigkeit von EK wird reduziert; kryokonservierte EK und gefrorenes Plasma müssen nicht bestrahlt werden:

Es besteht eine Bestrahlungsindikation von zellulären Blutkomponenten u. a. bei:
- Patienten mit Non-Hodgkin und Hodgkin-Lymphom
- Patienten, die Purinanaloga/Antithymozytenglobulin/Alemtuzumab erhalten
- Patienten mit autologer Blutstammzelltransplantation bis mindestens 3 Monate danach
- allen Patienten mit allogener Blutstammzelltransplantation ab Beginn der Konditionierungsphase bis mindestens Ende der Graft-versus-Host-Disease(GvHD)-Prophylaxe; bei anhaltender Immunsuppression oder manifester GvHD dauerhaft
- Patienten mit angeborener Immundefizienz (z. B. „severe combined immunodeficiency" SCID)
- allen HLA-ausgewählten zellulären Blutkomponenten (v. a. HLA-gematchte TK)
- allen Granulozytenkonzentraten

7.3 Erythrozytenkonzentrate (EK)

Erythrozytenkonzentrate werden aus Einzelspender-Vollblut hergestellt (seltener aus Hämapherese) und enthalten eine Erythrozytenaufschwemmung in Additivlösung sowie minimale Restanteile von Plasma, Leukozyten und Thrombozyten. Der Gehalt an Hämoglobin beträgt mindestens 40 g und das individuelle Präparatevolumen variiert von 200–350 ml. Der Hämatokrit wird auf 50–70 % eingestellt. Die Lagerbarkeit (4 °C ± 2 °C) ab Herstellung beträgt bis zu 49 Tage.

In Deutschland sind alle EK leukozytendepletiert (Restegehalt: $< 1 \times 10^6$/Einheit). Dies senkt das Risiko der Leukozyten-Antigen(HLA)-Immunisierung und bezüglich FNHTR sowie der Übertragung zellständiger Viren (CMV).

Neben den Standard-EK werden noch verschiedene EK-Spezialpräparationen angeboten:
- Gewaschene EK: Bearbeitung mit isotonischer Lösung zur Entfernung von Plasmaproteinen und Rest-Thrombozyten. Selten indiziert (z. B. bei IgA-Mangel mit transfusionsrelevanten Anti-IgA-Antikörpern oder nach wiederholten schweren, ungeklärten nicht hämolytischen Transfusionsreaktionen)
- Kryokonservierte EK: werden bei unter −80 °C gelagert und bei Verwendung aufgetaut und gewaschen. Hoher Aufwand und wenige Indikationen: seltene Blutgruppen, komplexe Antikörpermuster
- Bestrahlte EK: ▶ Abschn. 7.2.4

7.3.1 Indikationsstellung

Bei jedem anämischen Patienten muss zunächst die Ursache der Anämie gesucht und wenn möglich behoben werden. EK sollen, wie jedes Medikament, nur gegeben werden, wenn ohne diese Behandlung ein gesundheitlicher Schaden droht und andere Maßnahmen nicht ausreichend sind (s. auch Patient Blood Management, ▶ Abschn. 7.8).

Ziel der Transfusion von EK ist die **Vermeidung einer anämischen Gewebehypoxie**. Bei der Indikationsstellung zur Transfusion müssen also mehrere **Parameter individuell beurteilt** werden:
- Aktueller Hb-Wert
- Kompensationsfähigkeit des Patienten
- Risikofaktoren des Patienten (v. a. kardiovaskulär)
- Symptome der anämischen Hypoxie (=„physiologische Transfusionstrigger", ◘ Tab. 7.1)

Bei massiver Blutung/im hämorrhagischen Schock bzw. lebensbedrohlichen hämolytischen Krisen mit sehr niedrigen Hb-Werten ist die rechtzeitige Transfusion von EK lebenserhaltend! Die Entscheidung zur EK-Gabe erfolgt dann auf der Basis von hämodynamischen, metabolischen und klinischen Parametern.

Diese „physiologischen Transfusionstrigger" sind aber bei Intensivpatienten unspezifisch und aus verschiedenen Gründen häufig „auffällig". Entsprechend sehen internationale Leitlinien die ausschließliche Verwendung einzelner Transfusionstrigger kritisch (Vlaar et al. 2020).

Tab. 7.1 Physiologische Transfusionstrigger. (Bundesärztekammer 2020)

Physiologischer Transfusionstrigger	Beschreibung
Kardiopulmonale Symptome	Tachykardie, Hypotension, Dyspnoe
EKG-Veränderungen	Neu auftretende ST-Veränderungen oder Arrhythmien
Herzecho	Neu aufgetretene regionale Herzmuskelkontraktionsstörungen
Globale Indizes unzureichender Sauerstoffversorgung	Abfall der gemischtvenösen Sättigung (SvO_2) < 50 % Abfall der zentralvenösen Sättigung ($ScvO_2$) < 65–70 % Laktatazidose (Laktat > 2 mmol/l + Azidose)

Tab. 7.2 Empfehlungen zur Transfusionsentscheidung. (Bundesärztekammer 2020)

Hb-Bereich	Kompensationsfähigkeit/ Risikofaktoren	Transfusion	Evidenzgrad
< 7 g/dl (< 4,3 mmol/l)	–	Ja	1A
≥ 7 und < 8 g/dl (≥ 4,3 und <5 mmol/l)	Kompensation adäquat, keine Risikofaktoren	Nein	1A
	Kompensation eingeschränkt oder Risikofaktoren vorhanden	Ja	1A
	Hinweise auf anämische Hypoxie (Physiologische Transfusionstrigger)	Ja	1C+
≥ 8 und < 10 g/dl (≥ 5,0 und < 6,2 mmol/l)	Hinweise auf anämische Hypoxie (Physiologische Transfusionstrigger)	Ja	2C
≥ 10 g/dl (≥ 6,2 mmol/l)		Nein	1A

Die deutschen Querschnittsleitlinien empfehlen daher bei der Transfusionsentscheidung eine Kombination aus o. g. Parametern. Tab. 7.2 gibt diese Empfehlungen einschließlich der Evidenzgrade wieder.

Transfusionsmedizin

> **Zusammenfassend kann daher gesagt werden:**
> — Für die meisten Patienten ist ein **Hb-Wert von 7g/dl ein sinnvoller Transfusionstrigger**. Bei stabilen, nicht blutenden Patienten sollen **EKs einzeln** transfundiert und die Wirkung kontrolliert werden.
> — Bei akuten Blutungen mit **hämorrhagischem Schock** muss oft früher transfundiert werden
> — EK-Transfusionen stellen eine individuelle Therapieentscheidung dar. Bei gut kompensierten, stabilen Patienten mit chronischen Anämien können im Einzelfall auch relativ niedrige Hb-Werte toleriert werden.

7.4 Thrombozytenkonzentrate (TK)

Ziel der Thrombozytentransfusion sind Prophylaxe und Therapie thrombozytär bedingter Blutungen. Folglich muss die Indikationsstellung neben der aktuellen Thrombozytenzahl auch die Ätiologie, die Dynamik des Abfalls, Blutungszeichen und die thrombozytäre Funktion (Plättchenhemmung?) beinhalten. Auch die Verfügbarkeit von TK soll berücksichtigt werden.

— **Blutungszeichen werden in 4 Grade eingeteilt:**
  1) Kleine Hämatome, Petechien, Zahnfleischbluten
  2) Kleine Blutungen ohne Transfusionsbedarf
  3) Transfusionsbedürftige Blutungen
  4) Organ- oder lebensbedrohliche Blutungen
— **Ein TK hebt die Thrombozytenzahl um ca. 10.000/µl an**
— Unter plättchenhemmender Therapie muss v. a. nach koronarer Stentimplantation stets das Risiko einer In-Stent-Thrombose gegen das Blutungsrisiko abgewogen werden. Die Thrombozytenfunktion unter Ticagrelor kann durch Thrombozytentransfusion nicht verbessert werden!
— TK werden AB0 kompatibel transfundiert, entsprechend den Regeln für EK; ebenso Berücksichtigung RhD (v. a. Mädchen und gebärfähige Frauen).
— Pool-TK stammen i. d. R. aus 4 Vollblutspenden; Apherese-TK aus einer einzelnen Thrombozytapherese-Spende. Bislang kein grundsätzlicher Wirkunterschied nachgewiesen. Bei (anstehender) Stammzelltransplantation wenn möglich Apherese-TK zu bevorzugen (Risikominderung der Alloimmunisierung aufgrund geringerer Spenderexposition); bei nachgewiesenen antithrombozytären Antikörpern Apherese-TK von ausgesuchten Spendern.

7.4.1 Indikationsstellung

▶ Für die meisten Patienten können **Thrombozytenzahlen < 10.000 /µl als prophylaktischer Transfusionstrigger** angesehen werden. Der **therapeutische Transfusionstrigger für akute Blutungen liegt bei < 50.000**.

- **Besonderheiten**
- **Chronische Thrombozytopenie** (z. B. aplastisches, myelodysplastisches Syndrom, hereditäre Thrombozytopenie):
  - Prophylaktisch empfohlen bei < 5000/µl; bei < 10.000/µl und kürzlich zurückliegender Blutung oder Fieber > 38 °C; bei Grad-3-Blutungen oder vor kleinen chirurgischen Eingriffen auch bei > 10.000/µl
- **Erhöhter Thrombozytenumsatz**
  - Immunthrombozytopenie: Transfusion nur bei bedrohlichen Blutungen (WHO-Grad 4), oft hohe Dosierung und Begleittherapie (Steroide, Immunglobuline) nötig
  - Thrombotische Mikroangiopathien (z. B. hämolytisch-urämisches Syndrom, thrombotisch-thrombozytopenische Purpura): Gabe von Thrombozyten kontrovers, nur nach Ausschöpfung anderer Optionen
  - Sepsis: Transfusion ab < 10.000/µl oder < 20.000/µl bei erhöhtem Blutungsrisiko empfohlen
- **Akute Thrombozytenbildungsstörung** (z. B. Chemotherapie)
  - Prophylaktisch bei < 10.000/µl; ab < 20.000 bei zusätzlichen Blutungsrisiken (Infektionen, GvHD, petechiale Blutungen, Fieber > 38 °C, Leukozytose, Gerinnungsstörungen, schneller Abfall der Tc-Zahlen, und vorbestehende Nekrosebereiche)

Geforderte **Ziel-Thrombozytenzahlen vor häufigen Eingriffen** werden in ◘ Tab. 7.3 dargestellt.

◘ Tab. 7.3 Empfohlene Thrombozytenzahlen für häufige Interventionen. (Bundesärztekammer 2020)

Eingriff	Empfohlene Thrombozytenzahl
Beckenkammbiopsie	i. d. R. keine prophylaktische Thrombozytentransfusion nötig
Lumbalpunktion, dringlich	> 10.000
Leberpunktion, transjugulär	
ZVK-Anlage, sonografisch kontrolliert	
ZVK-Anlage, hohe Blutungsneigung	> 20.000
(Koronar-)Angiografie	
Bronchoskopie ohne Biopsie	
Gelenkpunktion	
Gastrointestinale Endoskopie mit Biopsieentnahme	
Lumbalpunktion, elektiv	> 50.000
Leberpunktion, transkutan	
Bronchoskopie mit transbronchialer Biopsie	

7.4.2 Management des refraktären Patienten

In gelegentlichen Fällen kommt es zu unzureichendem Ansprechen auf Thrombozytentransfusionen. Dieser Zustand wird als Refraktärität bezeichnet.
- Ursachen: hoher Verbrauch (Blutung, Sepsis), Hypersplenismus oder immunologische Reaktionen (antithrombozytäre Antikörper).
- Management: Indikation zur Transfusion nicht primär anhand der Thrombozytenzahl, sondern bei Blutungszeichen bzw. zusätzlichen Blutungsrisiken! Suche nach entsprechenden HLA-/HPA-Antikörpern im immunhämatologischen Labor und Bereitstellung mittels Verträglichkeitsprobe getesteter (möglichst Crossmatch-negative) TK (Apherese-TK von ausgesuchten Spendern)
- Sind keine Crossmatch-negativen bzw. immunologisch kompatiblen Transfusionen möglich, wird in lebensbedrohlichen Fällen zu hoch dosierten Transfusionen (5–10 TK), ggf. in Kombination mit rFVIIa (off-label, s.u.) geraten.

7.5 Therapeutisches Plasma („fresh frozen plasma", FFP)

7.5.1 Allgemeines

- **Therapeutisches Plasma** steht als Gefrierfrischplasma (GFP, „fresh frozen plasma" – FFP) oder als lyophilisiertes Plasma (gefriergetrocknet in Pulverform zur Rekonstitution) zur Verfügung
- **Voraussetzungen** für eine effiziente Therapie: laboranalytische Sicherung der Koagulopathie, Dosisfestlegung nach Therapieziel, laboranalytische Kontrolle nach Plasmagabe, Festlegung der Plasmaaustauschintervalle
- **Transfusion**: intravenös, Verwendung eines Standard-Transfusionsbestecks. Mehrere Einheiten können über ein Transfusionsbesteck transfundiert werden, Wechsel spätestens nach 6 h. Keine Beifügung von anderen Medikamenten bzw. Infusionslösungen zum therapeutischen Plasma. **AB0-Kompatibilität beachten!**
- **Dosierung**: 1 ml/kg KG hebt den Quick-Wert bzw. Faktorspiegel um 1 % bzw. 1 IE/dl und den Fibrinogenwert um 2–3 mg/dl an
- Signifikante Anhebung der Plasmaspiegel von Gerinnungsfaktoren erfordert große Volumina, Gefahr der **Volumenüberladung!** Risiko einer Citratintoxikation mit metabolischer Alkalose (v. a. bei schwerer Leberinsuffizienz)
- Die gezielte Gabe der fehlenden Gerinnungsfaktoren kann wesentlich effektiver sein
- **Keine Indikationen für FFP**: primärer Volumenersatz, Substitution von Immunglobulinen, Hämophilie A und B, kumarininduzierte Blutungen, Hyperfibrinolyse
- **Kontraindikation**: Plasmaunverträglichkeit mit nachgewiesenem IgA-Mangel

7.5.2 Indikationen

- **Verlust- und Verdünnungskoagulopathie bei schweren Blutungen**
- Bei Massivtransfusion frühzeitig, Ziel ist die Wiederherstellung des zirkulierenden Plasmavolumens unter Vermeidung einer Verdünnungskoagulopathie, Verhältnis 1 EK : 1 FFP; Kombination mit Gerinnungsfaktorkonzentraten; Volumenmonitoring

- **Lebererkrankungen**
- Indikation für FFP nur bei assoziierten Blutungen. Ggf. Kombination mit Gerinnungsfaktoren
- Keine prophylaktische Gabe von FFP aufgrund von schlechten Gerinnungswerten für Leber-, Aszites- oder Pleurapunktion oder ZVK-Anlagen!

- **Disseminierte intravasale Gerinnung (DIC)**
- FFP-Gabe nur bei Blutungszeichen und ggf. in Kombination mit Gerinnungsfaktoren. Keine prophylaktische Indikation

- **Thrombotisch-thrombozytopene Purpura (TTP)**
- Diagnose via Nachweis eines Mangels der Metalloprotease ADAMTS13 (bei der erworbenen Form durch einen inhibitorischen Autoantikörper). Wesentliche Befunde: mikroangiopathische hämolytische Anämie (Nachweis von Fragmentozyten), Thrombozytopenie, neurologische und gastrointestinale Symptome, andere Organbeteiligungen
- **Zeitnaher Plasmaaustausch** entfernt die Autoantikörper und substituiert ADAMTS13. Täglicher Austausch via Plasmapherese 40–60 ml/kg, bis die Thrombozytenzahl > 100.000 liegt

7.6 Gerinnungsfaktoren

Blutungen sind in der Intensivmedizin auch abseits von Trauma und Operationen relevante Komplikationen, zu deren Management neben einer (Point-of-care-)Diagnostik die Gerinnungstherapie, allgemeine und blutstillende Maßnahmen und ein Transfusionsregime gehören. Das komplexe Vorgehen wird idealerweise in einrichtungsinternen SOPs (Standard Operating Procedures) geregelt und geht über dieses Buchkapitel hinaus.

Die Substitution von Gerinnungsfaktoren erfolgt unter Kontrolle durch Labortests, viskoelastometrische Verfahren und die Klinik der Blutung. Häufig verwendete Plasmakonzentrate:

- **Fibrinogen (= Faktor I)**
- Akute-Phase-Protein, mit Synthese in der Leber, Umwandlung in Fibrin durch Thrombin/Calcium
- Kritisch sind Werte unter 100 mg/dl für Spontanblutungen, bei schweren Blutungen Therapieziel > 100–150 mg/dl
- Dosierung bei akuten Blutungen: 25–50 mg/kg, Spiegelkontrollen

- **PPSB (Prothrombinkomplex, Gerinnungsfaktoren II, VII, IX und X)**

Als Screening-Parameter verwendet man die Thromboplastinzeit nach Quick; Indikationen für PPSB sind:
- Bei schweren Leberschäden, wenn Plasmainfusionen nicht ausreichen
- Bei Patienten unter Vitamin-K-Antagonisten (VKA) und schweren Blutungen oder vor dringenden Operationen; Gabe zusammen mit Vitamin-K
- Im Rahmen von Faktor-Xa-Hemmer-assoziierten Blutungen (in Abwägung zur spezifischen Antagonisierung mit Andexanet-alpha)

Kontraindikationen für PPSB sind:
- Heparininduzierte Thrombopenie (HIT), da einige PPSB-Präparate eine geringe Menge Heparin enthalten
- Vorsicht bei komplexer Gerinnungsstörung wie disseminierter intravasaler Gerinnung und rezenter Thromboembolie (Risiko hierfür um 4 %)

TIPP

Schätzformel: Eine Einheit PPSB/kg KG hebt den Quick-Wert um 1 %. Dosis bei schwerer VKA-assoziierter Blutung 50 IE/kg KG.

- **Rekombinanter Faktor VIIa (rFVIIa)**

Aktiviert die Gerinnung gezielt am Ort der Verletzung (durch Tissue Factor). Gabe bei Faktor-VII-Mangel bzw. Thrombasthenie Glanzmann und Blutung.

Bei lebensbedrohlichen Blutungen und nach Versagen anderer Therapien kann (off-label) ein Bolus von 90–120 µg/kg KG versucht werden.

- **Faktor XIII (Fibrinstabilisierender Faktor)**

Neben angeborenen Formen tritt ein erworbener FXIII-Mangel v. a. bei schweren Leber- und hämatologischen Erkrankungen und Verbrauchskoagulopathien auf. Eine Einzelfaktorbestimmung ist nötig.

Eine Substitution kann mit 10–20 IE/kg KG mit dem Ziel einer > 50 %-Aktivität erfolgen.

- **Antithrombin**

Wird in der Intensivmedizin eher restriktiv verwendet. Ein Mangel wird meist im Rahmen einer sehr hoch dosierten Heparintherapie festgestellt; die Substitution soll dann fraktioniert und unter sorgfältiger Kontrolle (aPTT, Anti-Xa-Aktivität) erfolgen.

7.7 Humanalbumin

Humanalbumin (HA) wird als hypo- (4 %), iso- (5 %) und hyperonkotische (20 %) Infusionslösung hergestellt. Wichtige physiologische Aufgaben sind die Aufrechterhaltung eines kolloidosmotischen Druckes, als Transportprotein sowie immunmodulatorische und antioxidative Eigenschaften. HA gilt allgemein als gut verträglich, limitiert wird der Einsatz aber u. a. durch die hohen Kosten. Vorsicht ist bei Volumenüberladung geboten.

7.7.1 Klinische Verwendung

Albumin wird oft breit eingesetzt; einige Empfehlungen nach wissenschaftlicher Evidenz sind hier gemäß der Querschnitts- und einer weiteren kürzlich veröffentlichten Leitlinie (Callum et al. 2024) zusammengestellt:

Hypalbuminämie Zur Substitution einer isolierten Hypalbuminämie soll Humanalbumin nicht eingesetzt werden. Es sind weder konkrete Zielwerte bekannt, noch ist bislang ein Überlebens- oder sonstiger Outcome-Vorteil nachgewiesen.

Volumentherapie Kann der Volumenbedarf (z. B. bei septischen Patienten) nicht ausreichend mit balancierten Elektrolytlösungen gedeckt werden, kann HA eingesetzt werden. Ziel hierbei ist das Geringhalten der Positivbilanz („small volume resuscitation").

Diuretikaresistente Ödeme Hypoalbuminämie vermindert den diuretischen Effekt von Furosemid. Für den Einsatz in Kombination mit Furosemid im Rahmen der Rekompensation hypalbuminämer Patienten oder der „Deresuscitation" nach aggressiver Volumentherapie ist die Datenlage aber noch schwach; eine generelle Empfehlung für die HA-Substitution gibt es nicht.

Leberzirrhose
- Spontan bakterielle Peritonitis (SBP): Hinweise für eine Verbesserung der Mortalität, sodass die Albumingabe empfohlen werden kann. Bei extraperitonealen Infektionen wird keine Albumingabe empfohlen.
- Hepatorenales Syndrom (HRS) Typ 1: Albumin zusammen mit Terlipressin empfohlen.
- Post-Parazentese: Nach großvolumiger Aszitesdrainage (> 5 l) können 6–8 g HA/l Aszites (20–40 g) HA beitragen, einer folgenden Kreislaufinstabilität vorzubeugen.

Andere Situationen Bei nutritiv bedingtem Albuminmangel und in der Ernährungstherapie hat HA keinen Stellenwert. Dies gilt auch für Albuminverlustsyndrome wie z. B. ein nephrotisches Syndrom.

7.8 Patient Blood Management

Bis zu 70 % der Intensivpatienten entwickeln eine Anämie, ca. die Hälfte von ihnen müssen transfundiert werden. So lebensrettend eine Transfusion sein kann – Blutprodukte sind eine begrenzte Ressource und sichere Arzneimittel mit einem bekannten Risikoprofil (▶ Abschn. 7.2).

Das ursprünglich im operativen Bereich entstandene Konzept des Patient Blood Management (PBM) soll daher helfen, den Umgang mit Patientenblut, die Behandlung von Anämie sowie den Einsatz von Blutprodukten, deren Herstellung auf der altruistischen Blutspende basiert, verantwortungsvoll und evidenzbasiert zu steuern. Kernthemen sind hier die optimale Vorbereitung anämischer Patienten auf elektive

Operationen durch Maßnahmen wie beispielsweise Eisensubstitution, blutsparendes Operieren oder die Nutzung maschineller Autotransfusion.

Es wurden so 3 Säulen des PBM entwickelt, innerhalb derer sich viele Einzelmaßnahmen etabliert haben, von denen einige auch gut in der internistischen Intensivmedizin umgesetzt werden können.

7.8.1 Säule 1: Optimiertes Anämiemanagement

Grundsätzlich sollte jede Anämie abgeklärt und in die Diagnosenliste mit übernommen werden. Neben der „Anämie des kritisch Kranken" als multifaktorieller Entität sind folgende Aspekte zu berücksichtigen:
- Blutungskontrolle: zeitnahes Erkennen und rasches Stillen jedweder aktiver Blutung, Behandlung von Koagulopathien und Volumensubstitution; Verwendung einer (Massiv-)Blutungs-SOP/„bleeding card" inkl. Gerinnungsmanagement
- Vitamin-B12- und Folsäuresubstitution bei nachgewiesenem Mangel
- Eisensubstitution: Hohe Inflammationsaktivität erschwert Eisenmangeldiagnostik (Ferritinerhöhung, Transferrinabfall) und induziert Eisenverwertungsstörung (Hepcidinanstieg); Diagnostik und Substitution nach Abklingen der Inflammation/vor Verlegung; Eisenmangelkriterien: Ferritin < 100 ng/ml oder Transferrinsättigung (TSAT) < 20 %. Intravenöse Substitution
- Erythropoetin-Analoga: Abseits von etablierter Evidenz (bestimmte hämatologische Krankheitsbilder, chron. Niereninsuffizienz) wird die routinemäßige Gabe bei internistischen Intensivpatienten nicht empfohlen (Vlaar et al. 2020)

7.8.2 Säule 2: Minimierung iatrogenen Blutverlusts

Gerade Intensivpatienten werden besonders engmaschig überwacht (oft > 10 Blutentnahmen/d!); diagnostische Blutverluste summieren sich daher v. a. bei längerer Liegedauer. Auch bei Therapieverfahren mit extrakorporalem Kreislauf geht Blut verloren. Empfohlen werden kann:
- Verwendung kleinstmöglicher Blutentnahmeröhrchen: volumenreduziert („pädiatrisch"), in Zusammenarbeit mit dem Diagnostiklabor zu etablieren
- Politik zur Reduktion nicht notwendiger Blutentnahmen (inkl. BGA)
- Geschlossene Druckaufnehmersysteme/Blutrückführsysteme: Vermeidung des Verwurfs von Blut bei jeder diagnostischen Entnahme
- Retransfusion: bei geplantem Ende von extrakorporaler Therapie (Dialyse, ECMO)
- Citrat- gegenüber Heparindialyse bevorzugen: geringeres Risiko für Blutungen, längere Filterstandzeiten, geringerer Systemverlust durch „Clotten".

7.8.3 Säule 3: Optimierung der Transfusionspraxis

Hier gilt v. a. die Einhaltung leitliniengerechter und evidenzbasierter Transfusionsindikationen (s. auch ▶ Abschn. 7.3):

- Transfusion in der Regel bei Hb ≤ 7 g/dl sowie unter Berücksichtigung der physiologischen Transfusionstrigger
- „Single-unit-Strategie": bei stabilen Intensivpatienten Transfusion einzelner EK, anschließende Wirkungskontrolle („*Why give two – if one will do?*")

Zu den fremdblutsparenden Maßnahmen kann grundsätzlich auch die Eigenblutspende gezählt werden. Allerdings profitieren die Patienten in Abwägung mit den entnahmebedingten Risiken nur dann davon, wenn die autologen Produkte auch tatsächlich transfundiert werden. Die Transfusionsrate von autologen EK liegt jedoch < 50 %, sodass die Eigenblutspende deutlich an Bedeutung verloren hat (Bundesärztekammer 2020). Zudem ist dieses Konzept nur für entsprechend stabile Patienten mit adäquatem Erythrozytenregenerationspotenzial sowie für elektive Transfusionen anwendbar und damit für das intensivmedizinische Setting nicht geeignet.

Literatur

Bundesärztekammer (2020) Querschnittsleitlinien zur Therapie mit Blutkomponenten und Plasmaderivaten. Deutscher Ärzteverlag, Köln

Bundesärztekammer (2023) Bundesärztekammer. Richtlinie Hämotherapie. Deutscher Ärzteverlag, Köln

Bundesrepublik Deutschland (2023) Transfusionsgesetz in der Fassung der Bekanntmachung vom 28. August 2007 (BGBl. I S. 2169), das zuletzt durch Artikel 1a des Gesetzes vom 11. Mai 2023 (BGBl. 2023 I Nr. 123) geändert worden ist

Callum J, Skubas NJ, Bathla A et al (2024) Use of intravenous albumin. Chest 166:321–338. https://doi.org/10.1016/j.chest.2024.02.049

Funk MB, Müller S, Meyer B et al (2023) Hämovigilanz-Bericht des Paul-Ehrlich-Instituts 2021: Auswertung der Meldungen von Reaktionen und Zwischenfällen nach § 63i AMG

Vlaar AP, Oczkowski S, De Bruin S et al (2020) Transfusion strategies in non-bleeding critically ill adults: a clinical practice guideline from the European Society of Intensive Care Medicine. Intensive Care Med 46:673–696. https://doi.org/10.1007/s00134-019-05884-8

Kardiopulmonale Reanimation

Dawid Staudacher

Inhaltsverzeichnis

8.1 Natürlicher Verlauf des Herz-Kreislauf-Stillstands – 157

8.2 Basisreanimationsmaßnahmen (Basic Life Support, BLS) – 157
8.2.1 Feststellen des Herz-Kreislauf-Stillstands – 157
8.2.2 Rettungskette – 158
8.2.3 BLS-Algorithmus im Detail – 158

8.3 Erweiterte Reanimationsmaßnahmen (Advanced Life Support, ALS) – 160
8.3.1 ALS-Algorithmus – 160
8.3.2 Ursachen bzw. Differenzialdiagnosen des Herz-Kreislauf-Stillstands – 163
8.3.3 Defibrillation – 163
8.3.4 i.v. Zugangswege unter CPR – 164
8.3.5 ALS: Step for Step – 165
8.3.6 Medikamente unter Reanimation – 166
8.3.7 Transport unter CPR – 168
8.3.8 Extrakorporale kardiopulmonale Reanimation („extracorporeal CPR", ECPR) – 168
8.3.9 Die Übergabe eines Patienten nach Reanimation – 169
8.3.10 Nach der Reanimation – 170

© Der/die Autor(en), exklusiv lizenziert an Springer-Verlag GmbH, DE, ein Teil von Springer Nature 2026
T. Wengenmayer et al. (Hrsg.), *Repetitorium Internistische Intensivmedizin*,
https://doi.org/10.1007/978-3-662-71761-5_8

8.4	**Postreanimationsphase – 170**	
8.4.1	Sicherstellung der Vitalfunktionen – 170	
8.4.2	Diagnostik nach ROSC – 171	
8.4.3	Koronarangiografie – 171	
8.4.4	Post-Cardiac-Arrest-Syndrom – 172	
8.4.5	Zielgerichtetes Temperaturmanagement (TTM) – 173	
8.4.6	Neuroprognostizierung – 173	
8.4.7	Einleitung von Rehabilitationsmaßnahmen (Frührehabilitation) – 175	

8.5 Abbruch der Reanimationsmaßnahmen – 175

8.6 Überbringen der Todesnachricht – 176

Literatur – 177

Mehrere Verbände wie der Deutsche Rat für Wiederbelebung (GRC) oder die American Heart Association (AHA) bieten sehr gute Reanimationskurse an, die an dieser Stelle wärmstens empfohlen werden. Die aktuelle Fassung des Standards für Cardiac Arrest Centers verlangt rund um die Uhr zumindest vom diensthabenden Arzt der Intensivstation, einen zertifizierten ALS-Kurs absolviert haben.

> Die kardiopulmonale Reanimation muss im Team trainiert werden.

Parallel zur Herzdruckmassage sollten die reversiblen Ursachen des Herzkreislaufstillstands abgearbeitet werden. Nach erfolgreicher Reanimation und der Sicherstellung eines Spontankreislaufs ("return of spontaneous circulation", ROSC) schließt sich eine aus intensivmedizinischer Sicht herausfordernde Postreanimationstherapie an.

8.1 Natürlicher Verlauf des Herz-Kreislauf-Stillstands

Ein Herz-Kreislauf-Stillstand führt zu einem Erliegen des Kreislaufs (klinischer Tod). Ohne Kreislauf werden die Zellen des Körpers nicht mehr mit Sauerstoff versorgt und es droht ein irreversibler Zelluntergang (biologischer Tod). Das Gehirn hat die geringste Ischämietoleranz, weshalb dieses auch nach Herz-Kreislauf-Stillstand oft am stärksten betroffen ist. Schon kurze Phasen ohne Kreislauf (3 min) können zu einem Untergang von Neuronen führen. Oberstes Behandlungsziel der Reanimation ist es deshalb, Phasen ohne Herzdruckmassage (No-flow-Phasen) zu vermeiden oder, wenn unbedingt erforderlich, so kurz wie möglich zu halten.

> Oberste Ziele der Reanimation sind eine qualitativ hochwertige Herzdruckmassage sowie eine Minimierung aller No-flow-Phasen.

8.2 Basisreanimationsmaßnahmen (Basic Life Support, BLS)

8.2.1 Feststellen des Herz-Kreislauf-Stillstands

Ein Herz-Kreislauf-Stillstand ist ohne erweitertes medizinisches Monitoring (arterielle Druckkurve, EKG, Kapnometrie etc.) oft sehr schwer klinisch zu diagnostizieren. Da wie oben dargelegt No-flow-Phasen (wie zur Diagnose des Herz-Kreislauf-Stillstands) minimiert werden müssen, empfehlen die aktuellen Leitlinien einen sehr reduzierten diagnostischen Algorithmus:
- Die Herzdruckmassage wird bei jedem **komatösen** Patienten **ohne normale Atmung** unverzüglich begonnen.
- Schritt für Schritt sollten diese Punkte aus dem BLS-Algorithmus abgearbeitet werden (◘ Tab. 8.1).

Tab 8.1 Basic Life Support – Algorithmus zum Beginn einer CPR: Schritte des BLS vom Auffinden einer bewusstlosen Person bis hin zum Beginn der Reanimation

Sicherheit	Die Sicherheit der Situation muss begutachtet und ggf. vor einer Reanimation sichergestellt werden.
Bewusstsein	Die leblose Person sollte laut angesprochen (zum Beispiel mit: „Hallo?! Geht es Ihnen gut?") und gerüttelt werden. Ein Schmerzreiz wird nicht mehr gefordert.
Luftwege	Sollte die Person nicht reagieren, sollte sie auf den Rücken gedreht und die Atemwege durch ein Überstrecken (ggf. mit Esmarch-Heiberg-Handgriff) frei gemacht werden.
Atmung	Sehen, hören, fühlen für 10 s. Schnappatmung bzw. agonale Atmung zählen nicht als normale Atmung.
Hilfe holen	Je nach Situation sollte der geeignete Notruf mit dem Schlagwort „Reanimation" abgesetzt werden.
AED anfordern	Wenn nicht schon durch den Notruf geschehen, sollte ein Defibrillator angefordert werden.
Beginn CPR	Erst nach Abarbeiten der obigen Punkte Beginn der Thoraxkompressionen (s. u.). Merksatz: "push hard, push fast".

8.2.2 Rettungskette

Um eine möglichst effektive und Versorgung von Patienten mit Herz-Kreislauf-Stillstand zu gewährleisten, ist eine enge Verzahnung von einzelnen Schritten und Akteuren erforderlich. Hier hat die AHA (American Heart Association) den Begriff der "Chain of Survival" (Rettungskette) eingeführt.

> Die *Chain of Survival* bei erkanntem Herz-Kreislauf-Stillstand: Hilfe holen, BLS, Defibrillation, ALS, Post-CPR-Behandlung, Rehabilitation.

8.2.3 BLS-Algorithmus im Detail

BLS umfasst alle Basisreanimationsmaßnahmen, explizit das Erkennen eines Kreislaufstillstands, die Herzdruckmassage, die Beatmung sowie die frühe Defibrillation. Die qualitativ hochwertige Durchführung der Basisreanimationsmaßnahmen entscheidet maßgeblich über den Erfolg jeder Reanimation und sollte deshalb von jedem Mediziner praktisch beherrscht werden. Ablauf:
— Die Sicherheit des Einsatzortes kurz überprüfen, ggf. Rettung des Patienten aus der Gefahrenzone (Autostraße etc.).
— Überprüfung von **Bewusstsein** (lautes Ansprechen, ggf. Schütteln) **und Atmung** (s. o.).
— Notruf absetzen mit dem Schlagwort: „Reanimation". Außerklinisch 112, innerklinisch die Nummer des Notfalltelefons. Wenn möglich, das Telefon auf Freisprechen einstellen (für die Interaktion mit Leitstelle während der telefonassistierten CPR sowie für mögliche Rückfragen der Leitstelle). Anruf wird durch die Notfallleitstelle beendet.

Kardiopulmonale Reanimation

- Sollte die Person bewusstlos sein, aber normal atmen, bringt der Laienhelfer die Person in die stabile Seitenlage. Auch hier wird ein Notruf abgesetzt (eine plötzliche Bewusstlosigkeit ist ein akuter Notfall). Da sich im Verlauf ein Herz-Kreislauf-Stillstand entwickeln kann, sollte der Helfer kontinuierlich Atmung und Puls kontrollieren und reanimationsbereit sein.
- Wenn möglich, einen AED durch das Notfallteam oder einen weiteren Helfer organisieren lassen.
- Beginn mit CPR: 30 Thoraxkompressionen und 2 Beatmungen im fortlaufenden Wechsel (sprich: 30:2).
- Sobald Defibrillator verfügbar: Elektroden aufkleben und einschalten. Den Anweisungen des Geräts folgen. Zeit ohne Thoraxkompressionen immer minimieren.

- **Anmerkungen zu BLS**

Die „qualitativ hochwertige CPR" ist entscheidend für eine erfolgreiche Reanimation, wobei hier alle Glieder der Rettungskette (s.o.) relevant sind.
- Alle Menschen, ob ausgebildet oder nicht, sollen als „Ersthelfer" eine Herzdruckmassage durchführen können.
- Die **„Telefonreanimation"** ist besonders wichtig für Ersthelfer (Interaktion zwischen Leitstellendisponent und Ersthelfer).
- Bis zu 40 % der Patienten mit Kreislaufstillstand zeigen in den ersten Minuten eine „Schnappatmung" (Red Flag).
- Obwohl durch Thoraxkompressionen mit und ohne Beatmung bis zum Eintreffen professioneller Helfer vergleichbare Ergebnisse erzielt wurden, werden alleinige Thoraxkompressionen nicht als Standard empfohlen. Sie werden nur empfohlen, wenn ein Helfer sich außerstande sieht oder nicht trainiert ist, eine Mund-zu-Mund-Beatmung durchzuführen.
- Wichtig ist die Ursache des Herz-Kreislauf-Stillstands: Bei hypoxischer Genese (Kinder) ist die Beatmung unverzichtbar.
- In beengten Räumen kann bei nur einem Helfer die Über-Kopf-Wiederbelebung, bei zwei Helfern die Wiederbelebung in Grätschstellung erwogen werden.

Herzdruckmassage beim BLS
- Druckpunkt bei der Herzdruckmassage: untere Hälfte des Sternums
- Drucktiefe: mindestens 5 cm (jedoch nicht mehr als 6 cm)
- Kompressionsfrequenz: 100–120/min (*„Bee Gees: Staying alive"*)
- Komplette Entlastung sicherstellen (erstes Erschöpfungszeichen ist eine fehlende Entlastung)
- Frühzeitiges Abwechseln der Helfer bei der Durchführung der Herzdruckmassage, um eine Ermüdung zu verhindern (alle 2–3 min)
- Unterbrechungen der Herzdruckmassagen (No-flow-Phasen) sind zu minimieren (Ziel: selten und wenn unbedingt erforderlich, dann < 10 s)

Beatmung beim BLS
- Beim Patienten ohne Atemwegssicherung (Endotrachealtubus oder Larynxtubus) sollte die Beatmung im Verhältnis von 30 Herzdruckmassagen zu 2 Beatmungen durchgeführt werden.

- Für die 2 Beatmungen ist die Herzdruckmassage zu pausieren. Zusammen sollten 2 Hübe in 10 s appliziert werden. Nach dem ersten Beatmungshub Zeit für die Exspiration geben (~5 s), um ein Barotrauma durch einen Doppelhub („Breath Stacking") zu vermeiden. Nach dem 2. Hub kann direkt wieder mit den Thoraxkompressionen begonnen werden (Exspiration wird unterstützt).
- Generell Anwendung von kleinen Tidalvolumina (VT), da sonst theoretisch eine Magenüberblähung droht: VT 500–600 ml (6–8 ml/kg KG), hoher FiO_2, Inspirationszeit 1 s
- Beatmung in der Einhelfermethode ohne Hilfsmittel: Mund-zu-Mund- oder Mund-zu-Nase-Beatmung
- Empfohlen wird bei der Zweihelfermethode mit Hilfsmitteln eine Beutel-Masken-Beatmung (Beatmungsbeutel mit Reservoir)

AED (automatisierte externe Defibrillation)

Die BLS-Leitlinie empfiehlt den Einsatz von automatisierten externen Defibrillatoren (AED), da sich diese Leitlinie auch an medizinische Laien richtet. Im klinischen Alltag werden zumeist manuelle Defibrillatoren eingesetzt, da die Rhythmusanalyse durch einen geübten Untersucher schneller ist und die Diagnose des Rhythmus (wie Asystolie oder pulslose elektrische Aktivität) beim AED oft entfällt.
- Bei der Anwendung eines AED sollen die Wiederbelebungsmaßnahmen vor und während des AED-Einsatzes nur minimal unterbrochen werden.
- Audiovisuelle Anweisungen sollten befolgt werden.
- AED sollten dort stationiert werden, wo ein plötzlicher Herztod etwa alle 5 Jahre zu erwarten ist.

> Die aktuellen ERC-Leitlinien sind frei erhältlich (▶ http://www.cprguidelines.eu/). Nur für die Intensivmedizin relevante Aspekte der CPR beim Erwachsenen werden in diesem Kapitel abgehandelt. Für weiterführende Informationen möchten wir auf die Leitlinie verweisen.

8.3 Erweiterte Reanimationsmaßnahmen (Advanced Life Support, ALS)

8.3.1 ALS-Algorithmus

Advanced Life Support (ALS) umfasst die erweiterten Reanimationsmaßnahmen. Von entscheidender Bedeutung für den Erfolg einer Reanimation ist, dass die unter BLS zusammengefassten Maßnahmen durch die ALS-Maßnahmen nicht beeinträchtigt werden. Fokussierungsfehler auf ALS-Maßnahmen (wie die Intubation) sind ein entscheidender Faktor für eine nicht erfolgreiche Reanimation (◘ Abb. 8.1).

> Auch im ALS-Algorithmus ist die qualitativ hochwertige Basisreanimation von entscheidender prognostischer Bedeutung.

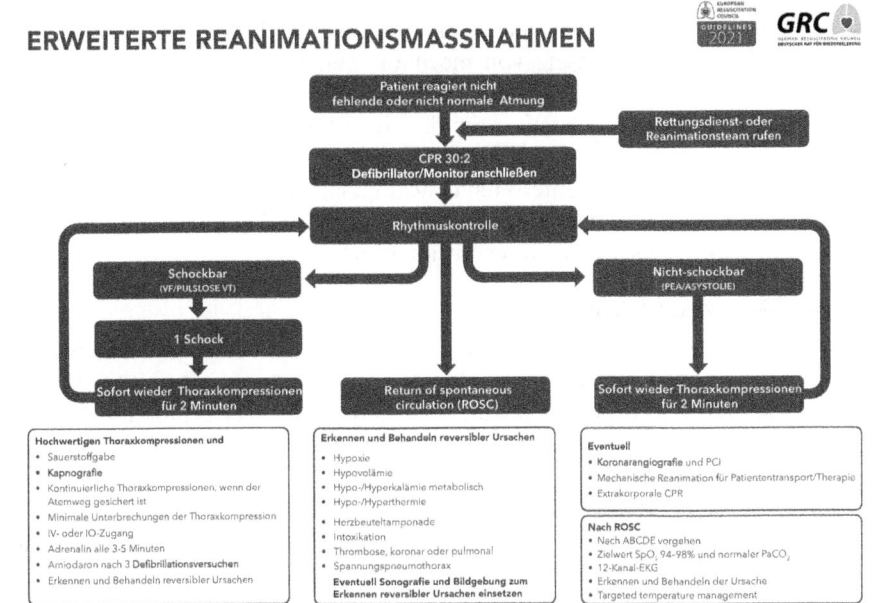

◘ Abb. 8.1 Der ALS-Algorithmus der aktuellen Leitlinien. (© German Resuscitation Council [GRC] und Austrian Resuscitation Council [ARC] 2021, mit freundlicher Genehmigung)

Generelle Anmerkungen zum ALS

- ALS muss geübt werden, sowohl präklinisch also auch innerklinisch („rapid response teams")
- Der Teamleiter sollte deutlich erkennbar sein und die einzelnen Maßnahmen koordinieren.
- Die reversiblen Ursachen des Herz-Kreislauf-Stillstands sollten während der laufenden CPR abgeklärt werden.
- Die Notfallsonografie (insbesondere des Herzens/Thorax) zur Feststellung reversibler Ursachen während des ALS wird nur dann empfohlen, wenn die Unterbrechung der CPR minimal gehalten wird und ein erfahrener Untersucher zur Verfügung steht.

Herzdruckmassage beim ALS

- Die Bedeutung einer qualitativ hochwertigen Herzdruckmassage mit möglichst kurzen Unterbrechungen (< 10 s) (Minimieren der *No-flow Time*) bleibt weiterhin extrem hoch.
- Rhythmuskontrolle sollte alle 2 min (mit minimaler Unterbrechung der Herzdruckmassage) erfolgen.
- Die Bedeutung des präkordialen Faustschlags (25–50 J) wurde weiter abgeschwächt; Anwendung nur bei beobachtetem VF/VT am Monitor, wenn kein Defibrillator unmittelbar zur Verfügung steht.

- Niedrige $p_{et}CO_2$-Werte (< 10 mmHg) deuten auf eine mögliche schlechte Prognose hin, sollten aber immer zu einem Optimierungsversuch der Herzdruckmassage führen (Erschöpfung? Druckpunkt? Entlastung? Frequenz? Unterlage?).
- Kein routinemäßiger Einsatz von mechanischen Reanimationssystemen. Diese konnten in großen Studien keinen Überlebensvorteil zeigen und können während der Anlage zu einer prognostisch ungünstigen Pause in der Herzdruckmassage führen.
- Während des Transports unter Herzdruckmassage (Rettungswagen, Trage) oder während der technischen Rettung stellen die mechanischen Reanimationssysteme jedoch eine äußerst sinnvolle Intervention dar.

Atmung/Beatmung beim ALS
- Die endotracheale Intubation soll nur von ausgebildeten, kompetenten und erfahrenen Personen angestrebt werden (Gefahr einer prolongierten Pause der Herzdruckmassage, oraler Verletzungen und ösophagealer Intubation).
- Krikoiddruck zur Vermeidung einer Magenbeatmung wird bei der Herzdruckmassage nicht empfohlen.
- Supraglottische Atemwegshilfen (z. B. Kombitubus [Doppellumentubus], Larynxmaske/-tubus) sind akzeptierte Alternativen zur endotrachealen Intubation.
- Die (Video-)Laryngoskopie soll während laufender Thoraxkompressionen durchgeführt werden.
- Faustregel für den Endotrachealtubus: Frau: 7,5 mm ID, Mann: 8,0 mm ID.
- Die endotracheale Platzierung des Tubus soll die Thoraxkompressionen nicht länger als 5 s unterbrechen.
- Kapnografische Lagekontrolle des Endotrachealtubus/der supraglottischen Atemwegshilfe ist ergänzend zur klinischen Untersuchung/Auskultation obligat.
- Kapnografie zur Überwachung der Herzdruckmassage-Qualität sowie zur Identifizierung eines möglichen ROSC ("return of spontaneous circulation", hier Anstieg des $p_{et}CO_2$). Bei Verdacht auf einen ROSC bei schnell ansteigendem $p_{et}CO_2$ kann eine Suprareningabe bis zur nächsten Rhythmusanalyse verzögert werden.
- Cave: Bei respiratorischem Versagen mit deutlich erhöhtem Blut-CO_2 können die $p_{et}CO_2$-Werte trotz schlechter Herzdruckmassage falsch hoch sein. Hier darf sich das Reanimationsteam nicht in falscher Sicherheit wiegen.
- Nach Atemwegssicherung werden die Beatmung mit einer Frequenz von 10–12 Beatmungshüben pro Minute (alle 10 Thoraxkompressionen, ggf. auch mit maschineller Beatmung) und die Thoraxkompressionen (100–120/min) kontinuierlich ohne Pausen der Herzdruckmassage für die Beatmung fortgeführt. Hyperventilation sollte vermieden werden.
- Die Sättigung unter Herzdruckmassage wird nur sehr unzuverlässig abgeleitet. Eine Beatmung mit 100 % Sauerstoff wird bis zum ROSC empfohlen.

Kardiopulmonale Reanimation

◘ Tab. 8.2 Differenzialdiagnosen des Herz-Kreislauf-Stillstands

4 Hs	4 HITS
Hypoxie Hypovolämie Hypo-/Hyperkaliämie/metabolische Störung Hypo-/Hyperthermie	Herzbeuteltamponade Intoxikation Thrombose, pulmonal (Lungenembolie) oder koronar (Myokardinfarkt) Spannungspneumothorax

8.3.2 Ursachen bzw. Differenzialdiagnosen des Herz-Kreislauf-Stillstands

(◘ Tab. 8.2)
Der wichtigste Schritt zur Diagnose der Ursache des Kreislaufstillstands ist eine gründliche Fremdanamnese. Die (möglichst arterielle) Blutgasanalyse ist ein weiterer Baustein und dient auch zur Prognoseabschätzung (pH, Laktat, arterieller pO_2). Mittels Notfallsonografie können folgende reversible Ursachen des Herz-Kreislauf-Stillstands nachgewiesen oder ausgeschlossen werden: massive Lungenarterienembolie (Rechtsherzbelastung), Hypovolämie ("empty ventricle", "kissing walls", kollabierte V. cava inferior), Perikardtamponade und Pneumothorax (fehlendes Lungengleiten, fehlende B-Linien, fehlender Lungenpuls, ggf. Nachweis des Lungenpunkts). Die Durchführbarkeit ist jedoch stark von der Erfahrung des Untersuchenden und den Schallbedingungen abhängig.

> **DOPES** bei Oxygenierungsproblemen
> - **D**: *Dislokation* Tubus
> - **O**: *Obstruktion* (Schleim, Bronchospasmus, nicht ausreichende Sedierung)
> - **P**: *Pneumothorax*
> - **E**: *Equipment* (Ventilator, Sauerstoffflasche)
> - **S**: *Stomach* (Fehlintubation)

8.3.3 Defibrillation

- Die frühe Defibrillation sollte bei schockbaren Rhythmen (Kammerflimmern und pulsloser ventrikulärer Tachykardie) immer angestrebt werden.
- Auf eine sichere Defibrillation ist unbedingt zu achten. Kommandos wie „Alle weg: Schock" haben sich bewährt. Letztlich darf nur dann ein Schock abgegeben werden, wenn auch kein Helfer mehr den Patienten oder eine potenziell leitende Struktur mit Verbindung zum Patienten berührt.
- Die Defibrillationsenergie ist geräteabhängig, meist jedoch 200 J biphasisch. Die Defibrillationspads sollten sternal-apikal (anterior-lateral): rechts parasternal und linke mittlere Axillarlinie (Höhe der V6-EKG-Elektrode) positioniert werden.
- Eine doppelt sequenzielle Defibrillation (2 Defibrillatoren, einer mit anteriorlateraler und der andere mit anterior-posteriorer Platzierung der Defibrillations-

pads) kann bei Patienten mit therapierefraktärem Kammerflimmern erwogen werden.
- Unter CPR sollte die Pause der Thoraxkompressionen zur Defibrillation so kurz wie möglich gehalten werden (< 5 s). Die Herzdruckmassage sollte während des Ladevorgangs nicht unterbrochen werden. Direkt nach Schockabgabe soll die Herzdruckmassage fortgesetzt werden.
- Die Leitlinien sehen eine „Einschockstrategie" vor, wonach eine Defibrillation alle 2 min nach Rhythmuskontrolle und sofortige Fortführung der CPR ohne Rhythmusanalyse und Pulskontrolle durchgeführt wird.
- Eine Ausnahme stellt ein beobachtetes Kammerflimmern oder eine pulslose ventrikuläre Tachykardie am Monitor (z. B. im Herzkatheterlabor oder auf der Intensivstation) dar. Hier kann bis zu 3-mal nacheinander defibrilliert werden (Dreischockstrategie).
- In einer mit Sauerstoff angereicherten Atmosphäre (z. B. hoher O_2-Flow über Maske) kann der Funkenschlag von unsachgemäß angewendeten Defibrillator-Paddles einen Brand (Verbrennungen des Patienten) zur Folge haben. Immer auf einen guten Anpressdruck und Elektrodengel achten. Selbstklebende Defibrillator-Pads verursachen sehr selten Funkenschläge.
- Gegebenenfalls ist bei starker Brustbehaarung eine Rasur erforderlich (selten notwendig).
- Die apikale Elektrode sollte bei Frauen nicht über der Brust positioniert werden.
- Die Längsachse der apikalen Elektrode sollte kraniokaudal ausgerichtet werden.
- Die Defibrillation sollte – wenn möglich – in der Exspiration erfolgen (niedrigste Impedanz in der Atemphase).
- Kontaktmittel: Bei Verwendung von Paddles sollten Einmalgelpads benutzt werden; Elektrodenpaste und -gels können zwischen den beiden Paddles zusammenlaufen und damit die Möglichkeit von Funkenschlag oder Kurzschluss schaffen.
- Werden Paddles mit Gelpads verwendet, kann es selten durch die Schockabgabe zu einer Polarisierung der Elektrolyte im Gelpad und damit zu einer Abnahme der Leitfähigkeit kommen. Dies kann 3–4 min lang eine Asystolie vortäuschen („Scheinasystolie"), wenn die Paddle-Gelpad-Kombination auch zur Herzrhythmusüberwachung genutzt wird. Eine Scheinasystolie wurde für selbstklebende Defibrillator-Pads bislang nicht beschrieben.
- Hinweise bei der Defibrillation von Geräteträgern: Elektroden sollten > 8 cm von dem implantierten Gerät entfernt positioniert werden.

8.3.4 i.v. Zugangswege unter CPR

- Zugangsweg für die venöse Applikation von Medikamenten sind: 1. Wahl: peripher-venöser Zugang (i.v.), 2. Wahl: intraossärer Zugang (i.o.), 3. Wahl (auf Intensivstation): Anlage eines zentralen Venenkatheters (ZVK) über die V. femoralis.
- Die endotracheale/-bronchiale Applikation wird nicht mehr empfohlen (unzuverlässige Plasmakonzentrationen).
- Alle Medikamente sollen unter CPR mit 20 ml Elektrolytlösung nachgespült werden, und die betreffende Extremität sollte für 10–20 s hochgehalten werden.

Kardiopulmonale Reanimation

- Intraossäre Zugangswege müssen geübt werden, um in Notfallsituationen schnell und komplikationsfrei appliziert werden zu können. Der am häufigsten verwendete Zugangsweg ist die proximale Tibia (anteromediale Oberfläche, ca. 1–2 cm unterhalb der palpablen Tuberositas tibiae). Alternativen sind der proximale Humerus, die distale Tibia oder der distale Femur.

8.3.5 ALS: Step for Step

Analog zum BLS-Algorithmus wird ein lebloser Patient angesprochen, gerüttelt und bei fehlender „normaler" Atmung der Hilferuf mit dem Schlagwort „Reanimation" abgesetzt. Die CPR wird mit 30:2 begonnen und so schnell wie möglich ein Defibrillator (AED) angeschlossen und bei einem schockbaren Rhythmus (VT, VF) geschockt (◘ Abb. 8.2).
- Rhythmuskontrolle mittels Monitor-EKG. Die No-flow-Zeit sollte < 10 s sein.
- **VT/VF:** Unter Fortführung der Thoraxkompressionen Defi laden und Schock sicher abgeben.
  - Schockpause, d. h. Zeit zwischen Ende der Thoraxkompressionen, Defibrillation und Wiederbeginn der Thoraxkompressionen sollte < 5 s sein.
  - Nach Schock umgehend mit den Thoraxkompressionen fortfahren für 2 min, dann erneute Rhythmuskontrolle.
  - Unter CPR: nach dem 3. Schock 1 mg Adrenalin (Wiederholung alle 3–5 min) und 300 mg Amiodaron (nochmals 150 mg nach dem 5. Schock)
  - Eine Alternative stellt ein Laden des Defis schon vor/während der Rhythmusanalyse dar, sodass mit nur einem Stopp der Thoraxkompressionen ausgekommen werden kann. In jedem Fall müssen beide Strategien vom Team geübt werden.
- **Asystolie:** Umgehend mit den Thoraxkompressionen fortfahren für 2 min, dann erneute Rhythmuskontrolle.
  - Unter CPR: Adrenalin (1 mg), Wiederholung alle 3–5 min.

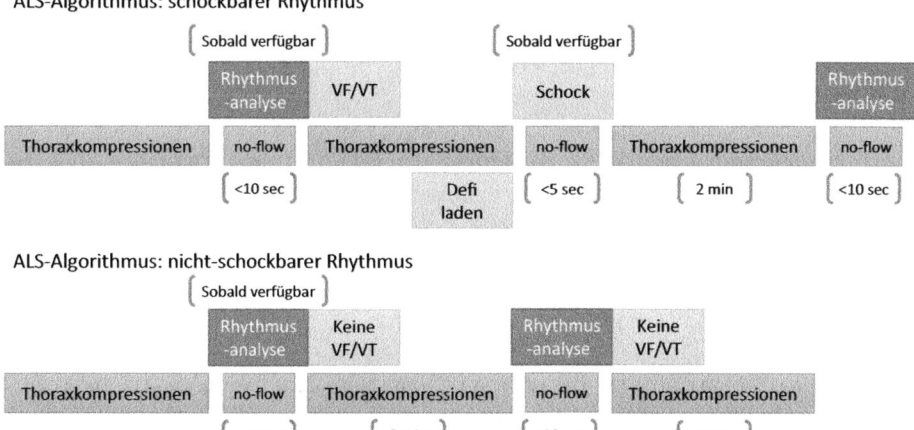

◘ **Abb. 8.2** Schematische Darstellung der Rhythmusanalyse mit möglichst geringer No-flow-Zeit

- **Sonstiger potenziell mit dem Leben vereinbarer Rhythmus:**
    - Puls tasten (zentral), falls vorhanden: Postreanimationsbehandlung, falls nicht sicher vorhanden: umgehend mit den Thoraxkompressionen für 2 min fortfahren, dann erneute Rhythmuskontrolle.
    - Unter CPR: Adrenalin (1 mg), Wiederholung alle 3–5 min.

> Bei der Reanimation mit schockbarem Rhythmus sollte erst nach 3-facher Defibrillation Adrenalin (1 mg) und Amiodaron (300 mg) verabreicht werden. Eine weitere Dosis von 150 mg Amiodaron kann nach 5 Schocks in Erwägung gezogen werden.

8.3.6 Medikamente unter Reanimation

- Generell gibt es keine harte Evidenz für die Verwendung von Medikamenten bei der kardiopulmonalen Reanimation.
- Eine Medikamentengabe rechtfertigt keine Pausierung der Herzdruckmassage.
- Im Folgenden werden nur die für die CPR relevanten Punkte aufgeführt. Dosis und Indikation können beim Patienten mit Kreislauf signifikant abweichen.

Adrenalin (Suprarenin)
- Indikationen: Medikament der 1. Wahl bei Herz-Kreislauf-Stillstand
    - PEA/Asystolie → sofortige Applikation von 1 mg Adrenalin
    - Anaphylaxie bzw. anaphylaktischer Schock (cave: Dosis viel geringer)
- Dosierung:
    - Initial: 1 mg i.v. oder i.o. (keine Hochdosis-Adrenalingabe)
    - Applikationsrepetition: alle 3–5 min i.v. oder i.o., bis ROSC gesichert ist
- Wirkung:
    - Körpereigenes Hormon, sympathomimetisch: unselektiver Agonist von α- und β-Adrenozeptoren (positiv inotrop und vasokonstriktiv), Hemmung der Histaminfreisetzung
    - Bedingt eine ausgeprägte Mydriasis (wichtig für die Übergabesituation nach CPR)

Sauerstoff (O_2)
- Indikation: Sicherstellung der Oxygenierung
- Dosierung:
    - Während CPR: Beatmung mit 100 % O_2
    - Nach erfolgreicher CPR: Titrierung der FiO_2 mit dem Ziel einer SpO_2 von 94–98 %. Hintergrund: Hyperoxämie potenziell Prognose verschlechternd (freie Radikale)

Amiodaron
- Indikation: pVT/VF nach der 3. Defibrillation
- Dosierung:
    - Bolus: 300 mg i.v., ggf. Repetition 150 mg nach dem 5. Schock, i.o. möglich
    - Außerhalb der CPR als Kurzinfusion/Perfusor gelöst in Glukose 5 %

Kardiopulmonale Reanimation

- Wirkung:
  - Klasse-III-Antiarrhythmikum (Kaliumkanalblocker, zusätzlich β-sympatholytische Komponente und Blockierung weiterer Ionenkanäle). Wenig negativ inotrop. Verlängerung der kardialen Repolarisationsphase bzw. QT_c-Zeit (kleines Proarrhythmierisiko)

Lidocain

- Indikation: Alternative zu Amiodaron, wenn dieses nicht verfügbar ist oder wenn lokale Standards Lidocain empfehlen, gleiche Indikation wie Amiodaron (pVT/VF nach der 3. Defibrillation)
- Dosierung:
  - 100 mg i.v. Bolus, ggf. Repetition 50 mg nach dem 5. Schock, i.o. möglich
- Wirkung:
  - Klasse-Ib-Antiarrhythmikum (Natriumkanalblocker)
- Besonderheit: als Fertigspritze verfügbar, was einen Vorteil gegenüber Amiodaron darstellen kann

Kalzium (Ca^{2+})

- Indikationen:
  - Antidot bei nachgewiesener Hyperkaliämie
- Dosierung:
  - Initial: 30 ml 10 %iges Kalziumglukonat i.v. (~6,6 mmol Ca^{2+}) oder 10 ml 10 %iges Kalziumchlorid i.v. (~6,8 mmol Ca^{2+})
  - Applikationsrepetition: nach 1 min
- Wirkung:
  - Erhöhung der Ventrikelerregbarkeit
- Besonderheit: Keine gemeinsame Gabe mit Natriumbicarbonat, da sonst Kalziumcarbonat ausfallen kann

Thrombolyse

- Indikationen:
  - Lungenembolie als vermutete oder nachgewiesene Ursache des Kreislaufstillstands
- Dosierung:
  - Alteplase: 0,6 mg/kg KG (50–100 mg) i.v. (Bolus plus Perfusor)
  - Tenecteplase: 0,5 mg/kg KG (bis 50 mg) i.v. (Bolus)
- Wirkung:
  - Plasminogen-Aktivator (Fibrinolyse)
- Besonderheit:
  - Fortsetzung der CPR für mindestens 60–90 min nach Lysebeginn (verzögertes Wirkmaximum)

Volumen

- Indikation:
  - Hypovolämie als vermutete oder nachgewiesene Ursache des Kreislaufstillstands
  - Kleine Mengen zum Nachspülen der anderen Medikamente (20–30 ml)

- Dosierung
  - Keine Pauschaltherapie möglich. Volumendefizit ausgleichen und Hypervolämie vermeiden (cave: Lungenöden und Re-Arrest)
- Vollelektrolytlösungen sollten verwandt werden

8.3.7 Transport unter CPR

- Die Indikation zum Transport eines Patienten ist streng zu stellen, da ein routinehafter Transport unter CPR die Prognose verschlechtert (a.e. durch die schlechtere Therapie im fahrenden Fahrzeug).
- Ein Transport zu einer Therapie (ECPR, Erwärmung bei Hypotherapie, sonstige chirurgische/interventionelle Intervention) kann aber sehr wohl lebensrettend sein.
- Eine frühzeitige (nach 10–20 min CPR) Kontaktaufnahme mit der Zielklinik zur Klärung der Behandlungsstrategie im Rahmen eines Arzt-Arzt-Gespräches ist unbedingt zu empfehlen.

> „No one is dead, until warm and dead."

8.3.8 Extrakorporale kardiopulmonale Reanimation („extracorporeal CPR", ECPR)

- Unter extrakorporaler kardiopulmonaler Reanimation versteht man die Implantation einer venoarteriellen ECMO (extrakorporalen Membranoxygenierung) bei Patienten ohne stabilen ROSC.
- Diese Therapie ist komplex, komplikationsreich und äußerst ressourcenintensiv. Die ECPR erfordert deshalb ein gut ausgebildetes und trainiertes ECMO-Team.
- Hauptdeterminante des Outcomes ist die Zeit von Kollaps bis zum Anschluss an die ECMO. Die Implantation dauert typischerweise 15–20 min.
- Ein Anschluss an die ECMO innerhalb von 60 min muss unbedingt angestrebt werden (gemeint ist die Zeit von Kollaps bis zum laufenden System, die sog. *Golden Hour of ECPR*). Je nach potenzieller Transportdauer muss frühzeitig (nach 10–20 min CPR) Kontakt mit dem ECMO-Team aufgenommen werden.
- Patienten, die für eine ECPR in Frage kommen, sind solche, die in die randomisierten Studien (ARREST, PRAGUE-OHCA und INSEPTION) eingeschlossen wurden: beobachteter Kreislaufstillstand, sofortige Laienreanimation, schockbarer erster Rhythmus, Alter unter 70 Jahre, gute Lebensqualität vor Reanimation, ECMO-Anschluss innerhalb von 60 min realistisch.

8.3.9 Die Übergabe eines Patienten nach Reanimation

In den meisten Fällen ist das Reanimationsteam nicht dasselbe Team, das den Patienten weiter betreut. Eine gute Übergabe ist deshalb unbedingt erforderlich. Besonders die Zeiten und der erste Rhythmus sowie die Anamnese zum Kollaps sind Informationen, die ohne Übergabe verloren gehen können. Wichtig ist daher eine strukturierte Übergabe, die entweder vom Reanimationsteam angeboten oder vom Übernahmeteam eingefordert werden muss.

Wichtige Fakten für die Übergabe und die Dokumentation:
- Identität und Alter des Patienten
- Zeitpunkt des Kollapses (alternativ Zeitpunkt der Alarmierung)
- Prodromi (welche? Wichtig für die Klärung der Ursache des Kollapses)
- Beobachtet (ja/nein)
- No-flow-Zeit (Downtime)
- Laienreanimation (ob und wie lange)
- Erster aufgezeichneter Rhythmus (bei AED-Verwendung, ob schockbar oder nicht), optimalerweise den Ausdruck mitgeben
- Dauer der CPR bis ROSC (Low-flow-Zeit in min)
- Anzahl der Defibrillationen
- Wie viel Adrenalin und wann zuletzt verabreicht
- Vermutete Ursache des Kollapses
- Sonstige Diagnostik (12-Kanal-EKG, Sonografie, Zeichen für Trauma etc.)
- Die Patientenübergabe sollte dann nach dem cABCDE-Prinzip erfolgen, wobei die Übergabe nicht länger als 60–90 s dauern sollte
- Ziel sollte eine präzise und faktenorientierte Übergabe sein (◘ Tab. 8.3)

◘ Tab 8.3 cABCDE-Schema zur Übergabe von Patienten nach CPR

c	Critical bleeding	Hat der Patient aktuell eine akut lebensbedrohliches medizinisches Problem (z. B. Perikardtamponade, Trauma mit Blutung)
A	Airway	Wie intubiert? Probleme beim Intubieren? Aspiration?
B	Breathing	Beidseits belüftet? $p_{et}CO_2$, SO_2, ggf. wichtige Beatmungsparameter (VT, PEEP, FiO_2, Frequenz)
C	Circulation	Blutdruck messbar? Wo palpabel, wann das letzte Katecholamin, welcher Zugang ist vorhanden?
D	Disability	Blutzucker, Pupillen, Lebenszeichen unter CPR, Sedation erhalten
E	Environment	Temperatur (wichtig fürs TTM), Patientenverfügung oder Kontakt zu den Angehörigen vorhanden

Dieses Schema ermöglicht eine schnelle und strukturierte Übergabe der wichtigsten Informationen, die für die weitere Behandlung des Patienten entscheidend sind. Es ist wichtig, dass sowohl der Übergebende als auch die Übernehmenden mit diesem Schema vertraut sind, um die Übergabe effektiv durchführen zu können.

8.3.10 Nach der Reanimation

Für viele Beteiligte ist eine Reanimationssituation ein sehr belastendes Ereignis. Es hat sich bewährt, alle Helfer im Rahmen eines Debriefings nach erfolgter Übergabe des Patienten nochmals zu versammeln und jedem die Möglichkeit zu geben, den Einsatz kurz zu kommentieren. Eine präzise Dokumentation der Ereignisse (s. o.) ist ebenfalls von entscheidender Bedeutung.

Dokumentation der Reanimationsmaßnahmen:
- Optimale Nutzung hausinterner Dokumentationsbögen oder Patientenkurven. Eine nicht dokumentierte CPR wird rechtlich als nicht durchgeführt betrachtet.
- Mögliche Beteiligung am Deutschen Reanimationsregister (▶ https://www.dgai.de/projekte/deutsches-reanimationsregister)

Nachbesprechung mit dem Reanimationsteam, sog. Debriefing:
- Besprechung des Reanimationsablaufs und Diskussion von Verbesserungsvorschlägen.
- Anregung zu positiver und konstruktiver Kritik (Lob) sowie ggf. Angebot von Schulungen.
- Möglichkeit für individuelle Gespräche, um Ängste und Emotionen im Zusammenhang mit dem Tod zu thematisieren.

8.4 Postreanimationsphase

Das Thema „Postreanimationsmanagement" ist ein eigenständiges Kapitel in den ERC-Guidelines. Hier werden die wichtigsten Punkte für den Intensivmediziner zusammengetragen. Die Klinikletalität erfolgreich reanimierter Patienten liegt bei 50–70 %. Ziele der ersten Phase nach Rückkehr eines spontanen Kreislaufs sind: (1) Sicherstellung der Vitalfunktionen (Kreislauf, Beatmung), (2) Diagnose der Ursache des Herz-Kreislauf-Stillstands (3) Einleitung der entsprechenden Therapie und (4) Neuroprognostizierung.

8.4.1 Sicherstellung der Vitalfunktionen

Beatmung:
- Das Ziel ist eine Normokapnie ($p_{et}CO_2$, $paCO_2$) und Normoxämie (paO_2, SpO_2).
- Die FiO_2 sollte titriert werden, um eine SpO_2 von 94–98 % zu erreichen.
- Vermeiden von Hyperventilation: Gefahr zerebraler Ischämien (gesteigerte CO_2-Abatmung → Abfall des $paCO_2$-Wertes → Hypokapnie: zerebrale Vasokonstriktion und Minderperfusion sowie gesteigerte neuronale Erregbarkeit durch Glutamatfreisetzung).
- Vermeidung von Hyperoxie (oxidativer Stress und Schädigung postischämischer Neurone) und Hypoxie.
- Die meisten Patienten nach CPR sind komatös und benötigen eine Atemwegssicherung. Während eine subglottische Atemwegshilfe während der CPR geeignet sein kann, ist in der Postreanimationsphase ein Endotrachealtubus indiziert.

Kardiopulmonale Reanimation

Hämodynamik:
- Ziel ist die Optimierung der Makro- und Mikrozirkulation mit einem Ziel-Mitteldruck (MAD) von 65 mmHg.
- Echokardiografie: Frühzeitige Beurteilung des kardialen Status zur Abklärung der links- und rechtsventrikulären Pumpfunktion, Vitien, Perikarderguss und Rechtsherzbelastung, einschließlich Beurteilung der Vena cava inferior.
- Arterielle Druckmessung bei Bedarf an Katecholaminen.
- Volumensubstitution bei Hypovolämie und/oder Katecholamintherapie (Noradrenalin und ggf. Dobutamin, Suprarenin sollte vermieden werden).
- Mögliches Monitoring: zentraler Venenkatheter (ZVK), arterielle Katheter (s.o.), ggf. erweitertes hämodynamisches Monitoring, Laktat und Laktat-Clearance, zentralvenöse Sauerstoffsättigung ($S_{cv}O_2$), Urinausscheidung.

8.4.2 Diagnostik nach ROSC

- 12-Kanal-EKG: Zur Abklärung einer myokardialen Ischämie. Ein STEMI erfordert eine umgehende Vorstellung bei einem Kardiologen und Therapie im Herzkatheterlabor.
- Cave: Subarachnoidalblutungen zeigen häufig ähnliche EKG-Befunde wie Patienten mit akutem Koronarsyndrom. Die Entscheidung, ob zuerst eine Herzkatheteruntersuchung oder kranielle Computertomografie durchgeführt werden soll, sollte nach klinischer Abwägung erfolgen.
- FEEL („focused echocardiographic evaluation in life support") und FAST („focused assessment with sonography for trauma"): Ausschluss von Blutungen, Perikardtamponade, Spannungspneumothorax (Ursache des Kollapses und Reanimationstrauma), Quantifizierung der kardialen Pumpfunktion, Rechtsherzbelastung, Klappenvitien und des Volumenstatus.
- BGA (Blutgasanalyse, wenn möglich arteriell), Glukose, Hämoglobin, Kalium, Laktat, pCO_2, pH, pO_2.
- TTE (transthorakale Echokardiografie): Erhebung eines qualifizierten kardialen Status einschließlich Perikarderguss, Rechtsherzbelastung, Pumpfunktion und Vitien.
- Röntgendiagnostik: Eine Traumaspirale im CT ist bei den meisten Patienten ohne klare Genese des Kollapses vor Aufnahme auf die Intensivstation gerechtfertigt. Bei radiologischer Möglichkeit kann auch ein Triple-Rule Out-CT (Ausschluss/Nachweis von Aortendissektion, Lungenarterienembolie und koronarem Verschluss) durchgeführt werden.
- Labordiagnostik: Blutbild, Gerinnung, Nierenwerte, Herzwerte, Leberwerte, NSE (neuronenspezifische Enolase), BGA.

8.4.3 Koronarangiografie

Die koronare Revaskularisation (Herzkatheteruntersuchung bzw. perkutane Koronarintervention, sog. PCI) ist die Therapie der Wahl beim Herzinfarkt.
- Zeigt sich ein STEMI im 12-Kanal-EKG, sollte schnellstmöglich eine koronare Revaskularisation angestrebt werden.

- Auch Patienten im kardiogenen Schock sollten möglichst zeitnah einer Herzkatheteruntersuchung unterzogen werden, so ein Herzinfarkt als Ursache des Schocks vermutet wird.
- Die Indikation einer sofortigen Herzkatheteruntersuchung bei Patienten mit ROSC und vermutetem NSTEMI muss individuell abgewogen werden. Hier ist die klinische Wahrscheinlichkeitsabschätzung einer koronaren Genese des Herz-Kreislauf-Stillstands von entscheidender Bedeutung. Mögliche Argumente für den Herzkatheter sind: klinische Wahrscheinlichkeit für eine koronare Genese, Klinik vor Herz-Kreislauf-Stillstand (Angina pectoris, akutes Koronarsyndrom), Kammerflimmern als erster Rhythmus oder regionale Wandbewegungsstörungen im TTE. Auch eine Rhythmusinstabilität kann auf eine koronare Genese hinweisen. Argumente gegen einen Akutkoro sind nicht zu beherrschende Blutungen (intrazerebral, Abdomen etc.) oder der (mutmaßliche) Patientenwille.

> Eine Herzkatheteruntersuchung bei CPR-Patienten nach ROSC und STEMI sollte frühzeitig erfolgen.

8.4.4 Post-Cardiac-Arrest-Syndrom

Selbst unter der qualitativ hochwertigsten Herzdruckmassage wird nicht genug Blut im Körper zirkuliert, um alle Gewebe suffizient zu versorgen. Es resultiert eine Ganzkörperhypoxie mit Schädigung aller Organe. Die unterschiedliche Ausprägung der Schädigung ist mit der unterschiedlichen Ischämietoleranz der Organe erklärt.
- **Gehirn:** (Großhirn mit der schlechtesten Ischämietoleranz) Klinisch zeigen sich Myokolonien, Krampfanfälle, Koma bis Hirntod. Die Schädigung ist unter anderem abhängig von: Ausprägung der Mikrozirkulationsstörung, Beeinträchtigung der Autoregulation, Hypotonie, Hyperkapnie, Hypoxie, Hyperoxie, Fieber, Hypo-/Hyperglykämie.
- **Herz:** (oft transient) Hypotonie, Abnahme des Herzindex, Arrhythmien.
- **Niere:** Eine prä- oder interarenale Schädigung ist häufig, bis hin zur Dialysepflichtigkeit. Oft erholt sich die Nierenfunktion wieder.
- **Darm:** Unter Reanimation kann es zu einer Viszeralischämie, besonders im Bereich des Colon ascendens kommen. Diese ist ohne Koloskopie schwer zu diagnostizieren.
- **Lunge:** Auch wenn die Lunge von der Ischämie selten geschädigt wird, sind Lungenschäden wegen Aspiration und Lungenkontusion häufig. Ein ARDS („Acute Respiratory Distress Syndrome") droht.
- **Leber:** Eine akute Schädigung der Leber zeigt sich durch Blutungsneigung und Hypoglykämien. Später kann sich auch eine ischämische Cholangitis entwickeln (schlechte Prognose).
- **Gefäße:** Die systemische Antwort auf Ischämie und Reperfusion mit Modulation von immunologischen Prozessen und des Gerinnungssystems kann ein Sepsis-like-Syndrom mit Vasoplegie und „capillary leakage" auslösen.

Kardiopulmonale Reanimation

8.4.5 Zielgerichtetes Temperaturmanagement (TTM)

Die aktuellen Leitlinien bevorzugen den Begriff „zielgerichtetes Temperaturmanagement" oder „Temperaturkontrolle" gegenüber der früher gebräuchlichen „milden/therapeutischen Hypothermie". Über Jahre hinweg war die TTM bei 33 °C für 24 h die zentrale Therapie nach Herz-Kreislauf-Stillstand, um das Überleben und das neurologische Outcome zu verbessern. Jedoch stellen aktuelle Studienergebnisse die optimale Temperatur in Frage. Die Leitlinien geben daher folgende Empfehlungen:

- **Indikation**
- TTM sollte bei allen komatösen Patienten nach ROSC begonnen werden.

Durchführung:
- Ziel ist eine konstante Temperatur zwischen 32° und 36 °C für mindestens 24 h.
- Fieber (> 37,7 °C) sollte für mindestens 72 h nach ROSC vermieden werden.
- Hyperthermie nach Kühlung (Rebound-Hyperthermie) mit schlechterem Outcome sollte vermieden werden.
- Mehrere kommerziell erwerbbare Maschinen zur Temperaturkontrolle sind auf dem Markt. Selbst mit Coolpacks kann eine TTM durchgeführt werden, benötigt dann aber sehr viel mehr personellen Aufwand.

- **Anmerkungen**
- Weitere Studien zum optimalen Zeitpunkt, zur optimalen Zeitdauer der milden Hypothermie bzw. zu Subgruppen sind abzuwarten.

8.4.6 Neuroprognostizierung

Nach einem Kreislaufkollaps zeigen sich Neuronenuntergänge in Form einer posthypoxischen Hirnschädigung nach etwa 3 min Kreislaufstillstand. Klinisch relevante Schädigungen müssen je nach Effektivität der Reanimationsbemühungen (Kreislauf, Oxygenierung) nach 5–8 min erwartet werden. Das Ausmaß und die Lokalisation der Schädigung hängen von der „selektiven Vulnerabilität" einzelner Hirnareale ab, wobei das Stammhirn (Atmung) die größte Ischämietoleranz aufweist.

Leitlinien existieren sowohl vom European Resuscitation Council als auch von den Neurologen. Gemeinsam ist den Leitlinien ein multimodaler, interdisziplinärer Ansatz. Dieser Text diskutiert die Empfehlungen des European Resuscitation Council.
- Wichtig ist, dass nur wenige Befunde eine 100 %ige Spezifität haben (wie z. B. eine intrazerebrale Massenblutung oder ein Hirnödem mit Einklemmung).
- Die Therapieentscheidung sollte nach Abschätzung der Prognose immer zusammen mit den Angehörigen und im Sinne des mutmaßlichen Patientenwillens erfolgen.
- Kliniker müssen in diesem Kontext den Prophezeihungsfehler vermeiden („selffulfilling prophecy bias"). Dieser tritt auf, wenn die Ergebnisse eines Tests als Grund für eine Therapielimitierung benutzt werden. Beispiel: Wenn jeder Patient

wegen einer NSE > 60 µg/l eingestellt wird, können natürlich auch keine Patienten mit einer NSE > 60 µg/l überleben.
- Die aktuellen Leitlinien empfehlen den Beginn der Neurodiagnostik frühestens 72 h nach dem Kollaps.

Wahrscheinlich besteht eine schlechte Prognose bei 2 oder mehr Punkten aus der folgenden Liste.
- Beachte, dass viele Konfounder die Neuroprognostizierung nach erfolgreicher Wiederbelebung komplex machen (Sedativa, Muskelrelaxanzien, TTM, Multiorganversagen, Sepsis, Hypoglykämien, bestehende Vorerkrankungen, Delir, Sprachbarriere etc.). Konfounder müssen ausgeschlossen werden, bevor eine Therapielimitierung bei wahrscheinlich schlechter Prognose beschlossen wird.
- Diskordante Befunde sollten sehr kritisch in die Gesamteinschätzung inkludiert werden. Im Zweifel kann ein Rehaversuch durchaus Sinn machen.
- Klinisch-neurologische Untersuchung: Zeichen einer schlechten Prognose → fehlender bilateraler Korneal- und Pupillenreflex. Wenn möglich, sollte dies mit einem Pupillometer gemessen werden.
- SEP (somatosensorisch evozierte Potenziale): Beurteilung der N20-Komponente → bilaterales Fehlen der N20-Antwort im SEP nach 24 h.
- EEG (Elektroenzephalografie): Unterdrückter Hintergrund ± periodische Entladungen oder Burst-Suppression, gemäß ACNS (American Clinical Neurophysiology Society).
- Labor: Eine NSE (neuronenspezifische Enolase) an Tag 2 und 3 > 60 µg/l.
- Status myoclonus (kontinuierliche und generalisierte Myoklonien für mehr als 30 min). Es ist wichtig, Kältezittern (Shivering) von Myoklonien abzugrenzen.
- Bildgebung: CCT, ggf. MRT → bildmorphologische charakteristische Veränderungen einer hypoxischen Hirnschädigung.

Ungünstige Prognosefaktoren
- Zeit bis zum Beginn der CPR („no-flow time"): länger als 5 min
- Reanimationsdauer („time-to-ROSC"): länger als 30 min
- Initiale nicht defibrillierbare Rhythmusstörung: Asystolie oder pulslose elektrische Aktivität

Postreanimationsenzephalopathie bzw. früher anoxischer/ postanoxischer Myoklonus

Interdisziplinäre Therapie zusammen mit Neurologie.
- Zerebrale Krampfanfälle nach Kreislaufstillstand treten häufig auf, in etwa 1/3 der Fälle. Krampfanfälle führen zu einer Erhöhung des zerebralen Metabolismus (→ Potenzierung der bisherigen Hirnschädigung) und müssen deshalb diagnostiziert und therapiert werden (Achtung: auch nicht-konvulsive Anfälle oder Anfälle unter Muskelrelaxation beachten).
- Die Prognose von zerebralen Krampfanfällen ist besser als die von Myoklonien.
- Diagnostik umfasst EEG, klinisch-neurologische Untersuchung sowie ggf. Prolaktinspiegel (15–30 min nach dem Krampfanfall, Halbwertszeit: ca. 3 min).

Kardiopulmonale Reanimation

- **Substanzen (nach AWMF-Leitlinie: Status epilepticus im Erwachsenenalter)**
  - Lorazepam: 0,1 mg/kg i.v. (max. 4 mg/Bolusgabe, 2 mg/min, ggf. nach 5 min 1-mal wiederholen)
  - Clonazepam: 0,015 mg/kg i.v. (max. 1 mg/Bolusgabe, ggf. nach 5 min 1-mal wiederholen, max. ca. 2 mg)
  - Midazolam: 0,2 mg/kg i.v. (max. 10 mg/Bolusgabe (< 40 kg: 5 mg), ggf. 1-mal wiederholen)
  - Levetiracetam: 60 mg/kg, max. 4500 mg über > 10 min, Erhaltungstherapie bis 2-mal 2000 mg/Tag
  - Propofol (Ultima Ratio) 2 mg/kg i.v. als Bolus (cave: Hypotonie, Atemdepression), Erhaltungsdosis EEG-gesteuert, ca. 4–10 mg/kg/h für 24 h (cave: Propofol-Infusionssyndrom bei > 5 mg/kg/h für > 48 h, Dosisreduktion durch Kombination mit Midazolam möglich)

8.4.7 Einleitung von Rehabilitationsmaßnahmen (Frührehabilitation)

Frühzeitige Einleitung einer Rehabilitation, z. B. neurologische bzw. neuropsychologische Frührehabilitation über den Sozialdienst, da häufig kognitive und emotionale Probleme sowie ein Erschöpfungssyndrom („Fatigue") beobachtet werden können.

Behandlungs-/Rehabilitationsziele für eine Frührehabilitation:
- Verbesserung des Bewusstseinszustandes
- Wiederherstellung der Kommunikations- und Kooperationsfähigkeit
- Beginnende Mobilisierung
- Minderung des Ausmaßes von Schädigungen des zentralen und peripheren Nervensystems
- Vermeidung weiterer Komplikationen
- Planung und Einleitung der weiteren Versorgung

8.5 Abbruch der Reanimationsmaßnahmen

Leider existieren keine klaren Kriterien, wann eine Reanimation beendet werden sollte. Die Entscheidung bezüglich des Reanimationsabbruchs sollte vom Leiter des Reanimationsteams unter Einbeziehung des Teams und der Angehörigen getroffen werden. Wichtige Punkte hierfür sind:
- Patientenwille (mutmaßlich oder niedergeschrieben, z. B. in einer Patientenverfügung)
- Prognostisch günstige Faktoren:
  - Hypothermie
  - Junges Alter
  - Behandelbare Ursache
  - Lebenszeichen unter CPR
  - Intermittierender ROSC

– Prognostisch ungünstige Faktoren:
  – Nicht beobachteter Kreislaufstillstand
  – Nicht defibrillierbarer Initialrhythmus
  – Kein Spontankreislauf
  – Persistierend $p_{et}CO_2 < 10$ mmHg (endexspiratorische CO_2-Konzentration) über 20 min
  – Prolongierte Reanimation (> 20 min) bei persistierender Asystolie ohne Vorliegen reversibler Ursachen
  – Terminale, nicht verbesserbare Grunderkrankung (z. B. metastasierende Tumorerkrankung)

Siehe auch Übersicht „Beendigung einer kardiopulmonalen Reanimation – immer eine Einzelfallentscheidung".

> Reanimationsmaßnahmen sind weiterzuführen, solange Kammerflimmern oder Kammertachykardien vorliegen.

Beendigung einer kardiopulmonalen Reanimation – immer eine Einzelfallentscheidung

Eine CPR sollte unter Berücksichtigung der aktuellen Leitlinien zur CPR nicht durchgeführt oder abgebrochen werden, wenn
– eine offensichtlich tödliche Verletzung vorliegt oder der irreversible Tod eingetreten ist
– die Sicherheit des Helfers nicht gewährleistet ist
– sich der Patient eindeutig gegen eine solche Maßnahme ausgesprochen hat (Vorliegen einer Patientenverfügung) oder es einen anderen starken Hinweis darauf gibt, dass weitere Reanimationsmaßnahmen gegen die Wertvorstellungen und Präferenzen des Patienten verstoßen würden
– die Maßnahmen als aussichtslos betrachtet werden müssen (Konsens im Team)
– trotz laufender erweiterter CPR-Maßnahmen und fehlender reversibler Ursache eine Asystolie länger als 20 min besteht

8.6 Überbringen der Todesnachricht

> Das Überbringen der Todesnachricht ist häufig eine belastende Situation sowohl für die Hinterbliebenen als auch für das therapeutische Team. Wichtig ist es, die Hinterbliebenen dort abzuholen, wo sie gerade sind, indem man empathisch auf sie eingeht und die Phasen der Krisenbewältigung nach Johan Cullberg berücksichtigt. Den Hinterbliebenen sollte in jedem Fall Zeit zum Fragen und zum Verarbeiten der Nachricht eingeräumt werden. Nicht selten sind mehrere sequenzielle Gespräche erforderlich.

Kontaktaufnahme mit der Familie (meist telefonisch):
- Hier kann bei Unbekannten über die Polizei die Identität bzw. die Adresse der Hinterbliebenen ausfindig gemacht werden.

Methode für das Überbringen der Todesnachricht:
- Wenn möglich nicht am Telefon vom Tod berichten, aber auf direkter Nachfrage auch nicht die Unwahrheit sagen.
- Das Gespräch mit den Angehörigen sollte möglichst von Angesicht zu Angesicht erfolgen.
- Vertrauensbasis schaffen, angemessener Gesprächsrahmen: z. B. anfangs im Arztzimmer und später im Verabschiedungsraum, keine „Flurgespräche".
- Einfühlungsvermögen mitbringen und Zeit einplanen.
- Berücksichtigung kultureller, sozialer, emotionaler, religiöser oder spiritueller Hintergründe.
- Die Angehörigen dort abholen, wo sie gerade emotional sind (bedenke die Phasen der Krisenbewältigung nach Johan Cullberg: Schockphase, Reaktionsphase, Bearbeitungsphase, Neuorientierungsphase).
- Mitteilung der Todesnachricht ohne Zweifel, z. B. „Es tut uns sehr leid, Ihnen mitteilen zu müssen, dass Ihre Frau gestorben ist."
- Aktives Zuhören (Ausreden-Lassen) nach Übermittlung der Todesnachricht.
- Vor oder während des Angehörigengesprächs ist der Verstorbene pietätvoll herzurichten; Ausnahme: ungeklärte Todesart oder nicht-natürlicher Tod (Kripo in Kenntnis setzen).
- Wichtig für die Angehörigen ist zu wissen, dass der Patient nicht leiden musste und auch nichts während der Reanimationsmaßnahmen bewusst mitbekommen hat.
- Angehörige nicht allein zurücklassen, nach Freunden/Bekannten fragen und ggf. anrufen.
- In Anwesenheit von Kindern (z. B. Tod des Vaters), wenn möglich, professionelle Hilfe wie einen (Kinder-)Psychologen hinzuziehen.
- Das Erlernen schwieriger ärztlicher Gesprächssituationen ist empfehlenswert, z. B. KoMPASS-Training.

Literatur

German Resuscitation Council (GRC) und Austrian Resuscitation Council (ARC) (2021) (GRC) https://www.grc-org.de/wissenschaft/leitlinien (ARC) https://wiederbelebung.at/leitlinien/ Gut wäre ein Zusatz: Die jeweils aktuellen Leitlinien in deutscher und englischer Sprache können kostenlos über den German Resuscitation Council (GRC) und den Austrian Resuscitation Council (ARC) bezogen werden.

＃ Rechtliche Aspekte in der Intensivmedizin

M. Makowsky, G. Michels und J. Taupitz

Inhaltsverzeichnis

9.1 Aufklärung und Einwilligung als Voraussetzungen der medizinischen Behandlung (§§ 630d, 630e BGB) – 181
9.1.1 Aufklärung als Voraussetzung der wirksamen Einwilligung (§ 630d Abs. 2 BGB) – 181
9.1.2 Die Einwilligung als Voraussetzung der Behandlung (§ 630d BGB) – 185

9.2 Behandlung aufgrund mutmaßlicher Einwilligung (§ 630d Abs. 1 S. 4 BGB) – 188
9.2.1 Ermittlung der mutmaßlichen Einwilligung – 188
9.2.2 Umfang der „Ermittlungspflicht" – 188

9.3 Betreuung, Vorsorgevollmacht, Ehegatten-Notvertretung und Patientenverfügung – 189
9.3.1 Betreuung (§ 1814 BGB) – 189
9.3.2 Vorsorgevollmacht (§ 1820 BGB) – 190
9.3.3 Notvertretungsrecht des Ehegatten (§ 1358 BGB) – 191
9.3.4 Patientenverfügung (§ 1827 Abs. 1 BGB) – 192

9.4 Unterbringung des Patienten – 195
9.4.1 Öffentlich-rechtliche Unterbringung nach Landesrecht – 195
9.4.2 Öffentlich-rechtliche Unterbringung nach dem StGB – 196
9.4.3 Behandlung des untergebrachten Patienten nach den Regelungen des Öffentlichen Rechts – 197

© Der/die Autor(en), exklusiv lizenziert an Springer-Verlag GmbH, DE, ein Teil von Springer Nature 2026
T. Wengenmayer et al. (Hrsg.), *Repetitorium Internistische Intensivmedizin*, https://doi.org/10.1007/978-3-662-71761-5_9

9.4.4	Zivilrechtliche Unterbringung nach den Regelungen des BGB – 198
9.4.5	Behandlung des untergebrachten Patienten nach den Regelungen des BGB – 199
9.5	**Sonstige freiheitsentziehende Maßnahmen, insbesondere Fixierung – 200**
9.5.1	Fixierung – 200
9.6	**Therapieentscheidung am Lebensende auf der Intensivstation – 202**
9.6.1	Strafrechtliche Rahmenbedingungen – 202
9.6.2	Kriterien für die Therapieentscheidung – 203
9.7	**Leichenschau und Todesfeststellung – 210**
9.7.1	Leichenschau – 210
9.7.2	Todeszeichen – 210
9.7.3	Todesarten – 211
9.7.4	Grundsätzlich keine Beförderung von Toten im Rettungswagen! – 212
	Literatur – 212

9.1 Aufklärung und Einwilligung als Voraussetzungen der medizinischen Behandlung (§§ 630d, 630e BGB)

> Nur die Einwilligung des ordnungsgemäß aufgeklärten Patienten legitimiert den ärztlichen Heileingriff. Jeder Mensch hat das Recht, frei über seinen Körper zu bestimmen; dazu gehört das Recht, eine medizinisch indizierte Behandlung abzulehnen, selbst wenn dies objektiv unvernünftig, gar lebensbedrohlich ist (sog. „Freiheit zur Krankheit").

Das Selbstbestimmungsrecht des Patienten folgt aus der Menschenwürde, dem Recht auf freie Entfaltung der Persönlichkeit und dem Recht auf körperliche Unversehrtheit (Art. 1 Abs. 1, Art. 2 Abs. 1, Abs. 2 S. 1 GG).

9.1.1 Aufklärung als Voraussetzung der wirksamen Einwilligung (§ 630d Abs. 2 BGB)

- Der Patient kann seine Entscheidungsfreiheit und damit sein Selbstbestimmungsrecht nur dann sinnvoll wahrnehmen, wenn er vor Erteilung seiner Einwilligung hinreichend über den geplanten Eingriff informiert wird und somit eine ausreichende Entscheidungsgrundlage erhält („**Informed Consent**").

> Die vorherige Aufklärung ist Voraussetzung einer wirksamen Einwilligung; wird der Patient nicht oder fehlerhaft aufgeklärt, ist die von ihm erteilte Einwilligung unwirksam.

Ausnahmen zur Aufklärungspflicht (§ 630e Abs. 3 BGB)
Unter bestimmten Voraussetzungen kann die Aufklärungspflicht gemindert sein oder ganz entfallen:
- Die **Maßnahme ist unaufschiebbar** (Notfall), d. h., eine ordnungsgemäße Aufklärung kann nicht mehr rechtzeitig erfolgen, da jeder weitere Aufschub des Eingriffs Leben oder Gesundheit des Patienten gefährden würde.
- Der **Patient verzichtet auf die Aufklärung** („Recht auf Nichtwissen"). Insoweit gelten strenge Anforderungen:
  - Der Verzicht muss freiwillig, ernsthaft, klar und ausdrücklich erklärt werden.
  - Ein Blankoverzicht ist unzulässig. Der Patient muss zumindest eine Vorstellung von der Art, der Erforderlichkeit und der Schwere des Eingriffs haben.
  - Der Verzicht auf die Aufklärung sollte in der Patientenakte dokumentiert werden.
- Der Aufklärung stehen **erhebliche therapeutische Gründe** entgegen. Auch insoweit gelten strenge Anforderungen:
  - Besteht das Risiko einer erheblichen, nicht anders abwendbaren (Selbst-)Gefährdung von Leben und Gesundheit des Patienten, ist der Umfang der Aufklärung einzuschränken und notfalls von der Aufklärung abzusehen.
- Der **Patient ist bereits umfassend informiert** (z. B. weil er selbst Arzt ist). Der Arzt muss sich vom Grad der Informiertheit selbst überzeugen; Irrtümer gehen zu seinen Lasten. Eine zusätzliche Aufklärung kann erforderlich sein.

Inhalt und Umfang der Aufklärung (§ 630e Abs. 1, 2 BGB)

- Der Behandelnde muss den Patienten über sämtliche für die Einwilligung **wesentlichen Umstände** aufklären. Erforderlich ist eine Aufklärung „im Großen und Ganzen", nicht aber eine Vermittlung von medizinischem Detailwissen.
- Die Aufklärung ist auf die individuellen Kenntnisse, Bedürfnisse und Fragen des Patienten sowie auf die jeweilige konkrete Behandlungssituation abzustimmen.

Themen der Aufklärung („DVARS") (§§ 630e Abs. 1 S. 2, 3, 630c Abs. 2 S. 1 BGB)

- Diagnoseaufklärung:
  - Mitteilung und Erklärung der Diagnose sowie der daraus folgenden Prognose
  - Vermittlung in einer Weise, dass der Patient ein verständliches Bild von seiner Krankheit erhält
  - Grundsätzlich keine Mitteilung ungesicherter Verdachtsdiagnosen
- Verlaufsaufklärung:
  - Voraussichtliche Weiterentwicklung des Zustands mit und ohne Behandlung
  - Aufklärung über den zu erwartenden Verlauf der Behandlung, insbesondere Eingriffsfolgen (z. B. Schmerzen, Verbleiben von Narben, Gefahr des Misserfolgs usw.)
- Alternativen: Aufklärung über alternative Behandlungsmöglichkeiten:
  - Bei mehreren medizinisch gleichermaßen indizierten und üblichen Behandlungsmethoden, die jedoch unterschiedliche Risiken, Belastungen oder Heilungschancen zur Folge haben (z. B. konservative, operative oder medikamentöse Behandlung)
  - Aufklärung über Neulandmethoden nur in Ausnahmefällen, z. B. auf Nachfrage oder einzige Heilungschance
- Risikoaufklärung: Gefahren der beabsichtigten Therapie bzw. der Alternativen
  - Die Risikoaufklärung umfasst:
    - Behandlungsspezifische bzw. eingriffstypische Risiken (auch bei seltenem Auftreten); Verdeutlichung der Schwere der Risiken (z. B. expliziter Hinweis auf Gefahr der Querschnittslähmung, nicht nur auf Gefahr von Lähmungen)
    - Patientenspezifische Risiken wegen individuell gesteigerter Gefahrenlage oder Relevanz für die individuelle Lebensführung (z. B. Gefahren für die Stimmbänder bei einem Opernsänger)
    - Mögliche Nebenfolgen, die sich auch bei Anwendung der gebotenen Sorgfalt nicht ausschließen lassen
- Sicherungsaufklärung (auch „therapeutische Aufklärung", § 630c Abs. 2 S. 1 BGB):
  - Informationen und Unterweisungen, um den Therapieerfolg sicherzustellen und den Patienten vor Schaden zu bewahren (z. B. Erforderlichkeit der Nachbehandlung, Hinweise zur Einnahme der verschriebenen Arzneimittel)

Zeitpunkt der Aufklärung (§ 630e Abs. 2 S. 1 Nr. 2 BGB)

- Die Aufklärung muss so rechtzeitig erfolgen, dass der Patient die für und gegen den Eingriff sprechenden Gründe hinreichend abwägen und damit sein Selbstbestimmungsrecht in angemessener Weise wahrnehmen kann.

- Keine feste (Sperr-)Frist zwischen Aufklärung und Einwilligung/Eingriff. Hinweis auf Bedenkzeit ist empfehlenswert.
- Patient muss im Zeitpunkt der Aufklärung noch im vollen Besitz seiner Einwilligungsfähigkeit sein; die Aufklärung darf nicht erst so kurz vor dem Eingriff erfolgen, dass der Patient angesichts der getroffenen Vorbereitungen unter einen unzumutbaren psychischen Druck gerät oder unter dem Eindruck steht, sich nicht mehr aus dem Geschehensablauf lösen zu können.
- **Kleine und risikoarme Eingriffe:**
  - Stationäre Behandlung: Am Vortag grundsätzlich ausreichend.
- **Ambulante Behandlung:**
  - Am selben Tag, aber deutlich vor dem Eingriff (nicht erst „auf dem OP-Tisch").
- **Diagnostische Eingriffe** (z. B. Herzkatheteruntersuchung):
  - Am selben Tag, aber deutlich vor dem Eingriff.
- **Schwierige und risikoreiche Eingriffe:**
  - So früh wie möglich, z. B. bei Vereinbarung des OP-Termins, bei längerem Zeitabstand ggf. „Auffrischung" nötig. U. U. können auch mehrere Unterredungen notwendig sein, um eine Entscheidung des Patienten zu ermöglichen.
- **Aufklärung über Narkose:**
  - Spätestens am Vortag des Eingriffs.
- **Operationserweiterungen:**
  - Soweit bereits im Voraus eine Erweiterung der OP oder ein Wechsel der OP-Methode ernsthaft in Betracht zu ziehen ist, muss hierüber vorab aufgeklärt und eine ausdrückliche Einwilligung des Patienten eingeholt werden. Ansonsten gilt:
  - Kann der Eingriff ohne erheblichen Gesundheitsschaden nachgeholt werden, ist die Operation zu unterbrechen, um den Patienten – nach Abklingen der Narkosewirkung – aufzuklären und seine ausdrückliche Einwilligung einzuholen.
  - Ist die Unterbrechung aufgrund einer erheblichen Lebens-/Gesundheitsgefahr medizinisch nicht vertretbar, muss nach dem mutmaßlichen Willen des Patienten entschieden werden (s. dort).
- **Notoperationen oder diagnostische Abklärungen**, die notwendig kurz vor dem Eingriff liegen müssen:
  - Falls möglich, auch kurzfristig vorher aufklären, andernfalls ist das Aufklärungsgespräch nachzuholen.
  - Falls keine Aufklärung möglich, ist nach dem mutmaßlichen Willen des Patienten zu entscheiden (s. dort).

Form der Aufklärung (§ 630e Abs. 2 S. 1 BGB)

- Die Aufklärung muss **mündlich** erfolgen, erforderlich ist also ein **individuelles Aufklärungsgespräch**.
  - Die Aufklärung muss für den Patienten **verständlich** sein; der Arzt muss sich versichern, dass der individuelle Patient die Aufklärung versteht. Es kann erforderlich sein, einen Dolmetscher hinzuzuziehen.
  - Dem Patienten muss die Möglichkeit zu Nachfragen gegeben werden.

- **Aufklärungsbögen** und handschriftliche Erklärungen sind **nur Hilfsmittel** (und Beweismittel). Sie ersetzen die mündliche Aufklärung nicht.
- Aufklärung und Einwilligung bedürfen **keiner schriftlichen Form**.
- Es ist auch eine Aufklärung mittels Telefon oder Videokonferenz zulässig.

Dokumentation der Aufklärung

- Erteilung und wesentlicher Inhalt der Aufklärung sind **in Patientenakte** zu dokumentieren (§ 630 f Abs. 2 S. 1 BGB).
- Dokumentation dient auch **Beweiszwecken**: Vom Patient unterzeichneter Aufklärungsbogen begründet **Indiz** für die Erteilung einer entsprechenden Aufklärung. Besonders starke Beweiskraft haben Aufklärungsbögen, die vom Arzt handschriftlich ausgefüllt oder ergänzt worden sind.
- **Abschriften** von Unterlagen, die vom Patienten im Zusammenhang mit der Aufklärung oder Einwilligung unterzeichnet wurden, sind diesem auszuhändigen (§ 630e Abs. 2 S. 2 BGB).

Delegation der Aufklärung (nur) an ärztliches Personal

- Aufklärung ist grundsätzlich Pflicht des **behandelnden Arztes**.
- Bei **arbeitsteiliger Behandlung** muss jeder Arzt grundsätzlich nur über die von ihm selbst durchgeführten Eingriffe bzw. Maßnahmen aufklären (d. h. der Anästhesist nur über die Narkose).
- **Delegation an andere Ärzte ist zulässig**, wenn diese über die zur Durchführung der Maßnahme notwendige (theoretische) Ausbildung verfügen (§ 630e Abs. 2 S. 1 Nr. 1 BGB).
- Approbation ausreichend, Facharztanerkennung nicht erforderlich.
- Unzulässig: alleinige Aufklärung durch einen Medizinstudenten im praktischen Jahr.
- Delegation der Aufklärung **an nichtärztliches Personal** ist **unzulässig**.
- Der behandelnde Arzt muss sich vergewissern, dass der Patient ordnungsgemäß aufgeklärt wurde. Ein Aufklärungsfehler geht grundsätzlich zu Lasten desjenigen, der den Heileingriff (z. B. Herzkatheteruntersuchung oder Operation) tatsächlich durchführt.

Wer ist aufzuklären?

- Aufgeklärt wird derjenige, der die Einwilligung erteilen muss, also **in der Regel der Patient selbst** (zu den Besonderheiten bei Kindern, Betreuten und anderen einwilligungsunfähigen Patienten: s. nachfolgend unter Einwilligung).
- Wer keine wirksame Einwilligung erteilen kann (z. B. ein einwilligungsunfähiges Kind oder Demenzkranker), ist **entsprechend seinem Verständnis** („altersgerecht") aufzuklären, damit er nicht zum bloßen Objekt der Behandlung wird und bestenfalls an dieser mitwirkt.

9.1.2 Die Einwilligung als Voraussetzung der Behandlung (§ 630d BGB)

- Vor Durchführung einer medizinischen Maßnahme, insbesondere eines Eingriffs in den Körper oder die Gesundheit, ist eine Einwilligung des vorab aufgeklärten Patienten einzuholen (Selbstbestimmungsrecht des Patienten, s. oben).
- Eine Ausnahme gilt für Notsituationen: Kann eine Einwilligung für eine unaufschiebbare Maßnahme nicht rechtzeitig eingeholt werden, darf sie ohne Einwilligung durchgeführt werden, wenn sie dem mutmaßlichen Willen des Patienten entspricht (§ 630d Abs. 1 S. 4 BGB).

Voraussetzungen der Einwilligung
- Einwilligungsfähigkeit des Patienten
- Hinreichende vorherige Aufklärung durch den Arzt
- Einwilligungserklärung des Patienten

1. Einwilligungsfähigkeit

> Ein Mensch ist **einwilligungsfähig**, wenn er

- Art, Bedeutung und Tragweite der konkreten Maßnahme erfassen (Einsichtsfähigkeit),
- das Für und Wider abwägen (Urteilsfähigkeit) und
- seinen Willen danach richten kann (Steuerungsfähigkeit).
- **Volljährige** (ab 18 Jahre) sind in der Regel einwilligungsfähig (Ausnahmen: Bewusstlosigkeit, Drogeneinfluss, Demenz).
- Die Einwilligungsfähigkeit hängt von der konkreten Person, der konkreten Maßnahme sowie **der konkreten Situation** ab.
- Allein aus einer objektiven „Unvernünftigkeit" der Entscheidung folgt nicht, dass der Patient einwilligungsunfähig ist („Freiheit zur Krankheit"). Allerdings sollte die Einwilligungsfähigkeit in diesen Fällen näher geprüft werden.

Sonderfälle
Kinder und Jugendliche
- Es gibt **keine festen Altersgrenzen** für die Bestimmung der Einwilligungsfähigkeit; vielmehr sind die individuelle Reife und intellektuellen Fähigkeiten des jeweiligen Patienten maßgeblich.
- **Faustregeln**:
  - Minderjährige **unter 14 Jahren** sind im Allgemeinen **nicht einwilligungsfähig**.
  - **Ab dem 16. Lebensjahr** können Minderjährige in der Regel zumindest in risikoarme Eingriffe selbst einwilligen.
- Ist der Minderjährige einwilligungs**fähig**, kann er grundsätzlich **selbstständig** in die ärztliche Maßnahme einwilligen. Ist die Behandlung allerdings nicht medizinisch indiziert, bestehen schwerwiegende Risiken oder drohen irreversible Folgen, sollte wegen der unklaren Rechtslage auch die Zustimmung („**Co-Konsens**") der gesetzlichen Vertreter, also **beider Elternteile**, eingeholt werden. Eine Behandlung

gegen den freien Willen eines einwilligungsfähigen Minderjährigen ist unzulässig, auch wenn die Eltern dem Eingriff zustimmen (sog. Veto-Recht).
- Bei einwilligungs**unfähigen** Minderjährigen *müssen der gesetzliche* Vertreter und damit i. d. R. **beide Elternteile** einwilligen (vgl. § 630d Abs. 1 S. 2 BGB); nur bei **Gefahr im Verzug** kann ein Elternteil allein in die ärztliche Behandlung des Kindes einwilligen. Darüber hinaus kann jeder Elternteil den jeweils anderen Teil dazu **ermächtigen, für ihn mitzuhandeln**. Bei leichten, risikoarmen (Routine-)Eingriffen darf der Arzt im Allgemeinen darauf vertrauen, dass der vor Ort erschienene Elternteil die Einwilligung für den abwesenden Elternteil miterteilen darf. Bei Eingriffen schwererer Art mit nicht unbedeutenden Risiken muss sich der Arzt dagegen durch Nachfrage vergewissern, ob und inwieweit der anwesende Elternteil vom anderen ermächtigt wurde; er darf insoweit aber grundsätzlich auf eine wahrheitsgemäße Auskunft des anwesenden Elternteils vertrauen. In Fällen schwieriger, weitreichender und mit erheblichen Risiken für das Kind verbundenen Entscheidungen muss sich der Arzt die Gewissheit verschaffen, dass der abwesende Elternteil mit der vorgesehenen Behandlung des Kindes einverstanden ist.
- Ist die Einwilligung des gesetzlichen Vertreters erforderlich, muss dieser **aufgeklärt** werden (§ 630e Abs. 4 BGB).
- Stellt die **Verweigerung der Einwilligung** durch die Eltern eine Gefährdung des Kindeswohls dar, kommen gerichtliche Maßnahmen, insbesondere eine Ersetzung der Einwilligung, in Betracht (vgl. § 1666 BGB).

Betreute (Volljährige, für die das Gericht einen Betreuer bestellt hat)
- Die Anordnung der Betreuung führt **nicht** automatisch dazu, dass der Betreute einwilligungs**unfähig** ist oder wird. In jedem **Einzelfall ist vielmehr zu prüfen, ob der Betreute selbst für die konkrete Behandlung einwilligungsfähig** ist, d. h., ob er Wesen, Bedeutung und Tragweite der konkreten Maßnahme erfassen, das Für und Wider des Eingriffs abwägen und seinen Willen danach bestimmen kann.
- Ist der Betreute einwilligungs**fähig**, entscheidet **er allein** über die Einwilligung oder Untersagung der Maßnahme.
- Ist der Betreute einwilligungs**unfähig** und wird die ärztliche Maßnahme auch **nicht durch eine Patientenverfügung gestattet/untersagt** (s. dort), ist gemäß § 630d Abs. 1 S. 2 BGB die Einwilligung des gerichtlich für den Aufgabenkreis der Gesundheitssorge bestellten **Betreuers** einzuholen (alternativ die Einwilligung des vom Patienten für den Bereich der Gesundheitssorge rechtsgeschäftlich eingesetzten **Bevollmächtigten**). In diesem Fall ist der Betreuer (Bevollmächtigte) **aufzuklären** (§ 630d Abs. 2 BGB). Die Einwilligung/Nichteinwilligung des Betreuers (Bevollmächtigten) bedarf **zusätzlich der Genehmigung des Betreuungsgerichts**, wenn aufgrund der Maßnahme die begründete Gefahr des Todes oder eines schweren und länger dauernden gesundheitlichen Schadens besteht (§ 1829 Abs. 1 und 2 BGB). Das Erfordernis der gerichtlichen Genehmigung **entfällt** aber, wenn der Betreuer und der behandelnde Arzt darüber einig sind, dass die getroffene Entscheidung dem Willen des Betreuten entspricht (§ 1829 Abs. 4 BGB). Einer Genehmigung des Betreuungsgerichts bedarf es auch dann nicht, wenn mit dem Aufschub der Behandlung Gefahr verbunden ist (§ 1829 Abs. 1 BGB).

Zwangsbehandlung
- Eine Zwangsbehandlung liegt vor, wenn eine ärztliche Maßnahme **dem natürlichen Willen des Patienten widerspricht** (§ 1832 Abs. 1 BGB).
- **Einwilligungsfähiger Patient**
  - Eine Zwangsbehandlung **gegen den („freien") Willen** eines einwilligungsfähigen Patienten ist **unzulässig**. Dies gilt auch, wenn der Patient einen Betreuer hat. Soweit der Betreute einwilligungsfähig ist, ist allein sein Wille maßgeblich (s. oben); die Einwilligung des Betreuers entfaltet insoweit keine Wirkung.
- **Einwilligungsunfähiger Patient ohne Betreuung**
  - Eine Zwangsbehandlung gegen den (natürlichen) Willen eines einwilligungsunfähigen Patienten **ohne Betreuung** ist **unzulässig**. Es muss zunächst ein Betreuer bestellt werden, der für den Bereich der Gesundheitsfürsorge sowie der Aufenthaltsbestimmung zuständig ist. Da eine **ambulante Zwangsbehandlung unzulässig** ist, muss der Betreuer zuerst eine stationäre Behandlung in einem Krankenhaus veranlassen, in dem die gebotene medizinische Versorgung des Betreuten einschließlich einer erforderlichen Nachbehandlung sichergestellt ist. Anschließend kann der Betreuer in die Zwangsmaßnahme unter den Voraussetzungen des § 1832 BGB einwilligen.
- **Einwilligungsunfähiger betreuter Patient**
  - Nach § 1832 BGB kann unter engen Voraussetzungen eine **stationäre Zwangsbehandlung** gegen den Willen des Einwilligungsunfähigen mit **Einwilligung des Betreuers** und **Genehmigung des Betreuungsgerichts** zulässig sein. Eine freiheitsentziehende Unterbringung ist hierfür nicht mehr erforderlich; ein **stationärer Krankenhausaufenthalt**, in dem die gebotene medizinische Versorgung des Betreuten einschließlich einer erforderlichen Nachbehandlung sichergestellt ist, ist ausreichend.
  - Das Bundesverfassungsgericht hat § 1832 Abs. 1 Nr. 7 BGB, der ärztliche Zwangsmaßnahmen nur im Rahmen eines stationären Aufenthalts in einem Krankenhaus erlaubt, mit Urteil vom 26. November 2024 für verfassungswidrig erklärt. Der Gesetzgeber ist zu einer Neuregelung spätestens bis zum Ablauf des 31. Dezember 2026 verpflichtet.
- **Nach öffentlichem Recht untergebrachter Patient** (s. Unterbringung des Patienten)

- **2. Hinreichende Aufklärung (§ 630d Abs. 2 BGB)**
- Die Einwilligung ist nur wirksam, wenn ihr eine hinreichende Aufklärung („Informed Consent") gemäß den Anforderungen nach § 630e BGB vorausgegangen ist.
- Der gesetzliche Vertreter/Bevollmächtigte darf nicht auf die Aufklärung verzichten (§ 630e Abs. 4 BGB).

- **3. Einwilligungserklärung**
- Die Einwilligung bedarf keiner Form.
- Aus Beweisgründen ist aber eine **schriftliche Einwilligungserklärung zu empfehlen**.
- Die Einwilligung kann auch durch **schlüssiges Verhalten** (z. B. Hinhalten des Arms zur Anlage eines arteriellen Zugangs) erfolgen.
- Bei größeren/risikoreicheren Eingriffen sollte eine ausdrückliche Einwilligung eingeholt werden.

9.2 Behandlung aufgrund mutmaßlicher Einwilligung (§ 630d Abs. 1 S. 4 BGB)

- Kann die **Einwilligung** des Patienten bzw. des hierzu Berechtigten (Eltern, Betreuer/Bevollmächtigter) **für eine unaufschiebbare Maßnahme nicht rechtzeitig eingeholt werden** (z. B. Notfallbehandlung eines Bewusstlosen oder Kindes, dringliche Operationserweiterung), darf die Behandlung auf Grundlage der **mutmaßlichen Einwilligung** des Patienten erfolgen.
- Dies ist eine **Ausnahme** zu dem Grundsatz, dass eine Behandlung nur nach erteilter Einwilligung erfolgen darf.

9.2.1 Ermittlung der mutmaßlichen Einwilligung

1. **Entspricht die Maßnahme dem mutmaßlichen Willen des Patienten?**
   - Der Inhalt des mutmaßlichen Willens ist in erster Linie aus den **persönlichen Umständen** des jeweiligen Patienten, aus seinen **individuellen Interessen, Wünschen, Bedürfnissen und Wertvorstellungen** zu ermitteln (z. B. anhand früher geäußerter Ansichten).
   - Nur **subsidiär** ist auf **objektive Kriterien** abzustellen, namentlich darauf, ob die Maßnahme als gemeinhin vernünftig und normal zu beurteilen ist und wie sich ein verständiger, durchschnittlicher Patient entscheiden würde.
   - Die Anzeichen für einen von den objektiven Kriterien abweichenden Willen müssen umso deutlicher sein, je größer die Abweichung von den objektiven (vernünftigen) Interessen des Patienten ist.

9.2.2 Umfang der „Ermittlungspflicht"

- Je dringlicher die Maßnahme und je höher der drohende Schaden für den Patienten, umso weniger ist dem Arzt eine umfangreiche „Ermittlungspflicht", z. B. durch vorherige Angehörigenbefragung, aufzuerlegen.

- **Im Zweifel ist für das Leben zu entscheiden (in dubio pro vita), also für Lebenserhaltung bzw. -verlängerung.**
  – Keine Behandlung aufgrund mutmaßlicher Einwilligung,
- wenn der Patient den Eingriff in einer **Patientenverfügung** untersagt hat und keine Anzeichen für einen Widerruf dieser Verfügung ersichtlich sind,
- oder
- wenn die ausdrückliche Einwilligung des Patienten oder des hierzu Berechtigten ohne erhebliche Gefährdung **noch einholbar ist** (z. B. die Operation kann ohne erhebliche Lebens- oder Gesundheitsgefahr abgebrochen werden, um die Einwilligung für eine OP-Erweiterung einzuholen; die Einwilligung des gesetzlichen Vertreters oder Bevollmächtigten kann noch eingeholt bzw. die Bestellung eines Betreuers beim Betreuungsgericht beantragt werden).

Rechtliche Aspekte in der Intensivmedizin

9.3 Betreuung, Vorsorgevollmacht, Ehegatten-Notvertretung und Patientenverfügung

Begriffsbestimmung
- **Betreuung:** Gerichtliche Bestellung eines Betreuers (gesetzlichen Vertreters) für bestimmte Aufgabenbereiche, die der Betreute ganz oder teilweise nicht mehr eigenständig wahrnehmen kann
- **Vorsorgevollmacht:** Erteilung einer rechtsgeschäftlichen Vollmacht und damit Übertragung der Entscheidungsbefugnis an einen Bevollmächtigten (regelmäßig an eine Vertrauensperson) für den Fall einer zukünftigen Geschäfts- oder Einwilligungsunfähigkeit des Vollmachtgebers (Patienten)
- **Ehegatten-Notvertretung:** Gesetzliches, auf sechs Monate befristetes Notvertretungsrecht des Ehegatten, falls ein Ehegatte (Patient) aufgrund von Bewusstlosigkeit oder Krankheit seine Angelegenheiten der Gesundheitssorge rechtlich nicht besorgen kann und keine vorrangige Betreuung oder Vorsorgevollmacht besteht
- **Patientenverfügung:** Eigene Festlegungen des Betroffenen (Patienten) für die zukünftige, noch nicht unmittelbar bevorstehende Behandlung (Einwilligung oder Untersagung) im Fall der eigenen Einwilligungsunfähigkeit

9.3.1 Betreuung (§ 1814 BGB)

- **Volljährige, die ihre Angelegenheiten aufgrund einer Krankheit oder Behinderung nicht mehr selbst rechtlich besorgen können**, bedürfen eines Vertreters. Sofern sie nicht selbst einen Bevollmächtigten mit entsprechenden Befugnissen ausgestattet haben (s. Vorsorgevollmacht), bestellt das Betreuungsgericht (Amtsgericht) auf Antrag oder von Amts wegen einen Betreuer als gesetzlichen Vertreter (§ 1814 BGB).
- Die Betreuung wird von den **Wünschen des Betreuten** geleitet (§ 1821 Abs. 2 BGB). Als Wünsche gelten Äußerungen, die auf einem freien Willen beruhen, aber auch solche, denen kein freier Wille mehr zugrunde liegt. Eine **Abweichung** von den Wünschen ist nur dann zulässig, wenn hierdurch die Person oder das Vermögen des Betreuten erheblich gefährdet würde und der Betreute diese Gefahr krankheits-/behinderungsbedingt nicht erkennen oder nach dieser Einsicht handeln kann, ferner dann, wenn die Befolgung der Wünsche dem Betreuer nicht zumutbar ist (§ 1821 Abs. 3 BGB). Ein Rückgriff auf das „Wohl" des Betreuten erfolgt nicht mehr. Hat der Arzt Zweifel, ob der Betreuer den Wünschen des Betreuten entspricht, sollte er das Betreuungsgericht hierüber informieren.
- Betreuungsverfahren über das **Betreuungsgericht** (Amtsgericht)
  - Eilbetreuung: Bestellung eines vorläufigen Betreuers durch einstweilige Anordnung bei besonderer Dringlichkeit
  - Klassische Betreuung: geplantes Betreuungsverfahren
- Betreuerbestellung erfolgt **auf Antrag des Betroffenen** oder **von Amts wegen**. Ein Arzt kann beim Betreuungsgericht die Durchführung eines Amtsverfahrens (formlos) anregen. Soweit die Unfähigkeit zur Besorgung eigener Angelegen-

heiten nur aus einer *körperlichen* Krankheit oder Behinderung folgt, darf ein Betreuer aber nur auf Antrag des Volljährigen bestellt werden, es sei denn, dieser kann seinen Willen nicht kundtun.
- Äußert der Volljährige einen positiven oder negativen Wunsch hinsichtlich der Person des Betreuers, ist dem grundsätzlich zu entsprechen. Dies gilt auch für Wünsche, die der Volljährige vor Einleitung des Betreuungsverfahrens – etwa in einer Betreuungsverfügung – geäußert hat (§ 1816 Abs. 2 BGB).
- **Angehörige eines Volljährigen**, z. B. Eltern, Kinder oder Ehegatten, fungieren rechtlich nicht automatisch als Vertreter (zur Ausnahme bei Ehegatten sogleich). Sie können aber vom Betreuungsgericht **als Betreuer bestellt werden**. Die familiären, aber auch andere persönliche Beziehungen und mögliche Interessenkonflikte sind im Rahmen der Auswahlentscheidung zu berücksichtigen.
- Ein Betreuer darf nur für Aufgabenbereiche bestellt werden, in denen die **Betreuung erforderlich** ist. Dies ist insbesondere nicht der Fall, wenn die Angelegenheiten des Volljährigen gleichermaßen durch einen Bevollmächtigten oder unter Inanspruchnahme anderer Hilfen besorgt werden können (§ 1814 Abs. 3 BGB).
- Die (Nicht-)Einwilligung des Betreuers in eine ärztliche Maßnahme bedarf einer **betreuungsgerichtlichen Genehmigung**, wenn die begründete Gefahr besteht, dass der Patient aufgrund der Maßnahme (bzw. ihres Unterbleibens) **stirbt** oder einen **schweren und länger dauernden gesundheitlichen Schaden** erleidet. Ohne die gerichtliche Genehmigung darf die Maßnahme nur durchgeführt werden, wenn mit dem Aufschub Gefahr verbunden ist. Einer gerichtlichen Genehmigung bedarf es aber nicht, wenn zwischen Betreuer und Arzt Konsens darüber besteht, dass die (Nicht-)Erteilung der Einwilligung dem Willen des Patienten entspricht.

9.3.2 Vorsorgevollmacht (§ 1820 BGB)

- Vollmacht ist die **durch Rechtsgeschäft erteilte Vertretungsmacht**; sie gilt – vorbehaltlich einer Befristung und bis auf Widerruf – zeitlich unbegrenzt.
- Der Patient erteilt mit der Vollmacht einer oder mehreren Personen (Bevollmächtigter, ggf. zusätzlich Ersatzbevollmächtigter) die Befugnis, **in seinem Namen rechtsverbindliche Entscheidungen zu treffen** (z. B. Abschluss eines Behandlungs- oder Krankenhausaufnahmevertrags, Einwilligung in ärztliche Eingriffe oder deren Untersagung).
- Die Vorsorgevollmacht wird für den Fall einer **zukünftigen Geschäfts- oder Einwilligungsunfähigkeit** erteilt.
- Arten der Vollmacht:
    - **Einzelvollmacht**: z. B. Bankvollmacht
    - **Teilvollmacht**: z. B. nur Gesundheitssorge oder nur gerichtliche Vertretung; Teilvollmachten können auch unterschiedlichen Bevollmächtigten erteilt werden (z. B. ein Bevollmächtigter für Gesundheitssorge und ein anderer Bevollmächtigter für Vermögenssorge)
    - **Generalvollmacht**: umfasst alle persönlichen und vermögensrechtlichen Befugnisse

- **Funktionen und Aufgaben des Bevollmächtigten:**
  - Rechtsgeschäftlicher Vertreter des Vollmachtgebers
  - Bindung an Vereinbarung sowie an Willen, Wünsche und Interessen des Patienten (bei Zweifeln des Arztes: betreuungsgerichtliche Überprüfung und ggf. Bestellung eines Kontrollbetreuers, § 1820 Abs. 3 BGB)
  - Freiwillige Registrierung der Vollmacht möglich beim Zentralen Vorsorgeregister der Bundesnotarkammer
  - **Form der Vorsorgevollmacht**: Mündliche Erteilung ausreichend, aber Schriftform aus Beweisgründen stets zu empfehlen. Für die Zulässigkeit der in § 1820 Abs. 2 BGB genannten Maßnahmen muss die Vollmacht schriftlich erteilt sein und die Maßnahmen ausdrücklich benennen. Die Maßnahmen betreffen u. a. die Einwilligung in gefährliche ärztliche Maßnahmen, in die Unterbringung oder in eine ärztliche Zwangsbehandlung.
- **Inhalt der Vorsorgevollmacht** (z. B. ▶ https://www.bmj.de/SharedDocs/Downloads/DE/Formular/Vorsorgevollmacht.pdf, zuletzt abgerufen am 27.05.2024):
  - Sie sollte die Befugnisse des Bevollmächtigten so präzise wie möglich benennen. Grundsätzlich können alle Personen- und Vermögensangelegenheiten übertragen werden
  - Aufführung von Kontaktadressen: Bevollmächtigter, Hausarzt
  - Ort, Datum und Unterzeichnung
- Ebenso wie beim Betreuer (s. dort) bedarf auch die (Nicht-)Einwilligung des Bevollmächtigten in eine ärztliche Maßnahme grundsätzlich einer **betreuungsgerichtlichen Genehmigung**, wenn dem Patienten eine Lebens- oder schwere Gesundheitsgefahr droht (vgl. § 1829 Abs. 5 BGB).

9.3.3 Notvertretungsrecht des Ehegatten (§ 1358 BGB)

- Für **akute Notsituationen** besteht unter den Voraussetzungen des § 1358 BGB ein Notvertretungsrecht des Ehegatten, um den anderen Ehegatten (Patienten) in Angelegenheiten der Gesundheitssorge vorübergehend (sechs Monate) zu vertreten. Dadurch soll die Anordnung einer vorläufigen Betreuung vermieden werden.
- **Voraussetzung** (vgl. § 1358 Abs. 1 BGB): Vertretener Ehegatte (Patient) kann seine **Angelegenheiten der Gesundheitssorge aufgrund von Bewusstlosigkeit oder Krankheit rechtlich nicht besorgen**, etwa infolge eines Unfalls, Herzinfarkts oder Schlaganfalls.
- **Keine Vertretungsmacht** (vgl. § 1358 Abs. 3 BGB):
  - bei Getrenntleben der Ehegatten
  - bei **positiver Kenntnis** des vertretenden Ehegatten oder des behandelnden Arztes, dass der vertretene Ehegatte (Patient) eine Notvertretung durch den anderen Ehegatten in den Angelegenheiten der Gesundheitssorge **ablehnt** *oder* einen **Bevollmächtigten** für diese Angelegenheiten eingesetzt hat (s. Vorsorgevollmacht)
  - bei Bestellung eines **Betreuers** für den Aufgabenbereich der Gesundheitssorge (s. oben Betreuung)
  - Erlöschen der Vertretungsmacht, wenn der vertretene Ehegatte seine Angelegenheiten **wieder selbst besorgen** kann oder mehr als **sechs Monate** seit dem Eintritt der Handlungsunfähigkeit vergangen sind

- **Umfang der Vertretungsmacht** (vgl. § 1358 Abs. 1 und 2 BGB):
    - **Einwilligung** (bzw. Untersagung) in Untersuchungen, Heilbehandlungen oder ärztliche Eingriffe sowie Entgegennahme der ärztlichen Aufklärung
    - Abschluss von **Verträgen**, insbesondere Behandlungs- und Krankenhausverträge
    - Entscheidung über **freiheitsentziehende Maßnahmen**, etwa durch mechanische Vorrichtungen, Medikament für einen Zeitraum von maximal sechs Wochen
    - **Geltendmachung von Ansprüchen** des vertretenen Ehegatten gegenüber Dritten aus Anlass der Erkrankung
    - **Keine Schweigepflicht** gegenüber dem vertretenden Ehegatten; dieser darf die Krankenunterlagen einsehen und ihre Weitergabe an Dritte bewilligen
- Übt ein Ehegatte das Notvertretungsrecht gegenüber dem **Arzt** aus, **muss dieser** (vgl. § 1358 Abs. 4 BGB):
    - **schriftlich bestätigen**, dass und seit wann der vertretene Ehegatte (Patient) seine Angelegenheiten der Gesundheitssorge aufgrund von Bewusstlosigkeit oder Krankheit rechtlich nicht besorgen kann.
    - dem vertretenden Ehegatten diese **Bestätigung vorlegen** zusammen mit einer **schriftlichen Erklärung**, dass die positiven und negativen Voraussetzungen (s. oben) für die Notvertretung vorliegen.
    - **sich** von dem vertretenden Ehegatten **schriftlich versichern lassen**, dass das Notvertretungsrecht bisher nicht ausgeübt wurde und kein Ausschlussgrund (s. oben) vorliegt.
- Die **Bindungen des vertretenden Ehegatten** bei der Ausübung der Vertretungsmacht entsprechen denen der **Betreuung** (vgl. § 1358 Abs. 6 BGB).

9.3.4 Patientenverfügung (§ 1827 Abs. 1 BGB)

- Die Patientenverfügung hat in der Intensivmedizin **erhebliche praktische Bedeutung**. Sie soll dem Patienten eine **selbstbestimmte Entscheidung** über seine künftige Behandlung (v. a. in Bezug auf lebensverlängernde oder -erhaltende Maßnahmen) ermöglichen, auch wenn er seinen Willen in der aktuellen Situation aus physischen oder psychischen Gründen nicht mehr äußern kann.
- Die Patientenverfügung ist definiert als die **schriftliche Festlegung** eines einwilligungsfähigen (s. oben) Volljährigen **für den Fall seiner Einwilligungsunfähigkeit**, ob er in **bestimmte**, zum Zeitpunkt der Festlegung **noch nicht unmittelbar bevorstehende ärztliche Maßnahmen einwilligt oder sie untersagt** (§ 1827 Abs. 1 BGB).

> **Patientenverfügung**
> - **Keine Patientenverfügung:** *Mündliche* Willensbekundungen; Willensbekundungen eines *Minderjährigen*; Entscheidungen über *unmittelbar bevorstehende* ärztliche Eingriffe; *allgemeine* Festlegungen, z. B. allgemeine Richtlinien für die künftige Behandlung (etwa Wunsch nach „würdevollem Sterben") oder allgemeine Behandlungswünsche (etwa Wahl eines bestimmten Krankenhauses).

- Die Patientenverfügung ist **für alle Beteiligten verbindlich**, wenn die **Festlegungen auf die konkrete, aktuelle Lebens- und Behandlungssituation zutreffen**. Der Betreuer/Bevollmächtigte (soweit vorhanden) hat dies zu prüfen und bejahendenfalls dem Patientenwillen Ausdruck und Geltung zu verschaffen; einer Einwilligung des Betreuers/Bevollmächtigten bedarf es hingegen nicht, da der Patient die Entscheidung im Voraus selbst getroffen hat. Die indizierten ärztlichen Maßnahmen sind zwischen Betreuer/Bevollmächtigten und Arzt unter Berücksichtigung des Patientenwillens zu erörtern. Gibt es keinen Betreuer/Bevollmächtigten, muss zur Feststellung des Patientenwillens nicht zwingend ein Betreuer bestellt werden, soweit eine eindeutige, wirksame und einschlägige Patientenverfügung vorliegt; an diese ist der Arzt vielmehr unmittelbar gebunden.
- Die Patientenverfügung entfaltet nur dann eine unmittelbare Bindungswirkung, wenn sie **hinreichend bestimmt** ist (Bestimmtheitsgebot), d. h., es muss durch **Auslegung** feststellbar sein, in welcher Lebens- und Behandlungssituation welche ärztlichen Maßnahmen durchgeführt werden bzw. unterbleiben sollen. Die **Anforderungen an die Bestimmtheit dürfen aber nicht überspannt** werden; es genügt, dass der Patient umschreibend festlegt, was er in einer bestimmten Behandlungssituation will und was nicht. Eine mangelnde Bestimmtheit kommt etwa in Betracht, wenn **nur pauschale** oder offensichtlich uninformierte **Festlegungen** ohne Rücksicht auf die Art der Krankheit und deren Heilungsaussichten getroffen werden (z. B. „Ich möchte nicht an Schläuche angeschlossen werden"; „Keine Intensivstation"). Die für sich genommen unbestimmte Äußerung, „**keine lebenserhaltenden Maßnahmen**" zu wünschen, kann im Einzelfall durch Benennung bestimmter ärztlicher Maßnahmen oder durch Bezugnahme auf ausreichend spezifizierte Krankheiten oder Behandlungssituationen konkretisiert werden.
- Die Patientenverfügung muss und darf auch **nicht befolgt** werden, wenn sich aus den Umständen ergibt, dass der Patient noch in einwilligungsfähigem Zustand seinen **Willen geändert** hat; die Patientenverfügung kann nämlich jederzeit formlos **widerrufen** werden. Ferner ist kritisch zu hinterfragen, ob die in der Vergangenheit getroffene Festlegung auf die aktuelle Situation zutrifft und **immer noch dem Willen des Patienten entspricht**:
  - Ob die Patientenverfügung (noch) dem Patientenwillen entspricht, ist insbesondere **zweifelhaft**, wenn offensichtlich eine **uninformierte Entscheidung** getroffen wurde (z. B. in Unkenntnis über den medizinischen Fortschritt, etwa in Bezug auf die „Wiederaufwachwahrscheinlichkeit" beim Wachkoma). Gleiches gilt, wenn die Errichtung der Patientenverfügung **zeitlich sehr weit** zurückliegt und anzunehmen ist, dass **zwischenzeitlich ein Meinungswandel** eingetreten ist (z. B. aufgrund altersbedingt gewandelter Ansprüche an den eigenen Gesundheitszustand).
  - Der Betreuer/Bevollmächtigte muss auch prüfen, ob das **aktuelle Verhalten des nicht mehr einwilligungsfähigen Patienten** darauf schließen lässt, dass er seinen früher schriftlich geäußerten Willen **nicht mehr gelten lassen will** und ob er bei seinen Festlegungen **diese Lebenssituation mitbedacht** hat („lebensfroher Demenzkranker").

- Um zu ermitteln, ob die Patientenverfügung (weiterhin) Ausdruck des Willens des Patienten ist, hat der Betreuer/Bevollmächtigte u. a. auch die **Angehörigen zu befragen** (soweit nicht Anhaltspunkte dafür vorliegen, dass der Patient die ärztliche Schweigepflicht gegenüber diesen Angehörigen gewahrt wissen will).
- **Liegt keine Patientenverfügung** vor oder lässt sich ihr **keine konkrete Behandlungsentscheidung** entnehmen, hat der **Betreuer/Bevollmächtigte** auf der Grundlage der Behandlungswünsche oder des mutmaßlichen Willens des Patienten **zu entscheiden**. Dabei sind frühere mündliche und schriftliche Äußerungen, ethische oder religiöse Überzeugungen und sonstige persönliche Wertvorstellungen des Patienten zu beachten. Auch insoweit sollen nahe Angehörige und sonstige Vertrauenspersonen angehört werden. Die (Nicht-)Einwilligung des Betreuers/Bevollmächtigten in eine ärztliche Maßnahme bedarf grundsätzlich der **Genehmigung des Betreuungsgerichts**, wenn für den Patienten eine Lebens- oder schwere Gesundheitsgefahr besteht; dies gilt allerdings nicht, wenn sich Patientenvertreter und Arzt darüber einig sind, dass die (Nicht-)Einwilligung dem Patientenwillen entspricht.
- Die **Basisbetreuung** ist stets zu gewährleisten (z. B. menschenwürdige Unterbringung, Zuwendung, Körperpflege, Linderung von Schmerzen, Angst, Atemnot oder Übelkeit, Stillen von Hunger/Durst auf natürlichem Wege).
- Hat der Patient in eine **postmortale Organspende** eingewilligt, ist die hierfür erforderliche Fortführung bestimmter intensivmedizinischer Maßnahmen nur zulässig, wenn die Patientenverfügung diese Maßnahmen nicht untersagt (Problem des Widerspruchs zwischen Organspendeerklärung und Patientenverfügung).
- **Wichtig**: Wenn die Patientenverfügung lebensverlängernde Maßnahmen in der konkreten Lebens- und Behandlungssituation verbietet bzw. die Angehörigen den entsprechenden mutmaßlichen Willen des Patienten glaubhaft bekräftigen, macht sich ein Arzt, welcher die intensivmedizinischen, lebensverlängernden Maßnahmen dennoch entgegen dem Patientenwillen fortführt, wegen Körperverletzung strafbar. Eine andere Beurteilung kann in akuten Notfällen geboten sein, in denen eine vorherige Prüfung der Patientenverfügung wegen der Dringlichkeit der Maßnahme nicht möglich ist.

Hilfe des Arztes bei der Erstellung einer Patientenverfügung

Empfehlungen zum Aufbau der Patientenverfügung (eine anderweitig gestaltete Patientenverfügung kann gleichwohl wirksam sein) (▶ https://www.bmj.de/SharedDocs/Downloads/DE/Formular/Patientenverfuegung_Textbausteine_pdf, zuletzt abgerufen am 27.05.2024):

- Errichtung einer Patientenverfügung erst nach einem ausführlichen ärztlichen Beratungsgespräch
- Adressat: medizinisches Behandlungsteam, insbesondere behandelnder Arzt
- Besonderes Augenmerk auf Prognose bei bestimmten Krankheiten und mögliche Therapieoptionen (kurative oder palliative Zielsetzung)
- Konkrete Benennung der Krankheitssituationen, in denen lebenserhaltende Maßnahmen abgelehnt werden
- Schriftliche Fixierung: Text, ggf. unter Verwendung von Formularen
- Kombination mit Vorsorgevollmacht empfehlenswert

- Aufführung von Kontaktadressen: Vertrauenspersonen (Bevollmächtigter), Hausarzt
- Ort, Datum und Unterzeichnung
- Aktualisierung: Zwar keine rechtliche Verfallsfrist, aber Aktualisierung in zweijährigen Abständen empfehlenswert

9.4 Unterbringung des Patienten

Formen der Unterbringung mit unterschiedlichen Zwecksetzungen:
- **Öffentlich-rechtliche Unterbringung**
    - Unterbringungsgesetze der Länder zum Selbstschutz des Patienten sowie zum Schutz Dritter (z. B. PsychKHG-BW, PsychKG-NRW)
    - Infektionsschutzgesetz (Absonderung nach § 30 Abs. 2 IfSG)
    - Strafrechtliche Regelungen zur Unterbringung zum Schutz der Allgemeinheit (§§ 63, 64, 66 StGB)
- **Zivilrechtliche Unterbringung**
    - Durch Betreuer/Bevollmächtigten mit Genehmigung des Betreuungsgerichts nach § 1831 BGB im Interesse des Patienten (Schutz vor Selbstschädigung, Durchführung einer dringend notwendigen medizinischen Maßnahme)

9.4.1 Öffentlich-rechtliche Unterbringung nach Landesrecht

- Unterbringungsgesetze bzw. Psychisch-Kranken-Gesetze je nach Bundesland unterschiedlich ausgestaltet (z. B. PsychKHG-BW, PsychKG-NRW usw.)

Voraussetzungen der Unterbringung am Beispiel des PsychKG-NRW (vgl. § 11 PsychKG-NRW)

- Vorliegen einer **psychiatrischen Erkrankung** (behandlungsbedürftige Psychose oder andere psychische Störung oder Abhängigkeitserkrankung von vergleichbarer Schwere, vgl. § 1 Abs. 2 PsychKG-NRW).
- Grund der Unterbringung: Wenn und solange durch krankheitsbedingtes Verhalten gegenwärtig eine **erhebliche Selbstgefährdung** oder eine **erhebliche Gefährdung bedeutender Rechtsgüter** anderer besteht. Allein die fehlende Bereitschaft, sich behandeln zu lassen, rechtfertigt noch keine Unterbringung.
- Gefahr kann nicht anders als durch eine **geschlossene Unterbringung** abgewendet werden.

Anordnung der öffentlich-rechtlichen Unterbringung nach den Regelungen der Länder

Ergehen der Anordnung am Beispiel des PsychKG-NRW
- Antrag durch **Ordnungsamt** (§ 12 PsychKG-NRW) → bei Dringlichkeit: **Polizei** (§ 1 Abs. 1 S. 3 PolG NRW)
- Grundsätzlich **vorherige Anordnung durch zuständiges Amtsgericht** erforderlich
- Besonderheiten bei **sofortiger Unterbringung** (§ 14 PsychKG-NRW):

- Bei **Gefahr im Verzug** kann die örtliche Ordnungsbehörde die sofortige Unterbringung **ohne vorherige gerichtliche Entscheidung** vornehmen, wenn ein ärztliches Zeugnis über einen entsprechenden Befund vorliegt, der nicht älter als vom Vortage ist.
- Ein Antrag auf Unterbringung ist **unverzüglich** beim zuständigen Amtsgericht zu stellen. Liegt bis zum Ablauf des Folgetags nach der sofortigen Unterbringung keine gerichtliche Anordnung vor, muss der Patient von der ärztlichen Krankenhausleitung oder der fachlich unabhängigen ärztlichen Leitung der Abteilung **entlassen** werden.

- Durchführung der Unterbringung (§§ 18–30 PsychKG-NRW)
- Beendigung der Unterbringung (§ 15 PsychKG-NRW)

9.4.2 Öffentlich-rechtliche Unterbringung nach dem StGB

- In den §§ 63 ff. StGB befinden sich Regelungen, die eine strafrechtliche Unterbringung zum Schutz vor gefährlichen Straftätern oder zu deren Besserung vorsehen.
- Die **Unterbringung in einem psychiatrischen Krankenhaus** wird gemäß § 63 StGB gerichtlich angeordnet, wenn die Person eine rechtswidrige Tat im Zustand der Schuldunfähigkeit (§ 20 StGB) oder der verminderten Schuldfähigkeit (§ 21 StGB) begangen hat und eine Gesamtwürdigung der Umstände ergibt, dass von ihr infolge ihres Zustands erhebliche rechtswidrige Taten mit erheblichen Schäden/Gefährdungen zu erwarten sind und sie deshalb für die Allgemeinheit gefährlich ist.
- Die **Unterbringung in einer Entziehungsanstalt** soll gemäß § 64 StGB gerichtlich angeordnet werden, wenn die Person einen Hang zu übermäßigem Rauschmittelkonsum hat, wegen einer darauf zurückgehenden rechtswidrigen Tat verurteilt oder aufgrund von Schuldunfähigkeit freigesprochen wurde und die Gefahr besteht, dass sie infolge ihres Hanges erhebliche rechtswidrige Taten begehen wird. Seit der Neufassung vom 1.10.2023 erfordert der Hang eine Substanzkonsumstörung, infolge derer eine dauernde und schwerwiegende Beeinträchtigung der Lebensgestaltung, der Gesundheit, der Arbeits- oder der Leistungsfähigkeit eingetreten ist und fortdauert. Für die Unterbringungsanordnung sind somit äußere und überprüfbare Veränderungen in der Lebensführung erforderlich.
- Die **Unterbringung in der Sicherungsverwahrung** wird gemäß § 66 StGB gerichtlich angeordnet, um gefährliche (Wiederholungs-)Täter über die Dauer der schuldangemessenen Strafe hinaus in einer sicheren Einrichtung unterzubringen und so die Allgemeinheit sowie die betroffenen Opfer zu schützen.

Anordnung der öffentlich-rechtlichen Unterbringung nach dem StGB

- Die Anordnung der Unterbringung erfolgt durch das **Strafgericht**.
- Die Unterbringung nach §§ 63 und 66 StGB steht nicht im Ermessen des Gerichts, sondern ist zwingend, wenn die gesetzlichen Voraussetzungen erfüllt sind.
- Die Unterbringung nach § 64 StGB darf nur angeordnet werden, wenn aufgrund tatsächlicher Anhaltspunkte zu erwarten ist, die Person durch die Behandlung zu heilen oder über eine erhebliche Zeit vor dem Rückfall zu bewahren und von der Begehung erheblicher rechtswidriger Taten abzuhalten.

9.4.3 Behandlung des untergebrachten Patienten nach den Regelungen des Öffentlichen Rechts

Siehe ▶ Abschn. 9.1 Einwilligung.

Grundsatz: Keine Zwangsbehandlung
- Die Unterbringung allein rechtfertigt keine Zwangsbehandlung.
- Auch bei einer öffentlich-rechtlichen Unterbringung bedarf es in der Regel einer **Einwilligung des Betroffenen bzw. seines Vertreters** in die Behandlung (§ 18 Abs. 3 ff. PsychKG-NRW).

Ausnahmsweise Zwangsbehandlung nach den Unterbringungsgesetzen der Länder
- Das Bundesverfassungsgericht hat in mehreren Beschlüssen aus den Jahren 2011 und 2013 die Rechte psychisch kranker Menschen deutlich gestärkt und einige landesgesetzliche Ermächtigungsgrundlagen zur Zwangsbehandlung für unwirksam erklärt (Rheinland-Pfalz, Baden-Württemberg, Sachsen).
  - In der Folge wurden die Landesgesetze angepasst und Zwangsbehandlungen an **strenge Voraussetzungen** geknüpft (vgl. § 18 Abs. 5 PsychKG-NRW, § 20 Abs. 3 PsychKHG-BW):
  - Aussichtslosigkeit einer weniger eingreifenden Maßnahme
  - Rechtzeitige Ankündigung, um dem Betroffenen zu ermöglichen, Rechtsschutz zu ersuchen
  - Aus Sicht des Betroffenen deutliches Überwiegen des zu erwartenden Nutzens gegenüber Beeinträchtigungen
  - Vorheriger ernsthafter Versuch, eine auf Vertrauen gegründete Zustimmung des Betroffenen zu erreichen
  - Maßnahme dient, soweit möglich, der Wiederherstellung der freien Selbstbestimmung

Besondere Sicherungsmaßnahmen
- Nach den Unterbringungsgesetzen der Länder sind besondere Sicherungsmaßnahmen unter **engen Voraussetzungen** zulässig (vgl. § 20 PsychKG-NRW, § 25 PsychKHG-BW). Darunter fällt insbesondere auch die **Fixierung**.
- Die Maßnahmen sind nur zur Abwendung einer **gegenwärtigen erheblichen Selbst- oder Fremdgefährdung** zulässig. Die Gefahr darf nicht durch mildere Maßnahmen abwendbar sein; es muss stets die **mildeste Maßnahme** angewendet werden.
- Grundsätzlich ist vor der Fixierung eine **gerichtliche Entscheidung** einzuholen; eine Ausnahme gilt bei Gefahr im Verzug (dies wird bei Anordnung einer 5- oder 7-Punkt-Fixierung aufgrund einer akuten Selbst- oder Fremdgefährdung in der Regel zutreffen), hier ist die gerichtliche Zustimmung aber unverzüglich nachzuholen.
- Einer gerichtlichen Entscheidung bedarf es nicht, wenn diese erst nach Wegfall des Grundes erginge und keine Wiederholung der Maßnahme zu erwarten ist.

- Die Fixierung muss dem Betroffenen vorher **angedroht und begründet** werden, es sei denn, dass die Umstände eine Androhung nicht zulassen, insbesondere wenn die sofortige Anwendung des Zwangsmittels notwendig ist.
- Fixierte Patienten müssen unter ständiger Beobachtung stehen, d. h. unter Sichtkontrolle (vgl. § 20 Abs. 3 PsychKG-NRW; nach § 25 Abs. 4 S. 2 PsychKHG-BW sogar „Eins-zu-Eins-Betreuung").

9.4.4 Zivilrechtliche Unterbringung nach den Regelungen des BGB

- Die Voraussetzungen einer freiheitsentziehenden Unterbringung von Volljährigen nach Betreuungsrecht sind im § 1831 BGB geregelt.
- Der **Betreuer oder Bevollmächtigte** muss in die Unterbringung des Betreuten **einwilligen**.
- Der Betreuer muss **für den Bereich der Gesundheitsfürsorge und der Aufenthaltsbestimmung eingesetzt** worden sein, denn nur dann ist er befugt, eine Unterbringung in eine geschlossene Anstalt oder sonstige freiheitsentziehende Maßnahmen zu veranlassen. Der Bevollmächtigte muss hierfür vom Vollmachtgeber gemäß § 1820 Abs. 2 Nr. 2 BGB ausdrücklich und schriftlich ermächtigt worden sein.
- Die Unterbringung kommt nur im Interesse des Betreuten in Betracht. Sie ist nur zulässig, wenn aufgrund einer psychischen Krankheit oder geistigen/seelischen Behinderung die **Gefahr einer Selbsttötung oder erheblichen Selbstverletzung/-schädigung** besteht (§ 1831 Abs. 1 Nr. 1 BGB) oder wenn die Unterbringung zur Durchführung einer **ärztlichen Maßnahme zwecks Abwendung eines erheblichen Gesundheitsschadens** notwendig ist, der Betreute die Notwendigkeit der Unterbringung aber krankheits-/behinderungsbedingt nicht erkennen kann (§ 1831 Abs. 1 Nr. 2 BGB). → Interessen der Allgemeinheit oder Dritter sind im Betreuungsrecht nicht berücksichtigungsfähig.
- Die Unterbringung muss schließlich gemäß § 1831 Abs. 2 BGB vom **Betreuungsgericht genehmigt** werden.

Anordnung der zivilrechtlichen Unterbringung
- Das gerichtliche Verfahren zur Unterbringung ist in den §§ 312–339 FamFG geregelt.
- Über alle Arten privatrechtlicher Unterbringung entscheiden Privatpersonen (Betreuer oder Bevollmächtigter) mit betreuungsgerichtlicher Genehmigung.
- Ohne die gerichtliche Genehmigung ist die Unterbringung nur zulässig, wenn mit dem Aufschub Gefahr verbunden ist. Die Einholung der Genehmigung ist dann unverzüglich nachzuholen (§ 1831 Abs. 2 S. 2 BGB).
- Der Betreuer hat die Unterbringung sofort zu beenden, wenn ihre Voraussetzungen entfallen. Die Beendigung ist dem Betreuungsgericht unverzüglich anzuzeigen (§ 1831 Abs. 3 BGB).

9.4.5 Behandlung des untergebrachten Patienten nach den Regelungen des BGB

Siehe ▶ Abschn. 9.1 Einwilligung.

Grundsatz: Keine Zwangsbehandlung
- Die Unterbringung allein rechtfertigt keine Zwangsbehandlung.

Ausnahmsweise Zwangsbehandlung nach § 1832 BGB

> Beachte: Um eine ärztliche Zwangsbehandlung gegen den natürlichen Willen des einwilligungsunfähigen Patienten durchzuführen, ist eine freiheitsentziehende Unterbringung nicht mehr erforderlich; vielmehr genügt eine Verbringung des Patienten (ggf. gegen seinen natürlichen Willen) zu einem stationären Krankenhausaufenthalt.

Eine Zwangsbehandlung des bereits untergebrachten Patienten ist nur unter den weiteren (kumulativen) Voraussetzungen des § 1832 BGB zulässig:
- Der in Gesundheitsangelegenheiten zuständige **Betreuer willigt in die ärztliche Zwangsmaßnahme ein**. Anstelle eines Betreuers kann auch ein für den Bereich der Gesundheitsfürsorge eingesetzter **Bevollmächtigter** die Einwilligung erteilen (§ 1832 Abs. 5 BGB), wenn die Vollmacht schriftlich erteilt ist und eine entsprechende ausdrückliche Ermächtigung beinhaltet (§ 1820 Abs. 2 Nr. 2 BGB) → Vollmachtsurkunde vorlegen lassen.
- Die indizierte Maßnahme muss zur **Abwendung eines drohenden erheblichen Gesundheitsschadens** vom Betreuten **erforderlich** sein (§ 1832 Abs. 1 Nr. 1 BGB) und dessen nach § 1827 BGB (Patientenverfügung, Behandlungswünsche, mutmaßlicher Wille) zu beachtenden **Willen** entsprechen (§ 1832 Abs. 1 Nr. 3 BGB).
- Dem Betreuten **fehlt** aufgrund einer psychischen Krankheit oder geistigen/seelischen Behinderung die **Einsichts- oder Steuerungsfähigkeit**, um die Notwendigkeit der Maßnahme zu erkennen bzw. hiernach zu handeln (§ 1832 Abs. 1 Nr. 2 BGB).
- Es muss der vorherige **Versuch** unternommen worden sein, den Betreuten von der Notwendigkeit der ärztlichen Maßnahme **zu überzeugen** (§ 1832 Abs. 1 Nr. 4 BGB).
- Der drohende Gesundheitsschaden darf durch **keine andere weniger belastende Maßnahme** abwendbar sein (§ 1832 Abs. 1 Nr. 5 BGB). Die Zwangsbehandlung kommt nur als Ultima Ratio in Betracht.
- Der zu erwartende **Nutzen** der Maßnahme muss die Beeinträchtigungen unter Berücksichtigung alternativer Behandlungsmöglichkeiten **deutlich überwiegen** (§ 1832 Abs. 1 Nr. 6 BGB).
- Das Bundesverfassungsgericht hat § 1832 Abs. 1 Nr. 7 BGB, nach dem ärztliche Zwangsmaßnahmen nur im Rahmen eines stationären Aufenthalts in einem Krankenhaus erlaubt sind, mit Urteil vom 26. November 2024 für verfassungswidrig erklärt und den Gesetzgeber zur Neuregelung spätestens bis zum Ablauf des 31. Dezember 2026 verpflichtet.
- Die Einwilligung des Betreuers in die Maßnahme muss durch das **Betreuungsgericht genehmigt** werden (§ 1832 Abs. 2 BGB).

9.5 Sonstige freiheitsentziehende Maßnahmen, insbesondere Fixierung

> Freiheitsentziehende Maßnahmen liegen vor, wenn eine Person **gegen ihren Willen oder im Zustand der Willenlosigkeit** in einem räumlich begrenzten Bereich festgehalten wird. Maßgeblich ist, ob der Person die räumliche Fortbewegungsfreiheit genommen wird.

- **Beispiele** für freiheitsentziehende Maßnahmen (zur Unterbringung s. dort):
    - **Einschließen** des Patienten
    - **Fixierung** (mechanische Bewegungseinschränkung des Patienten z. B. durch Bauchgurt, Hand-/Fußfesseln)
    - **Bettgitter, Schutzdecken** (wenn der Patient aus eigener Kraft aufstehen könnte)
    - **Gabe von Medikamenten** (z. B. Sedierung)
    - **Wegnahme von Hilfsmitteln** (z. B. des Rollstuhls)
- **Ziel**: Schutz vor Selbstverletzung, ggf. Schutz anderer vor Verletzungen; aber keine „Disziplinierung"

Freiheitsentziehende Maßnahmen
- **Grundsatz**: Freiheitsentziehende Maßnahmen sind grundsätzlich rechtswidrig
- **Einwilligung als Rechtfertigungsgrund:**
    - Ausdrückliche oder mutmaßliche **Einwilligung des Patienten**
    - **Einwilligung des Vertreters** (Eltern, Betreuer, Bevollmächtigter, Ehegatte als Notvertreter) bei einwilligungsunfähigen Patienten mit **Genehmigung des Betreuungsgerichts** (§ 1831 Abs. 4, 5 BGB)
- **Sonstige Rechtfertigungsgründe:**
    - **Notwehr**: akute Gefährdung anderer durch den Patienten
    - **Rechtfertigender Notstand**: akute Eigengefährdung des Patienten, z. B. postoperatives Durchgangssyndrom
    - Gefährdung muss objektiv bestehen (Einschätzung z. B. des Betreuers reicht nicht aus)
    - Einwilligung/Genehmigung kann nicht eingeholt werden
    - Besteht keine Gefahr mehr, muss die freiheitsentziehende Maßnahme sofort beendet werden

---

9.5.1 Fixierung

> Eine Fixierung ist stets das letzte Mittel der Wahl.
> - **Vorrangig mildere Mittel** prüfen, **wenn durch sie der Zweck erreicht** werden kann:
>   - z. B. eigenfinanziertes oder freiwilliges Zuwendungspersonal, Tieferlegen des Bettes, Hüftprotektoren, Helme, Schlafanzüge mit bis zum Hals reichenden Reißverschlüssen.
>   - Auch andere (weniger) freiheitsbeschränkende Maßnahmen (z. B. Bettgitter statt Gurtfixierung) müssen geprüft werden; Bettgitter und ähnliche freiheits-

beschränkende Maßnahmen sind an die gleichen Voraussetzungen wie die Fixierung gebunden (insbesondere Einwilligung sowie betreuungsgerichtliche Genehmigung, Vorrangigkeit milderer Mittel).
- Es ist das **mildeste Fixierungsmittel** anzuwenden, welches die Bewegungsfreiheit des Patienten am wenigsten einschränkt (z. B. 3-Punkt-Fixierung statt 5-Punkt- oder 7-Punkt-Fixierung).
- Zu berücksichtigen sind auch gesundheitliche (psychische und physische) Gefahren durch die Fixierung.
— Zu weiteren Voraussetzungen der Fixierung von **öffentlich-rechtlich untergebrachten Patienten** s. dort → Besondere Sicherungsmaßnahmen.
— **Rechtliche Risiken für den Arzt**
  - Bei rechtswidriger Fixierung: zivil- und strafrechtliche Sanktionen wegen Freiheitsberaubung, Nötigung oder Körperverletzung möglich.
  - Andererseits bei unterlassener gebotener Fixierung: zivil- und strafrechtliche Sanktionen für die Schadensfolgen einer Selbst- oder Fremdverletzung wegen Fahrlässigkeit möglich.

Vorübergehend bewusstloser, ansonsten aber einwilligungsfähiger Patient

— In Eilfällen kann die Fixierung von der **mutmaßlichen Einwilligung** des Patienten gedeckt sein: Ist es im Interesse des bewusstlosen Patienten, fixiert zu werden? Stehen gleich geeignete, mildere Mittel zur Verfügung? Nach Wiedererlangung des Bewusstseins darf die Maßnahme nur fortgeführt werden, wenn der Patient zustimmt.
— Soweit zeitlich möglich: Eilentscheidung des Betreuungsgerichts einholen (§ 1867 BGB) bzw. Bestellung eines Betreuers anregen. Nach Bestellung eines Betreuers muss dieser der Fortführung der Maßnahme zustimmen.

Einwilligungsunfähiger Patient mit Patientenvertreter

— **Einwilligung des Betreuers/Bevollmächtigten**, der (auch) für den Aufgabenbereich der Aufenthaltsbestimmung bestellt bzw. bevollmächtigt ist. Der Aufgabenkreis des Betreuers ergibt sich aus der Bestellungsurkunde bzw. für den Bevollmächtigten aus der schriftlichen Vollmachtsurkunde, die ausdrücklich freiheitsentziehende Maßnahmen umfassen muss (→ Bestellungs-/Vollmachtsurkunde vorlegen lassen).
— **Zusätzlich Genehmigung des Betreuungsgerichts** (§ 1831 Abs. 4 i. V. m. Abs. 2 BGB), **es sei denn** mit dem Aufschub ist Gefahr verbunden (akuter Notfall).
— **Fixierung** (oder sonstige freiheitsentziehende Maßnahme) ist **nur unter den Voraussetzungen für eine freiheitsentziehende Unterbringung zulässig** (Gefahr der Selbsttötung/Selbstverletzung aufgrund psychischer Krankheit oder geistiger/ seelischer Behinderung oder notwendige Unterbringung zur Durchführung einer ärztlichen Maßnahme zur Abwendung eines erheblichen Gesundheitsschadens, s. oben → Zivilrechtliche Unterbringung nach den Regelungen des BGB).
— Kann die Einwilligung des Vertreters für eine nicht aufschiebbare Fixierung nicht rechtzeitig eingeholt werden, ist zu prüfen, ob die Fixierung dem **mutmaßlichen Willen** des Patienten entspricht.

Öffentlich-rechtlich untergebrachter Patient
- Zu den Voraussetzungen der Fixierung von **öffentlich-rechtlich untergebrachten Patienten** (z. B. nach PsychKG-NRW, PsychKHG-BW), s. dort → Besondere Sicherungsmaßnahmen.

Verfahren der ärztlichen Anordnung
- **Schriftliche ärztliche Anordnung:**
    - Spätestens unmittelbar nach der freiheitsentziehenden Maßnahme
    - Feststellung der Notwendigkeit der Maßnahme durch den Arzt
    - Dokumentation der Maßnahme:
        - Name des anordnenden Arztes
        - Personalien des Patienten (Patientenaufkleber)
        - Rechtfertigungs-/Anordnungsgrund
        - Art der Maßnahme
        - Befristung (voraussichtliche Dauer der Maßnahme)
- **Besonderheit:** Nur bei Gefahr im Verzug darf das Pflegepersonal ohne ärztliche Anordnung handeln.

9.6 Therapieentscheidung am Lebensende auf der Intensivstation

> Die intensivmedizinische Behandlung wirft wegen des lebensbedrohlichen Zustands des Patienten nicht selten schwierige ethische und rechtliche Fragen im Spannungsfeld zwischen Lebensschutz und Patientenautonomie auf.

9.6.1 Strafrechtliche Rahmenbedingungen

- **Tötung auch auf Verlangen („aktive Sterbehilfe") strafbar!**
    - Als **Totschlag** gemäß § 212 StGB (oder gar Mord, § 211 StGB) strafbar ist die **gezielte aktive Lebensverkürzung**, auch wenn sie auf die Herbeiführung eines schmerzlosen Todes abzielt (z. B. Verabreichung einer tödlichen Dosis Kaliumchlorid, um „das Leid des Patienten zu beenden" bzw. diesen zu „erlösen"). Selbst wenn der Patient die Tötung **ausdrücklich und ernstlich verlangt** hat, macht sich der Arzt, der diesem Sterbewunsch nachkommt, strafbar (**Tötung auf Verlangen**, § 216 StGB).
- **„Indirekte Sterbehilfe" erlaubt**
    - Abzugrenzen von der verbotenen gezielten („direkten") Lebensverkürzung ist die sog. „indirekte Sterbehilfe": Der Arzt darf dem **sterbenden Patienten** (palliativ-)medizinisch indizierte, **schmerzlindernde Medikamente** verabreichen, auch wenn diese als **unbeabsichtigte**, aber in Kauf genommene **unvermeidbare Nebenfolge den Todeseintritt beschleunigen** können. Voraussetzung ist, dass die potenziell lebensverkürzende Medikamentengabe dem **ausdrücklichen oder mutmaßlichen Willen des Patienten** entspricht. Die Ermöglichung eines Todes in Würde und Schmerzfreiheit gemäß dem erklärten oder mutmaßlichen

Patientenwillen ist ein höherrangiges Rechtsgut als die Aussicht, unter schwersten (Vernichtungs-)Schmerzen noch kurze Zeit länger leben zu müssen.
- **"Passive Sterbehilfe" bzw. einvernehmlicher Behandlungsabbruch erlaubt**
  - Abzugrenzen von verbotenen gezielten lebensbeendenden Eingriffen ist auch die sog. "passive Sterbehilfe". Eine solche Sterbehilfe durch **Unterlassen, Begrenzen oder Beenden bereits begonnener lebenserhaltender oder -verlängernder Maßnahmen ("Behandlungsabbruch")** ist gerechtfertigt bzw. sogar geboten, wenn dies dem **tatsächlichen oder mutmaßlichen Patientenwillen entspricht** und dazu dient, einem tödlichen **Krankheitsprozess seinen Lauf zu lassen**. Maßgeblich ist in diesen Fällen allein der Wille des lebensbedrohlich erkrankten Patienten, der sich eine lebenserhaltende Behandlung nicht aufdrängen lassen muss und der letztlich an seiner Krankheit verstirbt.
- **Bloße Beihilfe zu freiverantwortlichem Suizid erlaubt**
  - Nicht strafbar ist die bloße Beihilfe an einer eigenverantwortlichen und vom Patienten beherrschten Selbsttötung. Entscheidend ist, dass der sterbewillige Patient die **todbringende Handlung selbst vornimmt** (z. B. Einnahme der vom Arzt bereitgestellten tödlichen Medikamente) und ohne Wissens- oder Willensdefizit **freiverantwortlich** handelt; Letzteres ist der Fall, wenn der Patient die natürliche Einsichts- und Urteilsfähigkeit für seine Entscheidung besitzt (keine psychische Störung) und sein Selbsttötungsentschluss mangelfrei ist (kein Zwang, keine Drohung oder Täuschung) sowie von innerer Festigkeit getragen wird (keine bloße depressive Augenblicksstimmung). Der Arzt, der vereinbarungsgemäß den freiverantwortlichen Suizid begleitet, macht sich nach Eintritt der Bewusstlosigkeit auch nicht wegen Tötung durch Unterlassen (seine Garantenstellung für das Leben des Patienten endet!) oder unterlassener Hilfeleistung (eine dem geäußerten Patientenwillen zuwiderlaufende Hilfeleistung ist nicht zumutbar) strafbar.

9.6.2 Kriterien für die Therapieentscheidung

1. **Behandlungsziel und medizinische Indikation**:
   a Was ist das *Behandlungs-/Therapieziel* (kurative, lebenserhaltende/-verlängernde oder palliative Behandlung)? Dieses wird von Arzt und Patient (bzw. dessen Vertreter) gemeinsam festgelegt; es ist im Behandlungsverlauf regelmäßig zu überprüfen und ggf. anzupassen.
   b Welche Maßnahmen sind zur Erreichung des Therapieziels *medizinisch indiziert*? Die Prüfung, welche ärztliche Maßnahme im Hinblick auf den Gesamtzustand und die Prognose des Patienten indiziert ist, erfolgt durch den Arzt. Er erörtert diese Maßnahme mit dem Patienten/Patientenvertreter. Nicht medizinisch indizierte Maßnahmen muss der Arzt nicht anbieten. Die nicht (mehr) vorhandene Indikation ist ausreichend, um eine Therapiezieländerung zu veranlassen. Kontraindizierte Maßnahmen darf der Arzt auch auf Wunsch des Patienten nicht anbieten.
2. **Patientenwille**: Was ist der *Wille* des Patienten? Übereinstimmung des Behandlungsziels sowie der indizierten Maßnahmen mit dem Patientenwillen?
   a **Einwilligungsfähiger Patient** (*aktuell erklärter Wille*): Patient entscheidet selbst.

b **Nicht-einwilligungsfähiger Patient mit (einschlägiger) Patientenverfügung** (*vorausverfügter Wille*): Die Patientenverfügung ist für alle Beteiligten unmittelbar verbindlich, muss jedoch daraufhin überprüft werden, ob sie eine **konkrete Behandlungsentscheidung für die aktuelle Situation** enthält. Diese Prüfung obliegt primär dem Patientenvertreter (Betreuer, Bevollmächtigter, Ehegatte als Notvertreter). Sie erfolgt im Dialog mit dem Arzt sowie unter Einbeziehung von Stellungnahmen der nahen Angehörigen/Vertrauenspersonen, vgl. §§ 1827, 1828 BGB. Trifft die Festlegung in der Patientenverfügung auf die aktuelle Situation zu, hat der Vertreter diesem Willen des Patienten Ausdruck und Geltung zu verschaffen. Gibt es keinen Patientenvertreter, muss nicht zwingend ein Betreuer bestellt werden, wenn eine eindeutige, wirksame und anwendbare Patientenverfügung vorliegt.

c **Nicht-einwilligungsfähiger Patient ohne (zutreffende) Patientenverfügung** (*Behandlungswünsche/mutmaßlicher Wille*): Der Betreuer/Bevollmächtigte (→ Bestellungs-/Vollmachtsurkunde im Original vorlegen lassen) oder der Ehegatte als Notvertreter entscheiden auf der Grundlage der **Behandlungswünsche** des Patienten oder dessen **mutmaßlichen Willens**; letzterer ist durch frühere mündliche oder schriftliche Äußerungen, ethische oder religiöse Überzeugungen und sonstige persönliche Wertvorstellungen des Patienten zu ermitteln. Zur Feststellung des Patientenwillens ist ebenfalls das Gespräch mit dem Arzt sowie die Anhörung von nahen Angehörigen/Vertrauenspersonen erforderlich. Die (Nicht-)Einwilligung des Patientenvertreters bedarf im Fall einer Lebens- oder schweren Gesundheitsgefahr der **betreuungsgerichtlichen Genehmigung**, es sei denn, zwischen Patientenvertreter und Arzt besteht Konsens über den Patientenwillen. Falls kein Patientenvertreter vorhanden ist, ist grundsätzlich ein Betreuer zu bestellen; in Eilfällen kann das Betreuungsgericht selbst entscheiden (§ 1867 BGB).

3. **Therapiezielfestlegung im Konsens** (Angehörigen-Pflege-Ärzte-Konferenz, ggf. Ethik-Fallberatung) → **diskutable Therapieoptionen (Dokumentation, „shared decision-making")**
   a Kurativ (Restitutio ad integrum): lebensverlängernde Maßnahmen mit dem Ziel der Rehabilitation.
   b Palliativ (Linderung/Vermeidung von Leiden [„comfort care"]): Therapiezielbegrenzung und Symptomkontrolle.
   c Intensivmedizin und Palliativmedizin schließen sich nicht aus, sondern ergänzen sich.

— **Angehörigenkonferenz**
   – Zu beteiligende **nahe Angehörige** sind insbesondere der Ehegatte, Eltern, Kinder, Geschwister. Ebenso einzubeziehen sind enge **Vertrauenspersonen**. Entscheidend ist die enge persönliche Bindung, die z. B. zu engen Freunden, dem Lebenspartner, u. U. aber auch zu Pflegekräften bestehen kann.
   – Alle **Mitglieder des Behandlungsteams** (Pflege, Ärzte, Palliativmediziner) sollten bei der Konferenz vertreten sein; vor der Konferenz sollte Klarheit und Einigkeit im Behandlungsteam bestehen (gute Vorbereitung); ein Gesprächsleiter sollte festgelegt werden; Sprach- und Wortwahl sollen verständlich sein.
   – **VALUE-Konzept**: Anhaltspunkte für eine strukturierte Durchführung einer Angehörigenkonferenz: (a) Wertschätzung („value") und Anerkennung der

Fragen und Einlassungen von Angehörigen, (b) Emotionen der Angehörigen anerkennen („acknowledge"), (c) zuhören („listen"), (d) Fragen zur Person und Persönlichkeit des Patienten stellen, um sich ein besseres Bild vom ihm machen zu können („understand"), (e) Angehörige zu Fragen ermuntern („elicit").
- Wichtig ist, dass die Betroffenen die reale Chance erhalten, ihre Sichtweise auszudrücken und Fragen zu stellen!
- **Dokumentation in Patientenkurve**, d. h. schriftliche Fixierung der Festlegung, dass keine lebenserhaltenden Maßnahmen eingeleitet werden (keine kardiopulmonale Reanimation): *Do not resuscitate* (DNR) oder *Allow natural death (AND)*.

- **Dokumentation bei Therapieentscheidungen**
  - *Strukturierte Kommunikation und Dokumentation helfen bei der Bestimmung des Behandlungsziels* (Oczkowski et al. 2016).
  - Eine sorgfältige und genaue Dokumentation ist geboten bei allen Entscheidungen zur Frage der Therapiezieländerung mit Verzicht auf lebensverlängernde Maßnahmen und beim Umgang mit Patientenverfügungen.
  - Die Dokumentation sollte Angaben zur medizinischen Situation (Epikrise, Diagnose, Prognose, Therapiebegrenzungen), zum ärztlichen Urteil (kurative oder palliative Behandlung), zum Patientenwillen (aktuell erklärter, vorausverfügter oder mutmaßlicher Wille) und das Ergebnis des Gesprächs (Konsens/Dissens; Namen der Anwesenden) beinhalten.

- **Behandlungs-/Therapiezielbegrenzung (Janssens et al. 2012)**
  - Therapiezielwechsel mit der Folge einer Behandlungs-/Therapiezielbegrenzung (z. B. Wechsel von kurativer zu palliativmedizinischer Versorgung) erfolgt durch eine Re-Evaluation der Akutsituation und Feststellung des Nichterreichens des vorher definierten Therapieziels, insbesondere wenn durch lebenserhaltende Maßnahmen der Tod nur verzögert und das Leiden verlängert würde oder der Therapiezielwechsel dem Patientenwille entspricht (Dokumentation).
  - Unter Therapiezielbegrenzung können folgende Vorgehensweisen fallen:
    - Verzicht auf zusätzliche kurative Maßnahmen
    - Verzicht auf Ausweitung bestehender kurativer Maßnahmen
    - Reduktion bestehender kurativer Maßnahmen
    - Absetzen bestehender kurativer Maßnahmen (z. B. aktives Beenden der Katecholamintherapie)
  - Die Therapiezielbegrenzung kann sich auf folgende Aspekte beziehen: Diagnostik, Medikation, Ernährung und Flüssigkeitszufuhr, Reanimation, Dialyse, Beatmungstherapie, Kreislaufunterstützung, operative/interventionelle Eingriffe.
  - Optimierung der palliativen Therapie/Aufrechterhaltung der Basisbetreuung: Symptomkontrolle (Linderung von Dyspnoe, Schmerz, Übelkeit), menschenwürdige Unterbringung, menschliche Zuwendung/Sterbebegleitung, Stillen von subjektiv vorhandenem Hunger und Durst.
  - Möglichkeiten der Therapiebegrenzung: schrittweise oder sofortige Therapiebegrenzung.
  - Regeln für den Prozess der Therapiebegrenzung:
    - Das Handeln sollte nicht von Zeitdruck oder anderen äußeren Zwängen bestimmt werden.
    - Ermöglichung einer sorgsamen Sterbebegleitung.

- Symptomkontrolle: individuelle Schmerztherapie und ggf. palliative Sedierung.
- Eine Leidensverkürzung durch das Zulassen des Sterbens ist ethisch und juristisch legitim.
- Angehörige sind stets einzubinden und über das geplante Vorgehen und mögliche Reaktionen des Sterbenden zu informieren.

- **Entscheidungsethik am Lebensende** → 4 Kernelemente nach Beauchamp und Childress
    1. **Selbstbestimmung (Autonomie)** bzw. Respekt vor Eigenständigkeit, d. h. das Recht des Patienten, jegliche Behandlung zu akzeptieren oder abzulehnen. Welche Entscheidung entspricht dem Willen des Patienten?
    2. **Fürsorge** („beneficence"), d. h. Verpflichtung, Gutes zu tun (Wohltun). Das Wohltunsprinzip äußert sich insbesondere im Bedürfnis nach „comfort" bzw. „palliative care". Welches Therapieziel wird mit der zur Diskussion stehenden Maßnahme unter Berücksichtigung des Patientenwohls angestrebt?
    3. **Schadensvermeidung** („non-maleficence") bedeutet, keinen (*weiteren*) Schaden *zuzufügen* (Schaden-Nutzen-Abwägung). Schadet die Behandlung mehr, als dass sie möglicherweise nutzt?
    4. **Gleichheit und Gerechtigkeit**, d. h. Fairness, Transparenz und Konsistenz der Entscheidungen am Lebensende. Werden ähnliche Patienten in einer vergleichbaren Situation gleichbehandelt?

- **Model des „shared decision-making" (SDM)**
    - SDM: eine Form der partizipativen Entscheidungsfindung, d. h. eine partnerschaftliche gemeinsame Entscheidungsfindung und -verantwortung
    - Voraussetzung für SDM: „kontinuierlicher" Dialog zwischen dem Patienten oder dessen Betreuer/Bevollmächtigten, Familienangehörigen und dem Behandlungsteam („healthcare professionals")
    - In einer beziehungsbezogenen Weise handeln: z. B. persönlichen Kontakt suchen, Respekt und Empathie zeigen, gegenseitiges Vertrauen als Basis
    - Emotionen, Wünsche und Informationen ausdrücken bzw. verstehen: z. B. persönliche Relevanz von Symptomen, auf Befürchtungen hören und eingehen
    - Informationen und Optionen erläutern: z. B. Fragen stellen, eigenes Verständnis mitteilen bzw. fremdes Verständnis erfragen, Nutzen und Risiken erklären und bewerten, offen sein für neue Möglichkeiten
    - Nach Informationen, Unterstützung und Rat suchen: z. B. von Freunden, von Kollegen der eigenen und anderer Berufsgruppen
    - Vermitteln und Kompromisse eingehen: z. B. Risiken und Unsicherheiten akzeptieren, unterschiedliche Sichtweisen anerkennen
    - Im Interesse des Patienten handeln: z. B. Verantwortung für Handlungen übernehmen

- **Kernaufgaben in der Behandlung und Pflege schwerkranker Patienten**
    - **Cure**: Aufbringen des medizinischen Könnens für therapierbare Krankheiten
    - **Care**: Aufbringen der menschlichen Achtsamkeit für die physiologischen, psychologischen, sozialen und spirituellen Bedürfnisse und Leiden des Patienten
    - **Comfort**: Aufbringen des ärztlichen und pflegerischen Könnens, um diese Achtsamkeit durch Palliation zu operationalisieren

- **Palliativmedizin in der Intensivmedizin (s. ▶ Kap. 28)**
  - Die Palliativmedizin dient der Verbesserung der Lebensqualität von Patienten und ihren Familien, die mit einer lebensbedrohlichen Erkrankung konfrontiert sind. Dies geschieht durch Vorbeugung und Linderung von Leiden mittels frühzeitiger Erkennung, hoch qualifizierter Beurteilung und Behandlung von Schmerzen und anderen Problemen physischer, psychosozialer und spiritueller Natur (s. ▶ https://www.dgpalliativmedizin.de/images/stories/WHO_Definition_2002_Palliative_Care_englisch-deutsch.pdf, zuletzt abgerufen am 27.05.2024).
  - Eine palliative Behandlung stellt keine „Minimaltherapie" und keinen „Therapieabbruch" dar, sondern eine Therapiezieländerung.
  - Eine palliative Betreuung muss in jeder Phase einer kritischen Erkrankung verfügbar sein, d. h. gleichzeitige Beachtung kurativer und palliativer Elemente mit unterschiedlichen Ausprägungen im phasenhaften Ablauf einer Erkrankung.
- **Entscheidungsfindung** (◘ Abb. 9.1)
- **Bei einem Sterbevorgang auf der Intensivstation** sollten folgende Faktoren berücksichtigt werden:
  - Linderung von Leiden (symptomkontrolliertes Sterben, Palliativmedizin)
  - Wertschätzung des bisherigen Lebens

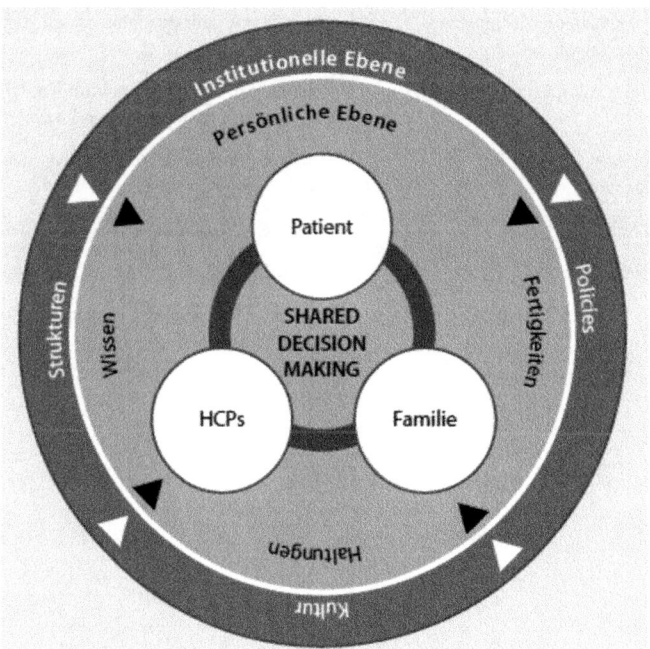

◘ **Abb. 9.1** Entscheidungsdiagramm bezüglich der Frage der Durchführung einer medizinischen Maßnahme. (Mod. nach Borasio et al. 2010 und Winkler et al. 2012)

- Würdevolles Abschiednehmen von Angehörigen
- Förderung des Wohlbefindens des sterbenden Patienten
- Achtung der Selbstbestimmung (z. B. Patientenverfügung, Vorsorgevollmacht)
- Förderung der Fairness (u. a. Bereitstellung eines Abschiedsraums)
- Institutionelle Unterstützung bezüglich Sterbebegleitung
- Ermöglichung würdevollen Sterbens (z. B. Ansprache des sterbenden Patienten anstelle des Sprechens über ihn am Krankenbett)
- Umgang mit kulturellen und religiös-weltanschaulichen Prägungen des Sterbenden und seiner Angehörigen
- Patienten- und angehörigenorientierte Sterbebegleitung (◘ Tab. 9.1 und ◘ Abb. 9.2)

◘ **Tab. 9.1** Belastende und erleichternde Faktoren für Angehörige in der Sterbephase des Patienten. (Modifiziert nach Lautrette und Azoulay 2010)

Belastende Faktoren	Erleichternde Faktoren
Ungenügende Kommunikation mit Behandlungsteam	Respekt und Einfühlung seitens des Behandlungsteams
Ungenügende, unklare oder widersprüchliche Informationen	Vollständigkeit von Informationen bezüglich Diagnose, Prognose und Behandlung
Gespräche mit dem diensthabenden Arzt im Warteraum	Gespräche mit dem diensthabenden Arzt in ruhiger Atmosphäre
Seltene Kommunikation mit dem Arzt	Informationen über Entscheidungen, lebenserhaltende Maßnahmen zu begrenzen
Konflikte zwischen Angehörigen und Behandlungsteam	Gespräche mit dem Behandlungsteam, was dem Patienten wichtig war und ist
Finanzielle Schwierigkeiten	Möglichkeit, Bedenken und Sorgen zu äußern
Begrenzte Besuchszeiten	Das Gefühl, dass der Patient nicht leiden muss
Unruhige Abschiedsbedingungen (u. a. Lärm)	Möglichkeit, seelsorgliche oder psychologische Unterstützung zu erhalten

Rechtliche Aspekte in der Intensivmedizin

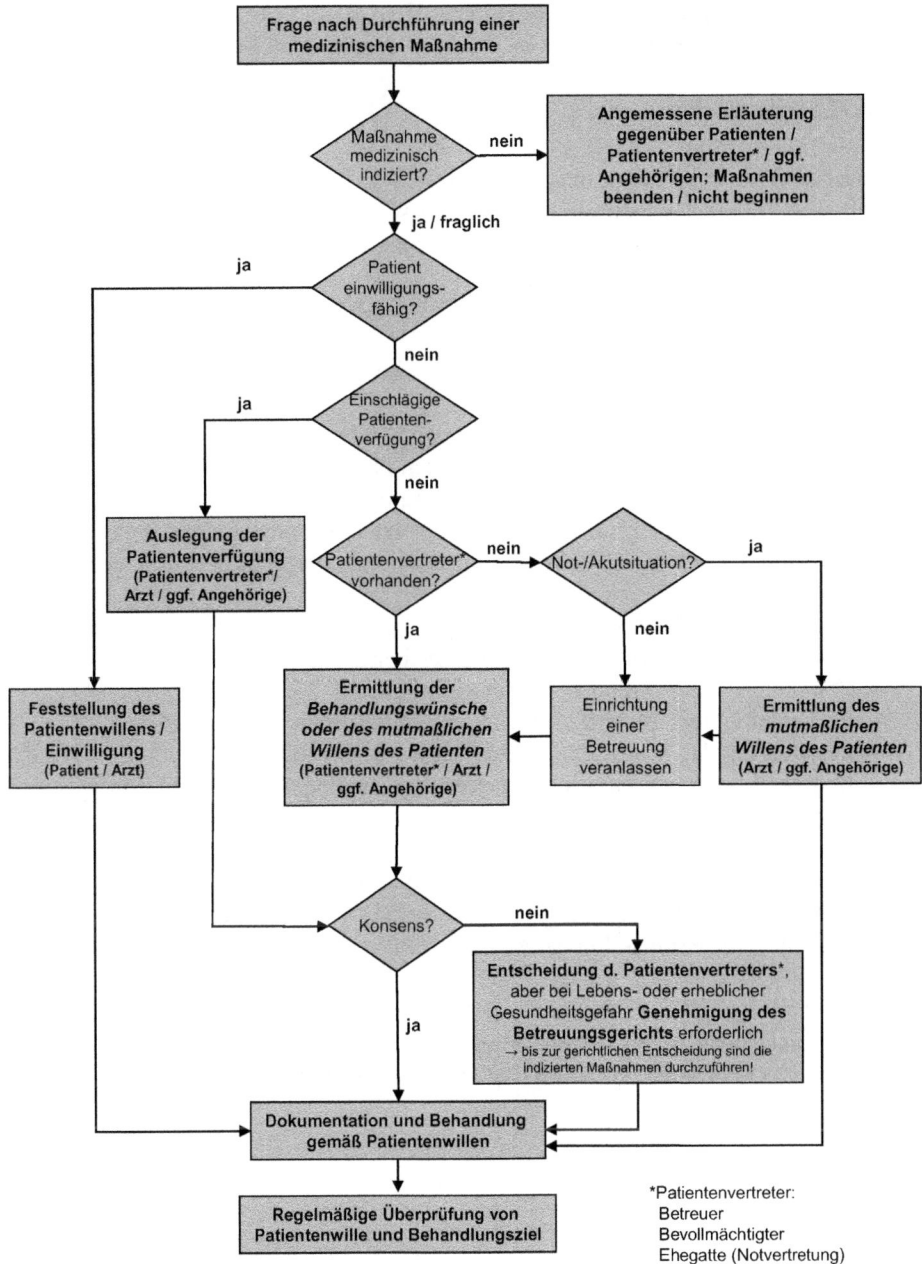

◘ Abb. 9.2 Rahmenbedingungen zur Entscheidungsfindung am Lebensende. (Mod. nach Wallner 2010)

9.7 Leichenschau und Todesfeststellung

9.7.1 Leichenschau

- **Jeder Arzt ist verpflichtet**, nach dem Tod bzw. Erhalt der Todesanzeige unverzüglich eine äußere Leichenschau, d. h. eine **sorgfältige Untersuchung der Leiche** durchzuführen und eine **Todesbescheinigung auszustellen** (§ 9 BestG NRW, §§ 20 Abs. 2, 22 Abs. 1 BestattG BW).
- Die Leichenschau sollte „**unverzüglich**" erfolgen → Abklärung eines noch reanimationsfähigen Zustandes.
- Rechtlich gilt der Verstorbene erst als „Leiche", wenn ein approbierter Arzt den Tod festgestellt hat.
- Nach Feststellung des Hirntodes durch zwei Ärzte muss eine Todesbescheinigung ausgestellt werden. Im Falle eines beatmeten Patienten ist die Beatmungstherapie zu beenden, wenn keine Einwilligung in eine postmortale Organspende vorliegt.
- Die Leichenschau ist grundsätzlich an der **unbekleideten Leiche** vorzunehmen: Suche nach Verletzungen, Petechien, Inspektion „aller" Körperöffnungen, Leichnam stets umdrehen.
- **Aufgaben der Leichenschau:**
    - Feststellung des *Todes* (sichere Todeszeichen)
    - Feststellung der *Todesursache* (soweit möglich)
    - Feststellung der *Todesart* (natürlich, nicht natürlich, ungeklärt)
    - Feststellung der *Todeszeit* (Todeszeit, bis zu 5 h p.m.)
    - Umstände, übertragbare Krankheiten (Seuchen nach Infektionsschutzgesetz – IfSG)
    - Meldepflichten:
        - Bei nicht natürlicher/nicht geklärter Todesursache
        - Bei unbekannter Identität
        - Gemäß Infektionsschutzgesetz

> Der Totenschein ist eine Urkunde, welche nach der persönlichen Unterschrift des leichenschauenden Arztes nicht nachträglich geändert oder durch ein neues Dokument ersetzt werden darf (§ 267 StGB, Urkundenfälschung).

9.7.2 Todeszeichen

- **Sichere Todeszeichen** (ein sicheres Todeszeichen genügt):
    - Totenflecken (Livores: 15–60 min nach dem Tod)
    - Totenstarre (Rigor mortis: 2–4 h nach dem Tod)
    - Fäulnis (Autolyse)
    - Hirntod
    - Verletzungen, die mit dem Leben nicht vereinbar sind (z. B. Dekapitation oder Durchtrennung des Rumpfes)
    - Erfolglosigkeit der hinreichend langen Reanimation

- **Unsichere Todeszeichen:**
  - Weite und lichtstarre Pupillen (Cave: nach Reanimation mit Adrenalin: Sympathikuseffekt)
  - Areflexie
  - Asystolie
  - Apnoe
  - Abkühlung
  - Scheintod

> **Ursachen des Scheintodes → AEIOU-Regel**
> - **A:** Alkohol, Anoxie, Anämie, Azotämie
> - **E:** Elektrizität/Blitz, Epilepsie, Erfrierung
> - **I:** „injury" (SHT), Intoxikation
> - **O:** Opiate, Medikamente
> - **U:** Urämie, Unterkühlung

9.7.3 Todesarten

- **Natürlicher Tod:**
  - Innere, krankhaft bedingte Ursache, ohne äußere Einwirkung
  - Ableben war aufgrund des Grundleidens absehbar
- **Nicht natürlicher Tod:**
  - Von außen verursacht: Suizid, Vergiftungen, Behandlungsfehler, Unfall, Tötungsdelikte, tödlich verlaufende Folgefehler, sonstige Einwirkung Dritter bzw. äußerer Umstände
  - Abbruch der Leichenschau (zur Spurensicherung: Aufbewahrung der Leiche im „abgeschlossenen" Verabschiedungsraum)
  - Polizei ist sofort in Kenntnis zu setzen (§ 9 Abs. 5 BestG NRW, § 22 Abs. 3 BestattG BW). Ansonsten droht ein Ordnungsgeld von bis zu € 3000 (§ 19 Abs. 2 BestG NRW) bzw. € 1000 (§ 49 Abs. 5 BestattG BW)
- **Ungeklärte Todesart: Todesart**
  - Todesursache durch die Leichenschau unter Berücksichtigung der Anamnese nicht erkennbar (z. B. plötzlicher Tod eines eingelieferten unbekannten Notfallpatienten ohne Anamnese), kein Anhalt für einen natürlichen Tod
  - Keine Gegenstände (auch notfallmäßig eingebrachte, wie z. B. Endotrachealtubus, ZVK) entfernen
  - Polizei umgehend in Kenntnis setzen (Spurensicherung: Aufbewahrung der Leiche im „abgeschlossenen" Verabschiedungsraum), Leichenschau erfolgt durch die Kriminalpolizei und Rechtsmedizin

> Bei Anhaltspunkten für einen nicht natürlichen Tod, bei ungeklärter Todesart sowie bei einem unbekannten Toten ist sofort die Polizei zu verständigen. Bei einer offensichtlichen Falschbescheinigung bezüglich der Todesart drohen straf- und zivilrechtliche Konsequenzen.

9.7.4 Grundsätzlich keine Beförderung von Toten im Rettungswagen!

- Auf öffentlichen Straßen und Wegen dürfen Tote nur in einem für diesen Transport geeigneten dicht verschlossenen Behältnis befördert werden (§ 16 Abs. 1 BestG NRW, § 47 Abs. 1 BestattG BW).
- Für die Bergung von Verstorbenen und die Beförderung tödlich Verunglückter von der Unfallstelle weg gelten teilweise Ausnahmen (vgl. § 16 Abs. 4 BestG NRW, § 48 BestattG BW).

Literatur

Borasio GD, Jacobs P, Weber J (2010) Leitlinie zu Entscheidungen am Lebensende, 2., überarbeitete Version

Janssens U, Burchardi H, Duttge G et al (2012) Therapiezieländerung und Therapiebegrenzung in der Intensivmedizin. Positionspapier der Sektion Ethik der DIVI. Berlin.

Lautrette A, Azoulay E (2010) Families of dying patients. In: Rocker GM et al (Hrsg) End of life care in the ICU. Oxford UP, Oxford, S 84–87

Oczkowski SJ, Chung HO, Hanvey L et al (2016) Communication tools for end-of-life decision-making in the intensive care unit: a systematic review and meta-analysis. Crit Care 20(1):97

Wallner J (2010) Organisation medizinischer Entscheidungen am Lebensende. Intensivmed 47:49–54

Winkler EC, Borasio GD, Jacobs P, Weber J, Jox RJ (2012) Münchner Leitlinie zu Entscheidungen am Lebensende. Ethik Med 24:221–234

Extrakorporale Membranoxygenierung (ECMO)

Alexander Dietl und Thomas Müller

Inhaltsverzeichnis

10.1 Technische Grundlagen – 215
10.1.1 Kanülen – 215
10.1.2 Pumpen – 215
10.1.3 Oxygenatoren – 216

10.2 Kanülierung – 217
10.2.1 Nomenklatur – 217
10.2.2 Konfiguration VV-ECMO – 217
10.2.3 Konfiguration VA-ECMO – 218
10.2.4 Technik – 218

10.3 VV-ECMO – 219
10.3.1 Ziel der VV-ECMO-Anwendung – 219
10.3.2 Indikationen zur VV-ECMO-Therapie – 220
10.3.3 Relative Kontraindikationen – 220
10.3.4 Geräteeinstellungen bei VV-ECMO – 220
10.3.5 Beatmung an der VV-ECMO – 221
10.3.6 Weaning von der VV-ECMO – 221

10.4 VA-ECMO – 222
10.4.1 Ziel der VA-ECMO-Anwendung – 222
10.4.2 Indikationsstellung für VA-ECMO-Therapie – 222
10.4.3 Kontraindikationen für VA-ECMO – 225
10.4.4 Pathophysiologie während VA-ECMO-Unterstützung – 225

© Der/die Autor(en), exklusiv lizenziert an Springer-Verlag GmbH, DE, ein Teil von Springer Nature 2026
T. Wengenmayer et al. (Hrsg.), *Repetitorium Internistische Intensivmedizin*,
https://doi.org/10.1007/978-3-662-71761-5_10

10.4.5	Monitoring während VA-ECMO – 226	
10.4.6	Einstellungen an VA-ECMO – 227	
10.4.7	Weaningstrategien – 227	
10.4.8	Komplikationen an VA-ECMO – 228	

10.5 Unloading – 228
- 10.5.1 Linksventrikuläre Belastung an VA-ECMO – 228
- 10.5.2 Diagnostik bei fehlendem kardialen Auswurf an der VA-ECMO – 228
- 10.5.3 Konservatives Unloading – Reduktion des Mitteldrucks – 229
- 10.5.4 Interventionelles Unloading – Indikationsstellung – 229
- 10.5.5 Methoden interventionellen Unloadings – 229
- 10.5.6 VA-ECMO mit intraaortaler Ballonpumpe (IABP) – 229

10.6 Therapie der differenziellen Hypoxie (Harlekin-Syndrom) an der VA-ECMO – 230
- 10.6.1 Supportive ARDS-Therapie – 230
- 10.6.2 Jugulo-femorale VA-ECMO – 230
- 10.6.3 V-AV-ECMO – 230

10.7 Extrakorporale Reanimation (ECPR) – 230
- 10.7.1 Ziel – 230
- 10.7.2 Einschlusskriterien – 230
- 10.7.3 Datenlage – 231
- 10.7.4 Strukturelle Voraussetzungen – 231
- 10.7.5 Intensivmedizinische Therapie – 232

10.8 Gerinnungsmanagement an ECMO – 233
- 10.8.1 Ziel – 233
- 10.8.2 Präparate – 233
- 10.8.3 Monitoring – 233
- 10.8.4 Thrombozyten – 233
- 10.8.5 Verbrauchskoagulopathie an ECMO – 234

10.9 Abschließende Bemerkungen – 234

Literatur – 234

Extrakorporale Membranoxygenierung (ECMO)

10.1 Technische Grundlagen

Der ECMO-Kreislauf besteht aus Drainagekanüle, Schlauchsystem, Pumpe, Oxygenator und Rückgabekanüle.

10.1.1 Kanülen

- Drahtarmiert, um knickstabil zu sein

Drainagekanülen
- Multistagekanüle mit multiplen Seitlöchern
  - erleichtern die Platzierung
  - erlauben hohe Blutflüsse und weniger negative Ansaugdrücke
  - größter Blutfluss an den Seitlöchern, welche der Pumpe am nächsten sind
- Größe: zumeist Diameter 21–25 Fr und Länge 38 cm (Platzierung unterhalb des Diaphragmas) oder 55 cm (Kanülenspitze in rechtem Vorhof oder V. cava superior, v. a. bei VA-ECMO)

Rückgabekanülen
- Kürzer als Drainagekanülen, um den Widerstand und damit den notwendigen Druck nach Pumpe und Oxygenator gering zu halten
- Größe: je nach anatomischer Gegebenheit und angestrebtem Blutfluss, zumeist Diameter 15–21 Fr und Länge 15 oder 23 cm

10.1.2 Pumpen

Pumpentypen
- Überwiegend Zentrifugalpumpen, teils Diagonalpumpen
- Negativer Druck vor, positiver Druck nach der Pumpe hin zum Oxygenator
- Pumpen sind sowohl vorlast- als auch nachlastabhängig

> Aufgrund des negativen Drucks vor der Pumpe werden hier keine Anschlüsse (Dreiwegehähne, Dialyseanschlüsse etc.) in das Schlauchsystem eingebracht, um das Risiko von Luftembolien zu verringern.

Umdrehungsgeschwindigkeit der Pumpe
- Umdrehungen pro Minuten (RPM) werden so gewählt, dass der beabsichtigte Blutfluss erreicht wird, ohne dass es zu einem ausgeprägt negativen Druck (Ziel > –100 mmHg) vor der Pumpe kommt, was Kavitationen auslösen kann und Hämolyse verursacht.

Pumpenkopfthrombose
- Thrombenbildung im Pumpenkopf oder Ansaugen von Thromben aus den großen Venen
- Ggf. Abfall Umdrehungen/min und Blutfluss

- Ausgeprägte Hämolyse (unmittelbare Hämoglobinurie, nicht: Hämaturie)
- Lösung: Der Pumpenkopf (oder: das gesamte System) muss gewechselt werden
- Notwendig: tägliches Screening zur frühzeitigen Feststellung einer Pumpenkopfthrombose mittels freiem Hämoglobin, LDH
- Vermehrt bei heparininduzierter Thrombozytopenie (HIT)
- Inzidenz: etwa 5 %

10.1.3 Oxygenatoren

Diese erlauben die Oxygenierung und Decarboxylierung des durchströmenden Blutes und haben zumeist einen integrierten Temperaturaustauscher, um das Blut normotherm zu halten oder gezielt zu kühlen (z. B. therapeutische Hypothermie nach Reanimation).

Oxygenatorgröße
- Je größer die Membranoberfläche, desto größer die Gasaustauschleistung
- Üblicherweise zwischen 1,3 und 1,9 m^2 bei Erwachsenen
- Bei schwerem ARDS und Notwendigkeit eines hohen Sauerstofftransfers ist eine Oxygenatoroberfläche von zumindest 1,8 m^2 sinnvoll

Oxygenatorthrombose
- Thrombusbildung im Bereich der Oxygenatormembranen
- Reduzierte Gasaustauschleistung (Frühzeichen: steigender Sweep-Gas-Bedarf)
- Erhöhter Druck vor, reduzierter Druck nach dem Oxygenator (Erhöhung von ΔP)
- Abnehmender Blutfluss
- Maximalvariante: bei ausgeprägter Oxygenatorthrombose steht das System
- Notwendiges tägliches Screening, um das Auftreten oder Fortschreiten einer Thrombusbildung frühzeitig zu bemerken: Bestimmung D-Dimere und Fibrinogen, Messung Gasaustauschkapazität des Oxygenators sowie der Drücke vor und nach dem Oxygenator

> **Systemcheck (in im Zentrum zu definierenden Routineintervallen und bei jeder klinischen Verschlechterung)**
> - Visuelle Prüfung des Systems: freier Schlauchverlauf, kein Abknicken, keine Ablagerungen in Schläuchen und Oxygenator (mindestens 1-mal/Pflegeschicht)
> - Bestimmung der Drücke vor der Pumpe (P1, negativ), vor (P2, hochpositiv) und nach dem Oxygenator (P3, positiv) (mindestens 1-mal/Tag)
> - Bestimmung und Interpretation von Blutgasanalysen vor und nach dem Oxygenator (je nach klinischer Notwendigkeit von täglich bis stündlich)
> - Berechnung der Gasaustauschleistung des Oxygenators (mindestens 1-mal/Tag)
> - Laborparameter: freies Hämoglobin, LDH, D-Dimere, Fibrinogen, Thrombozyten (täglich)
> - RPM und damit erzeugter Blutfluss
> - Korrekter Anschluss und Einstellung Sweep-Gas-Fluss
> - Heizung angeschlossen und mit korrekter Zieltemperatur

Extrakorporale Membranoxygenierung (ECMO)

10.2 Kanülierung

10.2.1 Nomenklatur

Der erste Buchstabe bezeichnet die Drainagekanüle(n) (Venös oder Arteriell), ein Bindestrich kann die Position des Oxygenators wiedergeben, der zweite Buchstabe benennt die Rückgabekanüle(n) (Venös oder Arteriell). Die beiden häufigsten Konfigurationen sind die venös drainierende und arterielle zurückgebende ECMO zur Kreislaufunterstützung (V-A-ECMO) und die venös drainierende und venöse zurückgebende ECMO als Lungenersatzverfahren (V-V-ECMO). Das häufigste Hybridverfahren ist die venös drainierende und mit einer arteriellen und einer venösen Kanüle zurückgebende ECMO (V-AV-ECMO), welches etwa bei einer differenziellen Hypoxie verwendet werden kann (Broman et al. 2019).

10.2.2 Konfiguration VV-ECMO

Femoro-juguläre VV-ECMO
- Häufigste Variante
- Drainage aus V. cava inferior und Rückgabe in V. jugularis
- Meist anatomisch bestgeeignet: V. femoralis dextra → V. jugularis interna dextra
- Zur Vermeidung einer Rezirkulation, die die Effizienz des Systems signifikant verringert, soll der Abstand zwischen den Kanülenspitzen zumindest 15 cm betragen und die Spitze der Drainagekanüle unterhalb des Diaphragmas platziert werden

Sonstige (jeweils im Vergleich zur femoro-jugulären Kanülierung)
- Doppellumenkanülen
  - Variante 1: Drainage aus Vv. cavae und Rückgabe in rechten Vorhof („Avalonkanüle")
  - Variante 2: Drainage aus rechtem Vorhof und Rückgabe in Truncus pulmonalis („ProtekDuokanüle")
  - Vorteile: erleichterte Mobilisation (nur ein zervikaler Zugang)
  - Nachteil: Platzierung schwieriger und zeitaufwendiger, geringerer Blutfluss bei gleicher Pumpendrehzahl, hohe Kosten
- Jugulo-femorale Kanülierung
  - Nachteil: höhere Rezirkulation
- Femoro-femorale Kanülierung
  - Variante im Fall fehlender jugulärer Zugangsmöglichkeit
  - Mögliches Problem: hohe Rezirkulation (bereits oxygeniertes und decarboxyliertes Blut aus Rückgabekanüle wird erneut von benachbarter Drainagekanüle angesaugt. Folgen: niedrige Effizienz, weniger Gastransfer/Unterstützung möglich)

10.2.3 Konfiguration VA-ECMO

Femoro-femorale VA-ECMO
- Häufigste VA-ECMO-Konfiguration
- Drainage aus dem rechten Vorhof und V. cava inferior, Rückgabe in die A. iliaca

Sonstige (jeweils im Vergleich zur femoro-femoralen Konfiguration)
- Jugulo-femorale Kanülierung
    - Vorteil: möglicherweise höherer Sauerstofftransfer (bei begleitendem Lungenversagen zu erwägen)
    - Nachteile: aufgrund des niedrigeren venösen Rückflusses aus der oberen Körperhälfte sind geringere Blutflüsse möglich. Standard-Drainagekanülen zu lang
- Rückgabe via A. subclavia
    - Rückgabe über operativ aufgenähte Kanüle in der A. subclavia
    - Vorteile: keine bis geringe differenzielle Hypoxie, kein Risiko Beinischämie
    - Nachteile: nur operativ möglich, beeinträchtigte ipsilaterale Armdurchblutung, höheres Blutungsrisiko
- Doppellumenkanüle mit rechts-atrialer Drainage und Rückgabe in Truncus pulmonalis
    - Reine Rechtsherzunterstützung
- Zentrale Kanülierung
    - Vorteile: Im Vergleich höchster Blutfluss, keine differenzielle Hypoxie
    - Nachteile: Invasivität (Sternotomie/Thorakotomie, Thorax apertum/Re-Sternotomie/Thorakotomie zur Dekanülierung), hohes Blutungsrisiko, mehr Infekte (Sepsis), höhere Rate zerebraler Embolien, hohes Risiko geschlossener Aortenklappe mit Thrombosierungsrisiko im linken Ventrikel (Lorusso et al. 2021)

10.2.4 Technik

Arterielle Kanülierung
- Seldinger-Technik
    - Sonografisch gesteuerte Punktion der A. femoralis communis proximal der Bifurkation, sonografische Kontrolle der Drahtlage
    - Kontrolle der Drahtlage im Verlauf mittels Fluoroskopie (so vorhanden, alternativ Ultraschall)
    - Hautschnitt möglichst vermeiden
    - Sequenzielle Dilatation
- Distale Perfusionskanüle
    - Sonografisch gesteuerte Punktion der A. femoralis superficialis distal, aber möglichst nahe der arteriellen Rückgabekanüle, um Thromboserisiko zwischen retrograder und antegrader Kanüle gering zu halten
- Alternativ: primär chirurgische Kanülierung unter direkter Sicht

Venöse Kanülierung
- Sonografisch gesteuerte venöse Punktion, sonografische Kontrolle der Drahtlage
- Drahtlagekontrolle mit Fluoroskopie oder (transösophagealer) Echokardiografie

❗ Zur Vermeidung schwerster Komplikationen ist die sichere Lagekontrolle aller eingebrachten Kanülen (inklusive der distalen Perfusionskanüle) zwingend erforderlich (etwa mittels CT oder Fluoroskopie ggf. mit Angiografie). Ebenso ist eine sichere, mehrfache Fixierung der Kanülen unerlässlich.

Arterielle Dekanülierung
- Interventionelles Verschlusssystem
  - Vorteil: bettseitig möglich, unmittelbare Hämostase
  - Nachteil: nicht möglich bei ausgeprägter Atherosklerose, Kanülierung auf Bifurkationshöhe oder gar in der A. femoralis superficialis
- Chirurgisch: Entfernung und direkte Gefäßnaht
  - Vorteil: Reduziertes Risiko hinsichtlich Beinischämie, Nachblutung
  - Nachteil: Invasivität, ressourcenintensiv, Risiko inguinale Wundheilungsstörung

Venöse Dekanülierung
- Ziehen der Kanüle, ggf. Z-Naht, Kompression (manuell gefolgt von Druckverband/-pflaster)

Sonografische Kontrolle nach Dekanülierung
- 24 bis 48 h nach Dekanülierung
- Venös: Frage nach ECMO-assoziierten Thromben an Einstichstelle oder in unterer Hohlvene
- Arteriell: Frage nach Aneurysmabildung, Durchblutung

▶ Bei wachen Patientinnen und Patienten ist bei der Kanülierung, aber auch bei der arteriellen wie venösen Dekanülierung auf eine ausreichende Lokalanästhesie zu achten.

10.3 VV-ECMO

10.3.1 Ziel der VV-ECMO-Anwendung

- Bridge to Recovery: Überbrückung bis zur Besserung der Grunderkrankung, etwa bei ARDS, diffuser alveolärer Hämorrhagie, schwerstem Asthma, Thoraxtrauma, Inhalationstrauma, großer bronchopleuraler Fistel oder akuter eosinophiler Pneumonie
- Bridge to Lung Transplantation: Überbrückung bis zur Lungentransplantation

10.3.2 Indikationen zur VV-ECMO-Therapie

(Tonna et al. 2021)

Hypoxämes Lungenversagen
- Horowitz (paO_2/FiO_2) < 80 mmHg
- Nach Ausschöpfung aller konservativen Möglichkeiten einschließlich – wenn nicht kontraindiziert – einer Bauchlagerung

Hyperkapnisches Lungenversagen
- pH < 7,25
- Trotz optimaler konservativer mechanischer Beatmung

Perioperativ bei Lungentransplantation
- Bridge to Transplant
- Primäres Transplantatversagen

10.3.3 Relative Kontraindikationen

(Tonna et al. 2021)
- Zerebrale Blutung/schwerwiegende Hirnverletzung
- Blutung/Kontraindikation für Antikoagulation
- Immunsuppression
- Hohes Lebensalter (mit Lebensalter steigende Mortalität, keine etablierte Altersgrenze)

10.3.4 Geräteeinstellungen bei VV-ECMO

Blutfluss an der VV-ECMO
- Korreliert mit Oxygenierungsleistung der VV-ECMO (Einstellung paO_2)
- Die zu erwartende notwendige Oxygenierungsleistung nimmt Einfluss auf Auswahl der Kanülengröße und des Oxygenators
- Bei überwiegend hyperkapnischem Versagen ist prinzipiell ein niedriger Blutfluss ausreichend. Die Wahl kleinerer Kanülen/Oxygenatoren ist möglich. Jedoch ist eine möglicherweise im Verlauf zunehmende Hypoxämie grundsätzlich zu berücksichtigen

> ⚠ VV-ECMO ≠ VA-ECMO: Der Blutfluss an der VV-ECMO nimmt keinen direkten Einfluss auf Blutdruck der Patientin/des Patienten.

Sweep-Gas-Flussrate an VV-ECMO
- Korreliert mit Decarboxylierungsleistung der VV-ECMO (Einstellung des $paCO_2$)
- Typischerweise Fraction of delivered oxygen (FdO_2)=1,0

> Bei hyperkapnischem Lungenversagen muss nach Etablierung der VV-ECMO darauf geachtet werden, den $paCO_2$ langsam zu senken. Eine sehr rasche CO_2-Normalisierung ist mit einer erhöhen Inzidenz intrazerebraler Blutungen assoziiert (Cavayas et al. 2020). Dies gilt insbesondere, wenn die Hyperkapnie schon länger besteht.

10.3.5 Beatmung an der VV-ECMO

Ziel der Beatmung an der VV-ECMO: Lungenprotektion.

Empfohlene Beatmungseinstellung an der VV-ECMO
- (Tonna et al. 2021)
- Inspiratorischer Plateaudruck ≤ 25 cm H_2O
- PEEP >/= 10 cm H_2O
- Atemfrequenz 4–15/min
- FiO_2 0,3–0,5 %

Bauchlagerung an VV-ECMO
- Prinzipiell sicher durchführbar
- Einzelfallentscheidung
- Unklare Evidenzlage:
  - RCT bei einer überwiegend aus COVID-19-Erkrankten bestehenden Kohorte: kein Nutzen der Bauchlagerung an VV-ECMO (Schmidt et al. 2023)
  - Bei bakterieller Pneumonie letztlich unklarer Nutzen (Rilinger et al. 2020)

10.3.6 Weaning von der VV-ECMO

Voraussetzungen zum VV-ECMO-Weaning
- Hinreichende Besserung der Lunge hinsichtlich
  - Grunderkrankung
  - Bildgebung (Röntgen-Thorax/CT-Thorax)
  - pulmonaler Funktionsdaten (z. B. FiO_2 dauerhaft ≤ 0,6; PEEP ≤ 10 cm H_2O; PaO_2 ≥ 70 mmHg; Tidalvolumen ≤ 6 ml/kg optimales Körpergewicht; Plateaudruck ≤ 28 cm H_2O; Atemfrequenz ≤ 28/min; pH und $paCO_2$ im individuellen Zielbereich)

Weaning von der CO_2-Elimination
- Repetitive Reduktion des Sweep-Gas-Flusses und Überprüfung anhand $paCO_2$

Strategien zum Weaning von der Oxygenierung
- Variante 1: Reduktion des Blutflusses um 0,3–0,5 l bis auf ein Niveau von etwa 1–1,5 l/min unter wiederholter Kontrolle paO_2

> Zur Vermeidung von Thromben im ECMO-Kreislauf sollte der Blutfluss je nach Hersteller nicht unter 1–1,5 l/min reduziert werden.

– Variante 2: Verwendung eines Blenders mit Sauerstoff- und Druckluftversorgung und Reduktion des Sweep-Gas-FdO$_2$ bei konstantem Blutfluss

Sweep-Gas-Auslassversuch
– Finaler Test vor Dekanülierung: Diskonnektion des Sweep-Gas-Flusses
– Dauer: 3 h bis mehrere Tage
– Bei diskonnektiertem Sweep-Gas-Fluss finden trotz fortlaufendem Blutfluss weder Oxygenierung noch Decarboxylierung durch die VV-ECMO-statt
– Regelmäßiges „Flushen" des Oxygenators: z. B. alle 4–6 h Sweep-Gas-Fluss erneut an Oxygenator anschließen und kurzfristig 10 l O2/min applizieren

> Während des Sweep-Gas-Auslassversuchs muss eine Kondensation im Oxygenator durch regelmäßige Überprüfung und regelmäßiges „Flushen" vermieden werden.

10.4 VA-ECMO

10.4.1 Ziel der VA-ECMO-Anwendung

Im kardiogenen Schock genügt das eigene Herzzeitvolumen nicht mehr, um die Organe ausreichend mit Sauerstoff zu versorgen. Die VA-ECMO stellt zeitlich befristet die Perfusion und Sauerstoffversorgung des Gehirns und der übrigen lebenswichtigen Organe sicher, bis zur
– kardialen Erholung (z. B. bei septischer oder peripartaler Kardiomyopathie, nach Infarkt)
– chirurgischen Versorgung (z. B. Ventrikelseptumdefekt, Ventrikelruptur)
– definitiven interventionellen Therapie (Ablation bei elektrischem Sturm, Thrombektomie bei Lungenembolie)
– Implantation eines dauerhaften linksventrikulären Unterstützungssystems (LVAD)
– Herztransplantation

> Die VA-ECMO darf nicht als „mechanische Katecholamintherapie" zur Stabilisierung des Mitteldrucks verstanden werden, sondern ihr Ziel ist es, ein ausreichendes Herzzeitvolumen und damit Gewebeperfusion sicherzustellen. Daher sind Mitteldruck und Katecholaminniveau alleine keine ausreichenden Indikatoren für Indikationsstellung oder Verlaufsmonitoring einer suffizienten VA-ECMO-Therapie, sondern es sind die Marker eines ausreichenden Herzzeitvolumens respektive einer ausreichenden Gewebeperfusion entscheidend, wie Rekapillarisierungszeit, Laktatverlauf und zentralvenöse Sättigung.

10.4.2 Indikationsstellung für VA-ECMO-Therapie

Aktuelle Leitlinien zur VA-ECMO im Kreislaufversagen
– Extracorporeal Life Support Organization (Richardson et al. 2021):

Eine kurzzeitige mechanische Kreislaufunterstützung sollte bei Patientinnen und Patienten im refraktären kardiogenen Schock mit potenziell reversibler oder chirurgisch korrigierbarer Ursache erwogen werden.
- Refraktärer Schock: systolischer Blutdruck < 90 mmHg, Urinstundenportion < 30 ml/Stunde, Laktat > 2 mmol/l, zentralvenöse Sättigung < 60 %, Vigilanzminderung, refraktär bei optimaler medikamentöser und interventioneller Therapie
- Europäische Gesellschaft für Kardiologie (IIA-Empfehlung) (McDonagh et al. 2021):

Eine kurzzeitige mechanische Kreislaufunterstützung sollte im kardiogenen Schock als Bridge to Recovery, Bridge to Decision oder Bridge to Bridge erwogen werden. Weitere Ziele umfassen die Überbrückung zur Behandlung der Ursache des kardiogenen Schocks, zu einer dauerhaften mechanischen Kreislaufunterstützung oder zur Transplantation.

> **Wichtig**
Die VA-ECMO ist nur eine Überbrückung, keine kausale Therapie. Sie überbrückt einen konservativ nicht überlebbaren Kreislaufschock. Die zeitliche Dauer ist befristet. Daher muss bei der Indikationsstellung klar überlegt werden, ob es überhaupt ein Bridgingziel gibt. Dieser Gedanke prägt Indikationsstellung und Kontraindikationen. Zu beantwortende Fragen sind daher:
- Ist die Ursache des kardiogenen Schocks chirurgisch rasch zu therapieren?
- Kann sich das Herz erholen (schwer ischämisch geschädigtes Herz, vorbestehend fortgeschrittene Herzinsuffizienz, große Narben)?
- Kann sich das Herz in einem sinnvollen Zeithorizont erholen?
- Ist die konkrete Patientin/der konkrete Patient ein/e mögliche/r Herztransplantationskandidat/in?
- Ist im konkreten Fall ein LVAD möglich/sinnvoll?
- Liegt eine schwerwiegende Begleiterkrankung vor (insbesondere hypoxische Hirnschädigung nach Reanimation, aber auch maligne Grunderkrankung, vorbestehend fortgeschrittene Organinsuffizienz)?

Infarktbedingter kardiogener Schock
- ECLS-Shock (Thiele et al. 2023):
  - Bisher größte randomisierte Studie zur VA-ECMO-Therapie im infarktbedingten kardiogenen Schock
  - Vergleich einer frühen, unselektierten VA-ECMO-Anwendung noch im Herzkatheterlabor mit einer konventionellen Akuttherapie
  - Kein Vorteil hinsichtlich der 30-Tage-Mortalität (48 % VA-ECMO vs. 49 % konservativ)
  - VA-ECMO ist ein Bridging-Verfahren für ausgewählte Fälle
  - Eine breite, unselektive Indikationserweiterung auf konservativ behandelbare Fälle, Patientinnen/Patienten ohne realistisches Bridgingziel oder Reanimierte mit hoher Wahrscheinlichkeit einer hypoxischen Enzephalopathie erscheint widerlegt
- DanGer-Shock-Studie (Møller et al. 2024)
  - Vergleich konventioneller Intensivtherapie mit einer zusätzlichen mechanischen Kreislaufunterstützung (Mikroaxialpumpe, ImpellaCP) bei ST-Hebungsinfarkt-induziertem kardiogenem Schock

- 180-Tage-Mortalität niedriger in Impella-Arm (45,8 % vs. 58,5 %; HR 0,74; 95 %-CI 0,55–0,99; p = 0,04)
- Erheblich höhere Prävalenz dialysepflichtigen Nierenversagens (41,9 % vs. 26,7 %; relatives Risiko 1,98; 95 %-CI 1,27–3,09)
- Charakteristika der Teilnehmenden: weitgehend homogen, nur wenige Reanimierte
- Fazit: In ausgewählten Fällen verbessert eine mechanische Kreislaufunterstützung das Überleben

Septische Kardiomyopathie
- Reversibilität unter antibiotischer Therapie sehr häufig
- Indikation zur VA-ECMO als Bridge to Recovery
- Multizentrische Kohortenstudien legen Überlebensvorteil nahe (Bréchot et al. 2020)

Elektrischer Sturm/Ablation ventrikulärer Tachykardien
- Kardiogener Schock bei therapierefraktär wiederkehrender ventrikulärer Rhythmusstörung: VA-ECMO bis zur medikamentösen/interventionellen Therapie
- Mechanische Kreislaufunterstützung bei *geplanter* Hochrisiko-VT-Ablation („protected ablation procedure"):
  - VA-ECMO scheint die periprozedurale Mortalität bei VT-Ablation in Hochrisiko-Konstellationen zu verringern
  - Scores schätzen periprozedurale Mortalität (z. B. PAINESD-Score, Muser et al. 2018)

Lungenembolie
- ECMO sollte in Kombination mit chirurgischer oder katheterbasierter Embolektomie bei Lungenemboliefällen mit therapierefraktärem Kreislaufversagen oder Kreislaufstillstand erwogen werden (ESC-Leitlinie 2019, Klasse IIB, Evidenzlevel C [Konstantinides et al. 2020])
- In ausgewählten Fällen ist die Indikation zur VA-ECMO als Bridge to Recovery zu prüfen (Pruszczyk et al. 2022)

Myokarditis
- VA-ECMO-Patientinnen und -Patienten mit Myokarditis haben im Vergleich zu VA-ECMO-Therapierten mit kardiogenem Schock anderer Genese ein deutlich besseres Überleben (Nunez et al. 2023)

Peripartum-Kardiomyopathie
- VA-ECMO vorwiegend als Bridge to Recovery im kardiogenen Schock sowohl in der Schwangerschaft als auch postpartal hinreichend sicher möglich

Intoxikationen
- Beispiele: Beta-Blocker, Kalziumantagonisten

> Die Ätiologie des kardiogenen Schocks ist vielfältig (septische/peripartale Kardiomyopathie, Myokarditis, Intoxikationen, Infarkt, elektrischer Sturm). Die Ursachen unterscheiden sich in ihrer Reversibilität klinisch und histologisch erheblich (Nunez

et al. 2023; Paulus et al. 2022). Die aktuellen Daten legen nahe, dass Entitäten mit hoher Reversibilität, wie die septische Kardiomyopathie oder Myokarditis, sich gut für ein VA-ECMO-Brückenverfahren eignen. Anders verhält es sich mit dem infarktbedingten kardiogenen Schock angesichts der häufig eingeschränkten Reversibilität, wenn die Option auf LVAD oder Herztransplantation fehlen. Aktuelle Studien zeigen zwar auch hier ein besseres Überleben durch mechanische Kreislaufunterstützung (Mikroaxialpumpe) in einem allerdings wohlselektionierten Kollektiv. Eine unselektive, breite Anwendung verbessert das Überleben nicht.

10.4.3 Kontraindikationen für VA-ECMO

(Lorusso et al. 2021)
- Kardiale Erholung unwahrscheinlich (etwa bei koronarer Herzerkrankung mit ausgedehnten Narben) *und* keine Option auf Herztransplantation oder dauerhafte mechanische Kreislaufunterstützung (LVAD)
- Anzunehmende Lebenserwartung gering (bei z. B. terminaler Organerkrankung, Malignom)
- Hochgradige Aortenklappeninsuffizienz
- Schwere Gefäßerkrankung mit ausgedehnter aortaler und peripherer Beteiligung (Kalzifikation, Stenosen)
- Akute Aortendissektion Typ A oder B mit ausgedehnter Beteiligung der aortalen Abgänge
- Schwere neurologische Beeinträchtigung (z. B. schwere hypoxische Enzephalopathie)
- Schwere immunologische Erkrankung
- Ausgeprägte Gerinnungsstörung
- Leberzirrhose (Child-Pugh B und C)

10.4.4 Pathophysiologie während VA-ECMO-Unterstützung

- Blut wird aus venösem System drainiert, oxygeniert/decarboxyliert und retrograd zum eigentlichen Blutfluss über die A. femoralis communis in die Aorta zurückgeben
- Situation 1: kein kardialer Auswurf, geschlossene Aortenklappe:
  - komplette Zirkulation über VA-ECMO
- Situation 2: kardialer Auswurf:
  - Kardiales HZV und ECMO-Blutfluss bestimmen zusammen die Gewebeperfusion
  - Mischzone/Wasserscheide: Von der Lunge oxygeniertes/decarboxyliertes Blut wird vom Herz ausgeworfen und vermischt sich in der Aorta mit dem von der VA-ECMO zurückgegebenen Blut. Die Höhe der Mischzone hängt vom eigenen HZV, dem VA-ECMO-Blutfluss und den Gefäßwiderständen ab

> VA-ECMO ≠ VV-ECMO. Die VA-ECMO kann bei bestehendem kardialen Auswurf nicht den Gasaustausch des gesamten Körpers sicherstellen.

- Differenzielle Hypoxie/Harlekin-Syndrom: Bei schwerem Lungenversagen wird die obere, vom Herz perfundierte Körperhälfte nicht ausreichend oxygeniert und ist zyanotisch blau, während die untere, von der VA-ECMO perfundierte Hälfte rosig imponiert (daher auch Harlekin-Syndrom genannt). Diese Situation ist vital bedrohlich (Myokardischämie mit malignen Rhythmusstörungen, schwere zerebrale Hypoxie).

❶ An VA-ECMO müssen arterielle Blutgase zwingend an der rechten oberen Extremität, also dem ersten, leicht zugänglichen Abgang aus dem Aortenbogen, abgenommen werden, um möglichst früh eine differenzielle Hypoxie (Harlekin-Syndrom) zu erkennen. Aus dem gleichen Grund ist der Sättigungsclip immer an der rechten Hand zu positionieren.

10.4.5 Monitoring während VA-ECMO

Intensivmedizinisches Routinemonitoring
- Invasive arterielle Druckmessung (immer an der rechten oberen Extremität)
- EKG, Sättigung (immer rechte Hand), endtidales CO_2

Parameter ausreichender Gewebeperfusion
- Routinebestimmung der zentral- oder gemischtvenösen Sauerstoffsättigung (Ziel > 60 %)
- Rekapillarisierungszeit (Ziel: < 2 s)
- Laktat
  - Ziel: rasche Laktatclearance nach Beginn VA-ECMO-Kreislaufunterstützung (Laktatnormalisierung innerhalb von 24 h)
- Organfunktionen
  - Urinstundenportionen, Kreatinin, Harnstoff
  - Transaminasen, Ferritin, Bilirubin
  - Vigilanz
  - Kontinuierliche Ableitung der Gewebesättigung mittels Nah-Infrarot-Spektroskopie (NIRS) am Kopf

Kardiale Funktion
- Echokardiografie (täglich)
- Volumenstatus (Sonografie V. cava, Lebervenen, Lungenultraschall)

Erweitertes, invasives hämodynamisches Monitoring
- Pulmonaliskatheter
  - Herzzeitvolumen: Da die VA-ECMO aus dem rechten Vorhof Blut und auch injizierte Flüssigkeit drainiert, ist die HZV-Messung an der VA-ECMO nicht mittels Injektionsthermodilution oder nach Fick möglich
  - Drücke (zentralvenös, rechter Vorhof, Pulmonalarterie, Wedge-Druck)

Monitoring Durchblutung im kanülierten Bein
- Mehrfach tägliche Doppleruntersuchung der beidseitigen Fußpulse
- Kontinuierliche Ableitung der Gewebesättigung mittels Nah-Infrarot Spektroskopie (NIRS) beider Beine

Extrakorporale Membranoxygenierung (ECMO)

10.4.6 Einstellungen an VA-ECMO

Blutfluss der VA-ECMO
- Faustregel: so viel wie notwendig
- Orientiert an Parametern ausreichender Gewebeperfusion

Sweep-Gas-FdO$_2$ und –Fluss an VA-ECMO
- Sweep-Gas an VA-ECMO: Sauerstoff und Druckluft, anteilige Verteilung mittels FdO$_2$-Einstellung an Blender
- Sweep-Gas-Fluss:
  - Faustregel: 1 l/min Sweep-Gas-Fluss pro 1 l/min Blutfluss
  - Ziel ist ein normnahes pCO$_2$ (35–45 mmHg) post-Oxygenator
- Sweep-Gas-FdO$_2$: Viele Zentren regulieren den Post-Oxygenator-pO$_2$, indem sie mittels eines Blenders die FdO$_2$ des Sweep-Gas-Flusses einstellen. Ziel: paO$_2$ 150–200 mmHg post Oxygenator. In experimentellen Daten wird so eine schädigende Wirkung etwa über Sauerstoffradikale vermieden

> Eine VA-ECMO muss im Gegensatz zu einer VV-ECMO mit einem Blender zur Regulierung des Gasfluss-Mischverhältnisses betrieben werden.

10.4.7 Weaningstrategien

> VA-ECMO ≠ VV-ECMO: Keinesfalls darf an der VA-ECMO der Sweep-Gas-Fluss unterbrochen respektive ein Sweep-Gas-Auslassversuch unternommen werden. Die resultierende Hypoxie, Hyperkapnie und Laktatazidose in den VA-ECMO-perfundierten Körperabschnitten wären akut lebensbedrohlich.

- International sehr unterschiedliche VA-ECMO-Weaning-Strategien

Pragmatisches Weaning nach Fried und Brodie
(Fried et al. 2020)
- Voraussetzungen:
  - Niedriges Katecholaminniveau
  - Sich erholende Endorgane
  - Horowitz-Index > 100 mmHg
  - Ausreichende kardiale Kontraktilität (Echokardiografie: EF > 20–25 %, LVOT-VTI > 10 cm, maximale laterale systolische Mitralklappenanulusbewegung im Gewebedoppler > 6 cm/s (Aissaoui et al. 2011))
- Täglicher Weaningversuch:
  - Blutflussreduktion um 500 ml/Tag
  - Erfolgreich, wenn nach Reduktion mittlerer Blutdruck > 65 mmHg und max. um 10–15 mmHg gefallen, rechtsventrikuläre Füllungsdrücke stabil, Parameter ausreichender Perfusion stabil (Laktat, zentralvenöse Sättigung)
  - Weaningversuch mindestens 1-mal/24 h, maximal alle 8 h
  - Wenn Blutfluss um 1,5 l/min → Klemmen des Systems → wenn obige Kriterien stabil → Dekanülierung

10.4.8 Komplikationen an VA-ECMO

- Relevante Blutungen (ECLS-Shock-Prävalenz [Thiele et al. 2023] mit vs. ohne VA-ECMO: 23 % vs. 10 %)
- Schlaganfall und systemische Embolie (4 % vs. 3 %)
- Intervention/Operation bei Beinischämie (11 % vs. 4 %)
- Kanülierung:
  - Führungsdraht: Perikardtamponade, retroperitoneales Hämatom
  - Gefäß: Blutung, Beinischämie
  - Fehllage: Perforation (hämorrhagischer Schock), Fehllage im falschen Kompartiment (veno-venös, arterio-arteriell statt veno-arteriell)
- Thrombosebildung im Bereich der Drainagekanüle (V. femoralis, V. cava inferior)
- Gerinnungssystem: Thrombozytopenie/-pathie, Hyperfibrinolyse, heparininduzierte Thrombozytopenie
- Hämolyse, hämolyseinduziertes Nierenversagen
- Kompartmentsyndrom (abdominell/peripher, Operation, Wundheilungsstörung, Lähmung)

> Komplikationen der VA-ECMO sind häufig und teils tödlich oder zu dauerhaften Einschränkungen führend. Die Indikation muss wohl abgewogen und streng gestellt sein. Die Therapieführung sollte erfahren und überlegt, das Monitoring strikt und standardisiert sein.

10.5 Unloading

10.5.1 Linksventrikuläre Belastung an VA-ECMO

Definition: Mit dem unter VA-ECMO-Unterstützung steigenden Mitteldruck nimmt die linksventrikuläre Nachlast zu. Ist die kardiale Kontraktilität zu gering, um mit der erhöhten Nachlast zurechtzukommen, kommt es zu linksventrikulärer Distension, erhöhtem Wedge-Druck, Lungenödem und einer verzögerten kardialen Erholung. In extremis öffnet sich die Aortenklappe nicht, was zu Stase im Ventrikel und der Pulmonalstrombahn führt.

10.5.2 Diagnostik bei fehlendem kardialen Auswurf an der VA-ECMO

- Volumenchallenge: Nach ECPR und in der ersten Stunde nach Kanülierung nimmt die rechts- und in der Folge linkskardiale Vorlast ab, zu einer verminderten Kontraktilität führend. Ein Volumenbolus (um 500 ml) kann versucht werden
- Echokardiografie: Suche nach mechanischen Komplikationen (Ventrikelseptumruptur, Papillarmuskelabriss, Aortendissektion, Perikardtamponade)
- Reevaluation Katecholaminmanagement (Steigerung der Inotropika sinnvoll?)

10.5.3 Konservatives Unloading – Reduktion des Mitteldrucks

- Bei Reanimierten: kein Unterschied hinsichtlich Mortalität oder neurologischem Outcome bei Etablierung eines Ziel-Mitteldrucks von 77 mmHg vs. 63 mmHg (Kjaergaard et al. 2022)
- Keine RCTs zum Zielmitteldruck im kardiogenen Schock
- Eine Stabilisierung des Mitteldrucks auf niedrigerem Niveau ist oft vertretbar und entlastet das Herz, sodass es mehr oder überhaupt auswirft
- Der Mitteldruck wird durch das eigene Herzzeitvolumen, den ECMO-Blutfluss und den peripheren Gefäßwiderstand determiniert
- Möglichkeiten der Mitteldrucksenkung:
    - Reduzierung Vasokonstriktoren/ggf. Vasodilatoren (Urapidil, Nitrat)
    - Reduktion des ECMO-Blutflusses, wenn Perfusionsparameter es zulassen
- Faustregel: Ziel-Blutdruckamplitude > 10 mmHg

10.5.4 Interventionelles Unloading – Indikationsstellung

- Weitgehend akzeptierte Indikation zum Unloading:
    - Konservativ nicht zu etablierender Auswurf an der VA-ECMO
    - Hoher Wedgedruck und nicht beherrschbares Lungenödem
- Kontroverse Indikation:
    - Möglichst frühes Unloading mit einer fixen Kombination aus VA-ECMO und Venting mittels Impella CP/5.5, transseptaler Drainage oder IABP
    - Registerdaten ECMELLA versus VA-ECMO: deutlich erhöhte Komplikationsrate, Hinweise auf ein besseres Überleben mit ECMELLA (Schrage et al. 2020)
    - Zwei randomisierte Studien zum Unloading (Venting mittels transseptaler Kanülierung): kein Vorteil eines frühen Ventings (Kim et al. 2023; Park et al. 2023)

10.5.5 Methoden interventionellen Unloadings

VA-ECMO mit Impella (ECMELLA/ECPELLA)
- In Deutschland häufigstes Verfahren zur linksventrikulären Entlastung
- Deutlich höhere Komplikationsrate bei VA-ECMO mit Impella verglichen mit alleiniger VA-ECMO (schwere Blutung 38 vs. 18 %, Beinischämien 22 vs. 12 %, abdominelles Kompartment 9 vs. 4 % und dialysepflichtiges Nierenversagen 59 vs. 39 %) (Schrage et al., 2020)

10.5.6 VA-ECMO mit intraaortaler Ballonpumpe (IABP)

- In Deutschland unüblich.

10.6 Therapie der differenziellen Hypoxie (Harlekin-Syndrom) an der VA-ECMO

10.6.1 Supportive ARDS-Therapie

- Optimierte Beatmung
- Bauchlage
- NO-Beatmung

10.6.2 Jugulo-femorale VA-ECMO

- Blut der oberen Körperhälfte weist niedrigere SpO_2 auf als das der unteren. Bei Drainage aus der V. cava superior kann dem desaturierteren Blut mehr O_2 hinzugegeben werden.

10.6.3 V-AV-ECMO

- Vorteil: Durch Hinzunahme einer venösen Rückgabekanüle (gewöhnlich über rechte V- jugularis) wird oxygeniertes und decarboxyliertes Blut in die Pulmonalstrombahn gegeben.
- Nachteil: Gesamtfluss wird durch Größe der Drainagekanüle begrenzt, sodass dieser für eine kombinierte VA- und VV-Unterstützung bei hohem Bedarf evtl. nicht genügt.

10.7 Extrakorporale Reanimation (ECPR)

10.7.1 Ziel

Durch Etablierung einer VA-ECMO im therapierefraktären Kreislaufstillstand wird eine ausreichende Perfusion des in der Reanimation rasch bedrohten Gehirns wie des restlichen Körpers gewährleistet, sodass anschließende reversible Ursachen des Kreislaufstillstandes therapiert werden können (Myokardinfarkt, Lungenembolie, Hypothermie, Intoxikationen).

10.7.2 Einschlusskriterien

ECPR ist möglich bei guter neurologischer Prognose, einer rasch behebbaren Reanimationsursache und einer erwartbar guten kardialen Erholung. Hierauf sind die Kriterien für ECPR ausgerichtet (Richardson et al. 2021):
- Alter < 70. Lebensjahr
- Beobachteter Kreislaufstillstand

- No-flow-Zeit < 5 min
- Initialer Rhythmus: Kammerflimmern, pulslose ventrikuläre Tachykardie, pulslose elektrische Aktivität
- Zeit von Kreislaufstillstand bis zum Anlaufen der VA-ECMO (< 60 min), außer es liegen andere begünstigende Faktoren vor (intermittierender Spontankreislauf, Hypothermie vor Kreislaufstillstand, junges Patientenalter, „signs of life")
- Endtidales CO_2 > 10 mmHg (1,3 kPa) während der Reanimation vor Kanülierung
- Intermittierend Spontankreislauf, wiederkehrendes Kammerflimmern
- „Signs of life" während der konventionellen Reanimation (z. B. erhaltene Pupillenlichtreaktion, Schnappatmung, Anzeichen von Bewusstsein)
- Keine lebensverkürzenden Komorbiditäten (z. B. terminale Herzinsuffizienz, schwere COPD, terminale Niereninsuffizienz, Leberinsuffizienz, terminales Leiden)
- Keine bekannte relevante Aortenklappeninsuffizienz

10.7.3 Datenlage

Präklinischer Kreislaufstillstand: „Load und run"
- Rascher Transport unter kontinuierlicher Reanimation in die Notaufnahme, VA-ECMO-Kanülierung in Schockraum oder Herzkatheter
- Zwei randomisierte Studien: kein Nutzen bei breiter Anwendung (Suverein et al. 2023), Hinweis auf Mortalitätsvorteil in spezialisiertem Zentrum (Belohlavek et al. 2022)

Präklinischer Kreislaufstillstand: „Stay und cannulate"
- Präklinische VA-ECMO-Kanülierung am Einsatzort durch spezialisiertes ECMO-Team
- Positive Registerdaten (Lamhaut et al. 2017)

10.7.4 Strukturelle Voraussetzungen

- Kurze No-flow-Zeit (leitstellenangeleitete Reanimation, Ersthelfersysteme)
- Enge Abstimmung und Verzahnung der gesamten Rettungskette von Leitstelle über Rettungsdienst, Kanülierungsteam und Notaufnahme bis zum innerklinischen Management (Ziel: möglichst effektive und kurze konservative Reanimation)
- Spezialisiertes Kanülierungsteam mit hinreichend hohen Implantationszahlen (Ziel: möglichst rasche und sichere Kanülierung)
- Spezialisierte Intensivmedizin, begleitet von einem verzahnten und kooperativen Team aus invasiver Kardiologie, Gefäß-/Bauch-/Herzchirurgie, Radiologie, Neurologie und Physiotherapie

10.7.5 Intensivmedizinische Therapie

▶ ECPR-Patientinnen und -Patienten gehören zu den komplexesten intensivmedizinischen Fällen verglichen mit den übrigen VA-ECMO-Indikationen und bedürfen einer hoch spezialisierten Therapie.

Diagnostik
- Koronarangiografie (insbesondere bei STEMI hoch zeitkritisch)
- CT Kopf bis Oberschenkel: Reanimationsursache, -folgen; korrekte Kanülenlage; hypoxische Enzephalopathie

Gerinnung
- Nach protrahierter Reanimation häufig ausgeprägte Gerinnungsaktivierung mit Verbrauch von Gerinnungsfaktoren, Hypofibrinogenämie und erhöhten D-Dimeren sowie in der Folge diffuse Blutungskomplikationen
- Nach Koronarstenting duale Plättchenhemmung notwendig
- Differenzierte hämostaseologische Diagnostik, Blutproduktsubstitution und Antikoagulation notwendig

Respiratorisches Versagen
- Aspirationspeumonien können schweres Lungenversagen induzieren und erhöhen Risiko differenzieller Hypoxämie (Notwendigkeit differenzierter Beatmung, supportiver ARDS-Therapie, ggf. Hybridverfahren)

Post-Reanimations-SIRS
- Post-Reanimations-SIRS führt zu Vasoplegie, ausgeprägtem Kapillarleck und Volumenmangel, was im gleichzeitig bestehenden kardiogenen Schock differenziertes hämodynamisches Monitoring, Katecholamintherapie und Volumenmanagement erfordert.
- Kapillarleck, Volumenstatus und passagere periphere Ischämien erhöhen das Risiko für periphere wie abdominelle Kompartmentsyndrome, was teils chirurgischer Therapie bedarf, die Gerinnungssituation komplizierend (Fasziotomie an Extremitäten, Laparotomie).

Intestinale Ischämie
- Passagere mesenteriale Ischämien während der Reanimation führen zu Innenschichtischämien des Darmes mit danach andauernden gastrointestinalen Blutungen oder zu irreversibler Darmnekrose (diagnostische Laparotomie, Darmresektion).

Neuroprotektion/-prognose
- Aufgrund der Erkrankungsschwere Sedierungspausen schwierig, häufig Neuroprognostikation erst nach einigen Tagen möglich.
- NSE-Bestimmung während der ersten 24 h unzuverlässig wegen reanimationsinduzierter Hämolyse

10.8 Gerinnungsmanagement an ECMO

10.8.1 Ziel

Vermeidung relevanter Thrombosen angesichts erhöhter Thromboseneigung (Stase im kanülierten Gefäß, an Fremdoberflächen insbesondere Oxygenator). Problem: Balance zwischen notwendiger Antikoagulation und Blutungsrisiko. Standardisierte, regelmäßige Reevaluation des Gerinnungsmanagements während eines ECMO-Laufs notwendig.

10.8.2 Präparate

- Unfraktioniertes Heparin: häufigster verwendeter Gerinnungshemmer an ECMO
- Alternativ: Argatroban. Vorteil: Vermeidung HIT. Vorsicht bei begleitender Leberinsuffizienz (hepatische Verstoffwechselung, biliäre Elimination)
- Alternativ: niedermolekulare Heparine, Bivalirudin

10.8.3 Monitoring

- Aktivierte partielle Thromboplastinzeit (aPTT):
  - Standardmonitoring für unfraktioniertes Heparin und Argatroban (McMichael et al. 2022)
  - Messung technisch von Fibrinogen abhängig: Hyperfibrinogenämie führt zu falsch niedriger und Hypofibrinogenämie zu falscher hoher aPTT, Vorsicht bei ECMO-assoziierter Hyperfibrinolyse
  - aPTT ist Faktor-VIII-, -IX- (Vorsicht bei Sepsis und Leberversagen) und Faktor-XI- und -XII-abhängig
  - Mögliche Zielspiegel: 1,5-fache PTT-Verlängerung. PTT um 50 s an VV-ECMO, um 60 s an VA-ECMO
- Anti-Xa-Aktivität:
  - Monitoring für unfraktioniertes und niedermolekulares Heparin
  - Möglicher Zielspiegel: 0,3–0,5 U/ml (Vandenbriele et al. 2022)
  - Vorteil: spezifischer Test des Heparineffekts
  - Ergebnisse variieren zwischen Testmethoden
  - Hyperlipidämie, Hyperbilirubinämie, freies Hämoglobin (Hämolyse) können Anti-Xa-Spiegelbestimmung beeinflussen (McMichael et al. 2022)
  - Möglicherweise Vorteile im Monitoring des Heparineffektes bei renalem und hepatischem Versagen

10.8.4 Thrombozyten

- ECMO reduziert Thrombozytenfunktion. Monitoring mittels Aggregometrie
- Häufig Koronarstenting vor/während VA-ECMO: duale Plättchenhemmung notwendig, erhöht zusätzlich Blutungsrisiko

10.8.5 Verbrauchskoagulopathie an ECMO

- Bei Endothelschäden und/oder ECMO-Therapie kann sowohl Faktor-XI/XIII- als auch Gewebefaktor-/Faktor-VII-abhängig die Gerinnungskaskade artifiziell aktiviert werden
- Hoher Thrombozyten-, Fibrinogen- und Gerinnungsfaktorenverbrauch, welcher schließlich das Blutungsrisiko erhöht
- Paradoxon: Verzicht auf Antikoagulation erhöht die hämorrhagische Diathese an ECMO
- Zurückhaltung gegenüber vollständiger Pausierung der Antikoagulation, ggf. sehr niedrige Antikoagulation fortsetzen, wenn möglich (Vandenbriele et al. 2024)

10.9 Abschließende Bemerkungen

- ECMO-Patientinnen und -Patienten sind nicht identisch mit Patientinnen und Patienten ohne ECMO-Unterstützung
- VV-ECMO: zumeist unkompliziertester ECMO-Modus, jedoch breite intensivmedizinische Expertise in der Behandlung des ARDS zu fordern
- VA-ECMO:
  - Fundierte Expertise in konservativer Intensivmedizin ist Voraussetzung
  - VA-ECMO-Indikationsstellung ist Einzelfallentscheidung
  - VA-ECMO kann mit schwerwiegenden Komplikationen einhergehen
  - Risiko einer inadäquat hohen Zahl von VA-ECMO-Anwendung bei infarktbedingtem kardiogenem Schock („Overdoing") wie inadäquat niedriger VA-ECMO-Zahlen bei anderen Ätiologien mit guter Chance auf kardiale Erholung („Underdoing" bei z. B. septischer oder peripartaler Kardiomyopathie)
  - Interdisziplinarität essenziell (Intensivmedizin, Kardiologie, Herzchirurgie, Gefäßchirurgie, Transfusionsmedizin, Anästhesie, Neurologie, Radiologie)
  - Wissen um und Verfügbarkeit von Venting-Strategien und Hybridverfahren im Zentrum

> Angesichts der dargestellten Komplexität von VA-ECMO-Fällen erscheint die frühzeitige Kontaktaufnahme mit und die Durchführung an Zentren sinnvoll.

- ECPR: Die No-flow-Zeit muss kurz, die vorangehende konservative Reanimation exzellent sein. In Anbetracht der aktuellen Studienlage wie der Versorgungsstruktur in Deutschland, ist ECPR nicht der Reanimationsgoldstandard für alle, sondern eine Therapieoption hoch spezialisierter Zentren.

Literatur

Aissaoui N et al (2011) Predictors of successful extracorporeal membrane oxygenation (ECMO) weaning after assistance for refractory cardiogenic shock. Inten Care Med 37:1738–1745. https://doi.org/10.1007/s00134-011-2358-2

Belohlavek J et al (2022) Effect of intra-arrest transport, extracorporeal cardiopulmonary resuscitation, und immediate invasive assessment und treatment on functional neurologic outcome in refractory out-of-hospital cardiac arrest: a randomized clinical trial. JAMA 327:737–747. https://doi.org/10.1001/jama.2022.1025

Bréchot N et al (2020) Venoarterial extracorporeal membrane oxygenation to rescue sepsis-induced cardiogenic shock: a retrospective, multicentre, international cohort study. Lancet (London, England) 396:545–552. https://doi.org/10.1016/S0140-6736(20)30733-9

Broman LM et al (2019) The ELSO Maastricht Treaty for ECLS Nomenclature: abbreviations for cannulation configuration in extracorporeal life support – a position paper of the Extracorporeal Life Support Organization. Crit care (London, England) 23:36. https://doi.org/10.1186/s13054-019-2334-8

Cavayas YA, Munshi L, Del Sorbo L, Fan E (2020) The early change in PaCO2 after extracorporeal membrane oxygenation initiation is associated with neurological complications. Am J Respir Crit Care Med 201:1525–1535. https://doi.org/10.1164/rccm.202001-0023OC

Fried JA, Masoumi A, Takeda K, Brodie D (2020) How I approach weaning from venoarterial ECMO. Crit Care (London, England) 24:307. https://doi.org/10.1186/s13054-020-03010-5

Kim MC et al (2023) Early left ventricular unloading or conventional approach after venoarterial extracorporeal membrane oxygenation: the EARLY-UNLOAD randomized clinical trial. Circulation 148:1570–1581. https://doi.org/10.1161/CIRCULATIONAHA.123.066179

Kjaergaard J et al (2022) Blood-pressure targets in comatose survivors of cardiac arrest. N Engl J Med 387:1456–1466. https://doi.org/10.1056/NEJMoa2208687

Konstantinides SV et al (2020) 2019 ESC Guidelines for the diagnosis und management of acute pulmonary embolism developed in collaboration with the European Respiratory Society (ERS). Eur Heart Journal 41:543–603. https://doi.org/10.1093/eurheartj/ehz405

Lamhaut L et al (2017) A pre-Hospital extracorporeal Cardio Pulmonary Resuscitation (ECPR) strategy for treatment of refractory out hospital cardiac arrest: an observational study und propensity analysis. Resuscitation 117:109–117. https://doi.org/10.1016/j.resuscitation.2017.04.014

Lorusso R et al (2021) ELSO interim guidelines for venoarterial extracorporeal membrane oxygenation in adult cardiac patients. ASAIO J 67:827–844. https://doi.org/10.1097/MAT.0000000000001510

McDonagh TA et al (2021) 2021 ESC guidelines for the diagnosis und treatment of acute und chronic heart failure. Eur Heart J 42:3599–3726. https://doi.org/10.1093/eurheartj/ehab368

McMichael ABV et al (2022) 2021 ELSO adult und pediatric anticoagulation guidelines. ASAIO J 68:303–310. https://doi.org/10.1097/MAT.0000000000001652

Møller JE et al (2024) Microaxial flow pump or standard care in infarct-related cardiogenic shock. N Engl J Med 390:1382–1393. https://doi.org/10.1056/NEJMoa2312572

Muser D, Castro SA, Liang JJ, Santangeli P (2018) Identifying risk und management of acute haemodynamic decompensation during catheter ablation of ventricular tachycardia. Arrhythm Electrophysiol Rev 7:282–287. https://doi.org/10.15420/aer.2018.36.3

Nunez JI et al (2023) Outcomes with peripheral venoarterial extracorporeal membrane oxygenation for suspected acute myocarditis: 10-year experience from the extracorporeal life support organization registry. Circ Heart Fail 16:e010152. https://doi.org/10.1161/CIRCHEARTFAILURE.122.010152

Park H et al (2023) Early left atrial venting versus conventional treatment for left ventricular decompression during venoarterial extracorporeal membrane oxygenation support: the EVOLVE-ECMO randomized clinical trial. Eur J Heart Fail 25:2037–2046. https://doi.org/10.1002/ejhf.3014

Paulus MG et al (2022) Tachycardiomyopathy entails a dysfunctional pattern of interrelated mitochondrial functions. Basic Res Cardiol 117:45. https://doi.org/10.1007/s00395-022-00949-0

Pruszczyk P et al (2022) Percutaneous treatment options for acute pulmonary embolism: a clinical consensus statement by the ESC Working Group on Pulmonary Circulation und Right Ventricular Function und the European Association of Percutaneous Cardiovascular Interventions. EuroIntervention 18:e623–e638. https://doi.org/10.4244/EIJ-D-22-00246

Richardson ASC et al (2021) Extracorporeal cardiopulmonary resuscitation in adults. Interim guideline consensus statement from the extracorporeal life support organization. ASAIO J 67:221–228. https://doi.org/10.1097/MAT.0000000000001344

Rilinger J et al (2020) Prone positioning in severe ARDS requiring extracorporeal membrane oxygenation. Crit Care (London, England) 24:397. https://doi.org/10.1186/s13054-020-03110-2

Schmidt M et al (2023) Prone positioning during extracorporeal membrane oxygenation in patients with severe ARDS: the PRONECMO randomized clinical trial. JAMA 330:2343–2353. https://doi.org/10.1001/jama.2023.24491

Schrage B et al (2020) Left ventricular unloading is associated with lower mortality in patients with cardiogenic shock treated with venoarterial extracorporeal membrane oxygenation: results from an international, multicenter cohort study. Circulation 142:2095–2106. https://doi.org/10.1161/CIRCULATIONAHA.120.048792

Suverein MM et al (2023) Early extracorporeal CPR for refractory out-of-hospital cardiac arrest. N Engl J Med 388(299–309). https://doi.org/10.1056/NEJMoa2204511

Thiele H et al (2023) Extracorporeal life support in infarct-related cardiogenic shock. N Engl J Med 389:1286–1297. https://doi.org/10.1056/NEJMoa2307227

Tonna JE et al (2021) Management of adult patients supported with venovenous extracorporeal membrane oxygenation (VV ECMO): guideline from the Extracorporeal Life Support Organization (ELSO). ASAIO J 67:601–610. https://doi.org/10.1097/MAT.0000000000001432

Vandenbriele C et al (2022) Anticoagulation for percutaneous ventricular assist device-supported cardiogenic shock: JACC review topic of the week. J Am Coll Cardiol 79:1949–1962. https://doi.org/10.1016/j.jacc.2022.02.052

Vandenbriele C, Mueller T, Patel B (2024) Consumptive coagulopathy: how low-dose unfractionated heparin can prevent bleeding complications during extracorporeal life support. Inten Care Med. https://doi.org/10.1007/s00134-024-07515-3

Spezielle internistische Intensivmedizin

Inhaltsverzeichnis

Kapitel 11 Kardiologie – 239
D. Dürschmied

Kapitel 12 Angiologie – 357
G. Michels und C. Erbel

Kapitel 13 Pneumologie – 431
Philipp M. Lepper und Guido Michels

Kapitel 14 Gastroenterologie – 501
Dominik Bettinger, Esther Biesel, Hannes Neeff, Jan Patrick Huber, Teresa Hof, Daniel Hornuss, Hanna Hilger, Hendrik Luxenburger, Adam Herber, Rhea Veelken, Jonas Schumacher und Leo Benning

Kapitel 15 Nephrologie – 573
Victor Suárez

Kapitel 16 Onkologie – 633
Boris Böll und Oliver A. Cornely

Kapitel 17 Hämostaseologie auf der Intensivstation – 647
Jan-Hendrik Naendrup, Boris Böll und Paula Cramer

Kapitel 18 Infektiologie – 677
Frank Hanses, Anca Rath, Aila Caplunik-Pratsch, Florian Hitzenbichler und Wulf Schneider

Kapitel 19 **Endokrinologische/diabetologische Krankheitsbilder** – 711
Ulrich Dischinger und Guido Michels

Kapitel 20 **Intoxikationen** – 757
Guido Michels, Sacha Weilemann, Oliver Sauer, Thomas Scheller und Christoph Hüser

Kardiologie

D. Dürschmied

Inhaltsverzeichnis

11.1 Akutes Koronarsyndrom (ACS) – 242
11.1.1 Definition – 242
11.1.2 Allgemeines – 243
11.1.3 Ätiologie Myokardinfarkt – 243
11.1.4 Klinik – 245
11.1.5 Diagnostik – 245
11.1.6 Differenzialdiagnostik – 250
11.1.7 Komplikationen – 251
11.1.8 Therapie – 252

11.2 Akute Herzinsuffizienz und kardiogener Schock – 265
11.2.1 Definition – 265
11.2.2 Allgemeines – 266
11.2.3 Ätiologie – 266
11.2.4 Pathophysiologischer Verlauf – 267
11.2.5 Klinik – 267
11.2.6 Diagnostik – 267
11.2.7 Differenzialdiagnostik – 269
11.2.8 Therapie – 272

11.3 Infektiöse Endokarditis – 280
11.3.1 Definition – 280
11.3.2 Allgemeines – 280
11.3.3 Ätiologie – 282
11.3.4 Klinik – 282
11.3.5 Diagnostik – 283
11.3.6 Therapie – 286

© Der/die Autor(en), exklusiv lizenziert an Springer-Verlag GmbH, DE,
ein Teil von Springer Nature 2026
T. Wengenmayer et al. (Hrsg.), *Repetitorium Internistische Intensivmedizin*,
https://doi.org/10.1007/978-3-662-71761-5_11

11.4 Myokarditis – 293
11.4.1 Definition – 293
11.4.2 Allgemeines – 293
11.4.3 Ätiologie – 293
11.4.4 Klinik – 293
11.4.5 Diagnostik – 295
11.4.6 Differenzialdiagnostik – 296
11.4.7 Therapie – 296

11.5 Perikarditis – 297
11.5.1 Definition – 297
11.5.2 Ätiologie – 297
11.5.3 Klinik – 297
11.5.4 Diagnostik – 298
11.5.5 Therapie – 300
11.5.6 Komplikationen – 301
11.5.7 Differenzialdiagnose – 304

11.6 Herzrhythmusstörungen – 305
11.6.1 Herzrhythmusstörungen in der Intensivmedizin – 305
11.6.2 Klinik – 305
11.6.3 Diagnostik – 306
11.6.4 Therapie – 307
11.6.5 Tachykarde Rhythmusstörungen – 308
11.6.6 Sinustachykardien – 310
11.6.7 Atriale Tachykardien – 310
11.6.8 Vorhofflattern – 312
11.6.9 Vorhofflimmern – 313
11.6.10 AV-Knoten-Reentrytachykardien (AVNRT) – 324
11.6.11 AV-Reentrytachykardien (AVRT) mit akzessorischer Leitungsbahn – 326
11.6.12 Ventrikuläre Tachykardien (VT) – 327
11.6.13 Bradykarde Rhythmusstörungen – 335

11.7　Schrittmacher- und ICD-Patient – 340
11.7.1　Schrittmachertypen – 340
11.7.2　Wahl des Schrittmachers – 340
11.7.3　Indikationen zur Schrittmacher- und ICD-Implantation – 341
11.7.4　Schrittmacherstimulationsmodi („commission of heart diseases resources code", NBG-Code) – 342
11.7.5　Begriffe der Programmierung – 342
11.7.6　Komplikationen – 344
11.7.7　Schrittmacherinduzierte Rhythmusstörungen – 344
11.7.8　Differenzialdiagnostik beim Schrittmacherpatienten – 346
11.7.9　Differenzialdiagnostik beim ICD-Patienten – 347
11.7.10　Therapie – 348

11.8　Hypertensives Notfallgeschehen – 349
11.8.1　Definition – 349
11.8.2　Ätiologie – 349
11.8.3　Klinik – 350
11.8.4　Diagnostik – 350
11.8.5　Differenzialdiagnostik – 351
11.8.6　Therapie – 351

Literatur – 354

11.1 Akutes Koronarsyndrom (ACS)

D. Dürschmied

11.1.1 Definition

- **Akutes Koronarsyndrom**
- Alle Zustände der koronaren Herzkrankheit, die mit einer kritischen Verschlechterung der Koronarperfusion einhergehen.

- **Myokardinfarkt**
- Myokardnekrose durch akute Ischämie, diagnostiziert über
  - Troponinfreisetzung (abhängig vom Zeitpunkt Anstieg oder Abfall der hochsensitiven kardialen Troponine I/T, mit mindestens einem Wert über der 99. Perzentile des oberen Referenzlimits) und
  - mindestens einem zusätzlichen klinischen Kriterium (Symptom, EKG, Echokardiografie, Koronarangiografie, Autopsie).
- Entscheidend aufgrund des unterschiedlichen Behandlungspfades ist die Identifikation einer ST-Streckenhebung (bzw. eines neuen Linksschenkelblockes).
- Weil Blockbilder jeder Art oder Schrittmacher-EKGs die ST-Streckenbeurteilung erschweren, zählt in diesen Fällen die klinische Beurteilung (◘ Tab. 11.1).

◘ Tab 11.1 Einteilung des ACS
STEMI („ST-segment elevation myocardial infarction")= ACS *mit* anhaltenderST-Streckenhebung
Transmuraler Myokardinfarkt mit anhaltender ST-Streckenhebung am J-Punkt in ≥ 2 benachbarten Ableitungen oder neu aufgetretenem Linksschenkelblock mit infarkttypischenSymptomen. Wenn klinisch der hochgradige Verdacht auf einen Myokardinfarkt besteht, sollten Links- und Rechtsschenkelblockbilder sowie Schrittmacher-EKGs als STEMI-Äquivalent eingestuft werden, weil in diesen Fällen die Beurteilung der ST-Strecken erschwert ist. Messkriterien: ST-Hebung ≥ 2,5 mm bei Männern < 40 Jahren, ≥ 2 mm bei Männern ≥ 40 Jahren, oder ≥ 1,5 mm bei Frauen jeglichen Alters in den Ableitungen V2–V3 und/oder ≥ 1 mm in den anderen Ableitungen (*in Abwesenheit linksventrikulärer Hypertrophie*)
Labor: positives Troponin (darf **nicht** abgewartet werden für Beginn der Reperfusionstherapie)
Pathologie: kompletter Gefäßverschluss mit Myokardischämie
ACS *ohne*anhaltende ST-Streckenhebung (NSTE-ACS)
NSTEMI („non ST-segment elevation myocardial infarction")
Myokardinfarkt ohne anhaltende ST-Streckenhebung
EKG: horizontale oder deszendierende ST-Streckensenkungen (≥ 0,05 mV) oder T-Negativierungen (≥ 0,1 mV) bei prominenter R-Zacke oder R/S Ratio > 1 oder normales EKG
Labor: Troponindynamik
Pathologie: inkompletter Gefäßverschluss. Beim Typ-2-Infarkt: Myokardischämie anderer Ursache (Arrhythmie, Hypoxämie etc. – s. u.)

Kardiologie

> **Tab 11.1** (Fortsetzung)
>
> UA („unstable angina", Präinfarktsyndrom) bzw. instabile Anginapectoris
> EKG: wie beiNSTEMI
> Labor: ohne Troponindynamik
> Klinik: Erstangina, Ruhe-Angina, zunehmende Schwere, Dauer, Häufigkeit
> Pathologie: temporäre Myokardischämie infolge relativer Koronarinsuffizienz ohne Nekrose

11.1.2 Allgemeines

- Trotz enormer Fortschritte in den letzten Jahrzehnten ist das ACS immer noch eine tödliche Erkrankung (akut durch Arrhythmien oder andere Komplikationen, chronisch durch Herzinsuffizienz bei großer Narbenbildung oder andere Komplikationen).
- Die Verbesserung der Logistik („time is muscle") hat große prognostische Relevanz.
- Die Prävention erneuter Ereignisse beginnt mit der Akuttherapie.

Die ◘ Abb. 11.1 fasst die wichtigsten Punkte bei Erkennung und Therapie des ACS zusammen.

11.1.3 Ätiologie Myokardinfarkt

- **Atherosklerotisch bedingt** (*häufig*): instabile koronare Plaque mit Thrombusbildung und reduzierter Perfusion/Embolisation (**Typ-1-Infarkt**)
- **Nicht atherosklerotisch bedingt**: Imbalance zwischen O_2-Angebot und -Bedarf, die nicht auf Plaqueinstabilität zurückzuführen ist (**Typ-2-Infarkt**):
  - schwere Hypertension oder Hypotension
  - hypoxisches respiratorisches Versagen
  - Tachykardie oder Bradykardie
  - Anämie
  - Koronarspasmen
  - Drogen (z. B. Kokain)
  - Vaskulitis
  - Koronardissektionen (spontan, postpartal, Trauma, iatrogen, LAD häufig betroffen)
  - Koronaranomalien
- Bei **Verstorbenen** vermutet, ohne dass ein troponinbasierter Nachweis geführt werden konnte (**Typ-3-Infarkt**)
- Iatrogen bei kardialen Eingriffen bei perkutaner Koronarintervention (PCI) – **Typ-4a-Infarkt** – oder bei koronarer Bypassoperation (CABG) – **Typ-5-Infarkt**
- Bei Stentthrombose – **Typ-4b-Infarkt** – oder **Instent-Restenose – Typ-4c-Infarkt**

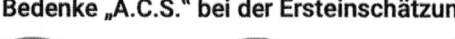
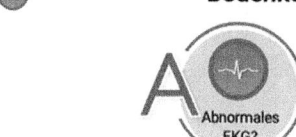
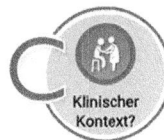
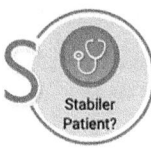

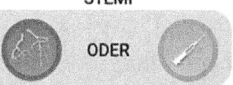
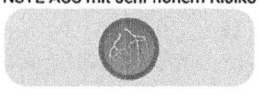
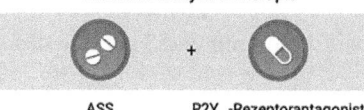
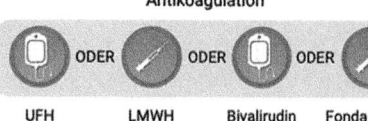
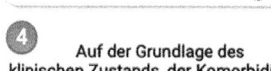
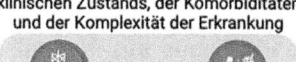
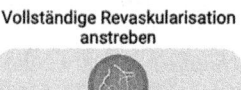
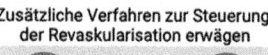

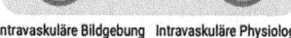

Abb. 11.1 Das Management des ACS kann in 5 Schritten zusammengefasst werden, die alle bedacht und frühzeitig eingeleitet werden sollen, um die Prognose zu verbessern. (*ACS* = akutes Koronarsyndrom; *CABG* = koronararterielle Bypass-Operation; *EKG* = Elektrokardiogramm; *LMWH* = niedermolekulares Heparin; *NSTE-ACS* = akutes Koronarsyndrom ohne ST-Strecken-Hebung; *NSTEMI* = Nicht-ST-Strecken-Hebungsinfarkt; *PCI* = perkutane Koronarintervention; *STEMI* = ST-Strecken-Hebungsinfarkt; *UFH* = unfraktioniertes Heparin)

11.1.4 Klinik

- Leitsymptom: Brustschmerzen bzw. instabile Angina pectoris :
- Schmerzsymptomatik
    - Retrosternal bzw. (links-)thorakal lokalisiert
    - Mit oder ohne Ausstrahlung in linken Arm, Nacken, Kieferregion, Bauch
- Dyspnoe
- Vegetative Begleitsymptomatik: Nausea/Emesis, Schweißausbruch, Harndrang
- Unruhe, Todesangst
- Zeichen des schweren Linksherzinfarktes: Hypotension, Tachykardie, Blässe, Kaltschweißigkeit und Lungenödem
- Trias des Rechtsherzinfarktes: Hypotension/Bradykardie, fehlendes Lungenödem und Halsvenenstauung
- Akutes Abdomen mit Nausea/Emesis bei Ischämie der Hinterwand

> Bei **weiblichem Geschlecht, Diabetes mellitus, Herztransplantation, höherem Alter, Niereninsuffizienz** oder **Demenz** kann die **Klinik atypisch sein!**

11.1.5 Diagnostik

Anamnese und Inspektion
- Die Anamnese sollte knapp und zielgerichtet einem Notfallschema folgen.

! Cave
Nitrobedingte Schmerzbesserung ist nicht spezifisch für Angina pectoris!

- **Das Risiko soll baldmöglichst stratifiziert werden:**
    - *Individuelles* Risikoprofil, insbesondere bei NSTEMI-Patienten (→ Festlegung der invasiven Strategie: dringend, früh-invasiv oder nichtinvasiv) ◘ Abb. 11.5
    - *Blutungsrisiko* bezüglich der Antikoagulationstherapie
    - GRACE-Risk-Score (► http://www.outcomes-umassmed.org/grace/acs_risk/acs_risk_content.html)

Körperliche Untersuchung
- Auskultation: Systolikum: Differenzialdiagnose Aortenstenose oder Infarktkomplikationen wie Mitralklappeninsuffizienz bei Papillarmuskelabriss oder Ventrikelseptumdefekt (VSD), Zeichen der pulmonalen Stauung bei Linksherzdekompensation

12-Kanal-EKG (Erstliniendiagnostikum!)
- Ein 12-Kanal-EKG ist **innerhalb von 10 min nach Erstkontakt** mit dem Patienten zu schreiben und von einem erfahrenen Arzt zu beurteilen
- EKG-Aufzeichnungen sind bei unspezifischem Primärbefund nach 15–30 min, mindestens **nach 6 und 24 h** sowie bei **erneuter Symptomatik** zu wiederholen
- Beurteilung von Herzfrequenz, Rhythmus und Infarktlokalisation (◘ Abb. 11.2)

- ST-Streckenhebungen (bei linksventrikulärer Hypertrophie, Blockbildern oder Schrittmacher-EKG nicht sicher zu verwerten): am J-Punkt in mindestens 2 benachbarten Ableitungen ≥ 0,1 mV, außer in Ableitungen V_{2-3} (dort ≥ 0,25 mV bei Männern < 40 Jahre bzw. ≥ 0,2 mV bei Männern ≥ 40 Jahre; ≥ 0,15 mV bei Frauen), oft ST-Senkungen in spiegelbildlichen Ableitungen

> Bei STEMI muss umgehend eine Reperfusionstherapie eingeleitet werden!

- Weitere EKG-Veränderungen:
    - Negative T-Wellen
    - AV-Block (bei Hinterwand- und Septuminfarkt)
    - R-Verlust beim Vorderwandinfarkt
- Zusätzliche Ableitungen sollten aufgezeichnet werden, wenn das 12-Kanal-EKG nicht wegweisend ist:
    - V_{3R-4R} (Hinweis auf Rechtsherzinfarkt, wenn ST-Hebungen ≥ 0,05 mV bzw. ≥ 0,1 mV bei Männern < 30 Jahre)
    - V_{7-9} (Hinweis auf Lateralinfarkt, wenn ST-Hebungen ≥ 0,05 mV bzw. ≥ 0,1 mV bei Männern < 40 Jahre)
- EKG-Stadienverlauf (nicht obligat nachweisbar)
    - Stadium 0: Erstickungs-T
    - Stadium I: monophasische ST-Streckenelevation
    - Stadium II: terminale T-Negativierung
    - Stadium III: Infarkt-Q (pathologisches Q, wenn ≥ 1/4 der höchsten R-Zacke)
    - Stadium IV: QS-Komplexe
- Rechtsventrikulärer und posteriorer Infarkt (RCA-Stromgebiet):
    - Rechtspräkordiale unipolare Ableitungen nach Wilson V_{3R-6R}
    - Beurteilung der Ableitung V_1: Die Ableitung V_1 kann einen posterioren Infarkt anzeigen, sodass V_1-Hebungen unbedingt zur Ableitung der rechtspräkordialen Ableitungen führen sollten. V_1-Hebungen können auch mit einer Hauptstammläsion assoziiert sein, insbesondere dann, wenn ≥ 6 Ableitungen ST-Senkungen zeigen
- ST-Streckenhebungen in aVR können auf eine Hauptstammläsion hinweisen, insbesondere dann, wenn ≥ 6 Ableitungen ST-Senkungen zeigen und/oder hämodynamische Instabilität besteht

Ein unauffälliges EKG schließt ein akutes Koronarsyndrom nicht aus!
Die Arbeitsdiagnose ist mit dem EKG nach 10 min klar, die endgültige Diagnose kann aber erst gestellt werden, wenn das klinisch Bild komplett ist (◘ Abb. 11.2.)

Monitoring

- Initial Hämodynamik (Blutdruck, Puls) und S_pO_2
- EKG: Rhythmusmonitoring mit 3-, 5- oder 6-Kanal-EKG in Defibrillatorbereitschaft
- UA („unstable angina"): kein weiteres Monitoring
- **NSTEMI**: ≤ 24 h, wenn niedriges Risiko: hämodynamisch stabil, keine relevanten Arrhythmien, EF > 40 %, erfolgreiche, komplikationslose Reperfusion, keine weiteren kritischen Koronarstenosen; sonst länger als 24 h

Kardiologie

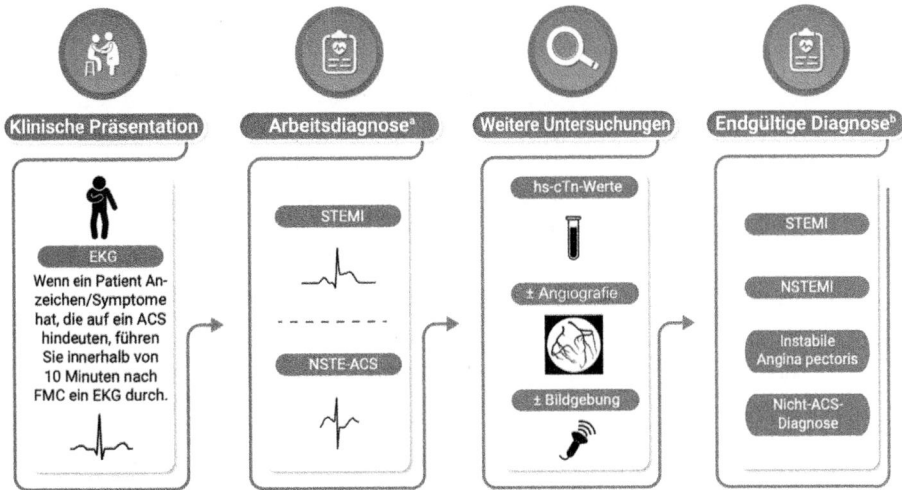

◘ **Abb. 11.2** Diagnosestellung des ACS. Leider wird im klinischen Alltag oft noch unsauber mit den Begrifflichkeiten hantiert. Klar ist, dass erst mit Biomarkernachweis der Nekrose und bildmorphologischer Klärung der Ätiologie die endgültige Diagnose gestellt werden kann. (*ACS* = akutes Koronarsyndrom; *EKG* = Elektrokardiogramm; *FMC* = erster medizinischer Kontakt; *hs-cTn* = hochsensitives kardiales Troponin; *MI* = Myokardinfarkt; *NSTE-ACS* = akutes Koronarsyndrom ohne ST-Strecken-Hebung; *NSTEMI* = Nicht-ST-Hebungsinfarkt; *STEMI* = ST-Strecken-Hebungsinfarkt. [a] Die Arbeitsdiagnose ACS kann auf der Grundlage der verfügbaren klinischen Informationen und EKG-Befunde als STEMI oder NSTE-ACS klassifiziert werden. Dies ermöglicht eine erste Triage und Beurteilung. [b] Die endgültige Diagnose basiert auf Symptomen, EKG und Troponin für die MI-Diagnose sowie auf den Ergebnissen anderer Tests (z. B. Bildgebung und/oder Angiografie), um das Verständnis des Mechanismus und die Subklassifizierung des MI-Typs zu erleichtern. Patienten, denen zunächst die Arbeitsdiagnose STEMI oder NSTE-ACS zugewiesen wurde, können schließlich final eine Nicht-ACS-Diagnose erhalten)

- **STEMI**: mindestens 24 h auf einer Überwachungsstation mit der Möglichkeit eines invasiven hämodynamischen und respiratorischen Monitorings und invasiver Beatmung, mindestens weitere 24 h EKG-Monitoring

- **Labordiagnostik**
- Laborbiomarker des Myokardschadens sind neben Klinik und EKG entscheidend für die Diagnose, Risikostratifizierung und Prognosebeurteilung beim ACS (Nekrosenachweis), wobei die **hochsensitiven kardialen Troponine** aufgrund der überlegenen Sensitivität und Spezifität Marker der 1. Wahl sind.

- CK-MB kann aufgrund seines schnellen Abfalls im Vergleich zu Troponin für die Erkennung von Re-Infarkten genutzt werden. Copeptin (C-terminaler Anteil des Vasopressin-Prohormons) als unspezifisches Stresshormon hat für die frühe Diagnose eines NSTEMI einen Zusatznutzen, wenn nur konventionelle (nicht hochsensitive) Troponinassays zu Verfügung stehen.
- Troponin T oder I **sofort** bestimmen: ein ischämiebedingter Anstieg kann mit hochsensitiven Assays bereits 1 oder 2 h nach der Myokardschädigung erkannt werden; die Werte bleiben bis zu 2 Wochen erhöht.
- Die Laborergebnisse sollten innerhalb von 60 min verfügbar sein.

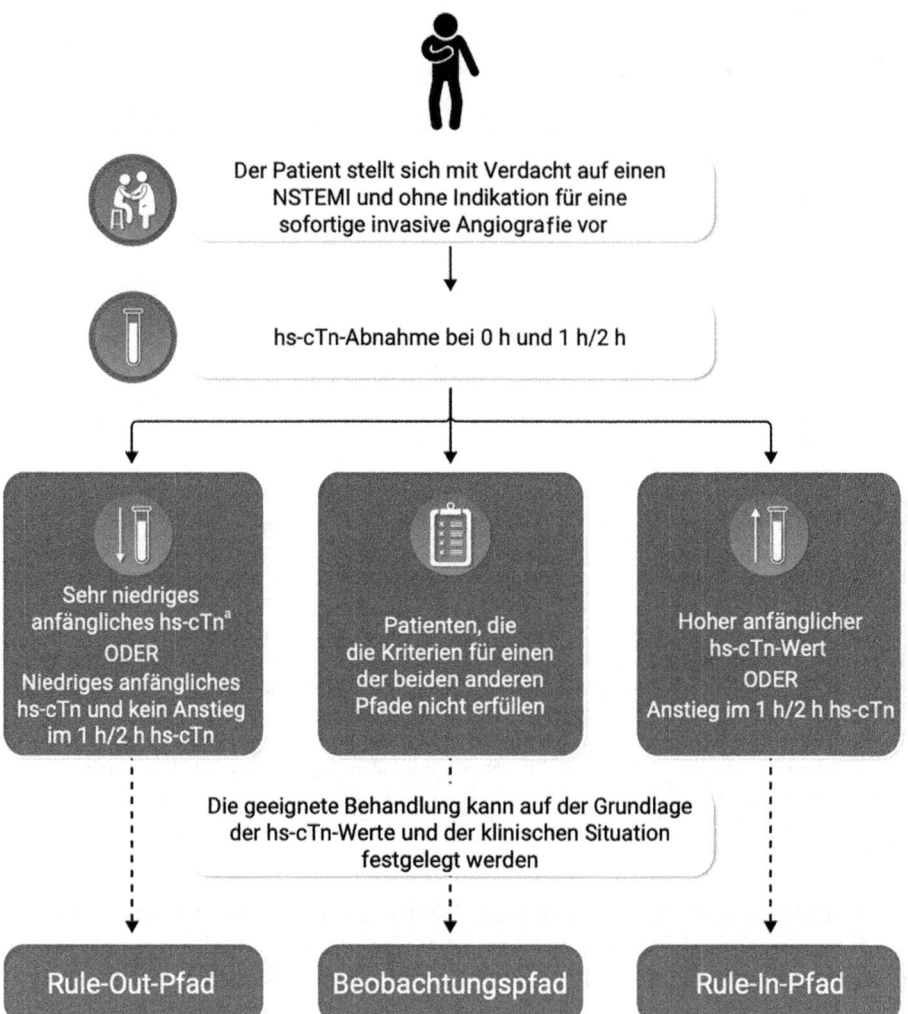

☐ **Abb. 11.3** Diagnostischer Pfad bei Verdacht auf NSTEMI. (*hs-cTn* = hochsensitives kardiales Troponin; *NSTEMI* = Nicht-ST-Hebungsinfarkt. [a] Nur anwendbar, wenn der Beginn der Brustschmerzen > 3 h vor der 0-h-hs-cTn-Messung lag)

- Bei länger zurückliegendem Schmerzbeginn (< 3 h) kann ein negatives hochsensitives kardiales Troponin zum Ausschluss eines Myokardinfarktes führen (☐ Abb. 11.3).
- Als **relevant** wird ein **Anstieg/Abfall** (Dynamik) des hochsensitiven Troponins um **mehr als 50 %** gewertet, wenn der erste Wert unterhalb des oberen Referenzwertes war (wegen höherer Variabilität des Assays im sehr niedrigen Messbereich), und **mehr als 20 %,** wenn der erste Wert oberhalb des oberen Referenzwertes war.
- **Erhöhte Troponinwerte bei Niereninsuffizienz** sind meist durch eine relevante kardiale Morbidität verursacht und nicht nur durch die eingeschränkte renale Elimination; sie zeigen ein erhöhtes kardiovaskuläres Risiko an.

Kardiologie

- Bestimmung weiterer Laborparameter für Differenzialdiagnosen oder Risikostratifizierung: D-Dimere, Retentionswerte, Schilddrüsenparameter, kleines Blutbild, Gerinnungsparameter.

Gerade auf Intensivstationen müssen weitere Parameter bedacht werden, die die Konzentration von Troponin beeinflussen können.

Differenzialdiagnosen für Troponin-Erhöhung
- Myokardinfarkt
- Tachy-/Bradyarrhythmien
- Aortendissektion
- Schwere Aortenklappenstenose
- Hypertensives Notfallgeschehen
- Akute oder chronische Herzinsuffizienz
- Hypertrophe Kardiomyopathie
- Lungenembolie/schwere pulmonale Hypertonie
- Hypoxisches respiratorisches Versagen
- Myokarditis/Perimyokarditis
- Contusio cordis
- Kardiale Manipulation (kardiochirurgischer Eingriff, Radiofrequenz- oder Kryoablationstherapie, Kardioversion/Defibrillation, Myokardbiopsie, CPR)
- Toxische Myokardschädigung (z. B. Doxorubicin, Adriamycin, 5-FU, Herceptin)
- Takotsubo-Kardiomyopathie
- Sepsis/septische Kardiomyopathie
- Infiltrative Kardiomyopathien (z. B. Amyloidose, Sarkoidose)
- Schwere neurologische Erkrankungen: Schlaganfall, Subarachnoidalblutung, SHT
- Extreme körperliche Anstrengung (z. B. Marathon)
- Schwere Verbrennungen (> 30 % verbrannte KÖF)
- Niereninsuffizienz (Kreatinin > 2,5 mg/dl)
- Rhabdomyolyse mit kardialer Beteiligung
- Hypo-/Hyperthyreose

Echokardiografie
- Beurteilung der **linksventrikulären Pumpfunktion** (LV-PF) / Koronarsyndrom, akutes
  - Ejektionsfraktion (EF, dreidimensionale Größe): (EDV-ESV)/EDV × 100 ≥ 50 %, in vielen Echokardiografiegeräten bereits integriert → Volumetrie nach Simpson, biplane Scheibchensummationsmethode im 2D-Echo
- Beurteilung von **Wandbewegungsstörungen**: Können Wandbewegungsstörungen ausgeschlossen werden, so liegt eher keine akute kardiale Ischämie vor
  - Regionale Wandbewegungsstörungen: Dyskinesie im infarzierten Areal und Hyperkinesie im gesunden Areal
  - Regionale Funktionsbeurteilung: 16-Segment-Modell zur Wandbewegungsanalyse des linken Ventrikels in der parasternalen kurzen Achse und im 2-/3- bzw. 4-Kammer-Blick
  - LAD: septal, anteroseptal und anterior

- LCX: posterior und lateral
- RCA: inferior und basal-septal, rechtsventrikuläre Dilatation und Dyskinesie
- Bei **hämodynamisch instabilen Patienten** muss eine Echokardiografie umgehend durchgeführt werden, um Infarktkomplikationen zu erkennen: Septumruptur, Perikarderguss, Aneurysma/intrakavitäre Thromben, akute Mitralklappeninsuffizienz

> Bildgebende Verfahren wie **Kardio-CT (oder Triple-Rule-Out), Kardio-MRT** und **Szintigrafie** können auch in der Akutdiagnostik sehr helfen, dürfen aber eine indizierte Koronarintervention nicht verzögern.

11.1.6 Differenzialdiagnostik

Differenzialdiagnosen für ST-Streckenhebung
- Myokardinfarkt
- Perikarditis (ST-Hebung aus dem „S" heraus, konkav, keinem Koronarareal zuzuordnen), ggf. Perimyokarditis
- Koronarspasmus
- Ventrikelaneurysma
- Aortenaneurysma, Aortendissektion
- Schenkelblockierungen, Schrittmacher-EKG
- Linksventrikuläre Hypertrophie
- Frühe Repolarisationen beim „early repolarization syndrome": erhöhter ST-Abgang in V_{2-4}
- Brugada-Syndrom (sattelförmig in V_{1-3})
- Subarachnoidalblutung (SAB)
- Lungenembolie (ST-Streckenhebung in Ableitung III) → wichtigste Differenzialdiagnose des Rechtsherzinfarkts
- Osborn-(J-)-Welle: Anhebung des J-Punktes bei Hypothermie, Hyperkalzämie oder SAB wie ein Kamelhöcker
- Hyperkaliämie
- Takotsubo-Kardiomyopathie (Hypokinesie, Akinesie oder Dyskinesie der linksventrikulären medialen Wandabschnitte mit oder ohne apikale Beteiligung)

Akuter Thoraxschmerz
- **Kardiovaskulär**: hypertensive Krise/Entgleisung, Perimyokarditis, Tachykardien, Aortenvitien, Aortendissektion, akute Linksherzinsuffizienz, Kardiomyopathie (z. B. HOCM), Mitralklappenprolaps, Koronaranomalien, Vaskulitis (z. B. Kawasaki-Syndrom), Takotsubo-Kardiomyopathie/-Syndrom
- **Pulmonal**: Lungenembolie, Pneumothorax, Pleuritis, Pneumonie
- **Gastrointestinal**: Ösophagitis/Ruptur (Boerhaave-Syndrom), akute Pankreatitis, Ulcus ventriculi/duodeni, Gallen-/Nierenkolik, Mesenterialvenenthrombose, Roemheld-Syndrom, Gastritis

Kardiologie

- **Vertebragen**: Interkostalneuralgie, HWS/BWS-Syndrom, zervikale Diskopathie, Rippenfraktur/Prellungen, Herpes zoster, Myopathien, thorakales Schmerzsyndrom/Chondropathie im Bereich der oberen sternokostalen Übergänge (Tietze-Syndrom)
- **Endokrinologisch**: Thyreotoxikose
- **Psychosomatisch**: funktionelles Syndrom (Da-Costa-Syndrom)

11.1.7 Komplikationen

(◘ Tab. 11.2)

◘ Tab 11.2 Komplikationen des Myokardinfarkts

Frühkomplikationen (< 48 h)	Spätkomplikationen (> 48 h)
Remyokardinfarkt Maligne Rhythmusstörungen, insbesondere Kammerflimmern Linksherzdekompensation (Lungenödem) Kardiogener Schock Ventrikelseptumruptur (Infarkt-VSD) – Auskultation! – Meist 2.–3. Tag nach Infarkt – Therapie: Nachlastsenkung, Vasopressoren meiden (wegen Shuntsteigerung) Papillarmuskel- oder Sehnenfadenabriss → akute Mitralinsuffizienz – Auskultation – Therapie: OP, zur Überbrückung Nachlastsenkung (Natrium-Nitroprussid, Nitrate, Diuretika), ggf. Volumengabe, Beatmung mit hohem PEEP, ggf. IABP	Remyokardinfarkt Myokardruptur – Meist 2.–7. Tag nach Infarkt - Tamponade, Hämatoperikard – Therapie: OP, zur Überbrückung Nachlastsenkung Herzwandaneurysma/intrakavitäre Thromben in akinetischen Regionen → Embolien Frühperikarditis (Pericarditis epistenocardica) – Klinik: Postinfarktangina, Perikardreiben und ST-Elevation aus dem S heraus – Therapie: NSAR, Colchicin, ggf. Steroide Postmyokardinfarktsyndrom (Dressler-Syndrom) – meist 1–4 Wochen nach Infarkt – Klinik: Fieber, Verschlechterung des Allgemeinzustands, AP-Beschwerden, Perikardreiben – Echokardiografie: Perikarderguss, ggf. Pleuraerguss – Therapie: NSAR, Colchicin, ggf. Steroide Herzinsuffizienz: ischämische Kardiomyopathie Arrhythmien, wie z. B. Extrasystolen, Bradykardien (meist beim Hinterwandinfarkt)

11.1.8 Therapie

Akutmaßnahmen

- **Allgemeines**
  - Krankenhäuser, die Hochrisikopatienten mit ACS versorgen, sollten über eine kardiologische Intensivstation/Coronary Care Unit (CCU) verfügen, die alle erforderlichen Komponenten der Versorgung, einschließlich der Behandlung von Ischämie, schwerer Herzinsuffizienz, Arrhythmien und häufigen Komorbiditäten, abdecken kann. Idealerweise sind sie an ein Herzinfarkt-Netzwerk angeschlossen, um Präklinik, Hospitalphase bis hin zu Rehabilitation und Nachsorge zu verzahnen.
  - Monitoring und Stabilisierung der Vitalfunktionen
  - Venöser Zugang
  - Oberkörperhochlagerung

- **Oxygenierung**
  - O_2-Therapie: nur bei Hypoxämie ($S_pO_2 < 90\,\%$) oder symptomatischer Luftnot

- **Antianginosa**
  - **Nitrate**: Zur Symptomlinderung kann oral mit Nitro-Spray (alle 5 min wiederholen 0,4–0,8 mg) oder intravenös mit Nitro-Perfusor behandelt werden (2–10 mg/h). *Nicht* bei Hypotension, Brady- oder Tachykardie, Aortenklappenstenose, rechtsventrikulärem Infarkt oder 5-Phosphodiesteraseinhibitor-Einnahme geben! *Nicht* aus diagnostischen Gründen einsetzen!
  - **Betablocker**: Zur Symptomlinderung und Rhythmusstabilisierung können Betablocker (meist Metoprolol i.v.) erwogen werden, wenn keine Hypotonie vorliegt und auch keine vasospastische Angina oder Kokaineinnahme vermutet wird. Zur Frequenzkontrolle sollten Betablocker eingesetzt werden (tachykardes Vorhofflimmern, ventrikuläre Tachykardien), wenn keine Hypotonie vorliegt.

- **Schmerz- und Begleittherapie**
  - **Opioide**: z. B. Morphin 3–5 mg i.v. → Cave: Morphin kann die Bioverfügbarkeit v. a. von oralen ADP-Rezeptor-Antagonisten ungünstig beeinflussen (ggf. Cangrelor i.v. bevorzugen).
  - Ggf. **Sedativa**: z. B. 1–3 mg Midazolam i.v., vorsichtig titrieren.
  - Begleittherapie: z. B. **Atropin** bei vagaler Reaktion, **Antiemetika** bei Nausea/Emesis.

- **Antithrombotische Therapie**
  (◘ Tab. 11.3)
  - ASS
  - ADP-Rezeptor-Antagonisten
  - Antikoagulanzien

> Wenn nach der Initialbehandlung die Ischämiesymptome und -zeichen nicht verschwinden, ist eine umgehende Koronarangiografie indiziert!

Kardiologie

Tab 11.3	Dosierungsempfehlungen zur antithrombotischen Therapie beim ACS
Substanz	Dosierung
ASS	LD von 150–300 mg oral oder 75–250 mg i.v., wenn eine orale Einnahme nicht möglich ist, gefolgt von einer oralen MD von 75–100 mg 1-mal tgl.; keine spezifische Dosisanpassung bei CKD-Patienten
Clopidogrel	LD von 300–600 mg oral, gefolgt von einer MD von 75 mg pro Tag; keine spezifische Dosisanpassung bei CKD-Patienten. Fibrinolyse: zum Zeitpunkt der Fibrinolyse eine Anfangsdosis von 300 mg (75 mg bei Patienten, die älter als 75 Jahre alt sind)
Prasugrel	LD von 60 mg oral, gefolgt von einer MD von 10 mg 1-mal tgl. Bei Patienten mit einem Körpergewicht < 60 kg wird eine MD von 5 mg 1-mal tgl. empfohlen. Bei Patienten im Alter von ≥ 75 Jahren sollte Prasugrel mit Vorsicht angewendet werden, aber eine MD von 5 mg 1-mal tgl. sollte verwendet werden, wenn eine Behandlung als notwendig erachtet wird. Keine spezifische Dosisanpassung bei CKD-Patienten. Ein früherer Schlaganfall ist eine Kontraindikation für Prasugrel
Ticagrelor	LD von 180 mg oral, gefolgt von einer MD von 90 mg 2-mal tgl.; keine spezifische Dosisanpassung bei CKD-Patienten
Cangrelor	Bolus von 30 µg/kg i.v., gefolgt von einer Infusion von 4 µg/kg/min für mindestens 2 h oder die Dauer des Eingriffs (je nachdem, welcher Zeitraum länger ist). Bei der Umstellung von Cangrelor auf ein Thienopyridin sollte das Thienopyridin unmittelbar nach dem Absetzen von Cangrelor mit einer LD (Clopidogrel 600 mg oder Prasugrel 60 mg) verabreicht werden; Prasugrel kann auch 30 min vor dem Stoppen der Cangrelor-Infusion verabreicht werden. Ticagrelor (LD 180 mg) sollte zum Zeitpunkt der PCI verabreicht werden, um die mögliche Lücke in der Thrombozytenhemmung während der Übergangsphase zu minimieren
Eptifibatid	Doppelter Bolus von 180 µg/kg i.v. (im Abstand von 10 min verabreicht), gefolgt von einer Infusion von 2,0 µg/kg/min für bis zu 18 h. Bei CrCl 30–50 ml/min: erste LD, 180 µg/kg i.v. Bolus (max. 22,6 mg); Erhaltungsinfusion, 1 µg/kg/min (max. 7,5 mg/h). Die zweite LD (falls PCI), 180 µg/kg i.v. Bolus (max. 22,6 mg) sollte 10 min nach dem ersten Bolus verabreicht werden. Kontraindiziert bei Patienten mit Nierenerkrankungen im Endstadium und mit vorheriger ICB, ischämischem Schlaganfall innerhalb von 30 Tagen, Fibrinolyse oder Thrombozytenzahl < 100.000/mm^3
Tirofiban	Bolus von 25 µg/kg i.v. über 3 min, gefolgt von einer Infusion von 0,15 µg/kg/min für bis zu 18 h. Bei CrCl ≤ 60 ml/min: LD, 25 µg/kg i.v. über 5 min, gefolgt von einer Erhaltungsinfusion von 0,075 µg/kg/min, die bis zu 18 h fortgesetzt wird. Kontraindiziert bei Patienten mit vorheriger ICB, ischämischem Schlaganfall innerhalb von 30 Tagen, Fibrinolyse oder Thrombozytenzahl < 100.000/mm^3
UFH	Erstbehandlung: i.v. Bolus 70–100 U/kg, gefolgt von einer i.v. Infusion, die so titriert wird, dass eine aPTT von 60–80 s erreicht wird. Während der PCI: 70–100 U/kg i.v. als Bolus oder gemäß ACT im Falle einer UFH-Vorbehandlung (Ziel-ACT 250–350 s) oder gleichzeitiger Gabe von Eptifibatid oder Tirofiban (Ziel-ACT 200–250 s)

(Fortsetzung)

Substanz	Dosierung
Enoxaparin	Erstbehandlung: Zur Behandlung eines ACS 1 mg/kg 2-mal tgl. subkutan für mindestens 2 Tage und fortgesetzt bis zur klinischen Stabilisierung. Bei Patienten, deren CrCl-Wert unter 30 ml pro min liegt (nach der Cockcroft-Gault-Gleichung), sollte die Enoxaparindosis auf 1 mg/kg pro Tag reduziert werden. Während der PCI: Wenn die letzte Enoxaparin-Dosis weniger als 8 h vor der Balloninflation verabreicht wurde, ist keine zusätzliche Dosierung erforderlich. Wenn die letzte s.c.-Gabe mehr als 8 h vor der Balloninflation erfolgte, sollte ein i.v. Bolus von 0,3 mg/kg Enoxaparin-Natrium verabreicht werden
Bivalirudin	Während pPCI: 0,75 mg/kg als i.v. Bolus, gefolgt von einer i.v. Infusion von 1,75 mg/kg/h über 4 h nach dem Eingriff. Bei Patienten, deren CrCl unter 30 ml/min liegt (nach der Cockcroft-Gault-Gleichung), sollte die Erhaltungsinfusion auf 1 mg/kg/h reduziert werden
Fondaparinux	Erstbehandlung: 2,5 mg/Tag subkutan. Während PCI: Ein einmaliger Bolus von UFH wird empfohlen. Vermeiden, wenn CrCl < 20 ml/min

ACS = akutes Koronarsyndrom; *ACT* = aktivierte Gerinnungszeit; *aPTT* = aktivierte partielle Thromboplastinzeit; *ASS* = Acetylsalicylsäure; *CKD* = chronische Nierenerkrankung; *CrCl* = Kreatinin-Clearance; *ICB* = intrakranielle Blutung; i.v. = intravenös; *LD* = Aufsättigungsdosis; *MD* = Erhaltungsdosis; *pPCI* = primäre perkutane Koronarintervention; *s.c.* = subkutan; *UFH* = unfraktioniertes Heparin

- **Organisation/Einleitung → Akutherzkatheteruntersuchung (PCI) oder ggf. Lysetherapie**
- Bei **STEMI** (◘ Abb. 11.4) soll umgehend, bei **NSTE-ACS** (◘ Abb. 11.5) abhängig vom Risikoprofil das Koronarsystem invasiv dargestellt und ggf. interveniert werden.

> Um die Indikation einer Reperfusionstherapie (PCI) beim STEMI zu stellen, müssen die Laborwerte nicht abgewartet werden, ein eindeutiger EKG-Befund und die Klinik sind völlig ausreichend.

Zu beachten
- ASS sollte allen Patienten mit ACS unter Beachtung der absoluten Kontraindikationen (z. B. relevante akute Blutung, Allergie) gegeben werden.
- Eine antiarrhythmische Prophylaxe wird nicht generell empfohlen.

Antikoagulationstherapie

> Eine i.v./s.c. **Antikoagulation** sollte bei jedem ACS **zusätzlich** zur **Thrombozytenhemmung bei Diagnosestellung** durchgeführt werden (◘ Abb. 11.6).

Kardiologie

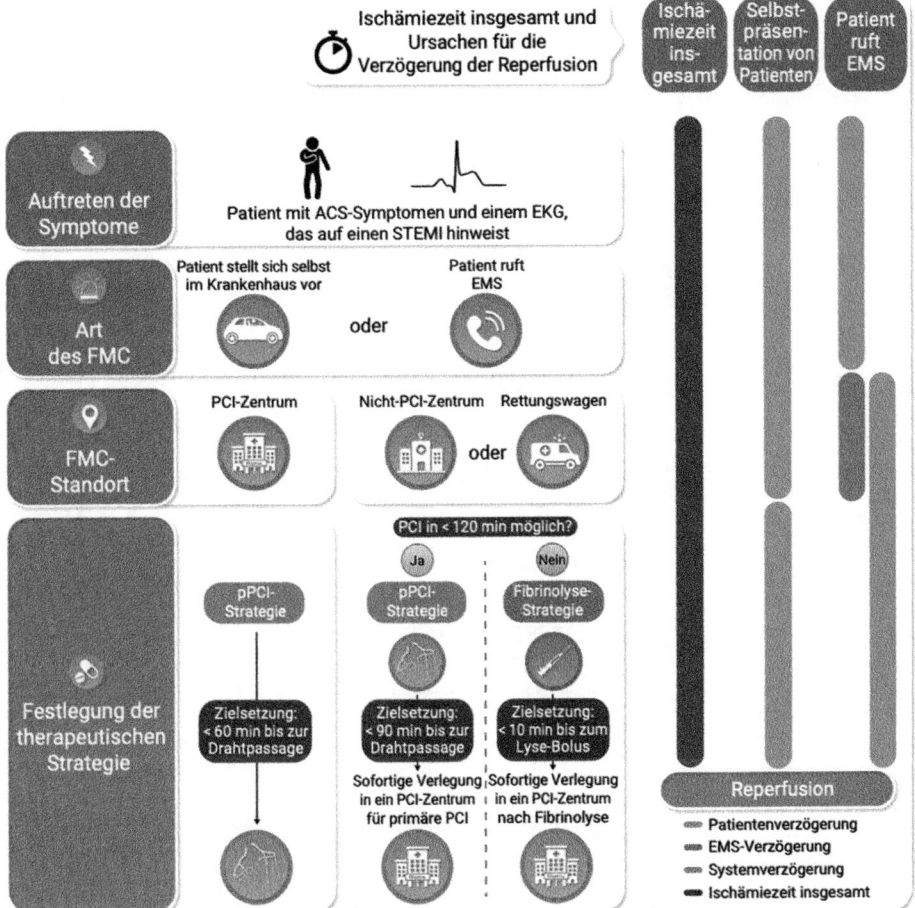

Abb. 11.4 Reperfusionsstrategien beim STEMI. (*ACS* = akutes Koronarsyndrom; *EKG* = Elektrokardiogramm; *EMS* = Rettungsdienst; *FMC* = medizinischer Erstkontakt; *PCI* = perkutane Koronarintervention; *pPCI* = primäre perkutane Koronarintervention; *STEMI* = ST-Strecken-Hebungsinfarkt)

- Die Antikoagulation kann i. d. R. nach der PCI beendet werden (Ausnahmen: linksventrikuläres Aneurysma und/oder Thrombus, Vorhofflimmern, verlängerte Bettruhe oder beabsichtigtes Belassen der Gefäßschleuse).
- Bei konservativer Behandlung wird eine Fortführung der Antikoagulation mit Fondaparinux oder Enoxaparin bis zur Krankenhausentlassung empfohlen.

Cave
Cross-over zwischen UFH und NMH wegen erhöhten Blutungsrisikos vermeiden!

- **Heparine**
- **Unfraktioniertes Heparin** (UFH)
  - Breit verfügbar und gut steuerbar

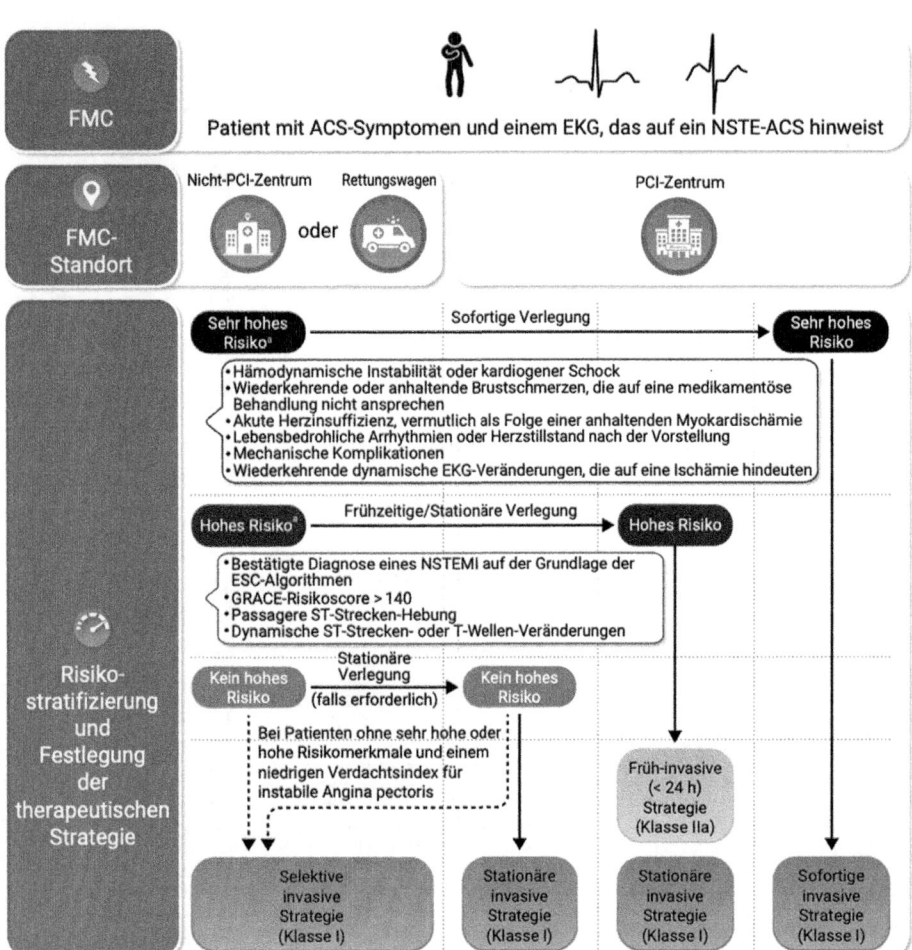

◘ **Abb. 11.5** Invasive Strategie beim NSTE-ACS. (*ACS* = akutes Koronarsyndrom; *CS* = kardiogener Schock; *EKG* = Elektrokardiogramm; *FMC* = erster medizinischer Kontakt; *GRACE* = Global Registry of Acute Coronary Events; *hs-cTn* = hochsensitives kardiales Troponin; *IAP* = instabile Angina pectoris; *MI* = Myokardinfarkt; *NSTE-ACS* = akutes Koronarsyndrom ohne ST-Strecken-Hebung; *NSTEMI* = Nicht-ST-Hebungsinfarkt; *PCI* = perkutane Koronarintervention. [a] Risikokriterien: Patienten, die eines der „sehr hohen Risikokriterien" für ein NSTE-ACS erfüllen, sollten sich einer sofortigen invasiven Strategie unterziehen. Zu diesen sehr hohen Risikokriterien gehören hämodynamische Instabilität oder CS, wiederkehrende oder refraktäre Brustschmerzen trotz medikamentöser Behandlung, lebensbedrohliche Arrhythmien, mechanische Komplikationen eines MI, HF in eindeutigem Zusammenhang mit ACS und wiederkehrende dynamische ST-Segment- oder T-Wellen-Veränderungen, insbesondere mit intermittierender ST-Segment-Hebung. Bei Patienten mit NSTE-ACS, die eines der Hochrisikokriterien erfüllen (bestätigter NSTEMI gemäß dem hs-cTn-basierten ESC-Algorithmus, NSTE-ACS mit GRACE-Score > 140, dynamischen ST-Segment- oder T-Wellen-Veränderungen oder passagerer ST-Segment-Hebung), sollte eine frühzeitige invasive Angiografie (d. h. innerhalb von 24 h) erwogen und eine stationäre invasive Strategie verfolgt werden. Eine invasive Strategie während der Krankenhausaufnahme wird bei NSTE-ACS-Patienten mit Hochrisikokriterien oder mit einem hohen Verdachtsindex für IAP empfohlen. Bei ausgewählten Patienten kann auch eine selektive invasive Strategie eine Option sein)

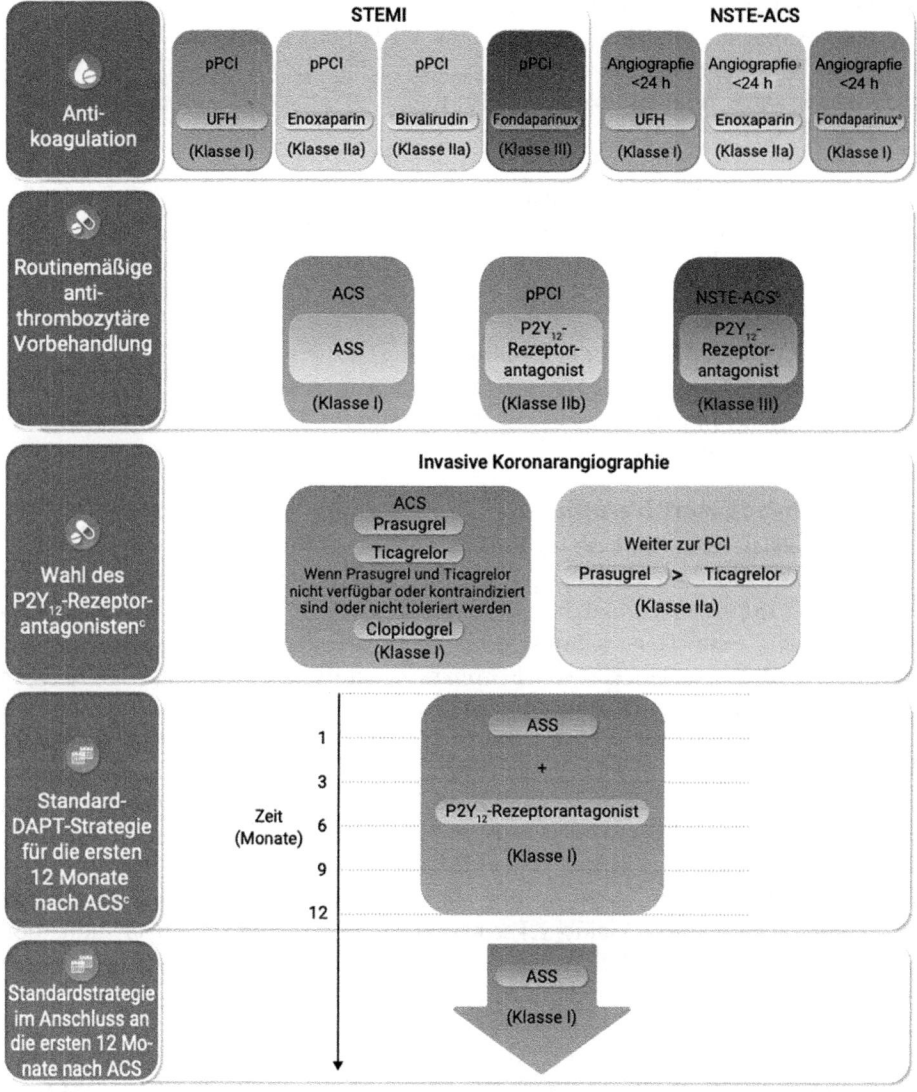

◘ **Abb. 11.6** Antithrombotische Standardtherapieschemata bei Patienten mit akutem Koronarsyndrom ohne Indikation für eine orale Antikoagulation. (*ACS* = akutes Koronarsyndrom; *ASS* = Acetylsalicylsäure; *DAPT* = duale antithrombozytäre Therapie; *HBR* = hohes Blutungsrisiko; *NSTE-ACS* = akutes Koronarsyndrom ohne ST-Strecken-Hebung; *PCI* = perkutane Koronarintervention; *pPCI* = primäre perkutane Koronarintervention; *UFH* = unfraktioniertes Heparin. [a] Für NSTE-ACS-Patienten wird Fondaparinux (plus ein einmaliger Bolus von UFH zum Zeitpunkt der PCI) gegenüber Enoxaparin empfohlen, wenn eine medikamentöse Behandlung oder logistische Zwänge für die Verlegung des NSTE-ACS-Patienten zur PCI innerhalb von 24 h nach Auftreten der Symptome vorliegen. [b] Routinemäßige Vorbehandlung mit einem P2Y12-Rezeptorantagonisten wird bei NSTE-ACS-Patienten, bei denen die Koronaranatomie nicht bekannt ist und eine frühzeitige invasive Behandlung (< 24 h) geplant ist, nicht empfohlen. Eine Vorbehandlung mit einem P2Y12-Rezeptorantagonisten kann aber bei NSTE-ACS-Patienten erwogen werden, bei denen eine frühzeitige invasive Strategie (< 24 h) nicht zu erwarten ist und die kein HBR haben. [c] Clopidogrel wird für eine 12-monatige DAPT empfohlen, wenn Prasugrel und Ticagrelor nicht zur Verfügung stehen, nicht vertragen werden oder kontraindiziert sind, und es kann bei älteren ACS- Patienten (typischerweise definiert als über 70–80 Jahre alt) erwogen werden

- **Niedermolekulares Heparin** (NMH)
  - Enoxaparin sollte als Alternative zum UFH bei STEMI und NSTE-ACS erwogen werden, wenn eine frühe Koronarangiografie geplant ist
  - Enoxaparin Standard nach Lysetherapie

- **Selektiver Faktor-Xa-Inhibitor** → Fondaparinux
- Beim NSTE-ACS wird Fondaparinux empfohlen, wenn eine frühe invasive Angiografie (d. h. innerhalb von 24 h) nicht zu erwarten ist
- Besonderheit: Interagiert nicht mit Plättchenfaktor 4, d. h. Anwendung bei HIT möglich (nicht während PCI)

- **Direkter Thrombininhibitor** → Bivalirudin
- Sollte beim STEMI alternativ zum UFH erwogen werden
- Besonderheit: Interagiert nicht mit Plättchenfaktor 4 und damit Anwendung bei HIT möglich (auch zur PCI)

Antithrombozytentherapie

- **Individualisierte antithrombozytäre Therapie**

◘ Abb. 11.6 fasst die Empfehlungen zur antithrombozytären Therapie beim ACS zusammen. ASS sollte baldmöglichst bei Verdacht auf ACS und dann lebenslang gegeben werden, wenn keine Kontraindikationen vorliegen. Die Vorbehandlung mit einem ADP-Rezeptorblocker vor Koronarangiografie (Pre-Loading) sollte beim NSTE-ACS nicht routinemäßig erfolgen. Es reicht in der Regel das Loading mit einem $P2Y_{12}$-Inhibtor auf dem Kathetertisch, sobald die Koronaranatomie bekannt ist und die Indikation zur PCI gestellt wurde. Wenn aber klar ist, dass eine primäre PCI angestrebt wird, wie z. B. beim STEMI, kann ein Pre-Loading erwogen werden (das gilt auch beim NSTE-ACS, wenn die weitere invasive Abklärung nicht innerhalb der nächsten 24 h geplant ist).

Bevorzugt werden zur ADP-Rezeptorblockade beim ACS Prasugrel oder Ticagrelor empfohlen, wobei Clopidogrel seinen Stellenwert bei gleichzeitiger Indikation für eine orale Antikoagulation behält (oder gegeben wird, wenn die potenteren $P2Y_{12}$-Inhibtoren nicht verfügbar sind oder nicht vertragen werden). Basierend auf der ISAR-REACT-V-Studie sollte Prasugrel gegenüber Ticagrelor bevorzugt werden, wenn eine PCI geplant ist und keine individuellen Gründe dagegen sprechen.

Die duale Antiplättchentherapie (DAPT) wird standardmäßig für 12 Monate empfohlen. Sie kann aber, wie in ◘ Abb. 11.7 gezeigt, individuell verkürzt (wenn ein erhöhtes Blutungsrisiko vorliegt) oder verlängert werden (wann das Stentthromboserisiko erhöht ist). Ein hohes Blutungsrisiko (HBR) kann klinisch oder mit online verfügbaren Rechnern ermittelt werden (z. B. vom Academic Research Consortium on High Bleeding Risk – ARC-HBR). Während der Hospitalphase kann der PRECISE-DAPT-Score verwendet werden (HBR bei ≥ 25 Punkten). Bei HBR kann die DAPT-Dauer individuell angepasst auf 6, 3 oder 1 Monat verkürzt werden. Außerdem kann primär Clopidogrel eingesetzt werden oder nach 1 Monat von Prasugrel oder Ticagrelor auf Clopidogrel deeskaliert werden.

Bei hohem ischämischem, entsprechend einem anhaltend hohen Stentthromboserisiko, kann die DAPT auch verlängert oder sogar dauerhaft empfohlen werden. Hierfür kommt neben Clopidogrel auch Ticagrelor in reduzierter Dosierung (2-mal 60 mg) oder prinzipiell auch Prasugrel (dies jedoch nicht speziell hierfür getestet) in-

Kardiologie

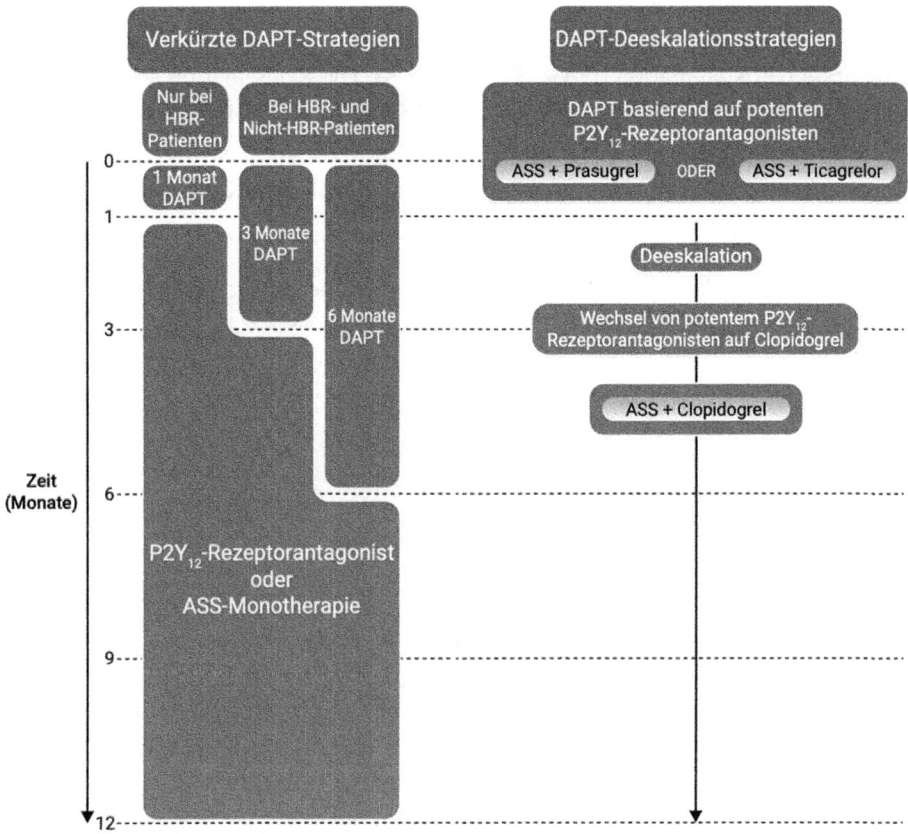

Abb. 11.7 Alternative antithrombozytäre Strategien zur Verringerung des Blutungsrisikos in den ersten 12 Monaten nach einem ACS. (*ACS* = akutes Koronarsyndrom; *ASS* = Acetylsalicylsäure; *DAPT* = duale antithrombozytäre Therapie; *HBR* = hohes Blutungsrisiko)

frage. Seit der COMPASS-Studie kommt als alternative Ergänzung zu ASS Rivaroxaban in niedriger, „vaskulärer" Dosierung von 2-mal 2,5 mg in Betracht. Ob ein verlängertes intensivierte antithrombotisches Regime 1, 3 oder viele Jahre gegeben wird, sollte individuell entschieden werden.

Die sich an die DAPT anschließende singuläre Antiplättchentherapie (SAPT) kann mit ASS oder einem $P2Y_{12}$-Inhibitor erfolgen.

> **Einsatz von Protonenpumpen-Inhibitoren (PPI)**
> - Unter DAPT sollte bei zusätzlich erhöhtem Blutungsrisiko (Zustand nach Gastrointestinalblutung/-ulkus, oraler Antikoagulation, chronischer NSAID/Kortikosteroid-Einnahme) ein PPI eingenommen werden.
> - Auch bei einer Kombination aus einem Plättchenhemmer und einem oralen Antikoagulans sollte ein PPI eingenommen werden.
> - PPI weisen aber pharmakologische Interaktionen mit Plättchenhemmern auf (v. a. Omeprazol/Esomeprazol und Clopidogrel), sodass neuere PPI wie Pantoprazol bevorzugt werden sollten.

Antithrombotische Kombinationstherapie

Vorhofflimmern und venöse Thrombembolie (VTE) sind häufige Indikationen für eine orale Antikoagulation (OAK, ◘ Abb. 11.8). Die Kombination aus DAPT und OAK verhindert zwar effektiv Myokardinfarkte und ischämische Schlaganfälle, er-

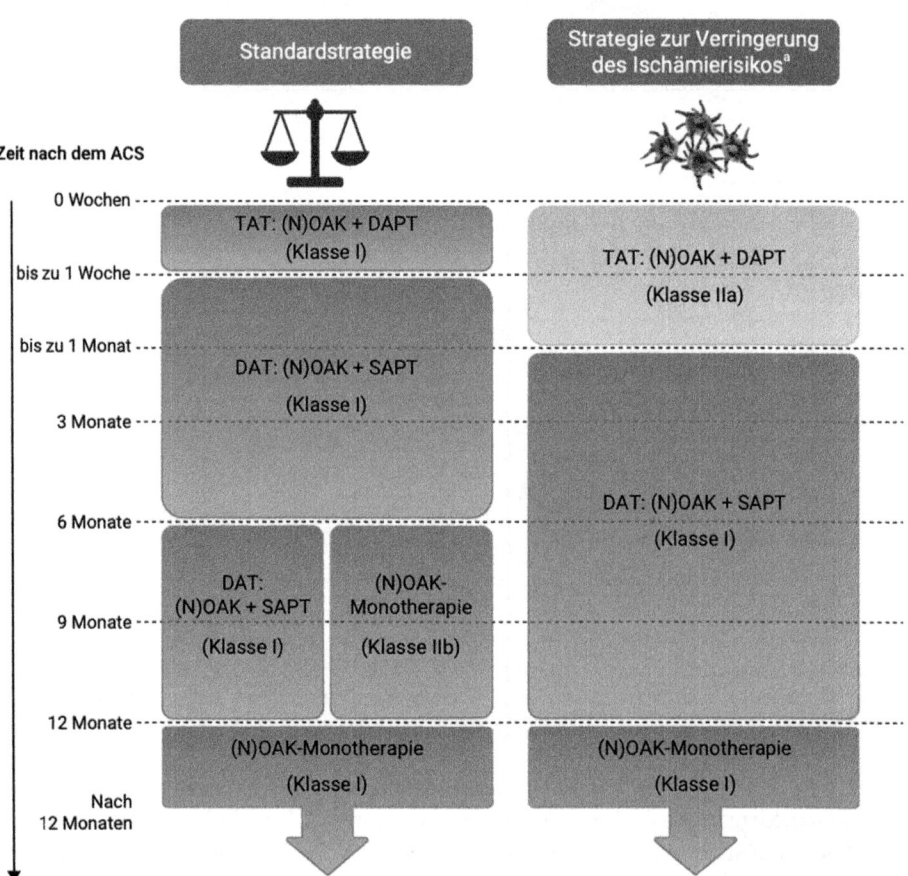

◘ **Abb. 11.8** Antithrombotische Therapie bei ACS und Indikation zur oralen Antikoagulation. (*ACS* = akutes Koronarsyndrom; *ARC-HBR* = Academic Research Consortium – High Bleeding Risk; *DAPT* = duale antithrombozytäre Therapie; *DAT* = duale antithrombotische Therapie; *NOAK* = nicht-Vitamin-K-abhängige orale Antikoagulanzien; *OAK* = orale Antikoagulation/Antikoagulans; *SAPT* = antithrombozytäre Monotherapie; *TAT* = antithrombotische Triple-Therapie; *VKA* = Vitamin-K-Antagonist

OAK: Vorzug eines NOAK gegenüber VKA für die Standardstrategie und in allen anderen Szenarien, wenn keine Kontraindikationen vorliegen. Sowohl für die TAT- als auch für die DAT-Therapie gelten die folgenden Dosierungsempfehlungen für NOAK:
- Apixaban 5 mg 2-mal tgl.
- Dabigatran 110 mg oder 150 mg 2-mal tgl.
- Edoxaban 60 mg 1-mal tgl.
- Rivaroxaban 15 mg oder 20 mg 1-mal tgl.

Tab 11.4 Prophylaxe einer Kontrastmittelallergie. (Anaphylaktoide Reaktion)

Bei nichtelektiver Kontrastmittelexposition → 20–30 min vorKontrastmittelgabe	H_1-Rezeptorblocker: z. B. Dimetinden 0,1–0,5 mg/kg KG i.v. (2 Amp. = 8 mg) H_2-Rezeptorblocker: z. B. Ranitidin 5 mg/kg KG i.v. (6 Amp. = 300 mg) Glukokortikoid: z. B. 6-Methyprednisolon 250 mg i.v. Glukokortikoide
Bei geplanter Kontrastmittelexposition:	H_1-Rezeptorblocker: Dimetinden 0,1–0,5 mg/kg KG i.v. (2 Amp. = 8 mg) 20–30 min vor der Untersuchung H_2-Rezeptorblocker: Ranitidin 5 mg/kg KG i.v. (6 Amp. = 300 mg) 20–30 min vor der Untersuchung Glukokortikoid: z. B. Prednisolon 50 mg 12 h vor der Untersuchung

höht aber das Blutungsrisiko deutlich. Als Standardschema hat sich daher in den letzten Jahren eine kurze, periinterventionelle Therapie mit ASS (1–7 Tage), eine 12-monatige Therapie mit Clopidogrel vor dem Hintergrund einer OAK mit einem Nicht-Vitamin-K-oralen Antikoagulans (NOAK) herauskristallisiert. Die Clopidogrelgabe kann bei HBR auf 6 Monate verkürzt werden. Bei erhöhtem Ischämierisiko kann hingegen die ASS-Therapie auf 30 Tage verlängert werden. Nach Beendigung der Antiplättchentherapie genügt die NOAK-Dauertherapie – sie deckt fortan beide Indikationen ab, Vorhofflimmern/VTE und (dann stabile/chronische) KHK. Sollte sich an der OAK-Indikation etwas ändern, muss die KHK-Indikation gesondert betrachtet werden.

Perkutane Koronarintervention (PCI)

Die invasive Strategie gilt beim ACS als Goldstandard, sodass auch in den seltenen Fällen einer Lysetherapie bei STEMI ohne Aussicht auf PCI innerhalb von 120 min die PCI innerhalb von 2–24 h der Lyse nachgeschaltet sein sollte. Die ◘ Abb. 11.4 und 11.5 fassen die invasive Strategie bei STEMI und NSTE-ACS zusammen (Ergänzungen in ◘ Tab. 11.4 und 11.5). Individuell wird beim NSTE-ACS der bestmögliche Zeitpunkt für die Koronarangiografie ermittelt. Dies gilt inzwischen auch nach Herzstillstand und erfolgreicher Reanimation, die ST-Hebung determiniert die sofor-

---

Eine Reduzierung der NOAK-Dosis wird bei Patienten empfohlen, die bestimmte Kriterien der einzelnen NOAK erfüllen (einschließlich Nierenfunktion, Körpergewicht, Begleitmedikation und Alter).
SAPT: Bevorzugung eines P2Y12-Rezeptorantagonisten (normalerweise Clopidogrel) gegenüber ASS. [a] Hochrisikokriterien für eine Stentthrombose:
• Vorherige Stentthrombose unter adäquater Antiplättchentherapie
• Stent im letzten offen verbliebenen Koronargefäß
• Diffuse Mehrgefäßerkrankung (insbesondere bei Diabetes mellitus)
• Chronische Niereninsuffizienz (z. B. bei Kreatinin-Clearance < 60 ml/min)
• ≥ 3 Stents implantiert
• ≥ 3 Läsionen interveniert
• Bifurkations-PCI mit ≥ 2 Stents
• PCI einer chronischen Totalokklusion (CTO)

Tab 11.5 Kontrastmittelexposition bei Hyperthyreose

Indikation prüfen	Vor elektiver Kontrastmittelgrabe kontrollierte Einstellung der Stoffwechselsituation
Latente Hyperthyreose (TSH ↓, T_3/T_4-Werte normwertig)	Natrium-Perchlorat 2–4 h *vor* Kontrastmittelexposition 45 gtt (1 ml = 15 gtt = 300 mg) Danach für 2 Wochen: 3-mal 20 gtt/Tag Nach ca. 1 Woche: Kontrolle der Schilddrüsenhormone Bei zusätzlichen Risikofaktoren (z. B. Struma, bekannte Autonomie): Kombination mit Thiamazol: initial 20–60 mg/Tag p.o., dann 1-mal 5–10 mg/Tag p.o.
Manifeste Hyperthyreose (TSH ↓, T_3/T_4-Werte ↑)	Natrium-Perchlorat 2–4 h *vor* Kontrastmittelexposition 45 gtt Kombination mit Thiamazol: initial 20–60 mg/Tag p.o., dann 1-mal 5–10 mg/Tag p.o. Therapiedauer: 14 Tage, Dosisanpassung von Thiamazol nach Schilddrüsenwerten, Blutbildkontrolle (da Gefahr der Knochenmarkdepression)

tige Koronarangiografie. Nach Reanimation ohne STEMI geben Kriterien wie Echokardiografie (z. B. regionale Wandbewegungsstörungen), EKG-Dynamik, Biomarker und Begleitumstände (z. B. Trauma, aktive Blutung, alternative Ursache für den Herzstillstand) den optimalen Zeitpunkt für die Koronarangiografie vor.

Einleitung der Langzeittherapie (Sekundärprophylaxe)

- Hochrisikopatienten sollten nach ACS mindestens 24 h mit EKG-Monitor auf einer CCU/Überwachungseinheit überwacht werden.
- Es sollte nach ACS eine Echokardiografie durchgeführt werden, um Wandbewegungsstörungen, Ejektionsfraktion und mögliche Infarktkomplikationen oder begleitende Klappenvitien beurteilen zu können. Ist die Echokardiografie uneindeutig, kann eine Kardio-MRT erwogen werden.
- Die Langzeittherapie zur Sekundärprophylaxe ist multimodal und zielwertgerichtet (Abb. 11.9). Sie sollte baldmöglichst initiiert werden und, ggf. gestützt durch lokale Behandlungsalgorithmen, standardisiert sein.
- **Antithrombotische Therapie** (s. o.)
- **Lipidsenkende Therapie** (s. Abb. 11.10):
  - Der LDL-Cholesterin-Zielwert liegt nach ACS bei < 55 mg/dl, bei wiederholten Ereignissen kann auf < 40 mg/dl intensiviert werden.
  - Basis sind die potenten Statine Rosuvastatin (bei schwerer Nierenfunktionseinschränkung mit eGFR < 30 ml/min kontraindiziert) und Atorvastatin (kann unabhängig von der Nierenfunktion eingesetzt werden). Weiterhin sind in Deutschland die weniger potenten Fluvastatin, Lovastatin, Pitavastatin, Pravastatin und Simvastatin zugelassen.
  - Mit einem hochpotenten Statin kann eine LDL-Cholesterinsenkung um ca. 50 % erreicht werden, bei Kombination mit Ezetimib ca. 65 %.
  - Der Einnahmezeitpunkt ist bei neueren Statinen mit längerer Halbwertszeit (Rosuvastatin und Atorvastatin) irrelevant für die Effektivität, sodass auch eine morgendliche Einnahme gewählt werden kann.

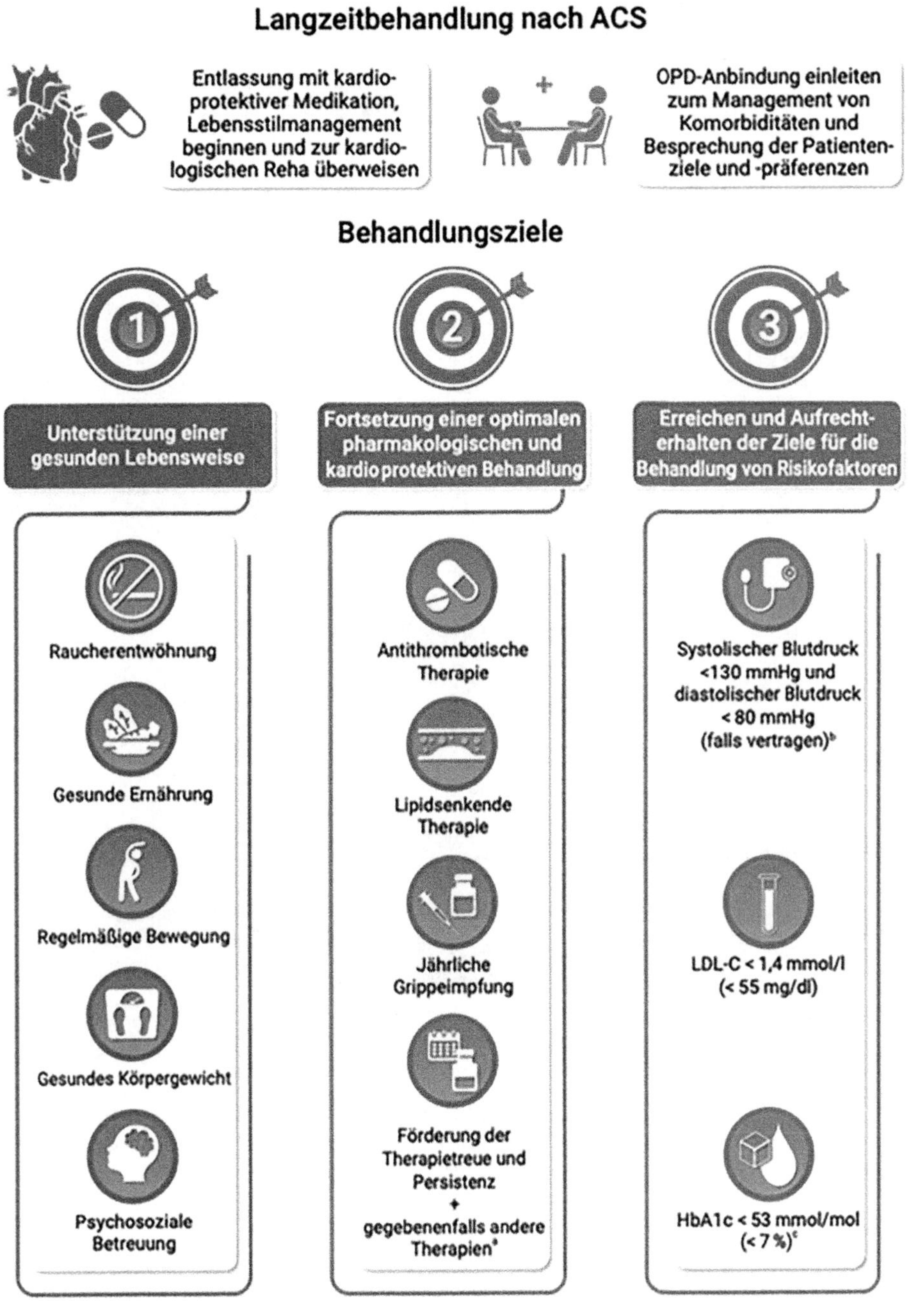

Langzeitbehandlung nach ACS

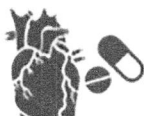 Entlassung mit kardioprotektiver Medikation, Lebensstilmanagement beginnen und zur kardiologischen Reha überweisen

 OPD-Anbindung einleiten zum Management von Komorbiditäten und Besprechung der Patientenziele und -präferenzen

Behandlungsziele

 **① Unterstützung einer gesunden Lebensweise**

 **② Fortsetzung einer optimalen pharmakologischen und kardioprotektiven Behandlung**

 **③ Erreichen und Aufrechterhalten der Ziele für die Behandlung von Risikofaktoren**

 Raucherentwöhnung

 Gesunde Ernährung

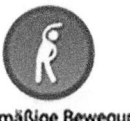 Regelmäßige Bewegung

 Gesundes Körpergewicht

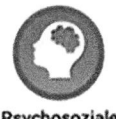 Psychosoziale Betreuung

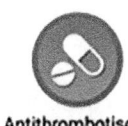 Antithrombotische Therapie

 Lipidsenkende Therapie

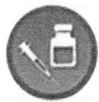 Jährliche Grippeimpfung

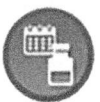 Förderung der Therapietreue und Persistenz
+
gegebenenfalls andere Therapien[a]

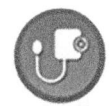 Systolischer Blutdruck <130 mmHg und diastolischer Blutdruck < 80 mmHg (falls vertragen)[b]

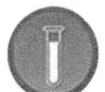 LDL-C < 1,4 mmol/l (< 55 mg/dl)

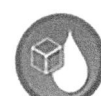 HbA1c < 53 mmol/mol (< 7 %)[c]

Abb. 11.9 Langzeitbehandlung nach ACS. (*ACS* = akutes Koronarsyndrom; *HbA1c* = glykiertes Hämoglobin; *LDL-C* = Low-Density-Lipoprotein-Cholesterin; *OPD* = Outpatient department [Ambulanz oder Praxis in einem transsektoralen Netzwerk]. [a] Siehe Text. [b] Für Patienten ≥ 70 Jahre sollte der systolische Zielwert < 140 mmHg und bis zu 130 mmHg sein, wenn toleriert. [c] Für Patienten mit Diabetes mellitus)

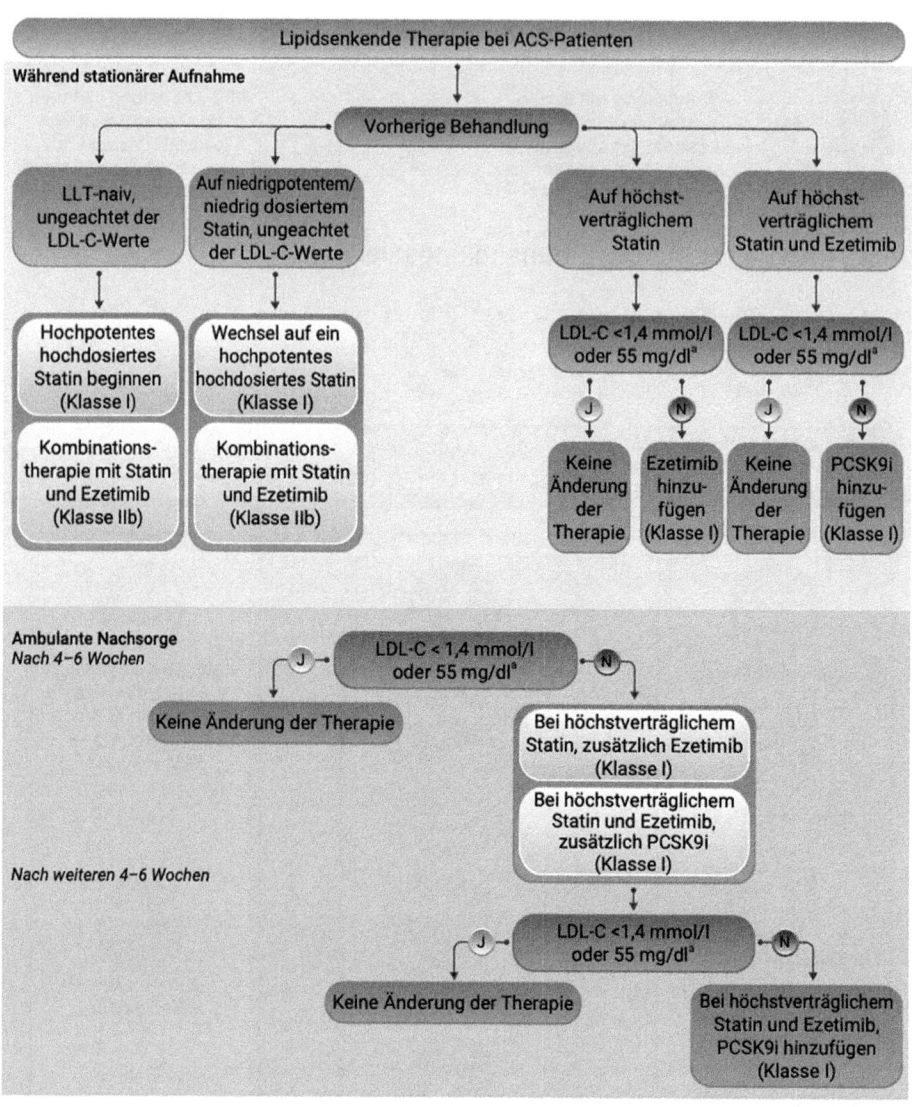

□ Abb. 11.10 Lipidsenkende Therapie nach ACS. (*ACS* = akutes Koronarsyndrom; *LDL-C* = Low-Density-Lipoprotein-Cholesterin; *LLT* = lipidsenkende Therapie; *PCSK9i* = Proproteinkonvertase Subtilisin/Kexin Typ 9-Inhibitor. [a] Bei einem wiederkehrenden Ereignis einen LDL-C-Zielwert < 1,0 mmol/l erwägen)

- **Jährliche Grippeschutzimpfung** mit Vierfach-Impfstoff, idealerweise noch während der Hospitalisierung, sofern noch kein Impfschutz vorliegt
- **Aufklärung zur Optimierung der Adhärenz und Initiierung einer Rehabilitation**
- **Weitere, zu erwägende Pharmakotherapie**:
    - Betablocker
        - Bei eingeschränkter linksventrikulärer Pumpfunktion (LVEF ≤ 40 %)
        - Als Antihypertensivum bei arterieller Hypertonie

Kardiologie

- Routinegabe unabhängig von den o. g. klaren Indikationen soll erwogen werden, jedoch uneinheitliche Studienlage.
- Mögliche Substanzen: Metoprolol succinat 47,5–190 mg, Bisoprolol 1,25–10 mg, Carvedilol 2-mal 3,125 – 25 mg (mit prononciert gefäßdilatierender und damit blutdrucksenkender Wirkung), Nebivolol 1,25–10 mg
- **ACE-Hemmer** (bei Unverträglichkeit: AT_1-**Antagonisten**)
  - Bei eingeschränkter Ventrikelfunktion (LVEF ≤ 40 %), Diabetes mellitus, arterieller Hypertonie und chronischer Niereninsuffizienz
  - Routinegabe unabhängig von den o. g. klaren Indikationen soll erwogen werden, dies mit stärkerer Studienlage als im Fall der Betablocker
  - Mögliche Substanzen: Ramipril 2,5–10 mg, Captopril 6,25–50 mg, Enalapril 2,5–10 mg, Lisinopril 2,5–10 mg
- **Mineralkortikoidrezeptor-Antagonisten**
  - Bei eingeschränkter linksventrikulärer Pumpfunktion (LVEF ≤ 40 %) oder Diabetes mellitus
  - Cave: Bei Niereninsuffizienz oder Hyperkaliämie evtl. erst im Verlauf beginnen
  - Mögliche Substanzen: Spironolacton 12,5–50 mg (prononciert blutdrucksenkende Wirkung), Eplerenon 25–50 mg
- **Antianginosa** als symptomatische Therapie in ausgewählten Fällen mit persistierender Angina pectoris: Betablocker, Ca^{2+}-Kanalblocker, Nitrate, Ivabradin, Ranolazin

11.2 Akute Herzinsuffizienz und kardiogener Schock

11.2.1 Definition

- Akutes Kreislaufversagen aufgrund kardialer Pumpfunktionsstörung mit Folgen der Endorganhypoperfusion, zellulärer Hypoxie und Dysfunktion.

Hämodynamische und pathophysiologische Kriterien des kardiogenen Schocks, die im Einzelfall nicht alle erfüllt sein müssen (Cave: Dynamik der ersten Stunden)
- Hypotonie: $Blutdruck_{systol}$ < 90 mmHg (oder Mitteldruck < 65 mmHg) für länger als 30 min (oder Abfall um > 30 mmHg, oder Katecholaminunterstützung, um $Blutdruck_{systol}$ > 90 mmHg aufrechtzuerhalten)
- Mindestens ein klinisches Zeichen der Organhypoperfusion:
  - Beeinträchtigter Mentalstatus
  - kaltschweißige Haut
  - Oligurie (< 20 ml/h) oder
  - Laktat > 2 mmol/l
- Cardiac Index < 2,2 l/min/m^2
- PCWP („pulmocapillary wedge pressure", LVEDP) > 18 mmHg

11.2.2 Allgemeines

- Der kardiogene Schock stellt eine Unterform der akuten Herzinsuffizienz (ca. 2–4 %) dar
- Schockform mit der höchsten Letalität
- Prädiktoren: ältere Patienten, Tachykardie, vorangegangener Infarkt oder Bypass-OP, Diabetes mellitus, Vorderwandlokalisation, initiale Herzinsuffizienzzeichen

11.2.3 Ätiologie

> Bei kardiogenem Schock immer nach KHK suchen (EKG, Troponin, ggf. Koronarangiografie) und möglichst früh echokardiografieren!

! Cave
Ungefähr ein Viertel der Patienten mit kardiogenem Schock haben (niedrig-)normalen Blutdruck durch starke kompensatorische Erhöhung des Systemgefäßwiderstandes.

Myogene Ursachen
- STEMI: meist Linksherzinfarkt (LAD-Versorgungsgebiet), selten Rechtsherzinfarkt
- Takotsubo-Kardiomyopathie
- Jede Ursache der akut dekompensierten Herzinsuffizienz (tachykardie-assoziierte Kardiomyopathie, End-stage Heart Failure, fulminante Myokarditis, etc.)
- Septische Kardiomyopathie
- Medikamente/Intoxikationen, Myokarddepression bei Phäochromozytom
- Lungenembolie mit rechtsventrikulärem Versagen (obstruktiver Schock)

Rhythmogene Ursachen
- Tachykardie, Bradykardie

Mechanische Ursachen
- Mechanische Komplikationen des Myokardinfarktes: z. B. Septumruptur (Infarkt-VSD), Papillarmuskelabriss mit akuter Mitralklappeninsuffizienz, Ruptur der freien Ventrikelwand
- Herzklappenvitien
- Aortendissektion
- Behinderung der diastolischen Füllung: Perikardtamponade, Spannungspneumothorax
- Traumatische Herzschädigung (Contusio cordis – Cave ggf. protrahierte Aggravation bei Ödembildung)

11.2.4 Pathophysiologischer Verlauf

- Kritische Verminderung der **kardialen Pumpleistung** bei myokardialer Dysfunktion mit Reduktion des **Herzzeitvolumens**
- Primärer Anstieg und späterer Abfall des **systemischen Widerstands** (Entwicklung einer metabolischen Azidose mit verminderter Ansprechbarkeit auf Katecholamine) mit venösem Pooling
- Zunahme des **venösen Rückstroms** und des zirkulierenden Blutvolumens
- Abnahme von Koronarperfusion und kontraktiler Masse → HZV-Abnahme
- **Systemische Entzündungsreaktion** („systemic inflammatory response syndrome"): via Ischämie/Reperfusion (Reperfusionsschaden) oder via Endotoxintranslokation aus dem hypoperfundierten Darm mit Freisetzung von Zytokinen/Mediatoren sowie Überexpression von NO-Synthetasen im Endothel, Myokard, Monozyten (NO wirkt negativ inotrop) systemic inflammatory response syndrome SIRS

11.2.5 Klinik

- Zeichen der Hypoperfusion durch Low-Output:
  - zerebral (Agitiertheit bis Bewusstseinseintrübung)
  - peripher (blasse, kühle, schweißige, marmorierte Haut, Zyanose)
  - kompensatorische Tachykardie
  - Oligurie
  - Hypotonie
- Zeichen des Rückwärtsversagens:
  - linkskardial (Dyspnoe, Tachypnoe)
  - rechtskardial (Oligurie, Halsvenenstauung)

11.2.6 Diagnostik

> Die **Echokardiografie** und die Messung des **Herzzeitvolumens** (HZV) bzw. **Cardiac Index** (CI) sind die Basis für (Differenzial-)Diagnostik und Therapiemonitoring beim kardiogenen Schock.

Anamnese
- Kardiale Vorerkrankungen (KHK, Herzinsuffizienz etc.)
- Medikamente (insbesondere Diuretika)
- Im Gespräch: inadäquate Reaktion, Agitation, Somnolenz

Körperliche Untersuchung
- Inspektion: blass-zyanotische Hautfarbe
- Auskultation:
  - pulmonal → feuchte Rasselgeräusche bei pulmonaler Stauung
  - kardial → ggf. Herzgeräusch (Systolikum bei Aortenstenose oder mechanischen Komplikationen des Infarktes), 3. Herzton (Ausdruck der frühdiastolischen Kammerfüllung bzw. Zeichen der myokardialen Belastung)

Basis-Monitoring

- **Blutdruck (MAP): invasiv** (A. radialis oder A. femoralis)
- **ZVK**: zentralvenöse Blutgasanalyse mit **zentralvenöser O_2-Sättigung**: korreliert näherungsweise mit der gemischtvenösen Sättigung (Qualität abhängig von der Lage des ZVK!; es ist zu berücksichtigen, dass die Werte der zentralvenösen O_2-Sättigung [$S_{cv}O_2$] im Mittel um 7 % höher liegen als die der gemischtvenösen O_2-Sättigung [S_vO_2]); beides Surrogatmarker für periphere Sauerstoffausschöpfung = Gewebeperfusion = HZV/CI
- **EKG**: 12-Kanal-Ableitung inklusive rechtspräkordiale Ableitungen (Infarktzeichen?)
- **Pulsoxymetrie** (S_pO_2)
- **Diurese**: Dauerkatheteranlage zur genauen Bilanzierung
- **Temperatur** (Blasenkatheter): insbesondere zur Temperaturkontrolle nach CPR
- **Notfallsonografie**:
  - Herz (Perikarderguss, links-/rechtsventrikuläre Pumpfunktion, akute Vitien)
  - Lunge (B-Linien, Pleuraerguss, Konsolidierung)
  - Abdomen (freie Flüssigkeit/Aszites, Beurteilung der V. cava inferior)

Hämodynamisches Monitoring

Die Methodenauswahl zum hämodynamischen Monitoring erfolgt nach Ausstattung und lokaler Kompetenz. Je schwerer und komplexer das Krankheitsbild, desto invasiver ist die Messmethodik für HZV/CI und andere Parameter gerechtfertigt. Beim refraktären (nach initialer Volumen- und Inotropika-/Vasopressorgabe) kardiogenen Schock sollte ein „erweitertes" hämodynamisches Monitoring (s. u.) erfolgen. Wichtiger als absolute Zielbereiche sind die relativen, dynamischen Veränderungen auf Therapie.

> Der über einen ZVK gemessene ZVD wird nicht für ein differenziertes Volumenmanagement empfohlen. Besser geeignet ist hierfür die sonografische Beurteilung der V. cava inferior (unter Berücksichtigung der rechtsventrikulären Funktion und der Trikuspidalklappeninsuffizienz).

- **Methoden des erweiterten hämodynamischen Monitorings**
- Bei beatmeten Patienten im infarktbedingten kardiogenen Schock soll ein erweitertes hämodynamisches Monitoring durchgeführt werden.
- **Transpulmonale Thermodilution und Pulskonturanalyse**: kontinuierliche Messung über einen arteriellen und zentralvenösen Zugang
- **Pulmonalisarterienkatheter**: zu erwägen beim refraktären kardiogenen Schock und beim rechtsventrikulären Schock mit Rechtsherzversagen
- Thermodilutionsmethode (modifiziert nach Stewart-Hamilton-Gleichung; temporäre oder kontinuierliche HZV-Messung)

Kardiologie

- Fick-Prinzip (HZV = VO_2/a_vDO_2), d. h. nach Bestimmung der arteriellen und gemischt-(zentral-)venösen O_2-Sättigung ($a_vDO_2 = C_aO_2 - C_{cv}O_2$, $C_aO_2 = [S_aO_2 \times Hb \times 1,34]$ bzw. $C_{cv}O_2 = [S_{cv}O_2 \times Hb \times 1,34]$; $VO_2 \rightarrow$ aus Normtabellen [ca. 3–4 ml/kg KG/min] *oder* durch Messung der mittleren CO_2-Konzentration mittels Massenspektrometrie, $VO_2 = VCO_2/RQ$)
- Kalkulation des **Cardiac-power-Index** (CPI): prognostisch der aussagekräftigste Parameter, aber nicht gut für die differenzierte Therapiesteuerung geeignet.
  - **Linksventrikulär:** CPI_{LV} = CI × **MAP** × 0,0022 (W/m²), Norm: 0,5–0,7 W/m², Schock: 0,1–0,4 W/m²; CPI als Interpretation der Energie, die zur Verfügung steht, um die Perfusion vitaler Organe aufrechtzuerhalten
  - **Rechtsventrikulär:** CPI_{RV} = CI × **mPAP** × 0,0022 (W/m²), zur Beurteilung der rechtsventrikulären Funktion, insbesondere bei Hinterwandinfarkten

> Eine Verbesserung der Prognose durch ein Monitoring wie Pulmonalarterienkatheter oder weniger invasive Verfahren konnte bisher nicht nachgewiesen werden.

Labordiagnostik

- Insbesondere: Herzenzyme, BNP/NT-proBNP, Elektrolyte, Retentionswerte und Transaminasen/Bilirubin (Organschaden durch Hypoperfusion), CRP, Procalcitonin (Infektkomplikation), Blutbild
- Laktat über Blutgasanalyse arteriell/zentralvenös (unspezifischer Parameter der Gewebehypoperfusion; prognostisch sehr relevant); serielle Bestimmung ermöglicht Beurteilung des Therapieansprechens

Bildgebende Diagnostik

- **Echokardiografie** (TTE, ggf. TEE): **obligat** bei jedem kardiogenen Schock bei Aufnahme zur Beurteilung der Ursache der Schocks: „Pumpfunktion", Klappenfunktion, Erguss etc. und dann Verlaufsmonitoring
- **Röntgen-Thorax:** Beurteilung von Herzgröße, Herzform, zentralen Gefäßen, Lungenödem, Pleuraergüssen, Infiltraten, Lagekontrolle ZVK, Pneumothorax

11.2.7 Differenzialdiagnostik

◘ Abb. 11.11 zeigt einen Weg auf, schnell und verlässlich eine akute Herzinsuffizienz zu diagnostizieren.
(◘ Tab. 11.6, und 11.7)

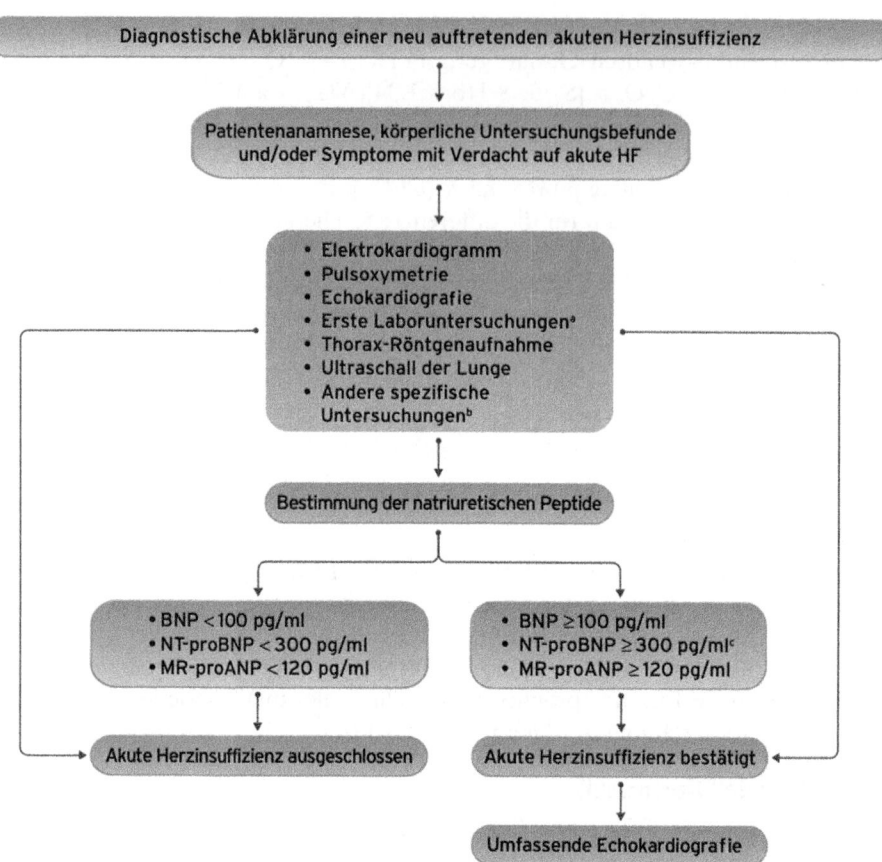

◘ **Abb. 11.11** Diagnostischer Algorithmus bei akuter Herzinsuffizienz. (*ACS* = akutes Koronarsyndrom; *BNP* = natriuretisches Peptid vom B-Typ; *CT* = Computertomografie; *HF* = Herzinsuffizienz; *MR-proANP* = mid-regional pro A-Typ natriuretisches Peptid; *NT-proBNP* = N-terminales natriuretisches Peptid vom B-Typ; *TSH* = Thyreotropin. [a] Zu den ersten Laboruntersuchungen gehören Troponin, Serumkreatinin, Elektrolyte, Blut-Harnstoff-Stickstoff oder Harnstoff, TSH, Leberfunktionstests sowie D-Dimer und Procalcitonin bei Verdacht auf Lungenembolie oder Infektion, eine arterielle Blutgasanalyse bei Atemnot und Laktat bei Hypoperfusion. [b] Die spezifische Untersuchung umfasst eine Koronarangiografie bei Verdacht auf ein ACS bzw. ein CT bei Verdacht auf Lungenembolie. [c] Einschlussgrenzwerte für die Diagnose einer akuten HF: > 450 pg/ml bei einem Alter von < 55 Jahren, > 900 pg/ml bei einem Alter zwischen 55 und 75 Jahren und > 1800 pg/ml bei einem Alter von > 75 Jahren)

Kardiologie

Tab 11.6 Hämodynamische Differenzialdiagnose des Low-Cardiac-Output-Syndroms

Diagnosen	ZVD/V. cava inferior	LVEDP/B-Linien	PAP/mPAP, V_{max}
Linksherzversagen	n–↓	↑←Low-cardiac-output-Syndrom	n–↑
Rechtsherzversagen	↑	n–↓	n
Lungenembolie	↑	n–↓	> LVEDP
Pulmonale Hypertonie	↑	n–↑	> LVEDP
Hypovolämie	↓	↓	↓
Perikardtamponade	↑	↑	↑

LVEDP = linksventrikulärer enddiastolischer Druck; *PAP* = pulmonalarterieller Druck; *ZVD* = zentraler Venendruck
Um weniger invasives Monitoring zu ermöglichen, können anstelle von ZVD die echokardiografische Weite/Atemvariabilität der V. cava inferior, anstelle des LVEDP der thoraxsonografische Nachweis von B-Linien und anstelle des PAP der echokardiografisch ermittelte mPAP oder V_{max} über der Trikuspidalklappe herangezogen werden

Tab 11.7 Schockformen

Schock	Ursachen
Kardiogener Schock	Infarktbedingter kardiogener Schock Dekompensierte Herzinsuffizienz Akute Myokarditis Rechtsherzinfarkt Perikardtamponade Akute Mitralinsuffizienz
Obstruktiver Schock	Lungenembolie Perikardtamponade Spannungspneumothorax
Distributiver (vasodilatatorischer) Schock	Septischer Schock Toxisches Schocksyndrom Anaphylaktischer Schock Neurogener bzw. spinaler Schock
Hypovolämischer Schock	Hämorrhagischer Schock (Blutung) Nicht hämorrhagischer Schock (Flüssigkeitsverluste: renal, gastrointestinal, extravasal, über die Haut)

11.2.8 Therapie

Kausaltherapie

> Die Erkennung und Behebung der Schockursache innerhalb der ersten 60 (max. 120 min) hat höchste Priorität. *Merkspruch*: „CHAMPIT": akutes **K**oronarsyndrom, **H**ypertensiver Notfall, **A**rrhythmie, **M**echanische Ursache (Ruptur der freien Wand, Ventrikelseptumdefekt, akute Mitralinsuffizienz, Thoraxtrauma oder kardiale Intervention, akute Nativ- oder Prothesenklappeninsuffizienz als Folge einer Endokarditis, Aortendissektion oder Thrombose), **P**ulmonale Embolie, **I**nfektionen, **T**amponade.

- **Ursachen**

Beim infarktbedingten kardiogenen Schock → PCI, bei tachykarden Rhythmusstörungen → Elektrokardioversion/Defibrillation, bei bradykarden Rhythmusstörungen → Einlage eines transvenösen Schrittmachersystems, bei valvulären Erkrankungen Valvuloplastie oder Klappentherapie.

> Jeder Patient mit kardiogenem Schock sollte in einem Zentrum behandelt oder umgehend dorthin verlegt werden, wo 24 h/7 Tage eine Herzkathetermöglichkeit und Methoden zur mechanischen Kreislaufunterstützung verfügbar sind.

- **Therapieziele**

Neben der Kausalbehandlung ist wie bei jedem Schock die Optimierung der Gewebeversorgung, respektive Gewebeperfusion, anzustreben und dementsprechend zu monitoren.

Bei akut dekompensierter Herzinsuffizienz sind Schleifendiuretika in erster Linie indiziert (ggf. kombiniert mit Thiaziddiuretika oder Azetazolamid), bei Hypoperfusion ggf. ergänzt um Inotropika (◘ Abb. 11.12). Bei Progredienz können Vasopressoren, Nierenersatztherapie und mechanische Kreislaufunterstützung erforderlich werden. Neu seit Leitlinienerstellung sind mehrere Studien mit positiven Ergebnissen für den frühen Einsatz von SGLT2-Inhibitoren, sodass diese wenig blutdrucksenkenden Medikamente zur Akutbehandlung erwogen werden können (bei GFR < 20 ml/min aufgrund eingeschränkter Erfahrung nicht empfohlen).

Beim Vollbild mit Lungenödem stehen Sauerstoffgabe und ggf. Atemunterstützung (i. d. R. nichtinvasiv) im Vordergrund, bei systolischem Blutdruck > 110 mmHg ggf. ergänzt um Vasodilatatoren.

Ist isoliert das rechte Herz insuffizient, gibt es keine zu adressierende pulmonalvenöse Stauung. In diesen Fällen ist es daher wichtig, den Flüssigkeitsstatus umgehend sorgfältig zu evaluieren und dann entweder Schleifendiuretika oder Flüssigkeit zu geben (◘ Abb. 11.13). In refraktären Fällen kann ein passageres oder permanentes mechanisches rechtsventrikuläres Unterstützungssystem erwogen werden.

Im Vollbild des kardiogenen Schock zielt die Behandlung auf schnelle und zielgerichtete Sicherstellung der Organperfusion (nach adäquater Ursachensuche und -therapie, ◘ Abb. 11.14).

Kardiologie

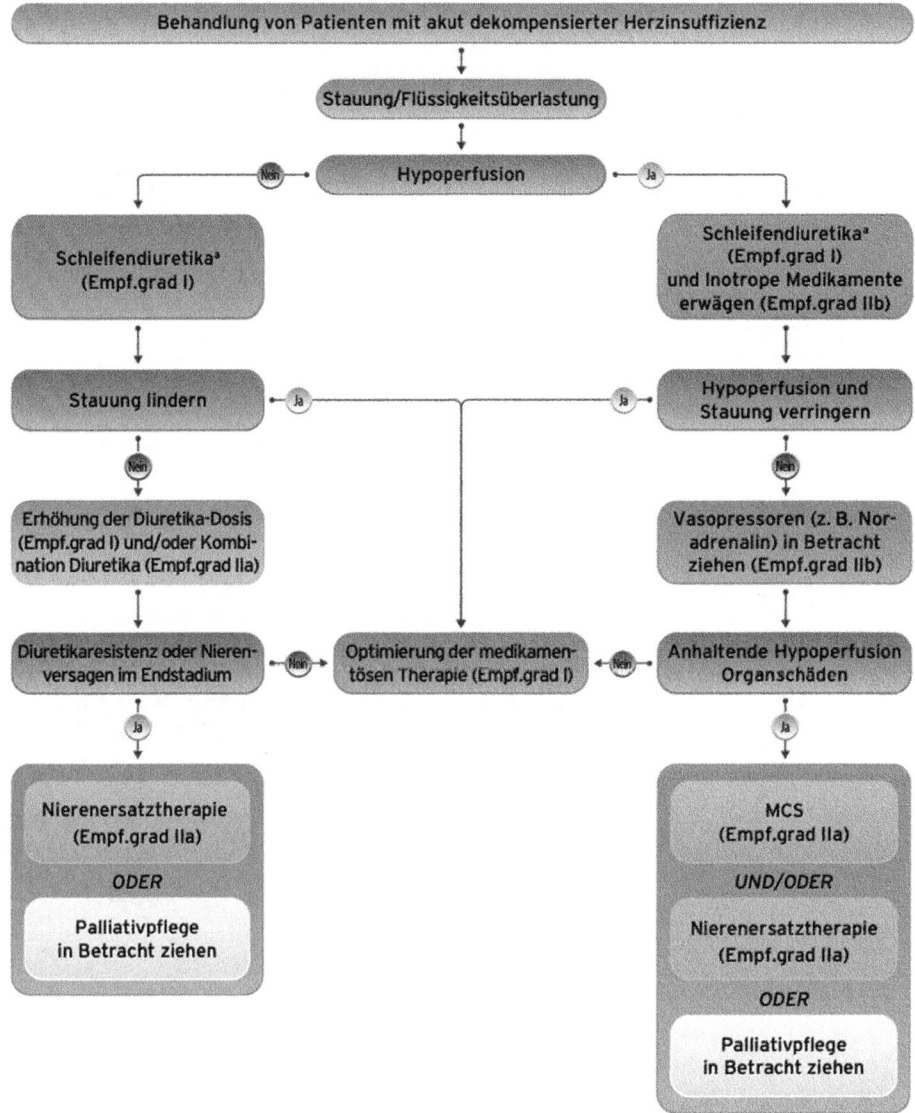

◘ **Abb. 11.12** Therapie der akuten Herzinsuffizienz. (*MCS* = mechanische Kreislaufunterstützung. [a] Ausreichende Diuretikadosen zur Entlastung der Stauung und engmaschige Überwachung der Diurese werden unabhängig vom Perfusionsstatus empfohlen (s. ◘ Abb. 11.13). Farbcode für die Empfehlungsgrade: *Grün* für den Empfehlungsgrad I; *Gelb* für den Empfehlungsgrad IIa; *Orange* für den Empfehlungsgrad IIb)

Die aktuelle Leitlinienempfehlung, dass ein mechanisches Unterstützungssystem (MCS) in Betracht gezogen werden sollte, könnte sich zukünftig ändern. Frühe venoarterielle ECMO-Unterstützung kann nach der ECLS-SHOCK-Studie nicht für alle Fälle eines infarktbedingten kardiogenen Schocks empfohlen werden, weil sie die Überlebenswahrscheinlichkeit nicht erhöhte (aber mit relevanten Komplikationen einherging). Sie bleibt als Ultima Ratio fulminanten Fällen infarktbedingten kardio-

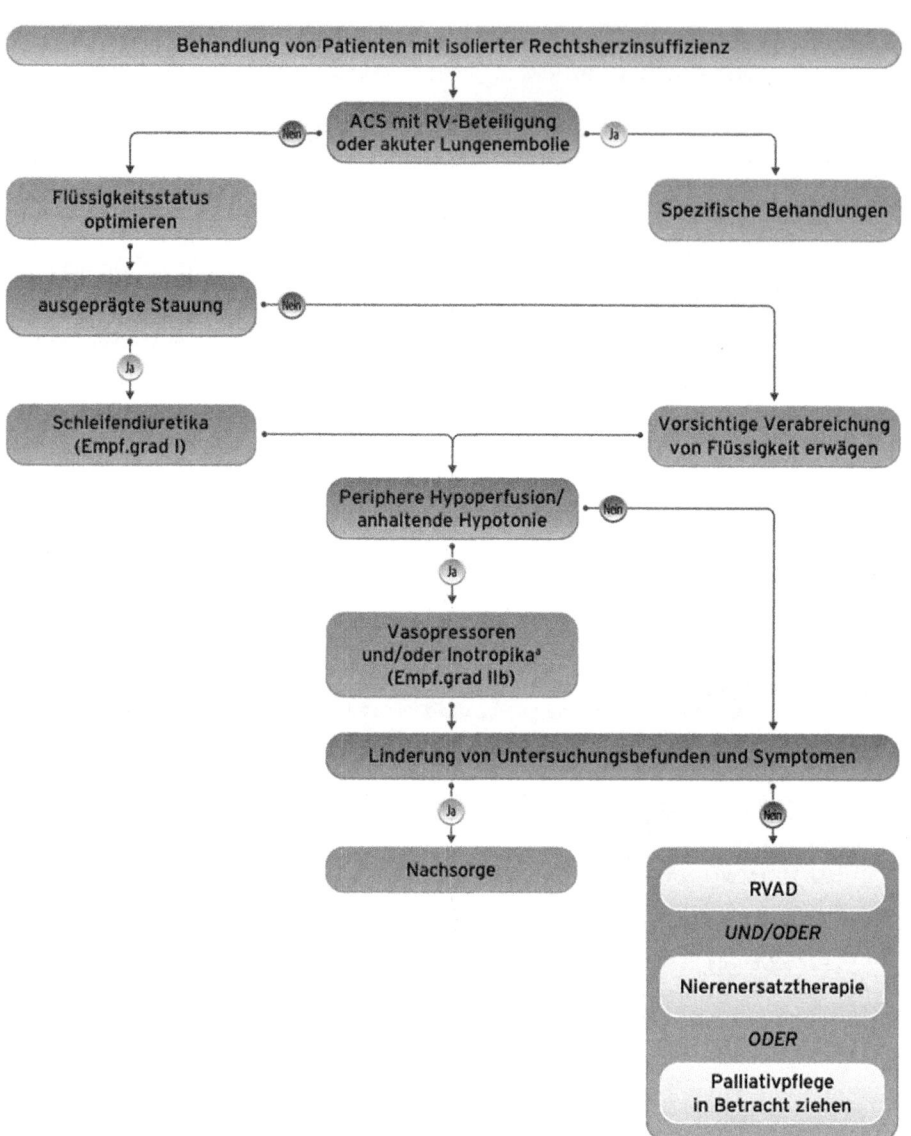

Abb. 11.13 Therapie der isolierten Rechtsherzinsuffizienz. (*ACS* = akutes Koronarsyndrom; *RV* = rechtsventrikulär; *RVAD* = Rechtsherz-Unterstützungssystem. [a] Inotropika allein im Falle von Hypoperfusion ohne Hypotonie. Farbcode für die Empfehlungsgrade: *Grün* für den Empfehlungsgrad I; *Orange* für den Empfehlungsgrad IIb)

genen Schocks vorbehalten, die nicht mit kausaler und o. g. supportiver Therapie stabilisiert werden können. Eine Mikroaxialpumpe kommt für manche Fälle eher in Betracht, weil die DanGer-Shock-Studie einen Überlebensvorteil zeigte (diese beiden Studien sind aber nicht direkt vergleichbar, weil die untersuchten Kollektive unterschiedlich waren). Zukünftige Studien werden differenzierten MCS-Einsatz adressieren (etwa nur dann, wenn die frühe kausale Therapie nicht erfolgreich ist) und Kom-

Kardiologie

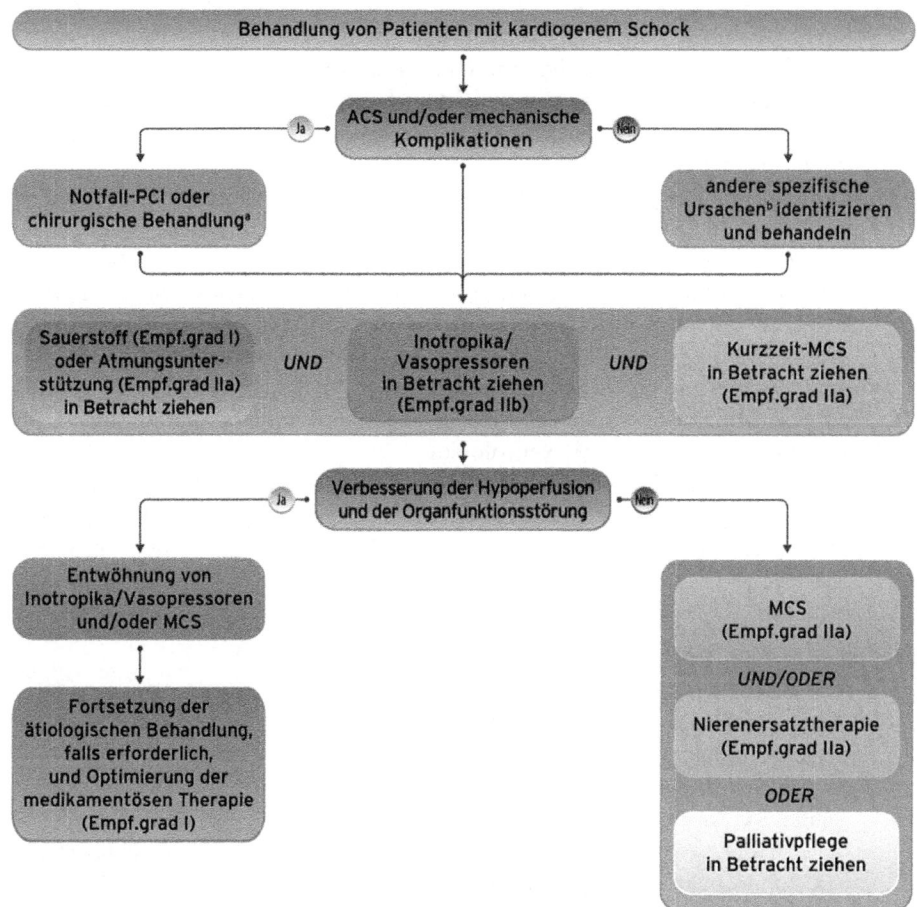

○ **Abb. 11.14** Therapie des kardiogenen Schocks. (*ACS* = akutes Koronarsyndrom; *BTT* = „Bridge-to-transplantation"-Indikation; *MCS* = mechanische Kreislaufunterstützung; *PCI* = perkutane Koronarintervention. [a] PCI bei ACS, Perikardpunktion bei Tamponade, Mitralklappenoperation bei Papillarmuskelruptur. Im Falle einer Interventrikularseptumruptur sollte eine MCS als BTT in Betracht gezogen werden. [b] Andere Ursachen sind akute Klappenregurgitation, Lungenembolie, Infektion, akute Myokarditis, Arrhythmie. Farbcode für die Empfehlungsgrade: *Grün* für den Empfehlungsgrad I; *Gelb* für den Empfehlungsgrad IIa; *Orange* für den Empfehlungsgrad IIb)

binationen untersuchen (ECMELLA bzw. ECMPELLA). Zu beachten ist, dass keine dieser Studien den akuten Einsatz von VA-ECMO oder ECMELLA bei frustraner CPR untersuchten (ECPR). Outcome-Studien zur ECPR stehen aus.
- **Optimierung der kardialen Funktion und der Hämodynamik**
  - Steigerung der Kontraktilität (Cardiac Index, CI): Inotropika
  - Vorlast = Volumenmanagement (V. cava inferior, PCWP/LVEDP): Die absoluten Druckwerte sind beim einzelnen Patienten nur schlecht aussagekräftig bezüglich des Volumenbedarfs, es sollten Veränderungen (z. B. von CI) auf Therapie gemessen werden oder primär „dynamische" Parameter wie Schlagvolumen-/Pulsdruck-Variation; Volumenentzug (Diuretika, ggf. Nitrate) bei manifestem Lungenödem; Volumensubstitution bei Mangel

- Nachlast (systemischer Gefäßwiderstand, SVR oder MAP): Beim kardiogenen Schock ist primär eine Nachlastsenkung anzustreben, um das Herz zu entlasten. Dem entgegen muss aber ein Mindestblutdruck aufrechterhalten werden, um die Organperfusion zu gewährleisten: Nachlastsenker (z. B. Nitrate), wenn $RR_{systol.}$ > 110 mmHg, oder Vasopressoren, um MAP > 65 mmHg zu halten
- **Optimierung der Oxygenierung**
  - Optimierung der O_2-Transportkapazität bzw. des O_2-Angebots (DO_2) und der O_2-Aufnahme (VO_2)
  - Oxygenierung: O_2-Gabe über Maske (S_pO_2 < 90 %, p_aO_2 < 60 mmHg)
  - Intubation und invasive Beatmung bei *hämodynamischer Instabilität* und/oder *gemischter Hypoxie/Hyperkapnie* (p_aO_2 < 60 mmHg, p_aCO_2 > 50 mmHg, pH-Wert < 7,35) → Cave: PEEP bei Rechtsherzinfarkt, Lungenembolie
  - Analgosedierung bei invasiver Beatmung: i.v.-Analgosedierung (z. B. Sufentanil plus Midazolam) oder ggf. volatile Anästhetika (insbesondere nach CPR, schnellere Beurteilung der Neurologie)
  - Maßnahmen: HZV-Anhebung (Volumengabe, Katecholamine), O_2-Gabe (S_aO_2 > 90 %), ggf. zusätzlich Erythrozytenkonzentrate bei Hb < 7 g/dl bzw. Hkt < 25 % (bei Patienten ≥ 65 Jahre sollte ein Abfall des Hkt < 30 % vermieden werden)

Zielwerte beim kardiogenen Schock
- Organfunktion/-versorgung: Laktatspiegel (arteriell) < 1,1 mmol/l, Diurese > 20 ml/h, gemischtvenöse O_2-Sättigung (S_vO_2) > 65 %
- Organperfusion: Mittlerer arterieller Druck (MAP): 65–70 mmHg
- O_2-Transportkapazität: Hb-Wert 7–9 g/dl bzw. Hkt-Wert > 25 % (> 30 % bei > 65 Jahre), S_aO_2 95–98 %
- Die Titration von absoluten Zielwerten hämodynamischer Parameter (PCWP – „pulmocapillary wedge pressure", LVEDP, Cardiac Index – CI) wird aktuell zurückhaltend gesehen, da erhebliche inter- und intraindividuelle Variabilität der optimalen physiologischen Grenzen besteht
- SVR („systemic vessel resistance") $\leq\sim$ 800–1000 dyn × s × cm^{-5} (10–13 WE [Wood-Einheiten]), wenn mit dem Ziel-MAP vereinbar

---

Stabilisierung der kardialen Funktion und der Hämodynamik

- **Volumensubstitution**
- Bei vielen Patienten im kardiogenen Schock liegt ein (meist relativer!) Volumenmangel vor: empirische Gabe von i.v.-Volumensubstitution von 500–1000 ml Ausnahme: manifestes Lungenödem bei nichtbeatmeten Patienten
- Substanzen: Vollelektrolytlösungen (Ringer-Lösung)

- **Inotropika**
- Substanzen: Katecholamine (◘ Tab. 11.8), PDE-III-Inhibitoren (Enoximon, Milrinon), Kalziumsensitizer (Levosimendan)
- Eine vorbestehende orale Medikation mit Nitraten, Kalziumantagonisten, ACE-Hemmern, AT_1-Antagonisten und je nach Hämodynamik auch mit Betablockern

Kardiologie

Tab 11.8 Übersicht therapeutisch einsetzbarer Katecholamine

	Dobutamin	Dopamin	Noradrenalin	Adrenalin
α_1-Effekt	+	++	++++	++++
β_1-Effekt	+++	++	++	++++
β_2-Effekt	++	+	0 bis +	+++
D_1-Effekt	0	+	0	0
D_2-Effekt	0	+	0	0
Dosierung [µg/kg KG/min, i.v.]	2–20	2–10	0,05–1	0,01–0,5
Herzfrequenz	0 bis +	+	0 bis +	+
Inotropie	++++	+++	++	++
HZV	++++	+++	+++	+++
Afterload	0 bis –	– bis +	+++	++
Preload	0 bis –	(+)	+	+
Myokardiale O_2-Verbesserung	+	++	+++	++
Renale Perfusion	0 bis –	– bis +	–	–

Abkürzung: HZV = Herzzeitvolumen. Dosierungsangabe ggf. in „Gamma" ~ µg/kg KG/min
Anmerkungen: Nach derzeitiger Datenlage gibt es für den Einsatz von Vasopressin und Dopexamin beim infarktbedingtem kardiogenen Schock keine ausreichende Evidenz

ist für die Dauer des Schockzustands abzusetzen, weil sie den Inotropika entgegenwirken und die bestehende arterielle Hypotonie verstärken
- Dobutamin, das Katecholamin der Wahl zur Inotropiesteigerung: β_1-stimulatorisch ohne wesentliche Zunahme des peripheren (SVR) und des pulmonalen (PVR) Gefäßwiderstands
- Der Einsatz von Dopamin wird nicht mehr empfohlen
- Adrenalin (Ultima Ratio) wegen ungünstigen Nebenwirkungsprofils: Tachyarrhythmien, Laktatazidose
- Anwendung: Nur so lange wie notwendig (hohe und prolongierte Katecholamindosen wirken kardiotoxisch, inflammationssteigernd, proarrhythmogen und führen zur Wirkminderung über Tachyphylaxieeffekte)

- **PDE-III-Hemmer**
- Indikation (Therapie der 2. Wahl): Bei Patienten mit infarktbedingtem kardiogenem Schock unter Betablockertherapie und bei „Katecholaminintoleranz"
- Merke: Im katecholaminrefraktären kardiogenen Schock sollte initial Levosimendan gegenüber den PDE-III-Inhibitoren bevorzugt werden
- Substanzen: Milrinon (Corotrop) oder Enoximon (Perfan), ggf. in Kombination mit Noradrenalin (wegen Gefahr der abrupten Vasodilatation)

- Patienten mit akuter Herzinsuffizienz bei ischämischer Kardiomyopathie zeigen eine erhöhte Sterblichkeit, Patienten mit dilatativer Kardiomyopathie scheinen keine Prognoseverschlechterung zu zeigen
- Studienlage: OPTIME-CHF-Studie

- **Levosimendan**
- Indikationen: Bei Patienten mit kardiogenem Schock unter Betablockertherapie und bei „Katecholaminintoleranz" und beim katecholaminrefraktären kardiogenen Schock
- Nach Beendigung einer 24-h-Infusion halten die hämodynamischen Effekte mindestens 24–48 h an und können bis zu 7–9 Tage beobachtet werden
- Aufgrund der Tendenz zu Blutdruckreduktion ist eine ausreichende linksventrikuläre Vorlast vor der Anwendung mit Levosimendan besonders wichtig, ggf. Gegensteuerung mit Volumen oder vasopressorischen Katecholaminen (niedrig dosiert starten und RR-abhängig Laufrate steigern)

ℹ Dosierung

Milrinon
- Initial: 25–75 µg/kg KG in 10 min i.v. (Bolus wird meist vermieden)
- Erhaltungsdosis: 0,375–0,75 µg/kg KG/min i.v.
- Maximale Tagesdosis: 1,13 mg/kg KG i.v.

Enoximon
- Initial: 0,25–0,75 mg/kg KG langsam i.v. (Bolus wird meist vermieden)
- Maximale Tagesdosis: 3–10 mg/kg KG i.v.
- Erhaltungsdosis: 1,25–7,5 µg/kg KG/min i.v.

Levosimendan
- Initial: 12–24 µg/kg KG über 10 min i.v. (auf Loading verzichten)
- Erhaltungsdosis: 0,05–0,2 µg/kg KG/min für 24 h

- **Senkung des systemischen Gefäßwiderstands (SVR)**
- Indikation: SVR > 1000 dyn × s × cm^{-5}
- Maßnahmen: Katecholamine reduzieren und Gabe von Nachlastsenkern
- Ziel: Nachlastsenkung (SVR ~ 800–1000 dyn × s × cm^{-5}): aufgrund der meistens ausgeprägten Hypotonie verbietet sich eine Senkung des SVR mit Vasodilatanzien oft
- Substanzen: Gyceroltrinitrat (Nitroglycerin), Nitroprussid-Natrium (Nipruss, Voraussetzung: MAP ≥ 70 mmHg)

- **Frühzeitige mechanische (extrakorporale) Unterstützung**
- Intraaortale Ballongegenpulsation (**IABP**) zeigt beim infarktbedingten kardiogenen Schock mit leitliniengerechter primärer PCI-Therapie **keinen Nutzen** (IABP-Shock-II-Studie) und sollte deshalb nicht eingesetzt werden; ggf. bei mechanischen Infarktkomplikationen (insbesondere VSD oder akute Mitralklappeninsuffizienz) als Bridging bis zur OP
- Die Auswahl des Unterstützungssystems richtet sich auch nach lokaler Verfügbarkeit und Expertise

Kardiologie

- **Mikroaxialpumpe (Impella)**:
  - Transfemoral retrograd über in den Ventrikel eingebrachte Koaxialpumpe auf einem Pigtail-ähnlichen Katheter für linksventrikuläre und rechtsventrikuläre Unterstützung verfügbar (pumpt von RV in Pulmonalarterie bzw. von LV in Aorta ascendens)
  - Positive Ergebnisse der DanGer-Shock-Studie bei infarktbedingtem kardiogenen Schock, s. o.
- **TandemHeart:**
  - Extrakorporale Zentrifugalpumpe mit femoralen Zugängen, die das Blut über eine transseptale Punktion aus dem linken Atrium in die iliakofemorale Arterie pumpt
- **VA-ECMO (femoraler Zugang):**
  - Bei Erfahrung schnell und einfach implantierbar
  - Liefert maximale kardiorespiratorische Unterstützung (kompletter Herz- und Lungenersatz möglich, auf VVA/VAV erweiterbar und mit Impella als ECMELLA/ECMPELLA kombinierbar)
  - Negative Ergebnisse der ECLS-SHOCK-Studie bei infarktbedingtem kardiogenen Schock, s. o.

- **Kardiochirurgie**
- Korrektur mechanischer Infarktkomplikationen oder kritischer Endokarditis, Bypassoperation als Bail-out
- Linksventrikuläre Unterstützungssysteme wie LVAD („left ventricular assist device"): Bei instabilen Patienten im Schock wird aufgrund des hohen operativen Risikos als Bridge-to-LVAD oder Bridge-to-Decision primär eine VA-ECMO implantiert, die äquivalenten Organersatz liefert
- LVAD/BiVAD ermöglichen permanenten Kreislaufsupport left ventricular assist device

- **Supportive Maßnahmen und Management des Multiorganversagens**
(◘ Tab. 11.9)
- **Oligurie**: Balance aus vorsichtiger Volumen- und Diuretikagabe, ggf. Nierenersatzverfahren
- **Ernährung**
  - Bei Patienten im kardiogenen Schock sollte, unter der Voraussetzung einer relativ stabilen Hämodynamik, frühzeitig (innerhalb von 24–48 h) eine enterale Ernährungstherapie initiiert werden
  - Die enterale Ernährung sollte der parenteralen Ernährung vorgezogen werden
  - Die enterale Ernährung sollte bei deutlicher hämodynamischer Instabilität (Hochdosiskatecholamintherapie) aufgrund der Gefahr der Schädigung der gastrointestinalen Mikrozirkulation durch Ischämie und Reperfusion reduziert (z. B. 10–30 ml/h) werden
  - Eine parenterale Ernährung sollte bei Vorliegen eines normalem Ernährungsstatus nur dann nach 7–10 Tagen erfolgen, wenn der Aufbau einer enteralen Ernährung keine Kalorien- und Proteinzufuhr > 60 % ermöglicht oder Kontraindikationen für eine enterale Ernährung (z. B. hohe Refluxmengen, Hochdosiskatecholamintherapie) vorliegen
  - Blutzuckerspiegel: < 150 mg/dl

Tab 11.9 Management des Multiorganversagens im Rahmen des kardiogenen Schocks

Organdysfunktion	Maßnahmen
Lunge	Lungenprotektive Beatmung, frühzeitiges Weaning
Niere	Management des akuten Nierenversagen
Leber/Gerinnung	Insbesondere Gerinnungsmanagement
Gastrointestinaltrakt	Management von Gastroparese (Prokinetika), Gastrointestinalblutungen, intraabdominelle Hypertension bis hin zum abdominellen Kompartmentsyndrom, paralytischer Ileus, Stressulkusprophylaxe
Endokrinium	Management von Non-Thyroidal-Illness-Syndrom (Low-T_3-Syndrom) und „critical illness-related corticosteroid insufficiency" (ggf. Gabe von Kortikosteroiden)
Stoffwechsel	Ernährung, Azidosekorrektur ab pH < 7,15
Neurologie	Monitoring Delirium, Enzephalopathie; Management der „ICU-acquired weakness"

- **Antiarrhythmische oder Elektrotherapie**
  - Gabe von Amiodaron bei hämodynamisch relevanten Tachyarrhythmien
  - Kardioversion bei neu aufgetretenem Vorhofflimmern/-flattern
  - Serumkaliumspiegel > 4,0 mmol/l (membranstabilisierende Wirkung bei 4,5–5,5 mmol/l)
  - Magnesium-Gabe bei rezidivierenden ventrikulären Tachykardien
  - Schrittmachertherapie bei hämodynamisch relevanten Bradykardien und Torsade-de-Pointes-Tachykardien unter Bradykardien
- **Thromboseprophylaxe**: i.v.-Heparin, da nicht vorhersagbare s.c.-Resorption unter Schockbedingungen
- **Stressulkusprophylaxe**: PPI oder ggf. H_2-Blocker bei niedrigem Blutungsrisiko
- **Temperaturmanagement**: Hypothermietherapie bei Zustand nach CPR (24 h, 32–36 °C)

11.3 Infektiöse Endokarditis

11.3.1 Definition

Akute oder subakute/chronische Entzündung des Endokards (meist) der Herzklappen.

11.3.2 Allgemeines

- Die Behandlung von Endokarditispatienten sollte in Endokarditis-Teams an tertiären Zentren erfolgen (Zugang zu TEE, CT, MRT, Nuklearmedizin, Herzchi-

rurgie, Infektiologie, Mikrobiologie), insbesondere bei komplizierten Fällen mit Herzinsuffizienz, Abszess, septischen Embolien, angeborenen Herzfehlern.
- Die ◘ Abb. 11.15 gibt einen Überblick über das Management der Endokarditis und zeigt die zunehmende Bedeutung der Endokarditis-Teams und der Bildgebung.

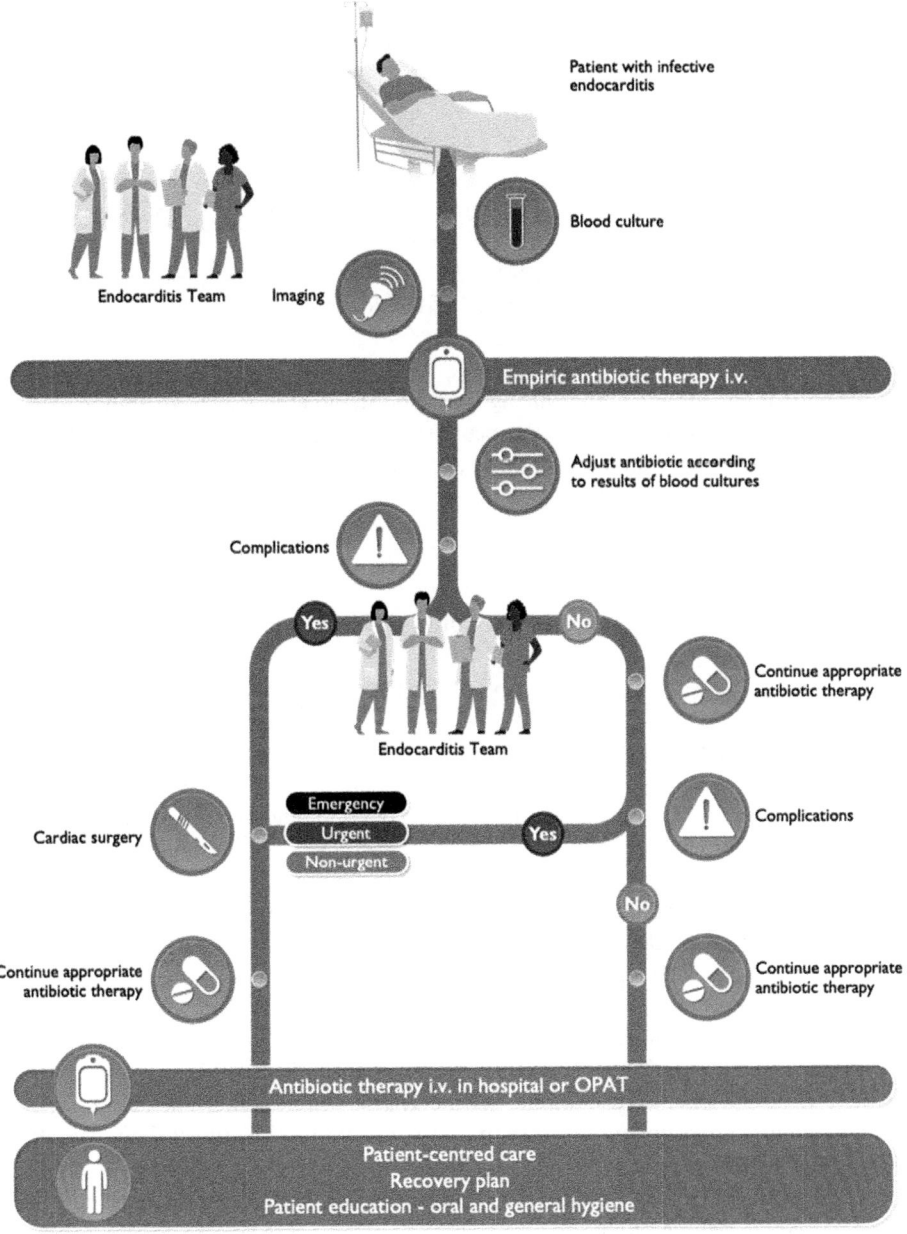

◘ Abb. 11.15 Management der infektiösen Endokarditis. (*OPAT* = ambulante [„outpatient"] parenterale Antibiotikatherapie)

11.3.3 Ätiologie

- Prinzipiell kann zwischen einer **nichtinfektiösen**/abakteriellen (rheumatische Endokarditis, Löffler-Endokarditis) und einer **infektiösen Endokarditis** unterschieden werden.
- Die infektiöse Endokarditis unterteilt man nach Akuität in eine akute (**E. acuta**) und subakute (**E. lenta**) Form.
- Bei der Nativklappenendokarditis und der späten Kunstklappenendokarditis sind v. a. **Staphylokokken, Streptokokken** und **Enterokokken** als Haupterreger zu erwarten.

Kunstklappenendokarditis
- Frühendokarditis: < 1 Jahr postoperativ → Staphylokokken (S. epidermidis oder MRSA), Pilze und gramnegative Bakterien
- Spätendokarditis: ≥ 1 Jahr postoperativ → Keime wie Nativklappen-Endokarditis (Staphylokokken, Streptokokken und Enterokokken)

> Es besteht ein enger Zusammenhang zwischen **Streptococcus gallolyticus** (*früher* S. bovis) und **Kolonkarzinom** und **Polypen**. Deshalb ist bei Endokarditis mit S. bovis eine Koloskopie im stationären Verlauf anzustreben.

11.3.4 Klinik

> Leitsymptome der infektiösen Endokarditis sind Fieber und ein neu aufgetretenes Herzgeräusch.

! Cave
Der dermatologischen Untersuchung sollte eine hohe Aufmerksamkeit geschenkt werden, da nur so septisch-embolische und immunologische Hautveränderungen in Form von *Osler*-Knötchen, *Janeway*-Läsionen oder *Splinter*-Hämorrhagien frühzeitig erkannt werden können.

- **B-Symptomatik**: Fieber, Schüttelfrost, Gewichtsverlust, Nachtschweiß
- **Neues Herzgeräusch**
- **Arthralgien** und **Myalgien**
- **Kutane Symptome**
  - Petechien (Akren, Bindehaut)
  - *Splinter*-Hämorrhagien (Einblutungen unter den Fingernägeln)
  - *Osler*-Knötchen (subkutane, schmerzhafte hämorrhagische Knötchen an Zehen/Fingerkuppen → immunkomplexbedingte Vaskulitis bzw. Ausdruck von Mikrothromben)
  - *Janeway*-Läsionen (subkutane Blutungen an Handinnenflächen und Fußsohlen → schmerzlos)

Kardiologie

- **Zeichen bakterieller/septischer Mikroembolien**
  - Neurologische Ereignisse: embolische Herdenzephalitis und Schlaganfall (v. a. A. cerebri media)
  - Retina: Roth-Flecken
  - Knochen: Osteomyelitis
- **Glomeruläre Löhlein-Herdnephritis**: Hämaturie und Proteinurie
- **Niereninfarkt**: inkonstanter Flankenschmerz und Makrohämaturie
- **Splenomegalie**
- **Intrakranielle Blutungen** (ICB) → Ausbildung mykotischer Aneurysmen als Folge septischer Embolisation

11.3.5 Diagnostik

(◘ Tab. 11.10)

Anamnese und körperliche Untersuchung
- Prädisponierende Faktoren, Klinik (Dauer und Verlauf von Fieber, Leistungsminderung, Dyspnoe, Arthralgien und Hautveränderungen, Rückenschmerzen bei Spondylodiszitis, neu aufgetretenes Herzgeräusch

Labordiagnostik
- Blut: BSG, CRP, Procalcitonin, Blutbild (mäßige bis ausgeprägte Leukozytose, Infektanämie: Ferritin erhöht und Transferrin erniedrigt)
- Urinstatus: Hämaturie/Erythrozyturie, Proteinurie
- Rheumafaktor, Antikörper gegen Coxiella burnetti, Legionella pneumophila, Bartonella, Brucella, Mycoplasma, Aspergillus spp.

◘ **Tab 11.10** Diagnosekriterien der infektiösen Endokarditis. (Nach ESC-Leitlinien 2023, „Modizifierte Duke-Kriterien")

Majorkriterien	1. **Positive Blutkulturen**
	a) Endokarditistypische Erreger in 2 unabhängigen Blutkulturen: orale Streptokokken, Streptococcus gallolyticus, HACEK-Gruppe, Staphylococcus aureus, Enterococcus faecalis
	b) Mikroorganismen vereinbar mit einer infektiösen Endokarditis in persistierend positiven Blutkulturen:
	  • ≥ 2 positive Blutkulturen aus Blutentnahmen mit mindestens 12 h Abstand
	  • Alle von 3 oder eine Mehrzahl von ≥ 4 separaten Blutkulturen (erste und letzte Probe in mindestens 1 h Abstand entnommen)
	c) Eine einzelne positive Blutkultur mit Coxiella burnetii oder Phase-I-IgG-Antikörpertiter > 1:800
	2. **Nachweis der infektiösen Endokarditis in der Bildgebung**
	Valvuläre, perivalvuläre/periprothetische oder an Fremdmaterial anhaftende anatomische und metabolische Läsionen, die für infektiöse Endokarditis charakteristisch sind, in einer der folgenden Bildgebungsmodalitäten:
	  • Transthorakale oder transösophageale Echokardiografie
	  • Kardiale CT
	  • ^{18}F-FDG-PET/CT
	  • Leukozyten-SPECT/CT

(Fortsetzung)

Tab 11.10 (Fortsetzung)

Minorkriterien	1. **Prädisposition**: A) Prädisponierende Herzerkrankung mit intermediärem [a) rheumatische Herzerkrankung, b) nicht-rheumatische Herzklappenerkrankungen, c) angeborene Herzklappenveränderungen wie z. B. bikuspide Aortenklappe, d) kardiovaskuläre implantiere Devices, insbesondere mit intrakardialen Elektroden, e) hypertrophe Kardiomyopathie] oder hohem Risiko für eine infektiöse Endokarditis [a) vorausgegangene infektiöse Endokarditis, b) mechanische und biologische Herzklappenprothesen oder Herzklappenreparatur [chirurgische oder transkatheter], c) angeborene Herzfehler, d) ventrikuläre Assist Devices] oder B) i.v.-Drogenabusus 2. **Fieber**: > 38 °C 3. **Embolische vaskuläre Dissemination (auch asymptomatisch und/oder nur in der Bildgebung nachgewiesen)**: a) relevante systemische und pulmonale Embolien/Infarkte und Asbzesse, b) hämatogene osteoartikuläre septische Komplikationen (z. B. Spondylodiszitis), c) mykotische Aneurysmen, d) intrakranielle ischämische oder hämorrhagische Läsionen, e) konjunktivale Blutungen, f) Janeway-Läsionen 4. **Immunologische Phänomene**: a) Glomerulonephritis/Löhlein-Herdnephritis, b) Osler-Knötchen und Roth-Flecken, c) Rheumafaktor 5. **Mikrobiologie**: a) Positive Blutkulturen, die nicht einem Majorkriterium entsprechen, b) serologischer Nachweis einer aktiven Infektion mit einem Mikroorganismus, der mit infektiöser Endokarditis vereinbar ist
Beurteilung	„Definitive" Endokarditis: 2 Majorkriterien *oder* 1 Major- und 3 Minorkriterien *oder* 5 Minorkriterien „Mögliche" Endokarditis: 1 Major- und 1–2 Minorkriterium *oder* 3–4 Minorkriterien „Ausgeschlossen": Weder definitive noch mögliche Endokarditis, auch wenn es keine sichere alternative Diagnose gibt

Echokardiografie

- Bei Verdacht auf Endokarditis sollten TTE (Primärdiagnostik) und TEE durchgeführt werden (nur bei rechtskardialer Nativklappenendokarditis kann bei eindeutiger TTE auf eine TEE verzichtet werden).
- Bei uneindeutigen oder negativen Befunden sollten TTE und/oder TEE nach 5–7 Tagen wiederholt werden.
- Echokardiografische Befunde, die auf Endokarditis hinweisen:
  - Eindeutige Befunde: Vegetationen, paravalvulärer Abszess (Höhle *ohne* Kommunikation) oder Pseudoaneurysma (Höhle *mit* Kommunikation), neue Prothesendehiszenz (neu aufgetretenes paravalvuläres Leck an einer Klappenprothese)
  - Weitere Kriterien: Perforation der Taschen/Segel, Fistelbildungen (z. B. zwischen Aorta ascendens und linkem Ventrikel/Vorhof)
- Eine „Staphylococcus-aureus-Bakteriämie" rechtfertigt bereits die Indikation für eine TTE-Untersuchung.
- Echokardiografische Kontrolluntersuchungen unter Therapie: Immer wenn klinisch der Verdacht auf einen Progress besteht, routinemäßig in regelmäßigen Abschnitten (abhängig vom Initialbefall alle 1–2 Wochen) und nach Abschluss der Antibiotikatherapie. Vor Umstellung von intravenöser auf orale antibiotische Therapie in der stabilen Phase soll eine TEE erfolgen.

Differenzialdiagnosen bei Vegetationen
- Klappenverkalkung
- Alte Vegetation
- Sehnenfäden- bzw. Papillarmuskelabriss
- Mitralsegelteilausriss („flail leaflet"): Mitralinsuffizienz, durch Abriss eines oder mehrerer Chordafäden
- Lambl-Exkreszenzen („valvular strands", fadenförmiges Material, welches an Klappen anhaftet, degenerative Klappenveränderungen)
- Mitralklappenprolaps: myxomatöse Segelveränderung (Segelbauch)
- Traumatische Klappenschäden
- Tumoren
    - Papilläres Fibroelastom: häufig gestielte, echoinhomogene, mobile, der Herzklappe aufgelagerte Struktur mit Embolisationspotenzial
    - Myxom: von ovalärer bis kugeliger Form, bei villösem Myxom mobile kleinere Oberflächenstrukturen, Lokalisation an einer Herzklappe ist jedoch eine Rarität
- Thrombotische Auflagerungen
    - Häufig breitbasige Auflagerungen
    - Im Falle mobiler Thromben kein wesentlicher Unterschied zu endokarditischen Vegetationen
- Marantische Endokarditis: nicht-bakterielle, sterile, thrombotische Endokarditis bei Leukämien oder anderen Tumorerkrankungen
- Endokardfibrosen, z. B.
    - Endokarditis parietalis fibroplastica Löffler (Hypereosinophilie mit biventrikulärer Endokardverdickung)
    - Hedinger-Syndrom bei Karzinoid mit Endokardfibrose des rechten Herzens mit Trikuspidalklappeninsuffizienz und Pulmonalklappenstenose
- Kollagenosen und Erkrankungen des rheumatischen Formenkreises wie z. B. Endokarditis Libmann-Sacks bei systemischem Lupus erythematodes

Charakteristika endokarditischer Vegetationen
- Hypermobil
- Echodicht, inhomogen
- Irregulär (nicht glatt begrenzt)

Mikrobiologische Diagnostik
- Mindestens 3 Paare (aerob/anaerob, je 10 ml Blut) im Abstand von je 30 min
- Abnahme von Blutkulturen (BK) „immer" vor Beginn der antibiotischen Therapie!
- Kein obligates Warten auf Fieberspitzen: Die Bakteriämie ist kontinuierlich!
- BKs aus peripherer Vene und – falls vorhanden – aus zentralen Venenkathetern
- Arterielle BKs sind venösen BKs unterlegen
- BKs auch unter antibiotischer Therapie (Kontrolle des Therapieerfolgs nach 3–4 Tagen)

- BKs sollten nach Beendigung der Antibiotikatherapie im Abstand von 2–4 Wochen abgenommen werden
- Blutkulturen sind bei ca. 85 % aller infektiösen Endokarditiden positiv
- Kulturnegative Endokarditis: in 10–30 % der Fälle kann kein Erreger nachgewiesen werden
    - 40–50 % der Fälle sind auf eine antibiotische Vorbehandlung zurückzuführen
    - 15–30 % der Fälle sind auf das Vorliegen schwer anzüchtbarer Mikroorganismen zurückzuführen: HACEK-Gruppe, Coxiella burnetii, Bartonella spp., Brucella spp., Chlamydien, Mykoplasmen, Legionella spp. oder Tropheryma-Whipplei, Pilze
    - Ggf. serologische Untersuchungen oder PCR veranlassen
    - Nichtinfektiöse Endokarditis in Betracht ziehen: ANA und bei Verdacht auf Antiphospholipidsyndrom Anti-Cardiolipin-AK und Anti-β2-Glykoprotein-1-AK bestimmen, Tumore, Leukämien
- OP-Material

Suche des Fokus
- Inspektion der Haut (insbesondere Füße/Zehen/Interdigitalräume), der Mundhöhle und Zähne, venöser und arterieller Zugänge
- Kardiale Implantate: Schrittmacher, CRT-/ICD-Devices (Sonden, Aggregat)
- Urologie/Gynäkologie (Konsil)
- HNO (Konsil)
- Röntgen-Thorax (Pneumonie?)
- Bewegungsapparat (Osteomyelitis oder Spondylodiszitis?)
- Ggf. erweiterte Bildgebung mit CT und nuklearmedizinischen Methoden

Suche nach septischen Embolien
- Linksherzendokarditis
    - Gehirn/septischer Schlaganfall: cMRT, ggf. CCT
    - Milz/Milzinfarkt: Kontrastsonografie (CEUS), ggf. CT
    - Leber/Leberinfarkt: CEUS, ggf. CT
- Rechtsherzendokarditis: Septische Lungenembolien → Angio-CT oder PET-CT

11.3.6 Therapie

- **Antibiotikatherapie**

Nachdem 3 Sets von Blutkulturen in 30-min-Abständen gewonnen wurden, sollte mit einer initial empirischen intravenösen antibiotischen Therapie umgehend begonnen werden, die nach Erregernachweis angepasst und im Verlauf ggf. ambulant parenteral oder oral fortgeführt werden kann, wenn die Situation stabil ist (◘ Abb. 11.16).

Die i.v.-Antibiotikatherapie bei Endokarditis sollte über einen periphervenösen Zugang erfolgen (zentrale Venenkatheter haben ein hohes Infektionsrisiko und sollten vermieden werden).

Aminoglykoside sollten als 1-mal tägliche Gabe verabreicht werden (reduziert Nephrotoxizität).

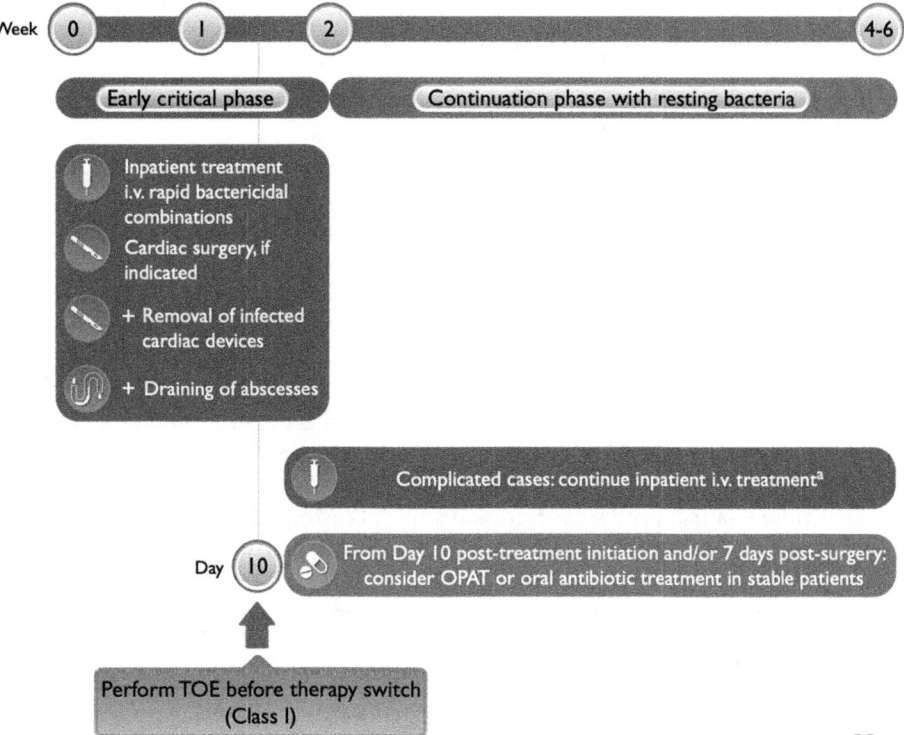

 Abb. 11.16 Phasen der antibiotischen Therapie der infektiösen Endokarditis. (*OPAT* = ambulante [„outpatient"] parenterale Antibiotikatherapie; *TOE* = transösophageale Echokardiografie. [a] Wechsel zu OPAT oder ambulanter oraler Therapie möglich, wenn die Situation stabil und die adäquate Versorgung sichergestellt ist)

Bei Kunstklappenendokarditis sollte Rifampicin erst begonnen werden nach 3- bis 5-tägiger effektiver Antibiotikatherapie, d. h. BK-Negativität (da sonst ggf. antagonistische Effekte möglich sind).

Die Dauer der Therapie der infektiösen Endokarditis wird anhand der Erstapplikation einer effektiven Antibiotikatherapie berechnet und nicht anhand des Datums des chirurgischen Eingriffes. Nach einer chirurgischen Sanierung sollte nur dann eine erneute Antibiotikatherapie in voller Dauer erfolgen, wenn die mikrobiologischen Kulturen der exzidierten Herzklappe positiv sind. Die Wahl des Antibiotikums sollte dann dem Resistenzprofil des zuletzt identifizierten Mikroorganismus angepasst werden.

Bei persistierendem Fieber (mehr als 7–10 Tage) unter antibiotischer Therapie sollte an folgende Ursachen gedacht werden:
- Echtes Therapieversagen
- Paravalvulärer Abszess
- „Drug-fever"
- Venenkatheterinfektion: BKs peripher und zentral zum gleichen Zeitpunkt → Bestimmung der „differential time to positivity" (DTP) → DTP ≥ 2 h = CRBSI („central venous catheter-related bloodstream infection")
- Sekundärinfekt, z. B. Pneumonie, Harnwegsinfekt

- Extrakardialer Abszess als Primärfokus oder Emboliefokus (z. B. Wirbelsäule)
- Antibiotikaassoziierte Diarrhö (Clostridien)

- **Antibiotikatherapie der infektiösen Endokarditis**
A) **Initiale empirische Therapie** ohne Erregernachweis
    - Voraussetzung: Abnahme von mindestens 3 Blutkulturpaaren vor Therapiebeginn
    - Ambulant erworbene Nativklappen und Klappenprothesen-Endokarditis ≥ 12 Monate postoperativ:
        - Ampicillin (12 g/Tag i.v. in 4–6 Dosen) *plus*
        - Ceftriaxon (4 g/Tag i.v. oder i.m. in 2 Dosen) oder (Flu-)Cloxacillin (12 g/Tag i.v. 4–6 Dosen) *plus*
        - Gentamycin (3 mg/kg/Tag i.v., 1 Dosis)
        - *Alternativ bei Penicillinallergie*: Cefazolin (6 g/Tag in 3 Dosen) oder Vancomycin (30–60 mg/kg/Tag i.v. in 2 Dosen) *plus* Gentamicin (3 mg/kg/Tag i.v., 1 Dosis)
    - Frühe Klappenprothesen-Endokarditis ≤ 12 Monate postoperativ oder nosokomiale oder nicht-nosokomiale, aber gesundheitswesen-assoziierte Endokarditis:
        - Vancomycin (30 mg/kg/Tag i.v. in 2 Dosen) oder Daptomycin (10 mg/kg/Tag i.v. in 1 Dosis) *plus*
        - Gentamycin (3 mg/kg/Tag i.v. in 1 Dosis) *plus*
        - Rifampicin (900–1200 mg/Tag i.v. oder p.o. in 2 Dosen)
B) **Spezifische, erregergerichtete Therapie**

Streptokokken-Endokarditis (orale und Str.-gallolyticus-Gruppe)
- **Penicillin-sensible Stämme:** 4 Wochen bei Nativklappen und 6 Wochen bei Klappenprothesen
    - Penicillin G (12–18 Mio. I.E./Tag i.v. in 4–6 Einzeldosen oder kontinuierlich *oder* Amoxicillin (100–200 mg/kg/Tag i.v. in 4–6 Dosen) *oder* Ceftriaxon (2 g/Tag in 1 Dosis)
    - *Penicillinallergie*: Vancomycin (30 mg/kg/Tag i.v. in 2 Dosen) alleine für 4 Wochen bei Nativklappen oder Vancomycin für 6 Wochen *plus* Gentamicin für 2 Wochen bei Klappenprothesen
    - Eine unkomplizierte Nativklappen-Endokarditis kann bei normaler Nierenfunktion auch verkürzt für 2 Wochen behandelt werden mit: Penicillin G oder Amoxicillin oder Ceftriaxon *plus* Gentamicin
- *Penicillin(relativ)-resistente* **Stämme:** Ergänzung um Gentamicin 2 Wochen

Enterokokken-Endokarditis
- **Betalaktam- und Gentamicin-empfindliche Stämme**:
    - Nativklappen: Ampicillin (12 g/Tag i.v. in 4–6 Dosen) oder Amoxicillin (200 mg/kg/Tag i.v. in 4–6 Dosen) *plus* Ceftriaxon (4 g/Tag i.v. in 2 Dosen) für 6 Wochen oder plus Gentamicin für 2 Wochen
    - Klappenprothesen: Ampicillin oder Amoxicillin *plus* Ceftriaxon für 6 Wochen oder *plus* Gentamicin für 2 Wochen

- **High-level-Aminoglykosid-Resistenz**:
  - Nativklappen: Ampicillin oder Amoxicillin *plus* Ceftriaxon für 6 Wochen
- **Betalaktam-resistente Enterokokken (E. faecium)**:
  - Vancomycin für 6 Wochen *plus* Gentamicin für 2 Wochen
- **Vancomycin-resistente Enterokokken**:
  - Daptomycin *plus* Ampicillin oder Ertapenem oder Ceftarolin oder Fosfomycin

Staphylokokken-Endokarditis
- **Nativklappen-MSSA**: (Flu-)Cloxacillin (12 g/Tag i.v. in 4–6 Dosen) oder Cefazolin (6 g/Tag i.v. in 3 Dosen) für 4–6 Wochen
- **Nativklappen-MRSA**: Vancomycin (30–60 mg/kg KG/Tag i.v. in 2–3 Gaben, 4–6 Wochen)
- **Penicillinallergie bei Nativklappen-MSSA**: Cefazolin (6 g/Tag i.v. in 3 Dosen) (Alternativ Daptomycin plus Ceftarolin oder Fosfomycin)
- **Klappenprothesen-Endokarditis**: (Flu-)Cloxacillin oder Cefazolin bei MSSA bzw. Vancomycin bei MRSA (Therapiedauer ≥ 6 Wochen)
    plus Rifampicin (900–1200 mg/Tag i.v. oder p.o. in 3 Dosen, ≥ 6 Wochen)
    plus Gentamycin (3 mg/kg/Tag i.v. in 1 Dosis, 2 Wochen)
- **Penicillinallergie bei Klappenprothesen-MSSA**: Cefazolin *plus* Rifampicin für ≥ 6 Wochen *plus* Gentamicin für 2 Wochen (alternativ Daptomycin plus Ceftarolin oder Fosfomycin plus Rifampicin für ≥ 6 Wochen plus Gentamicin für 2 Wochen)

Sonstige
- **HACEK-Gruppe**: Ceftriaxon 2 g/Tag für 4 Wochen (Nativ), für 6 Wochen (Prothese)
- **Coxiella burnetii:** Doxycyclin (200 mg/Tag) *plus* Hydroxychloroquin (200–600 mg/Tag) p.o. > 18 Monate
- **Bartonella spp.**: Doxycyclin (100 mg/12 h p.o., 4 Wochen) *plus* Gentamicin (3 mg/kg KG/Tag; 2 Wochen)
- **Brucella spp.**: Doxycyclin (200 mg/Tag) *plus* Cotrimoxazol (960 mg/12 h) *plus* Rifampicin (300–600 mg/Tag) über ≥ 3–6 Monate p.o.
- **Chlamydien/Mykoplasmen**: Levofloxacin 500 mg/12 h i.v. oder p.o., > 6 Monate
- **Legionella spp.**: Levofloxacin 500 mg/12 h i.v. oder p.o. ≥ 6 Wochen oder Clarithromycin 500 mg/12 h i.v. 2 Wochen, dann p.o. weitere 4 Wochen *plus* Rifampicin (300–1200 mg/Tag)
- **Tropheryma whipplei**: Doxycyclin 200 mg/24 h *plus* Hydrochloroquin 200–600 mg/24 h p.o. ≥ 18 Monate

- **Monitoring unter Antibiotikatherapie**
- Laborchemie: Blutbild, Entzündungsparameter und Retentionsparameter
- Drug-Monitoring (Gentamycin und Vancomycin)
- Zeitpunkt der Blutentnahme
  - Peak-Konzentration: ca. 1 h nach Infusion
  - Tal-Konzentration: unmittelbar vor der nächsten Dosis
- Gentamycin: Peak (Maximum) ca. 10 mg/l, Tal (Minimum) < 1–2 mg/l
- Vancomycin: Peak (Maximum) 30–45 mg/l, Tal (Minimum) 10–15 mg/l

Antikoagulation bei Endokarditis
- Keine generelle Empfehlung für Antikoagulation bei Nativklappenendokarditis
- Antikoagulation bei Kunstklappenendokarditis nach Abwägen von Nutzen und Risiko
- Evtl. Low-dose-Antikoagulation zur Thromboseprophylaxe bei speziell ausgewählten Patienten (Nutzen-Risiko-Abwägung)

OP-Indikationen der infektiösen Endokarditis
Bei instabiler Situation muss notfallmäßig und bei sehr großen Vegetationen dringlich operiert werden (◘ Abb. 11.17).

> **Indikationen zur präoperativen Koronarangiografie**
> - Bei hohem KHK-Risiko, wenn keine Aortenklappenvegetationen vorliegen
> - In stabiler Situation, bei Aortenklappenvegetationen: Koronar-CT

Therapeutische Strategien bei infektiöser Endokarditis und neurologischen Komplikationen
- **CCT oder MRT-Schädel**: Bei Verdacht auf neurologische Komplikationen
- **Kontraindikation** für Kardiochirurgie: Akute intrazerebrale Blutung (Mikroblutungen im MRT), hier Verschieben der Operation um mindestens 1 Monat, oder ischämischer Schlaganfall mit sehr großer Ausdehnung (klinisch Koma oder per se sehr schlechte Prognose)

Therapeutisches Vorgehen bei infektiöser Endokarditis „kardialer Implantate" (CRT-/ICD-Devices, Schrittmacher): „cardiac device-related IE" (CDRIE)
- Risikofaktoren für Infektionen kardialer Implantate:
    - Patientenseitig: Nierenversagen, Kortisoneinnahme, Diabetes mellitus, Antikoagulation, Taschenhämatom, Herzinsuffizienz
    - Fieber innerhalb von 24 h vor Implantation
    - Gerätewechsel oder Revision
    - Fehlen einer perioperativen Antibiotikaprophylaxe
    - Anlage einer passageren Schrittmachersonde vor Implantation
    - Frühe Reimplantation nach Geräteinfektion
- Diagnose: Echo (!), ggf. Ergänzung nuklearmedizinischer Bildgebung, Duke-Kriterien wenig sensitiv, hier ggf. Ergänzung lokaler Infektzeichen und Lungenembolien als zusätzliche Kriterien
- Die Therapie besteht aus der raschen, vollständigen Entfernung von Aggregat und Elektroden mit einer verlängerten Antibiotikatherapie über 4–6 Wochen, nach Explantation noch mindestens 2 Wochen; empirisch: Vancomycin wegen hoher Rate an Methicillin-Resistenz
- Nach erfolgter Extraktion wird empfohlen, die Indikation zur Reimplantation erneut zu evaluieren. Es gibt keine klare Empfehlung für den optimalen Zeitpunkt der Reimplantation, mindestens 72 h nach negativer Blutkultur bzw. > 14 Tage bei begleitender Klappenendokarditis

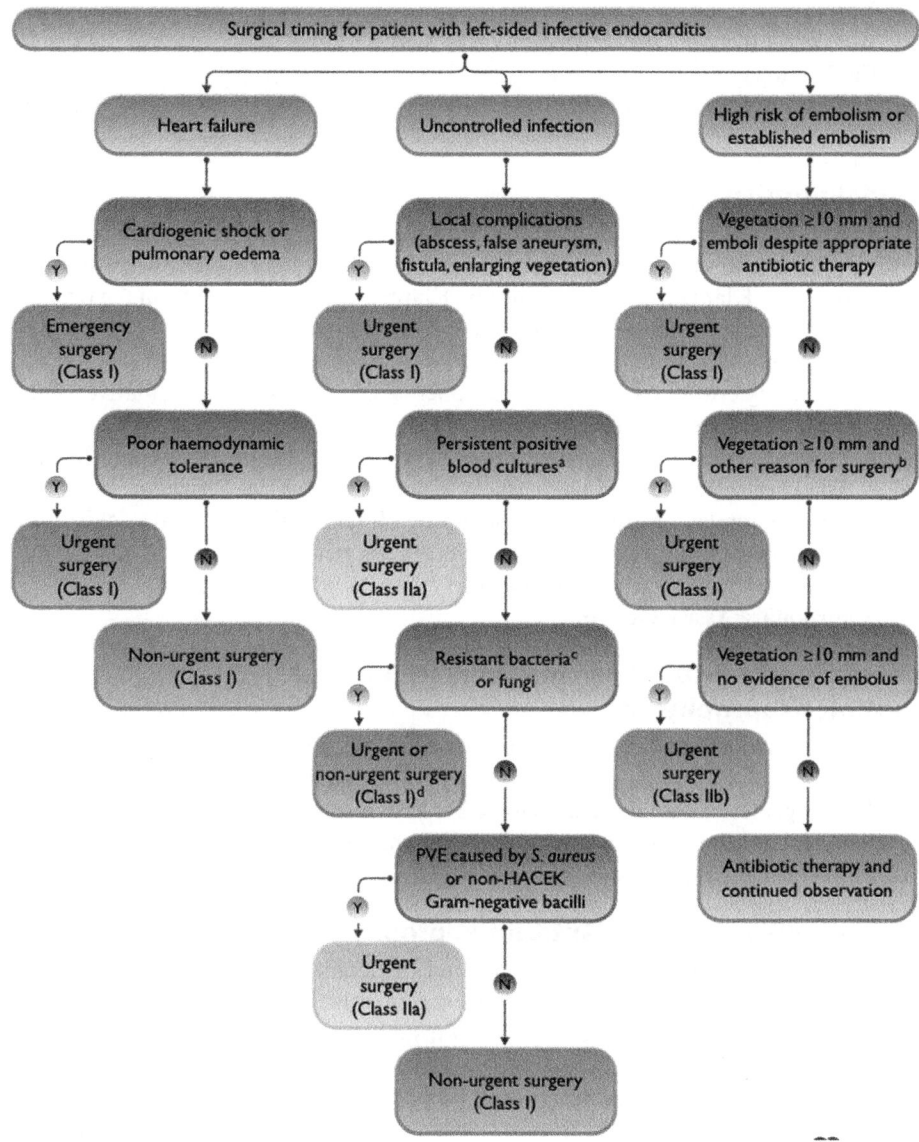

◘ **Abb. 11.17** Timing der chirurgischen Therapie bei infektiöser Endokarditis. (*HACEK* = Haemophilus, Aggregatibacter, Cardiobacterium, Eikenella und Klingella; *PVE* = Klappenprothesen(„prosthetic valve")-Endokarditis. *Emergency:* innerhalb von 24 h, *Urgent:* innerhalb von 3–5 Tagen, *Non-urgent:* während des Krankenhausaufenthaltes. [a] Trotz adäquater antibiotischer Therapie für > 1 Woche und Kontrolle von septischen Emboliequellen. [b] Z. B. bei relevanter Klappendysfunktion, egal ob direkt endokarditisabhängig oder nicht. [c] S. aureus (MSSA oder MRSA), Vancomycin-resistente Enterokokken, nicht-HACEK-gramnegative Bakterien und Pilze. [d] Urgent für S. aureus, Non-urgent für andere)

- Vor Implantation eines Schrittmachers/CRT-/ICD-Device wird eine perioperative Antibiotikaprophylaxe empfohlen (z. B. Cephazolin 30–60 min vor der Prozedur für 24–36 h)
- Zu erwägen: Kabellose Schrittmacher oder ICD ohne intrakardiale Elektrode (sICD)

Endokarditisprophylaxe
Hochrisikogruppen mit Indikation für Antibiotikaprophylaxe bei Risikoeingriffen
- **Herzklappenersatz** (mechanisch oder biologisch oder kathetergestützt implantierte Klappen); rekonstruierte Klappen unter Verwendung von alloprothetischem Material in den ersten 6 Monaten postoperativ
- **Angeborene Vitien:**
  - Unkorrigierte zyanotische Vitien oder residuelle Defekte, palliative Shunts oder Conduits (mit/ohne Klappe)
  - Operativ oder interventionell unter Verwendung von prothetischem Material korrigierte Herzfehler in den ersten 6 Monaten nach der Prozedur
  - Persistierender residueller Defekt an der Implantationsstelle von chirurgisch oder interventionell eingebrachtem prothetischem Material
- **Zustand nach bakterieller Endokarditis**
- **Ventrikuläre Assist-Devices**

Medizinische Prozeduren mit Indikationen zur Antibiotikaprophylaxe
- **Zahnärztliche Eingriffe**, bei denen es zu einer Manipulation der Gingiva oder der periapikalen Zahnregion oder zu einer Perforation der oralen Mukosa kommt
- Bei Eingriffen an **infiziertem Gewebe bei Risikopatienten** wird empfohlen, in Abhängigkeit vom Infektionsort auch organtypische potenzielle Endokarditiserreger mitzubehandeln

Keine Indikationen zur Antibiotikaprophylaxe
- *Zahnärztliche Eingriffe*: Injektionen von Lokalanästhetika in nicht infiziertes Gewebe, bei Nahtentfernung, Behandlung oberflächlicher Karies, Röntgenaufnahmen der Zähne, Platzierung oder Einstellung von prothetischen oder kieferorthopädischen Verankerungselementen, Platzierung kieferorthopädischer Klammern. Ebenfalls besteht keine Indikation für eine Antibiotikaprophylaxe bei Lippentraumata oder Traumata der oralen Mukosa sowie physiologischem Milchzahnverlust
- *Eingriffe am Respirationstrakt*: u. a. Bronchoskopie, Laryngoskopie, transnasale und endotracheale Intubation
- *Eingriffe am Gastrointestinal- oder Urogenitaltrakt*: u. a. Gastroskopie, Koloskopie, Zystoskopie oder transösophageale Echokardiografie, Kaiserschnitt
- *Haut und Weichteile* (Ausnahme bei infiziertem Geweben): nicht indiziert

Perioperative Antibiotikaprophylaxe
- Antibiotikaprophylaxe: Mindestens 30–60 min vor einer Prozedur, falls versäumt: 120 min nach der Prozedur

Kardiologie

- Substanzen: Amoxicillin 2 g p.o. *oder* Ampicillin 2 g i.v. oder i.m. (bei Penicillin- oder Ampicillinallergie: Cephalexin 2 g p.o. oder Azithromycin oder Clarithromycin 500 mg p.o. oder Doxycyclin 100 mg p.o. oder Cefazolin oder Ceftriaxon 1 g i.m. oder i.v.)

11.4 Myokarditis

11.4.1 Definition

Akute oder chronische Inflammationsreaktion des Myokards unterschiedlicher Genese, welche in unterschiedlichem Umfang die Kardiomyozyten, die Fibroblasten (interstitielle Bindegewebe) und die Endothelzellen (perivaskulär) sowie koronare Arteriolen, Kapillaren und in einigen Fällen sogar die epikardialen Koronararterien einbezieht.

11.4.2 Allgemeines

- Mögliche Ursache für plötzlichen Herztod von jungen Erwachsenen (< 40 Jahre)
- Spontanheilung ohne Residuen in der Mehrzahl der Fälle

11.4.3 Ätiologie

(◘ Tab. 11.11)

11.4.4 Klinik

(◘ Tab. 11.12)

> **Klinischer Verdacht auf eine Myokarditis**
> - Klinischer Verdacht auf eine Myokarditis besteht, wenn
>   - symptomatischer Patient und ≥ 1 Diagnosekriterium oder
>   - asymptomatischer Patient und ≥ 2 Diagnosekriterien
> - Voraussetzung: Ausschluss von KHK, kardiovaskulären Erkrankungen, Klappenvitien, Intoxikationen, pulmonalen Ursachen und Hyperthyreose

- Dyspnoe (40–70 %), Brustschmerzen (30–60 %), Palpitationen (10–30 %), kardiogener Schock (5 %)
- Symptomatik ähnlich einem akuten Koronarsyndrom (10–30 %): oft 1–4 Wochen nach respiratorischem oder gastrointestinalem Infekt mit rekurrenten Brustschmerzen

Tab 11.11 Myokarditisursachen

Infektiöse Genese	Viren in 50 % der Fälle: Parvovirus B19, Coxsackie B1–B5, Coxsackie A, Adenoviren, ECHO („enteric cytopathogenic human orphan"), humanes Herpesvirus 6 (HHV6), Hepatitis-C- oder HI-Virus, Influenza A+B, Cytomegalie-, Epstein-Barr-Virus Bakterien: Diphtherie (toxische Myokarditis), Borreliose (Lyme-Erkrankung), β-hämolysierende A-Streptokokken, Leptospira, Coxiella burnetii Pilze: insbesondere bei HIV (Aspergillus, Candida, Cryptococcus) Protozoen: Chagas-Krankheit durch Trypanosoma cruzi, Toxoplasmose, Entamoebia, Leishmania Parasiten: Trichinella spiralis, Echinococcus gran, Taenia solium
Nicht-infektiöse Genese	Immunologische Myokarditis Allergen: Tetanustoxin, Impfstoffe, Serumkrankheit, Medikamente (Antibiotika, Antidepressiva, Antirheumatika, Colchizin, Furosemid) Autoantigene: Infekt-negative lymphozytäre oder Riesenzellmyokarditis, Lupus erythematodes, rheumatoide Arthritis, Churg-Strauss-Syndrom, Kawasaki-Syndrom, entzündliche Darmerkrankungen, Sklerodermie, Polymyositis, Myasthenia gravis, Sarkoidose, Morbus Wegener, rheumatisches Fieber Granulomatöse Riesenzellmyokarditis: mit riesenzellartigen Granulomen vom Sarkoidosetyp bei Sarkoidose, Wegener-Granulomatose Alloantigen: Abstoßungsreaktion nach Herztransplantation Toxische Myokarditis Medikamente: Katecholamine, Anthrazykline, Lithium, Kokain, Cyclophosphamid, Trastuzumab, Clozapin Schwermetalle: Blei, Eisen, Kupfer Andere: Ethanol, Zytokine (Sepsis), radioaktive Strahlung, Stromunfall

Tab 11.12 Diagnosekriterien für den klinischen Verdacht auf eine Myokarditis

Klinische Präsentation (Symptomatik)	Akuter Brustschmerz (perikarditisch oder pseudoischämisch) Neue oder verschlechterte (< 3 Monate) Dyspnoe/Fatigue, ggf. mit Herzinsuffizienzzeichen Subakute/chronische (> 3 Monate) Dyspnoe/Fatigue, ggf. mit Herzinsuffizienzzeichen Palpitationen oder andere Arrhythmiesymptome oder Synkope oder überlebter Herztod Unerklärter kardiogener Schock
Diagnosekriterien	**EKG/Holter/Ergometrie:** Neu: AV-Block, Schenkelblock, ST-T-Wellen Veränderungen, Sinusarrest, VT/Kammerflimmern, Asystolie, Vorhofflimmern, R-Reduktion, pathologische Q-Zacke, häufige Extrasystolen, Low-Voltage, supraventrikuläre Tachykardie **Laborchemie:** Zeichen des Myokardschadens mit Troponinerhöhung **Kardiale Bildgebung:** Funktionelle oder strukturelle Veränderungen in Echokardiografie/MRT, unerklärte Dysfunktion, Dilatation, Hypertrophie, Perikarderguss, endokavitäre Thromben **Kardio-MRT:** Gewebecharakterisierung: Lake-Louise-Konsensus-Kriterien

Kardiologie

- Symptomatik wie akute (5–15 %) oder chronische Herzinsuffizienz (> 50 %) mit: Belastungsdypnoe, Ödemen, Fatigue, thorakalen Missempfindungen
- Akut lebensbedrohliche Symptomatik (5 %): maligne Herzrhythmusstörungen, plötzlicher Herztod, kardiogener Schock

11.4.5 Diagnostik

Anamnese
- Ggf. zurückliegender grippaler oder gastrointestinaler Infekt (unspezifisch!)

Körperliche Untersuchung
- Auskultation: akzidentelle Herzgeräusche, bei Perimyokarditis evtl. Perikardreiben

Labor
- Evtl. BSG ↑, CRP ↑, BNP ↑ und/oder Troponin ↑
- Der serologische Nachweis kardiotroper Viren ist wenig spezifisch und wird nicht empfohlen!
- Nachweise von speziellen Autoantikörpern werden ebenfalls nicht empfohlen!

EKG
- Sinustachykardie, Rhythmusstörungen, insbesondere Extrasystolen, ST-Streckensenkung, terminal negatives T, konkave (ohne reziproke Senkungen, im Gegensatz zu Myokardinfarkt) ST-Streckenhebung bei Perimyokarditis
- AV-Blockierungen → Diphterie, Borreliose (Lyme-Karditis), Sarkoidose oder Riesenzellmyokarditis

Echokardiografie
- Gelegentlich zeigt sich eine Zunahme der Signalintensität und der Wanddicke bei ödematösen Veränderungen
- Beurteilung der diastolischen und systolischen Pumpfunktion, ggf. Perikarderguss

Herzkatheteruntersuchung
- **Koronarangiografie**: Zum Ausschluss/Nachweis einer ischämischen Genese

> Die höchste Empfehlungsstärke zur Biopsie besteht bei Patienten mit lebensbedrohlicher klinischer Präsentation: maligne Herzrhythmusstörungen, kardiogener Schock und schwere akute Herzinsuffizienz.

- Endomyokardbiopsie
    - Die Endomyokardbiopsie stellt den Goldstandard für die Diagnose einer Myokarditis dar
    - Materialgewinnung aus der rechtsventrikulären Seite des interventrikulären Septums oder linksventrikuläre Biopsie, zur *histologischen* (lymphozytäre Infiltrate und Nekrosen), *immunhistologischen* (Anti-CD3-T-Lymphozyten, Anti-CD4-T-Helferzellen, Anti-CD68-Makrophagen, Anti-HLA-DR etc.)

und *molekularpathologischen* (Erregernachweis mittels PCR, zusätzlich auch aus dem Serum zur Detektion von Systemmanifestation) Begutachtung
- Mehr als 3 Biopsate (1–2 mm^3), Fixierung in 10 %igem Formalin (für einen umgehenden Transport in die Pathologie sorgen)
- An die Möglichkeit eines „sampling error" denken, d. h., die entnommene Biopsie ist möglicherweise nicht repräsentativ für das gesamte Myokard – idealerweise zuvor kardiale MRT zur Steuerung anhand LGE
- Eine Echokardiografie nach der Endomyokardbiopsie ist obligat (Perikarderguss?)

Bildgebende Verfahren

- **Kardiale MRT**: Standard zur nicht-invasiven myokardialen Gewebecharakterisierung: „Lake-Louise-Kriterien" (2 von 3 müssen erfüllt sein):
  - Myokardiales „Ödem" auf T2-gewichteten Bildern
  - Early-Gadolinium-Enhancement-Ratio > 4 (oder absoluter Signalanstieg um > 45 %)
  - Late-Enhancement mindestens eine fokale Läsion (nicht-ischämisches Verteilungsmuster)
- Ggf. Wiederholung des Kardio-MRT nach 1–2 Wochen, wenn nur 0–1 Kriterien erfüllt sind und klinisch ein hoher Verdacht besteht
- Nuklearkardiologie: Keine Bedeutung in der Routine, ggf. 18-FDG-PET oder Gallium-67-Szintigrafie bei Verdacht auf Sarkoidose

11.4.6 Differenzialdiagnostik

- Koronare Herzerkrankung
- Hyperthyreose
- Intoxikationen (z. B. Paracetamol)
- Perikarditis/Perimyokarditis
- Mitralklappenprolaps
- Arrhythmien
- Pulmonale Ursachen
- Kardiomyopathien, z. B. HOCM oder Takotsubo-Syndrom

11.4.7 Therapie

Kausale Therapie

- Eine kausale Therapieoption ist nur für wenige Myokarditisentitäten belegt/verfügbar
- Bakterien/Protozoen/Parasiten: Antiinfektiva
- **Virale Myokarditis**: Es liegen keine konsistenten Daten für einen Effekt einer spezifischen antiviralen Therapie vor → ggf. **Immunmodulation** bei **viruspositiven Myokarditiden** (biopsiegesichert) in Zentren: z. B. antivirale Therapie bei einer kardialen Herpesvirusinfektion mit Ganciclovir, Valaciclovir oder Aciclovir; β-Interferontherapie (IFN-β) bei Nachweis von Entero- oder Adenoviren

Kardiologie

- **Infektnegative immunologische Myokarditis** (biopsiegesichert): **Immunsuppression** (z. B. Steroide ± Azathioprin: Prednison 1 mg/kg KG/Tag für 4 Wochen, danach 0,33 mg/kg KG/Tag für 5 Monate; Azathioprin 2 mg/kg KG/Tag für 6 Monate [TIMIC-Studie, EHJ, 2009]) bei chronischer virusnegativer Inflammationskardiomyopathie: Riesenzellmyokarditis, eosinophile Myokarditis, autoimmune Systemerkrankungen mit kardialer Beteiligung, granulomatöse Myokarditis/kardiale Sarkoidose sowie Autoimmunmyokarditis
- **Infektnegative lymphozytäre Myokarditis** (biopsiegesichert): Es fehlen konsistente Daten, als Einzelfall bei schwerer therapierefraktärer Funktionsstörung zu entscheiden
- Keine Empfehlung einer Immunglobulintherapie oder einer Immunadsorptionstherapie.

Symptomatisch
- Keine sportliche Aktivität (für mindestens 3–6 Monate)
- Thromboembolieprophylaxe bei hospitalisierten, bettlägerigen Patienten
- Kontraindikation für NSAR während der Akutphase einer viralen Myokarditis, da sonst eine Progression der myokardialen Zellschädigung resultieren kann

Herzinsuffizienztherapie
- Behandlung von Herzinsuffizienz/Arrhythmie/kardiogenem Schock entsprechend der Leitlinien für diese Krankheitsbilder

11.5 Perikarditis

11.5.1 Definition

- Entzündung des Perikards, welche als **isolierte Perikarditis** *oder* **Perimyokarditis** auftreten kann.

11.5.2 Ätiologie

(◘ Tab. 11.13)

11.5.3 Klinik

- Scharfe, pleuritische linksthorakale Schmerzen, nach Aufsetzen und Vorbeugen besser (> 85 %)
- Ggf. Zeichen der Herzinsuffizienz: Dyspnoe und Leistungsminderung, allgemeine Schwäche
- Subfebrile Temperaturen bis Fieber
- Perikard- oder Herzbeutelerguss/-tamponade als Komplikation

◘ Tab 11.13   Ursachen der Perikarditis

Infektiöse Genese	Viren (in Deutschland am häufigsten): Parvovirus B19, Enteroviren (Coxsackie und ECHO), Adenoviren, Herpesviren (EBV, CMV, HHV6) Bakterien: Mycobacterium tuberculosis (in Entwicklungsländern häufig), Borreliose (Lyme-Erkrankung), Coxiella burnetii Pilze (selten): Aspergillus spp., Histoplasma spp., Blastomyces spp. Parasiten (selten): Toxoplasmose, Echinococcus spp.
Nichtinfektiöse Genese	Autoimmun (häufig): Lupus erythematodes, Sjögren-Syndrom, rheumatoide Arthritis, Churg-Strauss-Syndrom, entzündliche Darmerkrankungen, Sklerodermie, Sarkoidose, Morbus Horton, Takayasu-Vaskulitis, Morbus Behçet, familiäres Mittelmeerfieber, Morbus Still Neoplasie: Mesotheliom, Bronchialkarzinom, Mammakarzinom Metabolisch: Urämie, Myxödem, Anorexia nervosa Traumatisch: Ösophagusperforation, penetrierendes Trauma, Postkardiotomie-/-infarkt-Syndrom Medikamentös: Lupus-ähnliches Syndrom (Procainamid, Hydralazin, Methyldopa, Isoniazid, Phenytoin), Chemotherapeutika (Doxorubicin, Daunorubicin, Cytoarabin, 5-FU, Cyclophosphamid), Penicilline als Hypersensitivitätsperikarditis, Mesalazin, Clozapin, Minoxidil, Thiazide Andere: Amyloidose, Aortendissektion, pulmonale Hypertonie

Herzbeuteltamponade → Beck-Trias
- **Pulsus paradoxus**: Bei Inspiration fällt der Blutdruck um 10 mmHg mit „low-cardiac output syndrome". Da sich der Ventrikel nicht nach außen ausdehnen kann, folgt die Ausweitung nach innen mit Verschiebung des Septums in den linken Ventrikel (Beurteilung mittels Echokardiografie und/oder Herzkatheter) Low-cardiac-output-Syndrom
- **Kussmaul-Zeichen**: Paradoxer inspiratorischer Druckanstieg in Jugularvenen sowie ZVD-Anstieg
- **Leise Herztöne**

11.5.4 Diagnostik

Anamnese und körperliche Untersuchung (Auskultation)

- **Perikardreiben** (< 33 %): pulssynchrones, knarrendes/lederartiges systolisch-diastolisches Geräusch
- **Pericarditis sicca**: trocken, z. B. bei Urämie, systolisch-diastolische Reibegeräusche
- **Pericarditis exsudativa**: feucht, z. B. bei Tbc, Verschwinden der Reibegeräusche

Laborchemie

- Blutbild, CRP, BSG, Harnstoff (urämische Perikarditis), TSH/T_3/T_4 (Myxödemperikarditis bei Hypothyreose), HDL/LDL (Cholesterinperikarditis)
- Evtl. Erhöhung der Herzenzyme (35–50 % der Fälle)

Kardiologie

Mikrobiologie/Blutkulturen
– Suche nach Bakterien, insbesondere Mykobakterien (Tbc-Diagnostik)

Immunologie
– ANA, ds-DNS-Antikörper, ANCA, RF, C3, C4

Ruhe-Elektrokardiogramm
– Konkave ST-Streckenhebungen „aus dem S heraus" (Ausdruck der subepikardialen Entzündung, ca. bei 60 %)
– Terminale T-Negativierungen in der 2. Woche
– Niedervoltage bei Perikarderguss und Tamponade
– Elektrischer Alternans: Wechsel der R-Amplitude von Aktion zu Aktion

Radiologische Diagnostik
– **Röntgen-Thorax**
  – Dreieck- bzw. Bocksbeutelform (Ergussmengen > 300 ml)
  – Kalkschwielen bei Pericarditis constrictiva
– **CT-/MRT-Untersuchung**
  – Beurteilung/Darstellung lokalisierter Perikardergüsse und des um das Perikard liegenden Gewebes, Tumoren und Pathologien der umgebenden Organe (Nachweis/Ausschluss mediastinaler oder pulmonaler Ursachen), Darstellung von Perikardkalzifizierungen/-verdickungen
  – CT: Unterscheidung zwischen hämorrhagischen und serösen Ergüssen anhand der gemessenen Dichtewerte (Hounsfield-Einheiten)
  – MRT: Diskriminierung zwischen Exsudat und Transsudat anhand der Signalintensität in der T1- und T2-Gewichtung

Echokardiografie
– Physiologisch: seröse Flüssigkeit zwischen Epi- und Perikard < 30 ml
– Ergussnachweis (bei 60 % der Fälle): ab ≥ 50 ml bis „swinging heart"
– Quantifizierung: Beurteilung der hämodynamischen Relevanz (Kompression des rechten Atriums [RA] und/oder des rechten Ventrikels [RV])
– Lokalisation: lokaler, gekammerter oder zirkulärer Perikarderguss
– Differenzialdiagnostik: peri-/epikardiales Fett, Zyste, Hämatom, Aszites, Pleuraerguss
– Kontinuierliche Verlaufskontrollen: akuter oder chronischer Verlauf, Progredienz oder Regredienz

Gegebenenfalls Perikardioskopie mit gezielter Epi-/Perikardbiopsie
– Anschließende histopathologische, molekularbiologische und immunologische Beurteilung

---

Diagnosestellung akute Perikarditis
Mindestens 2 der folgenden 4 Kriterien:
– Klinik: perikarditischer, scharfer Brustschmerz
– Auskultation: Perikardreiben

- EKG: Neue, ausgedehnte ST-Streckenhebungen (aus dem S heraus) oder PR-Senkungen
- Echokardiografie: Perikarderguss

In entwickelten Ländern muss nicht immer nach der Ursache der Perikarditis gesucht werden, da die meist viral bedingte Perikarditis einen gutartigen klinischen Verlauf zeigt. Eine **stationäre** Abklärung sollte erfolgen bei Verdacht auf **spezifische Ursachen** (Tuberkulose, Autoimmunerkrankung, Neoplasien) oder bei einem der folgenden **Risikofaktoren**:
- Majorkriterien
    - Fieber > 38 °C
    - Subakuter Beginn
    - Großer Perikarderguss oder Tamponade
    - Refraktär auf antiphlogistische Behandlung nach 1 Woche
- Minorkriterien
    - Perimyokarditis
    - Immunsuppression
    - Trauma
    - Orale Antikoagulationstherapie

11.5.5 Therapie

Allgemeine Maßnahmen
- Körperliche Schonung bis Symptomfreiheit, EKG und Labor normal; bei kompetitiven Sportlern mindestens 3 Monate
- Behandlung der Grunderkrankung
- Keine Antikoagulanzien (Ausnahmen: mechanische Klappenprothese, chronisches Vorhofflimmern, Lungenembolie oder akuter Myokardinfarkt)

First-Line-Therapie
- **NSAR als Basistherapie**
- Ibuprofen: 3-mal 600 mg/Tag p.o. für 1–2 Wochen, dann um 200–400 mg/1–2 Wochen reduzieren, ggf. plus Protonenpumpenhemmer
- Bei vorbestehender ASS-Therapie: ASS 750–1000 mg 3-mal/Tag, dann um 250–500 mg/1–2 Wochen reduzieren

- **Colchizin als Kombinationspartner**
- Colchizin: Mitosehemmstoff aus dem Gift der Herbstzeitlosen (Hemmung der Tubulinpolymerisation); Entzündungshemmung, indem es Migration und Funktion (Phagozytose und Freisetzung von Mediatoren) der Neutrophilen hemmt
- Die zusätzliche Gabe von Colchizin führt zu einer rascheren Beschwerdefreiheit und einer Reduktion der Rezidivrate von 30 % auf 10 %
- Dosierung:
    - > 70 kg KG: 2-mal 0,5 mg Colchizin/Tag p.o.
    - ≤ 70 kg KG: 1-mal 0,5 mg Colchizin/Tag p.o.

Kardiologie

- Dauer: Colchizin über 3 Monate bei akuter und über 6 Monate bei chronischer Perikarditis
- Cave bei Leber- und Nierenfunktionsstörungen
- Überwachung: CRP, Blutbild, Retentionsparameter, Leberparameter
- Kontraindikationen: Deutlich eingeschränkte Leber- und Nierenfunktion (hepatobiliäre und renale Elimination), absolut kontraindiziert bei Dialysepatienten, Dosishalbierung bei eingeschränkter Nierenfunktion (GFR < 60 ml/min)

Second-Line-Therapie
- **Kortikosteroide**: Nur bei Kontraindikation für NSAR/ASS/Colchizin
- Dosierung: 0,25–0,5 mg Prednison/kg/Tag p.o.
- Anmerkung: Erhöhtes Rezidivrisiko unter Steroidtherapie
- Dosierung bei Autoimmunprozessen: 1–1,5 mg Prednisolon/kg/Tag p.o.
- Dauer: 1 Monat, danach über 3 Monate ausschleichen

Third-Line-Therapie
- i.v.-Immunglobulin
- Anakinra: Interleukin-1-Rezeptor-Antagonist
- Azathioprin: Immunsuppressiva, Purinanalogon
- Ggf. Perikardektomie als Fourth-Line-Behandlungsoption

11.5.6 Komplikationen

Rezidivierende Perikarditis
- Häufigste Komplikation der akuten Perikarditis
- Rezidivrate nach dem Erstereignis: ca. 30 %, nach dem ersten Rezidiv: ca. 50 %
- Ursachen: Autoimmunprozess, virale Ursachen, unzureichende Therapiedauer von NSAR und/oder Colchizin
- Rezidivprophylaxe: Kausale Therapie und antiphlogistische Kombinationstherapien:
  - NSAID (Ibuprofen oder ASS oder Indometacin) bis Symptomfreiheit (ggf. Wochen bis Monate) in Kombination mit Colchizin (mindestens 6 Monate)
  - Kortison: Wenn unter NSAID keine Symptomfreiheit oder erneutes Rezidiv; immer in Kombination mit NSAID und Colchizin; initial Prednison 0,2–0,5 mg/kg/Tag, dann um ca. 10 % alle 1–2 Wochen reduzieren
- Jedes Medikament separat ausschleichen
- Therapiemonitoring über CRP-Bestimmung
- 3. Wahl: i.v. Immunglobuline, Azathioprin, Anakinra

Perikarderguss/Perikardtamponade
❗ Cave
Ein akuter Perikarderguss kann bereits ab einer Größe von ca. 150 ml von hämodynamischer Relevanz sein, während ein chronischer Perikarderguss auch bis zu 1 l ohne Beeinflussung der Hämodynamik bleiben kann.

Tab 11.14 Echokardiografische Einteilung des Perikardergusses

Einteilung	Echokardiografischer Befund	Maßnahmen
Kleiner Perikarderguss	< 10 mm	Wenn idiopathisch: keine, sonst weitere Kontrolluntersuchungen
Mäßiger Perikarderguss	10–20 mm	Diagnostische Punktion, wenn Verdacht auf purulente oder neoplastische Genese, bei erhöhten Entzündungsmarkern ohne ersichtliche Ursache, Monitoring
Großer Perikarderguss	> 20 mm	Hohes Risiko für Tamponade bzw. maligne Genese → Punktion, Monitoring

Zur Beurteilung und Punktionsindikation werden die **Klinik** (Dyspnoe) und die **Hämodynamik** (Hypotonie plus Tachykardie) sowie **echokardiografische Parameter** (diastolischer Kollaps rechtes Atrium oder rechter Ventrikel, „swinging heart", V.-cava-inferior-Stauung, atemabhängig Variation der E-Welle über Mitral-/Trikuspidal-/Pulmonalklappe um mehr als 25 %/50 %/30 %) herangezogen (Tab. 11.14).

> Die akute Perikardtamponade muss differenzialdiagnostisch von einer akuten Lungenembolie und einem akuten Rechtsherzversagen (Rechtsherzinfarkt) abgegrenzt werden.

- Ursache: Wenn zusammen mit Perikarditis → meist infektiös oder maligne; isolierter Perikarderguss → in entwickelten Ländern 50 % idiopathisch, in Entwicklungsländern > 60 % Tuberkulose
- Klinik: Von asymptomatisch bis Herzinsuffizienz, Verdrängungssymptome (Zwerchfell: Übelkeit; Ösophagus: Dysphagie; N. laryngeus: Heiserkeit; N. phrenicus: Singultus)
- Befunde: Nur wenn hämodynamisch relevant: Halsvenenstauung, Pulsus paradoxus, leise Herztöne

- **Perikardpunktion (unter echokardiografischer Kontrolle)**
- Indikationen:
    - Hämodynamisch relevanter und/oder große (> 20 mm) Perikardtamponade
    - Verdacht auf purulenten Perikarderguss (Fieber und Perikarderguss!)
    - Verdacht auf tuberkulösen Perikarderguss
    - Verdacht auf neoplastischen Perikarderguss (Tumoranamnese)
    - Symptomatischer Perikarderguss ohne Therapieansprechen
- Durchführung: Einstich „Larrey-Punkt" im Winkel zwischen Xiphoid und 7. Rippenknorpel. Steuerung: Echokardiografisch, evtl. unter Durchleuchtung

- Komplikationen:
  - Major-Komplikationen: interventionsbedürftige Ventrikel-/Koronarverletzung, Hämato-/Pneumothorax, Verletzung der Leber oder anderer Organe
  - Minor-Komplikationen: Arrhythmien, kleiner Pneumothorax, transiente Ventrikelverletzung

- **Analyse der Perikardflüssigkeit**
- Laborchemie: Bestimmung des spezifischen Gewichts, der Proteinkonzentration und der LDH bzw. der Ratios → Anwendung der „Light-Kriterien" zur Diskriminierung der Perikardergüsse in Exsudate und Transsudate
  - Exsudat: Spezifisches Gewicht > 1015, Proteingehalt > 30 g/l, PE/Serum-Protein-Ratio > 0,5, LDH-Aktivität > 300 U/l und eine PE/Serum-LDH-Ratio > 0,6
  - Transudat: Kein Kriterium erfüllt oder entsprechend niedrigere Werte
- Versand des Punktatmaterials zur weiteren Diagnostik
  - Serologie/Virologie (Viren)
  - Mikrobiologie (natives Material, Blutkulturflaschen, PCR für Tbc)
  - Zytologie/Pathologie
  - Hauptlabor (Blutbild, Fette, CRP, Harnsäure, LDH, Amylase, Lipase, Glukose, CEA [maligne Ergüsse?], ADA [Adenosindeaminase], IFN-γ und Lysozym [Tbc?])

Pericarditis constrictiva

- Die konstriktive Perikarditis ist das Folgestadium einer chronisch-persistierenden Perikarditis (meist viraler oder idiopathischer Genese, nach Bestrahlung oder kardiochirurgischer Perikardiotomie).
- Durch die zunehmende Fibrosierung, Verdickung und Versteifung beider Perikardblätter kann ein sog. *Panzerherz* resultieren.
- Epikardiale Myokardschichten können mit in den Krankheitsprozess einbezogen sein. Das führt zu einer regionalen oder globalen Myokardatrophie.
- Pathophysiologie/Klinik: Diastolische Füllungsbehinderung aller Herzhöhlen, Zeichen der zentralvenösen Stauung (Stauungshepatitis, Aszites und periphere Ödeme) und des verminderten HZV (kardiale Kachexie, Müdigkeit, Leistungsminderung).
- Dip-Plateau-Phänomen: Schnelle frühdiastolische Füllung (Dip, ungestörte Relaxation) und abrupter Füllungsstopp (Plateau, Ausdruck der Compliancestörung); bedingt durch diese fixierte diastolische Füllung sind auch die Schlagvolumina konstant.
- Differenzialdiagnostisch schwierig von einer restriktiven Kardiomyopathie abzugrenzen. Wichtig: Bildgebung (Echokardiografie, CT, MRT zur Beurteilung von Verkalkungen, Perikarddicke, Ausdehnung) und invasive Hämodynamikmessung.
- Therapie: Perikardfensterung bis Perikardektomie (partiell oder total).
- Dekortikation (operative Schwielenentfernung).
- Bei tuberkulöser Pericarditis constrictiva muss eine antituberkulostatische Therapie für mindestens 2 Monate vor der Perikardektomie erfolgen.

11.5.7 Differenzialdiagnose

(◘ Tab. 11.15)

◘ Tab 11.15 Pericarditis constrictiva – restriktive Kardiomyopathie – Perikardtamponade

	Pericarditis constrictiva	Restriktive Kardiomyopathie	Perikardtamponade
Ursachen	Chronische Perikarditis, Zustand nach Radiatio	Amyloidose, Sarkoidose, Hämochromatose	Akute Perikarditis
Morphologie	Ca. 20 % Verkalkung, echodichtes Perikard	Keine Verkalkung	Perikarderguss
Klinik	Primäres Rechtsherzversagen, dann Vorwärtsversagen (Hypotension, Dyspnoe)	Globale Herzinsuffizienz	Erhöhter ZVD, Tachykardie, Hypotonie
Diastole			
Relaxation	Ungestört	Ungestört	Linksventrikulär initial ungestört, jedoch Störung der rechtsventrikulären Füllung
Compliance	Gestört	Gestört	
Echokardiografie	Atemabhängigkeit im Geschwindigkeitsprofil über Mitral- (e-Wellen-Variation > 25 %) und Trikuspidalklappe, Gewebedoppler e'> 8 cm/s, typischer „septal bounce"	**Keine** Atemabhängigkeit im Geschwindigkeitsprofil über Mitral- und Trikuspidalklappe, Gewebedoppler e'< 8 cm/s, riesige Vorhöfe	Pulsus paradoxus Diastolischer Kollaps von rechtem Vorhof und Ventrikel bis „swinging heart", dilatierte V. cava inferior
Herzkatheteruntersuchung	Dip-Plateau-Muster (frühe RV-Füllung noch möglich, y-Tal = Dip = Füllungsstopp) LVEDP = RVEDP PAP: < 50 mmHg Atemabhängige systolische Druckflächendivergenz in RV und LV: simultane Druckmessung!	Selten Dip-Plateau-Muster LVEDP > RVEDP um mehr als 5 mmHg PAP: > 50 mmHg Keine atemabhängige systolische Druckflächendivergenz in RV und LV	Kein Dip-Plateau-Muster ZVD (RAP): erhöht
Kardio-MRT-/CT	Perikardverkalkung/-verdickung > 3 mm	Unauffällige Perikardmorphologie	Ergusssaum
Therapie	Perikardektomie	Herzinsuffizienz-/Kausaltherapie, ggf. Herztransplantation	Punktion

Abkürzungen: *LVEDP* = linksventrikulärer enddiastolischer Druck, *RVEDP* = rechtsventrikulärer enddiastolischer Druck, *PAP* = pulmonalarterieller Druck, *ZVD* = zentraler Venendruck (entspricht dem RAP oder rechtsatrialen Druck)

Kardiologie

▶ Bei geringer/asymptomatischer Klinik der Pericarditis constrictiva kann eine konservative Haltung mit echokardiografischen Verlaufskontrollen in Erwägung gezogen werden.

11.6 Herzrhythmusstörungen

11.6.1 Herzrhythmusstörungen in der Intensivmedizin

- Häufige Ursachen für Herzrhythmusstörungen in der Intensivmedizin:
  - Komplikation einer kardialen Erkrankung (z. B. Myokardinfarkt, Kardiomyopathien, Myokarditis)
  - Komplikation einer extrakardialen Erkrankung (z. B. Hyperkaliämie bei Morbus Addison oder Niereninsuffizienz, Intoxikationen [z. B. Digitalis], Thoraxtrauma, Sepsis)
  - Nebenwirkung von Medikamenten (z. B. Katecholamine, Diuretika, Digitalis, Theophyllin)
- Allgemeines
  - Arrhythmien („new-onset arrhythmias") treten bei 10–20 % aller Patienten auf Intensivstation auf
  - Am häufigsten sind die tachykarden Herzrhythmusstörungen
  - Vorhofflimmern (> 45 %) und monomorphe ventrikuläre Tachykardien (> 40 %) sind die häufigsten Arrhythmien in der Intensivmedizin
  - Supraventrikuläre und ventrikuläre Arrhythmien sind mit einer höheren Krankenhausmortalität assoziiert
  - Einteilung nach Frequenz (tachykard, bradykard), Ursprung (Reizbildungs- und Reizleitungsstörungen, supraventrikulär, ventrikulär), Breite des QRS-Komplexes (Schmal- oder Breitkomplex), Hämodynamik (stabil, instabil, Kreislaufstillstand: tachysystolisch hyperdynam wie bei Kammerflimmern, -flattern, pulslose ventrikuläre Tachykardie oder hypo- bis asystolisch hypodynam wie bei Asystolie, Hyposystolie, elektromechanischer Entkopplung oder „weak action")

11.6.2 Klinik

- Palpitationen
- Schwindelattacken bis Adams-Stokes-Anfall (Zustand kurzer Bewusstlosigkeit bei kurzauftretender Asystolie infolge totaler AV-Blockierung), entsprechend kardialen Synkopen
- Herzinsuffizienz (brady- oder tachysystolisch)
- Akutes Koronarsyndrom (pektanginöse Beschwerden)
- Dyspnoe
- Polyurie
- Arterielle Embolie bei Vorhofflimmern/-flattern

- Klinik einer ventrikulären Extrasystolie: Kein peripherer Puls, auskultatorisch jedoch Herztöne hörbar
- Ggf. Kreislaufstillstand/plötzlicher Herztod

11.6.3 Diagnostik

> **Instabilitätszeichen rhythmogener Notfälle**
> - Blutdruck$_{systol}$ < 90 mmHg mit Symptomen
> - Pektanginöse Beschwerden
> - Brady- oder tachysystolische Herzinsuffizienz
> - Herzfrequenz (HF): < 40 oder > 150/min mit Symptomen

Anamnese
- **Kardiale Vorgeschichte**: Koronare Herzkrankheit, paroxysmale Tachykardie
- **Medikamentenanamnese**: Herzrhythmusstörungeni insbesondere Präparate, welche zur Verlängerung der Repolarisation führen (▶ http://www.qtdrugs.org/); bradykardisierende Medikamente (Digitalispräparate, Betablocker) → v. a. bei Präparatwechsel und begleitender Niereninsuffizienz. Präparate mit direkter Auswirkung auf Elektrolythaushalt: Aldosteronantagonisten, Diuretika
- **Familienanamnese**: Genetische Prädisposition, plötzlicher Herztod
- **Warm-up- und Cool-down-Phänomen**: Hinweis für eine *Automatie-Tachykardie* (z. B. fokal atriale Tachykardie, AV-junktionale Tachykardie), Patienten berichten über einen langsamen Pulsanstieg und ein langsames Sistieren der Tachykardie
- **On-off-Phänomen**: Hinweis für eine *Reentrytachykardie (meist AVNRT)*, plötzlicher Beginn und abruptes Ende der Tachykardie („wie ein Schalter"), regelmäßige Tachykardie, häufig postiktaler Harndrang (ANP- bzw. BNP-Freisetzung mit renaler Na$^+$- und Wasserausscheidung)

Körperliche Untersuchung
- Insbesondere Auskultation von Herz (Vitien) und Lunge; Bradykardie (Frequenz: < 60/min), Tachykardie (Frequenz: > 100/min), Arrhythmie

Labordiagnostik
- Insbesondere Elektrolyte (K$^+$), Nierenretentionsparameter, Schilddrüsenparameter

Apparative Diagnostik
- Ruhe-EKG mit Rhythmusstreifen
- Langzeit-EKG und/oder ggf. Event-Recorder
- Ergometrie, insbesondere zur Evaluierung belastungsinduzierter Arrhythmien
- Echokardiografie (strukturelle Herzerkrankungen)
- Ggf. elektrophysiologische Untersuchung (EPU)

Kardiologie

11.6.4 Therapie

Akuttherapie – tachykarde Rhythmusstörungen

- **Allgemeines**
- Aufrechterhaltung und Stabilisierung der VitalfunktionenHerzrhythmusstörungen
- Lagerung: Oberkörperhochlagerung
- Oxygenierung: 2–6 l O_2/min über Nasensonde oder > 6 l O_2/min über Maske, wenn notwendig
- Evtl. Sedierung mittels Benzodiazepinen: z. B. Midazolam

- **Ursachensuche und -behebung**
- z. B. Ischämiezeichen, Elektrolytstörungen

- **Vagusstimulationsmanöver**
- Valsalva-Pressversuch (Methode der 1. Wahl)
- Einseitiger Karotissinusdruckversuch (keine Empfehlung bei älteren Patienten: erhöhtes Risiko für neurologische Komplikationen, insbesondere Schlaganfall)
- Kaltes Wasser trinken lassen
- Gesicht in kaltes Wasser eintauchen (Tauchreflex)

- **Medikamentöse antiarrhythmische Differenzialtherapie**
- Bei eingeschränkter Pumpfunktion führen die meisten Antiarrhythmika zu einer weiteren myokardialen Funktionsverschlechterung (negativ inotrop).

- **Elektrotherapie**
- Frühzeitige **Defibrillation/Kardioversion** bei (drohender) hämodynamischer Instabilität (externe Defibrillation/Kardioversion oder interne Defibrillation/Kardioversion über ICD)
- Kardioversion: Applikation von Strom synchronisiert über R-Zacken-Erkennung
- Defibrillation: unsynchrone Applikation eines Stromimpulses
- Die vorherige Gabe verschiedener Antiarrhythmika kann den Defibrillationserfolg verschlechtern
- Ggf. Überstimulation („overdrive pacing")

Antiarrhythmika-Therapie von Rhythmusstörungen
- Mittel der Wahl bei „**rhythmischen**" Schmalkomplextachykardien: **Adenosin** 6–18 mg rasch i.v.
- Mittel der Wahl bei „**arrhythmischen**" Schmalkomplextachykardien (meist Tachyarrhythmia absoluta): **Metoprolol** 5–15 mg i.v.
- Mittel der Wahl bei **Breitkomplextachykardien**: **Amiodaron** 5 mg/kg KG bzw. 300 mg/70 kg KG langsam i.v. *oder* **Ajmalin** 0,5–1 mg/kg KG langsam i.v.

Langzeittherapie – tachykarde Rhythmusstörungen
- **Medikamentös**: Prinzipiell alle Antiarrhythmika (Klasse-I-Antiarrhythmika nicht bei strukturellen Herzerkrankungen)
- **Implantierbarer Cardioverter-Defibrillator (ICD)**
- **Katheterinterventionell (Radiofrequenzablation)**:
    - Koagulation des Kent-Bündels beim WPW-Syndrom
    - AV-Knotenmodulation bei AV-Knoten-Reentrytachykardie
    - Pulmonalvenenisolation bei Vorhofflimmern (Kryo-, Thermo- oder Pulsed Field Ablation)

Akuttherapie – bradykarde Rhythmusstörungen

> **Medikamentöse Therapie – antibradykarde Substanzen**
> - **Parasympatholytika**
>   - Atropinsulfat: 0,5–3 mg als i.v.-Bolus
>   - Ipratropiumbromid: 0,5 mg auf 5 ml NaCl 0,9 % langsam i.v.
> - **Sympathomimetika**
>   - Orciprenalin: 0,25–0,5 mg als i.v.-Bolus
>   - Adrenalin: 0,02–0,1 mg als i.v.-Bolus oder als Perfusor (2–10 µg/min)Parasympatholytika

- **Elektrotherapie**
- Transkutane Schrittmachertherapie unter Analgosedierung
- Transvenöse Schrittmacheranlage über Schleuse (meist rechte V. jugularis interna)

Langzeittherapie – bradykarde Rhythmusstörungen
- Absetzen bradykardisierender Substanzen
- Ätiologische Abklärung: z. B. Ausschluss/Nachweis einer KHK, Digitalisspiegel etc.
- Ggf. permanente Schrittmacherimplantation

11.6.5 Tachykarde Rhythmusstörungen

Ätiologie
- **Physiologisch**: Kompensatorische Sinustachykardie (Anstrengung, Anämie, Entzündungszeichen etc.)
- **Kardial**: Koronare Herzkrankheit, akutes Koronarsyndrom, Kardiomyopathien, Herzinsuffizienz, Endokarditis, Myokarditis/Perimyokarditis, Vitien, Herztumoren, Leitungsbahnen
- **Extrakardial**: Elektrolytstörungen, Lebererkrankungen (Hämochromatose), Endokrinopathien (Hyperthyreose, Phäochromozytom), Autoimmunerkrankungen, Neoplasien, Genussmittel (z. B. Nikotin, Kaffee), toxisch (z. B. Alkohol, Kokain), Medikamente (Antiarrhythmika, Digitalis, Antidepressiva, Neuroleptika)

Kardiologie

> **Unterscheidung tachykarder Rhythmusstörungen**
> - Hämodynamisch stabil oder instabil
> - Instabilitätszeichen
>   - Blutdruck$_{systol}$ < 90 mmHg
>   - Herzfrequenz: > 150/min in Ruhe
>   - Pektanginöse Beschwerden
>   - Zeichen der tachysystolischen Herzinsuffizienz
> - QRS-Komplex
>   - < 0,12 s: Schmalkomplextachykardien
>   - ≥ 0,12 s: Breitkomplextachykardien
> - Rhythmus (regelmäßig, unregelmäßig/Tachyarrhythmie)

● „Behandle immer den Patienten und nie das EKG".

● „Schmalkomplextachykardien" (z. B. TAA bei Vorhofflimmern) können (bei aberranter Leitung) in Form eines „funktionellen Schenkelblocks" übergeleitet werden, sodass im EKG eine „Breitkomplextachykardie" imponiert. Bei TAA ist diese dann arrhythmisch.

- Eine arrhythmische Breitkomplextachykardie beruht daher meistens auf einem Vorhofflimmern mit funktionellem (Ermüdung) oder vorbestehendem Schenkelblock (selten: Präexzitationssyndrom mit Vorhofflimmern).

❗ **Cave**
Im Notfall gilt, dass jede Breitkomplextachykardie bis zum Beweis des Gegenteils primär als ventrikuläre Tachykardie anzusehen ist.

- Falls zwischen einer supraventrikulären und einer ventrikulären Breitkomplextachykardie nicht direkt unterschieden werden kann, stellt Ajmalin das Medikament der 1. Wahl dar.
- Bei sicherem Nachweis einer ventrikulären Tachykardie und bekannter kardialer Anamnese (z. B. KHK) sollte Amiodaron primär appliziert werden.

Pathophysiologie (allgemein)
- **Arrhythmogenes Substrat**: Infarktnarbe, Aneurysma, dualer AV-Knoten, Hypertrophie, Fibrose, Dispersion der Repolarisation als funktionelles arrhythmogenes Substrat (z. B. beim LQTS)
- **Trigger-Faktoren**: Extrasystolen, Hypoxämie, Ischämie
- **Modulierende Faktoren**: Neurohumoraler Einfluss, Elektrolytstörungen (z. B. Hypokaliämie, Hypomagnesiämie), proarrhythmische Pharmaka (z. B. Antiarrhythmika)

11.6.6 Sinustachykardien

- **Adäquate Sinustachykardie**: Anämie, Dehydratation, Fieber, Schmerz, Lungenembolie, Perikarditis, Mitral-/Aortenklappeninsuffizienz, Myokardinfarkt, Pneumothorax, Hyperthyreose, Hypoglykämie, Medikamente/Drogen (z. B. Katecholamine, Kokain)
- **Inadäquate Sinustachykardie**: z. B. HCN4-Schrittmacherionenkanalmutation („gain of function")
  - Therapie: Ivabradin, Diltiazem, β-Blocker, ggf. Katheterablation

11.6.7 Atriale Tachykardien

Ätiologie

- Ektop versprengtes Erregungsbildungsgewebe
- Cor pulmonale: Chronisch obstruktive Lungenerkrankung (COPD), pulmonale Hypertonie
- Kardiomyopathie
- Ausgeprägte Herzinsuffizienz
- Digitalisüberdosierung

Einteilung

- **Atriale Nicht-Reentrytachykardien** → fokale bzw. ektope atriale Tachykardie
- Unifokale atriale Tachykardie
- Multifokale atriale Tachykardie (häufig bei Digitalisüberdosierung, sog. medikamenteninduzierte Form der fokal atrialen Tachykardie)
- Anmerkung: Bedingt durch Automatie bzw. getriggerte Aktivität meist unbeeinflussbar, d. h., sie lassen sich weder induzieren noch durch Überstimulation terminieren

- **Atriale Reentrytachykardien**
- Meist atypisches Vorhofflattern *oder* atriale Inzisions-Reentrytachykardien („incisional atrial re-entry", nach operativer Korrektur von kongenitalen Herzfehlern oder durch chirurgische Manipulationen an der freien Wand des rechten Vorhofs)
- Regelmäßige Vorhoftachykardien mit isthmusunabhängigen Reentrykreisen („non-isthmus dependent"), der Mechanismus entspricht dem des Vorhofflatterns (Makro-Reentry)

Hinweise für eine ektope atriale Tachykardie

- Warm-up-/Cool-down-Phänomen → Hinweis für eine Automatie-Tachykardie
- Vorhoffrequenz < 250/min, Kammerfrequenz 150–200/min
- Tachykardiedauer: Minuten bis Stunden, ggf. permanent anhaltend („incessant")
- Im Gegensatz zum typischen Vorhofflattern ist die isoelektrische Linie vorhanden

EKG-Charakteristika
- Schmalkomplextachykardie
- **Unifokale atriale Tachykardie**
    - Regelmäßige Tachykardie mit Veränderung der P-Wellen-Konfiguration im Vergleich zum Sinusrhythmus (meist kaum erkennbar)
    - Herzfrequenz: 150–200/min
    - Bei gleichzeitig bestehendem AV-Block sollte an eine Digitalisintoxikation gedacht werden
- **Multifokale atriale Tachykardie**
    - Intermittierend arrhythmische Tachykardie
    - Mindestens 3 oder mehrere deformierte bzw. variierende P-Wellen
    - Wechselnde PP- und PQ-Intervalle
- **Atriale Reentrytachykardie**
    - Regelmäßige Tachykardie mit „flatterähnlichen" P-Wellen zwischen den Kammerkomplexen
    - Variierende atriale Frequenzen und P-Wellen-Morphologie
    - Meist wird die atriale Reentrytachykardie mit dem atypischen Vorhofflattern gleichgesetzt

Akuttherapie
- Vagale Stimulationsmanöver → meist ineffektiv, da der AV-Knoten selbst nicht in die Arrhythmogenese involviert
- Medikamentös

> **Medikamentöser Therapie-„Versuch" atrialer Tachykardien**
> - Therapie-„Versuch", weil sich der atriale Fokus häufig nicht supprimieren lässt
> - β-Blocker, z. B. Metoprolol: 5 mg i.v
> - Ca^{2+}-Antagonisten, z. B. Verapamil: 5 mg langsam i.v.

❗ Cave
Bei gleichzeitig antegrad leitfähigem akzessorischem Bündel und medikamentöser AV-Blockierung im Rahmen der Frequenzkontrolle (Digitalis oder Ca^{2+}-Antagonisten vom Verapamil-/Diltiazem-Typ) besteht die Gefahr einer induzierten schnellen Überleitung bis hin zu Kammerflattern/-flimmern (hyperdynamer Kreislaufstillstand).

Langzeittherapie
- Ätiologische Abklärung und Behandlung der Grunderkrankung
- Medikamentös: β-Blocker oder Ca^{2+}-Antagonisten, ggf. Amiodaron
- Ggf. Überstimulation („atrial overdrive pacing")
- Ggf. Ablation (nach Mapping)

11.6.8 Vorhofflattern

Ätiologie

- **Kardiale Ursachen**: koronare Herzkrankheit, Kardiomyopathien, Mitralvitien, Perimyokarditis, Zustand nach kardiochirurgischem Eingriff
- **Extrakardiale Ursachen**: Lungenembolie, Hyperthyreose, arterielle Hypertonie, Herztrauma, Alkoholkonsum („holiday-heart syndrome")

Einteilung bzw. Typisierung

- Isthmusabhängiges Vorhofflattern („isthmus-dependent flutter")
  - **Typisches** Vorhofflattern („typical atrial flutter")
    - Isthmus: anatomisch-strukturelle Region zwischen Einmündung der V. cava inferior und Trikuspidalklappenring
    - Homogener Makro-Reentry im Gegenuhrzeigersinn („counterclockwise type")
  - **Umgekehrt-typisches** Vorhofflattern („reverse-typical atrial flutter")
    - Homogener Makro-Reentry im Uhrzeigersinn („clockwise type")

- Nicht-isthmusabhängiges Vorhofflattern („non-isthmus-dependent flutter")
  - **Atypisches** Vorhofflattern („atypical atrial flutter")
    - Das atypische Vorhofflattern entspricht pathogenetisch der atrialen Makro-Reentrytachykardie
    - Heterogene bzw. variierende Reentry-Mechanismen
    - Häufig Degeneration in grobes Vorhofflimmern
  - **Linksatriales** Vorhofflattern („left atrial flutter")
    - Reentry um die Pulmonalvenenregion oder um den Mitralklappenanulus
  - **Inzisionales** Vorhofflattern („Narbenflattern")
    - Reentry um eine Atriotomienarbe nach kardiochirurgischen Eingriffen (z. B. Zustand nach Mustard-Operation oder Zustand nach ASD-Verschluss) left atrial flutter (linksatriales Vorhofflattern)

EKG-Charakteristika

- **Typical type**: atriale Frequenzen von 240–340/min, negative Sägezahn-Flatterwellen in inferioren Ableitungen (II, III, aVF), und positiv in V_1 bzw. negativ in V_6
- **Reverse-typical type**: wie typisches Vorhofflattern nur spiegelbildliche, positive Sägezahn-Flatterwellen in den inferioren Ableitungen (II, III, aVF), und negativ in V_1 bzw. positiv in V_6
- **Atypical type**: atriale Frequenzen > 340/min, positive Sägezahn-Flatterwellen in den inferioren Ableitungen (II, III, aVF), zeigt ggf. durch eine Erregung ohne definierten bzw. wechselnden Reentrykreis eine unregelmäßige AV-Überleitung, d. h. arrhythmisches Vorhofflattern

Kardiologie

Akuttherapie

> **Medikamentöse Therapie von Vorhofflattern**
> Betablocker, z. B. Metoprolol 5 mg i.v. oder ggf. Verapamil 5–10 mg langsam i.v.

- Bei hämodynamischer Instabilität: elektrische Kardioversion (100 J monophasisch oder 50–200 J biphasisch) oder ggf. Überstimulation („atrial overdrive pacing")

Langzeittherapie

- **Radiofrequenz-Katheterablation**
- Isthmusablation: Induktion einer Leitungsblockade des „cavotrikuspidalen Isthmus"
- Indikation: typisches oder umgekehrt-typisches Vorhofflattern
- Anmerkung: Beim atypischen Vorhofflattern gelingt eine Terminierung des Vorhofflatterns durch Ablation bzw. durch Elektrostimulation nur selten

- **Pharmakotherapie/Frequenzkontrolle**
- Betablocker-Monotherapie oder in Kombination mit Digitalis
- Klasse-III-Antiarrhythmika (Amiodaron)
- Klasse-I-Antiarrhythmika (Propafenon oder Flecainid) bei fehlender struktureller Herzkrankheit

- **Thromboembolieprophylaxe**
- Analog zum Vorhofflimmern

> Klasse-IC-Antiarrhythmika sollten grundsätzlich mit Betablockern zusammen verabreicht werden, da sonst eine 1:1-Überleitung auf die Kammern droht. Dies gilt insbesondere für Flecainid, das keine nennenswerte hemmende Wirkung am AV-Knoten hat, während Propafenon eine geringe β-blockierende Eigenwirkung aufweist.

11.6.9 Vorhofflimmern

Übersicht

- Vorhofflimmern ist sehr häufig und sollte in einem umfassenden Ansatz behandelt werden (Abb. 11.18), wobei der Schutz vor Schlaganfall, Frequenz- oder Rhythmuskontrolle und das Management von Komorbiditäten im Vordergrund stehen. Kausal können in vielen Fällen relevante Trigger identifiziert und behoben werden.
- **Kardiale Ursachen**: koronare Herzkrankheit, Kardiomyopathien, Mitralvitien, Perimyokarditis, Z. n. kardiochirurgischen Eingriffen, Assoziation mit anderen Rhythmusstörungen (z. B. Sick-Sinus-Syndrom, WPW-Syndrom, atriale Tachykardien), Herztrauma, arterielle Hypertonie (Cor hypertonicum, hypertensive Herzkrankheit, Hypertrophie)

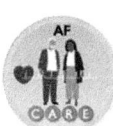
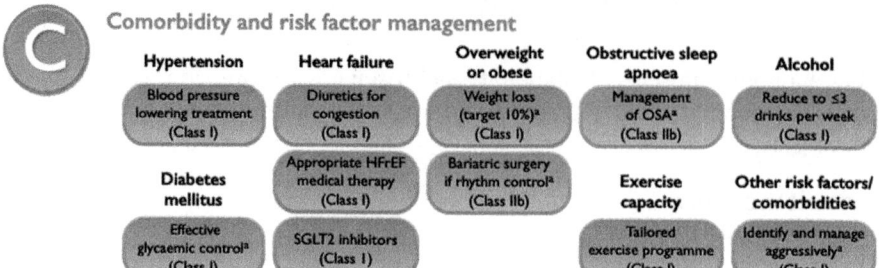
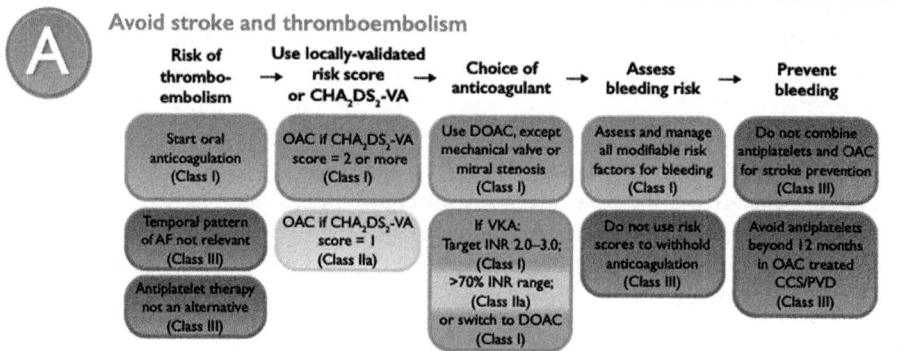
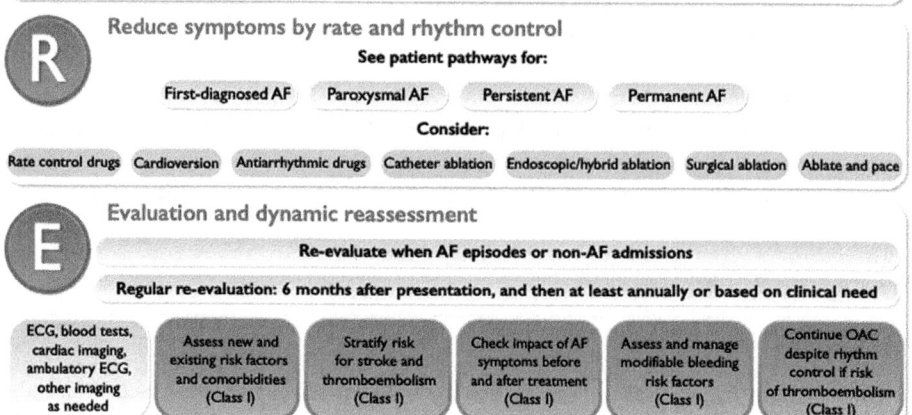

Abb. 11.18 Management des Vorhofflimmerns: AF-CARE. (*CCS* = chronisches Koronarsyndrom; $CHA_2DS_2\text{-}VA$: Herzinsuffizienz [„congestive heart failure"], Hypertonie, Alter $\geq$ 75 Jahre [2 Punkte], Diabetes mellitus, vorangegangener Schlaganfall/TIA/andere systemische Embolie [2 Punkte], vaskuläre Erkrankung, Alter 65–74 Jahre; *DOAC* = direkte orale Antikoagulanzien; *HFrEF* = „heart failure with reduced ejection fraction"; *OSA* = obstruktive Schlafapnoe; *PVD* = periphere arterielle Verschlusskrankheit. [a] als Teil eines umfassenden Managements kardiometabolischer Risikofaktoren)

Kardiologie

- **Extrakardiale Ursachen**: Lungenembolie, Hyperthyreose, Störung des Elektrolythaushaltes (insbesondere Hypokaliämie), Diabetes mellitus, chronisch obstruktive Lungenerkrankung (COPD), Alkoholkonsum („holiday-heart syndrome": pro 10 g Alkohol pro Tag steigt das Risiko für Vorhofflimmern um 8 %), Drogenmissbrauch (z. B. Kokain), Niereninsuffizienz
- **Idiopathische** Form oder „**ione atrial fibrillation**" (vagal getriggertes Vorhofflimmern)

Diagnostik
- **Labordiagnostik**
- Elektrolyte (insbesondere Kalium)
- Retentionswerte, Leberwerte, Gerinnung (→ Blutungsrisiko)
- Schilddrüsenwerte (TSH)
- Glukose/HbA_{1c} (Diabetes mellitus als thromboembolischer Risikofaktor)
- Blutbild (Anämie?), Infektparameter

- **Echokardiografie**
- **TTE**: Vitien, Vorhofgröße (LA Norm: 20–40 mm) und linksventrikuläre Pumpfunktion
- **TEE** vor geplanter Kardioversion (nicht unbedingt nötig, wenn zuvor eine kontinuierliche und adäquate Antikoagulation > 3 Wochen erfolgt ist): Ausschluss von Vorhofthromben und von Spontanechos (enge Assoziation mit intrakardialen Thromben), Bestimmung der Vorhofohr-Flussgeschwindigkeit (< 0,2 m/s → Zeichen erhöhten thrombogenen Milieus)

- **Ruhe-EKG**
- Fehlen von P-Wellen, evtl. feine oder grobe Flimmerwellen erkennbar
- Absolute Arrhythmie der R-Zacke durch unregelmäßige AV-Überleitung
- Atriale Frequenz (wenn erkennbar) > 300/min (Zykluslänge < 200 ms)
- Herzfrequenz > 100/min: Tachyarrhythmia absoluta (TAA)
- Herzfrequenz < 60/min: Bradyarrhythmia absoluta

Therapie
- **Allgemeine Therapiemaßnahmen**
- Aufrechterhaltung und Stabilisierung der Vitalfunktionen
- Optimierung der Oxygenierung (O_2-Gabe)
- Anlage eines sicheren periphervenösen Zugangs, ggf. zentralvenösen Zugangs bei notwendiger Kaliumsubstitution (Ziel: hochnormales K^+)
- Beginn der Vollantikoagulation:

Therapieziele bei Vorhofflimmern
- Ursachensuche und -behebung
- Frequenzkontrolle (wird initial im akuten Setting generell empfohlen, kann dauerhaft eine Rhythmuskontrolle ergänzen oder eine Dauerstrategie sein)/Rhythmuskontrolle (als Standarddauerstrategie)
- Verhinderung von thromboembolischen Komplikationen

- **Regulierung der Kammerfrequenz, Beendigung von Vorhofflimmern und sinusrhythmuserhaltende Therapie**
  (◘ Tab. 11.16)

- **Elektrische Kardioversion**
  (◘ Tab. 11.17)

◘ Tab 11.16 Akute Therapieoptionen: Frequenzkontrolle versus Rhythmuskontrolle

Frequenzkontrolle	Rhythmuskontrolle
– **β-Blocker** (Mittel der Wahl): Intravenös verfügbar sind: Metoprolol tartrat 2,5–5 mg i.v. als Bolus (maximal 15 mg); Esmolol 500 µg/kg über 1 min i.v., dann 50 µg/kg/min über 4 min. Weil es weniger stark blutdrucksenkend wirkt, kann bei hämodynamischer Instabilität der hochselektive Betablocker Landiolol erwogen werden (10–40 µg/kg/min i.v.). Oral: Metoprolol tartrat 25–100 mg 2-mal tgl., Metoprolol succinat 50–200 mg 1-mal tgl., Bisoprolol 1,25–20 mg 1-mal tgl., Atenolol 25–100 mg 1-mal tgl., Nebivolol 2,5–10 mg 1-mal tgl., Carvedilol 3,125–50 mg 2-mal tgl. – **Ca^{2+}-Antagonisten**: Verapamil: 2,5–10 mg i.v. über 5 min i.v. oder oral 40 mg 2-mal. tgl. (bis 480 mg retard 1-mal tgl.), Diltiazem 0,25 mg/kg i.v. über 5 min, dann 5–15 mg/h oder oral 60 mg 3-mal tgl. (bis zu 360 mg retard 1-mal tgl.). Nicht bei systolischer Herzinsuffizienz, da negativ inotrop – **Digitalisglykoside**: Digoxin 0,5 mg (kumulativ 0,75–1,5 mg über 24 h) oder oral 0,0625–0,25 mg 1-mal tgl., Digitoxin 0,4–0,6 mg oder oral 0,05–0,1 mg 1-mal tgl. – **Amiodaron** 300 mg i.v. aufgelöst in 250 ml 5 % Glukose über 30–60 min (bevorzugt über ZVK), gefolgt von 900–1200 mg i.v. über 24 h aufgelöst in 500–1000 ml über ZVK oder oral 200 mg 1-mal tgl. nach Loading mit 200 mg 3-mal tgl. über 4 Wochen Bei Patienten mit Vorhofflimmern bei Präexzitationssyndrom sollten Klasse-I-Antiarrhythmika verwendet werden (Flecainid, Porpafenon) – Digitalis, Betablocker, Ca-Antagonisten und Adenosin sind kontraindiziert!	Elektrische Kardioversion: Mittel der Wahl bei hämodynamisch instabilen Patienten **Medikamentöse Kardioversion *ohne* strukturelle Herzerkrankung** – Flecainid: 1–2 mg/kg i.v. über 10 min oder oral 200–300 mg (Dauertherapie 50–150 mg 2-mal tgl.) – Propafenon: 1,5–2 mg/kg i.v. über 10 min oder oral 450–600 mg (Dauertherapie 150–300 mg 3-mal tgl.) – Vernakalant: 3 mg/kg i.v. über 10 min (max. 339 mg) dann nach 10–15 min 2 mg/kg über 10 min (max. 226 mg) **Medikamentöse Kardioversion *mit* struktureller Herzerkrankung**: – Amiodaron: 300 mg i.v. über 30–60 min, dann 900–1200 mg i.v. über 24 h (oder oral 200 mg 3-mal tgl. für 4 Wochen, Dauertherapie 200 mg 1-mal tgl.)

Kardiologie

Tab 11.17 Elektrische Kardioversion

Technik zur elektrischen Kardioversion	Kontraindikationen für eine „elektive" elektrische Kardioversion
Elektrodenposition: Eine anteroposteriore hat im Vergleich zu anterolateralen Position eine höhere Erfolgsrate (linker Vorhof liegt im hinteren Teil des Thorax) Schockform: Die biphasische Schockform ist effektiver als die monophasische (unter den biphasischen Impulsformen wurden keine Unterschiede festgestellt) Energieauswahl: Beginn mit 200 J, danach stufenweise steigern Vorbehandlung mit Antiarrhythmika erhöht die Erfolgsrate Bei Patienten mit Schrittmacher sollten die Elektroden mindestens 8 cm vom Aggregat entfernt und in anteroposteriore Position geklebt werden	Manifeste Hyperthyreose Akute Infektion oder systemische inflammatorische Reaktion (Sepsis) Digitalisintoxikation Elektrolytentgleisungen (insbesondere Hypokaliämie) Bekanntes symptomatisches Sick-Sinus-Syndrom ohne Schrittmacherschutz Thrombus im linken Atrium bzw. Zeichen erhöhten thrombogenen Milieus Alkoholintoxikation Intermittierender spontaner Wechsel zwischen Vorhofflimmern und Sinusrhythmus Kontraindikationen gegen Kurznarkose mit Maskenbeatmung (z. B. fehlende Nüchternheit) Fehlende Einwilligung und Aufklärung

Kardioversion
- Vor einer Kardioversion, egal ob medikamentös oder elektrisch, muss ein linksatrialer Thrombus immer mittels TEE ausgeschlossen sein (außer es erscheint bei vitaler Indikation nicht möglich). Bei dokumentiertem Vorhofflimmern < 24 h oder nachgewiesen effektiver oraler Antikoagulation > 3 Wochen kann auch ohne TEE kardiovertiert werden.
- Eine orale Antikoagulation nach Kardioversion ist für 4 Wochen in allen Fällen indiziert (Stunning des linken Vorhofohres).

Zielfrequenzen im Rahmen der Frequenzkontrolle
- Asymptomatisches oder gering symptomatisches Vorhofflimmern: „moderate" Frequenzkontrolle < 110/min
- Bei Symptomatik oder Tachykardiomyopathie: Versuch der „strengeren" Frequenzkontrolle < 80/min (unter Belastung < 110/min)

Dosierung Amiodaron
Aufsättigungsdosierung:
- Parenteral/oral: 300 mg i.v. über 1 h und orale Fortführung: 3- bzw. 5-mal 200 mg/Tag bis Aufsättigungsdosis von (5–)10 g erreicht, dann 1-mal 200 mg/Tag
- Rein parenteral: 900 mg i.v. (Perfusor) über 24 h für 10 Tage

> **Erhaltungsdosierung**: 1-mal 200 mg/Tag p.o.
> **Diagnostik** vor und während einer Amiodarontherapie → Aufklärungspflicht über Nebenwirkungen
> — **Schilddrüse**: TSH-Bestimmung, ggf. Schilddrüsen-Sonografie, Gefahr der Amiodaron-induzierten Hyperthyreose (3–5 %) und Hypothyreose (10–20 %); 200 mg Amiodaron enthalten 75 mg gebundenes Jod mit Gefahr der Amiodaron-induzierten Thyreotoxikose (AIT): Typ 1 (früh, gefährlich, Thyreostatika) und Typ 2 (spät, mild, Steroide)
> — **Leber**: Transaminasen (Lebertoxizität), meist Dosisreduktion ausreichend
> — **Lunge**: Lungenfunktion (gestörte CO-Diffusion), Röntgen-Thorax (Pneumonitis → interstitielle Pneumonie → irreversible Lungentoxizität, Fibrose)
> — **Augen**: Pigmentablagerungen auf der Cornea (Cornea verticillata/Vortexkeratopathie) sind in 90 % nach 6 Monaten Therapie nachweisbar und reversibel. Als Nebenwirkung mit Therapiekonsequenz ist dies nur bei Visuseinschränkung einzustufen. Dagegen ist die sehr seltene Optikusneuropathie mit Gesichtsfeldausfällen eine absolute Kontraindikation
> — **Haut**: Teils irreversible gräuliche Hautverfärbung bei Sonnenexposition

Management bei erstmaligem (Abb. 11.19), paroxysmalem (Abb. 11.20), persistierendem (Abb. 11.21) oder permanentem (Abb. 11.22) Vorhofflimmern berücksichtigt die in Abb. 11.18 gezeigten generellen Empfehlungen (AF-CARE).

- **Verhinderung von Schlaganfall und Embolien**

Basis für die individuelle Therapieentscheidung ist die objektive Abschätzung des Embolierisikos mit dem CHA_2DS_2-VA-Score (vormals CHA_2DS_2-VASc, s. Abb. 11.18). Das Blutungsrisiko soll ermittelt werden, um reversible Faktoren zu identifizieren und zu behandeln. Die Ermittlung des Blutungsrisikos (z. B. HASBLED-Score) darf aber nicht dazu führen, eine indizierte Antikoagulation vorzuenthalten.

Primär werden direkte orale Antikoagulanzien (DOAKs) empfohlen, um Schlaganfall und Embolien bei erhöhtem Risiko zu vermeiden (Klasse-I-Empfehlung bei CHA_2DS_2-VA = 2 und Klasse-IIa-Empfehlung bei CHA_2DS_2-VA = 1, Abb. 11.18). Eine antithrombozytäre Therapie soll nicht zur Schlaganfall- oder Embolieprophylaxe mit einem DOAK kombiniert werden. Nach ACS und Stentimplantation wird primär Clopidogrel für max. 12 Monate als Kombinationspartner empfohlen, ergänzt um ASS für bis zu 7 Tage (Abb. 11.23).

Kardiologie

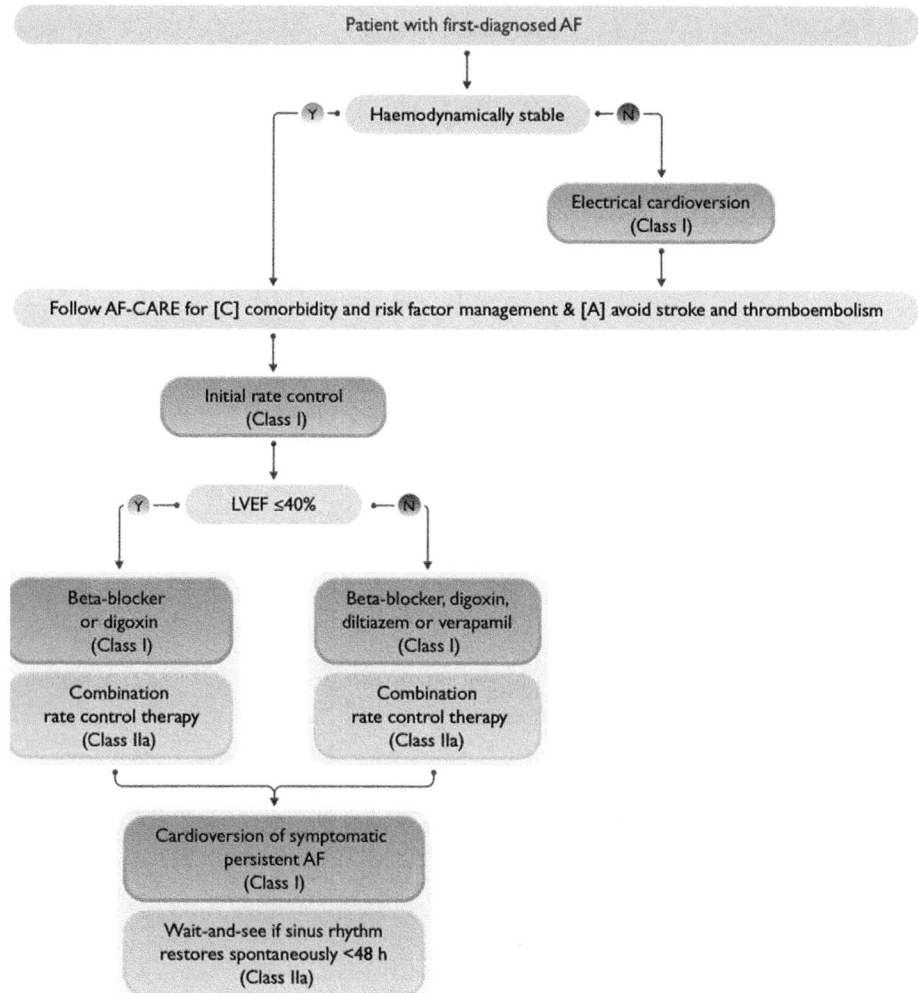

◘ **Abb. 11.19** Management bei erstmaligem Vorhofflimmern. (AF-CARE: s. ◘ Abb. 11.18)

- **Periprozedurale Antikoagulation**

▶ Abhängig vom *Blutungsrisiko des Eingriffes* und dem *Embolierisiko des Patienten* soll die orale Antikoagulation periprozedural entweder weitergeführt werden oder ohne Bridging pausiert werden.

Die Dauer der DOAC-Pause sollte an Nierenfunktion und eingriffsbezogenem Blutungsrisiko orientiert werden (◘ Tab. 11.18).

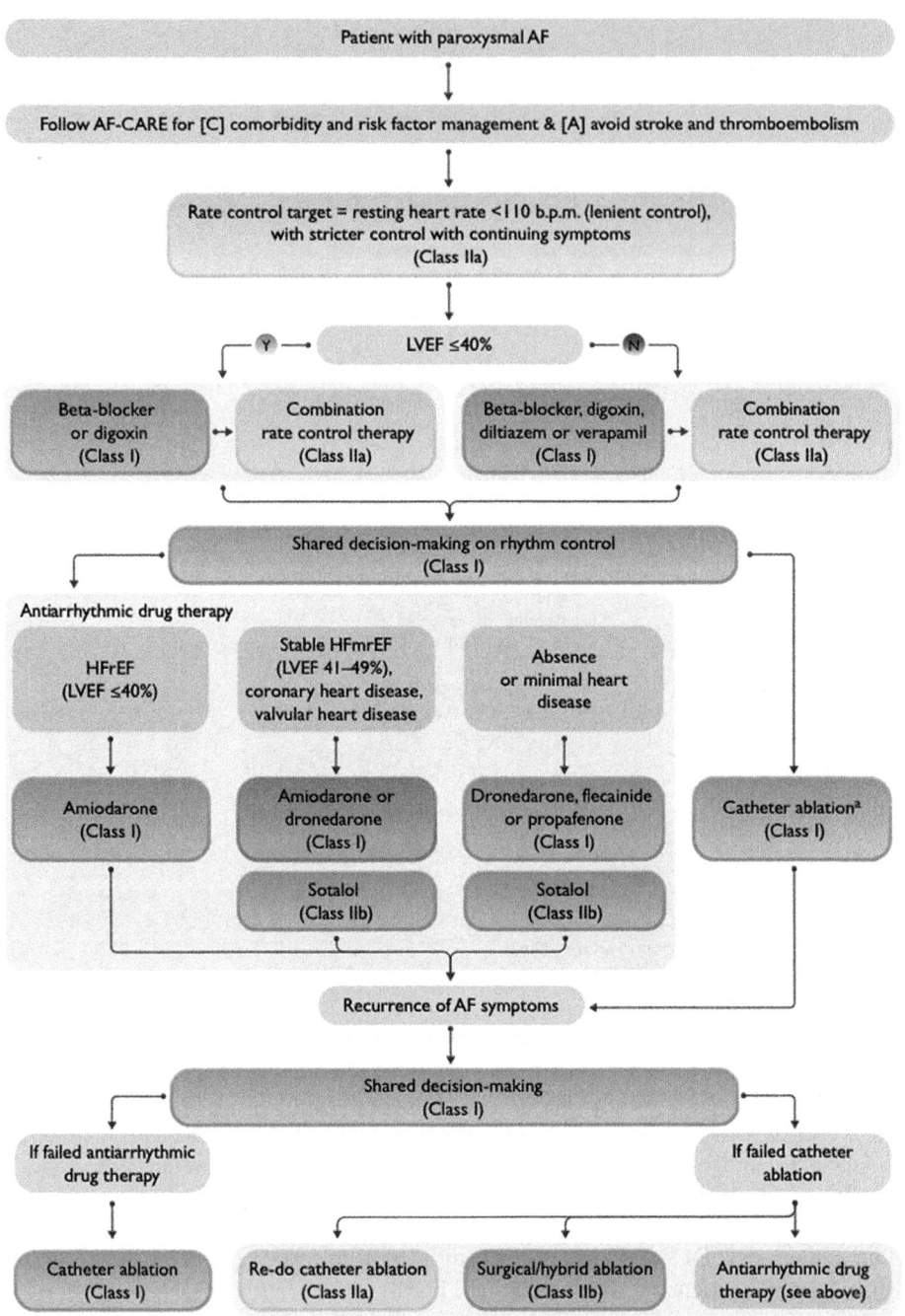

Abb. 11.20 Management bei paroxysmalem Vorhofflimmern. (AF-CARE: s. Abb. 11.18. [a] Bei HFrEF gilt für die Katheterablation eine Klasse-I-Empfehlung („soll erfolgen"), wenn die Wahrscheinlichkeit für Tachykardie-induzierte Kardiomyopathie hoch ist, und eine Klasse-IIa-Empfehlung („soll erwogen werden") für ausgewählte Patienten, um die Prognose zu verbessern)

Kardiologie

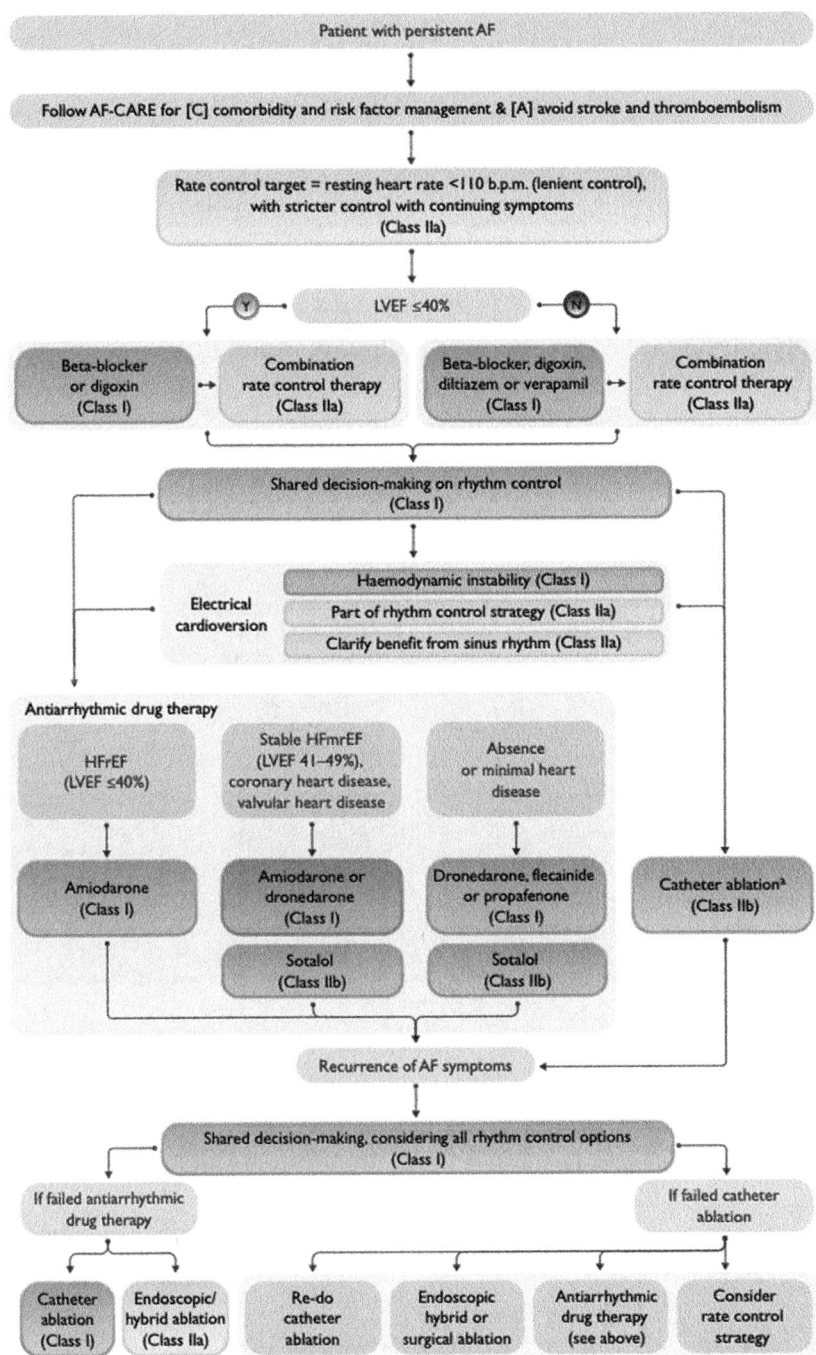

◘ **Abb. 11.21** Management bei persistierendem Vorhofflimmern. (AF-CARE: s. ◘ Abb. 11.18. [a] Bei HFrEF gilt für die Katheterablation eine Klasse-I-Empfehlung („soll erfolgen"), wenn die Wahrscheinlichkeit für Tachykardie-induzierte Kardiomyopathie hoch ist, und eine Klasse-IIa-Empfehlung („soll erwogen werden") für ausgewählte Patienten, um die Prognose zu verbessern)

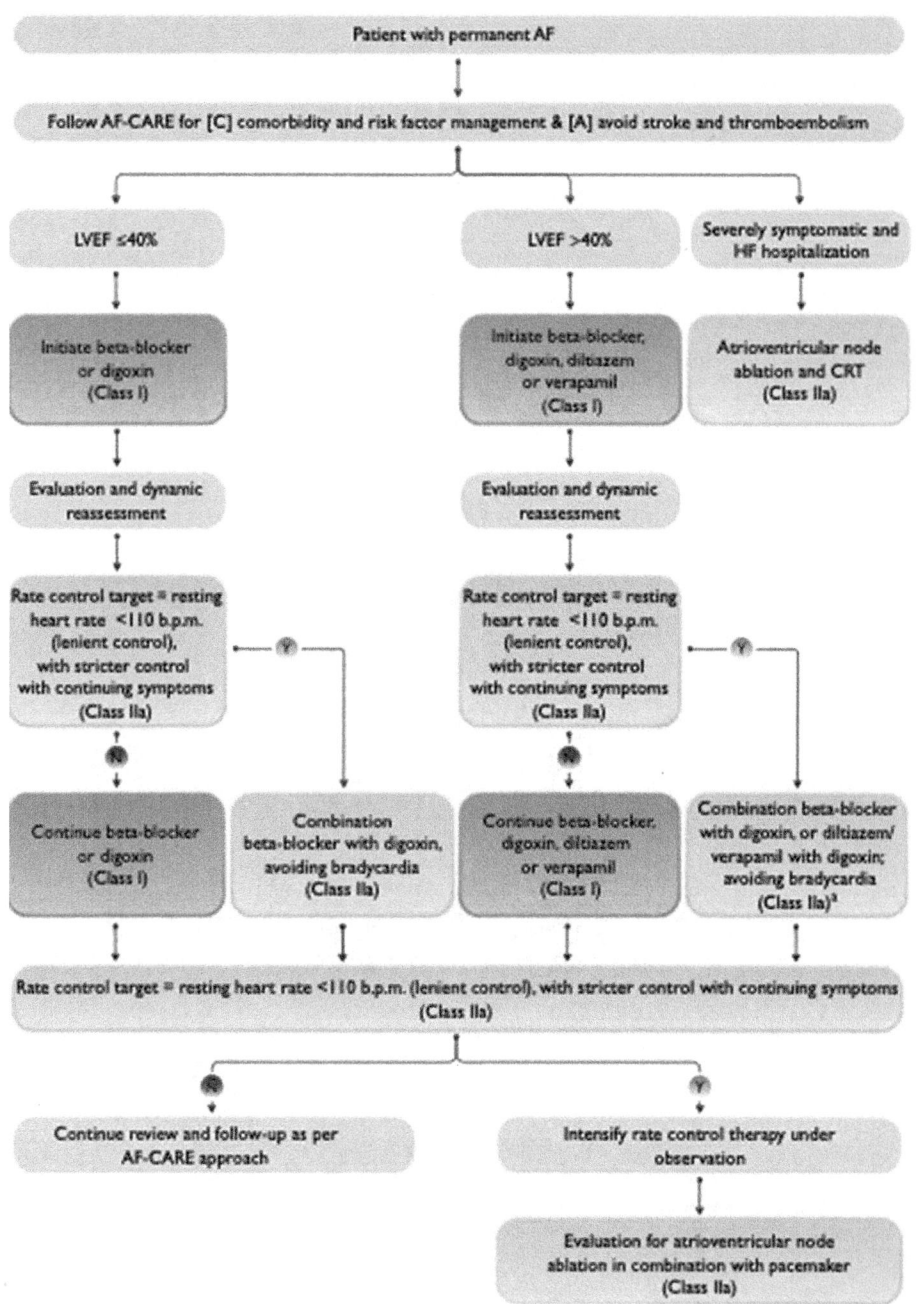

Abb. 11.22 Management bei permanentem Vorhofflimmern. (AF-CARE: s. **Abb. 11.18.** [a] Die Kombination von Betablocker und Diltiazem oder Verapamil sollte nur unter Aufsicht von Spezialisten erfolgen und mit ambulanten EKGs überwacht werden, um Bradykardien zu erkennen)

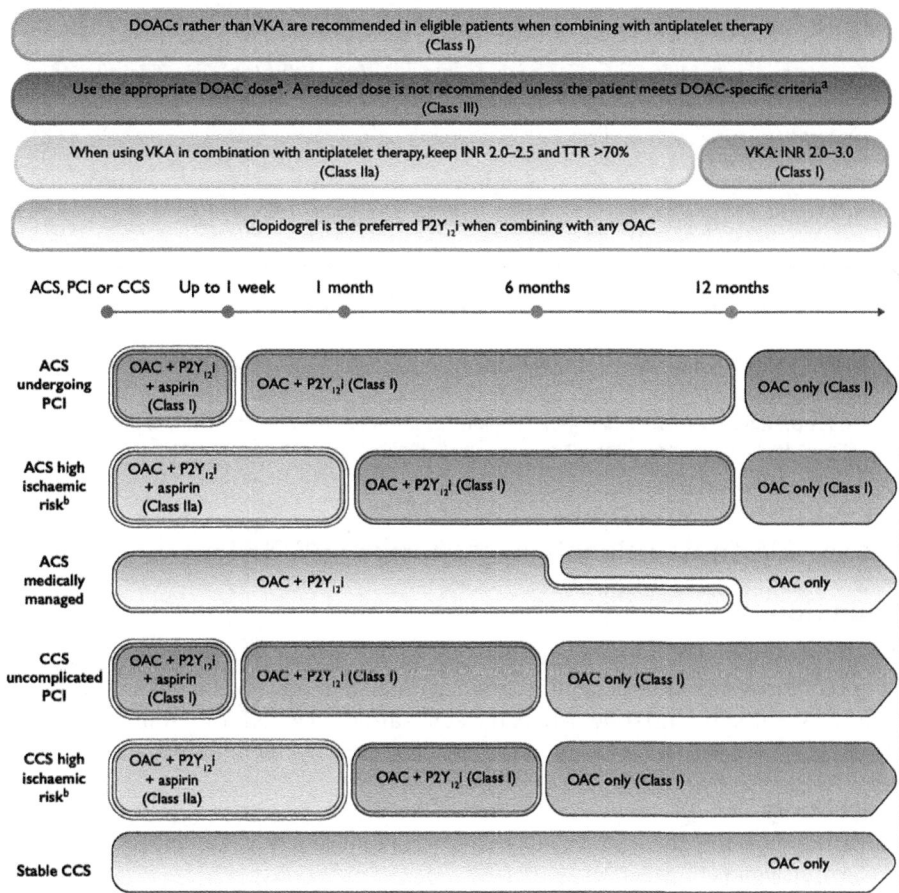

☐ **Abb. 11.23** Anti thrombotische Therapie bei Vorhofflimmern mit Indikation für orale Antikoagulation und chronischem oder akutem Koronarsyndrom. (*DOAC* = direktes Antikoagulans; *TTR* = „time in therapeutic range". [a] DOACs sollten in der Standarddosis eingesetzt werden, sofern die Dosisreduktionskriterien gemäß Fachinformation nicht erfüllt sind. Wenn Rivaroxaban oder Dabigatran eingesetzt werden und das Blutungsrisiko größer als das thrombotische Risiko erscheint, kann eine reduzierte Dosis von Rivaroxaban 15 mg oder Dabigatran 110 mg 2-mal tgl. erwogen werden. [b] Bei Diabetes mellitus könnte eine auf bis zu 3 Monate verlängerte kombinierte Triple-Therapie sinnvoll sein, wenn das thrombotische Risiko größer als das Blutungsrisiko ist)

Tab 11.18 Absetzen von DOAC vor chirurgischen Eingriffen

Kreatinin-Clearance	Dabigatran		Rivaroxaban/Apixaban/Edoxaban	
	Niedriges Risiko	Hohes Risiko	Niedriges Risiko	Hohes Risiko
≥ 80 ml/min	≥ 24 h	≥ 48 h	≥ 24 h	≥ 48 h
50–80 ml/min	≥ 36 h	≥ 72 h	≥ 24 h	≥ 48 h
30–50 ml/min	≥ 48 h	≥ 96 h	≥ 24 h	≥ 48 h
15–30 ml/min	kontraindiziert	kontraindiziert	≥ 36 h	≥ 48 h

Bridging mit Heparin/NMH bei NOACs nicht notwendig!
Niedriges Blutungsrisiko: z. B. Endoskopie ± Biopsie, Schrittmacherimplantation
Hohes Blutungsrisiko: z. B. bei Spinal-/Epiduralanästhesie, Thorax-, Abdominal-, orthopädische Chirurgie, Leber-/Nierenbiopsie, transurethraler Prostataresektion

11.6.10 AV-Knoten-Reentrytachykardien (AVNRT)

Definition
Atrioventrikuläre (AV) Tachykardien sind Tachykardien, für deren Aufrechterhaltung die atrioventrikuläre Leitung essenziell ist. Bei den AV-Tachykardien werden eine AV-Knoten („Node")-Reentrytachykardie (AVNRT) und eine AV-Reentrytachykardie (AVRT) mit akzessorischer Leitungsbahn unterschieden.

Einteilung
- AV-Knoten-Reentrytachykardien vom gewöhnlichen Typ → „slow-fast type" (> 90 % der Fälle)
- AV-Knoten-Reentrytachykardien vom ungewöhnlichen Typ → „fast-slow type" oder „slow-slow type" (selten)

EKG-Charakteristika
- Regelmäßige Schmalkomplextachykardie
- Herzfrequenzen: ca. 160–220/min
- P-Wellen
  - Meist Fehlen von P-Wellen bei der *Slow-fast*-AVNRT: Maskiert im oder kurz nach dem QRS-Komplex mit Deformierung des terminalen QRS-Anteiles (Pseudo-rSr'-Muster), da retrograde Vorhoferregung
  - Negative P-Wellen meist vor dem QRS-Komplex bei der *Fast-slow*-AVNRT
- Abgrenzung zur AVRT
  - Nachweis von aVL-notch (jede positive Auslenkung am Ende des QRS-Komplexes bei Tachykardie und Verschwinden im Sinusrhythmus in Ableitung aVL)
  - Pseudo-S in inferioren Ableitungen und/oder Pseudo-R in V_1
- Verlauf: Plötzlicher Beginn und abruptes Ende der Tachykardie („wie ein Schalter")

Kardiologie

Akuttherapie
- Vagale Stimulationsmanöver:
- Medikamentös und/oder ggf. elektrische Kardioversion bei hämodynamisch instabiler AVNRT

> **Dosierung Adenosin**
> - **Substanz der 1. Wahl bei AVNRT**
> - **Indikationen**
>   - Rhythmische Schmalkomplextachykardien: AVNRT oder AVRT ohne Vorhofflimmern (auch bei Schwangerschaft und Stillzeit)
>   - Adenosin-sensitive idiopathische Kammertachykardien
>   - Demaskierung von atrialen Tachykardien
> - **Dosierung** (Gabe rasch i.v.); 6 mg (etwa 60 % Terminierung); 12 mg (etwa 90 % Terminierung); 18 mg (> 90 % Terminierung)
> - **Wirkungseintritt**: sofort
> - **Halbwertszeit**: < 10 s
> - **Wirkzeit**: < 2 min
> - **Wirkung**:
>   - Verlängerung des AV-Knoten-Intervalls, meist kommt es zum kurzfristigen „medikamentös transienten AV-Block" nach Applikation (präautomatische Pause)
>   - Bei längeren Pausen Atropin und/oder Adrenalin als *Stand-by*-Medikamente sowie Theophyllin als Antidot bereithalten
> - **Kontraindikationen**
>   - Schwere obstruktive AtemwegserkrankungSchwere obstruktive Atemwegserkrankung
>   - AV-Blockierung 2. und 3. Grades
>   - Sick-Sinus-Syndrom
>   - Arrhythmische Arrhythmien, insbes. antidromes WPW-Syndrom mit Breitkomplextachykardie
> - **Nebenwirkungen**: temporärer Sinusarrest, Brustenge, Hitzewallung/Flush, Atemnot (fraglich Bronchospasmus), Kopfschmerzen, Nausea
> - **Mittel der 2. Wahl**: Ajmalin, Metoprolol, Verapamil

Langzeittherapie
- Therapie der Wahl: Radiofrequenzablation
- AV-Knoten „Modulation" (meist der *langsamen* Leitungsbahn)
- Ablationsort: Region des Koch-Dreiecks (Trikuspidalklappen-Annulus, Todaro-Sehne und Koronarsinusostium)

- Pharmakotherapie
- Ggf. bei Herzgesunden: Betablocker (z. B. Bisoprolol), Flecainid 50–100 mg 2-mal tgl., Propafenon 300 mg 2-mal tgl., Sotalol 80–160 mg 2- bis 3-mal tgl., Verapamil 80–120 mg 3-mal tgl.
- Bei Herzkranken: ggf. Amiodaron 200 mg 1-mal tgl.

11.6.11 AV-Reentrytachykardien (AVRT) mit akzessorischer Leitungsbahn

Einteilung

- **Orthodromer Typ** (90–95 %):
  - Antegrad über das AV-Knoten-His-Bündel-System
  - Schmalkomplextachykardie
- **Antidromer Typ** (≤ 5 %):
  - Antegrad über das akzessorische Bündel
  - Breitkomplextachykardie

EKG-Charakteristika

- Regelmäßige Schmalkomplex- (orthodromer Typ) oder Breitkomplextachykardie (antidromer Typ) → bei Vorhofflimmern entsprechend unregelmäßiger Rhythmus
- Herzfrequenzen: ca. 160–220/min
- Fehlen von P-Wellen oder nach dem QRS-Komplex
- Eine Unterscheidung zwischen AVNRT und AVRT anhand des EKG ist häufig nicht möglich

Akuttherapie

- Vagale Stimulationsmanöver
- Kardioversion bei hämodynamischer Instabilität (selten)
- Pharmakotherapie bei hämodynamischer Stabilität

Dosierung

Medikamente der 1. Wahl bei Präexzitation

- *Ohne* Vorhofflimmern (regelmäßige Schmalkomplextachykardie): Adenosin 6–18 mg rasch i.v.
- *Mit* Vorhofflimmern: Ajmalin 0,5–1 mg/kg langsam i.v. Bei Präexzitationssyndrom mit antegrad leitfähigem akzessorischem Bündel und gleichzeitig bestehendem Vorhofflimmern (unregelmäßige Breitkomplextachykardie) sind Verapamil/Diltiazem, Digitalisglykoside und Adenosin wegen der Gefahr der schnellen AV-Überleitung kontraindiziert

Medikamente der 2. Wahl bei Präexzitation

- Propafenon 1–2 mg/kg i.v.
- Amiodaron 2,5–5 mg/kg i.v.

Langzeittherapie

- **Radiofrequenzablation** als Therapie der 1. Wahl (bei offenem bzw. verborgenem [„concealed"] WPW-Syndrom)
  - V_1 positiv: sternal-positiv, somit linksseitig verlaufende Bahn
  - V_1 negativ: sternal-negativ, somit rechtsseitig verlaufende Bahn

Kardiologie

— **Pharmakotherapie**: z. B. Betablocker, Sotalol 80–160 mg 2- bis 3-mal tgl., Flecainid 50–100 mg 2- bis 3-mal tgl., Propafenon 300 mg 2-mal tgl.

11.6.12 Ventrikuläre Tachykardien (VT)

Ätiologie

◘ Abb. 11.24 zeigt häufige Ursachen für ventrikuläre Arrythmien (und plötzlichen Herztod) und deren alters- und geschlechtsabhängige Häufigkeit sowie die Präsentation als polymorphe oder monomorphe VT.
— **Koronare Herzkrankheit** (Myokardinfarkt), häufig
— **Kardiomyopathien** (ischämisch, dilatative, hypertrophe, arrhythmogene rechtsventrikuläre Dysplasie)
— **Elektrolytstörungen**: Hypokaliämie, Hypomagnesiämie
— **Proarrhythmie durch Medikamente**: Digitalis, Antiarrhythmika etc.
— **Idiopathisch**, d. h. bei Ausschluss einer strukturellen Herzerkrankung
— **Ausflusstrakt-VTs**
  – Rechtsventrikuläre Ausflusstrakt-VT (RVOT-VT): LSB-Charakteristika und Rechtslagetyp
  – Linksventrikuläre Ausflusstrakt-VT (LVOT-VT): RSB-Charakteristika und Linkslagetyp
  – Induktion der RVOT-/LVOT-VT: körperliche Belastung, sympathomimetische Situation
— **Ionenkanal-/Rezeptorerkrankungen** („ion channel diseases or channelopathies")
  – **Brugada-Syndrom**: Mutationen der porenbildenden Region des Na^+-Ionenkanals (SCN5A) mit Verminderung des Natriumstroms („loss of function"), des Weiteren Mutationen von KCNE3, Glycerol-3-Phosphatdehydrogenase, β-Untereinheiten des L-Typ Ca^{2+}- und des Na^+-Ionenkanals; Ggs. SCN5A-Mutation beim LQTS3 mit anhaltender Aktivität des I_{Na} („gain of function")
  – **Katecholaminerge polymorphe ventrikuläre Tachykardie (CPVT)**: Mutationen des Ryanodin-2-Rezeptor(RYR2)- und des Calsequestrin-2-Gens (CASQ2) begünstigen über eine intrazelluläre Kalziumüberladung die Entstehung von späten Nachdepolarisationen („delayed afterdepolarizations", DAD)
— **Long-QT-Syndrome (LQTS)**
  – **Erworbenes LQTS**: durch repolarisationsverlängernde Medikamente (► http://www.qtdrugs.org), z. B. Antiarrhythmika, Antidepressiva, Neuroleptika, Makrolide, Antihistaminika, Antimykotika
  – **Angeborene LQTS**: Romano-Ward (autosomal-dominant), Jervell-Lange-Nielsen (autosomal-rezessiv), sporadisch-familiär; Mechanismen der Mutationen: „gain of function" (Na^+-, Ca^{2+}-Ionenkanälen, Ankyrin-Zytoskelettprotein) oder „loss of function" (K^+-Ionenkanäle)
  – **Funktionelle Konsequenz des LQTS**: Bedingt durch die Abnahme repolarisierender K^+-Ionenströme oder durch anhaltende Aktivität depolarisierender Na^+-Ionenkanäle kommt es zu einer Verlängerung der Repolarisationsphase bzw. der Aktionspotenzialdauer. Bei einer zusätzlichen

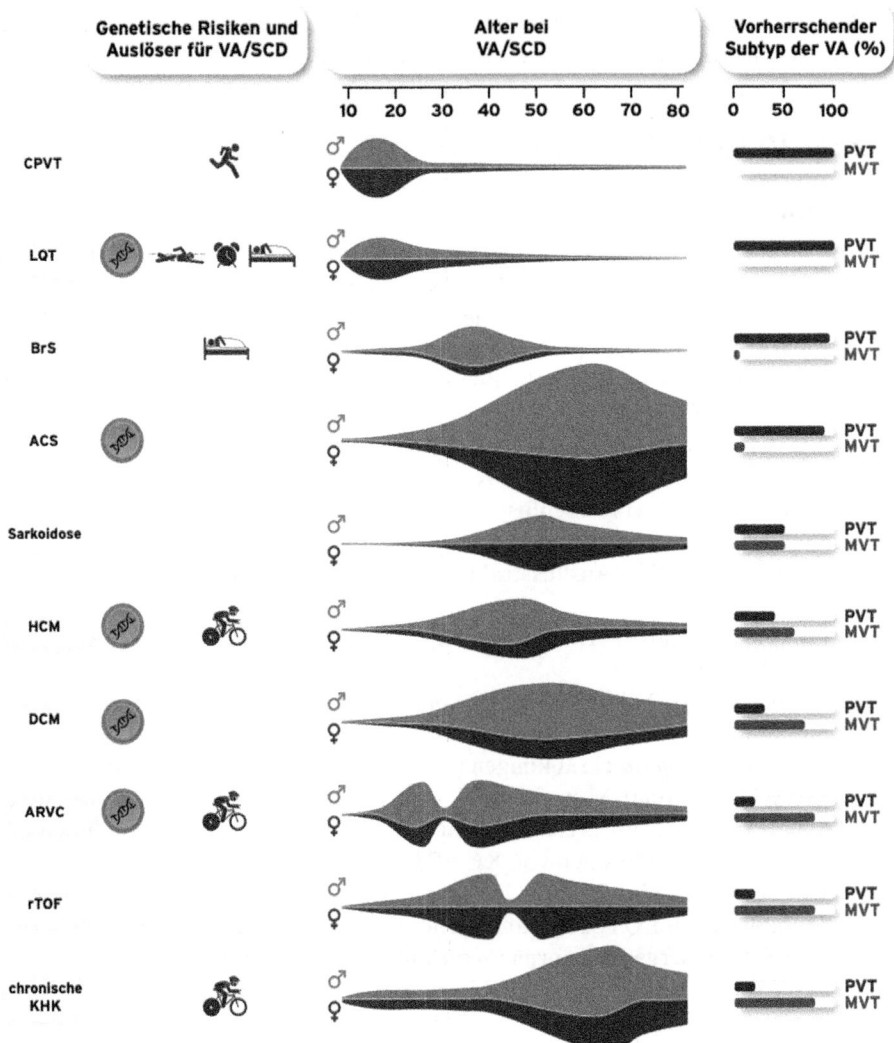

☐ **Abb. 11.24** Häufige angeborene und erworbene Ursachen für ventrikuläre Arrhythmien und plötzlichen Herztod. (*ACS* = akutes Koronarsyndrom; *ARVC* = arrhythmogene rechtsventrikuläre Kardiomyopathie; *BrS* = Brugada-Syndrom; *CPVT* = katecholaminerge polymorphe ventrikuläre Tachykardie; *HCM* = hypertrophe Kardiomyopathie; *DCM* = dilatative Kardiomyopathie; *KHK* = koronare Herzerkrankung; *LQT* = Long-QT; *MVT* = monomorphe ventrikuläre Tachykardie; *PVT* = polymorphe ventrikuläre Tachykardie; *rTOF* = korrigierte Fallot'sche Tetralogie; *VF* = Kammerflimmern)

Dispersion der Repolarisation und damit der Refraktärzeiten können frühe Nachdepolarisationen („early afterdepolarizations", EAD) zur Induktion von Tachyarrhythmien führen

- **Short-QT-Syndrome** (SQTS): Meist Mutationen von verschiedenen K^+-Ionenkanälen, welche an der späten Repolarisation beteiligt sind

Kardiologie

Einteilung

Formen der ventrikulären Tachykardie (VT)
- Nicht anhaltende („non-sustained") VT: Dauer < 30 s
- Anhaltende VT („sustained"): Dauer ≥30 s
- „Incessant": andauernde bzw. unaufhörliche (therapierefraktäre) VT

- **Monomorphe VT** mit uniformen Kammerkomplexen: Meist bei Zustand nach Myokardinfarkt (Narbe) bzw. Kardiomyopathie oder strukturellen Herzerkrankungen (genetisch determiniert); Mechanismus: meist Reentry
- **Polymorphe VT** mit multiformen Kammerkomplexen: meist im Rahmen einer akuten Myokardischämie (Myokardinfarkt), Elektrolytstörungen oder Hypoxie, die QT-Zeit sollte hier beachtet werden: QT normal → ischämisch exogen bzw. QT-Verlängerung → LQTS; Mechanismus: Automatie und/oder Reentry (schnelle Leitung um die Ischämieregion, langsame Leitung durch das Ischämieareal zurück)
- **Torsade-de-Pointes-Spitzenumkehrtachykardie** Torsade-de-pointes-Tachykardie („spindle and note pattern"): erworbenes oder angeborenes LQTS, $QT_{korrigiert}$ > 450 ms; Mechanismus: getriggerte Aktivität
- **Repetitive monomorphe VT vom Gallavardin-Typ:** Salvenartige oder extrasystolische Form der kurzen VT, meist mit fokalem Ursprung im rechtsventrikulären Ausflusstrakt (RVOT-VT), sog. idiopathische rechtsventrikuläre Tachykardie mit Linksschenkelblock-Morphologie und häufig langsamer Frequenz (120–140/min); Mechanismus: getriggerte Aktivität
- **Bundle-branch-Reentry-VT:** Meist bei dilatativer Kardiomyopathie; Mechanismus: Reentry
- **Kammerflattern:** rhythmische, monomorphe Flatterwellen mit einer Frequenz von ca. 300/min, meist Degeneration in Kammerflimmern
- **Kammerflimmern:** arrhythmische Undulationen mit wechselnden Konturen, Zeiten und Amplituden (grobes oder feines Flimmern); ursächlich kommen in 80 % der Fälle eine koronare Herzkrankheit, bei Infarkt sog. Okklusionsflimmern, eine Kardiomyopathie, Elektrolytstörungen, Vorhofflattern mit schneller Überleitung, eine Contusio cordis oder ein Long-QT-Syndrom in Betracht; Mechanismus: Reentry; Einteilung des Kammerflimmern in ein primäres (z. B. innerhalb von Minuten nach Koronarverschluss) und sekundäres Kammerflimmern (durch Degeneration einer primären ventrikulären Tachykardie)
- **Weak action:** Bizarre, deformierte und unregelmäßige Kammerbreitkomplexe; mögliche Ursachen: Volumenmangel, Perikardtamponade, Thoraxtrauma, Azidose, Spannungspneumothorax, Hypoxie, Lungenembolie oder Ausdruck des „sterbenden Herzens"
- **Ventrikuläre Extrasystolie:** Herzgesunde: keine prognostische Bedeutung unter Ruhebedingungen, jedoch erhöhtes Risiko bei Auftreten unter Belastungsbedingungen oder in der Erholungsphase (ggf. Betablockertherapie); Herzkranke: Assoziation mit erhöhter Sterblichkeit

EKG-Charakteristika

- **Herzfrequenz**: 100–240/min
- **Differenzialdiagnose der Breitkammerkomplex-Tachykardie:**
  - Ventrikuläre Tachykardie (80 %)
  - Schrittmacherstimulation
  - Supraventrikuläre Tachykardie (15–20 %) mit vorbestehendem oder funktionellem Schenkelblock, Präexzitationstachykardie, intramyokardialer Leitungsverzögerung (Kardiomegalie, Kardiomyopathie, angeborene Herzerkrankungen), Hyperkaliämie oder Antiarrhythmikaintoxikation
- **QRS-Komplexdauer**: RSB-Konfiguration > 0,14 s (VT mit linksventrikulärem Ursprung) *oder* LSB-Konfiguration > 0,16 s (VT mit rechtsventrikulärem Ursprung)
- **Überdrehter Linkslagetyp**: in 70 % der Fälle bzw. sehr *überdrehter Rechtstyp* (Nord-West-Achse, „no man's land")
- **AV-Dissoziation**: Vorhöfe und Ventrikel schlagen unabhängig voneinander (in ca. 50 % der Fälle)
- **Fusionsschläge** („fusion beats"): Ausdruck der gleichzeitigen Erregung von Vorhof und Ventrikel, sog. Kombinationssystole
- **„Capture beats"**: Vorkommen vereinzelt schmaler QRS-Komplexe
- **Präkordiale Konkordanz**: QRS-Komplexe sind in Brustwandableitungen entweder positiv (Ursprung: Hinterwand) *oder* negativ gerichtet (Ursprung: Vorderwand); Diskordanz spricht für eine supraventrikuläre Tachykardie
- **Josephson-Zeichen**: Knotung/Kerbung am absteigenden Schenkel der S-Zacke
- **Brugada-Zeichen**: zeitlicher Abstand zwischen R-Gipfel und S-Tal > 70 ms

Diagnostische Abläufe bei ventrikulärer Tachykardie

- Die Abklärung einer NSVT mit oder ohne Synkope sollte dem Algorithmus in ◘ Abb. 11.25 folgen.
- Bei anhaltender monomorpher ventrikulärer Tachykardie (SMVT) sollte dem Ablauf in ◘ Abb. 11.26 gefolgt werden.
- Nach überlebtem plötzlichen Herzstillstand sollte die Abklärung dem Algorithmus in ◘ Abb. 11.27 folgen.

Akutbehandlung bei ventrikulärer Tachykardie

- Bei regelmäßiger Breitkomplextachykardie sollte die Akutbehandlung nach ◘ Abb. 11.28 folgen.
- Das Management des elektrischen Sturms mit wiederkehrenden VTs ist komplex und sollte sich nach dem in ◘ Abb. 11.29 gezeigten Algorithmus richten.

Kardiologie

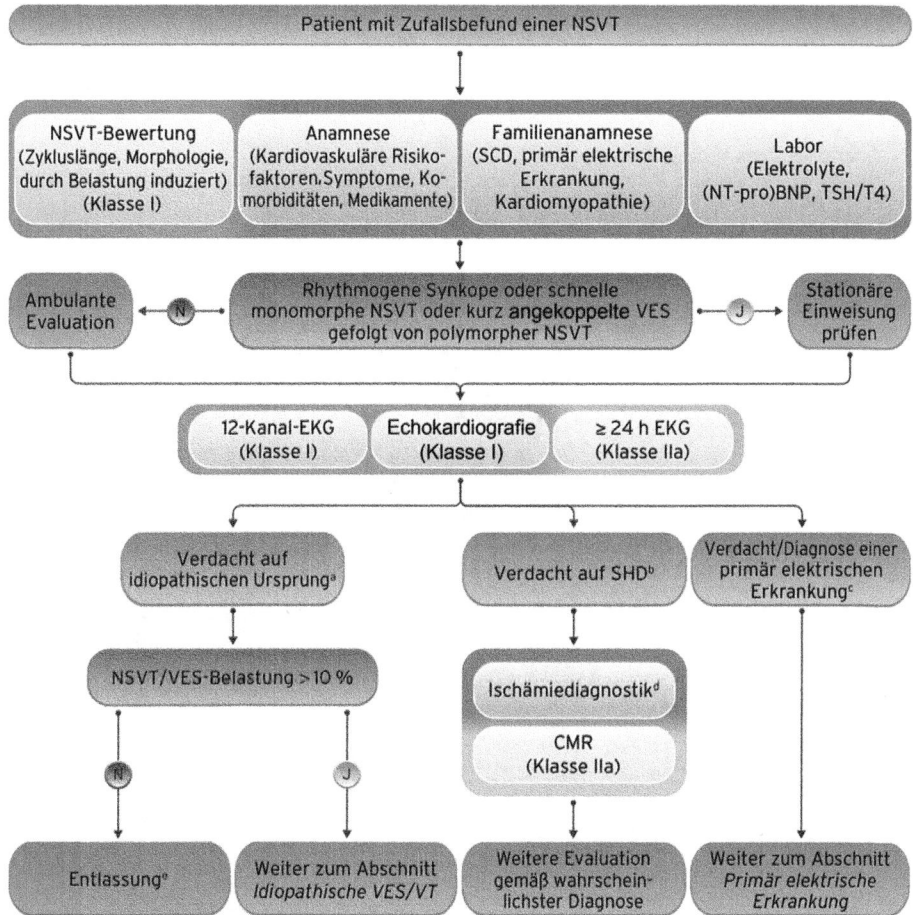

◘ **Abb. 11.25** Diagnostisches Vorgehen bei nicht-anhaltender ventrikulärer Tachykardie (NSVT). (*KHK* = koronare Herzerkrankung; *CMR* = kardiale Magnetresonanztomografie; *EKG* = Elektrokardiogramm; *J* = Ja; *N* = Nein; *NSVT* = nicht-anhaltende ventrikuläre Tachykardie; *[NT-pro]BNP* = N-terminales pro-brain natriuretisches Peptid; *SCD* = plötzlicher Herztod; *SHD* = strukturelle Herzerkrankung; *VES* = ventrikuläre Extrasystole. [a] EKG-Morphologie, die auf einen RVOT oder faszikulären Ursprung hindeutet, negative Familienanamnese, normales 12-Kanal-EKG und Echokardiogramm. [b] Z. B. atrioventrikuläre Leitungsanomalien, Q-Wellen, breiter QRS-Komplex, ST/T-Wellen-Abweichungen, abnorm hohe oder niedrige Spannungen. Ventrikuläre Dysfunktion/Dilatation/Hypertrophie/Wandverdünnung, Wandbewegungsanomalien, multifokale VES/NSVT/zunehmende ventrikuläre Arrhythmie [VA] bei Belastung. [c] Z. B. Brugada-Muster, long/short QT, polymorphe/zweiseitige VA bei Belastung. [d] Diagnostischer Test zum Ausschluss einer KHK entsprechend dem Patientenprofil und den Symptomen. [e] Bei neuen Symptomen oder Veränderungen des klinischen Zustands des Patienten eine erneute Beurteilung in Betracht ziehen)

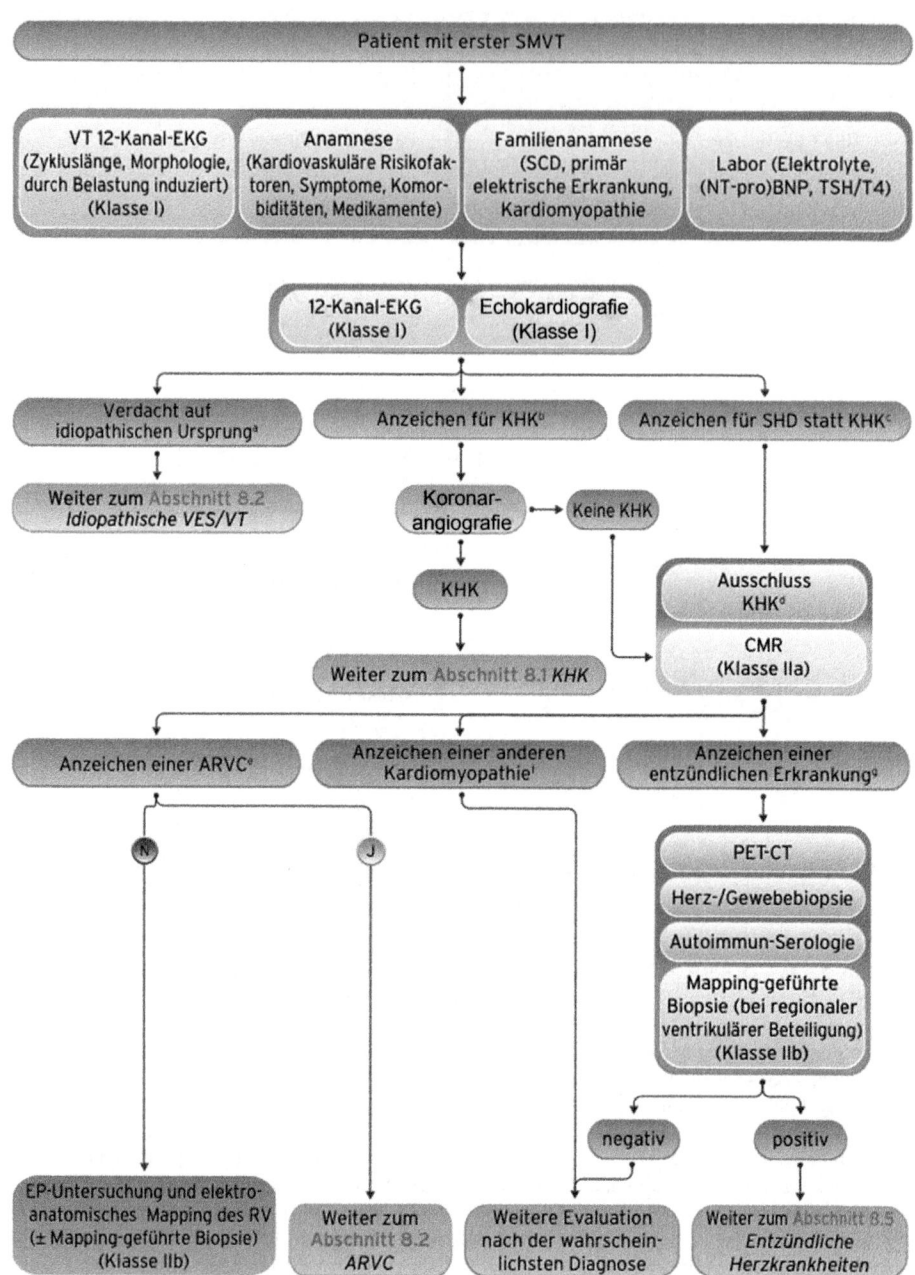

Abb. 11.26 Abklärung bei anhaltender monomorpher ventrikulärer Tachykardie (SMVT). (*ARVC* = arrhythmogene rechtsventrikuläre Kardiomyopathie; *KHK* = koronare Herzerkrankung; *CMR* = kardiale Magnetresonanztomografie; *EKG* = Elektrokardiogramm; *EP* = elektrophysiologisch; *J* = Ja; *LV* = linksventrikulär/linker Ventrikel; *N* = Nein; *PET-CT* = Positronenemissionstomografie-Computertomografie; *RV* = rechtsventrikulär/rechter Ventrikel; *SCD* = plötzlicher Herztod; *SHD* = strukturelle Herzerkrankung; *SMVT* = anhaltende monomorphe ventrikuläre Tachykardie; *VES* = ventrikuläre Extrasystole; *VT* = ventrikuläre Tachykardie. [a] EKG-Morphologie, die auf einen RV-Ausflusstrakt oder faszikulären Ursprung hindeutet, negative Familienanamnese, normales 12-Kanal-EKG

und Echokardiogramm. [b] Z. B. Q-Wellen, QRS-Fragmentierung, ST/T-Anomalien, Wandbewegungsanomalien in den Koronargebieten. [c] Z. B. atrioventrikuläre [AV-]Leitungsanomalien, Q-Wellen, breiter QRS-Komplex, T-Wellen-Inversion, abnorm hohe oder niedrige Spannungen. Ventrikuläre Dysfunktion/Dilatation/Hypertrophie/Wandverdünnung/Wandbewegungsanomalien/diffuse Hypokinesie. [d] Diagnostischer Test zum Ausschluss einer KHK je nach Patientenprofil und Symptomen. [e] Gemäß den überarbeiteten Task-Force-Kriterien. [f] Z. B. AV-Leitungsanomalien, abnorm hohe oder niedrige Spannungen, breiter QRS -Komplex, ST/T-Wellenabweichungen, LV-Dilatation und -Dysfunktion, späte Gadolinium-Anreicherung (LGE) mit nicht-ischämischer Verteilung. [g] Z. B. AV-Block, breiter QRS-Komplex, ST/T-Abweichungen, multifokale VES, entzündliche Hyperämie und Ödem, Fibrose, systolische LV- und RV-Dysfunktion, Perikarderguss)

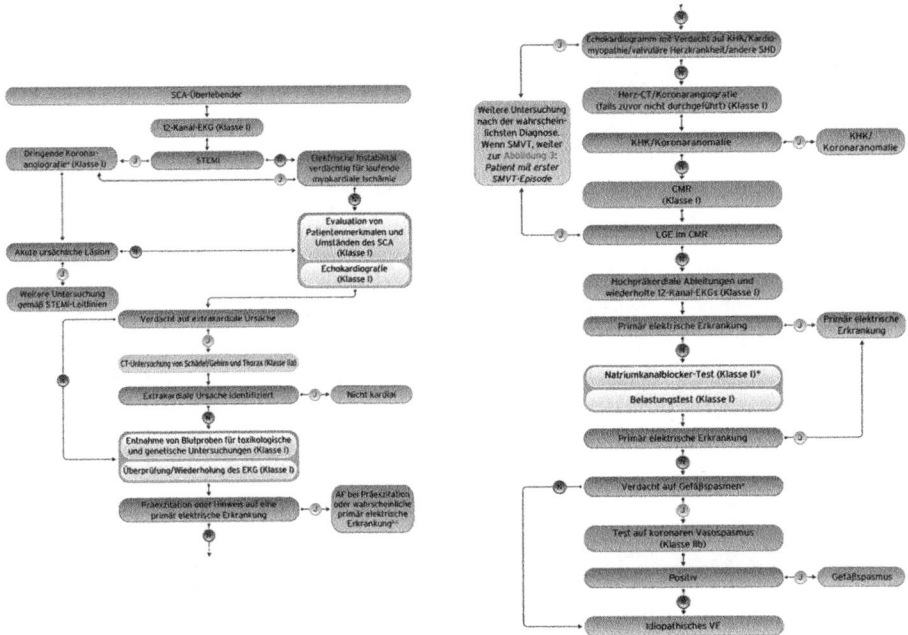

◘ **Abb. 11.27** Diagnostik bei Überlebenden eines plötzlichen Herzstillstandes (SCA). (*AF* = Vorhofflimmern; *KHK* = koronare Herzerkrankung; *CMR* = kardiale Magnetresonanztomografie; *CT* =Computertomografie; *EKG* = Elektrokardiogramm; *J* = Ja; *LGE* = Late-Gadolinium Enhancement; *N* = Nein; *SCA* = plötzlicher Herzstillstand; *SHD* = strukturelle Herzerkrankung; *SMVT* = anhaltende monomorphe ventrikuläre Tachykardie; *STEMI* = ST-Hebungsinfarkt; *VF* = Kammerflimmern. [a] Siehe Kapitel zum ACS. [b] Ausschluss einer SHD je nach Alter und Merkmalen des Patienten; die QT-Dauer muss einige Tage nach dem Herzstillstand erneut bestimmt werden. [c] Je nach Patientenmerkmalen und klinischem Kontext ist eine kardiale CT/Koronarangiografie in Betracht zu ziehen. [d] Die linksventrikuläre Funktion im Echokardiogramm muss einige Tage nach dem Herzstillstand erneut bestimmt werden, um ein „Stunning" als Ursache der systolischen Dysfunktion auszuschließen. [e] Bei klinischem Verdacht [typische Symptome und vorübergehende ST-Hebung während der Überwachung] kann ein früherer Test auf koronare Vasospasmen in Betracht gezogen werden. * i. d. R. Ajmalintest)

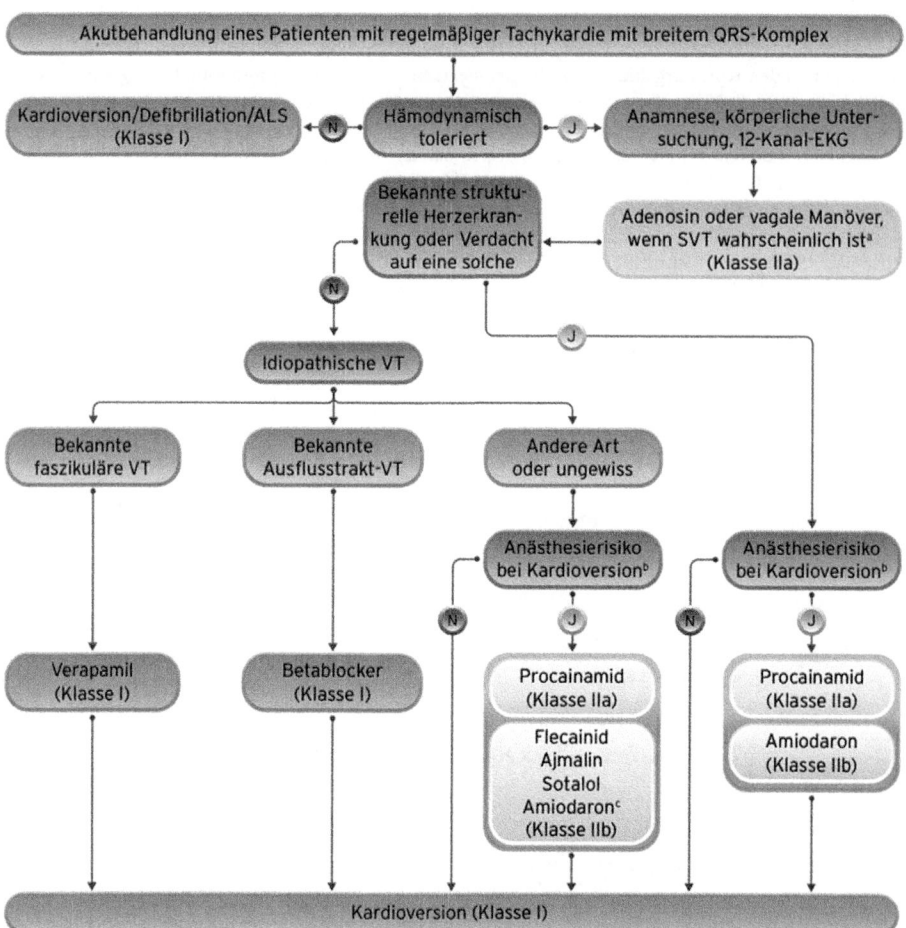

Abb. 11.28 Akutbehandlung bei regelmäßiger Tachykardie mit breitem QRS-Komplex. (*J* = Ja; *N* = Nein; *SVT* = supraventrikuläre Tachykardie; *VT* = ventrikuläre Tachykardie. [a] Neben einer SVT kann Adenosin evtl. auch eine idiopathische VT beenden, was auf eine getriggerte Aktivität als Mechanismus der Arrhythmie hindeutet. [b] Der Nutzen einer Kardioversion sollte gegen die mit der Anästhesie/Sedierung verbundenen Risiken abgewogen werden. [c] Angesichts der begrenzten Verfügbarkeit der anderen Antiarrhythmika)

Kardiologie

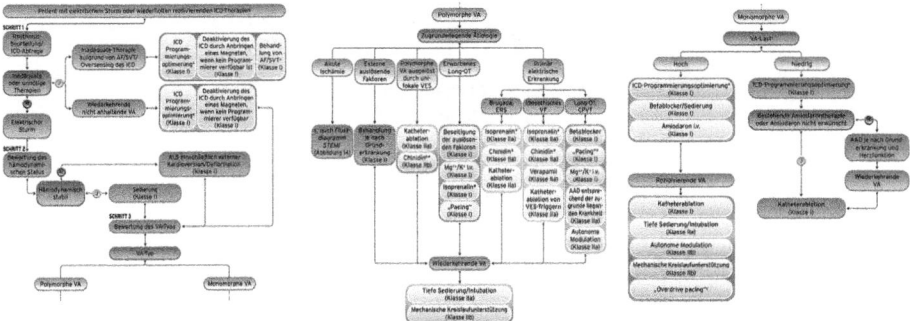

Abb. 11.29 Management des elektrischen Sturms oder rezidivierender ICD-Therapien. (AAD = antiarrhythmische Medikamente; AF = Vorhofflimmern; ALS = Advanced Life Support; $CPVT$ = katecholaminerge polymorphe ventrikuläre Tachykardie; ERS = frühes Repolarisationssyndrom; SVT = supraventrikuläre Tachykardie; VA = ventrikuläre Arrhythmie; VES = ventrikuläre Extrasystole; VF = Kammerflimmern. ^{a} Besondere Aspekte der Device-Therapie. ^{b} Keine Daten zur Wirkung von Chinidin auf VES-getriggerte polymorphe VA bei Patienten mit Kardiomyopathien. ^{c} Hohe VA-Belastung bezieht sich auf ein klinisches Szenario mit sehr häufigen VA-Episoden, die ICD-Schocks erfordern, wenn nur kurze Perioden mit stabilem Rhythmus erreicht werden können. Niedrige VA-Belastung bezieht sich auf ein klinisches Szenario mit wiederholten ATP/ICD-Schocks, gefolgt von einem stabilen Rhythmus. ^{d} Wenn Bradykardie oder postextrasystolische Pausen das Auftreten von PVT/VF auslösen. ^{e} Overdrive-Stimulation [durch Stimulation mit einer etwas höheren Frequenz als dem Grundrhythmus] kann zur vorübergehenden Unterdrückung langsamer rezidivierender VT hilfreich sein. * In Deutschland nicht zugelassen, über § 73 AMG international verfügbar)

VTs im Rahmen eines STEMI sind relativ häufig, können aber durch Betablocker verhindert und nach dem Algorithmus in ◘ Abb. 11.30 behandelt werden.

11.6.13 Bradykarde Rhythmusstörungen

Ätiologie

- **Physiologisch**: Sportlerherz (vegetativ)
- **Kardial**: partielles oder totales Versagen der Sinusknotenautomatie oder AV-Knotenüberleitung (z. B. Sinusknotendysfunktion bzw. Sick-Sinus-Syndrom), ACS, Kardiomyopathien, Myokarditis, Zustand nach Herztransplantation (chronotrope Imkompetenz)
- **Hypersensitives Karotissinussyndrom**: Hypersensitivität der A.-carotis-interna-Druckrezeptoren, welche bei Reizung (z. B. heftige Kopfdrehungen, enger Kragen) zur Reflexbradykardie bis Asystolie (kardiodepressiver Typ, ca. 90 %) oder zu Blutdruckabfällen (vasopressorischer Typ, ca. 10 %) führt; häufig ältere Männer
- **Extrakardial**: Elektrolytstörungen (insbesondere Hyperkaliämie), Medikamentenüberdosierung/Intoxikation (z. B. Digitalis, β-Blocker), Endokrinopathien (z. B. Hypothyreose), zentrale Ursachen (erhöhter Hirndruck mit Kompression der Medulla oblongata), Schrittmacherversagen (z. B. Batterieerschöpfung)

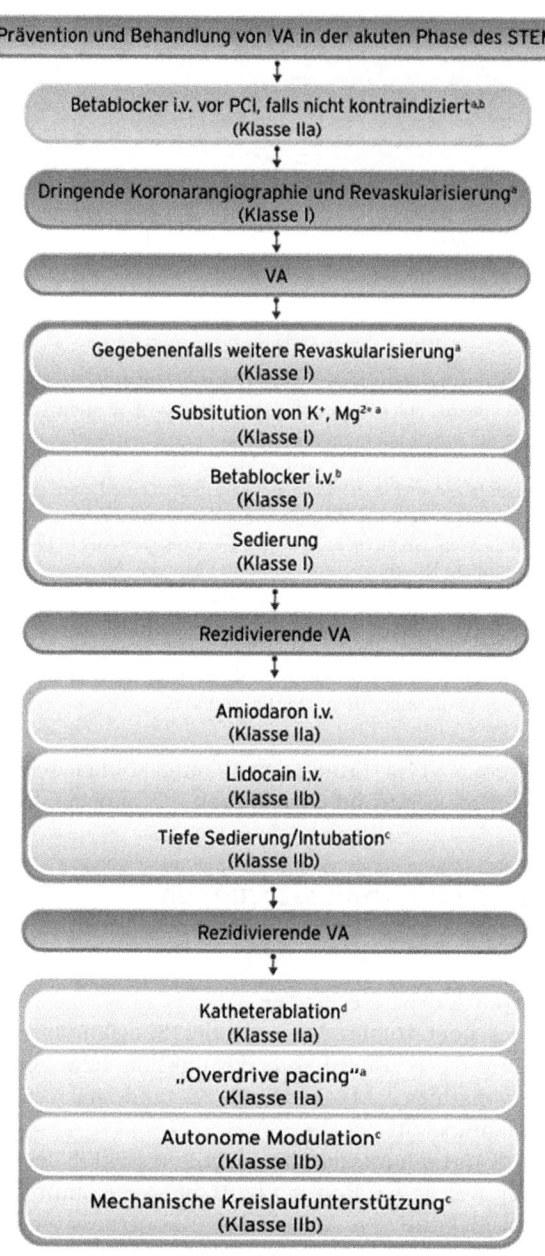

Abb. 11.30 Prävention und Behandlung von VTs bei STEMI. (*VA* = ventrikuläre Arrhythmie; *VES* = ventrikuläre Extrasystole. [a] Siehe Abschn. 11.1. [b] Intravenöse Betablocker müssen bei Patienten mit Hypotonie, akuter Herzinsuffizienz, AV-Block oder schwerer Bradykardie vermieden werden. [c] Siehe Flowchart für die Behandlung des elektrischen Sturms. [e] Wenn ähnliche VES rezidivierende polymorphe VA auslösen)

Kardiologie

> Nach/während eines Myokardinfarktes auftretende AV-Blockierungen können sich innerhalb von 3–14 Tagen wieder zurückbilden.

Diagnostik
- **Anamnese**, insbesondere Medikamentenanamnese (z. B. Digitalisüberdosierung bei untergewichtigen Patienten oder chronischer Niereninsuffizienz)
- **Elektrokardiogramm**
  - **Ruhe-EKG, Belastungs-EKG** (z. B. chronotrope Inkompetenz, wenn eine HF von 90/min nicht überschritten wird) und ggf. Langzeit-EKG
  - **Karotissinusmassage** (zuvor Auskultation der Karotiden zum Ausschluss einer Karotisstenosierung; Massage maximal für 10 s) bei Verdacht auf ein hypersensitives Karotissinussyndrom → pathologisch: Asystolie ≥ 3 s *oder* systolischer Blutdruckabfall ≥ 50 mmHg
  - **Atropin-Test** bei Verdacht auf Sinusknotendysfunktion: i.v.-Atropin-Applikation von 0,04 mg/kg i.v. → normal: Herzfrequenzanstieg von mindestens 15 % der Ausgangsfrequenz bzw. mindestens ≥ 90/min
- **Labordiagnostik**: Elektrolyte, Schilddrüsenparameter, ggf. Digitalisspiegel
- **Ggf. EPU** (elektrophysiologische Untersuchung) bei Verdacht auf Sinusknotendysfunktion

Bradykardieformen und EKG-Charakteristika
- **Sinusbradykardie**
- Formal: Herzfrequenz < 60/min
- Asymptomatische Ruhefrequenzen < 60/min am Tag und ca. 35–40/min in der Nacht sind besonders bei sportlich trainierten Menschen durchaus normal

- **Sinusknotendysfunktion oder Sick-Sinus-Syndrom oder Bradykardie-Tachykardie-Syndrom**
- Belastungs-EKG: unzureichender Herzfrequenzanstieg unter Belastung (< 90/min)
- Atropin-Test: unzureichender Herzfrequenzanstieg (s. o.)
- EPU: verlängerte Sinusknotenerholungszeit (korrigierte SKEZ > 550 ms)
- Erhöhte Anfälligkeit für Vorhofflimmern/-flattern

- **Sinuatrialer Block (SA-Block)**
- **SA-Block 1. Grades**: konventionelles EKG: nicht erkennbar, EPU: verzögerte sinuatriale Leitungszeit
- **SA-Block 2. Grades** (Typ **Wenckebach**): bei gleichbleibender PQ-Zeit werden die PP-Intervalle kontinuierlich kürzer bis zum Ausfall der Vorhofüberleitung mit Herzpausen, d. h. Fehlen von P-Wellen mit nachfolgendem QRS-Komplex
- **SA-Block 2. Grades** (Typ **Mobitz**): plötzlicher Ausfall von Vorhof- und Kammerkomplexen bei konstanten PP-Intervallen, d. h., es treten Herzpausen auf, deren Dauer dem Vielfachen des normalen PP-Intervalls entspricht

- **SA-Block 3. Grades**: Sinusknotenstillstand, Sinusarrest bzw. totale Leitungsunterbrechung mit asystolischen Phasen, Fehlen von P-Wellen, Auftreten von Ersatzrhythmen: junktionaler (AV-Knoten) oder ventrikulärer Ersatzrhythmus, evtl. Morgagni-Adams-Stokes-Anfälle bei zu langen Herzpausen bis zum Einsetzen des Ersatzrhythmus

- **Atrioventrikulärer Block (AV-Block)**
- **AV-Block 1. Grades**:
  - Lokalisation der Blockade: Verlangsamung der Erregungsleitung im AV-Knoten
  - Oberflächen-EKG: PQ-Zeit > 0,2 s
  - Funktioneller Typ: bei erhöhtem Parasympathikotonus, verschwindet nach z. B. Atropin- oder Orciprenalin-Gabe
  - Organischer Typ: z. B. Intoxikation, Ischämie
- **AV-Block 2. Grades** (Typ **Mobitz I** mit Wenckebach-Periodik):
  - Lokalisation der Blockade: AV-Knoten (häufig) oder Intra-/Infra-His (selten)
  - Oberflächen-EKG: kontinuierliche Zunahme der PQ-Zeit bis zum Ausfall eines Kammerkomplexes (Ausdruck der zunehmenden Ermüdung der AV-Überleitung, infolge periodischer Zunahme der Refraktärzeit)
  - Intrakardiales EKG: AH-Verlängerung (Norm: 60–120 ms) bei gleichbleibendem HV-Intervall (Norm: 30–60 ms)
- **AV-Block 2. Grades (Typ Mobitz II)**:
  - Lokalisation der Blockade: Intra-/Infra-His
  - Oberflächen-EKG: konstante PQ-Zeiten bei einem intermittierenden totalen Leitungsblock bzw. ausbleibende Überleitung in bestimmtem Verhältnis, d. h., nur jede zweite, dritte bzw. x-te P-Welle wird übergeleitet
  - Intrakardiales EKG: subjunktionaler Block mit verlängertem HV-Intervall
  - Das AV-Areal braucht mehr als einen Impuls, um die Erregung auf das His-Bündel überzuleiten, d. h., einem QRS-Komplex gehen konstant mehrere P-Wellen voraus. Es besteht die Gefahr des Übergangs in einen totalen AV-Block
- **AV-Block 3. Grades**:
  - Totale Leitungsunterbrechung mit AV-Dissoziation
  - „Durchlaufende" P-Wellen, dabei Auftreten eines AV-junktionalen oder ventrikulären Ersatzrhythmus (Automatie)
  - Evtl. Morgagni-Adams-Stokes-Anfall
  - Absolute Indikation zur DDD-Schrittmacherimplantation, wenn keine kausal behebbare Ursache nachweisbar

- **Intraventrikuläre Leitungsverzögerungen (Schenkelblöcke)**
- **Monofaszikuläre Blockierungen**:
  - Linksanteriorer Hemiblock (LAH, überdrehter Linkslagetyp)
  - Linksposteriorer Hemiblock (LPH, Steil- bis überdrehter Rechtslagetyp)
  - Rechtsschenkelblock (RSB)
- **Bifaszikuläre Blockierungen**:
  - LAH + LPH (= kompletter Linksschenkelblock)
  - LAH + RSB (RSB mit überdrehtem Linkslagetyp = Bayley-Block)
  - LPH + RSB

Kardiologie

- **Trifaszikuläre Blockierung** (Gefahr):
  - Hinweis, wenn sich bifaszikuläre Blöcke intermittierend abwechseln
- **Kompletter Schenkelblock:**
  - QRS-Dauer ≥ 0,12 s
  - OUP (oberer Umschlagpunkt, Zeit vom Beginn des QRS-Komplexes bis zum Beginn der endgültigen Negativitätsbewegung)
  - OUP > 0,03 s in $V_{1/2}$ beim RSB
  - OUP > 0,055 s in $V_{5/6}$ beim LSB
- **Inkompletter Schenkelblock:**
  - QRS-Dauer < 0,12 s (QRS-Dauer = 0,11 s)
  - Verspätung des OUP wie beim kompletten Schenkelblock

Maßnahmen
Akuttherapien von Bradykardien

Medikamentöse Therapie
- **Parasympatholytika**
  - **Atropin**: 0,5 bis maximal 3 mg i.v. (0,04 mg/kg) (meist ineffektiv bei infranodalem Block: wie z. B. Vorderwandinfarkt und AV-Block 2. Grades Typ Mobitz II)
  - Evtl. **Ipratropiumbromid**: 0,5 mg auf 5 ml NaCl 0,9 % langsam i.v.
- **Sympathomimetika**
  - **Orciprenalin**: Bolus 0,25–0,5 mg i.v., ggf. 5 mg auf 50 ml NaCl 0,9 % als i.v.-Perfusor; keine Empfehlung bei Reanimation → periphere Vasodilatation ($\beta_{1/2}$-mimetisch), Antidot bei Betablockerüberdosierung
  - Evtl. **Adrenalin**: Bolus 0,01–0,1 mg i.v., ggf. 2–10 µg/min als i.v.-Perfusor; Indikation: insbesondere bei höhergradigen AV-Blockierungen

- **Schrittmacherstimulation**: Externer, transkutaner Pacemaker in anteroposteriorer Ableitung unter Analgosedierung (Stimulationsfrequenz: ca. 80/min; Energie: 120–200 mA), ggf. temporärer, transvenöser Schrittmacher

- **Langzeittherapie von Bradykardien**
- **Kausaltherapie**: d. h. Ursachenabklärung, wie z. B. Digitalis- oder Amiodaronspiegelbestimmung → insbesondere bei älteren, niereninsuffizienten, kachektischen Patienten; Hyperkaliämie bei Dialyse-Patienten; koronare Herzkrankheit; Myokarditis
- **Absetzen von bradykardisierenden Substanzen**
- **Ggf. permanente Schrittmacherimplantation**

11.7 Schrittmacher- und ICD-Patient

11.7.1 Schrittmachertypen

- **Endokardialer** oder **transvenöser** Typ: meist V. subclavia oder V. cephalica (bei geplanter Implantation sollten zentrale Zugänge des oberen Hohlvenensystems zuvor entfernt werden)
- **Epikardialer** Typ: meist nach kardiochirurgischen Eingriffen
- **Myokardialer** Typ: von außen, wenn ein transvenöser Zugang nicht möglich ist, bei Säuglingen und Kleinkindern
- **Subkutaner Typ (s-ICD):** bislang nur als ICD: Aggregat an der lateralen Thoraxwand, Sonden s.c. parasternal
- **Sondenfreier Typ:** Das Aggregat wird endokardial im rechten Ventrikel über Katheter eingebracht und verankert (Micra System)
- **Antitachykarde** Schrittmacher, sog. ATP – antitachykardes Pacing, schmerzlose Überstimulation bei ventrikulären Tachykardien
- **Antibradykarde** Schrittmacher:
  – Einkammerschrittmacher: Eine Sonde befindet sich im rechten Vorhof (AAI) oder in der rechten Kammer (VVI), meist als Demand-Schrittmacher, der erst in Funktion tritt, wenn eine vorprogrammierte Schrittmacherfrequenz abweicht, also bei Bedarf (Inhibitionsschrittmacher)
  – Zweikammerschrittmacher (häufig): 70–80 % aller Schrittmacherimplantationen, hier sind die Sonden sowohl im rechten Vorhof als auch in der rechten Kammer lokalisiert und imitieren den physiologischen Erregungsablauf
- **Biventrikuläre Schrittmachersysteme** (kardiale Resynchronisationstherapie)

11.7.2 Wahl des Schrittmachers

- **VAT-Modus:** Bei erhaltener Sinusknotenfunktion, aber gestörter AV-Überleitung: vorhofgetriggerte Ventrikelstimulation
- **DDD-Modus:** Dieser erfasst Vorhof- und Kammerimpulse, verarbeitet diese entsprechend und stimuliert je nach Bedarf Vorhof und/oder Kammer; evtl. Umprogrammierung des DDD-Modus in z. B. VVI- oder VAT-Modus
- **AAI-Modus:** Dabei wird der rechte Vorhof stimuliert, wenn eine programmierte Grenzfrequenz unterschritten wird. Eigenaktionen im Vorhof inhibieren die Impulsabgabe. Durch einen AAI-Schrittmacher wird eine vorhofsynchrone Kammererregung erhalten. Indikation: isolierte Sinusknotendysfunktion bei normaler AV-Überleitung
- **VVI-Modus:** Meist nur bei chronischem Vorhofflimmern und niedriger Herzfrequenz, bei keinem Vorhofflimmern werden nur die Ventrikel gereizt, die Vorhofkontraktion bleibt unbeachtet

11.7.3 Indikationen zur Schrittmacher- und ICD-Implantation

Schrittmacher

- Persistierende Sinusbradykardien, auch als Folge einer essenziellen medikamentösen Langzeittherapie, mit eindeutigem Zusammenhang zur klinischen Symptomatik
- Intermittierende Sinusbradykardie oder Sinusarrest mit eindeutigem Zusammenhang zur klinischen Symptomatik
- Intermittierender oder persistierender, erworbener AV-Block 2. Grades Typ Mobitz II und AV-Block 3. Grades unabhängig von der Symptomatik
- Alternierende Schenkelblöcke, unabhängig von der Symptomatik
- Unerklärte Synkope, Schenkelblock und auffälliger EPU (HV-Intervall $\geq$ 70 ms oder höhergradiger His-Purkinje-Block)
- Rezidivierende, unerwartete Synkopen und dominant kardioinhibitorisches Carotis-Sinus-Syndrom (> 6 s Asystolie, symptomatisch, nach 10 s Sinusmassage)
- Persistierender, erworbener AV-Block 2. Grades Wenckebach bei Symptomatik oder nachgewiesener Intra-/Infra-His-Bündel-Lokalisation in der EPU
- Rezidivierende, unerwartete Reflexsynkopen bei Patienten $\geq$ 40 Jahre mit dokumentierten, symptomatischen Pausen bei Asystolie oder AV-Block
- Synkopen und dokumentierte, asymptomatischen Pausen > 6 s bei Sinusarrest, SA-Block oder AV-Block

Biventrikulärer Schrittmacher

- Kardiale Resynchronisationstherapie

Automatischer Defibrillator (AICD, ICD)

- **Sekundärprävention**
- Zustand nach überlebtem plötzlichem Herztod oder dokumentierter hämodynamisch instabiler ventrikulärer Tachykardie (I A-Indikation)
- Unter optimaler medikamentöser Therapie
- > 48 h nach akutem Myokardinfarkt, Abwesenheit reversibler Ursachen und einer Lebenserwartung mit gutem funktionellem Status von > 1 Jahr
- Rezidivierende anhaltende VTs unter optimaler Therapie, > 48 h nach akutem Myokardinfarkt und einer Lebenserwartung mit gutem funktionellem Status von > 1 Jahr

- **Primärprävention**
- **Ischämische** und **nicht ischämische** Herzinsuffizienz (EF $\leq$ 35 %, NYHA II–III) unter **optimaler Medikation $\geq$ 3 Monate** und einer Lebenserwartung mit gutem funktionellem Status von > 1 Jahr (SCD-HeFT-Studie)
- Genetische Erkrankungen mit hohem familiärem Risiko für einen plötzlichen Herztod:
  – Long-QT- und/oder Short-QT-Syndrom
  – Arrhythmogene rechtsventrikuläre Kardiomyopathie
  – Brugada-Syndrom
  – Hypertrophe Kardiomyopathie

– Meist mit einem oder mehreren Hochrisikofaktoren: dokumentierte anhaltende VT, Zustand nach Reanimation/Kammerflimmern, familiärer Herztod, exzessive LV-Hypertrophie ≥ 30 mm, unklare Synkopen

Prinzip
- Terminierung tachykarder Arrhythmien nach verschiedenen Therapiezonen bis hin zur Auslösung eines Energieimpulses (> 10 J)

Fahruntüchtigkeit für Privatfahrer
- Nach ICD-Implantation bei Primärprävention oder nach Aggregat/Sondenwechsel: 1 Woche, bei Sekundärprävention 3 Monate, nach adäquatem Auslösen: 3 Monate ohne erneutes Auslösen
- Nach SM-Implantation: 1 Woche

Schockprävention
- Medikamentöse Prävention: Bei ICD-Patienten mit hoher Arrhythmielast durch Kombinationstherapie bestehend aus Amiodaron plus einem Betablocker

11.7.4 Schrittmacherstimulationsmodi („commission of heart diseases resources code", NBG-Code)

- 1. Buchstabe → **Stimulationsort**, „pacing" (A: Atrium, V: Ventrikel, D: dual)
- 2. Buchstabe → **Detektionsort** (Wahrnehmung), „sensing" (A: Atrium, V: Ventrikel, D: dual)
- 3. Buchstabe → **Betriebsmodus** (0 = ungesteuert; I = inhibiert, d. h., bei Wahrnehmung einer Eigenaktion wird der Schrittmacherimpuls unterdrückt; T = getriggert, Impulsabgabe fällt bei Spontanerregung des Herzens in die Refraktärphase der R-Zacke bzw. eine gesenste Herzeigenaktion löst einen Schrittmacherimpuls aus; D = dual, d. h. getriggert und inhibiert, häufigste Betriebsart)
- 4. Buchstabe → **Programmierbarkeit/Frequenzadaptation**: M = multiprogrammierbar; R = „rate response" oder Frequenzanpassung (an die Aktivität des Patienten); „mode-switch" als Sicherheitsmodus: bei plötzlichem Vorhofflimmern/-flattern schaltet das DDD-Schrittmachersystem in den VVI-Modus um, sonst Gefahr der 1:1-Überleitung, und bei retrograd leitendem AV-Knoten Gefahr der schrittmacherinduzierten Reentrytachykardie
- 5. Buchstabe → **Antitachykardiefunktion/multifokale Stimulation** (0: keine; P: antiarrhythmische Stimulation; S: Elektroschock (ICD); D (dual): P plus S)

11.7.5 Begriffe der Programmierung

Stimulation
- Asynchron: starrfrequent (unabhängig von der Eigenaktion, z. B. bei Magnetauflage)
- Overdrive: Überstimulation bzw. Stimulation mit hoher Frequenz zur Terminierung tachykarder Arrhythmien
- Stimulationsart: Modus (*NBG-Code*, s. o.)

Impulsamplitude/-dauer

- Impulsamplitude: Höhe bzw. Ausschlag des Schrittmacherimpulses
- Impulsdauer: Breite des Schrittmacherimpulses
- Impulsamplitude und -dauer: beide zusammen bestimmen die Reizschwelle
- Anpassung an die Reizschwelle (mV) der Elektroden, nach Implantation werden stets eine hohe Impulsamplitude (mV) und eine Impulsdauer von 0,4 ms eingestellt, welche postoperativ mittels Reizschwellentest individuell eingestellt werden sollten (Batterie)

Sensitivität

- Wahrnehmungsschwelle für intrakardiale Signale
- Empfindlichkeit entspricht der R-/P-Amplitude (mV), die als intrakardiales Signal erkannt wird
- Ziel: Vermeidung eines „under-" und „oversensing"

Grundfrequenz

- Zum Beispiel 65/min: programmierbare Mindeststimulationsfrequenz

Hysteresefrequenz

- Zum Beispiel 50/min: bei Demand-Schrittmacher, minimale Herzfrequenz, die vom Eigenrhythmus unterschritten werden muss, bevor eine Schrittmacherstimulation mit der Grundfrequenz erfolgt
- Beispiel: 50- zu 70-Hysterese → ein auf 70/min programmierter Schrittmacher springt ein, wenn die Eigenfrequenz < 50/min sinkt, während ein Anstieg der Eigenfrequenz > 70/min zur Inhibierung der Schrittmacherimpulsabgabe führt

Auslöseintervall

- „Escape interval": Zeitintervall (ms) von der letzten Eigenaktion des Herzens bis zur Abgabe eines neuen Schrittmacherimpulses

AV-Intervall

- Normales AV-Intervall: 150–250 ms
- Optimierung des AV-Intervalls mittels Echokardiografie, insbesondere bei biventrikulärer Stimulation: Abnahme der Mitralregurgitation, Verlängerung der diastolischen Füllungszeit, Verbesserung der linksventrikulären Druckanstiegsgeschwindigkeit (dp/dt); ggf. Anwendung der Formel nach Koglek
- Zu kurzes AV-Intervall führt zum Schrittmachersyndrom, zu langes AV-Intervall zum vorzeitigen Mitralklappenschluss mit Gefahr einer diastolischen Mitralregurgitation (HZV ↓) und Begünstigung von Endless-loop-Tachykardien bei vorhandener retrograder VA-Leitung
- Automatische AV-Intervallanpassung zur Vermeidung einer RV-Stimulation

Refraktärzeit

- Bezeichnet das Intervall, in dem nach einer wahrgenommenen Herzaktion oder einer Impulsabgabe des Schrittmachers weder ein Signal wahrgenommen wird noch eine Stimulation erfolgen kann.

Schrittmacherstimulation

- **Unipolare Stimulation (selten)**
- Stimulation mit Minuspol an der Elektrodenspitze und als Pluspol dient das Metallgehäuse des Schrittmacherimplantates
- Oberflächen-EKG: große Schrittmacherspikes (3,5–5 mV)

- **Bipolare Stimulation (häufig)**
- Stimulation mit Minuspol (Elektrodenspitze) und Pluspol durch einen Elektrodenring, wenig proximal der Elektrodenspitze, dabei ist das Schrittmacheraggregat isoliert; weniger störanfällig
- Oberflächen-EKG: kleine Schrittmacherspikes (2–4 mV)

Mode switch
- Automatische Umschaltung des Modus, meist von DDD nach VVI

11.7.6 Komplikationen

Elektrodenbedingte Komplikationen
- Elektrodendislokation
- Reizschwellenerhöhung
- Elektrodenbruch
- Adapterdiskonnektion
- Myokardpenetration
- Thrombosen/Vegetationen
- Lungenembolie
- Skelettmuskelstimulation

Systembedingte Komplikationen
- Batterieerschöpfung: Hier liegt in den meisten Fällen nur intermittierend eine maximale Frequenz von 65/min vor.
- Gerätedefekt mit Ausfall der Schrittmachertätigkeit: Bei Patienten mit höhergradigem AV-Block kann, muss aber nicht, ein langsamer ventrikulärer Ersatzrhythmus vorliegen.
- Twiddler-Syndrom: Durch Drehung oder Rotation des Schrittmachers in seiner Tasche kommt es zum Zug an der Schrittmacherelektrode, die evtl. aus ihrer endokardialen Lage herausgelöst wird.

11.7.7 Schrittmacherinduzierte Rhythmusstörungen

Schrittmacherinduzierte Reentrytachykardie („pacemaker mediated tachycardia", PMT)
- **Mechanismus**: Bei Patienten mit Zweikammerschrittmacher und dualer Leitungseigenschaft des AV-Knotens oder akzessorischer Leitungsbahn kann die stimulierte Ventrikelantwort sofort vom Vorhof wahrgenommen werden („sensing"), der daraufhin wieder den Ventrikel stimuliert, eine Schrittmacher-

Reentrytachykardie bzw. eine Endless-loop-Tachykardie ist die Folge Herzrhythmusstörungen.
- **EKG**: Schrittmacher-EKG an oberer Grenzfrequenz, Zykluslänge der Endless-loop-Tachykardie = aktuelles AV-Intervall (150–250 ms) plus retrograde Leitungszeit (Mittelwert: ca. 250 ms)
- **Therapie**: Verkürzung des AV-Intervalls (100–150 ms) *oder* Verlängerung der Refraktärzeit *oder* Magnetauflage im Notfall. Dadurch wird der Schrittmacher auf eine starrfrequente Stimulation (VOO- bzw. DOO-Mode, Entrance-Block) umgeschaltet, d. h. Pacing ohne Sensing. Ggf. Karotissinusdruckmassage oder Adenosin i.v.
- **Prophylaxe**: Adäquate Programmierung von Output und Sensing, Refraktärzeit entsprechend der retrograden VA-Zeit, VES-Reaktion und PMT-Intervention aktivieren.

Schrittmachersyndrom
- **Mechanismus**: Vorhof und Ventrikel werden zeitgleich erregt (→ Vorhofkontraktion gegen die bereits geschlossene AV-Klappe), der Patient wird synkopal. VVI-Stimulation (meist ältere Geräte, Einkammersysteme im VVI-Modus) mit retrograder ventrikuloatrialer Leitung und konsekutivem Blutdruckabfall
- **Ursache**: inadäquate AV-Synchronisation → sehr kurze AV-Delays
- **EKG**: ventrikulärer Schrittmacherrhythmus mit retrograden P-Wellen
- **Therapie**: Programmierung eines optimalen AV-Intervalls, ggf. Magnetauflage, Atropin i.v.

Exit-Block und „failure to capture" (Schrittmacherdefekt, Ausgangsblockierung)
- **Mechanismus**: Ein vom Schrittmacher abgegebener Stimulationsimpuls bewirkt keine myokardiale Reizantwort (ineffektive Schrittmacherstimulation).
- **Ursache**: z. B. Sondendislokation, Sondenbruch, Isolationsdefekt, Konnektorprobleme, Reizschwellenanstieg (Myokardinfarkt mit perifokaler Ödembildung, metabolische Entgleisungen, Elektrolytstörungen, Antiarrhythmika). Reizschwellenanstiege und Impedanzveränderungen (Impedanz-Anstieg bei Elektrodenbruch, Impedanz-Abfall bei Isolationsdefekt der Elektrode) über Wochen. Gefahr: Bradykardien bis Asystolie
- **EKG**: Komplettes Fehlen von Stimulationsartefakten (Exit-Block) oder nackte Spikes ohne nachfolgenden QRS-Komplex („failure to capture")
- **Therapie**: ggf. Atropin i.v., externe Stimulation im VOO-Mode bei ausreichender Analgosedierung

Undersensing (Sensing-Defekt, Entrance-Block bzw. Eingangsblockierung)
- **Mechanismus**: Vorhof- und Kammereigenaktionen werden vom Schrittmacher nicht mehr wahrgenommen
- **Ursachen**: z. B. Sondendislokation/Mikrodislokation, Sondenbruch, neu aufgetretener Schenkelblock, Hypokaliämie, Antiarrhythmika

- **EKG:** Starrfrequente Spikes (programmierte Stimulationsfrequenz des Schrittmachers), die nicht inhibiert werden, z. B. Stimulation sehr kurz nach dem QRS-Komplex
- **Gefahr:** Bei ventrikulärem Undersensing Stimulation in die vulnerable Phase mit Induktion ventrikulärer Tachykardien oder beim atrialen Undersensing mit Auslösung von Vorhofflimmern
- **Kennzeichen beim Abfragen des Gerätes:** Elektrodenimpedanz < 200 Ω ~ Isolationsdefekt, Elektrodenimpedanz > 2000 Ω ~ Elektrodenbruch
- **Therapie:** Erhöhung der Empfindlichkeit (nach Reizschwelltestung) *oder* im Notfall eine Anhebung der Frequenz durch Magnetauflage, sodass keine Herzeigenaktionen mehr stattfinden können

Oversensing

- **Mechanismus:** Zu niedrige Wahrnehmungsschwelle, elektrische Störquellen, wie z. B. Registrierung ventrikulärer Stimuli durch die Vorhofsonde („fairfield sensing"), Muskelpotenziale (insbesondere bei unipolaren Schrittmachersystemen) oder externe elektrische Geräte wie TENS (transkutane elektrische Nervenstimulation), führen zu einer Fehlwahrnehmung, sodass der Schrittmacher diese Störpotenziale als Herzeigenaktionen deutet. Des Weiteren können Detektionen von Vorhofaktionen als Kammeraktionen fehlinterpretiert werden („AV cross-talk").
- Beim Einkammerschrittmacher (z. B. VVI oder AAI) kommt es zur Inhibierung der Schrittmacherstimulation mit der Gefahr von Bradykardien und rezidivierenden Synkopen. Im Gegensatz dazu führt die Wahrnehmung von Muskelpotenzialen durch die Vorhofsonde beim Zweikammersystem zur schnellen ventrikulären Überleitung (Tachykardie).
- **EKG:** Fehlen von Spikes, d. h. ausbleibende Stimulation durch den Schrittmacher.
- **Therapie:** Umprogrammierung auf eine bipolare Wahrnehmung *oder* Magnetauflage im Notfall, ggf. Atropin i.v.

11.7.8 Differenzialdiagnostik beim Schrittmacherpatienten

- **Fehlende Schrittmacherstimulation ohne Stimulusartefakt**
- Batterieerschöpfung (Schrittmacher stimuliert im Energiesparmodus mit einer Frequenz von ca. 65/min)
- Batteriedefekt
- Kabelbruch
- Oversensing (z. B. Muskelpotenziale oder externe elektrische Geräte führen zur Inhibierung)
- Unipolare Elektrode mit bipolarer Programmierung

- **Fehlende Schrittmacherstimulation mit Stimulusartefakt (kein nachfolgender QRS-Komplex)**
- Batterieerschöpfung (Schrittmacher stimuliert mit ca. 65/min)
- Elektrodendislokation
- Kabelbruch
- Reizschwellenanstieg
- Andere Ursachen: metabolisch, Elektrolytentgleisungen, Medikamente etc.

Kardiologie

- **Bradykardien mit Schrittmacherspikes**
- Exit-Block
- Oversensing
- Schrittmachersyndrom

11.7.9 Differenzialdiagnostik beim ICD-Patienten

> Bei **rezidivierenden ICD-Schockabgaben** sollte immer zwischen **adäquaten** („electric storm") und **inadäquaten** Defibrillationen unterschieden werden.

Inadäquate Schockabgaben
- **Mechanismus**: supraventrikuläre Tachykardien *oder* „Oversensing" führen zu Fehlinterpretation von EKG-Signalen, welche inadäquat mittels Schockabgabe terminiert werden
- **Ursachen**:
  - Supraventrikuläre Tachykardien: z. B. tachykarde Überleitung von Vorhofflimmern, das als ventrikuläre Tachyarrhythmie fehlinterpretiert und anschließend durch Defibrillation terminiert wird
  - „Oversensing": Vortäuschung von ventrikulären Arrhythmien durch verschiedene Störeinflüsse: Elektrodendefekte, elektromagnetische Interferenz (z. B. Elektrokauterisation, Ablationstherapie), Muskelpotenziale, T-Wellen-Oversensing
- **Therapie**:
  - Sofortige Inaktivierung des Gerätes durch Magnetauflage (Ringmagnet)
  - Umprogrammierung, durch z. B. Anhebung der Detektionszone
  - Ggf. Pulmonalvenenisolation oder AV-Knoten-Ablation bei tachykarder Überleitung von Vorhofflimmern
  - Ggf. bei psychokardiologischen Folgen von inadäquaten Schockabgaben (Traumatisierung, Angstpsychosen) → Initiierung einer psychosomatischen Mitbetreuung

Ventrikuläre Tachykardien unterhalb der Erkennungsgrenze
- **Ursachen:**
  - Programmierfehler (VT-Cut-off [160–180/min], VF-Cut-off [180–240/min])
  - Progression der Grunderkrankung, z. B. KHK
- **Therapie:**
  - Medikamentöse Terminierung der ventrikulären Tachykardie, z. B. Amiodaron
  - Ggf. Kardiopulmonale Reanimation
  - Umprogrammierung: Erkennungsgrenze (VT-Cut-off) heruntersetzen
  - Je nach Grunderkrankung, ggf. Koronarangiografie

> **Bei ICD zu beachten**
> - Interne Schockentladungen durch den ICD stellen keine Gefahr für den/die Behandelnden dar.
> - Das Schrittmachersystem des ICD wird durch die Magnetauflage nicht beeinträchtigt.
> - Nach Magnetauflage gilt eine Monitorpflicht.

11.7.10 Therapie

> Therapiebedürftigkeit nur bei symptomatischen Patienten und bei Gefahr der Induktion maligner Rhythmusstörungen.

> **Magnetauflage**
> - **Schrittmacherpatient**: Inbetriebnahme des Schrittmachers mit einer Magnetfrequenzstimulation von meist 85 oder 100 Schlägen/min, d. h., der Schrittmacher wird auf starrfrequente Stimulation umgeschaltet (VOO- bzw. DOO-Mode, Entrance-Block). Falls die Magnetfunktion herausprogrammiert sein sollte, erfolgt keine Reaktion auf die Magnetauflage
> - **ICD-Patient**: Inaktivierung der Schockfunktion

- **Transkutaner externer Schrittmacher**: Bei symptomatischer Bradykardie bzw. Ventrikelasystolie unter Analgosedierung (z. B. Morphin-Diazepam) im starrfrequenten VOO-Modus (Frequenz: 70–80/min, Impulsbreiten: 20–40 ms, Stromstärke bzw. Reizschwelle: schrittweise erhöhen bis zur Reizantwort – Anhaltswert: ca. 200 mA)
- **Medikamentös**: Ggf. Atropin oder Adrenalin i.v.
- **Kardioversion/Defibrillation**:
  - Zur Vermeidung von Schäden des Stimulationsgerätes sollte die Kardioversion bzw. Defibrillation, wenn möglich, in anteroposteriorer Konfiguration oder in inverser Herzachse erfolgen.
  - Das Sensing der Schrittmachersonden sollte vor Kardioversion auf bipolar umprogrammiert werden.
- **Sofortige Diagnostik** nach Sicherstellung des Akutproblems: ICD-/Schrittmacheraggregatabfrage und ggf. Neueinstellung, Labor (Elektrolyte), Röntgen-Thorax

Kardiologie

11.8 Hypertensives Notfallgeschehen

11.8.1 Definition

- Das hypertensive Notfallgeschehen ist definiert durch eine starke Erhöhung des systolischen Blutdrucks (**> 180 mmHg**) und/oder des diastolischen Wertes (**> 120 mmHg**), wobei keine absoluten Grenzwerte entscheidend/anwendbar sind, sondern die klinische Beeinträchtigung.
- Man unterscheidet die hypertensive Dringlichkeit und den hypertensiven Notfall.
- Eine Sonderform des hypertensiven Notfalls ist die maligne Hypertonie, die über eine ischämische Organschädigung der Retina, Niere, Herz oder Hirn definiert ist, selten ist und prinzipiell wie ein hypertensiver Notfall behandelt wird (◘ Tab. 11.19).

11.8.2 Ätiologie

Krisenhafte Blutdruckspitzen

- Essenzielle Hypertonie
- Sekundäre Hypertonieformen: renoparenchymatös/renovaskulär
- Primärer Hyperaldosteronismus
- Eklampsie, HELLP-Syndrom

◘ Tab 11.19 Hypertensives Notfallgeschehen

Hypertensive Dringlichkeit („hypertensive urgency")	Hypertensiver Notfall („hypertensive emergency")
Früher: hypertensive Krise Ohne Endorganschäden Langsame Blutdrucksenkung über 24 h Perorale antihypertensive Therapie	• Assoziiert mit Endorganschäden: hypertensive Enzephalopathie, intrakranielle Blutung (Schlaganfall), retinale Blutung, akute Linksherzinsuffizienz, Lungenödem, akutes Koronarsyndrom oder Aortendissektion • Intravenöse Applikation von Antihypertensiva • Intensivüberwachung erforderlich Die Intensität der akuten Drucksenkung richtet sich nach der Klinik: • **Akuter ischämischer Schlaganfall**: In den ersten 24 h Behandlung nur, wenn > 220/120 mmHg oder andere Organe gefährdet; außer bei Lyseindikation: dann ab 185/110 mmHg • **Akute intrazerebrale Blutung**: Senkung unter 140 mmHg systolisch • **Akutes Lungenödem/Aortendissektion**: schnelle und aggressive Drucksenkung • **Sonst**: MAP ca. 25 % in den ersten Stunden senken, dann langsam weiter

- Katecholaminsyndrome:
  - MAO-Hemmer plus Tyramin
  - Phäochromozytomkrise
  - Drogen mit sympathomimetischer Wirkung (Kokain, Amphetamine, LSD)
- Schädel-Hirn-Trauma, Hirntumor, zerebrale Blutung, Infarkt
- Guillain-Barré-Syndrom
- Akute intermittierende Porphyrie

Inadäquate Medikation
- Non-Responder
- Exzessiver Salzkonsum
- Escape-Phänomen im Rahmen der ACE-Hemmertherapie (kompensatorischer Anstieg von Angiotensin II über die Aktivierung von ACE-unabhängigen Pathways)
- Komedikation mit COX-Hemmern
- Rebound-Phänomen: Bei abruptem Absetzen der antihypertensiven Therapie (Rebound-Hypertonie): z. B. bei abruptem Absetzen von Betablockern kann es noch nach Wochen – bedingt durch eine Up-Regulation von β-Rezeptoren – zum krisenhaften Blutdruckanstieg kommen

11.8.3 Klinik

> **Cave**
> Warnsymptome des hypertensiven Notfallgeschehens: Kopfschmerzen, Augenflimmern, Schwindel, Nausea, Ohrensausen, Palpitationen, Belastungsdyspnoe, Epistaxis, psychomotorische Agitiertheit.

Additive Organmanifestationen beim hypertensiven Notfall
- **Zerebral:** Hypertensive Enzephalopathie (Nausea, Vigilanz-, Sehstörungen, neurologische Ausfälle), ischämischer oder hämorrhagischer Insult (Stammganglien, Capsula interna, Thalamus)
- **Kardial:** Akutes Koronarsyndrom, akute Linksherzinsuffizienz mit „hypertensivem Lungenödem"
- **Vaskulär:** Aortendissektion (heftigste in den Rücken ausstrahlende Schmerzen), Retinablutungen (Sehstörungen), akutes Nierenversagen (rückläufige Urinproduktion)
- **Sonderfall:** Gestationshypertonie im 2.–3. Trimenon (Präeklampsie, Eklampsie)

11.8.4 Diagnostik

- **Anamnese:** Vorerkrankungen (arterielle Hypertonie, koronare Herzkrankheit, Schlaganfall), Medikamente (Antihypertensiva), Nikotin, Alkohol, Drogen (z. B. Kokain), gastrointestinale Beschwerden beim HELLP-Syndrom (Mutterpass)

Kardiologie

- **Körperliche Untersuchung:**
  - Erhebung des kardiovaskulären, pulmonalen und neurologischen Status
  - Blutdruckmessung an beiden Armen
  - Abdomenpalpation/-Auskultation (Aortenaneurysma)
- **EKG:** Hypertrophie-, Ischämiezeichen, Rhythmuskontrolle
- **Labor:** Elektrolyte, Retentionswerte, Herzenzyme, ggf. Kreuzblut bei Verdacht auf Aortendissektion
- **Bildgebung:** CT-Thorax/Abdomen mit Kontrastmittel bei Verdacht auf Aortendissektion
- **Echokardiografie:** TEE bei Verdacht auf Aortendissektion

11.8.5 Differenzialdiagnostik

- **Reaktive Blutdrucksteigerung:** z. B. Schlaganfall, Kokain-Abusus, Cushing-Reflex bei intrakranieller Druckerhöhung (z. B. bei intrazerebralen Blutungen: erhöhte Blutdruckwerte, Cheyne-Stokes-Atmung, Bradykardie und/oder Tachykardie zur Aufrechterhaltung der zerebralen Perfusion)
- **Hyperthyreose**
- **Phäochromozytom**

11.8.6 Therapie

> **Therapieziele des hypertensiven Notfallgeschehens**
> **Hypertensiver Notfall:** Reduktion des MAP (mittlerer arterieller Druck) um maximal 20–25 % während der ersten 30–120 min mittels i.v.-Applikation von Antihypertensiva → Endorganschäden gelten als Therapiekriterium (Ziel: 160/100 mmHg innerhalb der folgenden 2–6 h). Das heißt, der MAP sollte beim hypertensiven Notfall nicht zu „normalen" Blutdruckwerten gesenkt werden. (Ausnahme: akuter Schlaganfall, akutes Lungenödem/Aortendissektion)
> - **Hypertensive Dringlichkeit:** Langsame Blutdrucksenkung innerhalb von 24–48 h durch *perorale* Applikation von Antihypertensiva

❗ **Cave**
Der häufigste Fehler bei der Behandlung des hypertensiven Notfallgeschehens ist die zu rasche oder zu starke Blutdrucksenkung mit nachfolgender Organminderperfusion, die insbesondere beim akuten Hirninfarkt zu einer Progression der Hirnschädigung führen kann.

Allgemeine Maßnahmen
- Aufrechterhaltung und Stabilisierung der Vitalfunktionen
- Patienten beruhigen, ggf. Sedativa
- Lagerung: Oberkörperhochlagerung
- Oxygenierung: 2–6 l O_2/min über Nasensonde, wenn notwendig

Therapie bei kardialen Endorganschäden: akutes Koronarsyndrom
(◘ Tab. 11.20)
- **Glyceroltrinitrat** (Nitroglycerin, Spray, Kapsel oder besser steuerbar als i.v.-Perfusor): Senkung von Vor- und Nachlast sowie koronare Vasodilatation
- Beim hypertensiven Lungenödem: Urapidil, additiv Diuretika und β-Blocker

Therapie bei vaskulären Endorganschäden: akute Aortendissektion oder akutes Aortensyndrom
- **Betablocker**
  - Meist hohe Dosen notwendig, z. B. bis zu 40 mg Metoprolol, ggf. Perfusor (alternativ bei Betablocker-Unverträglichkeit: Nicht-Dihydropyridin-Ca^{2+}-Antagonisten)
- **ACE-Hemmer und/oder andere Vasodilatatoren** (Urapidil, Glyceroltrinitrat, Clonidin) falls unter Betablocker-Therapie der systolische Blutdruckwert immer noch Werte > 120 mmHg zeigt

◘ Tab 11.20 Übersicht häufiger i.v.-Antihypertensiva

Substanz/-klasse Antihypertensiva	Wirkdauer	Initialdosierung	Perfusordosierung	Indikation
Furosemid/Schleifendiuretikum	3–6 h	20–80 mg	Lediglich Bolus	Linksherzinsuffizienz mit Zeichen des Lungenödems
Urapidil/zentraler 5-HT_{1A} Agonist und peripherer $α_1$-Blocker	4–6 h	12,5–25 mg	5 mg/ml (250 mg/50 ml)	Akutes Koronarsyndrom
Glyceroltrinitrat/Nitrate, NO-Freisetzung	15–30 min	0,5–1 mg	1 mg/ml (50 mg/50 ml)	Akutes Koronarsyndrom, Linksherzinsuffizienz
Metoprololtartrat/$β_1$-Blocker	2–5 h	2,5–10 mg (bis 40 mg)	1 mg/ml (50 mg/50 ml)	Akute Aortendissektion
Clonidin/$α_2$- und Imidazolrezeptor-Agonist	6–8 h	0,075 mg	24 µg/ml (1,2 mg/50 ml)	Entzugssymptomatik Delir
Dihydralazin/Hydrazine, Vasodilatator	6–8 h	6–12,5 mg	1,5 mg/ml (75 mg/50 ml)	Meist Kombination mit Clonidin, hypertensive Gestose
Natrium-Nitroprussid/Stimulator der löslichen Guanylylzyklase, NO-Freisetzung	2–5 min	0,2–10 µg/kg/min (keine Empfehlung zur Kombination mit Na^+-Thiosulfat)	1,2 mg/ml (60 mg/50 ml)	Akute Aortendissektion (Merke: Lichtschutz)

- Vasodilatatormonotherapie führt über eine reflektorische Sympathikusaktivierung mit Herzfrequenzanstieg zum Anstieg der ventrikulären Kontraktionsgeschwindigkeit (Baroreflexstimulation) und damit zur Progression der Dissektion
- Ziel: $\text{Blutdruck}_{systol}$ 100–120 mmHg *und* Beobachtung (CT, Sonografie)
- Ggf. Nitroprussid-Natrium additiv, falls Blutdruck nicht kontrollierbar

Therapie bei zerebralen Endorganschäden
Akuter ischämischer Schlaganfall

! **Cave**
Ein zu schneller und starker Blutdruckabfall kann bei aufgehobener zerebraler Autoregulation zu einer Minderperfusion der Penumbra mit Größenzunahme des Infarktareals führen.

— Antihypertensive Therapie
  - erst bei $\text{Blutdruck}_{systol}$ > 220 mmHg bzw. $\text{Blutdruck}_{diastol}$ > 120 mmHg
  - oder wenn andere Organe simultan gefährdet sind
  - oder wenn Indikation zur Lyse besteht: Therapie ab 185/110 mmHg
— Antihypertensivum der 1. Wahl: **Labetalol** (kombinierter Alpha- und Betablocker): Gute Steuerbarkeit, keine Reflextachykardie: 10–20 mg i.v., ggf. alle 10 min wiederholen, oder **Nicardipin** 5 mg/h Perfusor, ggf. um 2,5 mg/h titrieren nach 10 min

- **Intrazerebrale Blutung**
— Senkung des Blutdrucks auf < 140 mmHg systolisch in der ersten Stunde besser als restriktive Senkung ab 180 mmHg

Hypertensiver Notfall im Rahmen einer EPH-Gestose bzw. hypertensiven Gestose
— Antihypertensiva erst bei wiederholten Blutdruckwerten von $\text{Blutdruck}_{systol}$ > 180 mmHg oder persistierendem $\text{Blutdruck}_{diastol}$ > 110 mmHg
— Anmerkung: Zur adäquaten Aufrechterhaltung der uteroplazentaren Perfusion ist ein $\text{Blutdruck}_{diastol}$ von ungefähr 90 mmHg wünschenswert
— Antihypertensiva der Wahl: **Labetalol** oder **Nifedipin** s.l., ggf. Nitrate oder Nitroprussid-Natrium

! **Cave**
Inhibitoren des Renin-Angiotensin-Aldosteron-Systems sind kontraindiziert, unter Betablockern ggf. Wachstumsretardierung im 1. Trimenon, unter Diuretika ggf. Plazentainsuffizienz.

Literatur

Delgado V, Ajmone Marsan N, de Waha S, Bonaros N, Brida M, Burri H, Caselli S, Doenst T, Ederhy S, Erba PA, Foldager D, Fosbøl EL, Kovac J, Mestres CA, Miller OI, Miro JM, Pazdernik M, Pizzi MN, Quintana E, Rasmussen TB, Ristić AD, Rodés-Cabau J, Sionis A, Zühlke LJ, Borger MA, ESC Scientific Document Group (2023) 2023 ESC guidelines for the management of endocarditis. Eur Heart J 44(39):3948–4042

Deutsche Gesellschaft für Kardiologie – Herz-und Kreislaufforschung e.V (2022) ESC Pocket Guidelines. Akute und chronische Herzinsuffizienz, Version 2021. Börm Bruckmeier Verlag GmbH, Grünwald; Kurzfassung der „2021 ESC Pocket Guidelines for the diagnosis and treatment of acute and chronic heart failure" (Eur Heart J; 2021 – https://doi.org/10.1093/eurheartj/ehab368)

Deutsche Gesellschaft für Kardiologie – Herz-und Kreislaufforschung e.V (2023) ESC Pocket Guidelines. Akutes Koronarsyndrom, Version 2023. Börm Bruckmeier Verlag GmbH, Grünwald; Kurzfassung der „2023 ESC Guidelines on the management of acute coronary syndromes" (Eur Heart J; 2023 – https://doi.org/10.1093/eurheartj/ehad191)

Deutsche Gesellschaft für Kardiologie – Herz-und Kreislaufforschung e.V (2023) ESC Pocket Guidelines. Ventrikuläre Arrhythmien und Prävention des plötzlichen Herztodes, Version 2022. Börm Bruckmeier Verlag GmbH, Grünwald; Kurzfassung der „2022 ESC Guidelines for the management of patients with ventricular arrhythmias and the prevention of sudden cardiac death" (Eur Heart J; 2022 – https://doi.org/10.1093/eurheartj/ehac262)

Møller JE, Engstrøm T, Jensen LO, Eiskjær H, Mangner N, Polzin A, Schulze PC, Skurk C, Nordbeck P, Clemmensen P, Panoulas V, Zimmer S, Schäfer A, Werner N, Frydland M, Holmvang L, Kjærgaard J, Sørensen R, Lønborg J, Lindholm MG, NLJ U, Junker A, Schmidt H, Terkelsen CJ, Christensen S, Christiansen EH, Linke A, Woitek FJ, Westenfeld R, Möbius-Winkler S, Wachtell K, Ravn HB, Lassen JF, Boesgaard S, Gerke O, Hassager C, DanGer Shock Investigators (2024) Microaxial flow pump or standard care in infarct-related cardiogenic shock. N Engl J Med 390(15):1382–1393

Thiele H, Zeymer U, Akin I, Behnes M, Rassaf T, Mahabadi AA, Lehmann R, Eitel I, Graf T, Seidler T, Schuster A, Skurk C, Duerschmied D, Clemmensen P, Hennersdorf M, Fichtlscherer S, Voigt I, Seyfarth M, John S, Ewen S, Linke A, Tigges E, Nordbeck P, Bruch L, Jung C, Franz J, Lauten P, Goslar T, Feistritzer HJ, Pöss J, Kirchhof E, Ouarrak T, Schneider S, Desch S, Freund A, ECLS-SHOCK Investigators (2023) Extracorporeal life support in infarct-related cardiogenic shock. N Engl J Med 389(14):1286–1297

Van Gelder IC, Rienstra M, Bunting KV, Casado-Arroyo R, Caso V, Crijns HJGM, De Potter TJR, Dwight J, Guasti L, Hanke T, Jaarsma T, Lettino M, Løchen ML, Lumbers RT, Maesen B, Mølgaard I, Rosano GMC, Sanders P, Schnabel RB, Suwalski P, Svennberg E, Tamargo J, Tica O, Traykov V, Tzeis S, Kotecha D, ESC Scientific Document Group (2024) ESC guidelines for the management of atrial fibrillation developed in collaboration with the European Association for Cardio-Thoracic Surgery (EACTS). Eur Heart J 2024:ehae176. https://doi.org/10.1093/eurheartj/ehae176

RR-LL

Adler Y, Charron P, Imazio M et al (2015) ESC Guidelines for the diagnosis and management of pericardial diseases. Eur Heart J 36:2921–2964

Blumenfeld JD, Laragh JH (2001) Management of hypertensive crises: the scientific basis for treatment decisions. Am J Hypertens 14:1154–1116

Brignole M, Auricchio A, Baron-Esquivias G et al (2013) ESC Guidelines on cardiac pacing and cardiac resynchronization therapy: the task force on cardiac pacing and resynchronization therapy of the European Society of Cardiology (ESC). Developed in collaboration with the European Heart Rhythm Association (EHRA). Eur Heart J 34(29):2281–2329

Caforio ALP, Pankuweit A, Arbustini E et al (2013) Current state of knowledge on aetiology, diagnosis, management, and therapy of myocarditis: a position statement of the European Society of CardiologyWorking Group on Myocardial and Pericardial Diseases. Eur Heart J 34:2636–2648

Harrison TR (2004) Harrison' principles of internal medicine, 16. Aufl. McGraw Hill, New York

Jauch EC, Saver JL, Adams HP et al (2013) Guidelines for the early management of patients with acute ischemic stroke. Stroke 44:870–947

Klein HH, Krämer A, Pieske BM, Trappe HJ, de Vries H (2010) Fahreignung bei kardiovaskulären Erkrankungen. Kardiologe 4:441–473. https://doi.org/10.1007/s12181-010-0308-9

Lemke B, Nowak B, Pfeiffer D (2005) Leitlinien zur Herzschrittmachertherapie. Z Kardiol 94:704–720

Rautaharju PM, Surawicz B, Gettes LS et al (2009) AHA/ACCF/HRS recommendations for the standardization and interpretation of the electrocardiogram: part IV: the ST segment, T and U waves, and the QT interval: a scientific statement from the American Heart Association Electrocardiography and Arrhythmias Committee, Council on Clinical Cardiology; the American College of Cardiology Foundation; and the Heart Rhythm Society: endorsed by the International Society for Computerized Electrocardiology. Circulation 119(10):e241–e250

Steiner T, Al-Shahi Salman R, Beer R et al (2014) European stroke organisation (ESO) guidelines for the management of spontaneous intracerebral hemorrhage. Int J Stroke 9:840–855

Angiologie

G. Michels und C. Erbel

Inhaltsverzeichnis

12.1 Akuter peripherer arterieller Verschluss bzw. akute Extremitätenischämie – 360
12.1.1 Definition – 360
12.1.2 Allgemeines – 360
12.1.3 Ätiologie – 360
12.1.4 Lokalisationen – 361
12.1.5 Klinischer Verlauf – 361
12.1.6 Klinik – 362
12.1.7 Stadien der akuten Extremitätenischämie – 363
12.1.8 Diagnostik – 364
12.1.9 Differenzialdiagnostik „akuter Extremitätenschmerzen" – 365
12.1.10 Komplikationen – 365
12.1.11 Therapie – 366

12.2 Akute Mesenterialischämie – 368
12.2.1 Allgemeines – 368
12.2.2 Ätiologie – 369
12.2.3 Klinik – 369
12.2.4 Diagnostik – 370
12.2.5 Differenzialdiagnostik – 371
12.2.6 Therapie – 372

12.3 Thrombosen des Pfortadersystems – 373
12.3.1 Allgemeines – 373
12.3.2 Ätiologie – 373
12.3.3 Klinik und Diagnostik – 373
12.3.4 Therapie (interdisziplinär: Angiologie, Chirurgie und Radiologie) – 374

© Der/die Autor(en), exklusiv lizenziert an Springer-Verlag GmbH, DE, ein Teil von Springer Nature 2026
T. Wengenmayer et al. (Hrsg.), *Repetitorium Internistische Intensivmedizin*,
https://doi.org/10.1007/978-3-662-71761-5_12

12.4 Aortenaneurysma – 375
12.4.1 Definition – 375
12.4.2 Allgemeines – 375
12.4.3 Ätiologie – 377
12.4.4 Komplikationen – 377
12.4.5 Klinik – 378
12.4.6 Diagnostik – 378
12.4.7 Therapie – 379

12.5 Aortendissektion (Aneurysma dissecans aortae) – 381
12.5.1 Definition – 381
12.5.2 Allgemeines – 382
12.5.3 Ätiologie – 383
12.5.4 Klinik – 385
12.5.5 Diagnostik – 386
12.5.6 Differenzialdiagnostik – 388
12.5.7 Therapie – 389
12.5.8 Krankenhausletalitäten – 390

12.6 Tiefe Beinvenenthrombose (TVT) – 391
12.6.1 Definition – 391
12.6.2 Epidemiologie – 391
12.6.3 Ätiologie bzw. Risikofaktoren – 392
12.6.4 Klinik – 393
12.6.5 Komplikationen – 393
12.6.6 Diagnostik – 393
12.6.7 Differenzialdiagnostik – 398
12.6.8 Therapie – 399

12.7 Lungenembolie (LE) – 410
12.7.1 Definition – 410
12.7.2 Epidemiologie/Allgemeines – 410
12.7.3 Ätiologie – 411
12.7.4 Klinischer Verlauf – 411
12.7.5 Klinik – 412
12.7.6 Diagnostik – 413

12.7.7	Differenzialdiagnostik – 417
12.7.8	Therapie – 418
12.7.9	Besonderheiten – 422

12.8 Akutes Rechtsherzversagen – 423

12.8.1	Definition – 423
12.8.2	Ätiologie – 424
12.8.3	Klinik – 424
12.8.4	Diagnostik – 425
12.8.5	Therapie – 426

Literatur – 429

12.1 Akuter peripherer arterieller Verschluss bzw. akute Extremitätenischämie

12.1.1 Definition

- Plötzlich auftretende, embolisch oder thrombotisch bedingte Okklusion einer Arterie.
- Im Allgemeinen versteht man darunter akute Verschlüsse von Extremitätenarterien, sog. **akute Extremitätenischämie** ohne vorherig bestehende pAVK.
- Das akute Geschehen stellt einen Notfall dar – nach 10 h müssen 100 % der betroffenen Extremitäten amputiert werden.
- Wichtige Einschränkung: Bei thrombotischem Verschluss einer vorbestehenden pAVK ist die Symptomatik weniger stark ausgeprägt, da sich aufgrund der Atherosklerose bereits eine Kollateralisierung ausgebildet hat, die den akuten Verschluss etwas kompensiert.
- Bis zu **4 Wochen nach Auftreten der Symptome** spricht man von einer akuten bzw. subakuten Extremitätenischämie, darüber hinaus als chronisch (Schwarzwälder und Zeller 2013).

12.1.2 Allgemeines

- Altersgipfel: 50–80 Jahre
- Inzidenz: ca. 7–15/100.000 Einwohner pro Jahr
- 2 % der Patienten mit einer symptomatischen pAVK
- 10–15 % aller hospitalisierten Patienten mit Gefäßerkrankung
- 30-Tages-Amputationsrisiko: 10–30 % (thrombotisch > embolisch)
- 30-Tages-Mortalität: 10 % (embolisch > thrombotisch)
- Männer und Frauen sind gleich häufig betroffen

> Die **S3-Leitlinien** zur Diagnostik, Therapie und Nachsorge der peripheren arteriellen Verschlusskrankheit (pAVK) aus dem Jahre 2024 beinhalten *nur marginal* das **Management der akuten Extremitätenischämie** (▶ https://register.awmf.org/de/leitlinien/detail/065-003).

12.1.3 Ätiologie

(◘ Tab. 12.1)
Tab. 10.2

Angiologie

◘ Tab. 12.1 Ätiologie des akuten arteriellen Verschlusses

Embolien (70–80 %)	Kardiale Emboliequellen (80–90 %) (auch bei paroxysmalem Vorhofflimmern können Vorhofthromben entstehen). Postkardioversionsembolien, Herzwandaneurysma nach Myokardinfarkt, Vitien (degenerative Veränderungen), Endokarditis (Vegetationen), paradoxe oder gekreuzte Embolie (offenes Foramen ovale), dilatative Kardiomyopathie (mit apikaler Thrombusneigung), ineffektive Antikoagulation bei Kunstklappen, Tumoren des linken Herzens (z. B. Vorhofmyxom) Extrakardiale oder arterio-arterielle Emboliequellen (10–20 %): Plaques in Aorta, atheromatöse Arterien, Thromboembolie aus Aneurysmasack, Luft-, Fremdkörper-, Fett-, Tumorembolien, iatrogen (katheterinduzierte Embolien), idiopathisch
Thrombosen (20–30 %)	Generalisierte oder regionale Atherosklerose (pAVK) Postoperativ, z. B. akuter Bypass-Verschluss Dilatierende Arteriopathie Kompressionssyndrome/externe Kompression (z. B. Entrapment-Syndrom, sog. Popliteakompressionssyndrom) Dissektionen (periphere Arterien/Aorta, iatrogene Dissektion [z. B. im Rahmen einer Herzkatheteruntersuchung]) Arterienverletzung durch Trauma Exsikkose/Dehydratation (ältere Patienten und Herzinsuffizienz) Hämatologisch/Gerinnungsstörungen: Polyglobulie, Polycythaemia vera, Hyperkoagulopathien (z. B. heparininduzierte Thrombopenie Typ II, AT-III- oder Protein-C-Mangel) Vasospasmen assoziiert mit Thrombose (z. B. Ergotismus, Kokainabusus, Vaskulitiden)
Traumatische Genese (5–10 %	Iatrogen: Punktion, Herzkatheterschleusen, intraarterielle Gabe von Medikamenten z. B. Katecholamine, Zytostatika etc. Trauma: z. B. Intimadissektion mit konsekutivem Thrombus

12.1.4 Lokalisationen

– **Untere Extremität (85 % der Fälle)**: häufig Verschluss der A. femoralis (Femoralisbifurkation mit gleichzeitiger Okklusion von Unterschenkelarterien (Tractus tibiofibularis)
– Obere Extremität (15 % der Fälle): A. axillaris, A. brachialis
– Prädilektionsstellen: Bifurkationen, z. B. Aortenbifurkationsverschluss (Leriche-Syndrom)
– Viszeralarterien: meist A. mesenterica superior → akute mesenteriale Ischämie
– Organarterien → embolische Organinfarkte (z. B. Niereninfarkt, Milzinfarkt)

12.1.5 Klinischer Verlauf

▶ Die akute Extremitätenischämie ist eine der häufigsten Indikationen für eine Extremitätenamputation.

Tab. 12.2 Rutherford-/TASC-II-Stadieneinteilung der akuten Ischämie

Stadien	Prognose	Gefühlsstörung (Sensibilität)	Bewegungsstörung (Motorik)	Dopplersignal
I	Funktionsfähig	Keine	Keine	Hörbar
II-A	Marginal bedroht	Minimal (Zehen)	Keine	Arteriell: oft hörbar Venös: hörbar
II-B	Unmittelbar bedroht	Zehenüberschreitend, Ruheschmerz	Leicht bis mäßig	Arteriell: nicht hörbar Venös: hörbar
III	Irreversibel	Ausgedehnt, Anästhesie	Paralysis (Rigor)	Arteriell: nicht hörbar Venös: ggf. hörbar

- Das Ausmaß des arteriellen Verschlusses wird von der sog. **Ischämietoleranz** bestimmt. Diese wiederum hängt von verschiedenen Faktoren ab (Tab. 12.2):
  - **Dauer** der Ischämie:
    - Haut (Hautschädigung): 10–12 h
    - Skelettmuskulatur (Myolyse): 6–8 h
    - Neuronales Gewebe (nervale Schädigung, Sensibilität < Motorik): 2–4 h
  - **Lokalisation** und **Länge** des Verschlusses:
    - Lokalisation: supra- oder infrainguinal
    - Kollateralisierung: vorbestehende oder fehlende Kollateralkreisläufe
    - Herzminutenvolumen und Blutviskosität
- Folgen der totalen Muskelischämie:
  - Anstieg von K^+, Laktat, Myoglobin und verschiedener zellulärer Enzyme (LDH, GOT, CK)
  - Zeichen des hypoxischen Gewebeschadens mit Ausbildung einer Azidose und Rhabdomyolyse (verstopft Nierentubuli)

> Besteht eine **komplette Ischämie** länger als **4–6 h**, so ist mit einer gefährlichen **Rhabdomyolyse** zu rechnen. Mit jeder Stunde verspäteter Rekanalisation kommt es zu 10 % mehr Amputationen.

12.1.6 Klinik

6 P's nach Prat (1954) in „zeitlicher" Reihenfolge
- Pulslosigkeit („pulselessness")
- Blässe („paleness")
- Schmerz („pain")

Angiologie

- Gefühlsstörung („paresthesia")
- Bewegungsunfähigkeit („paralysis")
- Schock („prostration")

Anmerkung: Die Ausprägung der „P-Symptome" kann individuell stark variieren, zudem müssen nicht alle Symptome gleichzeitig vorliegen. Insbesondere bei fehlenden Kompensationsmechanismen über Kollateralen können die klassischen Symptome nach Pratt beobachtet werden.

Unterscheidung inkomplette versus komplette Ischämie
- **Inkomplette** Ischämie:
    - bei einer inkompletten Ischämie sind nicht alle 6 Leitsymptome vorhanden (bei thrombotischer Genese und Kollateralenbildung)
    - eingeschränkte Motorik und Sensibilität
- **Komplette** Ischämie:
    - wenn alle 6 Leitsymptome ausgeprägt sind (meist embolischer Genese)
    - völliger Verlust von Motorik und Sensibilität

12.1.7 Stadien der akuten Extremitätenischämie

(◘ Tab. 12.2 und 12.3)

◘ Tab. 12.3 Differenzierung zwischen akutem embolischem und thrombotischem Verschluss

Klinik	Embolischer Verschluss bzw. arterielle Embolie	Thrombotischer Verschluss bzw. arterielle Thrombose
Plötzlicher Beginn	+++	+
Vorbestehende Claudicatio	–	+++
Pratt-Symptomatik	+++	+
Absolute Arrhythmie bei Vorhofflimmern	+++	+
Trophische Hautveränderungen	+	+++
Kontralateraler Pulsstatus	+++	+
Pathologische Auskultation	(+)	+++

12.1.8 Diagnostik

> Klinische Untersuchung (HTPMS) immer im Seitenvergleich
- Hautkolorit
- Temperatur
- Pulsstatus (Dopplerunteruchung bei bestehender pAVK)
- Motorik
- Sensibilität (Berührungsempfindung, Zwei-Punkte-Diskrimination)

- **Anamnese**: Vorerkrankungen (kardial), Z. n. postoperativem Krankenhausaufenthalt, Medikamente (Antikoagulation), akut auftretende starke Schmerzen (Linderung bei Beintieflagerung)
- **Klinik**: akut einsetzender Ruheschmerz der Extremität („peitschenartig", insbesondere bei fehlender Kollateralisierung)
- **Inspektion** (Unterscheidung nach Vollmar):
  - Blasse Ischämie (günstige Prognose)
  - Zyanotische Ischämie (schlechte Prognose): als Zeichen der beginnenden Stase des Kapillarbettes und des venösen Systems mit fleckförmiger Blaufärbung (marmoriert) durchsetzt von blassen Hautarealen
- **Palpation**:
  - Seitengleiche Pulskontrolle (!)
  - Kühle distale Extremität
  - Distale Pulslosigkeit (zu beachten: möglicher „Auflaufpuls" durch Fortleitung von Pulsationen bei frischen Thromben)
- **Labordiagnostik**:
  - Blutbild (Hämoglobin, Hämatokrit, Thrombozytenzahl, Leukozyten)
  - Retentionswerte, Elektrolyte, CK, LDH, Myoglobin, Laktat
  - Gerinnung (partielle Thromboplastinzeit, INR)

> Bestimmung von Myoglobin (Mb), Kreatininkinase (CK) und Laktatdehydrogenase (LDH) zur Bestimmung des Ausprägungsgrades der Myolyse. Das Troponin T ist ebenfalls bei einer akuten Extremitätenischämie erhöht und dient u. a. als Prognosefaktor (Linnemann et al. 2014).

- **12-Kanal-EKG**: Ausschluss von Rhythmusstörungen, z. B. Vorhofflimmern, jedoch schließt ein normaler Sinusrhythmus die kardioembolische Genese nicht aus
- **Bildgebende Verfahren:**

> Die **farbkodierte Duplexsonografie** gilt als Methode der ersten Wahl, mit welcher neben der Verschlusslokalisation auch das Ausmaß und die Gefäßmorphologie nachweisbar sind.

- **Dopplersonografie**: Dopplerdruckmessung und Farbduplexsonografie
- **Angiografie**: digitale Subtraktionsangiografie, intraarterielle DSA (radiologischbildgebender Goldstandard)
  - Embolischer Verschluss: sog. Kuppelphänomen und kaum Kollateralgefäße

- Thrombotischer Verschluss: Kollateralkreisläufe erkennbar
- Neben der Diagnostik kann gleichzeitig interveniert werden (Sequenz Diagnostik/endovaskuläre Therapie 1:1)
- **Angio-MRT**: jedoch nicht in der Akutphase
- **Angio-CT**: insbesondere bei unklarer Verschlusslokalisation oder bei komplexer Vorgeschichte
- **Echokardiografie (TTE/fokussierte TEE)**:
  - Vor allem bei Rezidiven
  - Suche nach Herzwandaneurysma, Vitien, Endokarditis
  - Darstellung des linken Vorhofohrs (nur TEE aussagekräftig, allerdings ist eine Vollantikoagulation sowieso notwendig, sodass die therapeutische Konsequenz eines Thrombusnachweises gering ist, Ultima Ratio bei großem flottierendem Vorhofohrthrombus → OP)

> Bei Verdacht auf eine **akute Extremitätenischämie** ist die rasche Diagnosestellung wichtig, d. h. sofortige **farbkodierte Duplexsonografie** von einem erfahrenen Untersucher.

Notfallmäßig Beurteilung bei akuter Extremitätenischämie
- Schweregrad der Ischämie
- Dauer der Ischämie
- Lokalisation/Ausdehnung des Gefäßverschlusses
- Ätiologie (embolisch versus thrombotisch)
- Patientenspezifische Risiken (Komorbiditäten)
- Narkoserisiko
- Mögliche Kontraindikationen für eine Lysetherapie

12.1.9 Differenzialdiagnostik „akuter Extremitätenschmerzen"

- **Vaskulär**: Venenthrombose (Rötung, Schwellung, Überwärmung), Phlegmasia coerulea dolens (Schwellung, kalte Extremität durch schlagartige und komplette Thrombose aller venösen Abflussbahnen einer Extremität), Raynaud-Syndrom, Ergotismus (Vasospasmen mit Abblassen der Akren)
- **Extravaskulär**: akute Nervenkompressionssyndrome (insbesondere Spinalkanalstenose, Claudicatio intermittens spinalis), degenerative Gelenkerkrankungen, Ischialgie, Muskelfaserriss (umschriebener Muskelschmerz mit Hämatombildung), Rheuma, Gicht

12.1.10 Komplikationen

- **Tourniquet-Syndrom** (Ischämiedauer > 6 h oder Komplikation nach Revaskularisation, sog. Reperfusionssyndrom) mit systemischen Komplikationen
  - Heftige Schmerzen begleitet mit massivem Ödem
  - Myoglobulinämie/-urie
  - Metabolische Azidose

- Hyperkaliämie
- Volumenverlust (Schock)
- Drohendes Nierenversagen
- **Kompartmentsyndrom** durch Reperfusion mit Drucksteigerung in den Muskellogen:
  - Druckschädigungen der Nerven-Gefäß-Bündel
  - Ischämie-Reperfusions-Sequenz
  - Meist chirurgische Faziotomie notwendig

12.1.11 Therapie

- **Erstmaßnahmen**
- Aufrechterhaltung und Stabilisierung der Vitalfunktionen
- Optimierung der Oxygenierung: O_2-Applikation, falls S_pO_2 < 94 % oder Dyspnoe
- Lagerung:
  - **„Tieflagerung"** der Extremität (30°)
  - Anlage eines **„Watteverbands"** bzw. eines Wattestiefels
- **Analgesie** (keine i.m.-Injektion): Opioide
- **Systemische Heparinisierung**
  - Initial: 5000–10.000 I.E. unfraktioniertes Heparin als Bolus
  - Danach: Heparin-Perfusor: 500 I.E./ml (PTT gesteuert: 2- bis 3-fach)
  - Ziel: Vermeidung weiterer Embolien und venöser Stagnationsthrombosen
- Kreislaufüberwachung/-stabilisierung: Volumensubstitution, u. a. auch zur Verbesserung der Rheologie
- Interdisziplinäre Therapieentscheidung: Angiologie, Radiologie und Gefäßchirurgie

---

Erstmaßnahmen
- Das therapeutische Zeitfenster von **6 h** muss möglichst eingehalten werden. Nach Erstversorgung (insbesondere Schmerztherapie und Heparinisierung) sollte der Patient mit Verdacht auf oder bestätigtem akutem Gefäßverschluss umgehend in ein **gefäßmedizinisches Zentrum** verlegt werden.
- Bei **kompletter Ischämie** muss sofort **operiert oder interventionell** therapiert werden. Ein operativer Eingriff ist bei motorischen und sensorischen Defiziten (Stadium IIB) indiziert. Im Stadium III der akuten Ischämie muss abhängig vom Gewebedefekt häufig primär amputiert werden.
- Bei **inkompletter Ischämie** sollte zuvor eine **Angiografie** veranlasst werden, um periphere Anschlussgefäße nachzuweisen. Die Angiografie kann nach interdisziplinärer Evaluation als lokale Katheterlyse und/oder Aspirationsthrombektomie erweitert werden.

Fibrinolyse

- Indikation: insbesondere bei Patienten mit hoher Komorbidität (risikoarme Alternative zur Operation) und inkompletter Ischämie und/oder periphere Verschlusslokalisation

Angiologie

- Substanzen: Urokinase oder rt-PA
- Möglichkeiten: systemische oder lokale intraarterielle Fibrinolyse
- Thrombolyseverfahren der Wahl: **Lokale Lyseverfahren**
  - Verfahren: Infusionsthrombolyse *oder* Infiltrationsthrombolyse
  - Alleinige lokale Lysetherapie dauert meist zu lange, um eine Rekanalisation zu erreichen – meist in Kombination mit einer Aspirationsembolektomie oder Angioplastie mit oder ohne Stentimplantation
  - Vorteile der Infiltrationsthrombolyse (Pulsed-Spray-Thrombolyse-Technik) gegenüber der Infusionsthrombolyse (besserer Wiedereröffnungsraten bei niedrigeren Komplikationsraten)
  - Initiale Wiedereröffnungsrate beider Lyseverfahren: 70–90 %
  - Angiografische Kontrolle nach 12–24 h

Interventionelle Verfahren

- Indikationen:
  - Bei akuter Ischämie (TASC I-IIb) mit arteriellen Verschluss unabhängig von seiner Genese
  - In allen Bereichen des arteriellen Gefäßsystems mit einem Verschluss einsetzbar
- Möglichkeiten: Perkutane Rotationsthrombektomie: meist keine Lysetherapie notwendig, gefolgt von einer PTA und ggf. Stentimplantation
  - Schnelle Reperfusion ermöglicht
- Wiedereröffnungsrate der perkutanen Rotationsthrombektomie: > 95 %

Gefäßchirurgie

- Indikationen:
  - Bei Ischämie (TASC I–III) mit eindeutigem Verdacht auf arterielle Embolie
  - Bei schwerwiegender Ischämie (TASC II b und III) mit zentralem arteriellen Verschluss (Becken, Oberschenkel inklusive Femoralisgabel) sowie mit langstreckigem (> 20 cm) arteriellen Verschluss der A. femoralis superficialis
  - Bei schwerwiegender Ischämie (TASC III) mit eindeutig irreversibel geschädigter Extremität primäre Majoramputation
- Möglichkeiten bei Embolie:
  - Embolektomie (Methode der Wahl)
  - Ggf. Amputation bei protrahierter kompletter Ischämie mit Myolyse
- Möglichkeiten bei akuter Thrombose:
  - Klassischer Eingriff: Thrombembolektomie nach Fogarty
  - Thrombendarteriektomie
  - Bypass-Verfahren
- Für das operative Vorgehen wird eine Beinerhaltungsrate von 67–95 % und eine Mortalität von 8–25 % angegeben
- Mögliche Komplikationen nach Revaskularisation (abhängig von Dauer und Ausmaß der Ischämie) nach einer Operation und einem endovaskulären Verfahren:
  - Reperfusionssyndrom (Kompartmentsyndrom)
  - Crush-Niere (infolge Myoglobinurie)
  - Hypovolämie (durch Flüssigkeitsextravasation)
  - Arrhythmien (Hyperkaliämie und metabolische Azidose)
  - Multiorganversorgen, Sepsis

Gefäßchirurgie *oder* interventionelle Verfahren

- Bei geringgradigen Beschwerden (TASC I und II a) infolge autochthoner Thrombose bei vorbestehender pAVK mit Verschlüssen im Bereich der A. femoralis superficialis sowie der A. poplitea im Segment I–III
- Stets interdisziplinäre und individuelle, risikoadaptierte Entscheidung anstreben
- Die Erfahrung der einzelnen Disziplin ist maßgeblich, um eine möglichst schnelle Reperfusion wieder zu erreichen

Rezidivprophylaxe

- Thrombozytenaggregationshemmer (lebenslang, 1-mal 100 mg ASS/Tag), bei Vorhofflimmern ist meist eine lebenslange Antikoagulation notwendig
- Ultima Ratio bei Vorhofflimmern: Verschluss des Vorhofohrs operativ oder mittels Device/LAA-Verschlusssystem/Okkluder (z. B. Watchman™), falls keine Antikoagulation möglich
- Nach infrainguinaler endovaskulärer Therapie mit Stent-Implantation wird die temporäre Kombination von ASS mit Clopidogrel zur Verbesserung der Offenheitsrate empfohlen, soweit Antikoagulation meist eine Kombination mit einem Plättchenhemmer

12.2 Akute Mesenterialischämie

12.2.1 Allgemeines

- In bis zu **85 % der Fälle** ist die **A. mesenterica superior (AMS)** betroffen:
  - Die AMS stellt das Hauptversorgungsgefäß des Intestinums dar.
  - AMS und ihr Stromgebiet sind wegen der unfixierten Lage der Dünndarmschlingen und der nur zentralen Kollateralisierungsmöglichkeiten funktionell als *Endstromgebiet* zu werten, d. h., ein akuter Hauptstammverschluss der AMS führt praktisch immer zum Mesenterialinfarkt.
  - Die Gebiete des Truncus coeliacus und der A. mesenterica inferior sind dagegen phylogenetisch relativ gut vor einer akuten Hauptstammokklusion geschützt.
- Weitere Lokalisationen viszeraler Gefäßverschlüsse:
  - Truncus coeliacus (12 %)
  - A. mesenterica inferior (3 %)
- Ungefähr 0,5–2 % „aller" akuten Abdominalbeschwerden sind auf eine akute viszerale Ischämie zurückzuführen; bei über 70-jährigen Patienten macht die akute Mesenterialischämie bis zu 10 % der Fälle eines akuten Abdomens aus.
- Das Mesenterialstromgebiet wird in Ruhe von etwa 1/4 des Herzzeitvolumens perfundiert.
- Altersgipfel: 70–80 Jahre (kardiovaskuläre Komorbidität)
- Inzidenz: 1/100.000 Einwohner pro Jahr
- Letalität (durchschnittlich): 50 %

Angiologie

> **◘ Tab. 12.4** Ursachen der viszeralen Ischämie
>
> Okklusive viszerale Ischämie → Mesenterialarterie
> – **Ca. 30 %: Akute Mesenterialarterienthrombose** (meist Vorliegen einer stenosierenden Arteriosklerose, Vaskulitiden, externe Kompression)
> – **Ca. 40 %: Akute Mesenterialarterienembolie** (meist Vorhofflimmern)
> – Ca. 2 %: Dissezierendes Aortenaneurysma, Vaskulitiden
>
> Okklusive viszerale Ischämie → Mesenterialvene: **Akute Mesenterialvenenthrombose**: ca. 15 %
>
> Nicht-okklusive viszerale Ischämie (angioplastische Reaktion): ca. 15 %
> – **Non-okklusive Mesenterialischämie** (NOMI)
> – „Low-cardiac output syndrome": kardiogener Schock, Katecholamintherapie (Vasokonstriktion v. a. durch Adrenalin, Noradrenalin), Herzinsuffizienz
> – Vor allem nach herzchirurgischen Eingriffen und Sepsis-Intensivpatienten
> – Merke: Die NOMI hat die schlechteste Prognose, da komplexe Komorbiditäten den Schweregrad des Krankheitsverlaufs bestimmen

- Einteilung der akuten Mesenterialischämie in 3 Entitäten (◘ Tab. 12.4):
  - Akute Mesenenterialarterienembolie/-thrombose
  - Akute Mesenterialvenenthrombose
  - Non-okklusive Mesenterialischämie

> Auf das Management der akuten Mesenterialischämie wird leider weder in der ESC-Leitlinie (Tendera et al. 2011) noch in der AWMF S3-Leitlinie zur pAVK (2024) eingegangen, sodass auf einige Übersichtsarbeiten zurückgegriffen wurde (Hoffmann und Keck 2014; Scheurlen 2015; Kammerer et al. 2015). Es existiert eine ältere internationale Leitlinie (Tilsed et al., „Guidelines of acute mesenteric ischaemia" der
> ► European Society for Trauma & Emergency Surgery 2016).

12.2.2 Ätiologie

(◘ Tab. 12.4)

12.2.3 Klinik

- **Mesenterialarterienembolie/-thrombose** → mögliche Vorboten
  - Postprandiale „abdominelle Angina", ggf. schmerzhafte Koliken und Verkrampfungen
  - Ischämische Gastropathie (Übelkeit, Erbrechen, Durchfall, Malabsorption und unbeabsichtigten fortschreitenden Gewichtsverlust)
- **NOMI**: Symptome ähneln der okklusiven Mesenterialischämie, jedoch sehr vielfältige Klinik, ein diagnostisch wichtiger Parameter ist das Serumlaktat (!)
- **Mesenterialvenenthrombose**: weniger ausgeprägte Symptomatik, anhaltende Bauchschmerzen über mehrere Tage bis hin zum Ileus/Peritonitis (◘ Tab. 12.5)

◘ Tab. 12.5 Stadienabhängige Klinik des Verschlusssyndroms der A. mesenterica superior

Stadium	Ischämiedauer (Stunden)	Klinik	Revaskularisation möglich	Darmresektion nötig	Letalität [%]
Initialstadium: Stadium der Minderperfusion bzw. Infarzierung	0–6	Akutes Abdomen Diarrhö (anoxisch) Beginnender Schock	+++	–	10–20
Stilles Intervall: Stadium der Wandnekrose bzw. der Perforation (fauler Frieden)	7–12	Dumpfer Bauchschmerz Darmparalyse/Subileus	++	+	20–40
Endstadium: Stadium der Durchwanderungsperitonitis	12–24	Paralytischer Ileus Peritonitis Multiorganversagen/Sepsis	(+)	++	40–100

12.2.4 Diagnostik

> **Merke**
>
> Das Zeitintervall bis zur Diagnosestellung bestimmt das Überleben bei mesenterialer Ischämie. Bereits nach 6 h bestehen irreversible Mukosaschäden mit dem Risiko des transmuralen Fortschreitens bis hin zur Darmwandperforation (Peritonitis).
>
> Das diagnostische Verfahren der Wahl bei akuter Mesenterialischämie ist die **hochauflösende Kontrastmittel-CT-Untersuchung des Abdomens**. Die transfemorale intraarterielle **digitale Subtraktionsangiografie** (**DSA**, Mesenterikografie) als früherer Goldstandard mit der Option der sofortigen Intervention findet aufgrund limitierter Verfügbarkeit nur noch selten Anwendung.

- **Anamnese** (u. a. kardiovaskuläre Erkrankungen, Vorhofflimmern, Angina abdominalis)
- **Körperliche Untersuchung**
- **Labordiagnostik** (inklusive BGA):
    - Laktatanstieg
    - CRP-Anstieg
    - Leukozytose
    - LDH-Anstieg
    - Metabolische Azidose
    - Blutbild (Hyperviskosität, Hkt)

- **Bildgebung:**
  - Kontrast-CT des Abdomens (!): Bei Verdacht auf eine akute Mesenterialischämie sollte das CT-Abdomen in arterieller und venöser Kontrastmittelphase erfolgen („Bolus-Tracking" mit automatischer intravenöser Kontrastmittelapplikation, alters- und gewichtsadaptiert, Flussrate 4–6 ml/s, gefolgt von einem „NaCl-Chaser")
  - Ggf. Angiografie (radiologisch-bildgebender Goldstandard)
  - Darstellung aller viszeralen Stromgebiete
  - Möglichkeiten zur anschließenden interventionellen Therapie: Pharmakospülperfusion, Lysetherapie, Katheterthrombembolektomie oder Stent-PTA
  - Ggf. Abdomen-Sonografie mit Farbduplex-Sonografie
    - Wandödem
    - Motilitätsänderungen
    - Aszites
    - Direkte Darstellung von Stenosen/Thrombosen
    - Aortendissekat → eingeschränkte Bedingungen durch geblähtes Abdomen
    - Keine Darstellung der Peripherie und Kollateralen
  - Ggf. Gadolinium-gestützte Magnetresonanzangiografie

12.2.5 Differenzialdiagnostik

- Andere Kolitisformen, z. B. mikroskopische Kolitis (kollagene oder lymphozytäre Kolitis) oder ischämische Kolitis
- Andere Ursachen des paralytischen Ileus

Ischämische Kolitis
- Häufigste Form der intestinalen Durchblutungsstörung des Dickdarmes
- Frauen sind häufiger betroffen, > 80. Lebensjahr
- 5-Jahres-Überlebensrate: ca. 60 %
- Klassische ischämische Kolitis: meist linksseitiges Kolon, meist Folge von passageren Gefäßspasmen
- Sonderform: rechtsseitige ischämische Kolitis mit hoher Letalität
- Prädisponierende Faktoren: pAVK, koronare Herzerkrankung, Vorhofflimmern, Herzinsuffizienz, Obstipation, Reizdarmsyndrom, Diabetes mellitus
- Klinik: krampfartige Bauchschmerzen (Tenesmen), Stuhldrang und Absetzen von hellem bis dunkelrotem Blut, Druckschmerz über den betroffenen Darmsegmenten
- Diagnostik: Angio-CT Abdomen und Koloskopie („single-stripe-sign")
- Therapie: Volumengabe, Nahrungskarenz mit parenteraler Ernährung, prophylaktische Antibiotikagabe, Thromboseprophylaxe bis Laparotomie

12.2.6 Therapie

> Eine **akute Darmischämie** hat eine **hohe Mortalität**. Die rechtzeitige Kontrastmittel-CT-Untersuchung des Abdomens und ggf. Laparotomie sind essenziell.

- **Allgemeinmaßnahmen**
- Aufrechterhaltung und Stabilisierung der Vitalfunktionen
- Optimierung der Oxygenierung (O_2-Gabe, falls notwendig)
- Anlage eines zentralvenösen und arteriellen Zugangs (insbesondere vor Lysetherapie)
- Ausgleich des Flüssigkeitshaushaltes → **Volumensubstitution**
- Hämodynamische Stabilisierung (arterielles Monitoring, MAP > 65 mmHg)
- **Antikoagulation** (Heparin-Perfusor: 500 I.E./ml) bei V. a. Mesenterialvenen- oder Mesenterialarterienthrombose; kontraindiziert bei gastrointestinaler Blutung oder anstehender Operation
- **Prophylaktische Antibiotikagabe**, insbesondere bei klinischem V. a. Durchwanderungsperitonitis (gesamtes Keimspektrum, insbesondere Anaerobier)
- Adäquate Analgesie

- **Interdisziplinäre Maßnahmen (Angiologie, Gefäß-, Viszeralchirurgie, Radiologie)**
- Maßnahmen bei **okklusivem** Geschehen: **Mesenterialarterienthrombose/-embolie**
  - Akute Mesenterialarterienischämie *mit* Zeichen der Peritonitis:
    - Explorative Laparotomie bei operationsfähigen Patienten
    - Vaskuläre Rekonstruktion bei zentralen vaskulären Gefäßverschlüssen
    - Darmresektion bei avitalen Darmabschnitten (Second-look-Re-Laparotomie)
    - Ggf. PTA ± Stentimplantation falls technisch erreichbar (spezielle Katheter, z. B. Kobra-Kopf oder reversed)
  - Akute Mesenterialarterienischämie *ohne* Zeichen der Peritonitis:
    - Arterielle Embolie → Aspirationsthrombektomie
    - Arterielle Thrombose → meist basierend auf einer hochgradigen Abgangsstenose der A. mesenterica superior: PTA ± Stenting oder Operation (z. B. Bypass-Anlage, Erweiterungsplastik der Abgangsbereich der Arterie)
    - Bezüglich: Stenting → die Restenoserate nach endovaskulärer Therapie beträgt bis zu 40 %, duale Plättchenhemmung für 4 Wochen, danach ASS-Monotherapie
- Maßnahmen bei **okklusivem** Geschehen: **Mesenterialvenenthrombose**
  - Lysetherapie/Antikoagulation mit Heparin
  - Vollantikoagulation im Verlauf
- Maßnahmen bei **nicht-okklusivem** Geschehen: **Spasmen** oder **NOMI**
  - Pharmakospülperfusion über liegenden transfemoralen Mesenterialgefäßkatheter (Kontrollangiografie nach 12–24 h)
    - Ringer-Lösung *plus*
    - PGE_1 Alprostadil 20 μg als Bolus, 60–80 μg/Tag (0,1–0,6 ng/kg KG/min) über Perfusor (alternativ: PGI_2 Epoprostenol 5–6 ng/kg/min; Papaverin 5–10 mg als Bolus, danach 60 mg/h) *plus*
    - Heparin 10.000 I.E./l
  - Behandlung der Grunderkrankung (z. B. Volumensubstitution bei Sepsis)

Angiologie

12.3 Thrombosen des Pfortadersystems

12.3.1 Allgemeines

- Bezogen auf alle viszeralen Venen sind die **Portalvenen** am häufigsten von einer Thrombose betroffen (Pfortaderthrombose, prähepatischer Block)
- Bei der akuten Mesenterialvenenthrombose handelt es sich um einen thrombotischen Verschluss von V. portae, V. lienalis und/oder V. mesenterica superior
- Altersgipfel: 40 Jahre
- Inzidenz: 0,05–0,5 % (allgemein) und 1–20 % (Patienten mit Leberzirrhose)
- Letalität der akuten Pfortaderthrombose: 20–50 %

12.3.2 Ätiologie

▶ Die Ursachen von Thrombosen des Pfortadersystems können ebenso wie andere Venenthrombosen der **Virchow-Trias** (Hyperkoagulabilität, Hämostase mit Strömungsverlangsamung, Venenwandveränderungen [Vaskulopathien]) zugeordnet werden. In ungefähr 50 % der Fälle bleibt dennoch die Ursache für eine Thrombosierung im Pfortadersystem unklar.

- **Hyperkoagulabilität**:
    - Neoplasien: myelodysplastische Syndrome, Polycythaemia vera, Leberzellkarzinome, Metastasen etc.
    - Angeborene Gerinnungsstörungen (AT-III, Protein C, Protein-S-Mangel, Faktor-V-Leiden-Mutation, Prothrombingenmutation [G20210A], Sichelzellanämie)
    - Erworbene Gerinnungsstörungen (Leberzirrhose, Schwangerschaft, essenzielle Thrombozytose, orale Antikonzeption, nephrotisches Syndrom, chronisch-entzündliche Darmerkrankungen etc.)
- **Hämostase mit Strömungsverlangsamung**:
    - Leberzirrhose
    - Kompression durch Tumorgewebe
    - Splenektomie
    - Morbus Ormond
    - Radiatio
- **Vaskulopathien**

12.3.3 Klinik und Diagnostik

- **Symptome und klinische Manifestationen**:
    - Vielfältig bis akutes Abdomen
    - Gastrointestinale Blutung
    - Splenomegalie, Hepatomegalie

Tab. 12.6 Schweregrade der Pfortaderthrombose

Stadium	Kennzeichen
1	Verschluss intrahepatischer Pfortaderäste
2	Verschluss des rechten oder linken Hauptstammes
3	Partieller Verschluss des kompletten Hauptstammes
4	Totaler Verschluss des kompletten Hauptstammes

– Anämie
– Aszites
– Hämorrhagischer Dünndarminfarkt (bei Ausdehnung der Thrombose auf die V. mesenterica superior)

> Bei neuaufgetretener Aszites bei Leberzirrhose sollte immer eine Pfortaderthrombose ausgeschlossen werden.

— **Bildgebung:**
  – Abdomensonografie/Farbduplexsonografie
    – Portale Hypertension > 10 mmHg
    – Nachweis echogener Thromben (z. T. echoarmer Randsaum), ggf. teils rekanalisierte Pfortader
    – Fehlender oder deutlich reduzierter portaler Fluss (< 11 cm/s)
    – Prästenotische Dilatation der Pfortader
    – Kompensatorische Zunahme des arteriellen intrahepatischen Flusses (A.-hepatica-Flusses)
  – Angio-MRT und/oder KM-CT (**Tab. 12.6**)

12.3.4 Therapie (interdisziplinär: Angiologie, Chirurgie und Radiologie)

> Das therapeutische Ziel jeder Behandlung der akuten Mesenterialvenenthrombose ist die Vermeidung/ggf. frühzeitige Behandlung eines hämorrhagischen Mesenterialinfarktes und die langfristige Vermeidung einer portalen Hypertension

— **Konservativ**: Heparinisierung und anschließende orale Antikoagulation (Phenprocoumon oder neue orale Antikoagulanzien), ggf. Fibrinolyse z. B. fibrinogengesteuerte Urokinase-Lyse
  – Initial: 250.000 I.E. Urokinase (rheotromb) über 20 min
  – Danach: Perfusor 2–4 Mio. I.E./Tag über 3–5 Tage (Ziel: Fibrinogenspiegel 100–150 mg/dl)
  – Begleitend: Heparin-Perfusor 500 I.E./ml
  – Zusätzlich: Gabe eines Breitbandantibiotikums

Angiologie

- **Interventionelle Möglichkeiten:**
  - Transjugulär-transhepatisch (TIPS) mit oder ohne lokaler Lyse
  - Transhepatische, kathetergesteuerte Lyse, ggf. in Kombination mit Katheterthrombektomie
- **Chirurgie**: explorative Laparotomie mit Darmresektion bei gleichzeitig vorliegender Darmischämie

12.4 Aortenaneurysma

12.4.1 Definition

- Unter einem **Aortenaneurysma** versteht man eine **abnorme Ausweitung** der aortalen Gefäßwandung entweder der **Aorta abdominalis** und/oder der **Aorta thoracalis**
  - Aorta abdominalis
    - *Bauchaortenaneurysma* (infrarenal): ≥ 30 mm bzw. fokale Erweiterung der Aorta > 50 % des normalen Transversaldurchmessers (Moll et al. 2011)
    - *Aortenektasie* (infrarenal): Ausweitung der aortalen Gefäßwandung über 20 bis < 30 mm; zu einer aortalen Verbreiterung kann eine Elongation mit Schlängelung, sog. Kinking, hinzukommen
  - Aorta thoracalis
    - *Thorakales Aortenaneurysma*: ≥ 40 mm (Aorta ascendens) und ≥ 40 mm (Aorta thoracalis descendens) bzw. fokale Erweiterung der Aorta > 50 % des normalen Transversaldurchmessers (Moll et al. 2010)
    - *Aortenektasie*: fokale Erweiterung der Aorta < 50 % des normalen Transversaldurchmessers je nach Aortenabschnitt
- **Einflussfaktoren** (unter Ausschluss von Erkrankungen) auf den Aortendurchmesser: Raucheranamnese, arterielle Hypertonie, Alter (Zunahme mit dem Alter), Geschlecht (Mann > Frau) und BMI (0,27 mm pro BMI-Einheit)
- **Pseudoaneurysma**: Ein aortales Pseudoaneurysma (Aneurysma falsum oder Aneurysma spurium) wird als Dilatation der Aorta mit Unterbrechung/Einriss aller Wandschichten definiert. Das Pseudoaneurysma wird nur durch periaortales Bindegewebe begrenzt (◐ Tab. 12.7).

> Das aktuelle Management von Aortenerkrankungen wird in den ESC-Leitlinien abgebildet (2024 ESC Guidelines for the management of peripheral arterial and aortic diseases).

12.4.2 Allgemeines

- Altersgipfel: > 60 Jahre
- Männer häufiger betroffen als Frauen (◐ Tab. 12.8)

Tab. 12.7 Normale Transversaldurchmesser der Aorta

Abschnitt der Aorta	Durchmesser beim Mann	Durchmesser bei der Frau
Aortenwurzel (auf Höhe der Aortenklappe)	3,04±0,50 cm	2,88±0,38 cm
Aorta thoracalis ascendens (maximaler Durchmesser)	3,20±0,42 cm	2,90±0,34 cm
Aortenisthmus	2,55±0,39 cm	2,32±0,36 cm
Aorta thoracalis descendens (diaphragmaler Anteil)	2,51±0,34 cm	2,27±0,31 cm
Aorta abdominalis descendens (subdiaphragmaler Anteil)	1,81±0,29 cm	1,72±0,23 cm
Aorta abdominalis (Bifurcatio aortica)	1,54±0,20 cm	1,43±0,18 cm

Quelle: Ures et al. 1988; Johnston et al. 1991; Hager et al. 2002

Tab. 12.8 Einteilung des Aortenaneurysmas

Klinische Einteilung	Thorakale Aortenaneurysma (15 % der Fälle) Aneurysma der Aorta ascendens (51 % der Fälle) Aneurysma des Aortenbogens (11 % der Fälle) Aneurysma der Aorta thoracalis descendens (38 % der Fälle) Bauchaortenaneurysma (80 % der Fälle) Infrarenale Aortenaneurysma (95 % der Fälle) Suprarenale Aortenaneurysma und juxtarenale Aortenaneurysma (5 % der Fälle) Thorakoabdominelles Aortenaneurysma Morbus aneurysmaticus: Aneurysmen in verschiedenen Gefäßen
Klinisch-pathologische Einteilung	Aneurysma verum: Alle drei Gefäßschichten (Intima, Media, Adventitia) betroffen Aneurysma dissecans: Abhebung einer dünnen Intimalamelle mit Ausbildung eines falschen Lumens (Pseudolumens), welches häufig einen größeren Durchmesser aufweist als das wahre Lumen, evtl. mit Perfusion durch Entry und Reentry Aneurysma spurium/falsum: perivasales Hämatom, z. B. iatrogen nach Arterienpunktion, welches mit dem Gefäß in Verbindung steht und perfundiert wird. Das Hämatom täuscht Aneurysma vor, hat aber keine Gefäßwand
Morphologische Einteilung des Aneurysma verum	Fusiformes (spindel-/bauchförmiges) Aneurysma Sacciformes (sackförmiges) Aneurysma mit hohem Rupturrisiko

— Pathogenetisch bestehen zwischen Bauchaorten- und thorakalem Aortenaneurysma signifikante Unterschiede (u. a. unterschiedliche Genexpressionsmuster)

12.4.3 Ätiologie

- **Arteriosklerotisch** bedingt: Hauptrisikofaktoren: arterielle Hypertonie und Rauchen
- **Kongenitale Mediadefekte** mit Mediadysplasie
- **Infektiös/inflammatorisch**: z. B. Lyme Disease oder luisches Aneurysma → tertiärer Lues

12.4.4 Komplikationen

- Thromboembolische distale Verschlüsse
- **Aortendissektion**
- **Ruptur** (frei oder gedeckt), gelegentlich mit symptomfreiem Intervall
  - **Gedeckte Ruptur**
    - Schmerzhafte pulsierende abdominelle Resistenz und/oder Schmerzausstrahlung in den Rücken/Flankenbereich
    - Hämodynamisch meist stabil
    - Labor: Erniedrigung von Hkt und Hb als Ausdruck der retroperitonealen Einblutung
  - **Freie Ruptur**
    - Akutes Abdomen
    - Hämodynamische Instabilität

> Bei Verdacht auf eine Ruptur wird eine dringliche CT-Angiografie zur Bestätigung der Diagnose empfohlen.

- Aortoduodenale Fistel (Tab. 12.9 und 12.10)
- Aortocavale Fistel (ggf. Zeichen der Rechtsherzinsuffizienz, Körperstammzyanose)
- Thrombembolie aus Aneurysmasack (→ akuter arterieller Verschluss)

Tab. 12.9 Durchmesserorientiertes Rupturrisiko des Bauchaortenaneurysmas. (Moll et al. 2011)

Durchmesser des Bauchaortenaneurysmas	Jährliches Rupturrisiko
30–39 mm	0 %
40–54 mm	0,48 %
5–59 mm	6 %
60–69 mm	10–22 %
> 70 mm	30–33 %

Anmerkung: Das Rupturrisiko ist u. a. mit der jährlichen Wachstumsrate und weiteren Faktoren assoziiert

Tab. 12.10 Durchmesserorientiertes Rupturrisiko des thorakalen Aneurysmas. (Coady et al. 1997)

Durchmesser des thorakalen Aortenaneurysmas	Jährliches Rupturrisiko
< 40 mm	0 %
40–49 mm	1,4 %
50–59 mm	4,3 %
> 60 mm aszendierende und > 70 mm deszendierende (Leitlinie Aortenerkrankungen der DGK)	19 %

12.4.5 Klinik

- Meist asymptomatisch bis symptomatisch (lokalisationsabhängig)
    - Distale Embolisationen
    - Hämoptoe (Arrosion eines Bronchus)
    - Paresen/Paraplegie (Wirbelsäulenarterien)
    - Stridor
    - Dysphagie (Druck auf Ösophagus)
    - Heiserkeit (N.-recurrens-Druckschädigung)
    - Diffuse Bauchschmerzen (wie bei Lumbalsyndrom, Pyelonephritis, Ulkus etc.)

12.4.6 Diagnostik

- **Anamnese** (kardiovaskuläre Grunderkrankungen und Risikofaktoren)
- **Risikofaktoren für ein Aortenaneurysma:**
    - Rauchen
    - Arterielle Hypertonie
    - Männliches Geschlecht
    - Alter
    - pAVK
    - Zerebrovaskuläre arterielle Verschlusskrankheit
    - Aneurysmen in anderen Gefäßen (z. B. Poplitealaneurysma)
    - Positive Familienanamnese
    - COPD
    - Angeborene Bindegewebserkrankungen (insbesondere Marfan-Syndrom)
    - Hyperlipidämie
    - Vaskulitiden großer Gefäße (z. B. Morbus Horton, Takayasu-Arteriitis)
- **Körperliche Untersuchung:** pulsierende Raumforderung?
- **Labordiagnostik:** Retentionsparameter, Blutbild, Herzenzyme

Angiologie

- **Bildgebende Verfahren**:
  - Doppler-/Duplexsonografie als Screening- und Routineuntersuchung beim stabilen infrarenalen Aortenaneurysma, bei Dissekaten des Aortenbogens auch Karotiden und Vertebralisfluss:
    - Gefäßerweiterung über 40 mm
    - Gefäßwandverkalkung
    - Echoreiches thrombotisches Material
    - Nachweis einer Pulsation
  - CT-Thorax plus Abdomen mit KM
  - MRT: nur im speziellen Fall → Abgrenzung inflammatorischer Prozesse versus Morbus Ormond
  - PET: Entzündungs(aktivitäts)nachweis im speziellen Fall

1. Wenn ein Aortenaneurysma an irgendeiner Stelle der Aorta diagnostiziert wird, so soll die **gesamte Aorta** einschließlich der **Aortenklappe** untersucht werden.
2. Ein **Screening auf Aortenaneurysma** wird bei Männern > 65 Jahre und bei Frauen > 65 Jahre mit Raucheranamnese empfohlen (TTE und Abdomen-Sonografie).

12.4.7 Therapie

Therapiemanagement: Bauchaortenaneurysma

- Aneurysmadurchmesser 25–29 mm und asymptomatisch: konservativ und sonografische Kontrollen alle 4 Jahre
- Aneurysmadurchmesser 30–39 cm und asymptomatisch: konservativ und sonografische Kontrollen alle 3 Jahre
- Aneurysmadurchmesser 40–44 mm und asymptomatisch: konservativ und sonografische Kontrollen alle 2 Jahre
- Aneurysmadurchmesser > 45 mm und asymptomatisch: konservativ und jährliche sonografische Kontrollen
- Aneurysmadurchmesser > 55 mm oder symptomatisch oder Rupturrisiko oder jährliche Wachstumsrate > 10 mm: primär operativ, wenn immer möglich, sonst Evaluation interventionell (endovaskuläre Verfahren)

Therapiemanagement: thorakales Aortenaneurysma

- Aneurysmadurchmesser < 45 mm und asymptomatisch: konservativ und jährliche CT-/MRT-Kontrollen
- Aneurysmadurchmesser 45–55 mm und asymptomatisch: konservativ und halbjährliche CT-/MRT-Kontrollen
- Aneurysmadurchmesser > 45 mm oder Progression > 3 mm/Jahr bei Patienten mit bikuspider Aortenklappe: konservativ und jährliche TTE-Kontrollen
- Aneurysmadurchmesser >50 mm oder Progression > 3 mm/Jahr bei Patienten mit bikuspider Aortenklappe: konservativ und CT-Kontrollen alle 6 Monate (Hochrisiko: < 50 LJ, kleiner als 1,69 m, Länge > 11 mm, unkontrollierte arterielle Hypertonie).
- Aneurysmadurchmesser 50–52 bei Hochrisikopatienten – Operation, wenn niedriges operatives Risiko, wenn Niedrigrisiko und Wachstum weniger als 3 mm pro 6 Monate, dann konservativ, wenn mehr als 3 mm pro 6 Monate oder ein Aorten-

bogen, dann Operation bei niedrigem OP-Risiko. Bei hohem OP-Risiko – Kontrolle in 6 Monaten
- Aneurysmadurchmesser 53–54 mm im Aortenbogen oder Aorta ascendens, dann Operation bei niedrigem OP-Risiko. Bei hohem OP-Risiko – Kontrolle in 6 Monaten.

Anmerkung: Ausnahmen bezüglich der obigen Therapieempfehlungen:
- **Marfan-Patienten**: Grenzwert ≥ 45 mm *mit* Risikofaktoren (familiäre Prädisposition, Aorten-/Mitralklappeninsuffizienz, Progredienz > 3 mm/Jahr, Schwangerschaftswunsch) oder Grenzwert ≥ 50 mm *ohne* Risikofaktoren
- **Patienten mit bikuspider Aortenklappe**: Grenzwert ≥ 50 mm *mit* Risikofaktoren (Hypertonie, Progredienz > 3 mm/Jahr, Aortenisthmusstenose, familiäre Prädisposition bezüglich Dissektion) oder Grenzwert ≥ 55 mm *ohne* Risikofaktoren

Konservative Therapie (Best Medical Treatment)
- **β-Blocker, ACE-Hemmer/AT_1-Antagonisten** und **Statine**
  - Ziele: Senkung des Blutdrucks (< 140/90 mmHg; Abnahme der Wandspannung durch Reduktion der Druckanstiegsgeschwindigkeit) und der Wachstumsrate
  - Besonderheit zu **β-Blocker**: Senkung der perioperativen Mortalität, jedoch *keine* Beeinflussung bezüglich BAA-Progression oder Rupturrisiko, scheinen jedoch bei schwerer Aorteninsuffizienz prognostisch günstig
  - Besonderheit zu **ACE-Hemmer** und **AT_1-Antagonisten**: Für ACE-Hemmer und AT_1-Antagonisten wurde nur postoperativ eine Verminderung der Progression der Aortendilatation beschrieben
  - Besonderheit zu **Statinen**: Neben dem Einfluss auf den Lipidstoffwechsel führen Statine (Simvastatin, Pravastatin und Atorvastatin) zu einer Abnahme der Expression von inflammatorischen Molekülen und von Matrixmetalloproteinasen; Statine scheinen die Überlebensrate bei thorakalen Aneurysmen zu verlängern
- Vermeiden körperlicher Belastungen (v. a. isotone Anstrengung/Gewichte heben) sowie Risikofaktorenmanagement (**Nikotinverbot,** insbesondere bei abdominellem Aortenaneurysma)

> Medikamentöse Therapie bei Aortenaneurysma: β-Blocker, ACE-Hemmer/AT_1-Antagonisten und Statine.

Operative oder interventionelle Therapie
- **Abhängigkeitsfaktoren**
  - Symptomatik des Aortenaneurysmas
  - Durchmesser des Aortenaneurysmas
  - Morphologie/Lokalisation des Aortenaneurysmas
  - Besonderheiten bei bikuspider Aortenklappe und Marfan-Syndrom
  - Durchmesserorientiertes Rupturrisiko unter konservativer Therapie mit „Best Medical Treatment"
  - Individuelles OP- und Narkose-Risiko
  - Lebenserwartung

- **Interventionelle/endovaskuläre Verfahren**
  - Infrarenale Aneurysmen, nur bei hohem OP-Risiko (KHK, Niereninsuffizienz, Anämie, ältere Patienten, Neurologie)
  - Juxtarenale abdominelle Aortenaneurysmen: in spezialisierten Zentren endovaskuläre Therapie mit sog. fenestrierten Stentprothesen möglich
  - Thorakoabdominale Aortenaneurysmen: in spezialisierten Zentren endovaskuläre Therapie mit sog. branched (verzweigten) Stentprothesen möglich, ggf. Hybridverfahren
- **Operative Verfahren**
  - Offen operativ oder ggf. laparoskopisch: Kunststoffprothesen (Rohr-, Y-Prothese)
  - Ggf. Hybridverfahren: kombinierte endovaskuläre und chirurgische Vorgehensweise
  - Ggf. Bentall-OP mit Aortenklappenersatz bei klappennahen Aneurysmen
  - Primäres Verfahren der Wahl bei infrarenalen Verfahren

> Sowohl die Behandlung des thorakalen Aortenaneurysmas der Aorta descendens als auch die des adominellen Aneurysmas sollte individuell unter Berücksichtigung verschiedener Faktoren (u. a. Anatomie, Pathologie, Komorbiditäten) im Team – bestehend aus Angio-, Radio-, Kardiologie, Gefäß- und Herzchirurgie – erfolgen (offene OP versus endovaskuläre Versorgung [EVAR, „endovascular aortic repair"]). Der rein herzchirurgische Ansatz beschränkt sich auf Erkrankungen der Aorta ascendens und des Aortenbogens. Obwohl die endovaskuläre Therapie des abdominellen Aneurysmas anfangs mit einem Überlebensvorteil assoziiert ist, nimmt dieser aufgrund von erhöhter Spätrupturrate über die Zeit ab (Schermerhorn et al. 2015). Somit ist heute ein operatives Vorgehen Therapie der 1. Wahl.

12.5 Aortendissektion (Aneurysma dissecans aortae)

12.5.1 Definition

Intimaeinrisse durch pulsatile Belastung und „shear-stress" führen zum Durchtritt von Blut in die Aortenmedia und somit zur Ausbildung einer Aortendissektion. Die Erweiterung des falschen Lumens kann zum Aneurysma dissecans führen.

> Auf das Management der Typ-A-Aortendissektion wird in der S2k-Leitlinie Behandlung der Thorakalen Aortendissektion Typ A aus dem Jahre 2021 eingegangen. Bezüglich der Typ-B-Dissektion sei auf die S2k-Leitlinie Typ-B-Aortendissektion aus dem Jahre 2021 hingewiesen.

In den aktuellen ESC-Leitlinien (Erbel et al. 2014) zählt die Aortendissektion zum akuten Aortensyndrom. Unter dem akuten Aortensyndrom werden 4 Krankheitsbilder zusammengefasst (◘ Tab. 12.11).

Tab. 12.11 Einteilung des akuten Aortensyndroms

Krankheitsbilder	Pathophysiologie	Häufigkeit
Klassische Aortendissektion	Intima-Einriss (Entry) → Einblutung in die Media → Inflammation (CRP-Anstieg) und Auftrennung der Aortenwandung → Entstehung von wahrem und falschem Lumen → Kompression des wahren Lumens durch das falsche Lumen oder erneuter Intimaeinriss (Re-Entry) oder Ruptur der Adventitia	80 %
Intramurales Hämatom (IMH)	Hämatom in Media, verursacht durch eine Ruptur der Vasa vasorum → isoliertes Hämatom bleibt und bildet sich zurück oder Aortendissektion (ca. 40 %); Aorta descendens häufiger betroffen	15 %
Penetrierendes atheromatöses Ulkus (PAU)	Folge einer ulzerösen atheromatösen Plaqueruptur → Penetration durch die Lamina elastica interna in die Media; Aorta descendens häufiger betroffen → Gefahr der Aortendissektion oder intramurales Hämatom in 40 % der Fälle	5 %
Traumatische (iatrogene) Verletzungen der Aorta	Stanford-A bei thoraxchirurgischen Eingriffen, Stanford-B bei Herzkathetereingriffen, Unterteilung in: Typ I – Einriss der Intima, Typ II – IMH, Typ III – Pseudoaneurysma, Typ IV – Ruptur	0,01 %

12.5.2 Allgemeines

- Inzidenz: ca. 6/100.000 Einwohner pro Jahr
- Prävalenz: ca. 0,5–4/100.000
- Altersgipfel: > 60 Jahre
- Männer sind 3-mal häufiger betroffen als Frauen.
- Zirkadiane und saisonale Häufung
  - Auftreten in den Morgenstunden (zwischen 6 und 10 Uhr)
  - Kältere Jahreszeiten (Frühling, Herbst, Winter)
- Auslösende Ereignisse bei Dissektion
  - Pressen beim Stuhlgang
  - Heben schwerer Lasten
  - Trauma (z. B. Dezelerationstrauma)
  - Iatrogen (z. B. während/nach Herzkatheteruntersuchung)
  - Kokainabusus
- Lokalisation von Aortendissektionen
  - Aorta ascendens: 65 %
  - Arcus aortae: ca. 10 %
  - Aorta thoracica descendens: ca. 20 %
  - Aorta abdominalis descendens: ca. 5 %

12.5.3 Ätiologie

- **Arterielle Hypertonie** (70 % der Fälle) und **Arteriosklerose** (30 % der Fälle)
- Zu den Risikofaktoren einer Typ-B-Aortendissektion gehören positive Familienanamnese, männliches Geschlecht, Rauchen und vor allem arterieller Hypertonus. Bei jungen Patienten sollte neben genetischen Ursachen auch an einen Substanzabusus gedacht werden
- Aortendissektionen in der Familienanamnese (z. B. Mutationen von TGFBR2, MYH11, ACTA2 oder Turner-Syndrom)
- Aortenisthmusstenose
- Bikuspide Aortenklappe: wahrscheinlich mit begleitender Wandschwäche/Dystrophie der Aorta ascendens assoziiert
- Chirurgischer Aortenklappenersatz und Aortenisthmusstenose
- Medianecrosis Erdheim-Gsell
- Bindegewebserkrankungen (meist jüngere Patienten): z. B. Marfan-Syndrom (5 % aller Dissekate, Störung der Bildung des extrazellulären Matrixproteins Fibrillin-1), Loeys-Dietz-Syndrom (Mutationen der TGF-β-Rezeptoren), Ehlers-Danlos-Syndrom (gestörte Synthese des Typ-III-Prokollagenpeptids), Turner-Syndrom (Karyotyp 45, X0)
- Schwangerschaft als Risikofaktor (meist im letzten Trimenon, peripartal)
- Kokain-/Amphetamin-Abusus (katecholamingetriggerte Hypertonie)
- Entzündliche Gefäßveränderungen (Aortitis): Riesenzellarteriitis, mykotisch (bakteriell, Salmonellen), Takayasu-Arteriitis, Morbus Ormond (retroperitoneale Fibrose), Kawasaki-Syndrom (mukokutanes Lymphknoten-Syndrom) mit vaskulitischen Koronararterien-Aneurysmen (Myokardinfarkt), Mesaortitis luica (Syphilis-Tertiärstadium), Morbus Behçet (Vaskulitiden) (◘ Tab. 12.12, ◘ Abb. 12.1)

◘ Tab. 12.12 Einteilung der Aortendissektion

Stanford-Klassifikation (1970)
- Standford A: Dissektionen, welche die Aorta ascendens betreffen, unabhängig von der Lokalisation des primären Entrys. Am häufigsten findet sich dieses jedoch in der Aorta ascendens
- Proximaler Typ A (60 %): Beteiligung der Aorta ascendens, Letalitätszunahme um 10 %/h
- Standford B: Dissektionen, welche die Aorta descendens betreffen
- Distaler Typ B (40 %): Distal Arteria subclavia sinistra bzw. Aorta descendens, Überleben ohne OP ca. 80 %

De-Bakey-Klassifikation (1965)
- Typ I: Aorta ascendens mit orthograder Ausbreitung (OP-Indikation)
- Typ II: Nur Aorta ascendens (OP-Indikation)
- Typ III: Distal der Arteria subclavia sinistra (konservative Behandlung)
- IIIA: Nur thorakal
- IIIB: Thorakal und abdominal

(Fortsetzung)

◘ Tab. 12.12 (Fortsetzung)

ESC(Svensson)-Klassifikation (2001)
- Klasse 1: Klassische Aortendissektion mit wahrem und falschem Lumen mit/ohne Kommunikation der Lumina
- Klasse 2: Mediaspaltung mit intramuralem Hämatom
- Klasse 3: Angedeutete Aortendissektion mit Ausbuchtung der Aortenwand
- Klasse 4: Ulzeration eines Aortenplaque mit nachfolgender Plaqueruptur, perforierendes atheromatöses Ulkus
- Klasse 5: Iatrogene oder traumatische Dissektion

ESC(Erbel)-Klassifikation (2014)
- Klassische Aortendissektion (AD)
- Intramurales Hämatom (IMH)
- Penetrierendes atheromatöses Ulkus (PAU)
- Traumatische (bzw. iatrogene) Verletzungen der Aorta

Einteilung nach zeitlichem Verlauf (Zeit zwischen Beginn der Symptome)
- Akut: 1–14 Tage
- Subakut: 15–90 Tage
- Chronisch: >90 Tage

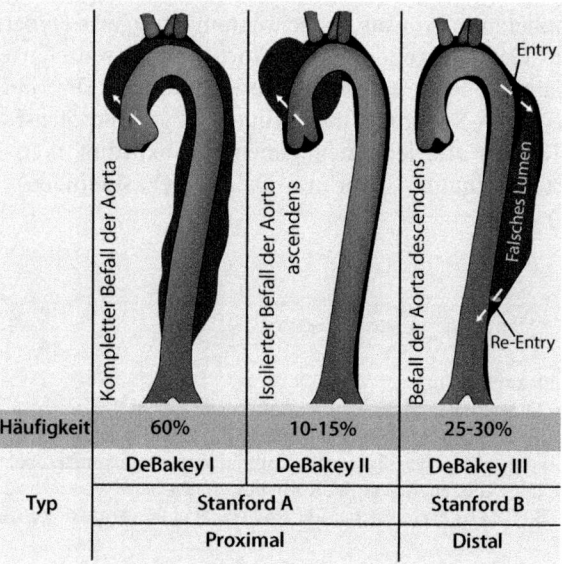

◘ **Abb. 12.1** Klassifikation der Aortendissektion (Michels und Jaspers 2014)

> Die Einteilung nach Stanford ist die am meisten genutzte Klassifikation und die mit dem größten klinischen Nutzen.

12.5.4 Klinik

▶ Akute Aortendissektion (≤ 14 Tage)
Die akute Aortendissektion ist nach dem akuten Koronarsyndrom eine der häufigsten der akut lebensbedrohlichen Differenzialdiagnosen des Thoraxschmerzes. Bei akuten Thoraxschmerzen soll nicht nur an das akute Koronarsyndrom, sondern auch an eine akute Aortendissektion gedacht werden.

– **Massivster Thoraxschmerz („messerstichartig")**
  – Vernichtungsschmerz: in den Rücken ausstrahlend, reißender Schmerz
  – Lokalisation: Typ A: retrosternaler, Typ B: interscapulärer bzw. (◘ Tab. 12.13; Hagen et al. 2000)
– **Kardiovaskuläre Symptomatik**
  – Zeichen der akuten Aorteninsuffizienz durch Aortenringdilatation
  – Zeichen des Myokardinfarkts: Abriss der Koronararterien oder Koronarostium-Dissekation oder Dissektionsmembran verlegt Koronarostium oder Koronarostium entspringt aus dem falschen Lumen; die rechte Koronararterie ist gehäuft betroffen
  – Zeichen der Perikardtamponade
  – Hämorrhagischer Schock bei Ruptur
– **Neurologische Symptomatik**
  – Zerebrales Ischämiesyndrom
  – Periphere ischämische Neuropathie
  – Querschnittssyndrom
  – Vigilanzstörungen bis Koma
– **Organischämien durch Abklemmung der aortalen Seitenäste**
  – **Typ A:** Pulslosigkeit beidseits (Extremitätenarterien), Sehstörungen (A. carotis interna), Horner-Syndrom, Synkope/Apoplex (Verlegung der hirnversorgenden Arterien), ungünstige Prognose
  – **Typ B:** akutes Nierenversagen (durch Verlegung der Aa. renales), Querschnittssymptomatik (Aa. spinales), Mesenterialischämie mit akutem Abdomen, Beinarterienverschluss, gelegentlich symptomfreies Intervall nach erster Ruptur bzw. Dissektion

◘ **Tab. 12.13** Schmerzlokalisation der akuten Aortendissektion

Schmerzlokalisation	Häufigkeit (%)
Brustschmerzen	72,7
Anterior	60,9
Posterior	35,9
Rückenschmerzen	53,2
Bauchschmerzen	29,6

Die Schmerzlokalisation kann sich mit der Zeit ändern, sog. Migration. Auch schmerzlose Verläufe werden beschrieben

Subakute (15–90 Tage) und chronische Aortendissektion (> 90 Tage)
- Rückenschmerzen (evtl. durch Arrosion)
- Durchblutungsstörung von Gehirn und inneren Organen
- CT-Befundkonstellation: verdickte, immobile Dissektionsmembran, Thrombusformation im falschen Lumen sowie Falschlumenaneurysma, welches sich typischerweise im distalen Aortenbogen entwickelt
- Komplikationen: aneurysmatische Degeneration des falschen Lumens, chronische Organmalperfusion bzw. Malperfusion der peripheren Arterien, persistierende/rekurrente Schmerzen sowie Ruptur
- Asymptomatische chronische Typ-A-Dissektion: elektive OP
- Komplizierte chronische Typ-B-Dissektion (Größenzunahme der Aorta thoracalis > 10 mm/Jahr, Falschlumenaneurysma > 60 mm der gesamten Aorta, Malperfusionssyndrom oder rekurrente Schmerzen): gefäßchirurgisches Vorgehen oder elektive OP
- Unkomplizierte chronische Typ-B-Dissektion: konservativ, Blutdruckeinstellung

12.5.5 Diagnostik

- **Anamnese/Fremdanamnese**: kardiovaskuläre Grunderkrankungen, Ermittlung von Risikofaktoren und Einschätzung der Vortestwahrscheinlichkeit für das Vorliegen eines akuten Aortensyndroms (◐ Tab. 12.14)

> Bei V. a. akutes Aortensyndrom sollen die Hochrisikomerkmale der klinischen Anamnese, Schmerzcharakter und der klinischen Untersuchung geprüft werden. Der Risiko-Score variiert von 0–3 je nach Anzahl der positiven Kategorien (1 Punkt pro Spalte): Niedrige Wahrscheinlichkeit → Score 0–1, hohe Wahrscheinlichkeit → Score ≥ 2.

◐ **Tab. 12.14** Einschätzung der Vortestwahrscheinlichkeit für das Vorliegen eines akuten Aortensyndroms (Hochrisikomerkmale)

Anamnese	Schmerzmerkmale	Untersuchungsmerkmale
– Marfan-Syndrom (oder andere Bindegewebserkrankungen) – Familienanamnese für Aortenerkrankungen – Bekannte Aortenklappenerkrankung – Bekanntes thorakales Aortenaneurysma – Vorangegangene Manipulation im Bereich der Aorta (OP, Herzkatheter)	– Brust-, Rücken- oder abdominelle Schmerzen, die eine der folgenden Eigenschaften haben: (i) abrupter Beginn, (ii) hohe Schmerzintensität, (iii) zerreißender Charakter	– Evidenz eines Perfusionsdefizits: Pulsdefizit, Unterschiede im systolischen Blutdruck, fokale neurologische Defizite – Diastolikum über Erb (neu) – Hypotension oder Schock

Angiologie

> **Merke**
> Die Diagnostik sollte in Abhängigkeit von der klinischen **Vortestwahrscheinlichkeit** und der *Akutität*/**hämodynamischen Situation** für ein akutes Aortensyndrom erfolgen:
> - niedrige Vortestwahrscheinlichkeit: D-Dimere,
> - hohe Vortestwahrscheinlichkeit: Bildgebende Untersuchung.

Bei niedriger klinischer Vortestwahrscheinlichkeit kann eine Aortendissektion bei negativen D-Dimeren ausgeschlossen werden (Empfehlung IIa, Evidenzgrad B).

- **Risikofaktoren für eine Ruptur:**
  - Aneurysmadurchmesser > 55 mm
  - Zunahme des Durchmessers > 10 mm/Jahr
  - Frauen
  - Positive Familienanamnese
  - Rauchen
  - Arterielle Hypertonie
  - Starke lumbale Schmerzen in den letzten Tagen
  - Inflammatorische Aneurysmen
  - Sacciforme Aneurysmen
- **Körperliche Untersuchung:**
  - Abdomenpalpation: Pulsation?
  - Pulsstatus: Pulsdefizit, einseitig abgeschwächter bis fehlender Puls
  - Blutdruckmessung an beiden Extremitäten: Blutdruckdifferenz > 20 mmHg, kalte Extremität
  - Aneurysma spurium: pulsatil, hochfrequentes Strömungsgeräusch (meist an Punktionsstelle)
  - Zeichen der akuten Aortenklappeninsuffizienz (Diastolikum)
- **EKG:**
  - Nachweis/Ausschluss eines akuten Myokardinfarkts
  - Aufgrund einer möglichen begleitenden Koronarostium-Dissekation kann ein Myokardinfarkt nur schwierig ausgeschlossen werden
- **Labordiagnostik:**
  - Herzenzyme und Troponin-T (bei Mitbeteiligung der abgehenden Koronargefäße)
  - Retentionsparameter (bei Nierenarterienbeteiligung)
  - Blutbild (Hb-Kontrolle)
  - Laktat (bei Mesenterialarterienverlegung)
  - „CRP und D-Dimer": wenn normal → dann Dissektion unwahrscheinlich!

> Die Bestimmung des D-Dimers sollte bei unklarer Diagnose erfolgen, insbesondere innerhalb der ersten 24 h nach Symptombeginn.

- Abnahme von Kreuzblut und Blutkonserven auf Abruf!
- **Bildgebende Verfahren:**
  - **Fokussierte TTE** (transthorakale Echokardiografie, Sensitivität 77–80 %, Spezifität 93–96 %):
    - TTE bei jedem Patienten mit V. a. Aortendissektion durchführen!

- Ausschluss/Nachweis einer Aortenklappeninsuffizienz und eines Perikardergusses → Indikation für Notfalltherapie
- Beurteilung lediglich des proximalen Abschnitts der Aorta ascendens möglich (→ parasternale Längsachse)
- TTE ist jedoch nicht ausreichend für weitere Therapieplanung
- **Fokussierte TEE** (transösophageale Echokardiografie, Sensitivität 99 %, Spezifität 89 %):
  - TEE nur von Geübten durchführen und im Schockzustand/hämodynamischer Instabilität, ansonsten stets eine CT-Angio-Untersuchung anstreben!
  - Darstellung der Dissektionsmembran, Intimaflap
  - Überprüfung der Koronarostien und der Aortenklappe, mittels Farbduplex → Unterscheidung zwischen wahrem und falschem Lumen
  - Wegen Trachealüberlagerung → mittlere und distale Aorta ascendens schlechter darstellbar (Typ-B-Dissektion?)
  - Ggf. Anwendung von Kontrastmittel (z. B. SonoVue®)
- **CT-Thorax plus Abdomen mit KM** (Sensitivität 95–100 %, Spezifität 98–100 %):
  - instabiler Patient, V. a. Ruptur, OP-Planung
  - Differenzierung von Aortendissektion, intramuralem Hämatom, penetrierendem atheromatösem Ulkus
  - Ggf. „Triple-rule-out-Protokoll" bei Patienten mit normofrequentem Sinusrhythmus zum Ausschluss/Nachweis von koronarer Herzerkrankung, Aortendissektion und Lungenarterienembolie
  - Ggf. PET-CT im Verlauf zur Abklärung von inflammatorischen Aortenerkrankungen bzw. Aortitis (z. B. Takayashu-Arteriitis)
- **MRT** (Sensitivität und Spezifität zw. 95–100 %): Einsatz nur bei stabilen Patienten und zur Verlaufskontrolle
- Fokussierte Abdomensonografie:
  - Intraluminal flottierende echogene Intimamembran
  - Abgrenzung eines „Pseudogefäßlumens"
  - DD: Existenz einer intraluminalen Rohrprothese

> **TTE** wird als initiales bildgebendes Verfahren empfohlen. Das **Angio-CT** gilt als Diagnostikum der Wahl zum Ausschluss/Nachweis einer Aortendissektion. Bei primär negativer Bildgebung, aber fortbestehendem klinischem Verdacht auf ein akutes Aortensyndrom wird eine erneute Bildgebung (CT oder MRT) empfohlen.

12.5.6 Differenzialdiagnostik

- Akutes Koronarsyndrom
- Lungenarterienembolie
- Myokarditis/Perikarditis
- Kostovertebralsyndrom
- Pleuritis
- Pneumonie
- Pneumothorax
- Ösophagusruptur

Angiologie

- Aortenruptur
- Thoraxtrauma
- Pankreatitis
- Gastritis
- Ulkus
- Cholezystitis, Cholezystolithiasis

12.5.7 Therapie

> Faktoren, die zur Zunahme der aortalen Pulswelle bzw. der Druckanstiegsgeschwindigkeit (dP/dt) führen, bestimmen das Risiko der Dissektion und deren Folgen:
> - Myokardiale Kontraktilität
> - Mittlerer arterieller Blutdruck → **Ziel: Blutdruck**$_{systol}$ **100–120 mmHg**
> - Herzfrequenz → **Ziel: Herzfrequenz: ≤ 60/min**

Allgemeine Erstmaßnahmen
- Aufrechterhaltung und Stabilisierung der Vitalfunktionen
- Optimierung der Oxygenierung: O_2-Gabe, ggf. Intubation und Beatmung
- Anlage eines **zentralvenösen Katheters**
- Anlage eines **Arterienkatheters** (→ A. radialis rechts wählen, da hierüber die Perfusion des Truncus brachiocephalicus kontrolliert werden kann; bei Verdacht auf Einbeziehung des Truncus brachiocephalicus in die Dissektion sollte eine zweite invasive Blutdruckmessung über die Arteria radialis links erfolgen)
- **Schmerztherapie**
- Start der **medikamentösen Therapie** (stabiler Patient: β-Blocker i.v.) oder Schocktherapie (instabiler Patient: Volumensubstitution, Transfusion von Erythrozytenkonzentraten)
- Ggf. Perikardpunktion und Entlastung mittels Pigtail-Kathetereinlage → u. U. kontinuierliche Absaugung notwendig („Bridge-to-Thoracotomy"), bei manifester kompakter Perikardtamponade und Notwendigkeit der kardiopulmonalen Reanimation → ggf. Minithorakotomie oder Clamshell-Thorakotomie
- Diagnosesicherung (TTE, CT oder ggf. Triple-Rule-Out CT) erzwingen
- Umgehende Vorstellung in Kardio-/Gefäßchirurgie, idealerweise Herz- und Gefäßzentrum

Medikamentöse Therapie (Best Medical Treatment, BMT)
- **β-Blocker** (Metoprolol)
  - Therapiebeginn mit β-Blocker (Metoprolol i.v.): arterielle Drucksenkung und Abnahme der linksventrikulären Inotropie bzw. der aortalen Wandspannung
  - β-Blocker: meist hohe Dosen notwendig, z. B. bis zu 40 mg Metoprolol i.v., ggf. Perfusor (alternativ bei β-Blocker-Unverträglichkeit: Nicht-Dihydropyridin-Ca^{2+}-Antagonisten)
  - Cave bei Aortenklappeninsuffizienz: strenge Indikation für β-Blocker, da sie die kompensatorische Tachykardie unterdrücken und das Regurgitationsvolumen erhöhen können; Alternative: Nicht-Dihydropyridin-Ca^{2+}-Antagonisten
  - Ziel: Herzfrequenz < 60/min

- **ACE-Hemmer und/oder andere Vasodilatatoren** (Urapidil, Glyzeroltrinitrat, Clonidin) falls – nachdem bereits eine β-Blocker-Therapie eingeleitet wurde – der systolische Blutdruckwert immer noch Werte > 120 mmHg zeigt
    - Vasodilatator-Monotherapie führt über eine reflektorische Sympathikusaktivierung mit Herzfrequenzanstieg zum Anstieg der ventrikulären Kontraktionsgeschwindigkeit (Baroreflex-Stimulation) und damit zur Progression der Dissektion, daher vorherige β-Blocker-Therapie in die Wege leiten
    - Ziel: $Blutdruck_{systol}$ 100–120 mmHg *und* Beobachtung (CT, Sonografie)
    - Ggf. Nitroprussid-Natrium (Nipruss) additiv, falls Blutdruck nicht kontrollierbar

> Die Dauer des Intensivaufenthalts soll bei stabiler Bildgebung und Klinik so lange erfolgen, bis die Blutdruckwerte 24 h ($Blutdruck_{systol}$ 100–120 mmHg) ohne intravenöse Medikation stabil im Zielbereich sind.

Interventionelle oder operative Therapie (Herz-/Gefäßchirurgie)
- Typ-A-Dissektion: OP als Therapie der Wahl
- Unkomplizierte Typ-B-Dissektion: konservativ und ggf. gefäßchirurgisches Vorgehen
- Komplizierte Typ-B-Dissektion: gefäßchirurgisches Vorgehen oder ggf. OP

> **Merke**
> Eine **Stanford-A**-Dissektion muss sofort **operiert** werden; da die Mortalität ab dem Zeitpunkt des Akutereignisses 1–2 % pro Stunde beträgt. Das grundsätzliche chirurgische Ziel der Sanierung einer jeden akuten Typ-A-Dissektion ist der Verschluss des proximalen Entrys in der Aorta ascendens (Aorta-ascendens-Ersatz sowie der proximalen Bogenkonkavität).
>
> Die **unkomplizierte Stanford-B**-Dissektion wird in der Regel **konservativ** behandelt (Kontroll-CT oder MRT nach 1–3 Tagen, um die Gefahr einer Progression oder Dissektion aufzudecken). Die Empfehlung zur endovaskulären Entry-Abdeckung bei einer unkomplizierten Typ-B-Aortendissektion liegt bei einem primären Entry > 10 mm, primären Entry an der inneren Kurvatur, Gesamtdurchmesser > 40 mm und/oder Durchmesser des falschen Lumens > 25 mm vor. Die Behandlung soll in der chronischen Phase (15–90 Tage nach Indexereignis) erfolgen.
>
> Die **komplizierte Stanford-B-Dissektion** (nicht kontrollierbare Schmerzen, Hypertension, Organmalperfusion und Progression der Dissektion sowie Anzeichen für eine drohende Ruptur) sollte mittels endovaskulärer Stentgraftimplantation (TEVAR, „thoracic endovascular aortic repair") versorgt werden. Jedes Zentrum, welches Fälle mit Aortendissektionen behandelt, soll ein dezidiertes Protokoll zu Behandlung und Management der spinalen Ischämie (postoperative/interventionelle Komplikation) vorlegen.

12.5.8 Krankenhausletalitäten

- Typ-A-Dissektion plus OP, ca. 20 %
- Typ-A-konservativ, ca. 55 %

- Typ-B-Dissektion plus OP, ca. 28 %
- Typ-B-konservativ, ca. 10 %

12.6 Tiefe Beinvenenthrombose (TVT)

12.6.1 Definition

Partielle oder *komplette Verlegung* von Beinvenen durch ein intravasales Blutgerinnsel (◘ Tab. 12.15). Der häufigste Verlaufstyp ist die *aszendierende* Thrombose, die meist ursprünglich von den Venen des Unterschenkels ausgeht.

12.6.2 Epidemiologie

- Frauen sind häufiger betroffen als Männer.
- 80.000 tiefe Beinvenenthrombosen/Jahr (Deutschland)
- Klinische Manifestation: 2/3 als TVT und 1/3 als Lungenembolie (LE) mit oder ohne TVT
- Inzidenz: 1 % der Gesamtbevölkerung (100–200/100.000 Einwohner im Jahr)
- **4-Etagen-Lokalisation**: V. iliaca (10 %), V. **femoralis (50 %)**, V. poplitea (20 %), Unterschenkelvenen (20 %)

> Das Management der **tiefen Beinvenenthrombose** (TVT) und der **Lungenembolie** (LE) wird sowohl in den **S2k-Leitlinien** 2023 als auch in den **ESC-Leitlinien** 2019 und in den **CHEST-Guidelines** 2021 wiedergegeben.

◘ Tab. 12.15 Unterscheidung zwischen arterieller und venöser Thrombose

	Arterielle Thrombose	Venöse Thrombose
Ursache/Pathogenese	Endothelläsion, z. B. bei Arteriosklerose	Blutstase, d. h. Strömungsverlangsamung
Pathologie (Thrombusart)	Weißer Abscheidungsthrombus	Roter Gerinnungsthrombus
Thrombozytengehalt	Viel	Wenig
Fibringehalt	Wenig	Viel
Haftung an der Gefäßwand	Ja	Nein (Emboliegefahr)
Prozessdauer (gesamt)	Jahre	Tage
Manifestationen	Myokardinfarkt, Apoplex	Venenthrombose, Lungenembolie
Therapie (primär)	Thrombozytenaggregationshemmer (z. B. ASS)	Antikoagulation (z. B. Heparin)

12.6.3 Ätiologie bzw. Risikofaktoren

- **Erworbene Risikofaktoren:**
  - Hohes Alter
  - Operation
  - Trauma, Unfallverletzungen
  - Immobilisation, Parese
  - Tumore (Hyperkoagulabilität: Tumorpatienten haben ein etwa 7-fach erhöhtes Risiko für eine VTE gegenüber Personen ohne Tumorerkrankung)
  - Chemotherapie
  - Z. n. TVT
  - Diabetes mellitus
  - Schwangerschaft (5-fach erhöhtes Risiko)
  - Nephrotisches Syndrom
  - Adipositas
  - Varikosis
  - Orale Kontrazeptiva (relativ 2- bis 5-fach erhöhtes Risiko)
  - Rauchen
  - Anti-Phospholipid-Syndrom
- **Angeborene Risikofaktoren**
  - Protein-C-, Protein-S-Mangel
  - AT-III-Mangel
  - Faktor-V-Leiden-Mutation (G1691A; APC-Resistenz)
  - Faktor-II-Mutation (Prothrombin-Polymorphismus, G20210A)
  - Antiphospholipid-Syndrom
  - Faktor-VIII-Erhöhung
  - Plasminogenmangel
  - Sichelzellanämie

Virchow-Trias (Rudolph Virchow, Würzburg, 1862)
- **Blutstromveränderungen:**
  - Stase bei z. B. Immobilisation, Herzinsuffizienz und Schock, Tumorkompression
  - Turbulenzen bei z. B. Varikosis
  - Kontaktzeit der Thrombozyten mit physiologisch vorhandenen gerinnungsaktiven Mediatoren (ATP, Faktor X, Thrombin, Fibrin) verlängert
- **Intimaschädigung**: Inflammation, Infektionen, Arteriosklerose, Trauma/OP, Neoplasien, Ischämie, Rauchen
- **Hyperkoagulabilität:**
  - Plasmatische Gerinnungsveränderungen: Lebersynthese- oder Abbaustörungen von Gerinnungsfaktoren (Stauungsleber, Leberzirrhose etc.), hereditäre Störungen (Antithrombin III ↓, Protein C ↓, Protein S ↓, APC-Resistenz [Faktor-V-Leiden]), Lupus-Antikoagulans, t-PA ↓, t-PA Inhibitor ↑, Östrogensubstitution („Pille")
  - Zelluläre Gerinnungsveränderungen: Thrombozytenfunktionsstörung, z. B. Urämie
  - Dehydratation

Angiologie

12.6.4 Klinik

- **Trias der Beinvenenthrombose**
  - Schwellung mit Umfangsdifferenz meist eines, seltener auch beider Beine
  - Schmerz (Druckempfindlichkeit)
  - Zyanose
  - Nur etwa 50 % der Patienten mit einer tiefen Venenthrombose haben typische Beschwerden

- Dilatierte oberflächliche Venen
- Überwärmung
- Livide Färbung oder Rötung
- Spannungsgefühl, Glanzhaut, Zyanose, Muskelkater
- Pratt-Warnvenen (Kollateralen an Schienbeinkante)

- Bei der Thrombusorganisation meist zwischen Tag 1 und 7 kann es zur Ablösung von Thrombusmaterial von der Gefäßwandung mit Embolie kommen

12.6.5 Komplikationen

- In der Frühphase: **Lungenembolie**
- In der Spätphase: **postthrombotisches Syndrom**

- 20–70 % der an einer tiefen Beinvenenthrombose erkrankten Patienten entwickeln ein postthrombotisches Syndrom, 5–7 % ein schweres inklusive Ulcus cruris.

12.6.6 Diagnostik

- Die Diagnostik der TVT sollte stets mit der Einschätzung der klinischen Wahrscheinlichkeit (z. B. Wells-Score) beginnen.

- **Anamnese** und **Risikofaktorenabschätzung**
- „**Klinische Wahrscheinlichkeit**" einer TVT → **Wells-Score**
  - Aktive Tumorerkrankung (d. h. Tumordiagnose < 6 Monate, Antitumortherapie oder Palliativsituation) (1 Punkt)
  - Ruhigstellung eines Beines durch gelenküberschreitenden Verband oder infolge einer Parese (1 Punkt)
  - Bettruhe an ≥ 3 Tagen oder großer chirurgischer Eingriff innerhalb der letzten 3 Monate (1 Punkt)
  - Druckschmerz im Verlauf der tiefen Venen (1 Punkt)
  - Schwellung des gesamten Beines (1 Punkt)
  - Unterschenkelschwellung mit ≥ 3 cm Umfangsdifferenz im Vergleich zur Gegenseite (1 Punkt)
  - Einseitiges Ödem am symptomatischen Bein (1 Punkt)
  - Prominente, nicht-variköse oberflächliche Kollateralvenen (1 Punkt)

- Tiefe Venenthrombose in der Vorgeschichte (1 Punkt)
- Alternative Diagnose mindestens ebenso wahrscheinlich wie tiefe Venenthrombose (−2 Punkte)
- Bewertung im 2-stufigen Score: ≥ 2 Punkte: hohe Wahrscheinlichkeit für tiefe Beinvenenthrombose (TBVT); 0–1 Punkte: niedrige Wahrscheinlichkeit für TBVT
- **Körperliche Untersuchung**: Inspektion und Palpation
    - Akutes Phlebödem: Beinschwellung durch Beeinträchtigung des venösen Abflusses mit konsekutiver venöser Hypertension und vermehrtem Flüssigkeitsaustritt ins Interstitium
    - Unterschenkelschwellung von mehr als 3 cm im Vergleich zur Gegenseite
    - Eindrückbares Ödem
    - Kollateralbildung oberflächlicher Venen (verstärkte Venenzeichnung)
    - Wadenkompressionsschmerz (manuell: Meyer-Zeichen; mit Blutdruckmanschette: Lowenberg-May)
    - Druckschmerz der medialen Fußsohle (Payr-Zeichen)
    - Wadenschmerz bei Dorsalflexion des Fußes (Homans-Zeichen)
    - Druckschmerz im Kniegelenkbereich
    - Druckschmerz an der Oberschenkelinnenseite (Sartorius, Gracilis)
    - Meyer-Druckpunkte im Verlauf der V. saphena magna
- **Labordiagnostik**:
    - D-Dimere
        - Bestimmung der D-Dimere *nach vorheriger* Schätzung der klinischen Wahrscheinlichkeit (z. B. Wells-Score).
        - Cut-off-Werte: 500 µg/l bei Patienten < 50 Jahre bzw. altersadjustierter Cut-off-Wert bei Patienten ≥ 50 Jahre: Lebensalter × 10 µg/l
        - Grundsätzlich machen normwertige D-Dimere ein (sub)akutes Thrombosegeschehen unwahrscheinlich, allerdings kann die Bestimmung der D-Dimere als alleiniger Test für den klinischen Alltag nicht empfohlen werden, d. h. stets den klinischen Kontext berücksichtigen
    - Thrombophilie-Screening
        - Die Abklärung bezüglich Thrombophilie hat meist keine Bedeutung für die Diagnostik und Initialtherapie der akuten Venenthrombose.
        - Ein breites Thrombophilie-Screening bei gesunden Patienten ohne geringsten Verdacht auf familiäre Defekte wird nicht empfohlen; zudem ist bei über 50-jährigen Patienten eine Thrombophilie als Ursache der Thrombose praktisch ausgeschlossen.
        - Nur in wenigen Fällen wird ein Thrombophilie-Screening empfohlen, z. B. bei Verdacht auf ein Antiphospholipid-Syndrom oder bei einer auffälligen Häufung von Thromboembolien unter erstgradigen Verwandten, da dies die Entscheidung über die Dauer der Antikoagulation beeinflussen kann.
        - Folgende Gerinnungsfaktoren sollten im Rahmen des Thrombophilie-Screenings untersucht werden:
            - Genetische Tests: Faktor-V-Leiden (ggf. alternativ APC-Resistenz-Test), Prothrombin-20210-Mutation
            - Plasmatische Tests: Protein C, Protein S, Antithrombin, Lupus-Antikoagulans, Cardiolipin-Antikörper und Antikörper gegen β_2-Glykoprotein I, dsDNA, Faktor II und V
            - Optional: Faktor VIII, D-Dimere

- Durchführung eines D-Dimer-Tests nur nach vorheriger Einschätzung der klinischen Wahrscheinlichkeit. Bei niedriger klinischer Wahrscheinlichkeit (Wells-Score < 2) und normwertigen D-Dimeren ist keine weitere Diagnostik bezüglich einer Venenthrombose erforderlich. Bei hoher klinischer Wahrscheinlichkeit (Wells-Score ≥ 2) soll kein D-Dimer-Test durchgeführt, sondern direkt eine bildgebende Diagnostik veranlasst werden (limitierter bzw. Point-of-Care-Ultraschall, sog. POCUS). Der POCUS wird in der Akutmedizin meist als 2-Punkte-Kompressionsultraschall der V. femoralis communis und der V. poblitea durchgeführt. Ein negativer D-Dimer-Test schließt einen tiefe Venenthrombose nicht aus.

- **Kompressionssonografie bzw. Kompressionsultraschall (KUS)**
  - Die Kompressionssonografie fungiert als primäre Bildgebung (Goldstandard) zum Ausschluss bzw. Nachweis einer Venenthrombose.
  - Ist eine duplexunterstützte vollständige Kompressionssonografie (dv-KUS) nicht zeitnah möglich, soll ein limitierter bzw. Point-of-Care-Ultraschall (POCUS) durchgeführt werden, um zu einer Therapieentscheidung zu kommen.
  - Der Point-of-Care-Ultraschall, sog. POCUS, wird in der Akut- und Intensivmedizin meist als 2-Punkte-Kompressionsultraschall der V. femoralis communis und der V. poblitea durchgeführt.
  - Sofern ein erfahrener Untersucher mit sonografischer Expertise zur Verfügung steht oder abgerufen werden kann (z. B. eigener Sonografiehintergrund), sollte primär eine duplexunterstützte vollständige Kompressionssonografie angestrebt werden.
  - Ist anhand der Sonografie eine Therapieentscheidung nicht sicher zu treffen, soll eine Wiederholungsuntersuchung innerhalb von 4–7 Tagen oder eine alternative Bildgebung (Magnetresonanzvenografie oder indirekte Computertomografie-Venografie) zur Entscheidungsfindung herangezogen werden.
  - Probleme machen Adipositas und Ödeme (hier ggf. ergänzende Untersuchung mit einem Abdomenschallkopf).
  - Unterschenkelthrombosen: Detektion durch erfahrene Untersuchern mit einer Sensitivität: > 90 % und Spezifität: > 90–95 %.
  - Iliofemorale und popliteale Thrombosen: Sensitivität > 95 %, Spezifität 90–94 %.
  - Untersuchungsvorgang:
    - Untersuchung der gesamten Venen im Verlauf von proximal nach distal
    - Darstellung der Venen im Querschnitt unter intermittierender Kompression
    - Die begleitenden Arterien können als Leitstruktur herangezogen werden
  - Sonografische Kennzeichen einer Venenthrombose im B-Bild (Tab. 12.16):
    - Echoarmes Reflexmuster bzw. stationäre Binnenechos im Venenlumen
    - Dilatierter Venenquerschnitt: Venenlumen oft deutlich größer als Arterienlumen
    - Fehlende zusätzliche Aufweitung unter Valsalva-Pressmanöver
    - Kompressionssonografie: fehlende Komprimierbarkeit (im Unterschenkelbereich mit der zweiten Hand ein Widerlager bilden)

Tab. 12.16 Beurteilung der Venen mittels Kompressionssonografie

Grad der Komprimierbarkeit	Grad der Thrombosierung
Komplett komprimierbar	Keine Thrombose
Inkomplett komprimierbar	Inkomplette, umflossene Thrombose oder postthrombotische Veränderungen
Nicht komprimierbar	Komplette Thrombose/Okklusion

Aus Michels G, Jaspers N (2011) Sonografie. Organ- und Leitsymptomorientiert. Springer-Verlag

- **Phlebografie**
    - Die Phlebografie wird in der Thromboseabklärung nur noch selten eingesetzt.
    - Indiziert bei sonografisch nicht eindeutiger Abklärung einer Rezidivthrombose; Vorbereitung eines rekanalisierenden Eingriffs
- **MR- oder CT-Phlebografie**
    - Detaillierte Diagnostik von iliofemoropoplitealen Venenthrombosen bzw. Thrombosen der Beckenstrombahn/V. cava inferior.
    - Bei einer akuten iliofemoralen (deszendierenden) Thrombose sollte eine lokale Ursache abgeklärt werden, z. B. ein Tumor sowie speziell bei jüngeren Patienten eine anatomische Variante oder Fehlanlage der Venen (z. B. Syndrom der Kompression der V. iliaca communis links, sog. May-Thurner Syndrom).
    - Bei einer Thrombose der Beckenvenen und/oder V. cava inferior sollte zur exakten Bestimmung der Thromboseausdehnung eine Schnittbildgebung (MR-Venografie und indirekte CT-Venografie) „erwogen werden".
- **Tumorsuche**
    - Insbesondere bei älteren Patienten und nicht erkennbarer Ursache einer Thrombose.
    - Bei ungefähr 15 % der Patienten mit akuter TVT ist zum Diagnosezeitpunkt ein Malignom bekannt.
    - Bei idiopathischer Venenthrombose sollte die Abklärung auf ein möglicherweise zugrunde liegendes Malignom erfolgen, wegen des altersabhängig gehäuften Auftretens vorzugsweise ab dem 50. Lebensjahr. Es wird eine altersgemäße Vorsorgeuntersuchung empfohlen.
    - Patienten mit Malignomen haben ein etwa 4-fach erhöhtes Risiko für Venenthrombosen, aber gleichzeitig auch ein etwa 3-fach erhöhtes Risiko für eine vermehrte Blutungsneigung, sodass das Management dieser Patienten bei Auftreten einer TVT häufig Schwierigkeiten bereitet.
    - Bei iliofemoraler (deszendierender) Thrombose und/oder V.-cava-Thrombose sollte nach einer lokalen Ursache gefahndet werden, z. B. Tumor oder anatomische Varianten (v. a. May-Thurner-Beckenvenensporn).
    - Die Screening-Untersuchungen beinhalten: Anamnese und Untersuchung, Basislabor, geschlechtsspezifische Vorsorgeuntersuchungen, Abdomensonografie, Röntgen-Thorax.

Angiologie

- Eine routinemäßige Durchführung von CT-Abdomen/Becken zum Tumorscreening bei Patienten mit idiopathischer venöser Thrombose ist nicht sinnvoll.

> Bei Patienten mit **Thrombose nach Krankenhausaufenthalt** sollte an eine **HIT-II** gedacht werden, da diese Patienten im Verlauf des vorherigen stationären Aufenthaltes mit Heparin (unfraktioniertes Heparin > niedermolekulares Heparin) behandelt worden sind und sich möglicherweise unbemerkt poststationär eine Thrombose im Rahmen der Thrombozytopathie entwickelt hat. Keinesfalls sollte man bei dieser Konstellation erneut Heparin verabreichen (Katheter spülen etc.), sondern auf andere Antikoagulanzien wie z. B. auf **Argatroban (i.v.)** oder **Fondaparinux (s.c.)** oder **neue orale Antikoagulanzien (p.o.)** ausweichen (◘ Tab. 12.17).

◘ Tab. 12.17 Heparininduzierte Thrombozytopenie (HIT)

HIT-Typ	I	II
Inzidenz (%)	10	0,5–3
Diagnostik	Ausschlussdiagnostik	Klinik, HIPA-Test (IgG-Nachweis), PF4-Heparin ELISA
Pathogenese	Nicht-immunologisch, direkte Plättchenaktivierung	Immunologisch, heparininduzierte Antikörper
Auftreten	Sofort	5–21 Tage nach Beginn, bei Reexposition früher
Komplikationen	Keine	Thromboembolische Verschlüsse (venös > arteriell)
Thrombozyten	> 100.000/µl	< 100.000/µl, Abfall um 50 % ab Tag 5 (!)
Therapie	Keine weiteren Maßnahmen notwendig	Keine Thrombozytengabe! Heparinersatzpräparate **Danaparoid**-Natrium (Orgaran) → renale Elimination **Argatroban** (Argatra) → hepatobiliäre Elimination **Lepirudin** (Refludan) → renale Elimination, PTT-Steuerung **Desirudin** (Revasc) → renale Elimination, nur zur Prophylaxe zugelassen **Fondaparinux** → Off-Label-Use **Neue oralen Antikoagulanzien** → Rivaroxaban und Apixaban sind nicht nur für die Erhaltungstherapie, sondern auch für die initiale Antikoagulation zugelassen

Abkürzungen: *HIPA* = Heparininduzierte Plättchenantikörper, *PF4* = Plättchenfaktor 4

„4 T-Scoresystem" zur Diagnostik einer HIT-Typ II
- **T**hrombocytopenia, d. h. Ausmaß der Thrombozytopenie
- **T**iming of platelet count fall, d. h. Zeit seit Abfall der Thrombozyten
- **T**hrombosis, d. h. neue Thrombose, Rezidiv etc.
- *Other causes of* **t**hrombocytopenia, d. h. andere Ursachen für eine Thrombozytopenie: EDTA-induzierte Pseudothrombopenie, posttransfusionelle Purpura, hämatologische Systemerkrankung, thrombotisch-thrombozytopenische Purpura, andere Medikamente (außer Heparin z. B. Chinin, Chinidin, Cotrimoxazol, Rifampicin, Paracetamol, Diclofenac, Carbamazepin), Immunthrombopenie oder Sepsis

Zur Berechnung des Punktescores: z. B. ▶ http://www.labor-limbach.de
- Hohe Wahrscheinlichkeit bezüglich einer HIT-II: 6–8
- Mittlere Wahrscheinlichkeit bezüglich einer HIT-II: 4–5
- Niedrige Wahrscheinlichkeit bezüglich einer HIT-II: 1–3

12.6.7 Differenzialdiagnostik

- Oberflächliche Thrombophlebitis mit Ausdehnung ins tiefe Venensystem (roter harter Strang), am Arm meist durch Venenkanülen ausgelöst
- Postthrombotisches Syndrom (PTS): Ätiologie: inkomplette Rekanalisation nach Thrombose, nach Monaten bis Jahren: Ödeme und sekundäre Varizen
- Lymphödem
- Akuter arterieller Verschluss
- Erysipel
- Muskelfaserriss (Anamnese: meist nach Trauma)
- Ausbreitendes Hämatom
- Baker-Zyste (Anschwellung poplitealer Schleimbeutel/Bursa, kann dopplersonografisch ausgeschlossen werden)
- Akute Arthritis mit Gelenkerguss
- Nekrotisierende Fasziitis

> Die **nekrotisierende Fasziitis** (Typ I: Mischflora aus aeroben und vor allem anaeroben Keimen, Lokalisation: Kopf- und Halsbereich oder das Perineum [Fournier-Gangrän]; Typ II: toxinbildende Streptokokken der Serogruppe A, Lokalisation: meist untere Extremitäten) stellt eine nekrotisierende Weichteilinfektion dar, welche aufgrund der rasanten Entwicklung (rapide Geschwindigkeit der Ausbreitung bis zu 2,5 cm pro Stunde) und Systembeteiligung (Sepsis) mit einem überproportional hohen Sterberisiko (Typ II > Typ I) vergesellschaftet ist. Die mildeste Verlaufsform stellt die **nekrotisierende Zellulitis** dar; die **nekrotisierende Myositis** stellt eine diffus infiltrierende und nekrotisierende Infektion des Muskelgewebes dar.

12.6.8 Therapie

> **Merke**
> Sofort nach Diagnose einer TVT soll eine **therapeutische Antikoagulation** begonnen werden. Die TVT und die Lungenembolie werden in der Regel 3–6 Monate mittels Vollantikoagulation behandelt, danach Reevaluation bezüglich Therapieverlängerung oder Beendigung der Antikoagulationstherapie.
> **Therapieziele** der Thrombosebehandlung:
> - Verhinderung einer Lungenembolie
> - Vermeidung der Ausbreitung der Thrombose
> - Rekanalisierung mit Erhalt der Venenklappen bzw. Verhinderung eines postthrombotischen Syndroms (Villalta-Score zur Klassifizierung der Schwere eines postthrombotischen Syndroms)

Bei klinischem Verdacht auf das Vorliegen einer tiefen Beinvenenthrombose und hoher klinischer Wahrscheinlichkeit (Wells-Score) sollte bei diagnostischer Verzögerung bis zur Entscheidungsfindung eine Interims-Antikoagulation erfolgen.

Bei klinischem Verdacht auf das Vorliegen einer tiefen Beinvenenthrombose und niedriger klinischer Wahrscheinlichkeit (Wells-Score) sowie normwertigen D-Dimeren sollte eine Thrombose als ausgeschlossen gelten.

Behandlungsphasen:
- **Therapiephase**: *Initialphase* für 5–21 Tage mit Antikoagulation in Therapiedosis und anschließender *Erhaltungstherapie* für mindestens 3–6 Monate
- **Phase der Rezidivprophylaxe** nach der Erhaltungsphase, individuelle Abwägung

- **Allgemeine Maßnahmen**
- **Kompressionstherapie**
  - Ziel: Reduktion von Häufigkeit und Schwere des postthrombotischen Syndroms.
  - Indikation: Bei Vorliegen einer venösen Stauungssymptomatik soll bei tiefer Beinvenenthrombose eine Kompressionstherapie frühzeitig (d. h. innerhalb von 24 h) nach Diagnosestellung der Thrombose begonnen werden.
  - Anwendung:
    - TVT mit Unterschenkelschwellung: Wadenstrumpf (A-D) der Kompressionsklasse 2.
    - Schenkelstrümpfe (A-G) sollten bei Vorliegen einer tiefen Beinvenenthrombose mit (zusätzlicher) Oberschenkelschwellung verordnet werden.
  - Kompressionsstrumpf nur auf der betroffenen Seite (keine Kompressionstherapie auf der gesunden Seite).
  - Dauer der Kompressionsbehandlung: 3–6 Monate, ggf. länger.
  - Kontraindikationen: Phlegmasia coerulea dolens.
  - Vorsicht: Bei fortgeschrittener pAVK sollte Angio-Kompressionsstrümpfe der Klasse CCL1 verwendet werden.

- **Mobilisation oder Immobilisation?**
  - Nach Einleitung einer effektiven Heparintherapie ist eine Mobilisierung des Patienten unabhängig von Lokalisation (auch bei Mehr-Etagen-Thrombosen) und Morphologie des Thrombus (flottierend, wandhaftend oder okkludierend) umgehend möglich.
  - Ein flottierender Thrombus ist keine Indikation zur Bettruhe!
  - Die Immobilisation begünstigt vermutlich sogar das Thrombuswachstum.
  - Die Mobilisation führt beim antikoagulierten Patienten nicht zu einer vermehrten Lungenembolierate.
  - Nur in Einzelfällen, z. B. bei einer sehr ausgeprägten schmerzhaften Beinschwellung kann eine temporäre Immobilisierung mit Hochlagerung des Beins erforderlich sein.
- **Ambulante Behandlung**
  - Eine ambulante Behandlung ist bei „fehlenden Begleiterkrankungen", „guter Compliance" und „guter hausärztlicher Versorgung" gleichwertig mit stationärer Behandlung.

Antikoagulanzientherapie

Falls der D-Dimer-Test und/oder die bildgebende Diagnostik aus verschiedenen Gründen nicht zeitgerecht zur Verfügung stehen oder die Ergebnisse noch nicht vorliegen und eine **hohe klinische Wahrscheinlichkeit** für eine TVT besteht (Wells-Score ≥ 2), sollte mit einer Antikoagulation – bevorzugt mit **niedermolekularem Heparin** oder **Fondaparinux** – unmittelbar begonnen werden. Bei schwerer Niereninsuffizienz (Kreatinin-Clearance ≤ 30 ml/min) und im Rahmen gefäßrekanalisierender Maßnahmen sollte **unfraktioniertes Heparin** eingesetzt werden.

> **Die Antikoagulation wird wie folgt aufgeteilt**
> - **Initiale Antikoagulation** (mindestens 5 Tage): Rivaroxaban und Apixaban, niedermolekulare Heparine (NMH), Fondaparinux, unfraktioniertes Heparin (UFH)
> - **Erhaltungstherapie (3–6 Monate)**: direkte orale Antikoagulanzien (DOACs: Rivaroxaban, Dabigatran, Apixaban, Edoxaban) oder Vitamin-K-Antagonisten (Phenprocoumon, Acenocoumarol oder Warfarin; INR 2–3; überlappende Antikoagulation mit Heparin oder Fondaparinux; INR-Kontrolle ca. alle 3 Wochen)
> - **Verlängerte Erhaltungstherapie (> 6–12 Monate)**: nach 3–6 Monaten soll eine Entscheidung über die Beendigung oder Fortführung der Antikoagulationstherapie getroffen werden (Abwägung von Rezidiv- und Blutungsrisiko)

- **1. Option: Niedermolekulare Heparine (NMH) und Heparinoide**
 (Tab. 12.18)
- Kreatininbestimmung: bei ausgeprägter Niereninsuffizienz → Umstellung auf UFH *oder* Monitoring mittels Anti-Xa-Spiegel
- Anti-Xa-Spiegel (nicht routinemäßig!)
  - Indikation: bei Verdacht auf Kumulation im Rahmen einer leichten oder mittelschweren Niereninsuffizienz oder im Verlauf der Schwangerschaft

Angiologie

Tab. 12.18 Antikoagulation bei Venenthrombose und Lungenembolie mit niedermolekularen Heparinen und Heparinoiden (GFR >30ml/min)

Wirkstoffgruppe	Handelsname	Initiale Antikoagulation	Erhaltungstherapie
Niedermolekulare Heparine (NMH)			
Nadroparin	Fraxiparin®	2-mal 86 I.E./kg KG s.c. oder 1-mal 171 I.E./kg KG s.c	2-mal 86 I.E./kg KG s.c. oder 1-mal 171 I.E./kg KG s.c
Enoxaparin	Clexane®	2-mal 100 I.E./kg KG s.c. oder 1-mal 150 I.E./kg KG s.c.	2-mal 100 I.E./kg KG s.c. oder 1-mal 150 I.E./kg KG s.c.
Certoparin	Mono-Embolex®	2-mal 8000 I.E. s.c.	2-mal 8000 I.E. s.c.
Tinzaparin	Innohep®	1-mal 175 I.E./kg KG s.c.	1-mal 175 I.E./kg KG s.c.
Reviparin	Clivarin®	2-mal 2,863 I.E./Tag s.c. bei KG 45–60 kg 2-mal 3,436 I.E./Tag s.c. bei KG 46–60 kg 2-mal 5,153 I.E./Tag s.c. bei KG > 60 kg	2-mal 2,863 I.E./Tag s.c. bei KG 45–60 kg 2-mal 3,436 IE/Tag s.c. bei KG 46–60 kg 2-mal 5,153 IE/Tag s.c. bei KG > 60 kg
Dalteparin	Fragmin®	2-mal 100 IE/kg KG s.c. oder 1-mal 200 I.E./kg KG s.c.	2-mal 100 I.E./kg KG s.c. oder 1-mal 200 I.E./kg KG s.c.
Pentasaccharid (Anti-Xa-Präparat)			
Fondaparinux	Arixtra®	1-mal 7,5 mg s.c. (5 mg bei < 50 kg; 10 mg bei > 100 kg)	1-mal 7,5 mg s.c. (5 mg bei < 50 kg; 10 mg bei > 100 kg)

- Abnahme 3–4 h nach s.c.-Applikation
- Ziel-Anti-Faktor-Xa-Aktivität: bei Einmalgabe 1,0–2,0 E/ml (Prophylaxe)
- Ziel-Anti-Faktor-Xa-Aktivität: bei Zweimalgabe 0,6–1,0 E/ml (Therapie)
- Besonderheit zu Fondaparinux: maximale Plasmakonzentrationen (Peak) 1–3 h nach s.c.-Applikation 1,2–1,26 mg/l; zudem besteht bei Fondaparinux kein Risiko, eine HIT-II zu entwickeln
- Thrombozytenkontrollen:
  - Ziel: frühzeitige Detektion einer HIT
  - Thrombozytenabfall und konsekutive neue Gefäßverschlüsse sind nicht vor dem 5. und selten nach dem 14.Tag zu erwarten
  - Kontrollen der Thrombozytenzahl bei einer Behandlungsdauer von ≥ 5 Tagen für 2 Wochen

> Bei Vasopressor-/Katecholamintherapie sind Resorptionsprobleme nach s.c.-Applikation nachgewiesen. Deshalb wird eine i.v.-Antikoagulation mit unfraktioniertem Heparin empfohlen.

- **2. Option: unfraktioniertes Heparin (UFH)**
- Indikation: Schwere Niereninsuffizienz (GFR ≤ 30 ml/min), Dialysepflichtigkeit, peripartale Phase, Patienten im Kreislaufschock (Katecholaminpflichtigkeit)
- Intravenöse Applikation:
  - Initial (Bolus): 80 I.E./kg KG i.v. (meist 5000 I.E. i.v.)
  - Heparin-Perfusor: 500 I.E./ml (danach: 15–20 IE/kg KG/h) und Anpassung an Ziel-aPTT
- Subkutane Applikation: 35.000 I.E./Tag, z. B. 3-mal 12.000 I.E./Tag s.c.
- Laborkontrollen vor und während der Heparintherapie:
  - aPTT: mindestens 2-mal/Tag
  - Thrombozyten (HIT-II): insbesondere vor Start der Heparintherapie
  - AT-III-Bestimmung: bei ungenügender Wirksamkeit (Heparinwirksamkeit ist AT-III-abhängig)
- Ziel aPTT: 2- bis 3-facher Ausgangs-PTT

- **3. Option: Orale Antikoagulanzien (Vitamin K-Antagonisten und DOACs)**
- DOACs werden bei Patienten mit TVT und Lungenembolie mit Ausnahme von Krebspatienten primär als orale Antikoagulanzien für 3 Monate empfohlen (Kearon et al. 2016).
- DOACs: Direkte Faktoren (IIa bzw. Xa) werden gehemmt; Antagonisierung mit PPSB oder spezifischen Antidots (Izarucizumab: Antidot bei Dabigatran; Andexanet alfa: ein rekombinanter Faktor-Xa)
- VKA: Vitamin-K-abhängige Gerinnungsfaktoren (II, VII, IX und X, Protein S/C/Z) werden gehemmt (kompetitive Hemmung der Vitamin-K_1-Epoxid/Chinonreduktase); Antagonisierung: Vitamin-K_1 (Konakion i.v. oder oral) oder FFPs bzw. PPSB-Komplex (Faktoren II, VII, IX und X, Beriplex) (◘ Tab. 12.19, 12.20 und 12.21).

◘ **Tab. 12.19** Antikoagulation bei Venenthrombose und Lungenembolie mit oralen Antikoagulanzien

Wirkstoffgruppe	Handelsname	Initiale Antikoagulation	Erhaltungstherapie
Direkte orale Antikoagulanzien (DOACs)			
Dabigatran	Pradaxa®	NMH, Fondaparinux oder UFH für mindestens 5 Tage	1-mal 150 mg p.o.
Rivaroxaban	Xarelto®	2-mal 15 mg p.o. für 3 Wochen	1-mal 20 mg p.o.
Apixaban	Eliquis®	2-mal 10 mg p.o. für 7 Tage	2-mal 5 mg p.o.
Edoxaban	Lixiana®	NMH, Fondaparinux oder UFH für mindestens 5 Tage	1-mal 60 mg p.o.
Vitamin-K-Antagonisten (VKA)			
Phenprocoumon	Marcumar®	Überlappung mit NMH, Fondaparinux oder UFH für mindestens 5 Tage	1-mal 1,5–4,5 mg nach INR
Warfarin	Coumadin®	Überlappung mit NMH, Fondaparinux oder UFH für mindestens 5 Tage	1-mal 2,5–10 mg nach INR

Tab. 12.20 Pharmakokinetik von DOACs

	Dabigatran	Rivaroxaban	Apixaban	Edoxaban
Zulassungsstudien Venenthrombose/ Lungenembolie	RE-COVER I, RE-COVER II, RE-SONATE	EINSTEIN-DVT, PT, EXT	AMPLIFY (EXT)	HOKUSAI-VTE
Zulassungsstudien Vorhofflimmern	RE-LY	ROCKET-AF	ARISTOTLE	ENGAGE-AF
Wirkmechanismus	Faktor-IIa-Inhibition (K_i 4.5 nM) (Thrombin)	Faktor-Xa-Inhibition (K_i 0.4 nM) (Inhibition von Prothrombin zu Thrombin)	Faktor-Xa-Inhibition (K_i 0.1 nM)	Faktor-Xa-Inhibition (K_i 0.56 nM)
Prodrug	Dabigatranetexilat	Nein	Nein	Nein
Dosierung	2-mal 150 mg/Tag (2-mal 110 mg/Tag)	1-mal 20 mg/Tag (1-mal 15 mg/Tag)	2-mal 5 mg/Tag (2-mal 2,5 mg/Tag)	1-mal 60 mg/Tag (1-mal 30 mg/Tag)
Kontraindikation bei Niereninsuffizienz	CrCl < 30 ml/min	CrCl < 15 ml/min	CrCl < 15 ml/min	CrCl < 15 ml/min
Dosisadaptation	Alter ≥ 80 Jahre, P-gp-Inhibitoren (z. B. Verapamil, Amiodaron)	GFR 15–49 ml/min	GFR 15–29 ml/min oder wenn 2 der folgenden Kriterien: Kreatinin ≥ 1,5 mg/dl, Alter ≥ 80 Jahre, Körpergewicht ≤ 60 kg	GFR 15–49 ml/min oder Körpergewicht < 60 kg, P-gp Inhibitoren (z. B. Verapamil, Amiodaron)
Orale Bioverfügbarkeit	Ca. 6 %	> 80 %	50–60 %	Ca. 50 %
Zeit bis zum Maximaleffekt	0,5–2 h	2–4 h	3–4 h	1–2 h
Plasmaproteinbindung	35 %	92–95 %	87 %	40–59 %
Renale Elimination	> 85 %	30 %	25 %	30–40 %

(Fortsetzung)

Tab. 12.20 (Fortsetzung)

	Dabigatran	Rivaroxaban	Apixaban	Edoxaban
Hepatische Elimination	Gering	70 %	25 %	–
Intestinale Elimination	–	–	50 %	50–60 %
Halbwertzeit	12–14 h	9–13 h	8–15 h	6–11 h
P-gp-Substrat	Ja (stark)	Ja	Ja	Ja
CYP3A4-Substrat	Nein	Ja	Ja	Ja

Tab. 12.21 Pharmakokinetik von Vitamin-K-Antagonisten (VKA)

Substanzen	Wirkeintritt	Halbwertszeit	Abklingdauer	Wirkstoffmenge pro Tablette
Phenprocoumon	2–3 Tage	4–7 Tage	7–14 Tage	3 mg
Warfarin	2–3 Tage	30–40 h	3–5 Tage	5 mg

Anmerkungen: Antidot → Vit. K_1, ggf. FFP oder PPSB bei Blutungen, therapeutischer Ziel-INR 2,0–3,0

> Für die Behandlung einer TVT und/oder LAE sollte bei gleicher Effizienz, höherer Sicherheit und einfacherer Anwendbarkeit ein Regime mit einem direkten oralen Antikoagulans (DOAK) gegenüber den klassischen Vitamin-K-Antagonisten (VKA) bevorzugt werden, sofern keine substanzspezifischen Kontraindikationen (z. B. schwere Niereninsuffizienz, Antiphospholipid-Syndrom, Schwangerschaft) vorliegen.

> **Majorblutungen** treten unter Apixaban und Edoxaban seltener (2–3 % pro Jahr) auf als unter VKA (3–6 % pro Jahr), dies gilt nicht für Dabigatran und Rivaroxaban. Während **intrazerebrale Blutungen** bei allen DOACs im Vergleich zu VKA deutlich seltener und nicht so schwerwiegend auftreten (0,2 % versus 0,8 %), so können **gastrointestinale Blutungen** – mit Ausnahme von Apixaban – vermehrt nachgewiesen werden (2 % versus 1 %).

Angiologie

Vena-cava-Filter

- Die Implantation eines Vena-cava-Filters soll Einzelfällen vorbehalten bleiben, in denen ein hohes Lungenembolierisiko besteht und eine Antikoagulation nicht möglich ist oder in denen trotz adäquater Antikoagulation Lungenembolie-Ereignisse auftreten.
- Keine generelle Empfehlung für *permanenten* Vena-cava-Filter, ggf. Einzelfallentscheidung.
- Ein *temporärer* Vena-cava-Filter kann bei rezidivierenden Lungenembolien trotz therapeutischer Antikoagulation oder bei hohem Blutungsrisiko (z. B. bei Polytrauma oder in der perioperativen Phase) und gleichzeitig hohem Lungenembolierisiko (z. B. femoral angelegter Angel®-Katheter) angewandt werden.

Rekanalisierende Maßnahmen

- Eine endovaskuläre Rekanalisation bei akuter Beinvenenthrombose kann erwogen werden bei Patienten mit ausgedehnter proximaler Thrombose unter Einbeziehung der Beckenvenen, bei denen ein hohes Risiko für die Entwicklung eines postthrombotischen Syndroms besteht. Dies gilt insbesondere für Patienten mit deszendierender iliofemoraler Thrombose und schwerer venöser Stauungssymptomatik, sofern die klinischen Symptome nicht länger als 14 Tage bestehen und das Blutungsrisiko gering ist (◘ Tab. 12.22 und 12.23).

◘ **Tab. 12.22** Risiko-Nutzen-Analyse bezüglich Rezidivrisiko und Blutungsrisiko

Risikofaktoren bezüglich einer erhöhten Rezidivthromboseneigung	Risikofaktoren bezüglich einer Blutungsneigung
– **Proximale Thrombosen** (spontane Erstthrombosen) – **Thromboserezidive** – Erhöhte **D-Dimere** einen Monat nach Absetzen der oralen Antikoagulation – Wiederholter Nachweis von **Antiphospholipid-Antikörpern** – Nachweis einer hereditären **Thrombophilie** – **Männliches Geschlecht** – Nachweis von **Restthromben** in den proximalen Venen	– **Morbidität** – Eingeschränkte Nieren-/Leberfunktion – Eingeschränkte plasmatische und zelluläre Gerinnung (Thrombozytopenie, funktionelle Thrombozytendefekte) – Gastrointestinale Ulzera, Gastritis, Refluxerkrankung – **Komedikation** – Thrombozytenaggregationshemmer – NSAR – starke Inhibitoren von P-Glykoprotein (Amiodaron, Azol-Antimykotika, HIV-Protease-Inhibitor Ritonavir) – **Anamnese** – Höheres Lebensalter (> 65 Jahre) – Blutung in der Anamnese, Z. n. ICB, Z. n. Trauma, Z. n. Operation – HAS-BLED Score ≥ 3: arterielle Hypertonie, abnormale Nieren- und Leberfunktion, Schlaganfall, Blutung, labiler INR, Alter > 65 Jahre, Drogen/Alkohol

Tab. 12.23 Pro und Contra bezüglich einer verlängerten Erhaltungstherapie

Kriterien	Pro	Contra
Risikofaktoren (z. B. Pille, Rauchen)	Weiter bestehend	Vermindert
Genese	Unklar	Getriggert
Rezidiv	Ja	Nein
Blutungsrisiko	Gering	Hoch
Bisherige Antikoagulationsqualität	Gut	Schlecht
D-Dimere nach Therapieende	Erhöht	Normal
Residualthrombus (Sonografie vor Therapieende)	Ja	Nein
Geschlecht	Mann	Frau
Thrombusausdehnung	Langstreckig	Kurzstreckig
Thromboslokalisation	Proximal	Distal
Schwere Thrombophilie	Ja	Nein
Patientenpräferenz	Dafür	Dagegen

Rezidivrisiko(RR-Score) für Patienten mit einer spontanen venösen Erstthrombose (Lindhoff-Last 2011) (Tab. 12.24)

Symptomatische Lungenembolie mit/ohne TVT	+1 Punkt
Isolierte proximale TVT (ohne symptomatische LE)	+1 Punkt
Restthrombuslast in proximaler Vene > 40 % des Lumens	+1 Punkt
Männliches Geschlecht	+1 Punkt
Angeborener Inhibitormangel	+1 Punkt
Antiphospholipid-Syndrom	+1 Punkt
Negativer D-Dimer-Test nach Beendigung der Antikoagulation	−1 Punkt

Verlaufsuntersuchungen

- In den ersten 5–21 Tagen der Thrombosebehandlung sollte zur Überprüfung der Therapie eine *klinische Untersuchung* erfolgen.
- Bei akuter tiefer Beinvenenthrombose soll nach 3–6 Monaten eine Reevaluation erfolgen, um eine Entscheidung über die Beendigung oder Fortführung der Antikoagulation zu treffen:
    - Sonografische *Kontrolle*, um die Residualthrombose (Thrombuslast) zu erfassen, um ggf. die Antikoagulation weiter fortzuführen und nicht nach Schema zu beenden.

◘ Tab. 12.24 Rezidivrisiko-Score (RR-Score) für Patienten mit einer spontanen, venösen Erstthrombose. (Lindhoff-Last 2011)

Gesamtpunktzahl	Rezidivrisiko	Geschätztes Rezidivrisiko pro Jahr	Mögliche Dauer der Antikoagulation nach spontanem Erstereignis
≤ 1 Punkt	Niedrig	2–4 %	6–12 Monate
2 Punkte	Mittel	5–10 %	Prolongiert 12–24 Monate
≥ 3 Punkte	Hoch	> 10 %	Langfristig > 24 Monate

Sonderformen

– **Muskelvenenthrombose (meist Waden- bzw. Soleus-Thrombose)**
  – Meist krurale Muskelgruppen, insbesondere Soleusmuskelvenen
  – Progression zu einer tiefen Beinvenenthrombose möglich: posteriore Tibialisvenen/fibulare Leitvenen (Soleusmuskelvenen) und V. poplitea (Gastrocnemiusmuskelvenen)
  – Therapie (diskutabel): Antikoagulation über 1–4 Wochen, alternativ keine Blutverdünnung und engmaschige Kontrolle sowie eine gute Dokumentation
– **Thrombophlebitis (oberflächliche Venenthrombose)**
  – Bei Verdacht auf eine oberflächliche Venenthrombose der unteren Extremitäten soll die Diagnose sonografisch gesichert und eine begleitende tiefe Beinvenenthrombose ausgeschlossen werden.
  – Eine oberflächliche Venenthrombose der unteren Extremitäten von mehr als 5 cm Länge und mit einem Abstand von > 3 cm zur Einmündung ins tiefe Venensystem soll mit Fondaparinux 1-mal 2,5 mg/Tag s.c. über 45 Tage behandelt werden.
  – Ist eine Therapie mit Fondaparinux nicht möglich, sollte eine Therapie mit Rivaroxaban 1-mal 10 mg/Tag über 45 Tage erfolgen, sofern der Patient einer solchen Off-Label-Therapie zustimmt.
  – Als weitere Alternative kann niedermolekulares Heparin vorzugsweise in intermediärer Dosierung zur Anwendung kommen.
– **Gravidität/Wochenbett und Thrombose**
  – Inzidenz (schwangerschaftsassoziierte Thrombose): 0,8–1,7:1000 Schwangerschaften
  – Häufung im 3. Trimester
  – In der Schwangerschaft soll jeder Verdacht auf eine tiefe Venenthrombose zeitnah so weit abgeklärt werden, dass eine therapeutische Entscheidung erfolgen kann
  – Diagnostik:
    – Bei niedriger klinischer Wahrscheinlichkeit (Geneva-Score bzw. YEARS-Kriterien) und normwertigen D-Dimeren (Grenzwert: 500 bzw. 1000 µg/l) kann eine LAE als ausgeschlossen gelten und auf eine Bildgebung verzichtet werden.
    – Bei hoher klinischer Wahrscheinlichkeit (Geneva-Score bzw. YEARS-Kriterien) auf das Vorliegen einer Lungenembolie und fehlendem Nachweis

einer TVT darf einer Schwangeren eine bildgebende Diagnostik nicht vorenthalten werden. Zur Diagnosesicherung soll eine Computertomografie-Pulmonalisangiografie mit schwangerschaftsadaptiertem Protokoll zur Dosisminimierung eingesetzt werden.
- Sonografie und ggf. MRT-Phlebografie unter Anwendung nicht kontrastangehobener Sequenzen: In 90 % der Fälle ist meist das linke Bein betroffen (Ursache: fötusbedingte Kompression der Beckenvenen).
- Labor: D-Dimere sind aufgrund des physiologischen Anstiegs im Verlauf der Schwangerschaft nur eingeschränkt verwertbar (YEARS-Kriterien).

> Zur Evaluation der klinischen Wahrscheinlichkeit einer TVT bei Schwangeren wurde der sog. LEFt-Score entwickelt. Bei Fehlen der LEFt-Kriterien (L = „symptoms in the left leg"; E = „calf circumference difference ≥2 cm"; Ft = „first trimester presentation") ist eine TVT unwahrscheinlich. Die Einbindung des LEFt-Scores in einen diagnostischen Algorithmus steht noch aus.

- Antikoagulationstherapie (aktuelle Empfehlungen unter z. B. Embyotox.de)
  - Die Antikoagulation soll mindestens 6 Wochen postpartal fortgeführt werden, Gesamttherapiedauer etwa 3 Monate!
  - Vitamin-K-Antagonisten (Phenprocoumon, Warfarin): passieren die Plazenta → in der Schwangerschaft kontraindiziert: teratogen/Embryopathien im ersten Drittel (0–28 %), Hepatopathie im letzten Drittel, fetale Blutung
  - DOACs: sind während der Schwangerschaft und in der Stillzeit kontraindiziert!
  - Stillperiode: anstelle von niedermolekularem Heparin kann auf Warfarin oder Acenocoumarol übergegangen werden unter Beachtung der Empfehlungen zur Vitamin-K-Prophylaxe des Säuglings
  - NMH: gewichtsadaptiert 2-mal/Tag für gesamte Schwangerschaft (ggf. Bestimmung der Anti-Faktor-Xa-Aktivität 4 h nach s.c.-Applikation, Ziel 0,6–1 IU/ml, alle 2 Wochen)
  - UFH: Alternative in der Peripartalphase bei VTE-Manifestation nach der 37. SSW, in der Initialphase einer akuten LE, bei hohem Blutungsrisiko bzw. schwerer Nierenfunktionseinschränkung
- **Tumorpatienten mit Thrombose**
  - Tumorpatienten mit venöser Thromboembolie (malignomassoziierte venöse Thromboembolie) sollen initial für 3–6 Monate mit direkten Faktor-Xa-Inhibitoren oder niedermolekularem Heparin behandelt werden unter Berücksichtigung tumor-, tumortherapie- und patientenspezifischer Aspekte.
  - Bei tumorassoziierter venöser Thromboembolie soll sich die Art, Dauer und Dosierung der Antikoagulation zur Sekundärprophylaxe jenseits von 3–6 Monaten nach dem Initialereignis nach der Aktivität des Tumorleidens, dem Blutungsrisiko und der Patientenpräferenz richten.
- **Katheterassoziierte Thrombosen**
  - Funktionsfähige implantierte Langzeitkatheter (z. B. Portkatheter) in thrombosierten Venen sollten belassen werden, es sei denn, sie sind infiziert.
  - Bei intraluminalen Thromben oder Thromben an der Katheterspitze kann die Durchgängigkeit des Katheters durch Instillation eines Thrombolytikums (z. B. 2 mg rt-PA/2 ml NaCl-0,9 %) wiederhergestellt werden.

Angiologie

- **Schulter-Arm-Venenthrombose (SAVT)**
  - Ätiologische Unterscheidung:
    - Primäre Form: z. B. idiopathisch, nach körperlicher Anstrengung, Thoracic-Outlet-Syndrom
    - Sekundäre Form (häufig): z. B. nach ZVK-Anlage, Schrittmacherkabel und Malignome
  - Diagnostik: Duplexsonografie und ggf. CT/MRT; steht eine sonografische Diagnostik nicht zeitnah zur Verfügung, dann kann bei Patienten ohne venöse Zugangswege bzw. intravenöse Sonden auf eine Bildgebung verzichtet werden, wenn die klinische Wahrscheinlichkeit niedrig und die D-Dimere normwertig sind.
  - Therapie: wie TVT mit einer Behandlungsdauer von mindestens 3 Monaten

TVT-Prophylaxe

Thromboseprophylaxe in der Intensivmedizin
- Patienten mit intensivmedizinischer Behandlung sollen eine medikamentöse VTE-Prophylaxe erhalten.
- Bei internistischen Intensivpatienten handelt es sich bezogen auf das Thromboembolierisiko um eine Hochrisikogruppe (Risiko für distale Beinvenenthrombosen 40–80 %, Risiko für proximale Beinvenenthrombosen 10–30 %, Risiko für Lungenembolie > 1 %).
- Substanzen: unfraktioniertes Heparin oder NMH subkutan in Hochrisikoprophylaxe-Dosierung, bevorzugt sollen NMH eingesetzt werden.
- Bei Blutungsneigung, deutlich eingeschränkter Nierenfunktion (Kreatinin-Clearance < 30 ml/min für NMH bzw. < 20 ml/min für Fondaparinux) oder unsicherer Resorption (Schock oder Katecholamintherapie) kann alternativ die intravenöse Verabreichung von unfraktioniertem Heparin in „low-dose" erfolgen.
- Bei Kontraindikationen gegen eine medikamentöse Thromboseprophylaxe sollten physikalische Maßnahmen, bevorzugt intermittierende pneumatische Kompression, eingesetzt werden.
- Die Dauer der medikamentösen Prophylaxe richtet sich nach dem Abklingen der akuten Erkrankung und der Zunahme der Mobilität.

- **Basismaßnahmen** (niedriges Thromboserisiko)
  - Allgemeine Basismaßnahmen: Frühmobilisierung, Lagerung bei Intensivpatienten, Physiotherapie, Bewegungsübungen, Anleitung zu Eigenübungen, ausreichende Flüssigkeitsbilanz (bei Patienten mit starker Diurese, Erkennen von Risikofaktoren)
  - Physikalische Maßnahmen: z. B. Kompressionsstrümpfe, intermittierende pneumatische Kompression
- **Medikamentöse Maßnahmen** (mittleres bis hohes Thromboserisiko)
  - Zusätzlich zu den Basismaßnahmen werden bei Patienten mit mittlerem/hohem Thromboserisiko (alle ICU-Patienten) medikamentöse Maßnahmen empfohlen.

- Die Dauer der medikamentösen Thromboembolieprophylaxe soll sich am Fortbestehen relevanter Risikofaktoren für venöse Thromboembolien orientieren.
- Zugelassene Substanzen: Heparine, Fondaparinux, bei HIT u. a. Lepirudin, Argatroban, Danaparoid und ggf. orale Antikoagulanzien (seltene Anwendung).
- Die meisten NMH sind bei einer Kreatinin-Clearance unter 30 ml/min und Fondaparinux bei einer Kreatinin-Clearance unter 20 ml/min kontraindiziert.
- NMH mit einer Kreatinin-Clearance < 30 ml/min akkumulieren und führen zu einer erhöhten Rate an schweren Blutungen.
- Vorzugsweise: niedermolekulare Heparine „low-dose": diverse Präparate zugelassen: z. B. Enoxaparin 0,4 ml (40 mg) 1-mal/Tag s.c. ohne Gewichtsadaptation und ohne Nierenanpassung
- Alternativ: unfraktioniertes Heparin, Dosierungen: 3-mal 5000 I.E. bzw. 2-mal 7500 I.E. s.c/Tag, stets an das Risiko einer HIT-II denken: regelmäßige Kontrolle der Thrombozytenzahl zwischen dem 5. und 14. Tag

12.7 Lungenembolie (LE)

12.7.1 Definition

Akute partielle oder vollständige Verlegung einer oder mehrerer Pulmonalarterien meist durch Embolisation von nicht ortsständigem Material (Thrombembolie).

12.7.2 Epidemiologie/Allgemeines

- Inzidenz: 39–115 pro 100.000 Personen pro Jahr
- Männer sind häufiger betroffen als Frauen
- Prävalenz (bei Autopsien): ca. 12–15 %
- Mortalität: 9,4–32,2 pro 100.000 Personen pro Jahr
- Hohe Mortalitätsrate: unbehandelt 30 %, unter adäquater Therapie 2–8 %
- Hohe Frühmortalität: ca. 30 % aller LE enden primär letal, 34 % hiervon versterben innerhalb der ersten Stunden ohne Therapie; 59 % erhielten die Diagnose erst durch den Pathologen; und nur 7 % erhielten die richtige Diagnose, sind aber dennoch verstorben (ESC-Leitlinie 2020)
- 90 % aller Todesfälle ereignen sich innerhalb von 1–2 h nach Symptombeginn
- Ca. 20 % aller postoperativen LE treten nach Krankenhausentlassung auf
- In 40–70 % der Fälle ist eine asymptomatische tiefe Beinvenenthrombose vorausgegangen
- Häufigkeitsgipfel: 70 ± 10 Jahre
- Diagnosestellung: ca. 30 % der Fälle ante mortem und ca. 30 % der Fälle post mortem
- Nachweis einer Thromboemboliequelle: nur in ca. 50–70 % der Fälle

Angiologie

12.7.3 Ätiologie

- Embolus stammt in über 80 % der Fälle aus dem Einzugsgebiet der **V. cava inferior** und selten aus den Venen der oberen Extremitäten oder aus dem rechten Herzen
- Andere Ursachen der Embolie: z. B. Luft (Verletzung zentraler Venen, Herz-Thorax-OP, Caisson-Krankheit 5–15 ml/kg KG letal → Aspirationsversuch, wenn Luftblase im RV „klebt"), Tumorfragmente, Fruchtwasser, Knochenmark bzw. Fett (traumatisch, Frakturen langer Röhrenknochen) oder septische Embolien

---

Risikofaktoren für eine tiefe Beinvenenthrombose und Lungenembolie
- Immobilisation (über 3 Tage)
- Extremitätenparese
- Zustand nach Operation
- Multiple Traumata
- Zustand nach Thrombose/Thrombophlebitis
- Zustand nach Lungenembolie
- Malignome (Pankreas, Pulmo [Lunge], Prostata)
- Schwangerschaft/Wochenbett
- Schwere Herzinsuffizienz (NYHA III-IV)
- Angeborene Risikofaktoren (s. unter TVT)
- Chronisch-venöse Insuffizienz (Varikosis)
- Östrogen-/Progesterontherapie
- Höheres Alter
- Adipositas
- Zigarettenrauchen
- Akute COPD-Exazerbation
- Nephrotisches Syndrom/fortgeschrittene Niereninsuffizienz
- Paroxysmale nächtliche Hämoglobinurie

12.7.4 Klinischer Verlauf

- Vorhandensein einer tiefen Phlebothrombose → Mobilisation des Thrombus u. a. durch spontane Fibrinolyse (Thrombusauflockerung) oder Anstieg des venösen Druckgradienten (Bauchpresse/Stuhlgang) → Embolisation großer Pulmonalarterien (zentrale Lungenarterienembolie) oder kleiner Äste (periphere Lungenarterienembolie) → Verlegung der Lungenstrombahn → reflektorische und mediatorvermittelte **Vasokonstriktion** (Erhöhung der rechtsventrikulären Nachlast, akutes Cor pulmonale) und **Bronchokonstriktion** (DD: Asthma bronchiale)
- Erst ab einem Verschluss von > 40 % der pulmonalarteriellen Strombahn kommt es zu einem signifikanten Anstieg des pulmonalarteriellen Drucks
- Zwei wesentliche Faktoren lassen ein Circulus vitiosus entstehen:
  - Ventilationsstörung
  - Perfusionsstörung und rechtsventrikuläre Nachlasterhöhung → Gefügedilatation des rechten Ventrikels → Abnahme der RV-Kontraktilität → Rechtsherzversagen

12.7.5 Klinik

(◘ Tab. 12.25)

> Lungenembolie ist das Chamäleon. Typische Leitsymptome einer Lungenembolie sind: **Dyspnoe, Tachypnoe** und **substernale (pleuritische) Thoraxschmerzen** (Pleurairritation bei peripheren Embolien und Zeichen rechtsventrikulärer Ischämie).

◘ **Tab. 12.25** Einteilung der Lungenembolie nach den ESC- und S2k-AWMF-Leitlinien (2023)

Stadium (AHA)	Risiko (ESC)	30-Tage-Mortalität	Merkmale	Therapie
Leichte Lungenembolie	Niedriges Risiko (Normalstation oder ambulant)	≤ 1 %	Hämodynamisch stabil *ohne* Rechtsherzbelastungszeichen und *ohne* Zeichen der myokardialen Schädigung, meist asymptomatisch sPESI = 0	Antikoagulation
Submassive Lungenembolie	Intermediäres Risiko – niedrig (Intermediate-Care-Station, 2–3 Tage)		Normale RV-Funktion und Biomarker oder RV-Dysfunktion oder erhöhte Biomarker Hämodynamisch stabil sPESI ≥ 1	Antikoagulation
	Intermediäres Risiko – hoch (Intermediate-Care-Station, 2–3 Tage)		Hämodynamisch stabil *mit* Rechtsherzbelastungszeichen im TTE *und* Marker der myokardialen Schädigung im Labor sPESI ≥ 1	Antikoagulation, ggf. Diskussion Thrombektomie/lokale Lysetherapie im Falle einer drohenden hämodynamischen Dekompensation*
Massive Lungenembolie	Hohes Risiko (Intensivstation)	> 20 %	Hämodynamisch instabil, Schock bis CPR	Lyse vs. Thrombektomie

AHA = American Heart Association, *ESC* = European Society of Cardiology, Marker der myokardialen Schädigung (CK, CK-MB, Troponin T/I, hs-Troponin, NT-proBNP), *sPESI* = „simplified pulmonary embolism severity index" (Die Faktoren Alter > 80 Jahre, aktives Krebsleiden, chronische Herz- oder Lungenkrankheit, Herzfrequenz ≥ 100/min, systolischer Blutdruck < 100 mmHg, S_aO_2 < 90 % zählen jeweils einen Punkt. Wenn der Patient keinen dieser Faktoren hat, so beträgt sein sPESI = 0 Punkte → „low risk"; ≥ 1 Punkt: intermediäres Risiko), *CPR* = kardiopulmonale Reanimation, *TTE* = transthorakale Echokardiografie, * Dekompensationskriterien: Schock, Blutdruckabfall systolisch < 90 mmHg und Katecholaminpflichtigkeit

Angiologie

- Todesangst durch Luftnot
- Tachykardie, ggf. Hypotonie
- Husten, Hämoptysen
- Zyanose
- Halsvenenstauung
- Präsynkope/Synkope
- Zeichen einer Beinvenenthrombose
- Blutdruckabfall, auch von erhöhtem auf ein normales Blutdrucklevel (Schell, Frey, Erbel et al., CRC, 2024)

12.7.6 Diagnostik

> **Merke**
Die Reihenfolge der Diagnostik ist abhängig vom klinischen Beschwerdebild bzw. der Hämodynamik:
Bei **hämodynamischer Instabilität** ist eine umgehende bildgebende Diagnostik primär fokussierte transthorakale Echokardiografie (Rechtsherzbelastungszeichen?) und sekundär eine Computertomografie-Pulmonalisangiografie (CTPA) zur Abschätzung des Schweregrades und zur Differenzialdiagnostik (Myokardinfarkt, Perikardtamponade, Aortendissektion etc.) oder Lungen- oder Beinvenenultraschall oder wenn o. g. Untersuchungen nicht möglich sind, dann umgehende Nutzen-Risiko-Bewertung durchzuführen. Das Abwarten auf Laborwerte (D-Dimere) ist zweitrangig.
Bei **hämodynamisch stabilen** Patienten bietet sich zur Abschätzung der klinischen Wahrscheinlichkeit einer Lungenembolie das Wells-Score-System an. Bei niedriger klinischer Wahrscheinlichkeit schließt sich ein D-Dimer-Test an. Ist dieser negativ, dann ist eine Lungenembolie ausgeschlossen, ist dieser positiv, dann erfolgt eine CTPA oder alternativ eine V/Q-Szintigrafie. Ist dies nicht möglich, dann ist ein Beinvenenultraschall und eine Echokardiografie ± Lungenultraschall durchzuführen. Ist dies negativ, dann ist ein CTPA bzw. Szintigrafie anzuschließen. Ist eine Lungenembolie durch eine Untersuchung nachgewiesen worden, dann ist eine Risikostratifizierung mittels Rechtsherzbelastung, sPESI-Score und Troponin vorzunehmen. Bei niedriger klinischer Wahrscheinlichkeit und normwertigen D-Dimeren gilt eine Lungenembolie als ausgeschlossen; eine bildgebende Diagnostik ist in diesen Fällen nicht erforderlich.

- **Anamnese/Fremdanamnese** (vereinfachter Wells-Score: ≥ 2 Punkte: hohe Wahrscheinlichkeit; 0–1 Punkt: niedrige Wahrscheinlichkeit)
- **Körperliche Untersuchung**: Inspektion (Klinik), Auskultation (ggf. vierter Herzton, betonter und gespaltener zweiter Herzton, feuchte/trockene Rasselgeräusche)
- **Monitoring**
  - Bei allen Patienten mit Verdacht auf eine Lungenarterienembolie soll im Rahmen der Risikostratifizierung eine Erhebung der Vitalparameter (hämodynamische Situation) erfolgen
  - Echokardiografie und die Bestimmung der kardialen Biomarker helfen bei der Einordnung der Risikoklassifikation
  - EKG: Sinustachykardie, Vorhofflimmern/flattern, supraventrikuläre Extrasystolen, $S_I Q_{III}$-McGinn-White-Typ oder $S_I S_{II} S_{III}$-Typ, neuer Rechtstyp/Steiltyp (Vor-EKGs?), inkompletter/kompletter Rechtsschenkelblock, Erregungs-

rückbildungsstörungen rechts präkordial (V_1-V_4) sowie ST-Hebungen mit terminalen negativen T in Ableitung III, aVF, V_{1-4} (DD: Hinterwandinfarkt, Rechtsherzinfarkt), P-dextroatriale in Ableitung II > 0,25 mV. Periphere Niedervoltage
- **Labordiagnostik**
  - D-Dimere:
    - Cut-off-Werte: 500 µg/l bei Patienten < 50 Jahre bzw. altersadaptierter Cut-off-Wert bei Patienten > 50 Jahre: Alter × 10 µg/l
    - Die Aussagekraft eines negativen D-Dimers hängt entscheidend von der *ermittelten Vortestwahrscheinlichkeit* ab, d. h. Durchführung eines D-Dimer-Tests nur bei niedriger klinischer Wahrscheinlichkeit
    - Bei einer *niedrigen Vortestwahrscheinlichkeit* liegt die klinische Wahrscheinlichkeit für eine Lungenembolie bei nur 0,5 %.
    - Bei einer *mittleren* bis *hohen Vortestwahrscheinlichkeit* für eine Lungenembolie kann auch bei negativem D-Dimer-Test eine Lungenembolie bestehen (3,5 % [mittlere Vortestwahrscheinlichkeit] bzw. 21 % der Fälle [hohe Vortestwahrscheinlichkeit]), sodass in diesen Fällen auf die Durchführung eines D-Dimer-Nachweises verzichtet werden kann

Differenzialdiagnosen eines erhöhten D-Dimers
- Thromboembolie (Myokardinfarkt, Schlaganfall, arterielle/venöse Thrombose)
- Infektionen (Pneumonie, AE-COPD, Hautinfektionen, etc.) bis SIRS/Sepsis
- Aortenaneurysma (andere Gefäßaneurysmen) und Aortendissektion
- Hämangiome
- Portokavale Shunts
- Lungenembolie
- Trauma oder Z. n. Operation innerhalb der vergangenen 4 Wochen
- Große Hämatome
- Verbrennungen
- Leberzirrhose (hepatogene Koagulopathie)
- Niereninsuffizienz
- Hämolyse
- Heparininduzierte Thrombozytopenie (HIT) Typ 2
- Malignome (insbesondere nicht-kleinzellige Bronchialkarzinom und Mammakarzinom)
- Schwangerschaft
- HELLP-Syndrom
- DIC (disseminierte intravasale Gerinnung)/Verbrauchskoagulopathie

Keine Indikation zur Bestimmung der D-Dimere zum Ausschluss/Nachweis einer Venenthrombose bzw. Lungenembolie
- Trauma oder Operationen innerhalb der vergangenen 4 Wochen
- Gerinnungshemmende Therapie seit > 24 h
- Fibrinolysetherapie vor < 7 Tagen
- Disseminierte Malignome

- Bekanntes Aortenaneurysma
- Sepsis, Pneumonie
- Leberzirrhose
- Schwangerschaft

> Ein *D-Dimer-Test* soll nur nach vorheriger Einschätzung der *klinischen Wahrscheinlichkeit* durchgeführt werden. Bei hoher klinischer Wahrscheinlichkeit für eine Lungenembolie (Wells-Score ≥ 4) sollte der D-Dimer-Test nicht durchgeführt werden (Blättler et al. 2010).

- Blutgase: Eine normale BGA schließt eine Lungenembolie nicht aus
- Troponin-Erhöhung: durch rechtsventrikuläre Ischämie und rechtsventrikuläre Dysfunktion
- BNP/NT-proBNP-Anstieg: durch Zunahme der ventrikulären Wandspannung
- Troponin und NT-proBNP: Prädiktoren für ungünstigen Verlauf, jedoch kein Ausschlussparameter (falls beide Faktoren nicht erhöht → gute Prognose)
- **Bildgebende Verfahren**
    - *Röntgen-Thorax*: (nur in 40–50 % der Fälle) gestaute A. pulmonalis, einseitiger Zwerchfellhochstand, Gefäßlücken/Gefäßrarifizierung, Westermark-Zeichen als passagere lokale Aufhellung nach dem Gefäßverschluss, Atelektasen, Infiltrate, Pleuraerguss, für eine Lungenemboliediagnostik nicht geeignet
    - *CT-Pulmonalisangiografie* (CTPA) in Mehrschicht-Spiraltechnik – Goldstandard
    - *Jod-Mapping-CT*: noch keine Routine; Dual-Energy-Technik mit Jod-Mapping des Lungenparenchyms zur Beurteilung der Lungenperfusion (Jod-Verteilungs-Karten als valides Surrogat der Lungenperfusion)
    - *Pulmonalisangiografie*: historischer Goldstandard → heute nur noch in seltenen Fällen indiziert (z. B. im Rahmen einer kathetertechnischen Thrombusaspiration/-fragmentation)
    - *V/Q Szintigrafie* – Alternativ zu CT-Pulmonalisangiografie
- **Echokardiografie**

> **Merke**
> Die kardiale Beeinträchtigung gilt als Prädiktor für ungünstigen Verlauf und zur Risikostratifizierung, d. h. überwachungspflichtiger Patient.
> Bei Patienten mit Verdacht auf eine LE und nicht durchführbarer radiologischer Diagnostik sollte die Echokardiografie möglichst in Kombination mit der Kompressionssonografie der Beinvenen (KUS) und der Lungensonografie (Triple-POCUS) erfolgen.

- Ziel: Risikoabschätzung → eine normale Echokardiografie schließt eine Lungenembolie nicht aus
- Mögliche echokardiografische Zeichen der Rechtsherzbelastung
    - Wandbewegungsstörung des rechten Ventrikels (Hypo-, Akinesie)
    - Rechtsventrikuläre Dilatation (grob orientierend: RV >LV, RVEDD > 30 mm parasternal

- Paradoxe Septumkinetik („septum bulging")
- Reduzierte systolische Bewegung des Trikuspidalklappenrings (TAPSE, „tricuspid annular plane systolic excursion")
- Nachweis einer Trikuspidalklappeninsuffizienz mit darüber abgeschätztem erhöhten systolischen pulmonalarteriellen Druck
- Erweiterung der V. cava inferior (nicht atemvariabel > 2 cm, Lebervenenstauung als indirekte Zeichen einer RVEDP-Erhöhung, erweiterte zentrale Lebervenen >1 cm, Lebervenenreflux)
- Erweiterung der zentralen Pulmonalarterie
- Evtl. Perikarderguss
- Evtl. direkter Thrombusnachweis in zentralen Pulmonalarterien

- **Cave**

Die echokardiografische Beurteilung des rechten Herzens ist jedoch bei bekannter pulmonaler Hypertonie deutlich eingeschränkt. Ferner sind ein ausgeprägtes Übergewicht, ein Lungenemphysem oder eine maschinelle Beatmung bezüglich der Aussagefähigkeit der Echokardiografie limitierend. Unter Umständen ist daher eine transösophageale Echokardiografie (TEE) notwendig. Bei instabiler Hämodynamik wird eine Analgosedierung zum TEE nur schlecht toleriert, daher stets Intubationsbereitschaft. Vorteil der TEE-Untersuchung ist der zusätzliche Ausschluss einer Aortendissektion und anderen im TTE übersehbaren kardialen Veränderung (insbesondere Klappenvitien).

— **Kompressions-/Duplexsonografie** der Beinvenen
  - Findet man eine TVT, gilt bei entsprechender Symptomatik eine Lungenembolie als gesichert (Therapie der TVT und der hämodynamisch stabilen LE sind gleich).
  - Bei stabilen asymptomatischen Patienten ist die Sensitivität schlechter als für den stabilen, symptomatischen Patienten.
  - Bei Patienten mit Lungenembolie kann eine TVT oft diagnostiziert werden.
  - Empfohlen als weiterführende Diagnostik für stabile Patienten mit hoher klinischer Wahrscheinlichkeit für eine Lungenembolie.
— **Thoraxsonografie**
  - Der Lungenultraschall kann bei hämodynamisch stabilen Patienten bei der Abklärung des Verdachts auf Lungenembolie eingesetzt werden, z. B. Dyspnoe in der Schwangerschaft oder bei Kindern
  - Ein Training im Lungenultraschall wird jedoch gefordert
  - Die sonografische Diagnostik von peripheren Lungenembolien gestaltet sich meist als sehr zeitaufwendig und ist daher in Akutsituationen ungeeignet
  - Sonografische Kriterien: ≥ 2 typische pleuranahe Läsionen (Form: triangulär/rund, Größe: 5–30 mm), Pleuraerguss
  - Hohe diagnostische Genauigkeit bei Kombination von Lungenultraschall mit Kompressionssonografie und Echokardiografie (Sensitivität 90 %, Spezifität 86 %)
— **Ventilations-Perfusions-Szintigrafie**
  - Kombinierte Ventilations-/Perfusions-Szintigrafie beim hämodynamisch stabilen Patienten als Alternative zur CT-Pulmonalisangiografie

Angiologie

- Diagnostische Genauigkeit: hohe Sensitivität (92 %) und Spezifität (91 %), hoher negativ-prädiktiver Wert, d. h., ein Normalbefund macht eine Lungenembolie unwahrscheinlich
- Ventilation: Inhalation von Tc-99m-markierten Aerosolen, Perfusion: Tc-99m-markiertes makroaggregiertes Albumin (MAA)
- Nicht-invasiver Goldstandard → optimal für Patienten mit Niereninsuffizienz, da eine Niereninsuffizienz keine Kontraindikation für die Tc-99m-MAA Gabe darstellt
- Nicht überall verfügbar, nicht für instabile Patienten geeignet
- Positiver Perfusionsdefekt: auch bei Atelektasen, COPD, daher vorzugsweise mit Ventilationsszintigrafie: „Mismatch", d. h., Perfusionsausfall bei normaler Ventilation weist auf eine Lungenembolie hin
- Ggf. Kombination der Ventilations-/Perfusionsszintigrafie mit Low-dose-CT
- **Pulmonalisarterienkatheter (PAK)**
  - Vor allem zur Therapiesteuerung bei hämodynamisch instabilen Patienten mit Rechtsherzversagen
  - Cave: zentrale Thromben
  - Elektiv eingesetzt zur Diagnostik und Differenzialdiagnostik der pulmonalen Hypertonie (Abgrenzung von Linksherzinsuffizienz über Wedge-Druck)

HESTIA-Kriterien zur Abschätzung der Eignung zur ambulanten Behandlung bzw. frühzeitigen Entlassung bei akuter Lungenembolie
- Patient hämodynamisch instabil?
- Ist eine Thrombolyse, Katheterintervention oder chirurgische Embolektomie notwendig?
- Besteht eine aktive Blutung oder erhöhtes Blutungsrisiko?
- Ist eine Sauerstoffgabe erforderlich, um die Sättigung > 90 % zu halten?
- Trat die LE unter vorbestehender therapeutischer Antikoagulation auf?
- Besteht die Notwendigkeit einer intravenösen Schmerztherapie?
- Besteht eine schwere Niereninsuffizienz (GFR < 30 ml/min)?
- Besteht eine schwere Leberinsuffizienz?
- Besteht eine Schwangerschaft?
- Hatte der Patient eine dokumentierte heparininduzierte Thrombozytopenie in der Vorgeschichte?
- Gibt es medizinische oder soziale Gründe, die gegen eine Frühentlassung bzw. ambulante Therapie sprechen (z. B. Infektion, Tumorerkrankung, keine Unterstützung durch Familie oder soziales Umfeld)?

12.7.7 Differenzialdiagnostik

- Kardiovaskulär: akutes Koronarsyndrom, Perimyokarditis, Perikardtamponade, Aortendissektion, dekompensierte Herzinsuffizienz
- Pulmonal: Pneumonie, Bronchitis, Pleuritis, Pneumothorax, Lungenödem, akute Exazerbation der COPD (AE-COPD), Asthma bronchiale, psychogen
- Des Weiteren: muskuloskelettale Schmerzen, Interkostalneuralgie

12.7.8 Therapie

> **Merke**
> Die Festlegung der optimalen Therapiestrategie bei Patienten mit akuter Lungenembolie und hohem Risiko sollte individualisiert und im interdisziplinären Team erfolgen.
> Therapieziele der Lungenemboliebehandlung:
> - Progrediente, neuerliche Embolie (Appositionsthromben) vermeiden
> - Gefäßrekanalisation

Allgemeine Maßnahmen
- Aufrechterhaltung und Stabilisierung der Vitalfunktionen
- Oxygenierung: ca. > 6 l O_2/min über Maske, falls S_pO_2 < 94 % oder klinische Zeichen der Dyspnoe
- Ggf. Intubation und Beatmung:
  - Niedrige Beatmungsmitteldrücke (PEEP) wählen, da sonst eine weitere Zunahme der rechtsventrikulären Nachlast und ein verminderter Rückstrom zum linken Herzen mit Low Cardiac Output resultiert
  - Kontrollierte Hyperventilation bei Hyperkapnie (Ziel: p_aCO_2 28–35 mmHg, pH-Wert > 7,45); zudem hat die Herbeiführung einer respiratorischen Alkalose einen pulmonal vasodilatierenden Effekt und wirkt somit der akuten Rechtsherzbelastung entgegen
- Analgosedierung: z. B. Fentanyl, Midazolam
- Bei hämodynamischer Instabilität:
  - Anlage eines zentralvenösen und arteriellen Zugangs
  - Volumensubstitution und Katecholamintherapie
  - Noradrenalin (Arterenol) als Katecholamin der Wahl, hebt den systemischen Blutdruck und damit den koronaren Perfusionsdruck

Antikoagulation mit unfraktioniertem Heparin (UFH)
- Intravenöse Heparin-Gabe (unfraktioniertes) bei **stabilen Patienten mit hoher klinischer Wahrscheinlichkeit** und **instabilen Patienten** mit V. a. Lungenembolie (◘ Tab. 12.20 und 12.21)
- Bolus 80 I.E./kg KG und anschließend i.v.-Perfusor (15–20 I.E./kg KG/h)
- Ziel-PTT: aPTT 2- bis 2,5-fach (ca. 60–80 s)
- Kleines Blutbild: vor oder mit Beginn der Antikoagulation (Ausgangswert) sowie zwischen dem 5. und 14. Tag → Kontrolle der Thrombozytenzahlen (HIT-II)
- Die **initiale Antikoagulation** mit Heparin oder Fondaparinux sollte **mindestens 5 Tage** erfolgen (◘ Tab. 12.26 und 12.27).

- **Cave**
Im Schockzustand, bei disseminierter intravasaler Gerinnung (DIC) und bei Leberstauung (Rechtsherzversagen) mit Lebersynthesestörung kommt es zum Abfall der Gerinnungsfaktoren.

Antikoagulation mit niedermolekularen Heparinen
(◘ Tab. 12.28)

Angiologie

Tab. 12.26 Vor- und Nachteile unfraktionierter Heparine (UFH)

Vorteile	Nachteile
– Kurze Halbwertszeit (ca. 2 h [UFH] versus ca. 4 h [NMH]) – Einfaches Monitoring – Bei Niereninsuffizienz keine Dosisanpassung – Antidot (Protamin) vorhanden – Kombination mit Lyse möglich – Bei Schwangerschaft problemlos anwendbar	– Intravenöse Applikation (Therapie) – Obligate Kontrollen (aPTT und Thrombozytenzahlen) – Die Ziel-PTT und damit der therapeutische Bereich werden selten erreicht und eingehalten – Überdosierung: PTT > 3-fach entspricht einem 8-fachen Blutungsrisiko – Unterdosierung: hohe Frührezidivrate bei ineffektiver PTT

Tab. 12.27 Therapieschema der intravenösen Heparinisierung (UFH)

aPTT-Bereich	Dosierung
Bolus	80 I.E./kg KG („5000–7500" I.E. Bolus) Anschließend: kontinuierlich intravenös 18 I.E./kg KG, entspricht z. B. bei Perfusor mit 25.000 I.E./50 ml bei 75 kg ca. 2,7 ml/h
<35 s	Erneuter Bolus 80 I.E./kg KG → Perfusor um 4 I.E. steigern auf 22 I.E./kg KG (3,3 ml/h)
35–45 s (1,2- bis 1,5-fach)	Erneuter Bolus 40 I.E./kg KG → Perfusor um 2 I.E. steigern auf 24 I.E./kg KG (3,6 ml/h)
46–70 s (1,5- bis 2,3-fach)	Einstellungen belassen, 2-mal/Tag PTT, ab 3. Tag: täglich Thrombozytenkontrollen, bei Perfusorstopp: erneute PTT-Kontrolle. Bei normalem Gerinnungsstatus (Leber) ist die HWZ ca. 4 h
71–90 s (2,3- bis 3-fach)	Perfusordosierung um 2 I.E. senken auf 22 I.E./kg KG (3,3 ml/h)
>90 s (>3-fach) durchlaufend	Perfusor pausieren 1 h, dann um 3 I.E. senken auf 19 I.E./kg KG

Anmerkung: *aPTT* = aktivierte partielle Thromboplastinzeit, Standardperfusor mit 500 I.E./ml, Beispiel für 75 kg KG

- Indikation: vorzugsweise bei hämodynamisch stabilen Patienten (siehe dazu: Initiale Antikoagulation bei Venenthrombose und Lungenembolie, Tab. 12.28)
- Bei Anwendung von NMH über eine Dauer von 5 Tagen hinaus ist eine weitere Kontrolle der Thrombozytenzahl sinnvoll

Risikoadaptierte Therapie
- Leichte Lungenembolie bzw. niedriges Risiko → „Antikoagulanzientherapie"
  - Normalstation, ggf. ambulante Behandlung
  - Beginn der therapeutischen Antikoagulation bevorzugt mit NMH oder Fondaparinux und Start mit oralen Antikoagulanzien bei fehlenden Kontraindikationen

Tab. 12.28 Vor- und Nachteile niedermolekularer Heparine (NMH)

Vorteile	Nachteile
– Mindestens gleichwertige Wirksamkeit bei gleichem Blutungsrisiko – Seltener HIT-II – Einfache Handhabung – Bei Fondaparinux besteht kein Risiko bezüglich einer HIT-II	– Dosisanpassung bei Niereninsuffizienz, sonst erhöhtes Blutungsrisiko (Faktor-Xa-Aktivität) – Keine zugelassene Kombination mit Thrombolyse – Längere Halbwertszeit

- **Submassive Lungenembolie bzw. intermediär hohes Risiko → „Antikoagulanzientherapie und ggf. Thrombektomie/lokale Lysetherapie"**
  - Stationäre Behandlung: Intermediate-Care-Station → Überwachung für mindestens 2–3 Tage (Risiko einer Dekompensation innerhalb der ersten 7 Tage liegt bei ca. 6 %)
  - *Intermediäres hohes Risiko*: primär Antikoagulation, ggf. Reperfusionstherapie, wenn sich im Verlauf Zeichen einer hämodynamischen Dekompensation zeigen (Schock, Blutdruckabfall systolisch < 90 mmHg, und Katecholaminpflichtigkeit)
  - *Intermediäres niedriges Risiko*: Antikoagulation
  - Da bei Patienten mit intermediärem hohem Risiko ggf. eine Reperfusionstherapie in Frage kommt, sollte initial mit unfraktioniertem oder niedermolekularem Heparin behandelt werden
  - In der PEITHO-Studie, welche die systemische Lysetherapie bei submassiver Lungenembolie untersuchte, traten unter Thombolysetherapie im Vergleich zu Placebo plus Heparin bei Patienten > 75 Jahre signifikant mehr schwere extrakranielle Blutungen (6,8 versus 1,5 %) sowie mehr hämorrhagische Schlaganfälle (2 versus 0,2 %) auf, sodass bei Intermediärrisikopatienten stets eine sorgfältige Nutzen-Risiko-Abwägung unter Berücksichtigung des individuellen Blutungsrisikos erfolgen sollte
- **Massive Lungenembolie bzw. hohes Risiko → „Lysetherapie/Thrombektomie"** (**Tab. 12.29**)
  - Stationäre Behandlung: Intensivstation
  - Indikation zur Lysetherapie/Thrombektomie:
    - Hämodynamisch instabile Patienten (Schock)
    - „High-risk-Intermediärpatienten" mit Zeichen der Dekompensation und günstigen Blutungsrisiko-/Nutzenverhältnis (z. B. Alter ≤ 75 Jahre)
- Substanzen für Lysetherapie: siehe unten
- Vor, nach und unter Lyse „begleitend" Heparin-Gabe (PTT-Kontrollen)
- Blutungsrisiko: schwere Blutung 15 %, intrakranielle Blutung 1,5 %, tödliche Blutung 1 %
- Früh-Lyse: Am effektivsten ist eine Lysetherapie innerhalb der ersten 48 h nach Symptombeginn
- Eine lokale Lyse hat keine Vorteile gegenüber einer systemischen Lyse
- Liegen relevante Kontraindikationen gegen eine systemische Thrombolyse vor oder führt eine systemische Thrombolyse nicht zur Kreislaufstabilisierung, soll eine **endovaskuläre bzw. chirurgische Thrombektomie** erwogen werden (**Tab. 12.30**).

Angiologie

Tab. 12.29 Lyseschemata bei Lungenembolie

Substanz	Dosierung
Alteplase (rt-PA) *meist angewandt*	Bolus 10 mg über 1–2 min, danach 90 mg über 2 h (Schema nach Goldhaber) *oder* 100 mg über 2 h *oder* akzeleriert: 0,6 mg/kg über 15 min
Streptokinase	250.000 I.E. über 30 min, danach 100.000 I.E./h über 12–24 h *oder* akzeleriert: 1,5 Mio. I.E. über 2 h
Urokinase	4400 I.E./kg über 10 min, danach 4400 I.E./kg/h über 12–24 h *oder* akzeleriert: 3 Mio. I.E. über 2 h
Reteplase	*keine Zulassung*
Tenecteplase	Gewichtsadaptiertes Schema mit Bolus-Injektion von 30–50 mg über 5–10 s (bereits in Studie validiert), *noch keine Zulassung*

Anmerkung: Fortführung der kardiopulmonalen Reanimation nach Thrombolyse über mindestens 60–90 min; auch die präbospitale Lysetherapie bei V. a. Lungenembolie scheint von Nutzen (TROICA-Studie)

Tab. 12.30 Kontraindikationen für eine Lysetherapie. (Im Schock ist das Risiko gegeneinander abzuwägen)

Absolut	Relativ
– Intrakranielle Blutung in der Vorgeschichte – Ischämischer Schlaganfall innerhalb der letzten 6 Monate – ZNS-Neoplasie mit erhöhtem Blutungsrisiko – Schweres Trauma, Operation oder Kopfverletzung innerhalb der letzten 3 Monate – Hämorrhagische Diathese – Aktive, nach Lyse potenziell bedrohliche Blutung – Allergie gegen Thrombolytikum	– TIA innerhalb der letzten 6 Monate – Orale Antikoagulation – Schwangerschaft oder Entbindung innerhalb der letzten 7 Tage – Reanimation mit Herzdruckmassage – Unkontrollierte Hypertonie (RRsyst > 180 mmHg) – Schwere Lebererkrankung – Infektiöse Endokarditis oder Perikarditis – Ösophagusvarizen – Aktive gastroduodenale Ulzera – Akute Pankreatitis – Arterielle Aneurysmen – Kürzlich erfolgte Punktion an nicht komprimierbarer Punktionsstelle

Antikoagulation mit oralen Antikoagulanzien
- Orale Antikoagulanzien: VKA und DOACs (siehe Abschn. 12.6).
- Bei Erhaltungstherapie mit **VKA** wird die initiale Antikoagulation so lange beibehalten, bis eine **INR > 2,0 über mindestens 24 h** erreicht wurde.
- Wenn für die Erhaltungstherapie **Dabigatran** oder **Edoxaban** vorgesehen sind, wird nach der initialen Gabe von UFH, NMH oder Fondaparinux *ohne Überlappung* **ab Tag 6** mit dem oralen Antikoagulans behandelt.

- Wenn für die Erhaltungstherapie **Apixaban** oder **Rivaroxaban** vorgesehen sind, so kann direkt nach Diagnosestellung mit diesen DOACs begonnen werden, allerdings mit einer **erhöhten Anfangsdosis** für 7 Tage (Apixaban) bzw. 3 Wochen (Rivaroxaban).
- Beginn der Therapie mit oralen Antikoagulanzien: Sobald keine Lyse oder Operation/Intervention in Frage kommt, d. h. bei Patienten mit intermediärem Risiko, kann erst nach 2–3 Tagen Beobachtung mit einer oralen Therapie begonnen werden (Patient bleibt stabil → Beginn; Patient wird instabil → Lyse/Intervention).

- **Cave**

In Abhängigkeit von den individuellen Halbwertszeiten der einzelnen Vitamin-K-abhängigen Gerinnungsfaktoren (Faktor VII und Protein C: 6–7 h; Faktoren II, IX und X: 3–5 Tage) fallen die Konzentrationen unterschiedlich schnell ab, sodass bei Verwendung eines „Faktor-VII-empfindlichen Thromboplastins" Labortests der INR/Quick-Wert bereits nach ca. 2 Tagen im therapeutischen Bereich liegt → daher Fortführung der Heparintherapie über 48–72 h, auch wenn der INR/Quick-Wert bereits im therapeutischen Zielbereich liegt.

12.7.9 Besonderheiten

Lungenembolie in Schwangerschaft und Wochenbett

- Basisdiagnostik:
  - Kompressionsultraschall, Echokardiografie, Lungenultraschall
  - Radiologische Verfahren mit Strahlenexposition sind v. a. in den ersten beiden Dritteln der Schwangerschaft kritisch zu prüfen
- Hohe klinische Wahrscheinlichkeit (YEARS):
  - Start mit NMH oder UFH, dann Diagnostik: KUS und FKDS bzw. TRIPLE-POCUS
  - Bei hoher klinischer Wahrscheinlichkeit auf das Vorliegen einer LE und fehlendem Nachweis einer TVT darf einer Schwangeren eine bildgebende Diagnostik nicht vorenthalten werden. Zur Diagnosesicherung soll eine CTPA mit schwangerschaftsadaptiertem Protokoll zur Dosisminimierung eingesetzt werden
- Niedrige klinische Wahrscheinlichkeit (YEARS):
  - Bestimmung der D-Dimere (unter Anwendung konventioneller Cut-off-Werte): erhöhte Werte, dann KUS bzw. FKDS
  - Bei niedriger klinischer Wahrscheinlichkeit und normwertigen D-Dimeren kann eine Lungenembolie als ausgeschlossen gelten und auf eine Bildgebung verzichtet werden
- Therapie:
  - Antikoagulation mit NMH.
  - Der Einsatz von UFH ist eine Alternative in der Peripartalphase bei VTE-Manifestation nach der 37. SSW, in der Initialphase einer akuten LE, bei hohem Blutungsrisiko bzw. schwerer Nierenfunktionseinschränkung.
  - Bei schwangerschaftsassoziierter VTE soll eine Antikoagulation für die Mindestdauer von 3 Monaten und bis mindestens 6 Wochen post partum fortgeführt werden.

Angiologie

- Während der Stillzeit können anstelle von NMH auch VKA eingesetzt werden, wobei die Empfehlungen zur Vitamin-K-Prophylaxe des Säuglings zu berücksichtigen sind.
- Anmerkung: Obwohl Thrombolytika nicht die Plazenta passieren, erhöhen sie dennoch das Blutungsrisiko für Mutter und Kind und bedürfen daher einer besonders sorgfältigen Nutzen-Risiko-Abwägung.

Flottierende Thromben in den rechten Herzhöhlen
- Flottierende Thromben sind mit einer hohen frühen Letalität sowie – bei offenem Foramen ovale – mit der Gefahr paradoxer Embolien assoziiert.
- Maßnahmen: Thrombolyse oder chirurgische Embolektomie oder Thrombektomie, eine alleinige Antikoagulation ist oftmals nicht ausreichend (Heart-Team-Vorstellung).

Chronisch-thromboembolische pulmonale Hypertonie (CTEPH)
- Schwere, seltene Komplikation nach einer massiven und/oder bei rezidivierenden LE.
- Die Entwicklung einer CTEPH ist nach einer Lungenembolie mit 1–4 % selten.
- Bei der CTEPH handelt es sich um eine narbige Obstruktion der Lungenarterien, die von komplexen Wandveränderungen der Pulmonalgefäße begleitet wird.
- Aufgrund der kausalen Therapiemöglichkeit sollten alle Patienten mit auf einer CTEPH basierten pulmonalen Hypertonie evaluiert werden (Echokardiografie, Ventilations-Perfusions-Szintigrafie, Angio-CT der Lunge, Rechtsherzkatheteruntersuchung) und an spezielle Zentren angebunden werden.
- Maßnahmen: pulmonale Endarteriektomie (PEA), pulmonale Ballonangioplastie und/oder Pharmakotherapie bei ausgewählten Patienten.
- Patienten mit gesicherter CTEPH sollen eine zeitlich unbefristete therapeutische Antikoagulation erhalten.

12.8 Akutes Rechtsherzversagen

12.8.1 Definition

- Zustand mit erhöhtem rechtsventrikulärem Füllungsdruck in Ruhe und/oder einem erniedrigtem Herzzeitvolumen infolge einer eingeschränkten rechtsventrikulären Funktion primärer (Rechtsherzinfarkt) oder sekundärer Genese (z. B. Gefügedilatation bei massiver Lungenembolie).
- Ein verminderter rechtsventrikulärer Füllungsdruck durch Volumenmangel sollte ausgeschlossen sein (Guglin und Verma 2012).
- Weder in den aktuellen ESC-Leitlinien zum Lungenhochdruck noch in den ESC-Leitlinien zur Herzinsuffizienz wird separat auf das akute Rechtsherzversagen eingegangen (Galiè et al. 2016; Ponikowski et al. 2016; Kramm et al. 2016).
- Epidemiologie: Genaue Daten zu Inzidenz und Prävalenz liegen nicht vor.

12.8.2 Ätiologie

- **Eingeschränkte rechtsventrikuläre (RV) Kontraktilität bzw. Inotropie**: z. B. „acute-on-chronic right ventricular failure" infolge einer pulmonalen Hypertonie, akuter Rechtsherzinfarkt, postoperatives Rechtsherzversagen, perioperative Verletzung des RV, Sepsis, Transplantatabstoßung
- **Erhöhte rechtsventrikuläre Druckbelastung bzw. Nachlast**: z. B. akut dekompensierte pulmonale Hypertonie (z. B. infektgetriggert), fulminante Lungenembolie, dekompensierte Pulmonalklappenstenose, Pneumonie, ARDS
- **Erhöhte rechtsventrikuläre Volumenbelastung bzw. Vorlast**: z. B. schwere Trikuspidalklappeninsuffizienz nach Myokardbiopsie, schwere Pulmonalklappeninsuffizienz

> In der Pathogenese des akuten Rechtsherzversagens spielt die progrediente Dilatation des dünnwandigen rechten Ventrikels (RV) eine entscheidende Rolle. Bedingt durch die zunehmende RV-Wandspannung steigt zum einen der myokardiale Sauerstoffverbrauch und zum anderen nimmt die Füllung des linken Ventrikels bedingt durch die Kompression des linken Ventrikels (RV-Dilatation, „ventricular interdependence") und damit das Sauerstoffangebot weiter ab. Ein vorher gesunder bzw. nicht vorerkrankter rechter Ventrikel dekompensiert bereits bei systolischen pulmonalarteriellen Drücken (PAP_{syst}) von 40–50 mmHg. Kompensationsmechanismen sind primär die RV-Dilatation und nicht die Steigerung der RV-Inotropie. Nimmt die Nachlast weiter zu ($PAP_{syst} > 50$ mmHg), so kommt es in der Akutsituation über eine extreme Gefügedilatation mit Schädigung sarkomerer Strukturen und Abnahme der Koronarperfusion zur Aggravierung des Rechtsherzversagens (funktioneller „RV-Stillstand").

Klinische Klassifikation der pulmonalen Hypertonie
1. Pulmonalarterielle Hypertonie (PAH)
2. Pulmonale Hypertonie assoziiert mit Linksherzerkrankung
3. Pulmonale Hypertonie assoziiert mit Lungenerkrankung und/oder Hypoxie
4. Pulmonale Hypertonie assoziiert mit Lungenarterienobstruktionen
5. Pulmonale Hypertonie aufgrund unklarer/multifaktorieller Mechanismen

12.8.3 Klinik

- Dyspnoe/Tachypnoe
- Palpitationen
- Zyanose
- Hypotension
- Nachlassende Diurese
- Evtl. Beinödeme/Aszites als Zeichen der chronische Rechtsherzbelastung
- Evtl. geblähtes Abdomen (aufgrund von Aszites und/oder Hepatomegalie)

12.8.4 Diagnostik

- Anamnese: bekannte Lungen- oder Herzerkrankung, Medikation
- Körperliche Untersuchung:
  - Beinödeme?, pulmonale Stauung?
  - Herzauskultation: u. a. pulmonal betonter 2. Herzton, 3. Herzton bei manifester Rechtsherzinsuffizienz, atemabhängiges Systolikum bei Trikuspidalklappeninsuffizienz, Decrescendodiastolikum bei Pulmonalklappeninsuffizienz, verminderte oder aufgehobene Spaltung des 2. Herztones durch verfrühten Pulmonalklappenschluss bei pulmonaler Hypertonie
  - Gestaute Halsvenen
  - Positiver Venenpuls bei Trikuspidalklappeninsuffizienz
  - Hepatojugulärer Reflex
- Monitoring:
  - Vitalparameter und Diurese (Bilanzierung)
  - ZVK und Arterie

> Der zentrale Venendruck (ZVD) hat beim Monitoring des akuten Rechtsherzversagens seinen Stellenwert behalten. Der ZVD fungiert hier weniger als Parameter des Volumenstatus, sondern reflektiert vielmehr den rechtsventrikulären enddiastolischen Druck und damit den Schweregrad der rechtsventrikulären diastolischen Dekompensation.

- EKG-Zeichen der Rechtsherzbelastung (kaum sensitiv)
  - Sinustachykardie
  - T-Wellen-Inversion in Ableitung II, III, aVF sowie in Ableitungen V_{1-4}
  - Inkompletter oder kompletter Rechtsschenkelblock
  - Rechtslagetyp oder Sagittaltyp oder $S_I Q_{III}$-Typ
  - T-Wellen Amplitude $\geq 0,02$ mV, P-pulmonale, P-dextroatriale
  - Supraventrikuläre Extrasystolie
  - Vorhofflimmern/-flattern
- Labordiagnostik:
  - BNP/NT-proBNP und/oder Troponin-T
  - D-Dimere, Schilddrüsenwerte
  - Blutgase (arteriell und zentral-[gemischt]venös)
  - Leberwerte (Transaminasen bei Stauung meist erhöht)
  - Nierenwerte (GFR, Kreatinin)
  - CRP, Procalcitonin, Blutbild
  - Gewebehypoxiewerte: Laktat, gemischt- oder zentralvenöse O_2-Sättigung
- Echokardiografie: transthorakale oder transösophageale Echokardiografie
  - Morphologie: vergrößerter rechter Ventrikel, vergrößerte Fläche des rechten Atriums, abgeflachtes Septum (D-Shape), Nachweis eines Perikardergusses
  - Funktionell: verminderte systolische Exkursion des Trikuspidalklappenannulus (TAPSE < 18 mm)
  - Hämodynamisch: erweiterte V. cava inferior mit vermindertem inspiratorischem Kollaps; erhöhte systolische Spitzengeschwindigkeit über der Trikuspidalklappe bei Insuffizienz (Peak-TK max > 2,8 m/s)

- Angio-CT der Lunge: zum Ausschluss/Nachweis einer Lungenpathologie/Lungenembolie
- Fakultativ Pulmonalisarterienkatheter (PAK) bzw. Rechtsherzkatheter → invasives hämodynamisches Monitoring, dadurch gesteuerte Therapie des Rechtsherzversagens möglich (Bestimmung der Vorlast-, Inotropie- und Nachlastparameter sowie S_vO_2 bzw. $S_{cv}O_2$ [Indikator des Herzzeitvolumens bzw. der Gewebeoxygenierung]) (Tab. 12.31, 12.32, 12.33).

12.8.5 Therapie

Das Behandlungsziel ist die **Behandlung der Grunderkrankung** und die **hämodynamische Stabilisierung**. Das Management des akuten Rechtsherzversagens basiert auf einem „hämodynamischen Balancieren" zwischen optimierter Vorlast und reduzierter Nachlast. Eine Kontaktaufnahme mit einem Zentrum für pulmonale Hypertonie mit 24-h-ECMO-Bereitschaft ist bei akutem Rechtsherzversagen anzustreben (Hoeper und Granton 2011).

Allgemeine Maßnahmen
- Aufrechterhaltung und Stabilisierung der Vitalfunktionen
- Optimierung der Oxygenierung: $p_aO_2 \geq 100$ mmHg, p_aCO_2 28–35 mmHg, pH-Wert > 7,45

Tab. 12.31 „Invasive Normwerte" des rechten Herzens

Parameter	Werte
Rechtsatrialer Druck, Mitteldruck (mRAP)	0–6 mmHg
Rechtsventrikulärer Druck, systolisch (RV-ESP)	15–25 mmHg
Rechtsventrikulärer Druck, diastolisch (RV-EDP)	0–8 mmHg
Pulmonalarterieller Druck, systolisch (PAP-syst)	15–25 mmHg
Pulmonalarterieller Druck, diastolisch (PAP-diast)	8–15 mmHg
Pulmonalarterieller Druck, Mitteldruck (mPAP)	10–20 mmHg
Wedge-Druck, Mitteldruck (mPCWP)	6–12 mmHg
Pulmonaler Gefäßwiderstand (PVR)	100–250 dyn/sec/cm^{-5} (dividiert 80 → Wood-Einheiten [WE])
Transpulmonaler Gradient (TPG = mPAP – mPCWP)	< 12 mmHg

Angiologie

Tab. 12.32 Nicht-invasives und invasives hämodynamisches Monitoring des rechten Herzens

Rechtsherzfunktion	Sonografische Parameter	Invasive Parameter
Vorlast	VCI-Diameter, VCI-Kollaps-Index	ZVD, RAP, RVEDV
Inotropie	TAPSE, RV-SV	RV-SVI
Nachlast	$PAP_{syst.}$	PVR, PVRI, mPAP

Abkürzungen: $mPAP$ = mittlerer pulmonalarterieller Druck; PVR = pulmonaler Gefäßwiderstand; $PVRI$ = pulmonaler Gefäßwiderstandsindex; RAP = rechtsatrialer Druck; RV = rechter Ventrikel; $RVEDV$ = rechtsventrikuläres enddiastolisches Volumen; $RV\text{-}SVI$ = rechtsventrikulärer Schlagvolumenindex; $RV\text{-}SV$ = rechtsventrikuläres Schlagvolumen; $PAP_{syst.}$ = systolischer pulmonalarterieller Druck; $TAPSE$ = „tricuspid annular plane systolic excursion"; VCI = V. cava inferior; ZVD = zentraler Venendruck

Tab. 12.33 Ableitung des rechtsatrialen Drucks (RAP) über den Diameter der V. cava inferior (VCI) bzw. VCI-Kollaps-Index

VCI-Diameter	VCI-Kollaps	RAP
< 21 mm	> 50 %	3 mmHg (0–5 mmHg)
> 21 mm	> 50 %	8 mmHg (5–10 mmHg)
> 21 mm	< 50 %	15 mmHg (10–20 mmHg)

Abkürzungen: VCI = V. cava inferior; RAP = rechtsatrialer Druck

- Ggf. Intubation und (lungenprotektive) Beatmung, insbesondere um den zusätzlichen negativen Einfluss einer Hypoxämie auf die pulmonale Strombahn zu vermeiden
  - Ziele: Vermeidung von Hyperkapnie, Hypoxie und hohen Beatmungsdrücken
  - Sicherstellung des pulmonalen Gasaustausches: $p_aO_2 \geq 100$ mmHg, dadurch Verhinderung/Aufhebung der hypoxischen pulmonalen Vasokonstriktion → RV-Nachlastsenkung; p_aCO_2 28–35 mmHg durch mäßig kontrollierte Hyperventilation → pulmonale Gefäßdilatation mit RV-Nachlastsenkung
  - Vermeidung einer beatmungsinduzierten Aggravierung der RV-Nachlasterhöung durch möglichst niedrige Beatmungsmitteldrücke, PEEP und P_{insp} so gering wie möglich, z. B. PEEP ca. 5–7 mbar, P_{insp} ca. 10–15 mbar über PEEP
- Analgosedierung: z. B. Sufentanil plus Midazolam

Behandlung der Grunderkrankung bzw. der auslösenden Faktoren
- Pulmonale Hypertonie
- Myokardiales Rechtsherzversagen
- Postoperatives Rechtsherzversagen
- Akute Lungenembolie
- Sepsis

RV-Vorlastmanagement
- Parameter: ZVD und sonografische Beurteilung der V. cava inferior (siehe ◘ Tab. 12.33)
- Ziel ist die Optimierung der RV-Vorlast: ZVD 8–12 mmHg
- Ausgeglichene Volumentherapie: Auf der einen Seite führt eine unzureichende RV-Vorlast zur inadäquaten RV-Kontraktilität (Frank-Starling), auf der anderen Seite kann eine erhöhte RV-Vorlast über einen linksventrikulären Septumshift eine Abnahme des linksventrikulären Auswurfs zur Folge haben.
- Maßnahmen: Volumenzufuhr („fluid challenge") oder Volumenentzug (Diuretika, Dialyseverfahren)

RV-Inotropiemanagement
- Parameter: TAPSE (Echokardiografie), SO oder SO oder RV-SVI (ZVK, PAK) (siehe ◘ Tab. 12.32)
- Ziel ist die Erhöhung des Herzzeitvolumens: SO > 70 %, SO > 65 %, CI > 2,0 l/min/m^2
- Inotropika: Dobutamin (2–5 µg/kg/min) als Inotropikum der Wahl
- Vasopressor: Noradrenalin bei Hypotension → Noradrenalin führt neben einer Verbesserung der rechtsventrikulären Funktion über direkt positiv inotrope Effekte auch zu einer Erhöhung des systemischen Blutdrucks (periphere Vasokonstriktion) und damit zur Steigerung der Koronarperfusion (Cave: gleichzeitige Erhöhung des pulmonalen Gefäßwiderstandes); die geringe pulmonale Vasokonstriktion ist zu vernachlässigen
- Alternativen: Levosimendan, Milrinon
- Arrhythmietherapie: Behandlung von hämodynamisch relevanten Brady-/Tachykardien, Erhalt/Wiederherstellung eines Sinusrhythmus
- Ggf. veno-arterielle extrakorporale Membranoxygenierung (v. a.-ECMO) oder rechts-/biventrikuläres Assist-Device (Bridge-to-Recovery, Bridge-to-Decision, Bridge-to-Transplantation)

RV-Nachlastmanagement
- Parameter: systolischer pulmonalarterieller Druck (über Echokardiografie, PAP), ggf. pulmonaler Gefäßwiderstand (über Pulmonaliskatheter, PAC).
- Ziel ist die adäquate Behandlung der pulmonalen Hypertonie: mPAP < 25–30 mmHg.
- Vermeidung einer Hypoxämie: Eine adäquate Oxygenierung hat eine große Bedeutung, da dadurch eine RV-Nachlasterhöhung durch hypoxisch-pulmonale Vasokonstriktion verhindert wird.
- Selektive pulmonale Vasodilatatoren: z. B. inhalatives NO (bis 60 ppm), Sildenafil i.v. (3-mal 10 mg/Tag [ggf. 30 mg über 24 h als Perfusor]) oder p.o. (3-mal 20 mg/

Tag), Iloprost i.v. (Start: ca. 0,5 ng/kg/min, Dosiserhöhung alle 1–2 h, initiales Ziel: 1–2 ng/kg/min).
- Problematischste Nebenwirkung ist die systemische Hypotension und die damit verbundene Abnahme der Koronarversorgung, weswegen eine vorsichtige, PAC-guided Auftitration erfolgen sollte.
- Eine optimale und kontinuierliche Therapiesteuerung ist nur durch die Anlage eines Pulmonaliskatheters möglich, sodass die Indikation beim akuten Rechtsherzversagen großzügig gestellt werden sollte.

Literatur

AWMF-Leitlinie: S2k-Leitlinie Behandlung der Thorakalen Aortendissektion Typ A (2021). https://register.awmf.org/assets/guidelines/011-018l_S2k_Behandlung-der-thorakalen-Aortendissektion-Typ-A_2021-02_1.pdf. Zugegriffen am 27.10.2025

AWMF-Leitlinie: S2k-Leitlinie Diagnostik und Therapie der Venenthrombose und Lungenembolie (2023). https://register.awmf.org/de/leitlinien/detail/065-002. Zugegriffen am 27.10.2025

AWMF-Leitlinie: S2k-Leitlinie Typ B Aortendissektion (2022). https://register.awmf.org/assets/guidelines/004-034l_S2k_Typ_B_Aortendissektion_2022-05.pdf. Zugegriffen am 27.10.2025

AWMF-Leitlinie: S3-Leitlinie Diagnostik, Therapie und Nachsorge der peripheren arteriellen Verschlusskrankheit (2024). https://register.awmf.org/de/leitlinien/detail/065-003. Zugegriffen am 27.10.2025

AWMF S3-Leitlinie zur pAVK (2024) S3-Leitlinie Diagnostik, Therapie und Nachsorge der peripheren arteriellen Verschlusskrankheit; https://register.awmf.org/de/leitlinien/detail/065-003. Zugegriffen am 27.10.2025

Blättler W, Gerlach H, Hach-Wunderle V et al (2010) Diagnostik und Therapie der Venenthrombose und der Lungenembolie. Vasa 39:1–39

Coady MA, Rizzo JA, Hammond GL et al (1997) What is the appropriate size criterion for resection of thoracic aortic aneurysms? J Thorac Cardiovasc Surg 113(3):476–491

Erbel R, Aboyans V, Boileau C et al (2014) 2014 ESC Guidelines on the diagnosis and treatment of aortic diseases: document covering acute and chronic aortic diseases of the thoracic and abdominal aorta of the adult. The task force for the diagnosis and treatment of aortic diseases of the European Society of Cardiology (ESC). Eur Heart J 35(41):2873–2926

Galiè N, Humbert M, Vachiery JL et al (2016) 2015 ESC/ERS Guidelines for the diagnosis and treatment of pulmonary hypertension: the joint task force for the diagnosis and treatment of pulmonary hypertension of the European Society of Cardiology (ESC) and the European Respiratory Society (ERS): Endorsed by: Association for European Paediatric and Congenital Cardiology (AEPC), International Society for Heart and Lung Transplantation (ISHLT). Eur Heart J 37(1):67–119

Guglin M, Verma S (2012) Right side of heart failure. Heart Fail Rev 17(3):511–527

Hager A, Kaemmerer H, Rapp-Bernhardt U et al (2002) Diameters of the thoracic aorta throughout life as measured with helical computed tomography. J Thorac Cardiovasc Surg 123(6):1060–1066

Hoeper MM, Granton J (2011) Intensive care unit management of patients with severe pulmonary hypertension and right heart failure. Am J Respir Crit Care Med 184(10):1114–1124

Hoffmann M, Keck T (2014) Management of mesenteric ischemia and mesenteric vein thrombosis. Dtsch Med Wochenschr 139(30):1540–1544

Johnston KW, Rutherford RB, Tilson MD (1991) Suggested standards for reporting on arterial aneurysms. Subcommittee on Reporting Standards for Arterial Aneurysms, Ad Hoc Committee on Reporting Standards, Society for Vascular Surgery and North American Chapter, International Society for Cardiovascular Surgery. J Vasc Surg 13(3):452–458

Kammerer S, Köhler M, Schülke C et al (2015) Nonocclusive mesenteric ischemia (NOMI): modern diagnostic and therapeutic interventional strategies from a radiological point of view. Med Klin Intensivmed Notfmed 110(7):545–550

Kearon C, Akl EA, Ornelas J et al (2016) Antithrombotic therapy for VTE disease: CHEST guideline and expert panel report. Chest 149(2):315–352

Kramm T, Guth S, Wiedenroth CB, Ghofrani HA, Mayer E (2016) Treatment of acute and chronic right ventricular failure. Med Klin Intensivmed Notfmed. [Epub ahead of print]

Lindhoff-Last E (2011) Bewertung des Rezidivthromboserisikos venöser Thromboembolien. Hamostaseologie 1:7–13

Linnemann B, Sutter T, Herrmann E et al (2014) Elevated cardiac troponin T is associated with higher mortality and amputation rates in patients with peripheral arterial disease. J Am Coll Cardiol 63(15):1529–1538

Lo GK, Juhl D, Warkentin TE et al (2006) Evaluation of pretest clinical score (4 T's) for the diagnosis of heparin-induced thrombocytopenia in two clinical settings. J Thromb Haemost 4:759–765

Lopez JA, Kearon C, Lee AY (2004) Deep venous thrombosis. Hematology 2004:439–456

Luther B (2008) Leitlinie Akuter Intestinalarterienverschluss. www.gefaesschirurgie.de

Michels G, Jaspers N (2011) Sonographie. Organ- und Leitsymptom-orientiert. Springer, Heidelberg

Michels G, Jaspers N (2014) Notfallsonographie. Springer Verlag

Michels G, Schneider T (2009) Angiologie. In: Michels G, Schneider T (Hrsg) Klinikmanual Innere Medizin. Springer, Berlin/Heidelberg/New York

Michels G, Bovenschulte H, Kochanek M et al (2010) Abdominal pain after stenting of an infrarenal aortic aneurysm. Dtsch Med Wochenschr 135(13):631–632

Moll FL, Powell JT, Fraedrich G et al (2011) Management of abdominal aortic aneurysms clinical practice guidelines of the European society for vascular surgery. Eur J Vasc Endovasc Surg 41(Suppl 1):S1–S58

Ponikowski P, Voors AA, Anker SD et al (2016) 2016 ESC Guidelines for the diagnosis and treatment of acute and chronic heart failure: the task force for the diagnosis and treatment of acute and chronic heart failure of the European Society of Cardiology (ESC) developed with the special contribution of the Heart Failure Association (HFA) of the ESC. Eur Heart J. [Epub ahead of print]

Schermerhorn ML, Buck DB, O'Malley AJ et al (2015) Long-term outcomes of abdominal aortic aneurysm in the medicare population. N Engl J Med 373(4):328–338

Scheurlen M (2015) Akute Mesenterialischämie. Med Klin Intensivmed Notfmed 110(7):491–499

Schwarzwälder U, Zeller T (2013) Akute Extremitätenischämie. Dtsch Med Wochenschr 138(14):691–694

Tendera M, Aboyans V, Bartelink ML et al (2011) ESC Guidelines on the diagnosis and treatment of peripheral artery diseases: document covering atherosclerotic disease of extracranial carotid and vertebral, mesenteric, renal, upper and lower extremity arteries: the Task Force on the Diagnosis and Treatment of Peripheral Artery Diseases of the European Society of Cardiology (ESC). Eur Heart J 32(22):2851–2906

Ures S, Gatto IM, Prates JC et al (1988) The transverse diameter of the abdominal part of the aorta: an anatomo-radiological study through computerized tomography. Anat Anz 166(1-5):341–350

Pneumologie

Philipp M. Lepper und Guido Michels

Inhaltsverzeichnis

13.1 Akute Dyspnoe – 433
13.1.1 Ätiologie – 433
13.1.2 Diagnostik – 434
13.1.3 Therapie – 436

13.2 Aspiration – 437
13.2.1 Definition – 437
13.2.2 Allgemeines – 438
13.2.3 Ätiologie – 438
13.2.4 Klinik – 439
13.2.5 Diagnostik – 439
13.2.6 Differenzialdiagnostik – 440
13.2.7 Notfallmanagement bei Aspiration von Fremdkörpern – 440

13.3 Inhalationstrauma – 443
13.3.1 Definition – 443
13.3.2 Allgemeines – 443
13.3.3 Ätiologie – 443
13.3.4 Einteilung – 444
13.3.5 Klinik – 444
13.3.6 Diagnostik – 445
13.3.7 Differenzialdiagnostik – 446
13.3.8 Therapie – 446

13.4 Asthma bronchiale – 447
13.4.1 Definitionen – 447
13.4.2 Allgemeines – 448
13.4.3 Ätiologie – 449

© Der/die Autor(en), exklusiv lizenziert an Springer-Verlag GmbH, DE, ein Teil von Springer Nature 2026
T. Wengenmayer et al. (Hrsg.), *Repetitorium Internistische Intensivmedizin*,
https://doi.org/10.1007/978-3-662-71761-5_13

13.4.4	Klinik – 449	
13.4.5	Komplikationen – 451	
13.4.6	Diagnostik – 452	
13.4.7	Differenzialdiagnostik – 453	
13.4.8	Akuttherapie – 454	
13.4.9	Einleitung einer Langzeittherapie – 457	
13.4.10	Besonderheiten – 460	

13.5 Akute Exazerbation der COPD (AE-COPD) – 460

- 13.5.1 Definition – 460
- 13.5.2 Allgemeines – 460
- 13.5.3 Ätiologie/Trigger bzw. Auslöser – 461
- 13.5.4 Risikofaktoren – 461
- 13.5.5 Klinik – 461
- 13.5.6 Diagnostik – 463
- 13.5.7 Differenzialdiagnostik – 465
- 13.5.8 Therapie – 466

13.6 ARDS („Acute Respiratory Distress Syndrome") – 474

- 13.6.1 Allgemeines zu ARDS – 474
- 13.6.2 Beatmungsinduzierte Lungenschädigung – 474
- 13.6.3 Ätiologie und Berlin-Definition des ARDS – 475
- 13.6.4 Klinische Folgen – 475
- 13.6.5 Klinik – 476
- 13.6.6 Diagnostik – 477
- 13.6.7 Differenzialdiagnose – 477
- 13.6.8 Therapie – 477

13.7 Pneumothorax – 490

- 13.7.1 Definition – 490
- 13.7.2 Epidemiologie, Ätiologie und Pathogenese – 490
- 13.7.3 Klinik – 491
- 13.7.4 Diagnostik – 492
- 13.7.5 Differenzialdiagnose – 493
- 13.7.6 Therapie – 493
- 13.7.7 Therapie von Komplikationen – 497

Literatur – 497

Pneumologie

13.1 Akute Dyspnoe

13.1.1 Ätiologie

Akute Dyspnoe

Kardiovaskuläre Genese
- Akutes Koronarsyndrom (ACS)
- Linksherzinsuffizienz → Asthma cardiale, u. a. zusätzlich reflektorische Bronchokonstriktion
- Arrhythmien (supraventrikulär, ventrikulär)
- Schrittmacherdysfunktion
- Arterielle Hypertonie, Cor hypertensivum
- Akutes Vitium, z. B. akutes Mitralvitium durch Sehnenfadenabriss
- Endokarditis, Myokarditis
- Perikarderguss, Perikardtamponade
- Thorakales Aortenaneurysma

Pulmonale Genese
- AE-COPD („acute exacerbation of chronic obstructive pulmonary disease") mit und ohne Emphysem
- Asthma bronchiale (allergisch, nicht-allergisch, Mischformen, Churg-Strauss, Karzinoid)
- Postinfektiöse bronchiale Hyperreaktivität (mit Husten)
- Restriktive Lungenerkrankungen
- Lungenembolie
- Lungenödem
- Pneumo-, Hämato-, Hydro-, Chylothorax
- Bronchitis, Tracheobronchitis
- Pneumonie
- Alveolitis
- Pleuraerguss
- Pleuritis
- Pleuraschwarte
- Thoraxtrauma
- Bronchiale Tumoren
- Pulmonale Hypertonie
- Inhalationstrauma (z. B. Rauchgasintoxikation)
- Lungenblutung
- Exogen-allergische Alveolitis (EAA)
- ARDS („acute respiratory distress syndrome")

Mechanische Genese
- Fremdkörperaspiration
- Trachealstenose bzw. Stenosen der zentralen Atemwege
- Struma, retrosternale Struma
- Rippenfrakturen, instabiler Thorax
- Glottisödem, akute Laryngitis, Anaphylaxie
- Versagen der Atemmuskulatur, z. B. myasthene Krise
- Abdominelles Kompartmentsyndrom (unphysiologische Erhöhung des intraabdominellen Drucks mit Einschränkung der Atmung, z. B. Aszites, Darmischämie, Pankreatitis, Peritonitis)

Psychogene Genese
- Hyperventilationssyndrom
- Panikattacken
- Angst

Neurologische Genese
- (Neuro-)muskuläre Erkrankungen
- Erhöhter Hirndruck
- Meningitis, Enzephalitis
- Schlaganfall
- Intrazerebrale Blutung
- Intoxikationen

Andere Ursachen
- Hyperthyreose
- Anämie
- Schmerz
- Urämie
- Coma diabeticum
- Fieber, septisches Geschehen
- Metabolische Azidose
- „Vocal cord dysfunction" (funktioneller Laryngospasmus)
- Kyphoskoliose
- Säureaspiration bei gastroösophagealer Refluxkrankheit (GERD) assoziiert mit chronischem Husten
- Abdominelle Raumforderung (z. B. Hepatosplenomegalie, Adipositas)

13.1.2 Diagnostik

(◘ Tab. 13.1, ◘ Tab. 13.2, ◘ Tab. 13.3)

Pneumologie

◘ **Tab 13.1** Diagnostik bei akuter Dyspnoe

Methode	Fragestellung
Anamnese/Fremdanamnese	Vorerkrankungen: Asthma bronchiale, COPD, Anämie, pulmonale Hypertonie, Zustand nach TVT?
Körperliche Untersuchung	Inspektion: Ödeme, Zyanose, Halsvenenstau Perkussion: hypersonor bei Pneumothorax Auskultation: Zeichen der Obstruktion (AE-COPD, Asthma)? Einseitig aufgehobenes Atemgeräusch beim Pneumothorax? Herzgeräusch?
Basismonitoring	Puls, Blutdruck, Temperaturmessung, O_2-Sättigung
EKG (12-Kanal-Ableitung, links- und rechtspräkordiale Ableitung, ggf. Nehb)	Arrhythmien? Akutes Koronarsyndrom? Zeichen der Rechtsherzbelastung? Niedervoltage, elektrischer Alternans?
Labordiagnostik (Notfalllabor)	Elektrolyte: endokrinologische Entgleisung, Addison? Glukose: Coma diabeticum? Blutbild: Anämie oder Polyglobulie (Hämatokrit > 55 %)? D-Dimere: Thrombose, Lungenembolie, Aortendissektion? BNP, NT-ProBNP: Herzinsuffizienz oder Lungenembolie? Herzenzyme, Troponin: akutes Koronarsyndrom oder Lungenembolie? Entzündungsparameter (CRP, Procalcitonin): Sepsis? Urin (Ketonkörper, Drogenscreening) Ggf. Abnahme von Blutkulturen: Sepsis?
Blutgasanalyse	pH-Wert, Bicarbonat, Anionenlücke: ketoazidotisches Koma? Partialdrücke: respiratorische Partial- oder Globalinsuffizienz? Fraktionierte S_aO_2: CO-Hb?
Echokardiografie Notfallsonografie des Herzens bzw. Notfallechokardiografie	Links- und Rechtsherzbelastungszeichen? Perikarderguss? Vitien (insbesondere Aorten- und Mitralvitien) Endokarditiszeichen? Aortendissektion?
Abdomensonografie	Hepatosplenomegalie, abdominelles Kompartmentsyndrom? Aszites? Harnstau?
Bildgebung Lungen- bzw. Thoraxsonografie	Lungensonografie: Pleuraerguss, pulmonalvenöse Stauung, periphere Pneumonie, Pneumothorax? Röntgen-Thorax: Erguss, pulmonalvenöse Stauung, Infiltrate, Pneumothorax, Zwerchfellhochstand? CT-Thorax ± Kontrastmittel: Lungenembolie, parenchymatöse Lungenerkrankung? Ggf. Triple-Rule-Out-CT: Koronarerkrankungen, Aortendissektion, Lungenembolie Ggf. CCT: Blutung oder Ischämie?
Flexible Bronchoskopie	Zur Diagnostik und Therapie, insbesondere in Kombination der Inspektion der oberen Atemwege bei unklarem Stridor
Weitere Diagnostik nach Verdachtsdiagnose	Lungenfunktionstests (Spirometrie, CO-Diffusionskapazität): obstruktive oder restriktive Lungenerkrankung? Ggf. Herzkatheteruntersuchung Ggf. Lungen-Perfusions-Szintigrafie im Verlauf

◻ **Tab 13.2** Modified Medical Research Council (mMRC) Questionnaire for Assessing the Severity of Breathlessness

mMRC-Grad 0:	Luftnot bei schweren Anstrengungen
mMRC Grad I:	Luftnot bei schnellem Gehen in der Ebene oder bei leichtem Anstieg
mMRC-Grad II:	Langsameres Gehen in der Ebene als Gleichaltrige aufgrund von Luftnot oder Notwendigkeit von Pausen zum Atemholen
mMRC Grad III:	Luftnot bei Gehstrecke um 100 m oder nach einigen Minuten
mMRC-Grad IV:	Luftnot, die verhindert, das Haus zu verlassen oder Luftnot beim An-/Ausziehen

◻ **Tab 13.3** Skala der American Thoracic Society (ATS) für Dyspnoe

ATS-Skala	Kennzeichen
0: Keine Dyspnoe	Keine Beschwerden beim raschen Gehen in der Ebene oder leichtem Anstieg, außer bei deutlicher körperlicher Anstrengung
1: Milde Dyspnoe	Kurzatmigkeit bei raschem Gehen in der Ebene oder leichtem Anstieg
2: Mäßige Dyspnoe	Kurzatmigkeit. In der Ebene langsamer als Altersgenossen, Pausen zum Atemholen auch bei eigenem Tempo
3: Schwere Dyspnoe	Pausen beim Gehen nach einigen Minuten oder nach etwa 100 m im Schritttempo
4: Sehr schwere Dyspnoe	Zu kurzatmig, um das Haus zu verlassen. Luftnot beim An- und Ausziehen

13.1.3 Therapie

Allgemeinmaßnahmen/Notfallmanagement

- Sauerstoffgabe: 2–4 l/min über Nasensonde oder O_2-Maske (S_pO_2 > 92–94 %)
- Lagerung: Oberkörperhochlagerung bzw. aufrecht sitzende Haltung
- Statuserhebung: S_pO_2, Blutdruck, Herz-, Atemfrequenz, Temperatur, Auskultation, Perkussion
- 12-Kanal-EKG (Arrhythmien und akutes Koronarsyndrom?)
- Anlage eines periphervenösen Zugangs (Blutentnahme, inkl. venöser BGA)
- Patienten beruhigen, ggf. vorsichtige medikamentöse Anxiolyse (z. B. 1 mg Lorazepam p.o.) und versuchen, eine Anamnese zu erheben, ggf. Fremdanamnese
- Notfallsonografie, auch in Oberkörperhochlagerung möglich (z. B. modifiziertes „rapid assessment of dyspnea with ultrasound", sog. RADiUS-Protokoll, s. auch „Notfallsonografie")
    - Fokussierte kardiale Bildgebung (links- und rechtsventrikuläre Pumpfunktion, Perikarderguss, Rechtsherzbelastungszeichen)
    - Fokussierte Beurteilung der V. cava inferior (Volumenstatus)

Pneumologie

- Fokussierte Lungensonografie (B-Linien, Pleuraerguss, Pneumothorax, peripheres Infiltrat)
- Fokussierte Abdomensonografie (Aszites, freie Flüssigkeit in Pouches)
- Ggf. nicht-invasive Beatmung (NIV), Indikationen (stets individuell abwägen):
  - Hyperkapnische akute respiratorische Insuffizienz (pH < 7,35 bei p_aCO_2 > 45–50 mmHg) bei akut exazerbierter COPD
  - Hypoxämische akute respiratorische Insuffizienz bei kardialem Lungenödem oder Pneumonie (Atemfrequenz > 25/min, S_pO_2 < 92 %, p_aO_2 < 70 mmHg)
  - Respiratorisches Versagen bei Immunsuppression
  - Palliative Situation (in Fällen, in denen keine Intubation festgelegt/gewünscht wurde)
  - Cave: Absolute Kontraindikationen beachten (fehlende Spontanatmung, hämodynamische Instabilität, Verlegung der Atemwege, gastrointestinale Blutung/Ileus)
- Ggf. invasive Beatmung, Indikationen (stets individuell abwägen):
  - S_pO_2 < 85 % unter hoher Sauerstoffzufuhr (> 10 l/min)
  - Therapieresistente Obstruktion mit respiratorischer Erschöpfung
  - Polytrauma mit instabilem Thorax, Gesichts- und Halsverletzungen
  - Progrediente Tachypnoe > 30–35/min bzw. Ateminsuffizienz/unzureichende Atemarbeit oder Schnappatmung/Apnoe
  - Glasgow-Coma-Scale < 8 mit Unfähigkeit, die Atemwege frei zu halten bzw. fehlender Schutzreflex
  - Hämodynamische Instabilität (kardiogener Schock)
  - Progrediente respiratorische Azidose (trotz Therapie steigt p_aCO_2 > 50 mmHg)
- Ggf. flexible Bronchoskopie (Wachbronchoskopie unter leichter Sedierung)

Spezielle Maßnahmen (einige Beispiele)
- β_2-Sympathomimetika und Kortikosteroide bei Bronchoobstruktion
- Diuretika und ggf. Nitrate bei Verdacht auf akutes Lungenödem bis NIV-Beatmung
- Sofortige antibiotische Therapie nach vorheriger Abnahme von Blutkulturen bei Verdacht auf Sepsis
- Dialysetherapie bei klinischen Zeichen der Urämie und/oder der Überwässerung
- Lysetherapie bei Verdacht auf massive Lungenembolie
- Perikardpunktion bei nachgewiesenem Perikarderguss
- Notfallherzkatheteruntersuchung bei Verdacht auf akutes Koronarsyndrom
- Antiarrhythmische Therapie und/oder Kardioversion/Defibrillation bei Arrhythmien

13.2 Aspiration

13.2.1 Definition

- Transglottisches Eindringen von Fremdmaterial in das Tracheobronchialsystem

- **Penetration** bezeichnet den Übergang zur Aspiration, d. h., das Aspirat berührt zwar die supraglottischen Strukturen bzw. tritt in den Aditus laryngis ein, ohne jedoch die Rima glottidis zu passieren
- **Akute Aspiration** von Fremdkörpern oder Flüssigkeiten. Sehr heterogenes Krankheitsbild. Je nach Aspirat entsteht eine chemische Pneumonitis (Säureaspiration), bakterielle Pneumonie, mechanische Obstruktion (Aspiration korpuskulärer Anteile) und ggf. reflektorischer Glottisverschluss (Spasmus) oder eine Kombination der genannten Situationen. Typische Klinik
- **Chronische Aspiration** von Fremdkörpern. Wenig typische klinische Symptomatik folgt nach einem symptomarmen Intervall. Ausbildung einer lokalen granulozytären Entzündung als Reaktion auf einen festsitzenden Fremdkörper, ggf. chronische Pneumonie mit Bildung einer Atelektase oder einer Retentionspneumonie. Gehäuft bei neurologischen Krankheitsbildern mit Dysphagie und/oder fehlendem Hustenreflex

13.2.2 Allgemeines

- Inzidenz: Kinder > Erwachsene (Männer : Frauen = 2:1)
- Prädilektionsalter im Kindesalter: während des 2. Lebensjahres
- Prädilektionsalter im Erwachsenenalter: während der 6. Lebensdekade
- Häufige Fremdkörper (bei Erwachsenen): Nahrung (meist Fischgräten und Hühnerknochen), Zahnersatz (bei älteren Menschen)
- Unterscheidung bei Fremdkörpern: versehentliche und intentionale Fremdkörperingestion (sekundärer Krankheitsgewinn)
- Im Rahmen von Fremdkörperaspiration wird in ca. 80 % der Fälle der Fremdkörper ohne Weiteres abgesetzt, und in ca. 20 % der Fälle ist eine endoskopische Intervention notwendig. Eine Operation ist in weniger als 1 % der Fälle indiziert
- Risikofaktoren für eine Atemwegsverlegung durch Fremdkörper: eingeschränktes Bewusstsein, Intoxikationen (Alkohol, Drogen), neurologische Erkrankungen mit Störungen der Schluck- und Hustenreflexe (Schlaganfall, Parkinson-Krankheit), Atemwegserkrankungen, geistige Einschränkungen, Demenz, schlechter Zahnstatus, hohes Alter

13.2.3 Ätiologie

- **Verminderte bis fehlende Schutzreflexe**
  - Bewusstlosigkeit!
  - Während epileptischer Anfälle
  - Drogen-, Alkoholabusus
  - Frühzeitige Nahrungsaufnahme nach ambulant-zahnärztlichem Eingriff unter großzügiger Infiltrationsanästhesie
- **Störungen des Schluckaktes bzw. Dysphagie**
  - Neurogene Dysphagien: z. B. Apoplexie oder Schädel-Hirn-Trauma mit Schädigung der zentralen Schluckzentren der Formatio reticularis (Pons, Medulla oblongata) und der für den Schluckakt beteiligten Hirnnervenkerne (Ncl.

motorius n. trigemini, Ncl. motorius n. facialis, Ncl. ambiguus, Ncl. tractus solitarii, Ncl. dorsalis n. vagi)
- Neuromuskuläre Erkrankungen: z. B. Achalasie
- Tumoren des Pharynx oder des Larynx
- Dysphagie nach Operationen: z. B. Tumoren in Mund- und Halsregion
- Erkrankungen des oberen Gastrointestinaltrakts: Strikturen, Malignome, ösophageale Ringe, Achalasie
- **Störungen des Glottisverschlusses oder des oberen Ösophagussphinkters**
  - Tracheostoma oder liegende Magensonde (Pflegeheim-Patienten)
  - Rezidivierendes Erbrechen

13.2.4 Klinik

- Symptomatik abhängig von Lage und Größe des Fremdkörpers
- Leitsymptome: plötzlicher Reizhusten und akute Dyspnoe
- Erstickungsangst, Unruhe bis Panik
- Atmung
  - Flache und frequente Atmung mit oder ohne thorakale Schmerzen
  - Dyspnoe bis Orthopnoe (mit Einsatz der Atemhilfsmuskulatur)
  - Frustrane Atemexkursionen bis Apnoe beim Bolusgeschehen
- Evtl. inverse Atmung
- Zyanose (Warnsignal, d. h. ≥ 5 g/dl deoxygeniertes Hämoglobin)
- Stridor
  - Inspiratorischer Stridor: hochsitzender Fremdkörper oder Stenosen im laryngotrachealen Bereich
  - Exspiratorischer Stridor: tief sitzender Fremdkörper oder bronchiale Obstruktion
- Bronchospasmus mit bronchialer Hypersekretion: bei Magensaft-Aspiration
- Hämodynamik: Tachykardie, initiale Hypertonie bis Hypotonie
- Bewusstlosigkeit: Eine Bolusaspiration (z. B. verschlucktes Wurststück) kann innerhalb kürzester Zeit zu zerebralen Krampfanfällen bis hin zum reflektorischen Herz-Kreislauf-Stillstand führen
- Chronische Fremdkörperaspirationen: Das Aspirationsereignis bleibt zunächst klinisch unbemerkt, später (Wochen/Monate!) treten wenig charakteristische Zeichen auf wie chronischer Reizhusten, rezidivierende bronchopulmonale Infekte und evtl. Ausbildung sekundärer Bronchiektasen, ggf. mit Bildung einer Atelektase oder einer Retentionspneumonie

13.2.5 Diagnostik

- **Anamnese:**
  - Akuter Verlauf: evtl. nur Fremdanamnese möglich
  - Vorerkrankungen: neurologische Krankheitsbilder mit Schluckstörungen
  - Hinweis: rezidivierende Pneumonien gleicher Lokalisation können durch chronische Aspiration (festsitzender Fremdkörper) entstehen

- **Körperliche Untersuchung:**
  - Inspektion: Mundhöhle und Pharynx (bei Bewusstlosigkeit zusätzlich Laryngoskopie), äußerliche Verletzungen, Struma, atypische bzw. asymmetrische Thoraxexkursionen, Haut (ggf. Zyanose)
  - Auskultation der Lunge: fortgeleitete Atemgeräusche wie Giemen und Brummen, einseitig abgeschwächtes Atemgeräusch bei Atelektasenausbildung, unerklärbare seitendifferente Befunde oder grobe Rasselgeräusche bei Aspiration von Flüssigkeiten (DD: kardiales und nicht-kardiales Lungenödem; Aspiration überwiegend in die rechte Lunge [Unterlappen])
- **Bildgebung:** Röntgen-Thorax in 2 Ebenen und evtl. CT-Thorax
- Ggf. Endoskopie

13.2.6 Differenzialdiagnostik

- **Akute Dyspnoe**
- **Inspiratorischer Stridor:** Ursachen der Obstruktion der *oberen* Atemwege (Hypopharynx, Larynx, Subglottis)
  - Beispiele: hochsitzender Fremdkörper, Krupp (Synonyme: Epiglottitis, Laryngitis supraglottica), Pseudokrupp (Synonyme: stenosierende Laryngotracheitis, Laryngitis subglottica), Larynxödem (entzündlich-toxisch oder angioneurotisch, Quincke-Ödem), funktioneller Laryngospasmus („vocal cord dysfunction"), Retropharyngealabszess, Nasopharynxtumor (benigne oder maligne [Schmincke-Regaud]) oder Larynxtumor (ein Drittel supraglottisch, zwei Drittel glottisch, selten subglottisch)
- **Inspiratorisch-exspiratorischer Stridor:** Trachealstenose, z. B. strumabedingt
- **Exspiratorischer Stridor:** Ursachen der Obstruktion der *unteren* Atemwege (Bronchien, Bronchiolen)
  - Beispiele: tief sitzender Fremdkörper, akutes Asthma bronchiale, Asthma cardiale, AE-COPD, toxisches Lungenödem, Bronchitis, Bronchiolitis

13.2.7 Notfallmanagement bei Aspiration von Fremdkörpern

> Bei der Fremdkörperaspiration werden eine **milde** und eine **schwere** Atemwegsverlegung unterschieden, sodass initial eine Differenzierung stattfinden sollte.

Den Patienten direkt ansprechen und fragen: „Haben Sie sich verschluckt? Geht es Ihnen nicht gut?" Während der Patient bei der milden Obstruktion antwortet, hustet und atmet, so antwortet der Patient im Falle einer schweren Obstruktion nicht, zudem fehlen ein Husten und ein eigenständiges Atmen (Perkins et al. 2015 [ERC-Leitlinien]).

> Die schwere Atemwegsverlegung wiederum sollte in zwei Szenarien unterschieden werden: a) kreislaufstabiler und nicht-bewusstloser Patient, und b) kreislaufinstabiler und bewusstloser Patient.

Milde Atemwegsverlegung

- Patienten zum Husten anregen, da der Husten einen hohen und anhaltenden Atemwegsdruck erzeugt, sodass der Fremdkörper ausgestoßen werden kann
- Patienten so lange beobachten, bis es ihm besser geht, da sich eine schwere Verlegung noch entwickeln kann
- Kurze Anamnese/Fremdanamnese und differenzialdiagnostische Abklärung
- Körperliche Untersuchung: Inspektion der Mundhöhle und Lungenauskultation
- Ggf. weitere vUntersuchungen veranlassen

Schwere Atemwegsverlegung → Kreislaufstabiler und nicht bewusstloser Patient

- Patienten beruhigen, ggf. Sedation (ggf. 1–2 mg Midazolam i.v.)
- Analgesie (Opioide) bei Schmerzen, z. B. bei Fischgrätenaspiration
- Oberkörperhochlagerung oder aufstellen lassen
- Kurze Anamnese/Fremdanamnese und differenzialdiagnostische Abklärung
- Körperliche Untersuchung: Inspektion der Mundhöhle und Lungenauskultation
- Handlungsablauf bei *Ersticken*
  - Schritt 1: Patienten zum Husten auffordern
  - Schritt 2: bis zu 5 Rückenschläge verabreichen (zwischen die Schulterblätter, den Brustkorb mit einer Hand halten und den Patienten nach vorne beugen lassen), ggf. wiederholen
  - Schritt 3: bis zu 5 Oberbauchkompressionen verabreichen (Heimlich-Handgriff)
  - Schritt 4: Wiederholen von Schritt 2 und Schritt 3
  - Schritt 5: Thoraxkompressionen bei Bewusstlosigkeit
  - Bolusentfernung durch kräftige Schläge zwischen die Schulterblätter oder durch Anwendung des Heimlich-Handgriffs
  - Durchführung: Ausübung eines subdiaphragmalen bzw. epigastralen nach kranial gerichteten Druckstoßes, der über eine intrathorakale Druckerhöhung den Fremdkörper bzw. Bolus herausschleudern soll
  - Indikation: Schwere Atemwegsverlegung durch Fremdkörperaspiration
  - Kontraindikationen: fortgeschrittene Gravidität, extreme Adipositas, Säuglingsalter
  - Gefahr: Verletzung innerer Bauchorgane und Strukturen (Leber, Milz, Aorta etc.), daher sollen alle Patienten, bei denen dieses Manöver durchgeführt wurde, auf innere Verletzungen untersucht werden.
- Ggf. Optimierung der Oxygenierung: Nasensonde (bis 6 l O_2/min: F_iO_2 0,2–0,4) oder besser Maske (> 6–15 l O_2/min: F_iO_2 0,4–0,7)
- Ggf. empirische Gabe von Glukokortikoiden
- Ggf. initial flexible Bronchoskopie, Fremdkörperextraktion in starrer Bronchoskopietechnik
- Hinweis: im Röntgen-Thorax werden strahlentransparente Fremdkörper oft übersehen!

Schwere Atemwegsverlegung → Kreislaufinstabiler oder bewusstloser Patient

- Kontrolle von Bewusstsein (Schmerzreiz setzen), Atmung (Sehen, Fühlen, Hören, S_pO_2) und Hämodynamik (Puls, Blutdruck)
- Bei Herz-Kreislauf-Stillstand: sofortiger Beginn der kardiopulmonalen Reanimation: bedingt durch die Herzdruckmassage gelingt es in einigen Fällen, den tief sitzenden Fremdkörper bzw. Bolus zu lockern und in Richtung Pharynx zu mobilisieren (Thoraxkompressionen erzeugen im Vergleich zu Oberbauchkompressionen einen höheren Atemwegsdruck)
- Verdacht auf hochsitzenden Fremdkörper: Notfalltracheotomie
- Mund- und Racheninspektion: bei ersichtlichem Aspirat (z. B. Erbrochenes)
    - Digitale Ausräumung des Rachenraumes
    - Oropharyngeales Absaugen in Kopftieflage
    - Fremdkörperextraktion aus Larynx mittels Magill-Zange und Absaugung unter laryngoskopischer Sicht
    - Bei Massenaspiration Freisaugen mittels Endotrachealtubus und anschließende endotracheale Intubation
- Absaugmanöver unter ständiger Kontrolle der Vitalparameter und pulmonaler Auskultation
- Atemwegsmanagement bei fehlender Eigenatmung:
    - Endotracheale Intubation und ggf. Fremdkörper mit dem Tubus vor- bzw. tiefer schieben, sodass zumindest eine Lunge beatmet werden kann
    - Oft sind hohe Beatmungsdrücke notwendig
    - Ggf. manuelle Exspirationshilfe durch Thoraxkompression
    - Vorsichtige Maskenbeatmung, falls keine endotracheale Intubation möglich: eine langsame und kräftige Beatmung unter anteroposteriorem Krikoiddruck (Sellick-Handgriff) kann eine Luftinsufflation neben dem Fremdkörper erlauben
- Endoskopie:
    - Möglichkeiten: flexible/starre Tracheobronchoskopie oder Ösophagogastroduodenoskopie (ÖGD)
    - Starre Bronchoskopie unter Anästhesie als Methode der Wahl bei hochgradigem Verdacht auf Aspiration
    - Ggf. Inspektion der oberen (Laryngoskopie) und der tiefen Atemwege (Tracheobronchoskopie) in flexibler Bronchoskopietechnik und Lokalanästhesie sowie tiefer Sedierung, meist gelingt bereits hier die Fremdkörperextraktion unter Verwendung von z. B. Kryosonde, Fangkorb oder Fasszange, selten ist der Wechsel auf starre Bronchoskopietechnik und Vollnarkose notwendig (bei Kindern in der Regel Vollnarkose erforderlich), ggf. sind blutstillende Maßnahmen notwendig (endobronchiale Spülungen mit verdünnter Adrenalinlösung oder Einlegen eines Bronchusblockers bis maximal 48 h)
    - ÖGD bei Bolusimpaktion mit kompletter Okklusion des Ösophagus sowie bei spitzen Fremdkörpern
    - Eine routinemäßige Gabe eines Antibiotikums (z. B. Ampicillin/Sulbactam 1,5 g/8 h i.v.) wird für zumindest 3 Tage empfohlen.
- Operation/Thorakotomie: als Ultima Ratio bei Versagen der endoskopischen Techniken

Pneumologie

13.3 Inhalationstrauma

13.3.1 Definition

Unter einem Inhalationstrauma versteht man die thermische und chemisch-toxische Schädigung der Atemwege und des Lungenparenchyms durch Einatmen von Hitze, Rauch- und Reizgasen.

13.3.2 Allgemeines

- Obwohl im Rahmen von Verbrennungen viele Organe beteiligt sein können, sind Hitzeschäden der Lunge am gravierendsten
- Ca. 20–30 % aller Brandverletzten erleiden ein Inhalationstrauma
- Bei ca. 80 % aller Brandverletzten ist das Inhalationstrauma die Todesursache
- Die Kohlenmonoxidintoxikation spielt im Rahmen des Inhalationstraumas durch Brandunfälle eine dominante Rolle
- ARDS-Häufigkeit beatmeter Brandopfer: über 50 %
- Mortalität des Inhalationstraumas alleine: ca. 10 %
- Mortalität des Inhalationstraumas bei schwerer Verbrennung: über 50 %
- Arten des Inhalationstraumas: thermisches, chemisches und systemisches Inhalationstrauma

> Zum Management des Inhalationstraumas existieren keine nationalen noch internationalen Leitlinien, sodass auf die Erfahrung des jeweiligen Verbrennungszentrums zugegriffen werden muss.

13.3.3 Ätiologie

Inhalation von „Komponenten des Brandrauchs"
- **Rauchpartikel**: Ruß, Schädigung abhängig von Partikelgröße (< 1 bis > 5 µm)
- **Hitze- und Flammeninhalation** (*thermisches Inhalationstrauma*): lokale supraglottische Schädigung, nur zu 5 % subglottisch, Gefahr von Larynx- und Glottisödem (max. nach 12–24 h)
- **Reizgase** (*chemisches Inhalationstrauma*): lokal toxisch in tiefen Atemwegen, Spätmortalität durch Reizgase vom Latenztyp und Sofortmortalität durch hydrophile Reizgase
- **Erstickungsgase** (*systemisches Inhalationstrauma*): CO, CO_2, Zyanide, Schwefelwasserstoff

Chemisches Inhalationstrauma: Inhalation von Reizgasen
- Entstehung bei Schwelbränden, Bränden in geschlossenen Räumen und Bränden mit starker Rauchentwicklung

- **Reizgase vom Soforttyp** (*hydrophile Stoffe*): Ammoniak, Chlorwasserstoff, Fluor-, Schwefelwasserstoff → Schädigung der *oberen Atemwege*, zentrale Verätzungen, Larynxödem → bei massiver Exposition ödematöse Bronchitis und ggf. Lungenödem
- **Reizgase vom Spättyp** (*lipophile Stoffe*): Aldehyde, Nitrosegase oder Stickstoffoxide (NO, NO_2, N_2O_3, N_2O_4), Ozon (O_3), Phosgen ($COCl_2$) → Schädigung der *unteren Atemwege* → schwere ödematöse Bronchitis/Bronchiolitis mit unstillbarem Husten bis zur Orthopnoe
- **Reizgase vom intermediären Typ**, d. h. Verbindungen mit mittlerer Wasserlöslichkeit: Chlor (Cl_2), Brom (Br_2), Schwefeldioxid (SO_2)

Systemisches Inhalationstrauma: Inhalation von Erstickungsgasen
- *Systemische Inhalationsintoxikation*: Erstickungsgase (CO, CO_2, Zyanide) und O_2-Mangel (Asphyxie) führen zur Abnahme der O_2-Transportkapazität sowie zur Störung der inneren Atmung und sind für die hohe Frühmortalität des Inhalationstraumas verantwortlich
- Häufig kombinierte CO-Zyanid-Mischintoxikation (synergistische Toxizität)

Thermisches Inhalationstrauma: Inhalation von „Hitze"
- Temperatur (Hitzeentwicklung) und Expositionszeit bestimmen den Schweregrad der thermischen Schädigung
- Folgen der thermischen Schädigung: muköse/submuköse Ödeme, Erytheme, Blutungen bis Ulzerationen/Nekrosen der oberen Atemwege
- Bei der Inhalation von heißem Dampf kann es auch zu Schädigungen der tiefen Atemwege kommen

13.3.4 Einteilung

- **Frühphase des Inhalationstraumas:**
  - Auftreten: ≤ 72 h nach dem Ereignis
  - Organmanifestation: meist obere Atemwege bis Carina tracheae, selten untere Atemwege (frühes ARDS)
  - Klinik: Schwellung von Gesicht, Hals, Larynx mit inspiratorischem Stridor
- **Spätphase des Inhalationstraumas:**
  - Auftreten: > 72 h nach dem Ereignis
  - Organmanifestation: meist untere Atemwege
  - Klinik: akute obstruktive Bronchitis bis bakterielle Superinfektion, ggf. multilokuläre pneumonische Infiltrate bis Sepsis (25–30 % der Fälle)

13.3.5 Klinik

- Husten/Hustenreiz, Heiserkeit
- Dyspnoe
- Inspiratorischer Stridor bis Bronchospasmus
- Ggf. Larynxödem

- Retrosternale Schmerzen
- Zeichen der Reizgasbeteiligung:
  - Reizgasbeteiligung vom **Soforttyp** (stechender Charakter) mit pharyngolaryngealer Symptomatik: Reizhusten, Würgen, Nausea, Augentränen (Konjunktivitis), Rhinitis, Kopfschmerzen, Larynxödem
  - Reizgasbeteiligung vom **Latenztyp** (teilweise vom süßlichen Charakter) mit „symptomfreiem Intervall" bis zu 36 h, danach: Dyspnoe, Fieber, toxisches Lungenödem (blutig-schaumig), Bronchospasmus bis Schock

13.3.6 Diagnostik

- Anamnese/Erhebung des Unfallhergangs: Verbrennung im geschlossenen Raum
- Körperliche Untersuchung:
  - Inspektion von Haut und Schleimhäuten: Mundhöhle, Pharynx, Nase (Schwärzung), Rötungen, Blässe oder Rußablagerungen der oropharyngealen Schleimhäute, Ödembildung (Gefahr des Glottisödems), verbrannte Wimpern und Nasenhaare
  - Auskultation: evtl. Rasselgeräusche, inspiratorischer Stridor, Giemen und Brummen
- Labor: venöse/arterielle BGA (!), inklusive Bestimmung von CO-Hb-Anteil, Met-Hb, pH-Wert und Laktat
- Röntgen-Thorax (meist unauffällig)
- Flexible Bronchoskopie zur Diagnose einer „burnt lung" (◘ Tab. 13.4)

> Die flexible Bronchoskopie gilt als Goldstandard für die Diagnose eines Inhalationstraumas (Nugent und Herndon 2007; Endorf und Gamelli 2007; Dries und Endorf 2013).

◘ Tab 13.4 Bronchoskopische Schweregraduierung des Inhalationstraumas (Endorf und Gamelli 2007)

Grad	Klassifikation	Beschreibung
0	Keine Schädigung	Fehlen von Rußablagerungen, Rötung, Ödeme, Hypersekretion oder Obstruktion
1	Milde Schädigung	Kleinere oder fleckige erythematöse Bereiche, Rußablagerungen in proximalen oder distalen Bronchien
2	Moderate Schädigung	Moderate Rußablagerungen, Rötung, Ödeme, Hypersekretion oder Obstruktion
3	Schwere Schädigung	Schwere Rußablagerungen, Rötung, Ödeme, Hypersekretion oder Obstruktion
4	Massive Schädigung	Ulzerierende bis nekrotische Areale und/oder endoluminale Obstruktion

> **Cave**
> Falsch-hohe Werte in der Pulsoxymetrie, da viele Pulsoxymeter nicht zwischen O_2-Hb und CO-Hb differenzieren kann (partielle O_2-Sättigung). Mittels arterieller BGA (fraktionelle O_2-Sättigung) lässt sich der CO-Hb-Anteil bestimmen. Dies bedeutet, dass z. B. trotz eines hohen CO-Hb-Anteils in der BGA (z. B. 70 % CO-Hb und 30 % O_2-Hb) die pulsoxymetrische O_2-Sättigung immer noch über 90 % liegen kann.

13.3.7 Differenzialdiagnostik

- Zyanid-, CO-Monointoxikation
- Reizgasintoxikation
- Schwerer Asthmaanfall

13.3.8 Therapie

- **Adäquate Oxygenierung:** > 6 l O_2/min über Maske
- **Analgosedierung:** z. B. Fentanyl (Fentanyl-Janssen)
- **Intubation und Beatmung**
    - Indikation: sicheres Inhalationstrauma, zirkuläre thorakale Verbrennungen (Compliance ↓), begleitende 2.- bis 3.-gradige Gesichtsverbrennung (schnelles Anschwellen der Halsweichteile), Bewusstlosigkeit, zunehmender inspiratorischer Stridor, therapierefraktäre Hypoxämie und Dyspnoe, Verbrennungen von mehr als 50–60 % der Körperoberfläche
    - Wenn möglich „nasale" Intubation mittels großlumigem Tubus
    - Keine „prophylaktische", sondern „notwendig frühzeitige" Intubation (Gefahr: oropharyngeales Schleimhautödem)
    - Ggf. Koniotomie, falls aufgrund einer massiven Schleimhautschwellung eine orotracheale Intubation unmöglich
    - Frühzeitige Tracheotomie, insbesondere bei problematischer tracheobronchialer Absaugung, u. a. weniger Sedierung, bessere Patiententoleranz und frühere Mobilisation
- **Flüssigkeitsmanagement**
    - Insbesondere bei Inhalationstrauma mit dermaler Beteiligung.
    - Ab 20–25 % verbrannter Körperoberfläche kommt es wenige Minuten nach dem Brandunfall zu einer mediatorengetriggerten Ausbildung der sog. Verbrennungskrankheit mit massivem Capillary-leak-Syndrom
    - Folgen: generalisiertes Ödem und intravasale Hypovolämie
    - Maßnahmen: Volumensubstitution, z. B. nach der Baxter-Parkland-Formel (meist zu hohe Volumina mit der Gefahr des Lungenödems) oder – besser – individuell angepasstes, „ultrasound- and clinical guided"-Flüssigkeitsmanagement
- **Glukokortikoide beim Inhalationstrauma**
    - **Inhalative** Glukokortikoide Glukokortikoide: Obwohl die prophylaktische Gabe von inhalativen Glukokortikoiden primär nicht empfohlen wird, kann in Einzelfällen und bei sicheren Zeichen eines Inhalationstraumas die Applika-

Pneumologie

tion z. B. von Beclometason (Junik, Ventolair) eine symptomatische Besserung schaffen
- **Systemische** Glukokortikoide hoch dosiert, umstritten (!); die Zufuhr von Hydrokortison ist nur noch im therapierefraktären septischen Schock des Schwerbrandverletzten indiziert
- Ggf. Hydroxocobalamin (Cyanokit, Vitamin B_{12b}, 70 mg/kg KG) bei Rauchgasintoxikation (Zyanid-CO-Mischintoxikation); die Kombinationstherapie aus 4-DMAP und Natrium-Thiosulfat ist nur bei gesicherter Zyanid-Monointoxikation indiziert
- **Prophylaktisches Antibiotikum bei schwerem Mukosa-Schaden**, umstritten:
  - Ampicillin/Sulbactam 1,5 g/8 h i.v.
  - Cephalosporin der 2. Generation (z. B. Cefuroxim 1,5 g/8 h)
- **Bronchospasmolytika**
  - Theophyllin (Euphyllin), unterstützt u. a. die mukoziliäre Clearance
  - Inhalative $β_2$-Sympathomimetika (z. B. Salbutamol, Inhalationen bis zu 5-mal täglich): antiinflammatorische Wirkung, bessere Mobilisation von Atemwegssekreten, Stimulation der Reparatur der Epithelialzellen
  - Reduktion des „airway obstructing cast" (fibrinhaltiges zellreiches Atemwegsexsudat → Atemwegsobstruktion): Vernebelung von Heparin zusammen mit Antithrombin und/oder ACC
- Bei Verdacht auf ein Inhalationstrauma sollte auch bei Beschwerdefreiheit aufgrund der latenten Gefahr des **toxischen Lungenödems** eine Überwachung für mindestens 24 h erfolgen.
- Bei Entwicklung eines ARDS: ▶ Abschn. 74
- Bei sicherem Inhalationstrauma:
  - Kontaktaufnahme mit Verbrennungsklinik
  - Vermittlung über die „Zentrale Anlaufstelle für die Vermittlung von Krankenhausbetten für Schwerbrandverletzte" der Feuerwehr Hamburg (Tel.: 040/42851–3998/9; leitstelle@feuerwehr.hamburg.de)

13.4 Asthma bronchiale

13.4.1 Definitionen

- **Asthma bronchiale**:
  - Akute variable und reversible Atemwegsobstruktion
  - Auf einer bronchialen Hyperreagibilität und (chronischen) Entzündung der Bronchialschleimhaut beruhend
- **Schweres Asthma**:
  - Asthma bronchiale, welches in den letzten 12 Monaten entweder gemäß der GINA-Therapiestufen 4–5 oder mit systemischen Steroiden während mindestens 50 % der letzten 12 Monate behandelt wurde. Die Bezeichnung „schweres Asthma" ist dann zulässig, wenn die genannten Therapiemaßnahmen notwendig waren, um die Entwicklung eines unkontrollierten Asthmas zu verhindern oder wenn trotz dieser Maßnahmen ein unkontrolliertes Asthma persistierte

– Kontrolliertes Asthma, das sich verschlechtert beim Reduktionsversuch von inhalativen oder systemischen Steroiden (oder ergänzenden Biologika)
- **Brittle-Asthma**: Subgruppe des lebensbedrohlichen Asthma bronchiale mit sehr rascher und unvorhersehbarer Entwicklung (hohes Mortalitätsrisiko)

13.4.2 Allgemeines

- Inzidenz: ca. 0,4–1,2 % pro Jahr
- Prävalenz: 5 % bei Erwachsenen und 10 % bei Kindern
- Mortalität schwerer Asthmaanfälle: 10 %
- Asthmaformen (Tab. 13.5)
  - Allergisches Asthma bronchiale
  - Nicht-allergisches Asthma bronchiale
  - Mischformen aus extrinsischem und intrinsischem Asthma („mixed asthma"); im Verlauf eines initial allergischen Asthma bronchiale kann die intrinsische Komponente in den Vordergrund treten
- Mortalität: ca. 0,5–1/100.000 (oft junge Erwachsene)

> Zum Management des Asthma bronchiale existieren sowohl eine **nationale Versorgungsleitlinie** (▶ https://www.leitlinien.de/themen/asthma/4-auflage; letztes Update 2020) als auch eine internationale **GINA-Leitlinie** (Global Initiative for Asthma, ▶ www.ginasthma.org; 2016); das **schwere Asthma bronchiale** wird über eine separate internationale Leitlinie abgedeckt (Chung et al. 2014).

Tab 13.5 Asthmaformen

Allergisches Asthma bronchiale	Nicht-allergisches Asthma bronchiale
Extrinsisches Asthma	Intrinsisches Asthma
Häufig bei Kindern und Jugendlichen (oft Atopiker)	Meist bei Erwachsenen
Saisonal oder perennial wiederkehrend	Im Rahmen von chronischen Lungenerkrankungen
Erhöhte Eosinophilenzahl	Erhöhte Eosinophilenzahl (stärker ausgeprägt als beim extrinsischen Asthma)
Erhöhtes Gesamt- und allergenspezifisches IgE	Kein erhöhtes Gesamt- und allergenspezifisches IgE
Triggerfaktoren: Allergene	Triggerfaktoren: Infektionen der Atemwege (Viren, Chlamydien/Mykoplasmen), Kälte, Medikamente, physische oder psychische Belastung

Abkürzung: *Ig* = Immunglobulin

13.4.3 Ätiologie

- **Polyätiologisches Krankheitsbild**: genetische Prädisposition (Atopie, verschiedene Genpolymorphismen), Lebensstil (Ernährung) und Umweltfaktoren
- **Auslöser/Trigger**: Antigenexposition, vorausgehender Atemwegsinfekt (Viren, Mykoplasmen), körperliche oder psychische Anstrengung, Kälte, Medikamente (z. B. NSAR, β-Blocker), mangelnde Compliance, Inhalation von Zigarettenrauch
- **Allergene**: saisonale (z. B. Gräserpollen) oder perenniale (ganzjährig, z. B. Hausstaubmilben, Tierhaare, Schimmel)
- **Komorbiditäten**: Rhinosinusitis, nasale Polypen, psychologische Faktoren (Angst, Depression), „vocal cord dysfunction", Adipositas, mit Tabakrauchkonsum assoziierte Erkrankungen, schlafbezogene Atemstörungen (z. B. obstruktive Schlafapnoe), Hyperventilationssyndrom, hormonelle Einflüsse (z. B. Menopause, Schilddrüsenerkrankungen), gastroösophageale Refluxerkrankungen (symptomatisch), Medikamente (Acetylsalicylsäure, NSAR, β-Blocker, ACE-Hemmer).

Vier Mechanismen der Atemwegsobstruktion
- Kontraktion der glatten Bronchialmuskulatur
- Mukosaödem der Atemwegswände
- Verstopfen der Bronchiolen durch viskösen Schleim („mucus plugging")
- Irreversible Umbauvorgänge („remodeling")

Phasen des Asthma bronchiale
- **Sofortreaktion** („early phase response") oder mediatorenvermittelte Reaktion
  - Reaktion: innerhalb von Minuten nach Antigenkontakt
  - Dominierende Zellen: Mastzellen und basophile Granulozyten
  - Voraussetzung: vorangegangene Sensibilisierung
  - Klinik: Bronchospasmus, Schleimhautödem und Hypersekretion
- **Spätreaktion** („late phase response") oder zellvermittelte Immunantwort
  - Reaktion: ca. 2–24 h nach der Sofortreaktion
  - Dominierende Zellen: eosinophile/basophile Granulozyten, Monozyten und T-Lymphozyten
  - Klinik: bronchiale Inflammation und Bronchospasmus
- **Chronische Reaktion** bzw. Chronifizierung
  - Klinik: Atemwegsremodeling („Asthmafixierung") und bronchiale Hyperreagibilität

13.4.4 Klinik

(◘ Tab. 13.6, ◘ Tab. 13.7)

◘ **Tab 13.6** Management des Asthmaanfalls (Klinik und Maßnahmen, Global Initiative for Asthma, GINA: ► www.ginasthma.org, 2016; AWMF 2013: ► http://www.awmf.org/leitlinien/detail/ll/nvl-002.html)

Mildes bis moderates Asthma

Sprechen normal (keine Dyspnoe beim Sprechen) Atemfrequenz < 25/min Herzfrequenz 100–120/min Periphere O_2-Sättigung: 90–95 % „Peak Expiratory Fow" (PEF) > 50 % des Bestwertes oder des erwarteten Wertes (Peak-Flow-Protokoll) Blutgase: p_aO_2 normal, p_aCO_2 ↓, pH alkalisch, S_aO_2 90–95 % als Ausdruck der kompensatorischen Hyperventilation	2–4 Hübe eines kurzwirksamen $β_2$-Mimetikums, ggf. nach 10–15 min wiederholen 20–50 mg Prednisolonäquivalent p.o. Atemerleichterung (Arme abstützen, Lippenbremse) Ggf. O_2-Therapie (Ziel-S_pO_2 > 92 %)

Schweres Asthma

Sprechdyspnoe (Sprechen von lediglich Satzteilen oder Worten in einem Atemzug) Atemfrequenz AF > 30/min („rapid shallow breathing", d. h. schnelle oberflächliche Atmung) Herzfrequenz ≥ 120/min Periphere O_2-Sättigung: < 90 % PEF ≤ 50 % des Bestwertes oder < 200 l/min bei unbekanntem Ausgangswert Dyspnoe bis Orthopnoe bei exspiratorischem Stridor Einsatz der Atemhilfsmuskulatur Pulsus paradoxus (Abfall des systolischen Blutdrucks > 10–25 mmHg während der Inspiration) Blutgase: p_aO_2 ↓, p_aCO_2 normal bis ↑, pH normal, S_aO_2 < 90 % (respiratorische Partialinsuffizienz)	Sauerstoffgabe: 2–4 l/min über Nasensonde (S_aO_2 > 92 %) 2–4 Hübe eines kurzwirksamen $β_2$-Mimetikums (nach 10–15 min wiederholen) 50–100 mg Prednisolonäquivalent i.v. (in 4- bis 6-stündigen Abständen) Inhalationen/Vernebelung mit Salbutamol plus Ipratropiumbromid (3 ml einer Lösung mit 0,5 mg Ipratropiumbromid und 0,25 mg Salbutamol, Wiederholung alle 30–60 min) Evtl. Reproterol: 0,09 mg i.v. (Wiederholung nach 10 min, ggf. Perfusor: 5 Amp. auf 50 ml, 0,018–0,09 mg/h) Evtl. Theophyllin i.v. (5 mg/kg KG) Evtl. Magnesium i.v. (2 g in 20 min)

Lebensbedrohliches Asthma

„Silent chest" (kein Atemgeräusch) Frustrane Atemarbeit/flache Atmung Zyanose Bradykardie oder arterielle Hypotension Erschöpfung, Konfusion oder Koma (Hyperkapnie mit Somnolenz, CO_2-Narkose) PEF < 33 % des Bestwertes oder < 100 l/min bei unbekanntem Ausgangswert Blutgase: p_aO_2 ↓, p_aCO_2 n-↑, pH normal bis ↓, S_aO_2 < 90 % (respiratorische Globalinsuffizienz) Paradoxe thorakoabdominelle Bewegungen, d. h. inspiratorische Einziehungen der Abdominalmuskulatur („Schaukelatmung")	Sauerstoffgabe: 2–4 l/min über Nasensonde (S_aO_2 > 92 %) 2–4 Hübe eines kurzwirksamen $β_2$-Mimetikums (nach 10–15 min wiederholen) 50–100 mg Prednisolonäquivalent i.v. (in 4- bis 6-stündigen Abständen) Inhalationen/Vernebelung mit Salbutamol plus Ipratropiumbromid (3 ml einer Lösung mit 0,5 mg Ipratropiumbromid und 0,25 mg Salbutamol, Wiederholung alle 30–60 min) Evtl. Reproterol: 0,09 mg i.v. (Wiederholung nach 10 min, ggf. Perfusor: 5 Amp. auf 50 ml, 0,018–0,09 mg/h) Evtl. Theophyllin i.v. (5 mg/kg KG) Evtl. Magnesium i.v. (2 g in 20 min) Evtl. NIV unter leichter Sedierung (z. B. Propofol), ggf. Intubation

Pneumologie

Tab 13.7 Formen des fatalen Asthmas

	Typ 1 („acute severe asthma")	Typ 2 („acute asphyxic asthma")
Geschlecht	Frauen > Männer	Männer > Frauen
Auftreten	Akut (> 6 h): Tage bis Wochen	Hyperakut (< 6 h): Minuten bis Stunden
Häufigkeit [%]	80–85	15–20
Triggerfaktoren	Infektion	Allergene, physische oder psychische Belastung
Klinik	Progrediente Verschlechterung bei zunehmender Obstruktion	Plötzliche Verschlechterung mit perakuter Obstruktion
Tod	Innerhalb der Klinik	Präklinisch
Pathologie der Atemwege	Intensive Schleimansammlung	Leere Bronchiolen
Submuköse Entzündungszellen	Eosinophile Granulozyten	Neutrophile Granulozyten
Therapeutische Ansprechbarkeit	Langsam	Schneller

Anmerkung: Der Begriff des „Status asthmaticus" („*fatal asthma*": Asthmaanfall, der nicht prompt auf β_2-Mimetika reagiert) wird heute mehr oder weniger durch die Begriffe „akutes schweres Asthma" („*acute severe asthma*") oder als gesteigerte Form „lebensbedrohliches Asthma" („*life threatening asthma*") ersetzt

Risikofaktoren bzw. Hinweise für ein potenziell fatales Asthma bronchiale
- Vorgeschichte eines beinahe fatalen Asthmaanfalls („near-fatal asthma")
- Notfallmäßige und stationäre Behandlung des Asthmas im zurückliegenden Jahr
- Vorherige Intubation und mechanische Beatmung wegen Asthma
- Laufende systemische Steroidtherapie oder kürzliches Absetzen einer systemischen Steroidtherapie
- Übermäßiger Einsatz von β_2-Sympathomimetika zur Symptomlinderung
- Psychosoziale Probleme oder Negation des Asthmas oder seines Schweregrades
- Mangelnde Adhärenz zum Therapieplan in der Vergangenheit

13.4.5 Komplikationen

- Zerebrale Hypoxämie
- Akutes Cor pulmonale (Rechtsherzversagen bis kardiogener Schock)
- Lungenversagen („respiratory arrest")
  - Hypoxämisches Lungenversagen: $p_aO_2 \downarrow$, Lungenparenchymversagen
  - Hyperkapnisches Lungenversagen: $p_aCO_2 \uparrow$, Atempumpenversagen
- Arrhythmien: hypoxiebedingt und/oder medikamentös verursacht (z. B. β_2-Mimetika)

- Pneumothorax: durch massive Lungenüberblähung bei erhöhtem intrathorakalem Gasvolumen
- Andere: Pneumomediastinum, Pneumoperikardium, tracheoösophageale Fistel, Pneumonie/pneumogene Sepsis

13.4.6 Diagnostik

> Die Diagnose des Asthma bronchiale stützt sich auf die charakteristische Klinik und den Nachweis einer (partiell) reversiblen Atemwegsobstruktion und/oder einer bronchialen Hyperreagibilität.

- **Anamnese/Fremdanamnese:**
  - Husten (meist unproduktiver Reizhusten): Gelegentlich ist ein chronischer, nicht produktiver Husten einzige klinische Manifestation (!)
  - Pfeifende Atemgeräusche („Giemen")
  - Wiederholtes Auftreten anfallsartiger, oftmals nächtlicher Luftnot und/oder thorakales Engegefühl und/oder Intensität und Variabilität (typischerweise variable Ausprägung der Symptome im Vergleich zur COPD: mal stärker, mal schwächer)
  - Allergien/Atopie in der Anamnese
  - Ggf. Atemwegserkrankungen („spastische Bronchitis")
  - Gehäuft im Kindesalter, jedoch auch bei Erwachsenen nicht selten
  - *Auslöser*: Atemwegsreize (z. B. Exposition gegenüber Allergenen, thermischen [kalte Luft] und chemischen Reizen, Rauch und Staub), Tages- und Jahreszeit (z. B. Tag-Nacht-Rhythmus, Allergenexposition), Aufenthaltsort und Tätigkeit (z. B. Arbeitsplatz), Auftreten während/nach körperlicher Belastung, enge Assoziation mit Atemwegsinfektionen sowie psychosoziale Faktoren

> Je lauter die Atemgeräusche (Giemen), desto harmloser die Situation; bei fehlendem Atemgeräusch handelt es sich um die ernstere Situation.

- **Körperliche Untersuchung**
  - Inspektion: Dyspnoe („pfeifendes Atemgeräusch"), Orthopnoe, *„silent chest"*, Sprechunvermögen, Zyanose
  - Palpation: Tachykardie, Pulsus paradoxus (Abfall des systolischen Blutdrucks > 10–25 mmHg während der Inspiration; physiologisch ≤ 10 mmHg)
  - Perkussion: hypersonorer Klopfschall
  - Auskultation: verlängertes Exspirium (bis stumme Auskultation), exspiratorisches Giemen
- **Monitoring**: EKG, Blutdruck, S_pO_2 (respiratorische Insuffizienz, S_pO_2 < 90 % bei Raumluft)
- **Labordiagnostik**:
  - Notfalllabor einschließlich Differenzialblutbild, D-Dimere (Lungenembolie?), Herzenzyme und Troponin (Myokardinfarkt?), BNP (dekompensierte Herzinsuffizienz, Asthma cardiale?)

Pneumologie

- BGA: Monitoring des Gasaustausches und des pH-Wertes bei schwerem Asthma
- **12-Kanal-EKG**: Zeichen der Rechtsherzbelastung (Lungenembolie?), Myokardinfarkt mit akuter Linksherzinsuffizienz (Asthma cardiale)
- **Röntgen-Thorax**: Ausschluss/Nachweis anderer Differenzialdiagnosen
- **Ggf. Echokardiografie**: Ausschluss/Nachweis anderer Differenzialdiagnosen
- **Im Verlauf → Lungenfunktionsanalyse:**
    - Nachweis einer Obstruktion: $FEV_1/VC < 70\,\%$
    - Reversibilität nach SABA („short acting beta agonists", kurzwirksame β_2-Mimetika): nach Inhalation von ≤ 4 Hüben eines SABA → Zunahme der $FEV_1 \geq 12\text{--}15\,\%$ (mindestens 200 ml des Ausgangswerts) bzw. positiver Akut-Bronchospasmolyse-Test oder Reversibilität nach 4-wöchiger inhalativer Glukokortikosteroidtherapie
    - **Bronchiale Hyperreagibilität** (unspezifische Provokation mit z. B. Methacholin) und/oder **PEF-Variabilität** (bei asthmatypischer Anamnese, aber normaler Lungenfunktion): z. B. Methacholin-Inhalation mit Abfall der $FEV_1 \geq 20\,\%$ und/oder PEF-Variabilität („peak expiratory flow", variabel: typisch sind Schwankungen von $> 20\,\%$ über einen Zeitraum von 3–14 Tagen, mindestens 4 Messungen pro Tag, Eigenmessungen mit Peak-Flow-Meter, Führen eines Peak-Flow-Protokolls: Asthmatagebuch; PEF-Variabilität [%] = [höchster – niedrigster Wert]/höchster Wert $\times$ 100 [%])
- **Im Verlauf → allergologische Stufendiagnostik**
    - Allergieanamnese, inklusive Berufsanamnese
    - Nachweis der allergenspezifischen, IgE-vermittelten Sensibilisierung
        - Prick-Hauttest oder
        - Bestimmung des spezifischen Serum-IgE, ggf. RAST (Radio-Allergo-Sorbent-Test)
        - Ggf. allergenspezifische Allergenprovokation unter stationären Bedingungen
        - Ggf. Nachweis der Diaminooxidaseaktivität bei Histaminintoleranz oder Basophilendegranulationstest

> Diagnostik des Asthma bronchiale:
- **Lungenfunktioneller Nachweis** einer bronchialen Hyperreagibilität *ohne* typische Klinik: *kein* Asthma bronchiale
- **Verbesserung der $FEV_1 \geq 12\text{--}15\,\%$ ($R_{spez} > 20\,\%$) nach Akutbroncholyse** (alternativ: die 4-wöchige Steroidinhalationstherapie): Asthma bronchiale
- Eine normale Spirometrie schließt ein Asthma nicht aus

13.4.7 Differenzialdiagnostik

> Die akute Exazerbation der COPD (AE-COPD) stellt die wichtigste Differenzialdiagnose beim Erwachsenen dar. Die Differenzialdiagnose beim Kind ist dagegen stark altersabhängig (z. B. Bronchiolitis im Säuglingsalter, Krupp-Syndrom im Kindesalter oder Fremdkörperaspiration während des 2. Lebensjahres).

- **Kardiovaskulär**: Asthma cardiale (Linksherzinsuffizienz beim älteren Patienten)

- **Pulmonal-vaskulär**: Lungenembolie, Spontanpneumothorax, Bronchopneumonie, COPD-Exazerbation, postinfektiöse bronchiale Hyperreaktivität (mit Husten), Bronchiektasen, Fremdkörperaspiration, Tumorerkrankung mit Obstruktion etc.
- **Andere**: gastroösophagealer Reflux häufig assoziiert mit chronischem Husten oder mit intermittierenden in- oder exspiratorischen Laryngospasmen („vocal cord dysfunction"), Medikamentennebenwirkungen (z. B. ACE-Hemmer induzierter Husten)
- Siehe Differenzialdiagnose „Dyspnoe" (▶ Abschn. 1).

13.4.8 Akuttherapie

Allgemeines

- Aufrechterhaltung und Stabilisierung der Vitalfunktionen
- Lagerung: sitzende Position, beengende Kleidung öffnen
- Sedierung:
    - Für Ruhe sorgen (Umgebung, Gespräch)
    - Hypnotika bzw. Sedativa (z. B. Midazolam) sollten wegen ihrer atemdepressiven Wirkung möglichst vermieden werden (◘ Tab. 13.8, ◘ Tab. 13.9).
- **Adäquate Oxygenierung**
    - O_2-Gabe über Maske (> 6–10 l O_2/min: F_iO_2 0,7 ohne und F_iO_2 0,9 mit Reservoir)
    - Evtl. NIV (Masken-CPAP), Ziel: $S_aO_2 \geq 92\,\%$
    - Ansonsten frühzeitige Intubation bei Zeichen der Dekompensation
- **Medikamentöse Therapie** (◘ Tab. 13.8, ◘ Tab. 13.9)
    - Wiederholte Gabe eines kurzwirkenden β_2-Sympathomimetikums (ideal über ein O_2-betriebenes Verneblersystem)
    - Frühzeitige Gabe eines systemischen Glukokortikoids

◘ Tab 13.8 Medikamente beim akuten Asthmaanfall

Substanzgruppe	Medikament	Dosierung
β_2-Sympathomimetika	Fenoterol (Berotec)	Inhalativ: 2–4 Hübe (1 Hub = 100 µg), ggf. Repetition alle 10–15 min
	Salbutamol (Broncho-Spray novo)	Inhalativ: 2–4 Hübe (1 Hub = 100 µg), ggf. Repetition alle 10–15 min Bevorzugt: Vernebelung in Kombination mit Ipratropiumbromid
	Terbutalin (Bricanyl)	0,25–0,5 mg s.c., ggf. Repetition in 4 h
	Reproterol (Bronchospasmin)	0,09 mg langsam i.v., ggf. Repetition nach 10 min Perfusor: 5 A./50 ml (0,018–0,09 mg/h)

Tab 13.8 (Fortsetzung)

Substanzgruppe	Medikament	Dosierung
Kortikosteroide	Prednisolon (Solu-Decortin) bzw. Prednisolonäquivalent	Initial 50–100 mg i.v.-Bolus (0,5–1 mg/kg KG) Anschließend: alle 4–6 h 50 mg Prednisolon i.v. oder Perfusor
Parasympatholytika	Ipratropiumbromid (Atrovent)	Inhalativ: 2 Hübe (1 Hub = 20 µg), ggf. Repetition alle 10–15 min Bevorzugt: Vernebelung in Kombination mit Salbutamol (3 ml einer Lösung mit 0,5 mg Ipratropiumbromid und 0,25 mg Salbutamol, Wiederholung alle 30–60 min)
Anästhetika	Ketamin-S (Ketanest-S) plus Midazolam (Dormicum) bei therapieresistentem Asthmaanfall	Ketamin: 0,3–0,7 mg/kg KG langsam i.v. und als Perfusor: 25 mg/ml, 0,3 mg/kg KG/h Midazolam: 1–3–5 mg/h als i.v.-Perfusor (2 mg/ml)
	Propofol (Disoprivan 2 %) mit bronchodilatorischen Eigenschaften	1–3 mg/kg KG i.v. (Cave: Hypotonie-Induktion) Perfusor: 20 mg/ml

Tab 13.9 Additive Maßnahmen („second-line treatment")

Magnesiumsulfat (Mg-5-Sulfat 50 %)	Funktion: Membranstabilisator und Blockade spannungsabhängiger Ca^{2+}-Ionenkanäle der glatten Muskelzellen mit relaxierender Wirkung auf glatte Muskelzellen Dosierung: 2 g i.v. über 20 min
Adrenalin (Suprarenin)	Funktion: Wirkt nicht nur als β_2-Mimetikum, sondern ebenfalls als α_1-Mimetikum auf die Bronchialgefäße mit abschwellender Wirkung, ebenfalls bei Zeichen des Angioödems und des Glottisödems Cave: systemische Nebenwirkung mit Hypertonie und Tachykardie sowie Arrhythmieneigung Titration: 1 mg in 10 ml NaCl 0,9 % verdünnt Gabe: inhalativ, s.c., i.v.
Opioide	Funktion: Dämpfung des erhöhten Atemantriebs und Senkung der Spontanatemfrequenz Substanz: z. B. Sufentanil
Volatile Anästhetika	Funktion: Bronchodilatatorische Wirkung Substanzen: Halothan, Sevofluran, Enfluran und Isofluran
Helium-Sauerstoff-Gemisch-Inhalation	Funktion: Stickstoff wird durch Helium ersetzt; Helium besitzt eine deutlich niedrigere Dichte als Stickstoff (0,1785 kg/m³ vs. 1,250 kg/m³) und reduziert somit den Widerstand des Gasflusses; Reduktion des turbulenten Flusses mit Abnahme der Atemwegsresistance, keine Veränderung der bronchialen Obstruktion Substanz: Heliox (Helium-Oxygen): bestehend aus 80 % Helium und 20 % O_2 Kosten und Verfügbarkeit limitieren aktuell diese Therapieoption

(Fortsetzung)

Tab 13.9 (Fortsetzung)	
Bronchoskopie mit Bronchiallavage (BL) bzw. bronchoalveolärer Lavage (BAL)	Indikation: bei unzureichender Oxygenierung trotz maschineller Beatmung Absaugen schleimbedingter Atelektasen, Entfernen von „mucous impaction"
Ggf. extrakorporaler Kreislauf (ECMO)	Ultima Ratio bei absolutem medikamentösem Therapieversagen

> Die **inhalative Gabe** von Ipratropiumbromid in Kombination mit Salbutamol oder sogar verdünntem Adrenalin durch **Vernebelung** (z. B. O_2-betriebene Vernebler) ist meist von großem klinischem Nutzen.

Methylxanthine und Asthmaanfall

Cave
Die Akutbehandlung des Asthmaanfalls mit einem β_2-Sympathomimetikum plus zusätzlich von intravenösem Theophyllin führt zu keiner weiteren Bronchodilatation. Vielmehr können mehr unerwünschte Arzneimittelwirkungen auftreten.

Methylxanthine besitzen somit keine nennenswerte Rolle mehr in der Akuttherapie des Asthmaanfalls. Theophyllin hat aufgrund seiner geringen therapeutischen Breite des Nebenwirkungspotenzials und der verfügbaren Alternativen keinen Stellenwert mehr in der Behandlung des Asthmas.

Beatmungsmanagement bei akutem Asthma bronchiale
(◘ Tab. 13.10)

Allgemeines
- Asthmamortalität unter maschineller Beatmung: bis 10 % (hohes Risiko für Barotrauma und Hypotonie bei einem V_{EL} > 20 ml/kg KG)
- Druckkontrollierte Beatmung
- Initial hoher PEEP, trotz hoher Auto-PEEP
- Plateaudruck P_{Plat} < 35 mbar
- Spitzeninspirationsdruck P_{Peak} ≤ 40 mbar
- Druckanstiegsgeschwindigkeit: steile Rampe ≤ 0,2 s
- Permissive Hyperkapnie: Ziel: pH-Wert > 7,2 (p_aCO_2-Werte um ca. 90 mmHg können initial toleriert werden)
- Zum Stellenwert der nicht-invasiven Beatmung (NIV) beim akuten Asthma bronchiale kann zum gegenwärtigen Zeitpunkt keine gesicherte Aussage getroffen werden, obwohl erste Studien zeigen, dass NIV beim akuten Asthma bronchiale sich günstig auswirkt

Indikationen zur Beatmung (relativ)
- Hohe Atemfrequenzen ≥ 35/min und progrediente Dyspnoe mit respiratorischer Erschöpfung
- Respiratorische Azidose pH < 7,35

Pneumologie

Tab 13.10 Vorschlag zur Einstellung der Beatmungsparameter

Parameter	Empfehlung
Beatmungsfrequenz (niedrig)	6–12/min
Atemzugvolumen (V_T, „tidal volume", niedrig)	5–7 ml/kg KG (Standardkörpergewicht)
Atemminutenvolumen (AMV)	Steuerung nach pH-Wert (Ziel: pH > 7,2)
(Externer) PEEP	5–10 mbar ($PEEP_{extrinsic} < PEEP_{intrinsic}$)
Inspiratorischer Fluss („flow")	≥ 100 l/min
Inspiration-Exspiration-Verhältnis (I:E)	≥ 1:2 bis 1:4
F_iO_2	Initial: 1, danach Reduktion nach p_aO_2

Anmerkung: Der externe PEEP ($PEEP_e$) sollte kleiner dem internen PEEP ($PEEP_i$) sein. Der externe PEEP erfüllt somit eine intrapulmonale Gerüstfunktion. Ziel: $PEEP_e$ maximal 80 % von $PEEP_i$

- Progrediente Hyperkapnie ($p_aCO_2 > 55$ mmHg)
- Zeichen der respiratorischen Globalinsuffizienz: $p_aO_2 < 55$ mmHg, $p_aCO_2 > 55$ mmHg, $S_aO_2 < 88$ % trotz adäquater O_2-Gabe
- Bewusstseinsstörung/Konfusion
- Koma (GCS < 8) oder Atemstillstand

13.4.9 Einleitung einer Langzeittherapie

(Tab. 13.11)
- **Risikofaktoren meiden** (Allergenkarenz!), insbesondere Rauchen (inklusive Nikotinentwöhnung)
- **Symptomatische medikamentöse Therapie:**
  - *„Reliever"* (Bedarfsmedikamente): Broncholytika, wie kurzwirksame β_2-Mimetika: Fenoterol, Salbutamol, Terbutalin; Anticholinergika: Ipratropiumbromid
  - *„Controller"* (Dauermedikamente, regelmäßige Gabe): Entzündungshemmer wie Kortikosteroide, langwirksame β_2-Mimetika (z. B. Formoterol) oder Anticholinergika oder retardiertes Theophyllin
  - Ggf. fixe Kombinationen: z. B. Formoterol/Budesonid (Symbicort), Salmeterol/Fluticason (Viani)
  - Evtl. systemische Glukokortikosteroide: z. B. Prednisolon
  - Methylxanthin: Theophyllin (Präparate mit verzögerter Wirkstofffreisetzung)
  - Langwirkende β_2-Sympathomimetika: z. B. Formoterol
  - Langwirksame Anticholinergika: z. B. Tiotropiumbromid
  - Leukotrienrezeptorantagonist: Montelukast (Singulair, 1-mal 10 mg abends)
  - Omalizumab (Anti-IgE, Xolair) bei IgE-vermittelter Pathogenese (Dosis nach Körpergewicht und IgE im Serum vor Therapiebeginn, alle 2–4 Wochen, s.c.-Gabe)
  - Mepolizumab (Anti-IL5, Nucala) bei schwerem eosinophilen Asthma bronchiale (Eosinophilie > 300/µl, alle 4 Wochen, s.c.-Gabe)

◘ Tab 13.11 Stufentherapie des Asthma bronchiale. (Global Initiative for Asthma, GINA: ► www.ginasthma.org, 2016; AWMF 2013: ► http://www.awmf.org/leitlinien/detail/ll/nvl-002.html)

Stufe	Maßnahmen
1	Nur Bedarfstherapie: – Schnellwirksame β_2-Agonisten (SABA): z. B. Fenoterol oder Salbutamol – Strukturierte Patientenschulung (Peak-Flow-Protokoll usw.) – „Umweltkontrolle" (Expositionen vermeiden) – Indikation zur Kausaltherapie prüfen
2	Bedarfstherapie *plus* Dauertherapie: – *Niedrige Dosis* eines inhalativen Kortikoids (z. B. Fluticason, Beclometason oder Budesonid) – Alternative: Leukotrien-Rezeptor-Antagonist (Montelukast), niedrige Dosis von Theophyllin
3	Bedarfstherapie *plus* Dauertherapie: – *Niedrige Dosis* eines inhalativen Kortikoids *plus* langwirksamer β_2-Agonist (LABA) – Alternative: *mittlere Dosis* eines inhalativen Kortikoids oder *niedrige* Dosis eines inhalativen Kortikoids *plus* Leukotrien-Rezeptorantagonist oder retardiertes Theophyllin
4	Bedarfstherapie *plus* Dauertherapie: – *Mittlere bis hohe Dosis* eines inhalativen Kortikoids *plus* LABA – Ggf. *plus* Tiotropiumbromid – Alternative: *hohe Dosis* eines inhalativen Kortikoids *plus* Leukotrien-Rezeptor-Antagonist oder retardiertes Theophyllin
5	Zusätzlich zu Stufe 4: – Omalizumab (Anti-IgE-Therapie bei IgE-vermittelter Pathogenese) – Mepolizumab (Anti-IL5, für schweres eosinophiles Asthma bronchiale) – Tiotropiumbromid – Orale Kortikosteroide (niedrigste Dosis)

- **Kausaltherapie**: spezifische Immuntherapie (SIT, Hyposensibilisierung)
- Gewichtsreduktion bei Adipositas
- Strukturierte Patientenschulung
- Prävention von Exazerbationen
- Behandlung in Disease-Management-Programmen (DMP)
- Physikalische Therapie (Atemgymnastik; Asthmasportgruppen) – körperliches Training verringert Asthmasymptomatik und verbessert Belastbarkeit/Lebensqualität
- Stationäre Behandlung in spezialisierten Kurkliniken

> Die Therapie mit einem **inhalativen Kortikosteroid (ICS)** bildet ab der Therapiestufe 2 die **Basis** der **Langzeittherapie** des Asthma bronchiale. Inhalative Steroide – auch in niedriger Dosierung – reduzieren Symptomatik, Anzahl der Exazerbationen, Atemwegsüberempfindlichkeit und den Verlust der Lungenfunktion (◘ Tab. 13.12, ◘ Tab. 13.13). Keine Monotherapie mit einem langwirksamen β_2-Agonisten (Formoterol, Salmeterol).

Pneumologie

Tab 13.12 Inhalative Kortikosteroide – Tagesdosierungen in µg (Global Initiative for Asthma [GINA])

Substanz (Handelsname)	Niedrige Dosis (µg)	Mittlere Dosis (µg)	Hohe Dosis (µg)
Beclometason (Junik)	200–500	> 500–1000	> 1000
Budesonid (Pulmicort)	200–400	> 400–800	> 800
Ciclesonid (Alvesco)	80–160	> 160–320	> 320
Fluticason (Flutide)	100–250	> 250–500	> 500
Mometason (Asmanex)	110–220	> 220–440	> 440

Anmerkung: Ciclesonid wird nur 1-mal täglich verabreicht.

Tab 13.13 Control-based Asthma Management: Asthmakontrolle bzw. Dauertherapie nach „Kontrollstatus" (Global Initiative for Asthma, GINA: ► www.ginasthma.org, 2016; AWMF 2013: ► http://www.awmf.org/leitlinien/detail/ll/nvl-002.html)

Kriterium	Kontrolliertes Asthma (alle Kriterien erfüllt)	Teilweise kontrolliertes Asthma (1–2 Kriterien innerhalb einer Woche erfüllt)	Unkontrolliertes Asthma
Symptome tagsüber	≤ 2-mal pro Woche	> 2-mal pro Woche	3 oder mehr Kriterien des „teilweise kontrollierten Asthmas" innerhalb einer Woche erfüllt
Einschränkung von Aktivitäten im Alltag	Nein	Ja	
Nächtliche/s Symptome/Erwachen	Nein	Ja	
Einsatz einer Bedarfsmedikation/Reliever	≤ 2-mal pro Woche	> 2-mal pro Woche	
Lungenfunktion (PEF oder FEV_1)	Normal	PEF oder FEV_1 < 80 % des Sollwertes	
Exazerbation	Nein	≥ 1 Exazerbationen/Jahr	≥ 1 Exazerbationen/Woche
Therapiemaßnahme	Fortführung der bisherigen Therapie oder Therapiereduktion, falls Asthma mindestens 3 Monate kontrolliert	Therapieintensivierung nach Stufentherapie; Wiedervorstellung nach ≤ 4 Wochen	Therapieintensivierung nach Stufentherapie und Behandlung der Exazerbation; Wiedervorstellung nach ≤ 4 Wochen

Abkürzung: *GINA* = Global Initiative for Asthma (► http://www.ginasthma.com)
Der Grad der Asthmakontrolle soll in regelmäßigen Abständen überprüft werden, um festzustellen, ob die Therapieziele erreicht werden und eine Anpassung der Therapie (Intensivierung/Reduktion) indiziert ist.
Jegliche Exazerbation in einer Woche bedeutet definitionsgemäß ein „unkontrolliertes Asthma".
Definition Exazerbation: Episode mit Zunahme von Atemnot, Husten, pfeifenden Atemgeräuschen und/oder Brustenge, die mit einem Abfall von PEF oder FEV_1 einhergeht.

13.4.10 Besonderheiten

Therapie der Infektexazerbation

- **Therapieintensivierung nach Stufentherapie** (Global Initiative for Asthma, GINA: ▶ www.ginasthma.org, 2016; AWMF 2020: ▶ http://www.awmf.org/leitlinien/detail/ll/nvl-002.html)
- **Systemische Kortikoidtherapie:** 40–50 mg Prednisolon für 5–7 Tage
- **Antibiotische Therapie:** In der Regel sind infektionsbedingte Exazerbationen viralen Ursprungs; bei klinischen Zeichen einer bakteriell bedingten Exazerbation/Superinfektion mit purulentem Sputum sollte eine antibiotische Therapie initiiert werden (z. B. Ampicillin 0,5 g/8 h p.o.), ggf. Umstellung auf gezielte Therapie nach Vorliegen eines Antibiogramms

Asthmatherapie in der Schwangerschaft

- Prinzipiell: Weiterführung der bisherigen Therapie
- Aufgrund der Datenlage: inhalative Kortikosteroide *und* inhalative kurzwirksame β_2-Agonisten bevorzugt einsetzen
- Eine frühzeitige inhalative Steroidtherapie ist mit dem besten klinischen Langzeiteffekt und einer Mortalitätssenkung assoziiert. Fetale Missbildungen sind unter einer topischen Kortikosteroidanwendung mit einer Wahrscheinlichkeit von 1,09:1 (KI 1,03–1,15) beschrieben und daher *in praxi* zu vernachlässigen.

13.5 Akute Exazerbation der COPD (AE-COPD)

13.5.1 Definition

Unter AE-COPD versteht man eine **akute Verschlechterung** der COPD-Symptomatik mit Zunahme von Dyspnoe und Husten sowie vermehrter Sputummenge und/oder Sputumpurulenz.

13.5.2 Allgemeines

- Vorkommen akuter Exazerbationen: vorwiegend in **Wintermonaten**.
- Akute Exazerbationen gehen mit einer erhöhten Morbiditäts- und Mortalitätsrate einher.
- Während der akuten Exazerbation kommt es im Vergleich zur stabilen COPD zu einer deutlich gesteigerten Inflammation und damit zu einer verstärkten lokalen sowie systemischen Immunantwort.
- Der klinische Schweregrad einer akuten Exazerbation wird durch die Anzahl vorausgegangener Exazerbationen, schlechten BODE-Index, die Komorbidität (z. B. Herzinsuffizienz, Niereninsuffizienz) und durch höheres Lebensalter negativ beeinflusst.

> Zum Management der COPD existieren sowohl eine **nationale Versorgungsleitlinie** (▶ http://www.leitlinien.de/mdb/downloads/nvl/copd/copd-vers1.9-lang.pdf; letztes Update 2012) als auch eine internationale **GOLD-Leitlinie** (Global Initiative for Chronic Obstructive Lung Disease, ▶ www.goldcopd.org; 2023).

13.5.3 Ätiologie/Trigger bzw. Auslöser

- **Infektiöse Ursachen** (häufig):
    - Virale Genese! (ca. 55 %): Rhinoviren, RSV („respiratory syncytial virus"), Influenza-, Coronaviren und humane Metapneumoviren (HMP)
    - Bakterielle Genese (ca. 45 %): Haemophilus influenzae, Streptococcus pneumoniae, Moraxella catarrhalis, Enterobacteriaceae und Pseudomonas aeruginosa
    - Atypische Erreger (5–10 %): Mykoplasmen und Chlamydien
- **Nicht infektiöse Ursachen** (selten):
    - Verschlechterung der Herzinsuffizienz
    - Unfälle mit Thoraxbeteiligung
    - Medikamente (β-Blocker-Neueinnahme oder Non-Compliance)
    - Temperaturveränderungen
    - Inhalation von Irritanzien
- **Unklare Genese**: in 20–30 % der Fälle

13.5.4 Risikofaktoren

- Schlechte Lungenfunktion mit Ausgangswert $FEV_1 < 1\,l$ oder < 30 % des Sollwerts
- Hoher Verbrauch von β_2-Sympatikomimetika
- Hoher Steroidbedarf
- Hohe Exazerbationsfrequenz (> 3/Jahr)
- Unzureichende O_2-Therapie
- Fortgesetzter Nikotinabusus
- Schwere chronische Begleiterkrankung
- Pneumonien, Sinusitiden
- Alter > 70 Jahre

13.5.5 Klinik

(◘ Tab. 13.14, ◘ Tab. 13.15, ◘ Tab. 13.16, ◘ Tab. 13.17)

> Die Klinik einer AE-COPD entspricht in etwa derjenigen eines akuten Asthmaanfalls: Dyspnoe, Orthopnoe (unter Einsatz der Atemhilfsmuskulatur) bis zentrale Zyanose (◘ Tab. 13.14).

◘ **Tab 13.14** Klinische Klassifikation der AE-COPD nach Anthonisen/Winnipeg

Hauptkriterien	Zunahme der Dyspnoe Zunahme der Sputummengen Zunahme der Sputumpurulenz bzw. von purulentem Sputum
Nebenkriterien	Infektion der oberen Atemwege in den letzten 5 Tagen Fieber ohne erkennbare andere Ursache Kurzatmigkeit Vermehrter Husten Zunahme von Atem- oder Herzfrequenz
Typen der Exazerbation	Typ 1 (schwer): alle drei Hauptkriterien erfüllt Typ 2 (mäßig): bei Vorliegen von zwei der drei Symptome Typ 3 (mild): bei Vorliegen von einem Haupt- und mindestens einem Nebenkriterium

Unspezifische Symptome: deutlich reduzierter Allgemeinzustand, Fieber, Engegefühl in der Brust, Tagesmüdigkeit, Depressionen, Bewusstseinseintrübung bis Koma

◘ **Tab 13.15** Schweregrade der AE-COPD nach Celli und Mac Nee

	I	II	III
Anamnese			
Exazerbationshäufigkeit	+	++	+++
Schweregrad der COPD	Mild/moderat	Moderat/schwer	Schwer
Komorbidität	+	+++	+++
Klinischer Aspekt			
Blutdruck/Puls	Stabil	Stabil	Stabil bis instabil
Einsatz der Atemhilfsmuskulatur	Nein	++	+++
Persistenz der Symptome nach initialer Therapie	Nein	++	+++
Diagnostik			
O_2-Sättigung	Ja	Ja	Ja
BGA/Lungenfunktion	Nein	Ja	Ja
Röntgen-Thorax/EKG	Nein	Ja	Ja
Labordiagnostik	Nein	Ja	Ja
Sputumuntersuchung	Nein	Evtl.	Ja

Pneumologie

Tab 13.16 Klinische Einteilung der AE-COPD nach Stockley

Stockley-Typ	Beschreibung
Typ 1	Zunahme der Dyspnoe, ggf. auch der Sputummenge
Typ 2	Zunahme der Dyspnoe, ggf. auch der Sputummenge, Vorliegen eines eitrigen Sputums

Tab 13.17 Kriterien zur stationären und intensivmedizinischen Aufnahme einer AE-COPD

Stationäre Behandlung	Intensivmedizinische Behandlung
Schwere Atemnot Schlechter Allgemeinzustand Rasche Progredienz der Symptomatik Bewusstseinstrübung Zunahme von Ödemen und Zyanose Kein Ansprechen auf die Therapie Diagnostische Unklarheiten Neu aufgetretene Arrhythmien Bedeutsame Komorbidität Höheres Lebensalter (> 60–65 Jahre) Unzureichende häusliche Betreuung	Schwere Atemnot mit fehlendem Ansprechen auf die Notfalltherapie Komatöser Zustand Persistierende Hypoxämie ($p_aO_2 < 40$ mmHg) und/oder respiratorische Azidose (pH < 7,25) trotz O_2-Gabe Indikation zur Beatmungstherapie Kreislaufinsuffizienz/hämodynamische Instabilität

13.5.6 Diagnostik

> Die **Schweregraduierung** der AE-COPD basiert im Wesentlichen auf der **Klinik** (Dyspnoe, Husten und/oder purulentes Sputum). Folgende Untersuchungen werden empfohlen: **BGA** ($p_aO_2 < 60$ mmHg und/oder $p_aCO_2 > 50$ mmHg), **Röntgen-Thorax, EKG, Labor** (Blutbild, CRP).

- **Anamnese/bekannte COPD**: Häufigkeit und Schwere der Exazerbationen, Rauchgewohnheiten (auch Passivrauchen), Berufsanamnese, Infektanfälligkeit, progrediente Atemnot mit Zunahme von Husten und/oder Auswurf
- **Körperliche Untersuchung:**
  - Inspektion: veraltet Blue Bloater (pyknischer und zyanotischer Typus), Pink Puffer (asthenischer und nichtzyanotischer Typus) ohne prognostischen Stellenwert, ggf. periphere Ödeme (bedingt durch Rechtsherzinsuffizienz bzw. Cor pulmonale)
  - Palpation: Tachykardie, Pulsus paradoxus (Abfall des systolischen Blutdrucks > 10 mmHg während der Inspiration; hämodynamische Instabilität)

- Perkussion: hypersonorer Klopfschall bei Lungenüberblähung mit tief stehenden und wenig verschieblichen Zwerchfellgrenzen
- Auskultation: abgeschwächtes vesikuläres Atemgeräusch, verlängertes Exspirium, trockene/feuchte Rasselgeräusche, Giemen, Brummen oder Pfeifen
- **Monitoring**: EKG (Tachykardien, Arrhythmien), Blutdruck, S_aO_2 (respiratorische Insuffizienz: $S_aO_2 < 90\,\%$ bzw. $p_aO_2 < 60$ mmHg bei Raumluft)
- **Labordiagnostik**:
  - Notfalllabor einschließlich Differenzialblutbild, D-Dimere (Lungenembolie?), Herzenzyme und Troponin (Myokardinfarkt?), BNP (dekompensierte Herzinsuffizienz, Asthma cardiale?), CRP/PcT
  - BGA: initial genügt eine venöse BGA (pH-Wert, Bicarbonat und Sättigungswerte)
- **12-Kanal-EKG**: Zeichen der Rechtsherzbelastung (Lungenembolie?), Myokardinfarkt mit akuter Linksherzinsuffizienz (Asthma cardiale)
- **Röntgen-Thorax und Notfallsonografie** (insbesondere Notfallechokardiografie und Thoraxsonografie): Ausschluss/Nachweis anderer Differenzialdiagnosen
- **Mikrobiologie**:
  - Sputumkultur: In der Regel ist eine mikrobiologische Sputumdiagnostik bei purulentem Sputum entbehrlich
  - Eine mikrobiologische Sputumuntersuchung (Gramfärbung, Bakterienkultur mit Resistenztestung) wird bei ≥ 3 Exazerbationen pro Jahr, Therapieversagen und/oder bei besonders schweren Erkrankungen mit Verdacht auf multiresistente Erreger empfohlen
  - Ggf. Tracheal- (über Absaugkatheter) oder Bronchialsekret (über Bronchiallavage bzw. BAL)
- **Lungenfunktionsanalyse**: nur in stabiler Phase und nicht während der Exazerbation
  - Nachweis einer obstruktiven Ventilationsstörung ($FEV_1/VC < 70\,\%$)
  - Keine Reversibilität nach Bronchodilatation: $FEV_1 < 15\,\%$ des Ausgangswerts bzw. < 200 ml 30 min nach einem β_2-Sympathomimetikum (z. B. bis zu 400 µg Salbutamol) bzw. Anticholinergikum (bis zu 160 µg Ipratropium) oder einer Kombination
  - Und/oder nach Kortison: 30–40 mg Prednisolonäquivalent/Tag über 7–10 Tage oder inhalativ mindestens mittelhohe Kortisondosen über 4–6 Wochen

> Die Schweregraduierung und Behandlung der COPD erfolgt anhand von: **Tiffeneau-Index mit FEV1/FVC < 70 %,** , **Klinik** (z. B. COPD Assessment Test [CAT, 8 Fragen]) und **Exazerbationsanamnese** (Anzahl der Exazerbationen pro Jahr) (◘ Tab. 13.18).

Pneumologie

Tab 13.18 COPD-Stadieneinteilung (inklusive Therapieempfehlungen)

Patientenkategorie	Charakteristika	Therapieempfehlung
A	$FEV_1/FVC < 70\%$ Klinik: wenige Symptome (CAT-Score < 10) mMRC 0–1 Exazerbationsrisiko: gering (0–1/Jahr), kein Krankenhausaufenthalt	Kurzwirksame Bronchodilatatoren (SABA oder SAMA) Alternative: SABA + SAMA *oder* LAMA *oder* LABA
B	$FEV_1/FVC < 70\%$ Klinik: mehr Symptome (CAT-Score ≥ 10) mMRC ≥ 2 Exazerbationsrisiko: gering (0–1/Jahr), kein Krankenhausaufenthalt	LABA *oder* LAMA Alternative: LABA + LAMA
E	(FEV_1: < 50 % (GOLD 3–4)) Klinik: mehr Symptome (CAT-Score ≥ 10) Exazerbationsrisiko: hoch (≥ 2/Jahr) oder ≥ 1 Krankenhausaufenthalt	ICS + LABA *oder* LAMA Alternative: LABA + LAMA *oder* LAMA + Roflumilast *oder* LABA + Roflumilast ICS + LABA ± LAMA Alternative: ICS + LABA + LAMA *oder* ICS + LABA + Roflumilast *oder* ICS + LAMA + Roflumilast

Anmerkungen: *ICS* = inhaled corticosteriods, *LABA* = „long-acting beta-agonist", *LAMA* = „long-acting muscarinic antagonist", *SABA* = „short-acting beta-agonist", *SAMA* = „short-acting muscarinic antagonist"
Theophyllin zusätzlich auf jeder Behandlungsstufe möglich.
CAT-Score: Der COPD Assessment Test (CAT) besteht aus 8 Fragen. Der erreichte Punktewert kann zwischen 0–40 Punkten liegen. Je niedriger der CAT-Score, desto weniger ist der Alltag durch die COPD beeinträchtigt.

13.5.7 Differenzialdiagnostik

- Asthma bronchiale (Tab. 13.19)
- Asthma-COPD-Overlap-Syndrom: 10–20 % der Patienten leiden unter einer Erkrankung, die sowohl die Aspekte von Asthma bronchiale als auch die einer COPD aufweisen
- Kardiovaskulär: Asthma cardiale bei Linksherzinsuffizienz, hypertensive Krise/Cor hypertensivum, Arrhythmien
- Pulmonal-vaskulär: Lungenembolie, Pneumothorax, Pneumonie, postinfektiöse bronchiale Hyperreaktivität (mit Husten), pulmonale Hypertonie, Bronchiektasien, Pleuraergüsse, Thoraxtrauma, Tuberkulose, diffuse Panbronchiolitis
- Des Weiteren: Hyperthyreose, metabolische Azidose, Adipositas

Tab 13.19 Gegenüberstellung akutes Asthma bronchiale und AE-COPD

	Asthma bronchiale	Akute Exazerbation der COPD
Ursachen	Allergisch, nicht-allergisch	Langjähriger Nikotinabusus oder Inhalation von Umweltnoxen
Auslöser	Allergene, Kaltluft, Emotionen, Viren, atypische Erreger (Chlamydia/Mycoplasma pneumoniae)	Infektexazerbation: > 50 % der Fälle viral bedingt (Picorna, Influenza A, RSV)
Entzündungszellen	Eosinophilie und Typ-2-Helferzellen (T_{H2}-Lymphozyten)	Neutrophilie und CD8-positive T-Lymphozyten, Makrophagen, zusätzlich Eosinophilie während Exazerbation
Anamnese	Allergien, Atopie (Asthma bronchiale, Neurodermitis, allergische Rhinitis)	Bekannte COPD, chronische Bronchitis, Emphysematiker, Raucher (90 % der Fälle)
Patientenkollektiv	Meist < 40. Lebensjahr	Meist > 40. Lebensjahr
Allergie	Häufig	Selten
Bronchiale Hyperreagibilität	Vorhanden	Gelegentlich
Atemnot	Bereits in Ruhe	Unter Belastung
Husten	Trocken, oft nachts	Produktiv, morgens
Lungenfunktion	Obstruktion: variabel und reversibel. Überblähung: variabel und reversibel	Obstruktion: fixiert bzw. persistierend. Überblähung: fixiert
Lokalisation der Obstruktion	Große und kleine Atemwege	Kleine Atemwege
Verlauf	Variabel, episodisch	Progredient
Therapie	O_2, Bronchodilatatoren, Glukokortikoide	Inhalative Bronchodilatatoren, systemische Glukokortikoide, ggf. Theophyllinversuch
Beatmung	Invasive Beatmung	Nicht-invasive Beatmung (NIV)

13.5.8 Therapie

> Die Basistherapie der COPD-Exazerbation besteht in der Intensivierung der Therapie mit **Bronchodilatatoren**, der systemischen Gabe von **Steroiden** und **Antibiotika**. Im Rahmen des Managements der AE-COPD sollte die Mitbehandlung der Komorbiditäten (arterielle Hypertonie und KHK) stets mitberücksichtigt werden, d. h., β-Blocker nicht absetzen.

Pneumologie

Allgemeine Maßnahmen
- Aufrechterhaltung und Stabilisierung der Vitalfunktionen
- Lagerung: Oberkörperhochlagerung, beengende Kleidung öffnen
- **Adäquate Oxygenierung:**
- Titration von 2–6 l O_2/min über z. B. Venturi-Maske
- Ziel: S_pO_2 **88–92 %**, $p_aO_2 \geq 60$ mmHg
- Sonst: nicht-invasive Beatmung (NIV)
- Nur als Ultima Ratio: Intubation und Beatmung (Komplikationen: ventilatorassoziierte Pneumonie, Barotrauma, „weaning problems")
- **Medikamentöse Therapie** (s. unten: kurzwirksame β_2-Sympathomimetika mit oder ohne Anticholinergika; Prednisolon 40 mg p.o. für 5 Tage [REDUCE-Studie]; Antibiotikatherapie)
- **Niedermolekulares Heparin**
  - Indikation: Thromboembolieprophylaxe und antiinflammatorische Wirkung
  - Lungenembolien treten gehäuft bei AE-COPD auf (15–20 %)

Medikamentöse Therapie
(◘ Tab. 13.20, ◘ Tab. 13.21, ◘ Tab. 13.22, ◘ Tab. 13.23, ◘ Abb. 13.1)

◘ Tab 13.20 Inhalative Pharmakotherapie der stabilen COPD

Substanz (Handelsname)	Verabreichung	Dosierung	Inhalator
Langwirksame β_2-Mimetika (LABA)			
Formoterol (z. B. Oxis)	2-mal täglich	6 oder 12 µg	DA, PI
Salmeterol (z. B. Serevent)	2-mal täglich	25 oder 50 µg	DA, PI
Indacaterol (z. B. Onbrez)	1-mal täglich	150 oder 300 µg	PI (Breezhaler)
Olodaterol (z. B. Striverdi)	1-mal täglich	5 µg	Respimat
Langwirksame Anticholinergika (LAMA)			
Tiotropium (z. B. Spiriva)	1-mal täglich	18 µg	PI (Handihaler)
Tiotropium (z. B. Spiriva Respimat)	1-mal täglich	2 -mal 2,5 µg	Respimat
Aclidinium (z. B. Bretaris)	2-mal täglich	322 µg	PI (Genuair)
Glycopyrronium (z. B. Seebri)	1-mal täglich	44 µg	PI (Breezhaler)
Umeclidinium (z. B. Ellipta)	1-mal täglich	55 µg	PI (Ellipta)
Kombinationspräparate: LABA/LAMA			
Indacaterol + Glycopyrronium (z. B. Ultibro Breezhaler)	1-mal täglich	85 + 43 µg	PI (Breezhaler)
Vilanterol + Umeclidinium (z. B. Anoro)	1-mal täglich	22 + 55 µg	PI (Ellipta)
Olodaterol + Tiotropium (z. B. Spiolto Respimat)	1-mal täglich	2,5 + 2,5 µg	Respimat
Formoterol + Aclidinium (z. B. Bretaris Genuair)	2-mal täglich	12 + 400 µg	PI (Genuair)

(Fortsetzung)

◘ **Tab 13.20** (Fortsetzung)

Substanz (Handelsname)	Verabreichung	Dosierung	Inhalator
Kombinationspräparate: ICS/LAMA			
Formoterol + Budesonid (z. B. Symbicort)	2-mal täglich	4,5/9 + 160/320 µg	DA, PI
Formoterol + Beclometason (z. B. Foster)	2-mal täglich	6 + 100 µg	DA, PI
Salmeterol + Fluticason (z. B. Viani)	2-mal täglich	25 + 50/125/250 µg	PI
Vilanterol + Fluticason (z. B. Relvar)	1-mal täglich	22 + 92/184 µg	PI
Formoterol + Mometason (z. B. Dulera)	2-mal täglich	10 + 200/400 µg	DA

Abkürzungen: *DA* = Dosieraerosol, *PI* = Pulverinhalator, *ICS* = inhalatives Glukokortikosteroid
Anmerkungen: In der **POET-COPD**-Studie konnte gezeigt werden, dass Tiotropium gegenüber Salmeterol bezüglich der Vermeidung von Exazerbationen überlegen ist (Vogelmeier et al. 2011). Die Kombinationstherapie von Indacaterol + Glycopyrronium ist bezüglich der Vermeidung von Exazerbationen effektiver als Salmeterol + Fluticason (FLAME-Studie, Wedzicha et al. 2016).

◘ **Tab 13.21** Medikamente zur Behandlung der AE-COPD (AWMF-Leitlinie 2012: ► http://www.leitlinien.de/mdb/downloads/nvl/copd/copd-vers1.9-lang.pdf; GOLD-Leitlinie 2016: ► www.goldcopd.org)

Substanzgruppe	Medikament	Dosierung
β_2-Sympathomimetika	Fenoterol (Berotec)	Inhalativ: 2–4 Hübe (1 Hub = 100 µg), ggf. Repetition alle 10–15 min
	Salbutamol (Broncho-Spray novo)	Inhalativ: 2–4 Hübe (1 Hub = 100 µg), ggf. Repetition alle 10–15 min. Bevorzugt: Vernebelung in Kombination mit Ipratropiumbromid (Repetition alle 30–60 min)
	Reproterol (Bronchospasmin)	0,09 mg langsam i.v., ggf. Repetition nach 10–15 min und/oder 18–90 µg/h über Perfusor
Parasympatholytika	Ipratropiumbromid (Atrovent)	Inhalativ: 2 Hübe (1 Hub = 20 µg), ggf. Repetition alle 10–15 min. Bevorzugt: Vernebelung in Kombination mit Salbutamol (Repetition alle 30–60 min)
Kortikosteroide	Prednisolon (Solu-Decortin)	Prednisolon(äquivalent) p.o./i.v. 40–50 mg/Tag über 5 Tage (danach abrupt absetzen)
Methylxanthine (aktuell keine Empfehlung)	Theophyllin (Euphyllin)	Initialdosis *ohne* Vortherapie: 4–5 mg/kg KG i.v. innerhalb 20 min. Initialdosis *mit* Theophyllin-Vortherapie: 2–3 mg/kg KG i.v. innerhalb 20 min. Erhaltungsdosis: 0,5–0,7 mg/kg KG/h als kontinuierliche Infusion bzw. i.v.-Perfusor, ggf. Fortführung als orale Medikation nach Spiegel und Herzfrequenz

Pneumologie

Tab 13.22 Management der AE-COPD: Schweregradeinteilung und Indikationsstellung zur Antibiotikatherapie

Klinischer Schweregrad	Klinik	Indikation zur antimikrobiellen Therapie
Leichte AE-COPD (→ ambulante Behandlung)	Fehlende Kriterien für das Vorliegen einer mittelschweren bzw. schweren Verlaufsform	COPD im GOLD-Stadium 3–4 (FEV_1 < 50 % des Solls) *plus* AE-COPD vom Stockley-Typ 2 (purulentes Sputum) Keine Antibiotikatherapie, falls PcT < 0,1 ng/ml
Mittelschwere AE-COPD (→ Normalstation)	Schwere Atemnot Schlechter AZ Vermehrter Husten und/oder Auswurf Bewusstseinstrübung Zunahme von Ödemen/Zyanose Neu aufgetretene Arrhythmien Schwere Komorbidität	AE-COPD vom Stockley-Typ 2 Keine Antibiotikatherapie, falls PcT < 0,1 ng/ml
Schwere AE-COPD (→ ICU oder IMC)	Schwere Atemnot mit fehlendem Ansprechen auf die Notfalltherapie Komatöser Zustand Persistierende Hypoxämie (p_aO_2 < 50 mmHg trotz O_2-Gabe) Schwere progrediente Hyperkapnie (p_aCO_2 > 70 mmHg) Respiratorische Azidose (pH < 7,35) Hämodynamische Instabilität	Immer intravenöse Antibiotikatherapie

Anmerkung: Regelmäßige Updates bezüglich AE-COPD unter ▶ www.goldcopd.com

Tab 13.23 Antibiotikatherapie bei AE-COPD

Leichte AE-COPD ohne Risikofaktoren	Mittel der Wahl: Aminopenicillin *ohne* β-Laktamaseinhibitor: z. B. Amoxicillin (7 Tage) Alternativen: Makrolid (bei Penicillinallergie): z. B. Azi- (3 Tage)/Roxi- (7 Tage)/Clarithromycin (7 Tage); Tetrazyklin (Doxycyclin, 7 Tage)
Mittelschwere und schwere AE-COPD *ohne* Pseudomonasrisiko (ohne Bronchiektasen/ohne Beatmung)	Mittel der Wahl: Aminopenicillin *mit* β-Laktamaseinhibitor (z B. Amoxicillin + Clavulansäure, 7 Tage) *oder* parenterale Cephalosporine der II./III. Generation (Ceftriaxon, Cefotaxim) Alternativen: Levo-/Moxifloxacin (5 Tage)
Mittelschwere und schwere AE-COPD *mit* Pseudomonasrisiko (mit Bronchiektasen/mit Beatmung)	Piperacillin/Tazobactam (8 Tage) *oder* Carbapeneme (Imipenem/Cilastatin, Meropenem; 8 Tage) Cephalosporine (Ceftazidim in Kombination mit einer Pneumokokken-wirksamen Substanz, Cefepim; 8 Tage)

Empfehlungen zur Antibiotikatherapie bei AE-COPD: S3-Leitlinie zu Epidemiologie, Diagnostik, antimikrobieller Therapie und Management von erwachsenen Patienten mit ambulant erworbenen tiefen Atemwegsinfektionen (2009), S3-Leitlinie zur nosokomialen Pneumonie (Dalhoff et al. 2012) sowie Empfehlungen der Paul-Ehrlich-Gesellschaft für Chemotherapie e.V. (2010). Die wesentlichen Risikofaktoren für das Auftreten von Pseudomonas-Infektionen sind der Nachweis von Bronchiektasen und die Anzahl der vorangegangenen Antibiotikatherapiezyklen.

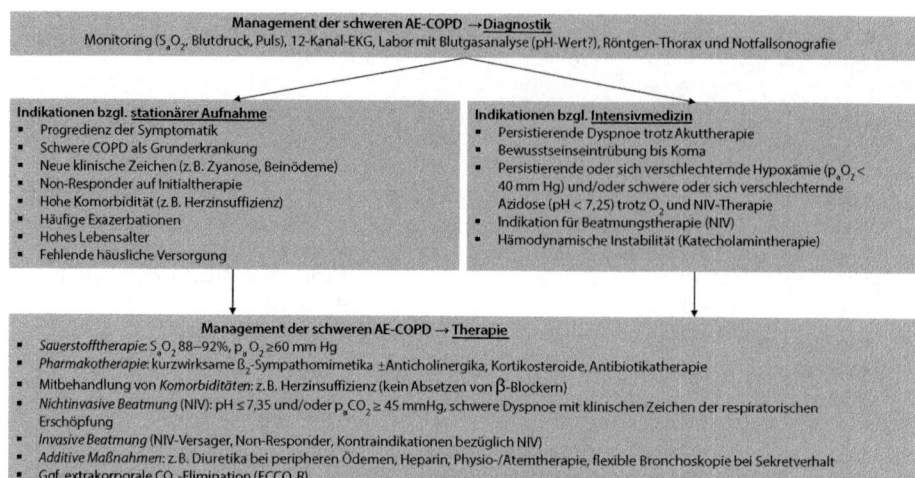

◘ Abb. 13.1 Management der AE-COPD

Antibiotikatherapie bei AE-COPD

▶ „The presence of purulent sputum during an exacerbation can be sufficient indication for starting empirical antibiotic treatment". Bezüglich der aktuellen Antibiotikatherapie bei AE-COPD sei auf die Leitlinien und Empfehlungen der Paul-Ehrlich-Gesellschaft für Chemotherapie e. V. hingewiesen (► http://www.p-e-g.org).

— Indikationsstellung zur Antibiotikatherapie erfolgt nach dem Schweregrad der AE-COPD (Kriterien nach Anthonisen/Winnipeg):
  – Zunahme der Dyspnoe, Zunahme der Sputummenge und Zunahme des eitrigen Sputums (Hauptkriterien nach Anthonisen/Winnipeg)
  – Zunahme des eitrigen Sputums und ein anderes Hauptkriterium
  – Mechanische Beatmung
— Neben dem Schweregrad der AE-COPD kann für die Therapieentscheidung mit Antibiotika auch die Bestimmung von Procalcitonin (PcT) im Serum herangezogen werden
— Erregerspektrum der AE-COPD: Streptococcus pneumoniae, Haemophilus influenzae, Moraxella catarrhalis, ggf. Enterobacteriaceae, Pseudomonas aeruginosa
— **Therapiedauer (5–10 Tage)**
  – Kein Nachweis bzw. kein Risiko für Pseudomonas: 7 Tage; Ausnahmen: Moxi-/Levofloxacin (5 Tage) und Azithromycin (3 Tage)
  – Nachweis bzw. Risiko für Pseudomonas: 8–10 Tage
— Kriterien des **Therapieansprechens**
  – Rückgang der Dyspnoe
  – Rückgang der Sputummenge
  – Entfärbung eines initial eitrigen Sputums
  – Besserung der respiratorischen Azidose
  – Besserung des Bewusstseinszustands

Pneumologie

- Stabilisierung der komorbiden Dekompensation
- Rückgang der Entzündungsparameter (CRP, PcT)
- Kriterien des **Therapieversagens**
  - Persistierende Symptomatik trotz adäquater Therapie von mindestens 48–72 h
  - Maßnahmen: Erregerdiagnostik forcieren (Bronchoskopie mit BL/BAL), Echokardiografie (Ausschluss/Nachweis einer Linksherzdekompensation/pulmonalen Hypertonie), Röntgen-Thorax (Ausschluss/Nachweis einer Pneumonie), ggf. Angio-CT (Ausschuss/Nachweis einer Lungenembolie)

Beatmungstherapie der COPD-Exazerbation
(◘ Tab. 13.24, ◘ Tab. 13.25, ◘ Tab. 13.26)

◘ Tab 13.24 Kriterien zur Beatmungstherapie bei hyperkapnischem Atemversagen

Nicht-invasive Beatmung bei AE-COPD	Invasive Beatmung bei AE-COPD
Respiratorische Azidose (pH ≤ 7,35 und/oder $p_aCO_2 \geq 45$ mmHg)* Schwere Dyspnoe mit klinischen Zeichen der respiratorischen Erschöpfung (Einsatz der Atemhilfsmuskulatur, paradoxe abdominale Atmung, Tachypnoe etc.) Frühe NIV nach Extubation von COPD-Patienten	NIV-Intoleranz NIV-Versager/Non-Responder (NIV führt innerhalb von 1–2 h zu keiner Besserung) Atem-/Kreislaufstillstand Atempausen mit Bewusstseinsverlust oder Schnappatmung Bewusstseinsminderung oder psychomotorische Unruhe Massive Aspiration Inadäquate Sekretmobilisation Ausgeprägte hämodynamische Instabilität und/oder ventrikuläre Arrhythmien Lebensbedrohliche Hypoxämie bei NIV-Intertoleranz

* Klinische Erfahrungswerte weichen zum Teil von den empfohlenen Kriterien ab, sodass einige Intensivmediziner auf die „60-er Regel" zurückgreifen: $p_aO_2 < 60$ mmHg und $p_aCO_2 > 60$ mmHg und pH ≤ 7,35

◘ Tab 13.25 Kontraindikationen für den Einsatz von NIV

Absolute Kontraindikationen	Relative Kontraindikationen
Fehlende Spontanatmung, Schnappatmung Fixierte oder funktionelle Verlegung der Atemwege Gastrointestinale Blutung oder Ileus Nicht hyperkapnisch bedingtes Koma	Hyperkapnisch bedingtes Koma Massive Agitation Massiver Sekretverhalt trotz Bronchoskopie Schwergradige Hypoxämie oder Azidose (pH < 7,1) Hämodynamische Instabilität Anatomische und/oder subjektive Interface-Inkompatibilität Zustand nach oberer gastrointestinaler OP

Tab 13.26 Vorschlag zur Einstellung der Beatmungsparameter unter NIV-Beatmung

Parameter	Empfehlung
Atemfrequenzen	17–22/min
Atemzugvolumen (V_T, „tidal volume", niedrig)	6–8 ml/kg KG (Standardkörpergewicht)
Druckanstiegsgeschwindigkeit	< 0,15 s (schnelle Rampe)
Inspiratorischer Fluss („flow")	≥ 60 l/min
PEEP	4–6 mbar ($PEEP_{extrinsic}$ < $PEEP_{intrinsic}$)
Inspiratorische Spitzendrücke	15–25 mbar
Maximale Plateaudrücke	> 30 mbar
F_iO_2	Initial: 1, danach Reduktion nach p_aO_2

Anmerkung: ggf. NIV-Beatmung unter begleitender leichter Analgosedierung

Beatmung bei AE-COPD
- Eine invasive Beatmung bei COPD-Patienten ist mit einer hohen Krankenhausletalität (15–30 %) assoziiert, weil sich zum einen das Weaning schwierig gestaltet und zum anderen ventilatorassoziierte Infekte häufig auftreten.
- Der frühzeitige Einsatz von **NIV-Beatmung** bei AE-COPD reduziert *die ventilatorassoziierte Pneumoniarate, die Intubationsrate, die Beatmungsdauer, die Dauer des Krankenhausaufenthalts und die Mortalität.*
- Die Indikation zur Beatmung hängt im Wesentlichen vom **pH-Wert** des arteriellen Blutes ab. Die **hyperkapnische AE-COPD** wird anhand des pH-Wertes ≤ 7,35 und des p_aCO_2 ≥ 45 mmHg definiert.

— **Nicht-invasive Beatmung (NIV)** (Tab. 13.24) ▶ Kap. 3
  – Indikationen für den Einsatz von NIV bzw. Empfehlungen zur NIV-Beatmung bei AE-COPD (Westhoff et al. 2015).
  – Bei der Indikation „leicht- bis mittelgradige AE-COPD" mit pH 7,30–7,35 sollte NIV frühzeitig eingesetzt werden.
  – Besonders während der Adaptationsphase, d. h. innerhalb der ersten 1–2 h der NIV, soll eine ausreichende Ventilation sichergestellt werden und sich der Effekt der Beatmung zeigen.
  – Auf niedrigem Niveau stabile pH-Werte und ein stabil erhöhter p_aCO_2 können während der NIV-Adaptation auch länger als 2 h toleriert werden, wenn sich der klinische Zustand des Patienten und die NIV-Erfolgskriterien bessern.
  – Bei NIV-Versagen soll die NIV umgehend beendet und unverzögert intubiert werden, sofern keine palliative Gesamtsituation vorliegt.
  – Auch bei Patienten mit schwergradiger respiratorischer Azidose (pH < 7,30) kann ein Therapieversuch mit NIV als Alternative zur invasiven Beatmung unternommen werden, wenn die notwendigen Voraussetzungen gewährleistet sind.

- Bei Patienten mit mehrfacher Hospitalisation infolge AE-COPD und bei akut-auf-chronischer ventilatorischer Insuffizienz sollte die Indikation einer Langzeit-NIV in Form der außerklinischen Beatmung evaluiert werden.
- Bei leichtgradiger AE-COPD mit einem pH-Wert > 7,35 besteht keine Indikation für eine akute Beatmung.
- Bei NIV-Fähigkeit sollten invasiv beatmete Patienten mit COPD möglichst frühzeitig extubiert und auf NIV umgestellt werden.
- Kontraindikationen für den Einsatz von NIV beachten (◘ Tab. 13.25).
- Methode der Wahl: Mund-Nase-Masken-CPAP, ggf. Nasen-Maske.
- Alternative: Beatmungshelm
    - Vorteile: keine Augenirritation, keine Läsionen im Gesichtsbereich
    - Nachteile: großer Totraum, Klaustrophobie (!), Hautläsionen im Nackenbereich
- Erfolgsrate der NIV-Behandlung: 80–85 %
- Beurteilung der NIV-Ansprechbarkeit innerhalb der ersten 1–2 h nach Therapiebeginn (Non-Responder oder Responder), sog. NIV-Erfolgskriterien:
    - Abnahme der Dyspnoe
    - Vigilanzbesserung
    - Abnahme der Atemfrequenz
    - BGA: pH-Anstieg, p_aCO_2-Abnahme sowie Zunahme der $S_aO_2 \geq 85\,\%$
    - Abnahme der Herzfrequenz
- Weaning von der NIV: stufenweise oder direkte Entwöhnung möglich.
- Lagerung: Bei spontan atmenden oder NIV-Patienten kann die Lagerung gemäß dem individuellen Wunsch des Patienten erfolgen, da die Effekte einer 45°-Oberkörperhochlagerung auf die Atemarbeit nicht ausreichend belegt sind (Bein et al. 2015).
- NIV vs. invasive Beatmung
    - kürzere Entwöhnungszeit (prolongiertes Weaning)
    - Reduktion der Aufenthaltsdauer auf Intensivstation
    - Reduktion der Häufigkeit nosokomialer Pneumonien
    - Prognoseverbesserung
- Weitere Informationen: s. ▶ Abschn. 3.3 sowie *S3-Leitlinie* NIV bei akuter respiratorischer Insuffizienz (Westhoff et al. 2015).

> Das Risiko, an einer Exazerbation der COPD zu sterben, steht in engem Zusammenhang mit der Entwicklung einer respiratorischen Azidose, dem Vorhandensein schwerer Begleiterkrankungen und der Notwendigkeit einer Beatmungsunterstützung.

$ECCO_2R$-Behandlung bei AE-COPD

> Eine venovenöse extrakorporale CO_2-Elimination ($ECCO_2R$, „extracorporeal CO_2 removal") führt bei AE-COPD mit pulmonaler Hypertonie über eine Abnahme der p_aCO_2-Werte (CO_2 wirkt vasokonstringierend) und der pH-Werte zur Reduktion des pulmonalarteriellen Druckes. Über die Option einer extrakorporalen CO_2-Elimination „kann" bei drohendem NIV-Versagen, um eine endotracheale Intubation zu verhindern, in Zentren diskutiert werden.

Randomisiert kontrollierte Studien zu dieser Thematik sind initiiert, z. B. ▶ ClincalTrials.gov NCT02086084.

13.6 ARDS („Acute Respiratory Distress Syndrome")

13.6.1 Allgemeines zu ARDS

- 1967 erstmalige Beschreibung des ARDS von Ashbaugh et al. als eigenständiges Syndrom
- 1994 wurde die Definition des ARDS durch die „North American-European Consensus Conference" vorgestellt, heute gilt im Wesentlichen die Berlin-Klassifikation, wenngleich 2023 eine globale Definition des ARDS vorgeschlagen wurde
- Inzidenz (Europa): 5–7 Fälle/100.000/Jahr
- Häufigste Ursache ist mit ca. 50 % die Pneumonie und mit ca. 30 % die nicht-pulmonale Sepsis
- Durchschnittliche Mortalität: 40–50 %
- Überlebende können Gasaustauschstörungen und generalisierte Beschwerden behalten
- Pathophysiologischer Hintergrund: direkte oder indirekte Schädigung der kapillar-alveolären Barriere durch inflammatorische Reaktionen

13.6.2 Beatmungsinduzierte Lungenschädigung

- Beatmungsinduzierte Lungenschädigung: VILI („*ventilator-induced lung injury*") bzw. VALI („*ventilator-associated lung injury*")
- Jede Form der mechanischen Beatmung führt zu einer **pulmonalen Inflammationsreaktion**; iatrogen – durch maschinelle Beatmung – induzierte Lungenschädigung bei gesunder oder bereits vorgeschädigter Lungenstruktur (VILI/VALI → ARDS)
    - VILI *ohne* ARDS: Risikofaktoren z. B. restriktive Lungenerkrankung, Bluttransfusionen, pH-Wert < 7,35, hohe Tidalvolumina, Alkohol-/Nikotinabusus, Aspirationspneumonie
    - VILI *mit* ARDS: Die „Babylunge" (gesunde Lungenbezirke der ARDS-Lunge) ist besonders prädisponiert, ein VILI zu erleiden
        - **Barotrauma/Stress:** hohe Beatmungsdrücke, Pneumothoraxgefahr bedingt durch zu hohe transpulmonale Drücke ($P_{Plat}-P_{Pleura}$); nicht der Atemwegsmittel- oder Spitzendruck ist die entscheidende Determinante der Beatmungsschädigung, sondern der transpulmonale Druck!
        - **Volutrauma:** inadäquates Tidalvolumen (optimal V_T bezogen auf die FRC [funktionelle Residualkapazität]); zu hohe endexspiratorische Lungendehnung mit Überdistension des (gesunden) Lungengewebes, ggf. Lungenödem

- **Atelektrauma:** inadäquater PEEP; zu rasche Re-/Derecruitmentmanöver mit Surfactantschädigung oder zyklisches Kollabieren und erneute Wiedereröffnung von Alveolen
    - **Biotrauma:** „mechano-sensing", „injury-sensing" → Parainflammation (milde Entzündung ohne Gasaustauschstörung) → Inflammation (deutliche Entzündung mit Gasaustauschstörung)
- Im Detail nur tierexperimentell belegbar, da in der intensivmedizinischen Praxis meistens eine Lungenschädigung vorliegt
- Multiple Hit-Hypothese
    - 1st Hit: Vorliegen einer Lungengrunderkrankung, z. B. Pneumonie, Aspiration, Sepsis, Trauma, Exazerbation einer chronischen Lungenerkrankung
    - 2nd Hit: nicht-protektive Beatmung (hohe Tidalvolumina, hohe Beatmungsdrücke und hohe F_iO_2)
    - 3rd Hit: ventilatorassoziierte Pneumonie (VAP)
- Minimierung des VILI-Risikos durch lungenprotektive Beatmung (Brower et al. 2004)
    - Optimale Tidalvolumina ($V_T \leq 6$ ml/kg KG [am besten unter Berücksichtigung der FRC])
    - Positiver endinspiratorischer Druck (P_{EI}) ≤ 30 cmH$_2$O
    - Idealer hoher PEEP (PEEP/F_iO_2-Tabelle, Best-PEEP-Prinzip, Stressindex oder Bestimmung des transpulmonalen Drucks [über Ösophagussonde])
    - $F_iO_2 < 0{,}65$ (keine Luxusoxygenierung!)

13.6.3 Ätiologie und Berlin-Definition des ARDS

(◘ Tab. 13.27, ◘ Tab. 13.28)

13.6.4 Klinische Folgen

- Veränderung der Atemmechanik: Schrumpfung und Versteifung der Lunge → Abnahme der **Lungencompliance**

◘ **Tab 13.27** Schweregraduierung des ARDS. (Nach Ranieri et al. 2012), Berlin-Definition

	Leichtes ARDS	Moderates ARDS	Schweres ARDS
Hypoxämie	p_aO_2/F_iO_2 201–300 mmHg mit PEEP ≥ 5 mmHg	p_aO_2/F_iO_2 101–200 mmHg mit PEEP ≥ 5 mmHg	$p_aO_2/F_iO_2 \leq 100$ mmHg mit PEEP ≥ 5 mmHg
Zeitfaktor	Akuter Beginn innerhalb von 1 Woche		
Röntgen-Thorax	Bilaterale Verschattungen, welche nicht allein durch Pleuraerguss, lobären Lungenkollaps oder Rundherde erklärbar sind		
Ätiologie	Respiratorisches Versagen, welches nicht allein durch kardiales Versagen (Echokardiografie) oder Hyperhydratation (Sonografie der V. cava) erklärbar ist		

Tab 13.28 Ursachen des akuten Lungenversagens

Direkte Lungenschädigung → pulmonales ARDS	Indirekte Lungenschädigung → extrapulmonales ARDS
Pneumonie	Sepsis (Multiorganversagen)
Aspiration von z. B. Mageninhalt	Extrathorakales Trauma (Polytrauma)
Inhalationstrauma	Pankreatitis
Lungenkontusion	Massentransfusion (TRALI, „transfusion-related acute lung injury")
Pulmonale Vaskulitis	
Beatmung mit inadäquat hohem Tidalvolumen (ventilatorassoziierte Lungenschädigung, VALI)	Schock
	Großflächige Verbrennungen
	Disseminierte intravasale Gerinnung (DIC)
Reexpansionstrauma	Peritonitis
Strahlenschäden	Urämie
Beinahe-Ertrinken	Diabetische Ketoazidose
Höhenlungenödem	Schädel-Hirn-Trauma
Lungenembolie	Subarachnoidalblutung
	Embolie (Luft, Fett)
	Gestosen/HELLP-Syndrom
	Malaria
	Leber-/Nierenversagen
	Intoxikation
	Arzneimittelreaktion

Risikofaktoren des Lungenversagens: Alkoholismus, Alter und Komorbidität

- Störung des Gasaustausches: Atelektasen (dorsobasal), entzündliche Infiltrate → intrapulmonaler **Rechts-Links-Shunt**, vermindertes Herzzeitvolumen → Vergrößerung des **funktionellen Totraumes**
- Hämodynamik: präkapilläre **pulmonale Hypertonie, Abnahme des Herzzeitvolumens**

Pathomorphologische Stadien des ARDS
- Akute inflammatorisch-exsudative Phase (1. Woche)
- Subakute exsudativ-proliferative Phase (2. Woche)
- Chronische fibroproliferative Phase (Wochen bis Monate)
- Rückbildungsphase (Monate)

Anmerkung: Obwohl der Krankheitsverlauf häufig in zeitlich gestaffelte Stadien eingeteilt wird, so geht man heute davon aus, dass diese Stadien nebeneinander ablaufen.

13.6.5 Klinik

- Progrediente Dyspnoe und Tachypnoe, Zyanose, Unruhe/Verwirrtheit (Erschöpfung)
- Kein ausgeprägter pathologischer Auskultationsbefund trotz ausgeprägter Veränderungen im Röntgenbild
- Fehlender adäquater Anstieg der S_aO_2 auch unter hoher O_2-Zufuhr (Rechts-Links-Shunt) → respiratorisches Versagen

Pneumologie

Tab 13.29 Lung Injury Score nach Murray

Punkte	0	1	2	3	4
Röntgen-Thorax	0 Infiltrate	1 Quadrant	2 Quadranten	3 Quadranten	4 Quadranten
p_aO_2/F_iO_2	≥ 300	225–299	175–224	100–174	< 100
PEEP (mmHg)	≤ 5	6–8	9–11	12–14	≥ 15
Compliance (ml/mbar)	> 80	60–79	40–59	20–39	≤ 19

Beurteilung: Σ Gesamtsumme dividiert durch 4 → Murray-Score:
Leichtes ARDS: Murray-Score < 2,5
Schweres ARDS: Murray-Score > 2,5

13.6.6 Diagnostik

- Beurteilung des Schweregrades eines ARDS nach den **Berlin-Stadien** (Tab. 13.27) und ggf. nach dem **Lung Injury Score nach Murray** (Tab. 13.29)
- **BGA**: Hypoxämie; kalkulierter Rechts-Links-Shunt 20–50 %
- **Bildgebung**
  - **Röntgen-Thorax**: bilaterale Infiltrate (Verschattungen) → Latenz bis zu 24 h
  - **Thoraxsonografie**: Nachweis von B-Linien (als Zeichen der Hyperhydratation), Infiltraten/Konsolidierungen, Pleuraergüssen
  - **CT-Thorax**: typischerweise Lungenvolumenminderung, bilaterales Lungenödem (symmetrisch/asymmetrisch, ggf. mit positivem Bronchopneumogramm, „weiße Lunge"), Konsolidierungen in den abhängigen Lungenabschnitten (dorsobasale Lungenkompartimente). Unterscheidung zwischen *Lobär-Typ* (Zweikompartment-Lunge) und *diffusem Typ* (Monokompartment-Lunge)
- **Transpulmonale Thermodilution mit Pulskonturanalyse**: insbesondere zur Bestimmung des extravaskulären Lungenwassers und der Hämodynamik

13.6.7 Differenzialdiagnose

- Kardiales Lungenödem (Linksherzversagen, hochgradiges Mitralvitium)
- Diffuse alveoläre Hämorrhagie (DAH)
- Akute interstitielle Pneumonie (Hamman-Rich)
- Idiopathische akute eosinophile Pneumonie
- Ventilatorische Insuffizienz
- Status asthmaticus
- Lungenembolie
- Fulminanter Verlauf von Malignomen (Leukämie, Lymphom, solide Tumoren)

13.6.8 Therapie

(Abb. 13.2)

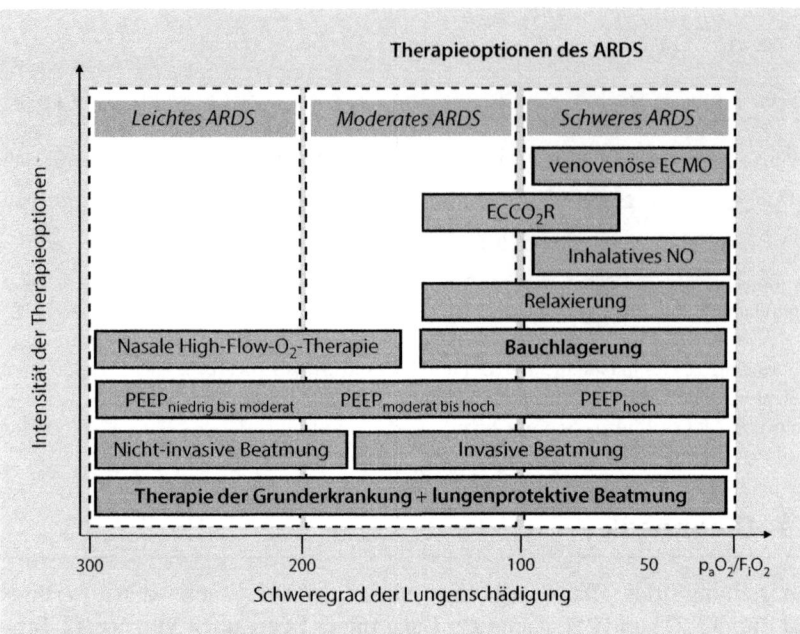

Abb. 13.2 Therapieoptionen des ARDS (Acute Respiratory Distress Syndrome). (Mod. nach Ferguson et al. (2012). Abkürzungen: $ARDS$ = Acute Respiratory Distress Syndrome, $PEEP$ = positiver endexspiratorischer Druck, $ECCO_2R$ = „extracorporeal CO_2 removal", $ECMO$ = extrakorporale Membranoxygenierung, NO = Stickstoffmonoxid

Behandlungssäulen des ARDS
- Therapie der Grunderkrankung: Fokussanierung/Antibiotikatherapie
- Lungenprotektive Beatmung („low volume, low pressure")
- Adjuvante Therapie, insbesondere Bauchlagerung

Nasale High-Flow-Sauerstofftherapie (NHF)

- „Low-flow Devices" (normale O_2-Sonden/-Brillen): F_iO_2 = 0,2 + (Sauerstofffluss [l/min] × 0,04)
- „High-flow Devices": Venturi-Mund-Nasen-Maske, nasale High-Flow-Sauerstofftherapie
- Prinzip der NHF: Über eine großlumige Nasenkanüle werden bis zu 60 l erwärmter und befeuchteter Sauerstoff pro Minute appliziert; es entsteht eine Art Frischgasreservoir der oberen Atemwege mit Reduktion des effektiven Totraums
- Effekte der NHF:
    - Erzeugung eines minimalen PEEP (ca. 1–3 mbar)
    - Reduktion der Atemarbeit über Auswaschung von CO_2 und der assoziierten Verkleinerung des Totraums
- Indikationen: akutes hypoxämisches Lungenversagen, Extubation nach Pneumonie
- Kontraindikationen: isoliertes hyperkapnisches Lungenversagen

Pneumologie

- Keine Evidenz: Extubation adipöser Patienten nach herzchirurgischen Eingriffen, Präoxgenierung vor Notfallintubation
- Studienlage: FLORALI-Studie (Frat et al. 2015: signifikante Abnahme der beatmungsfreien Tage und 90-Tage-Sterblichkeit durch High-Flow-Therapie im Vergleich zur Standardsauerstofftherapie)

Lungenprotektive Beatmung („baby lung concept": „low volume and high PEEP ventilation")

Säulen der lungenprotektiven Beatmung
- Druckkontrollierte Beatmung (z. B. BiPAP)
- Niedrige Tidalvolumina („low tidal volume concept", $V_T \leq 6$ ml/kg KG)
- Plateaudruck (P_{insp}) $\leq$ 30 mbar (begrenzte inspiratorische Drücke)
- Sauerstoffsättigung > 90 %
- Permissive Hyperkapnie (pH-Wert bis 7,2 tolerieren)
- Inspiratorische Druckdifferenz („Driving Pressure") < 15 mbar
- Idealer hoher PEEP

> Die lungenprotektive Beatmung mit niedrigen Tidalvolumina und die Bauchlagerung sind mit einem Überlebensvorteil assoziiert (Tonelli et al. 2014).

CT-morphologische Zonen der ARDS-Lunge
- **H-Zone** – („*healthy*"): gesunde Lungenbezirke, sog. „*baby lung*"
  - Die „noch" gesunden Areale machen bei schwerem ARDS maximal 20–30 % der ehemaligen Atemoberfläche aus, sodass bildlich gesprochen nur noch eine „Babylunge" für den gesamten Gasaustausch zur Verfügung steht
  - Ein Tidalvolumen von 6 ml/kg KG scheint für dieses Lungenareal sogar zu viel (Überblähung der Babylunge → Volutrauma!)
- **R-Zone** („*recruitable*"): potenziell rekrutierbare Lungenbezirke (Atelektasen)
  - Ein Tidalvolumen von 6 ml/kg KG ist häufig auch für dieses Lungenareal zu viel (Atelektrauma!)
- **D-Zone** („*diseased*"): konsolidierte Areale, Shuntbezirke oder alveolärer Totraum

- **NIV bei ARDS:**
  - Obwohl NIV eigentlich beim hyperkapnischen Lungenversagen die Beatmungsmethode der Wahl darstellt, so existieren kleinere Studien, welche zeigten, dass durch die frühzeitige Initiierung der NIV-Therapie beim „leichten ARDS" (P_aO_2/F_iO_2 > 150 mmHg) eine Intubation verhindert werden konnte
  - Im Rahmen der NIV bei ARDS mit P_aO_2/F_iO_2 > 150 mmHg scheint die **Helm-CPAP**-Beatmung der Masken-CPAP-Beatmung überlegen (Patel et al. 2016). Bei Helmträgern war die Rate der endotrachealen Intubation seltener (18,2 % vs. 61,5 %) und die 90-Tage-Mortalität (34,1 % vs. 56,4 %) signifikant reduziert
- **Kleines Tidalvolumen** (V_T, „low tidal volume concept")
  - Zielwert: $V_T \leq 6$ ml/kg KG (Standardkörpergewicht)

- Berechnung des Standardkörpergewichts für Männer: Gewicht$_{Mann}$ (kg) = 50 + 0,91 • (Größe [cm] – 152,4)
- Berechnung des Standardkörpergewichts für Frauen: Gewicht$_{Frau}$ (kg) = 45,5 + 0,91 × (Größe [cm] – 152,4)
- Mit zunehmender Adipositas nimmt das Lungenvolumen nicht zu, d. h., das Lungenvolumen eines Adipösen ist nicht größer als das eines Normalgewichtigen
- Bei allen Beatmungspatienten sollte das Standardkörpergewicht routinemäßig bestimmt werden
- Bei ca. 30 % der Patienten mit schwerem ARDS können auch Atemzugvolumina von 6 ml/kg KG zu einer Überblähung führen; diese Patienten sollten mit einem niedrigeren Tidalvolumen beatmet werden
- Vorbestehende Lungenerkrankungen und CT-Morphologie sollten im Einzelfall mitberücksichtigt werden

- **Permissive Hyperkapnie**:
  - Zielwerte: p_aCO_2 > 45 mmHg, pH-Wert > 7,2 ohne Pufferung
  - Pufferung mit Tris ab einem pH-Wert ≤ 7,2
  - Anmerkung: Bei Patienten mit erhöhtem intrakraniellem Druck besteht eine relative Kontraindikation für eine permissive Hyperkapnie. Bei diesem Patientenkollektiv wird empfohlen, eine Behandlung nur unter Kontrolle des intrakraniellen Drucks und Abwägen der Risiken durchzuführen

- **Plateaudruck:**
  - Zielwert: ≤ 30 mbar
  - Niedriger Inspirationsdruck (unterhalb des oberen Inflektionspunktes)

- **Driving Pressure (Lungencompliance)**:
  - Zielwert: ≤ 15 mbar (Amato et al. 2015)
  - Berechnung: $\Delta P = V_T/C$ = Plateaudruck (P_{insp}) – PEEP
  - Abschätzung der Mortalität: für das Langzeitüberleben von ARDS-Patienten ist ein niedriger Driving Pressure am günstigsten
  - Fazit: nach dem Driving-Pressure-Prinzip ist nicht der Absolutwert des PEEP oder des P_{insp} ausschlaggebend, sondern das ΔP (P_{insp}–PEEP)

- **Atemfrequenz:**
  - Ausreichend hoch (bis zu 35/min)
  - Ziel: ausreichend hohes AMV (da V_T klein, muss infolgedessen die AF [20–35/min] höher gewählt werden: AMV = V_T × AF)
  - Cave: Erhöhung der Totraumventilation

- **Aufrechterhaltung/Optimierung der Oxygenierung:**
  - F_iO_2: initial 100 %, später Reduktion (sonst Resorptionsatelektasen, Alveolitis)
  - Zielwerte der Oxygenierung: S_aO_2 ≥ 90 %

- **„Inversed-ratio ventilation":**
  - Inspiration zu Exspiration 2:1 bis 3:1 (bessere Belüftung und Aufbau eines regional unterschiedlichen hohen Intrinsic(Auto)-PEEP in den langsamen Lungenkompartimenten mit Alveolar-Recruitment
  - Zunahme der FRC und Shuntabnahme

Tab 13.30 Voraussichtlicher PEEP in Abhängigkeit von der notwendigen F_iO_2

F_iO_2	0,3	0,4	0,5	0,6	0,7	0,8	0,9	1,0
PEEP[1] (mmHg)	5	5–8	8–10	10	10–14	14	14–18	20–24
PEEP[2] (mmHg)	5–10	10–18	18–20	20	20	20–22	22	22–24

Anmerkung: *PEEP[1]* nach der ARDS-Network-Tabelle (2000); *PEEP[2]* nach der Lung Open Ventilation-Studie (Meade et al. 2008)

- **Höhe des PEEP** (Tab. 13.30):
  - Der PEEP soll die initial nicht ventilierten Lungenabschnitte rekrutieren (Verbesserung des Gasaustausches) und den endexspiratorischen Kollaps der Lunge verhindern
  - Durch den Einsatz von PEEP soll der p_aO_2 verbessert werden, sodass der F_iO_2 gesenkt werden kann und so die Lunge durch hohe F_iO_2-Werte weniger geschädigt wird (u. a. Resorptionsatelektasen, Alveolitis)
  - Zur Höhe des PEEP gibt es keine klaren Empfehlungen
  - Zur Orientierung dient der benötigte O_2-Bedarf
  - Die Höhe des PEEP („*higher vs. lower levels of PEEP*") ist nicht mit einer Verbesserung der Mortalität assoziiert
  - Ein Nutzen für hohe PEEP-Werte ab einem moderaten ARDS (Horovitz-Index ≤ 200 mmHg) konnte in der Metaanalyse von Briel et al. (2010) gezeigt werden
- **Idealer PEEP:**
  - Der ideale PEEP ist derjenige, bei dem es zu einer maximalen Rekrutierung dorsobasaler Kompartimente bei minimaler Überdehnung (Gefahr von Baro- bzw. Volutrauma) von ventralen Lungenabschnitten kommt. Eine beatmungsinduzierte rechtsventrikuläre Dysfunktion sollte zudem vermieden werden
  - Die Frage nach dem idealen PEEP ist bis dato noch nicht abschließend beantwortet (Express-Studie: Mercat et al. 2008)
  - Anhaltswerte: 10–20 mbar, maximal 25 mbar, d. h. oberhalb des unteren Inflektionspunkts (LIP, „lower inflection point") und unterhalb des oberen Umschlagspunkts (UIP, „upper inflection point") auf der Druck-Volumen-Kurve
  - Ermittlung mittels Best-of-PEEP/Compliance-Verfahren → Verbesserung des „*repetitive alveolar collaps*" und Verhinderung von Derecruitment (alveoläres Recruitment: „*open up the lung and keep the lung open*")
    - Alternative Verfahren zur optimalen PEEP-Titrierung:
      - Bettseitige elektrische Impedanztomografie: *bildmorphologische adaptierte PEEP-Einstellung* (Limitation: ein Schnittbild für die gesamte Lunge), noch nicht für den Routinegebrauch empfohlen
      - Lungenultraschall-guided PEEP-Titration, noch nicht für den Routinegebrauch empfohlen
      - Bestimmung der individuellen statischen Druck-Volumen-Beziehung

- Ösophagusdruckmessung über spezielle Ösophagusballonsonde: transpulmonaler Druck = Alveolardruck minus Pleuradruck (Ösophagus), noch nicht für den Routinegebrauch empfohlen
- LPP („lung protective package", Evita XL von Draeger)
- **Recruitment-Manöver:**
  - Ziel: rasche Öffnung atelektatischer Lungenareale durch temporäre Erhöhung des Beatmungsdrucks (bis 60 mbar) und Offenhalten durch einen adäquaten PEEP
  - Durchführung: Recruitment-Manöver nach Lachmann (schrittweise Erhöhung von P_{insp} auf 40–60 mbar für etwa 5–10 Atemhübe bei paralleler Erhöhung des Gesamt-PEEP), Blähmanöver (CPAP-Recruitment-Manöver) oder intermittierende Seufzer
  - Häufige Komplikationen: Hypotonie und O_2-Sättigungsabfall (Barotrauma eher selten)
  - Kontraindikationen: hämodynamische Instabilität, erhöhtes Risiko für Barotrauma, akute Erkrankungen des ZNS
  - Aktuelle Empfehlung: Routinemäßige Recruitment-Manöver werden nicht empfohlen (Suzumura et al. 2014)
- **Frühzeitige Spontanatmung durch augmentierte Beatmungsformen (BiPAP/ASB):**
  - Spontanatmung → Alveolarrecruitment dorsobasaler Lungenkompartimente
  - Maschinelle Beatmung → Alveolarrecruitment anteriorer Lungenkompartimente
  - Bei schwerem ARDS führte der Erhalt einer minimalen Spontanatmung während drucklimitierter Beatmung mit Airway Pressure Release Ventilation (APRV) im Vergleich zur kontrollierten Beatmung zu einer signifikanten Verbesserung des intrapulmonalen Shunts, der Oxygenierung und des Herzzeitvolumens
  - In der S3-Leitlinie zur Analgesie, Sedierung und Delirmanagement in der Intensivmedizin (2020) wird ein konsequentes Monitoring gefordert: Das Behandlungsziel und der aktuelle Grad von Analgesie (z. B. visuelle Analogskala oder CPOT *[Critical Care Pain Observational Tool]* oder BPS *[Behavioral Pain Scale]*), Sedierung (meist RASS, Ziel-RASS: 0 bis −1), Angst und Delir (CAM-ICU *[Confusion Assessment Method for the Intensive Care Unit]* oder ICDSC *[Intensive Care Delirium Screening Checklist]*) sollen mindestens einmal pro Schicht (in der Regel 8-stündlich) evaluiert und dokumentiert werden. Eine tägliche Sedierungsunterbrechung ist einer protokollbasierten Sedierung nicht überlegen
  - Aktuelle Empfehlung: frühzeitiger Einsatz (innerhalb der ersten 48h nach Intubation) einer unterstützender Beatmung zur Ermöglichung von Spontanatmung unabhängig von Ursache und Art der zugrunde liegenden respiratorischen Insuffizienz
- **Spezielle Beatmungsverfahren:**
  - Hochfrequenzoszillationsventilation (HFOV)
    - Hintergrund: Inspiration und Exspiration können nicht mehr abgegrenzt werden. Vielmehr wird die Lunge durch einen kontinuierlich hohen Distensionsdruck/Atemwegsmitteldruck expandiert und verbleibt in In-

spirationsstellung. Hochfrequente sinusoidale Atemgasschwingungen werden mit einer Frequenz von 2–50 Hz (5–8 Hz) erzeugt
    - Ziel: Rekrutierung kollabierter Lungenareale, ein exspiratorischer Rekollaps unterbleibt, Minimierung des intrapulmonalen Shunts
    - Der Gasaustausch erfolgt im Wesentlichen über komplexe Diffusionsvorgänge
    - Tiefe Analgosedierung ist notwendig, d. h. keine Spontanatmung möglich
    - Erschwerte Erkennung von Komplikationen: z. B. Pneumothorax
    - Studienlage: OSCILLATE-Studie (Ferguson et al. 2013); OSCAR-Studie (Young et al. 2013), kein Benefit der HFOV beim ARDS
    - Aktuelle Empfehlung: Keine HFOV beim ARDS
- „Neurally adjusted ventilatory assist" (NAVA)
    - Hintergrund: Da die Funktion des Diaphragmas ein wichtiger Faktor im Rahmen des Weaningprozesses darstellt (Zwerchfellatrophie nach bereits kurzzeitiger Beatmung), kommt der Vermeidung eines beatmungsinduzierten Zwerchfellschadens („ventilator-induced diaphragma dysfunction", VIDD) eine wesentliche Rolle zu. Mit NAVA wird die elektrische Aktivität des Diaphragmas erfasst (Zwerchfell-EMG über Elektrode in Magensonde), an den Ventilator weitergegeben und zur Unterstützung der Spontanatmung des Patienten verwendet. Da Ventilator und Diaphragma dasselbe Signal verarbeiten, kommt eine unmittelbare/synchrone mechanische Kopplung zwischen Diaphragma und Ventilator zustande (neuroventilatorische Kopplung)
    - Ziel: Verbesserung/Förderung der Spontanatmung durch optimierte Synchronisation zwischen Patient und Respirator
    - Aktuelle Empfehlung: Der Einsatz von NAVA zur Beatmung und zur Entwöhnung von der Beatmung kann erwogen werden

Best-PEEP-Verfahren

(◘ Abb. 13.3)
- Best-PEEP: Bezeichnet jenen PEEP-Wert, bei welchem die O_2-Transportkapazität (DO_2 = HZV × C_aO_2) und die statische Compliance am höchsten sind
- Voraussetzung:
    - Hämodynamische Stabilität
    - Adäquate Analgosedierung, ggf. Relaxation
- Klinisch praktische Methode:
    - Aufsteigende PEEP-Reihe, sog. *incremental PEEP-trial* (◘ Abb. 13.3)
    - Absteigende PEEP-Reihe, sog. *decremental PEEP-trial*
- Durchführung:
    - Patienten absaugen und Durchführung eines inspiratorischen Blähmanövers
    - Bestimmung des individuellen Intrinsic-PEEP
    - Ausgangs-(Start-)PEEP-Wert entspricht dem Intrinsic-PEEP
    - Alle 10(–15) min: Erhöhung des PEEP um 2 mbar und BGA-Bestimmung
    - Dokumentation (Protokoll): Blutgase, Atemmechanik (Compliance) und Hämodynamik (MAP, Herzfrequenz)
    - Abbruch: Zeichen des hämodynamischen Einbruchs
    - Beginn der absteigenden PEEP-Reihe

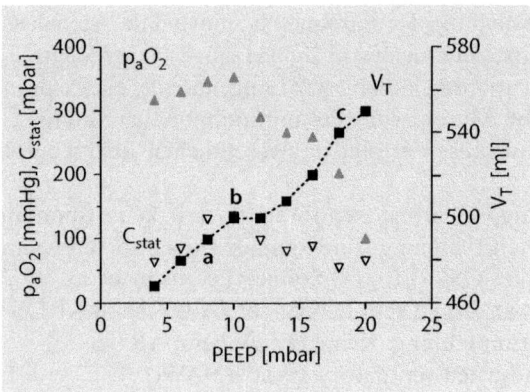

Abb. 13.3 Best-PEEP-Prinzip (a = LIP, „lower inflection point"; b = Best-PEEP; c = UIP, „upper inflection point") am Beispiel eines Patienten mit pulmonalem ARDS

– Nachsorge: Röntgen-Thoraxkontrolle (Pneumothorax?)
– Folgen eines zu hohen PEEP
  – Abnahme des HZV
  – Steigerung der Totraumventilation
  – Gefahr des Barotraumas

Supportive bzw. adjuvante Maßnahmen
– Verhinderung von Beinvenenthrombosen, gastrointestinaler Blutung und Dekubitus
– **Ernährungstherapie**
  – Niedrigkalorische vs. hochkalorische Strategie: kein Unterschied
  – Studienlage: EDEN-Studie (Rice et al. 2012)
– **Kinetische Therapie/Bauchlagerung** (Bein et al. 2015)
  – Prinzip der Bauchlagerung: alveoläres Recruitment von Gasaustauschfläche durch Eröffnung dorsobasaler Atelektasen (besonders in der Frühphase und bei extrapulmonal bedingtem ARDS) mit Homogenisierung der Gasverteilung und somit Abnahme der Shuntfraktion, Verbesserung der Oxygenierung, Vermeidung/Minimierung des Lungenschadens und Sekretmobilisation, Veränderung der diaphragmalen Geometrie
  – Durchführung: 3 Personen (1 Person am Kopf, 1 Person links und 1 Person rechts)
  – Indikation: Die Bauchlage soll bei Patienten mit ARDS und Einschränkung der arteriellen Oxygenierung ($p_aO_2/F_iO_2 < 150$) durchgeführt werden.
  – Kontraindikationen: offenes Abdomen, Wirbelsäuleninstabilität, schweres Gesichtstrauma, erhöhter intrakranieller Druck, bedrohliche Herzrhythmusstörungen und manifester Schock (ggf. Abweichung nach individueller Risiko-Nutzen-Abwägung)
  – Dauer der Bauchlagerung/Bauchlagerungsintervall: mindestens 16 h
  – Beginn der Bauchlagerung: umgehend nach Diagnosestellung
  – Beamtungseinstellung in Bauchlagerung: wie bei Rückenlagerung, Evaluation und Anpassung der Beatmungsparameter nach jedem Lagerungswechsel

- Voraussetzungen: hämodynamische Stabilisierung des Patienten vor der Bauchlagerung sowie Ausgleich des Volumenstatus (eine Katecholamintherapie ist keine Kontraindikation)
- Studiengrundlage: PROSEVA-Studie (Guérin et al. 2013: signifikante Mortalitätsreduktion bei Patienten mit moderatem bis schwerem ARDS)
- Möglichkeiten: Wechsellagerung Bauch-/Rückenlage (Dauer: mindestens 16 h) oder inkomplette Bauchlagerung (Lagerung zwischen 135° und < 180°), ggf. kontinuierliche laterale Rotationstherapie (bis 62°) bei Kontraindikationen zur Bauchlagerung
- Enterale Ernährung während Bauchlagerung: niedrige Flussrate ($\leq$ 30 ml/h) und regelmäßige Refluxkontrollen
- Gefahren während der Lagerung beachten: z. B. Dislokation/Obstruktion des Endotrachealtubus
- Komplikationen: Gesichtsödeme (20–30 %), Druckulzera in den Bereichen Gesicht/Hornhaut, Becken, Knie (ca. 20 %), „Nichttoleranz" während Bauchlagerung (Husten, Pressen, Beatmungsprobleme, ca. 20 %), kardiale Arrhythmien (ca. 5 %), Tubus- oder Katheterdislokationen (1–2 %)
- Besonderheit akutes Abdomen: Für das akute Abdomen kann derzeit aufgrund mangelnder Untersuchungen keine Empfehlung bezüglich Art und Dauer einer Bauchlagerung ausgesprochen werden
- Besonderheit akute zerebrale Schädigung: Die Indikation zur Bauchlage bei akuten zerebralen Läsionen kann nur nach individueller Abwägung von Nutzen (Verbesserung der Oxygenierung) und Risiko (Hirndruckanstieg) gestellt werden. Während der Lagerungsmaßnahme soll der Hirndruck kontinuierlich überwacht werden
- Responder: Anstieg des Horovitz-Oxygenierungsindex (p_aO_2/F_iO_2) $\geq$ 20 %
- Non-Responderrate: ca. 20 %

- **Optimale Analgosedierung**
  - Muskelrelaxation (ACURASYS-Studie, 2010: Cisatracuriumgabe über 48 h) führte zur Verbesserung des adjustierten 90-Tage-Überlebens für Patienten mit einem Horovitz-Quotient < 150 mmHg, die nachfolgend durchgeführte ROSE-Studie (Moss et al. New Engl J Med 2019) konnte den Überlebensvorteil jedoch nicht bestätigen
  - Pathomechanismus (unklar): Änderung des transpulmonalen Druckes, immunologische Effekte, Substanzklasseneffekt
  - Einige Untersuchungen zeigten, dass es durch eine tiefe Sedierung gleich einer Anästhesie in Kombination mit Muskelrelaxierung durch den intraabdominellen Druck zu einer Verlagerung des Zwerchfells nach kranialwärts kommt, sodass das Lungenvolumen abnimmt
  - Falls Relaxierung, so scheint Rocuronium gut geeignet, da eine Antagonisierung mit Sugammadex möglich ist
  - Aktuelle Empfehlung: Keine Empfehlung für eine neuromuskuläre Blockade bei Patienten in der Frühphase ($\leq$ 48 h) eines moderat bis schweren ARDS

- **Kortikosteroide**
  - Die additive Gabe von Kortikosteroiden beim ARDS bleibt trotz einer mäßig positiven Metaanalyse (niedrigdosierte Kortikosteroide) weiterhin umstritten (Tang et al. 2009)

- In einer im Jahre 2006 publizierten Studie (Steinberg et al. 2006) konnte keine Reduktion der Sterblichkeit unter Kortikosteroidtherapie nachgewiesen werden. In der Subgruppenanalyse der Patienten, die über 14 Tage nach Diagnosestellung behandelt wurden, fand sich sogar eine erhöhte Mortalität
- Zudem bestehen Unklarheiten bezüglich Therapiebeginn, Therapiedauer, Dosis und Reduktionsgeschwindigkeit
- Im Rahmen eines (auto-)immunologischen pulmonalen ARDS ist eine hoch dosierte Kortikosteroidtherapie indiziert
- Aktuelle Empfehlung: Keine routinemäßige Anwendung von systemischen Kortikosteroiden bei Patienten mit ARDS
- **Flüssigkeitsmanagement** (*„keep the lung dry, but avoid hypovolemia"*)
  - Bei Sepsis: eher positive Bilanz anstreben
  - Bei anderen ARDS-Ursachen Versuch der negativen Bilanzierung → Flüssigkeitsrestriktion, Dehydratation (Ultraschall der V. cava inferior, transpulmonale Thermodilution mit Bestimmung des extravaskulären Lungenwasserindex, ELWI < 10 ml/kg KG)
  - Voraussetzungen für eine negative Bilanz: ausreichend stabile Hämodynamik und Gewebeperfusion
- **Weitere Maßnahmen (keine Empfehlung):**
  - NO-Inhalation (iNO)
    - Prinzip: selektive Vasodilatation pulmonaler Gefäße mit Verbesserung des Ventilation-Perfusions-Mismatches und somit der Oxygenierung; Reduktion des pulmonalen Shunts, indem der Blutfluss in besser ventilierte Lungenareale umverteilt wird
    - 60 % Responder und 40 % Non-Responder
    - Keine Einfluss auf Beatmungsdauer oder Mortalität → daher aktuell keine Empfehlung
    - Indikation: ggf. Bridging vor ECMO, d. h. kurzzeitige Rescue-Therapie bei therapierefraktärer Hypoxämie und/oder pulmonaler Hypertonie und/oder Rechtsherzversagen
    - Studienlage: Die Metaanalyse von Adhikari et al. (2014) zeigte keinen Nachweis eines Überlebensvorteils für iNO bei Patienten mit schwerem ARDS
    - Aktuelle Empfehlung: keine Empfehlung
  - Inhalative Prostaglandine: keine Empfehlung (ggf. bei schwersten Oxygenierungsstörungen und/oder pulmonaler Hypertonie, Rescue-Therapie)
  - Substitution von Surfactant: keine Empfehlung
  - Rosuvastatin-Substitution: keine Empfehlung

Extrakorporale Lungenersatztherapie

(Siehe Übersicht)
- **Möglichkeiten der extrakorporalen Lungenersatztherapie**
  - Pumpengestützte Verfahren (*„high flow"*) → Indikation bei ARDS mit führender therapierefraktärer *Hypoxämie*: klassische venoarterielle (va) ECMO oder venovenöse (vv) ECMO
  - Pumpenfreie Verfahren (*„low flow"*) → mögliche Indikation bei ARDS mit führender therapierefraktärer *Hyperkapnie*: pECLA/iLA

Pneumologie

- Haupteinsatzgebiete der klassischen ECMO
  - va-ECMO: kardiogener Schock
  - vv-ECMO: schweres hypoxämisches Lungenversagen
- Wach-ECMO: ECMO ohne Beatmung als Bridging-Verfahren zur Lungentransplantation zeigte im Vergleich zur ECMO mit invasiver Beatmung einen Überlebensvorteil (Fuehner et al. 2012). Bei Patienten mit COVID-19-bedingtem ARDS zeigte sich jedoch kein Vorteil von Wach-ECMO verglichen zur ECMO mit invasiver Beatmung
- Langsame Reduktion der Invasivität der mechanischen Beatmung nach Beginn der extrakorporalen Lungenersatztherapie → Reduktion des Atemminutenvolumens, der F_iO_2 und des Tidalvolumens
- Analgosedierung unter ECMO (Baron et al. 2015; DAS-Leitlinien 2015)
  - Besonders unter der ECMO soll ein zielgesteuerter Wachheitsgrad durch regelmäßiges klinisches Monitoring und kontinuierliche Dosisanpassung an den Sedierungsbedarf erreicht werden
  - Der Ziel-RASS unter ECMO sollte folgende Faktoren berücksichtigen:
    - ECMO-Patienten haben etliche Risikofaktoren für das Auftreten einer posttraumatischen Belastungsstörung
    - Ein höherer Grad an Wachheit ist mit der Möglichkeit zur aktiven Teilnahme an physiotherapeutischen Übungen (u. a. Delirprophylaxe) verbunden
    - Ein Ziel-RASS = 0/−1 ist sicher durchführbar (insbesondere unter Wach-ECMO)
- Weitere Informationen zur ECMO: ▶ http://www.ardsnetwork.de/ und http://www.elso.org/
- Zur strengen Indikationsüberprüfung der ECMO-Therapie bei schwerem, therapierefraktärem Lungenversagen fungieren einige Prognose-Scores, z. B.:
  ▶ http://www.respscore.com/

> Das ECMO-Outcome hängt u. a. von der Expertise des Zentrums ab, d. h., je mehr Behandlungen ein Zentrum pro Jahr durchführt, desto besser die Überlebenswahrscheinlichkeit. Eine „kritische Grenze" war die Anzahl von 30 ECMO-Einsätzen pro Jahr (Barbaro et al. 2015). Die AWMF-Leitlinie zur „Invasiven Beatmung und Einsatz extrakorporaler Verfahren bei akuter respiratorischer Insuffizienz" ist zurzeit in Überarbeitung.

Extrakorporale Lungenersatztherapie: ECMO („extracorporeal membrane oxygen")
Ziel: Verbesserung der Oxygenierung und Decarboxylierung bei therapierefraktärer Hypoxämie
Einbau: Sowohl für die venoarterielle ECMO, sog. va-ECMO wie auch für die venovenöse ECMO, sog. vv-ECMO, ist die bettseitige, perkutane Implantation auf der Intensivstation möglich. In einem kardiochirurgischen Eingriff kann die va-ECMO zentral implantiert werden (direktes Einbringen der Kanülen in zentrale Gefäße)
Prinzip:
- Pumpengestützte, **venovenöse** (mäßige Oxygenierung, aber sehr effizienter CO_2-Austausch, *inkompletter* Lungenersatz) und **venoarterielle** ECMO (effizienteste Oxygenierung und CO_2-Elimination, *kompletter* Lungenersatz möglich)

- ECMO als modifizierte Herz-Lungen-Maschine zur temporären Herz-Kreislauf-Unterstützung, extrakorporalen Oxygenierung und CO_2-Elimination
- Komponenten der ECMO
    - Oxygenator (Gasaustauschfläche: 1,8 m², Gasfluss: 0,5–16 l/min) → Beachte: Biotrauma, Plasmaleckage (Übertritt von Plasma auf die Gasseite → durch Anwendung biokompatibler und plasmadichter Membranen heute quasi nicht mehr auftretend), Blutgerinnung (engmaschige Kontrollen, Ziel-PTT: ca. 45–60 s)
    - Zentrifugalpumpe/Rotaflow-Konsole (laminärer Blutfluss, Blutfluss: 30–90 % des HZV) → Beachte: Pumpenversagen, Bluttraumatisierung (Hämolyse), Blutgerinnung, Biotrauma
    - Normothermieeinheit/Wärmeaustauscher
    - Kanülenanlage (V./A. femoralis) *oder* Doppellumenkanüle (rechte V. jugularis interna bei venovenöser ECMO, z. B. Avalon); es ist darauf zu achten, dass es nicht zu relevanter Rezirkulation kommt, Indikationen va-ECMO (▶ www.elso.org)
- Schwere Hypoxämie ($p_aO_2/F_iO_2 \leq 80$ mmHg) und Versagen der konservativen Behandlungsoptionen (fortdauernde Hypoxämie)
- Schwere respiratorische Azidose (pH < 7,15) *mit* Kreislaufdepression
- Erhöhte Beatmungsspitzendrücke (> 35–40 mbar)
- Akute Lungenembolie
- Entwöhnung von der Herz-Lungen-Maschine nach einem herzchirurgischen Eingriff

Indikationen vv-ECMO (Müller et al. 2014)
- Schweres ARDS ($p_aO_2/F_iO_2 \leq 80$ mmHg) und Versagen der konservativen Behandlungsoptionen (fortdauernde Hypoxämie)
- Rescue-Indikation: lebensbedrohliche Hypoxämie trotz invasiver Beatmung (Horovitz-Index < 65 mmHg, PIP > 35 mmHg, pH-Wert < 7,25) und progrediente hämodynamische Instabilität
- Non-Rescue-Indikation (frühtherapeutisch): lebensnotwendiger Gasaustausch zwar möglich, aber trotz Optimierung aller konventionellen Möglichkeiten unter aggressiver, nicht-protektiver Beatmung keine Besserung innerhalb 12–14 h (PIP > 32 mmHg, $F_iO_2 > 0,9$, $V_T > 6$ ml/kg KG)

Absolute Kontraindikationen:
- Fortgeschrittenes Multiorganversagen
- Irreversible zerebrale Schädigung
- Terminalstadium von Malignomen und konsumierenden Erkrankungen
- Terminale chronische Lungenerkrankung (z. B. COPD-Endstadium)

Relative Kontraindikationen bezüglich va-ECMO:
- Invasive Beatmung > 7 Tage
- Immunsuppression mit Neutropenie
- Alter > 70 Jahre
- Akute intrakranielle Blutung

- Schwerste terminale Komorbiditäten
- Heparininduzierte Thrombozytopenie (HIT-II → Verwendung von z. B. Argatroban)

Relative Kontraindikationen bezüglich vv-ECMO:
- Kardiogener Schock
- Terminale Lungenerkrankung ohne Aussicht auf zeitnahe Transplantation
- Leberzirrhose, terminale Nierenversagen
- Alter > 75 Jahre

Ggf. bei va-ECMO zusätzlich IABP-Unterstützung
- Herstellung eines pulsatilen Flusses → Optimierung der Koronarperfusion
- Verbesserung des Weanings

Komplikationen:
- Gefäßverletzungen
- Infektionen
- Extremitätenischämie bei venoarterieller ECMO (infolge der Kanülierung der Leistengefäße, 18-French-Kanülen)
- Thromboembolien (große Fremdoberfläche der ECMO)
- Blutungen (da therapeutische Heparinisierung) als Hauptkomplikation

Studienlage:
- CESAR-Studie, 2009 (signifikante verbessertes Überleben ohne schwere Behinderung nach 6 Monaten), EOLIA-Studie: ECMO bei schwerem ARDS, bei Patienten mit sehr schwerem ARDS war die 60-Tage-Sterblichkeit unter ECMO nicht signifikant niedriger als mit einer Strategie konventioneller mechanischer Beatmung, die ECMO als Rettungstherapie einschloss (Combes et al. N Engl J Med 2018)

Extrakorporale Lungenersatztherapie: Extrakorporale CO_2-Elimination (ECCO2R, „extracorporeal carbon dioxide removal")
Ziele
- CO_2-Elimination bei isolierter, therapierefraktärer Hyperkapnie
- Etablierung einer (ultra-)protektiven Beatmung bei ARDS
- Verhinderung einer Intubation/invasiven Beatmung bei Patienten mit hyperkapnischem Lungenversagen (NIV-Versager)
- Beschleunigung der Beatmungsentwöhnung bei Hyperkapnie

Einbau: durch Intensivmediziner (auf Station)
- Systeme zur extrakorporalen CO_2-Elimination
    - Pumpengestützte venovenöse Systeme:
    Pumpenfreie arteriovenöse System: Mögliche Indikationen:
- ARDS *ohne* lebensbedrohliche Hypoxämie ($p_aO_2/F_iO_2 > 80$ mmHg)
- Hyperkapnie und respiratorische Azidose (pH ≤ 7,2) *ohne* Kreislaufdepression
- Unterstützung bei Weaning

- „Bridge-to-lung-transplantation"
- Vermeidung einer Intubation bei schwerer AE-COPD bei drohendem NIV-Versagen

Studienlage:
- Xtravent-Studie (Bein et al. 2013: iLA vs. konventionelle Beatmung bei moderatem bis schwerem ARDS, Verkürzung der Beatmungszeit, jedoch keine Beeinflussung der Mortalität)
- Rest-Studie: Bei Patienten mit akuter hypoxämischer respiratorischer Insuffizienz führte der Einsatz von extrakorporaler Kohlendioxidentfernung zur Ermöglichung einer niedrigeren Tidalvolumen-Beatmung im Vergleich zur konventionellen Beatmung mit niedrigem Tidalvolumen nicht zu einer signifikanten Reduktion der 90-Tage-Sterblichkeit

Aktuelle Empfehlung: Kein Einsatz bei Patienten mit ARDS außerhalb kontrollierter Studien

13.7 Pneumothorax

13.7.1 Definition

Bei einem **Pneumothorax** kommt es zu einer Luftansammlung im Pleuraraum, d. h. zwischen Pleura visceralis und parietalis, mit inkomplettem oder komplettem Kollaps der Lunge. Der Begriff des Pneumothorax wurde erstmals von Itard und Laennec 1803 bzw. 1819 definiert.

Ein **Hämopneumothorax** ist definiert als Pneumothorax mit Nachweis von mehr als 400 ml Blut im Pleuraraum.

13.7.2 Epidemiologie, Ätiologie und Pathogenese

(◘ Tab. 13.31)

Risikofaktoren für einen Spannungspneumothorax
- Beatmete Patienten auf Intensivstation
- Patienten mit Thoraxtrauma
- Patienten nach kardiopulmonaler Reanimation (insbesondere unter Anwendung mechanischer Reanimationshilfen)
- Bekannte Lungenerkrankung (insbesondere COPD und Lungenemphysem)
- Patienten mit abgeklemmter, verstopfter oder dislozierter Thoraxdrainage

Bei beatmeten Intensivpatienten tritt der Pneumothorax relativ häufig auf (5–15 %). (MacDuff et al. 2010)

Pneumologie

Tab 13.31 Pneumothorax – Einteilung

Primärer (idiopathischer) Spontanpneumothorax (PSP)	Pneumothorax ohne äußere Ursache Bei Patienten *ohne* bronchopulmonale Erkrankung Inzidenz, Männer: 18–28/100.000/Jahr, Frauen: 1,2–6/100.000/Jahr Entstehung durch Ruptur apikaler subpleuraler Blasen (Blebs [ohne Mesothelüberzug] oder Bullae [mit Mesothelüberzug], „emphysema-like changes") Zum Teil familiäre Häufung (z. B. Folliculin-Mutation, sog. Birt-Hogg-Dubé-Syndrom), meist große asthenische Männer (< 50 Jahre; Altersgipfel: 30.–35. Lebensjahr), Raucher (Risiko für Raucher 10 % vs. Nichtraucher 0,1 %)
Sekundärer Spontanpneumothorax (SSP) (auch „symptomatischer Spontanpneumothorax" genannt)	Pneumothorax ohne äußere Ursache Bei Patienten *mit* bronchopulmonaler Erkrankung Inzidenz ca. 10–15/100.000/Jahr Letztlich fast alle Lungenerkrankungen (z. B. COPD, Lungenemphysem, interstitielle Lungenerkrankungen, pulmonale Infektionen mit pleuraler Perforation sowie pulmonale Autoimmunerkrankungen) erhöhen die Wahrscheinlichkeit, insbesondere COPD mit Ruptur von Emphysemblasen; meist Patienten (Raucher) > 50. Lebensjahr Höhere Morbidität und Mortalität sowie ausgeprägtere Klinik im Vergleich zum PSP Sonderform: katamenialer Pneumothorax (häufig liegt eine diaphragmale, pleurale oder pulmonale extragenitale Endometriose vor), Auftreten bis 72 h nach Beginn der Menstruation
Traumatischer oder iatrogener Pneumothorax	Pneumothorax durch äußere oder innere Verletzung Iatrogen: z. B. nach ZVK-Anlage/V. subclavia oder nach Pleurapunktion, transbronchialer Biopsie, Barotrauma unter Beatmung, Akupunktur Thoraxtrauma: z. B. Unfall (Rippenfrakturen!) oder im Rahmen thoraxchirurgischer Eingriffe, meist in Kombination mit Hämatothorax, sog. Hämopneumothorax (Pneumothorax mit mehr als 400 ml Blut) Spannungspneumothorax (Inzidenz 3–5 %): insbesondere beatmete Patienten, Zustand nach Trauma/Polytrauma, Zustand nach Reanimation, Patienten mit chronischen Lungenerkrankungen (insbesondere COPD), abgeklemmte Thoraxdrainage

13.7.3 Klinik

- **Thoraxschmerz** (meist stechend) auf der betroffenen Seite mit/oder ohne Ausstrahlung → DD: akutes Koronarsyndrom
- **Dyspnoe, Husten, Tachypnoe** → ggf. auch asymptomatisch
- Hals-(Jugular)-Venenstau (ZVD-Anstieg) bzw. obere Einflussstauung
- Zyanose
- Subkutanes Hautemphysem
- Spannungspneumothorax (mit Mediastinalverlagerung): zusätzlich Tachykardie, Hypotonie, Schock, Zyanose

> Bei jedem akuten Beatmungsproblem sollte an die Möglichkeit eines Pneumothorax gedacht werden. Gerade ein Spannungspneumothorax unter maschineller Beatmung präsentiert sich meist dramatisch.

13.7.4 Diagnostik

Notfalldiagnostik

> Die Diagnose eines Pneumothorax ist primär **klinisch** zu stellen und kann mittels **Thoraxsonografie** einfach und schnell diagnostiziert werden. Die Thoraxsonografie weist hinsichtlich der Diagnostik eines Pneumothorax im Vergleich zur Röntgen-Thoraxuntersuchung eine deutlich höhere Sensitivität und negativen Vorhersagewert auf, sodass die Thoraxsonografie in den meisten Fällen optimal zur Ausschlussdiagnose angewandt werden kann.

- **Anamnese** und **körperliche Untersuchung**
  - Bei Frauen → Pneumothorax im Zusammenhang mit der Menstruation? Sog. katamenialer Pneumothorax
  - Nikotinabusus → Risikofaktor für die Entstehung eines Spontanpneumothorax
  - Inspektion: ggf. Fehlen von Atemexkursionen auf der betroffenen Seite
  - Perkussion: tympaner, hypersonorer Klopfschall auf der betroffenen Seite
  - Palpation: Weichteilemphysem (insbesondere beim iatrogenen/traumatischen Pneumothorax)
  - Auskultation: abgeschwächtes/fehlendes Atemgeräusch auf der betroffenen Seite
- **Beatmeter Patient**
  - Volumenkontrollierte Beatmung: Anstieg des Beatmungsdrucks bei korrekter Tubuslage
  - Druckkontrollierte Beatmung: Abnahme des Tidalvolumens und damit des Atemminutenvolumens bei korrekter Tubuslage
- **Monitoring** (EKG, Puls, Blutdruck, S_pO_2)
  - Pulsoxymetrie: plötzlicher O_2-Sättigungsabfall
  - Abfall des Herzminutenvolumens: Hypotonie und Tachykardie
- **Notfallsonografie → Thoraxsonografie**
  - Fehlendes Lungengleiten (Stratosphären-Zeichen im M-Mode)
  - Fehlende B-Linien
  - Fehlender Lungenpuls im M-Mode (normalerweise zeigt sich eine passive pulssynchrone Bewegung der Subcutis und der Lunge)
  - Nachweis des Lungenpunkts (Übergang des Pneumothorax zur belüfteten Lunge, Grenzzone zwischen belüfteter und unbelüfteter Lunge [Pneumothorax])
- **Röntgen-Thorax** (wenn möglich in Exspiration)
  - Darstellung der (konvexen) abgehobenen Pleura visceralis
  - Aufgehobene Gefäßzeichnung und fehlende Lungenstruktur außerhalb der Pleura-visceralis-Projektion
  - Objektivierung der Pneumothoraxgröße (kleiner oder großer Pneumothorax) in der a.p.-Röntgen-Thorax-Aufnahme

- Amerikanische Guidelines: Separation beider Pleurablätter → Lungenapex und Thoraxkuppel, Cut-off-Wert von 3 cm
- Britische Guidelines: Separation beider Pleurablätter auf Höhe des Lungenhilus, Cut-off-Wert von 2 cm
- Beim liegenden Patienten mit partiellem Lungenkollaps und anteriorer Luftansammlung kann ein Pneumothorax übersehen werden
- Ggf. CT-Thorax, insbesondere bei unklarem Befund und vorbestehender Lungenerkrankung

> „Ultrasonography is emerging as the diagnostic procedure of choice for the diagnosis and management guidance and management of pneumothoraces" (Yarmus und Feller-Kopmann 2012).

Ausschlussdiagnostik
- **Labordiagnostik**: Notfalllabor inklusive BGA, Herzenzyme, Troponin und D-Dimere
- **12-Kanal-EKG**: Ausschluss/Nachweis eines akuten Koronarsyndroms
- **Thoraxsonografie**: Ausschluss/Nachweis eines Pleuraergusses und Lungenödems
- **Notfallechokardiografie**: Ausschluss/Nachweis eines Perikardergusses
- **Ggf. (Low-dose-)CT-Thorax**: wesentlich höhere Trefferquote kleinerer lokalisierter Pneumothoraces

> Ein Pneumothorax kann sich erst Stunden bzw. Tage nach einer Punktion (z. B. Pleurapunktion) entwickeln.

13.7.5 Differenzialdiagnose

- Lungenemphysem
- Atelektasen (normale Beatmungsdrücke → jedoch schlechte Oxygenierung)
- Perikarderguss (stets Echokardiografie durchführen)
- Pleuritis, Pneumonie
- Pleuraerguss (groß, auslaufend)
- Lungenembolie
- Akutes Koronarsyndrom (insbesondere bei linksseitigem Pneumothorax)
- Infusionsthorax (z. B. nach ZVK-Anlage über V. subclavia und Befahren des ZVK ohne vorherige radiologische Überprüfung der korrekten ZVK-Lage)
- Großzystische Prozesse oder extreme Rarefizierung des Lungengerüsts bei Emphysem können in der Röntgen-Thorax-Bildgebung einen Pneumothorax vortäuschen (ggf. [Low-dose-]CT-Thorax)

13.7.6 Therapie

(◘ Tab. 13.32, ◘ Tab. 13.33, ◘ Abb. 13.4)

◘ Tab 13.32 Therapeutische Strategien beim Pneumothorax. (MacDuff et al.; British Thoracic Society, 2010)

Pneumothoraxform	Therapievorschlag
Kleiner, einseitiger Pneumothorax (kleiner Spitzen- oder Mantelpneumothorax) – PSP: Pleuraspalt < 2 cm und/oder keine Dyspnoe – SSP: Pleuraspalt < 1 cm und keine Dyspnoe	**Konservatives Prozedere**: abwartende Haltung/stationäre Beobachtung Radiologische Kontrolluntersuchungen bei klinischer Verschlechterung, spätestens nach 12 h Spontanresorption der Luft im Pleuraspalt geschieht mit einer Rate von etwa 50 ml/Tag oder 1,25–2,2 % des Hemithoraxvolumens/Tag; eine O_2-Gabe steigert die Resorptionsrate auf das 4-Fache
Mäßiger Pneumothorax – PSP: Pleuraspalt > 2 cm und/oder Dyspnoe – SSP: Pleuraspalt 1–2 cm und keine Dyspnoe	**Aspirationsbehandlung**: Einzeitige manuelle Aspiration mit dünnen Kathetern (14–16 G, z. B. ggf. Pigtail-Katheter) oder Spezialkanülen (z. B. Nadel nach Deneke oder Verres mit seitlicher Öffnung)
Großer Pneumothorax – Bilateraler Pneumothorax oder hämodynamische Instabilität – SSP: Pleuraspalt > 2 cm oder Dyspnoe – Versagen der konservativen Pneumothoraxbehandlung – Versagen der Aspirationsbehandlung – Beatmeter Patient	Immer Anlage einer **Pleuradrainage** (2.–3. ICR, Medioklavikularlinie, ≥ 20 Ch) mit *oder* ohne Sog Belassen der Drainage bis zur Reexpansion der Lunge: 3–5 Tage Frühzeitige thoraxchirurgische Vorstellung bei Versagen der Drainagenbehandlung
Spannungspneumothorax	**Notfalltherapie**: Kunststoffverweilkanüle mit Heimlich-Ventil (evtl. Fingerling) Sonst: Immer Anlage einer **Pleuradrainage** mit Wasserschloss
Rezidivpneumothorax oder **Misserfolg** der Drainagebehandlung nach 4–5 Tagen	**Thoraxchirurgische Vorstellung → VATS** (videoassistierte Thorakoskopie): Inspektion der Lunge, ggf. Bullaligatur/-resektion, "blind apical resection" oder partielle parietale Pleurektomie oder Pleurodese

Abkürzungen: PSP = primärer Spontanpneumothorax, SSP = sekunvdärer Spontanpneumothorax

◘ Tab 13.33 Indikationen zur Drainagen- und thoraxchirurgischen Behandlung

Drainagenbehandlung	Thoraxchirurgie (VATS, ggf. Thorakotomie)
Jede signifikante Dyspnoe unabhängig von der Pneumothoraxgröße Spannungspneumothorax Bilateraler Pneumothorax Seropneumothorax Beatmungspatient Erfolglose konservative Behandlung Erfolglose Nadelaspiration	Rezidivpneumothorax auf der ipsilateralen Seite Erster Pneumothorax auf der kontralateralen Seite Gleichzeitiger bilateraler Spontanpneumothorax Persistierende Fistelung oder fehlende Reexpansion (trotz Drainagenbehandlung > 5 Tage) Spontaner Hämopneumothorax Berufsbedingt (z. B. Pilot, Taucher) Schwangerschaft

Abkürzung: *VATS* = videoassistierte Thorakoskopie

Pneumologie

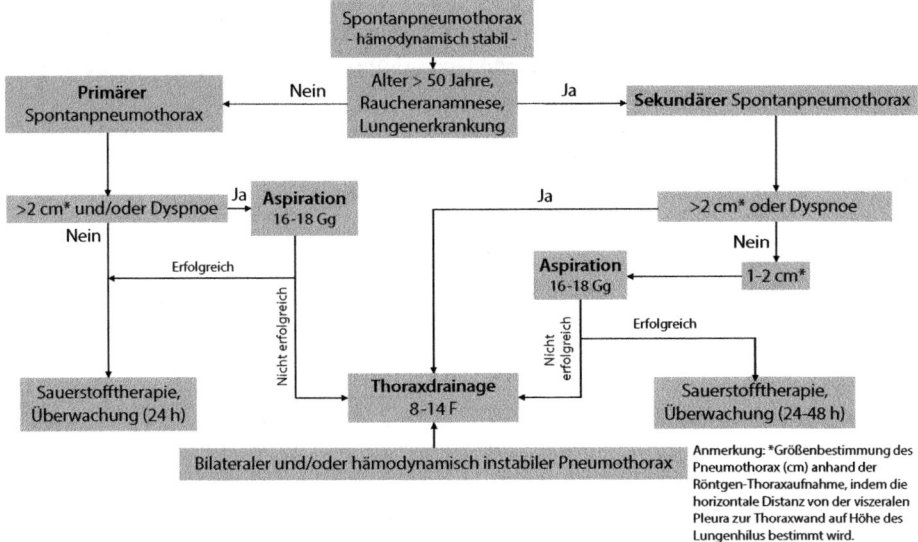

☐ **Abb. 13.4** Management des Spontanpneumothorax. (Mod. nach MacDuff et al. 2010)

> Bei signifikanter Dyspnoe, hohem klinischem Verdacht auf einen Pneumothorax und hämodynamischer Instabilität sollte unabhängig von weiterer Diagnostik eine Drainagetherapie eingeleitet werden.

Thoraxdrainage
Legen einer Thoraxdrainage
- **Anteriorer Zugangsweg nach Monaldi**
    - Zugang der Wahl bei Pneumothorax
    - Lage des Patienten: Oberkörperhochlagerung
    - Lokalisation der Punktion im Notfall → 2.–3. ICR medioklavikulär
    - *Niemals* unterhalb der *Mammillarlinie* (5. ICR) → Gefahr der abdominellen Fehllage
- **Minithorakotomie (Methode der Wahl) oder Trokar-Technik nach Bülau**
    - Zugang der Wahl bei Hämatothorax oder Pleuraerguss
    - Lokalisation: 4.–6. ICR mittlere bis hintere Axillarlinie → „triangle of safety", d. h. subaxillär dorsal des M. pectoralis major, ventral des M. latissimus dorsi und kaudal der Mammillarlinie
    - Lage des Patienten: Flachlagerung mit Fixierung des jeweiligen Armes über den Kopf hinaus
    - Durchführung: Infiltrationsanästhesie (ca. 20 ml Lokalanästhetikum, subkutan, peri-/interkostal; nicht notwendig bei adäquat analgosediertem Patienten) oder i.v.-Analgosedierung → Hautschnitt 2–3 cm am Rippenoberrand → stumpfes Durchtrennen der Interkostalmuskulatur und der Pleura parietalis oder direkt mittels Trokar → Zeige-/Mittelfinger schließt das Loch → digitale Austastung (Verwachsungen?) → Einlage der Thoraxdrainage (20–32 F, in der Regel 28F; im Falle reiner Pneumothoraces auch kleinere Drainagen 8–14 F

möglich) durch den präparierten Kanal nach apikoventral oder ggf. nach dorsal-kaudal bei Sero-/Hämopneumothorax → U- oder Tabaksbeutelnaht der Muskulatur/Haut
- Unterdruckbehandlung (kontinuierlich): Anschluss an ein meist „3-Flaschen-Sogsystem" mit Flasche zur Sogregulierung, Wasserschloss und Sekretauffangflasche → Sog: ca. −10 bis −20 cm H_2O (keine routinemäßige Anwendung von Sog)
- Röntgenkontrolle
- Therapieerfolgskontrollen: radiologisch oder sonografisch
- **Nadeldekompression**: lange Kanüle oder Katheter mit aufgesetzter 50-ml-Spritze unter manueller Aspiration

Komplikationen (Eggeling 2015)
- *Verletzungen bzw. Komplikationen im Bereich der Brustwand*: Verletzung der Interkostalgefäße und Interkostalnerven
- *Drainagefehllagen*: Fehlpositionierung der Drainage zwischen M. pectoralis major und der knöchernen Brustwand sowie im Weichteilgewebe, Verletzung von großen Gefäßen, Fehlpositionierung im Bauchraum (Leber, Milz)
- *Komplikationen/Verletzungen innerhalb der Pleurahöhle*: Verletzung des Lungenparenchyms mit intrapleuralen Blutungen bis Hämoptysen bei zentralen Lungenverletzungen (insbesondere bei Anwendung der Trokartechnik)
- *Komplikationen assoziiert mit Drainage(-anlage)*: Wundinfektionsrisiko (ca. 7 %), aszendierende pleurale Infektion bis Pleuraempyem (1–25 %), pleurale Fistel, Drainagefehlmanagement (Abknicken, Verstopfung durch Koagel), Hautemphysem („surgical emphysema" durch passagere Insuffizienz des pleuralen Drainagesystems), Reexpansionsödem (Ausbildung eines Lungenödems nach Pneumothoraxentlastung; meist Patientenalter > 40 Jahre, weibliches Geschlecht, länger bestehender und ausgedehnter Lungenkollaps; Klinik: asymptomatisch bis ARDS)

Entfernen der Thoraxdrainage und Nachsorge
- Dauer der Sogbehandlung: ca. 3–5 Tage (individuell)
- Maßnahmen vor Drainageentfernung: zuvor 12–24 h abklemmen und Röntgen-Thorax → Frage der Progression eines Pneumothorax oder Pleuraergusses (Sekretmengen ≤ 150–200 ml sind bedingt durch Pleurairritationen)
- Wenn keine Progression: dann Ziehen der Drainage (bei Endinspiration), zuvor Anlage einer Tabaksbeutelnaht → sicherer chirurgischer Verschluss
- Eine Routinenachsorge wird in der Regel nicht empfohlen
- Rezidivrate nach 1–2 Jahren: ipsilaterales Rezidivrisiko bei Spontanpneumothorax 30–80 %, kontralaterales Rezidivrisiko bei Spontanpneumothorax 10–15 %
- Beim Pneumothoraxrezidiv besteht i. Allg. eine Operationsindikation
- Die Inzidenz eines chronischen, neuropathischen Schmerzsyndroms nach Thoraxdrainage liegt zwischen 0,2 und 5 % und nach thorakoskopischen Operationen zwischen 1 und 10 %
- Eine Aufklärung über das Rezidivrisiko, ein neuropathisches Schmerzsyndrom sowie Rauchstopp bei Nikotinkonsum wird empfohlen

Pneumologie

> ❗ **Cave**
> Bei beatmeten Patienten – auch während eines Transportes – darf wegen Gefahr des Spannungspneumothorax die Thoraxdrainage niemals abgeklemmt werden. Des Weiteren muss das Thoraxdrainagesystem immer unterhalb des Patiententhoraxniveaus platziert sein, da ansonsten Drainageflüssigkeit in den Thorax zurückfließen kann.

13.7.7 Therapie von Komplikationen

- **Reexpansionsödem**: Unterbrechung der pleuralen Unterdruckbehandlung, anschließend symptomatische Therapie mit Sauerstoffgabe bis hin zur Beatmung und ggf. Katecholamintherapie. Die Gabe von Diuretika, Steroiden oder nichtsteroidalen Antiphlogistika ist nicht evidenzbasiert und wird daher nicht empfohlen
- **Organverletzung**: CT-Diagnostik und interdisziplinäre Entscheidung bezüglich Notfalloperation
- **Pleuraempyem**: Interdisziplinäre Behandlung mit Thoraxchirurgen: Spüldrainage mit/ohne Antibiotikazusatz (mindestens 3-mal täglich oder permanente Spülung, ggf. Streptokinaseinstillation), thorakoskopisches Débridement (VATS), ggf. Empyemektomie bis Thoraxfensterung
- **Weichteilemphysem**: Neuanlage der Thoraxdrainage, ggf. bei ausgeprägtem Weichteilemphysem zusätzliche Drainage in das Subkutangewebe
- **Persistierende Luftleckage/Fistelung**: Anlage einer zweiten oder sogar dritten Thoraxdrainage; Applikation von pleural-sklerosierenden Substanzen über die liegende Thoraxdrainage (z. B. Tetrazyklin, Minocyclin und Bleomycin, ggf. Eigenblutpleurodese mit 1–4 ml Eigenblut pro kg KG; Prozedur ggf. nach 48 h wiederholen, Erfolgsraten: 60–100 %) oder videothorakoskopische Operation (parietale Pleurektomiev über 4.–7. ICR, Applikation von Talkumpuder, Resektion des fistelnden Lungengewebeabschnittes), ggf. bronchoskopische Implantation von endobronchialen Ventilen, sofern sich ein Areal mittels Ventilen von der Ventilation isolieren lässt

Literatur

Adhikari NK, Dellinger RP, Lundin S et al (2014) Inhaled nitric oxide does not reduce mortality in patients with acute respiratory distress syndrome regardless of severity: systematic review and meta-analysis. Crit Care Med 42(2):404–412
Amato MB, Meade MO, Slutsky AS et al (2015) Driving pressure and survival in the acute respiratory distress syndrome. N Engl J Med 372(8):747–755
Barbaro RP, Odetola FO, Kidwell KM et al (2015) Association of hospital-level volume of extracorporeal membrane oxygenation cases and mortality. Analysis of the extracorporeal life support organization registry. Am J Respir Crit Care Med 191(8):894–901
Baron R, Binder A, Biniek R et al (2015) Evidence and consensus based guideline for the management of delirium, analgesia, and sedation in intensive care medicine. Revision 2015 (DAS-Guideline 2015) – short version. Ger Med Sci 13: Doc19
Bein T, Weber-Carstens S, Goldmann A et al (2013) Lower tidal volume strategy (≈3 ml/kg KG) combined with extracorporeal CO_2 removal versus 'conventional' protective ventilation (6 ml/kg KG) in severe ARDS: the prospective randomized Xtravent-study. Intensive Care Med 39(5):847–856

Bein T, Bischoff M, Brückner U et al (2015) S2e-Leitlinie zur Lagerungstherapie und Frühmobilisation zur Prophylaxe oder Therapie von pulmonalen Funktionsstörungen. http://www.awmf.org/leitlinien/detail/ll/001-015.html. Zugegriffen am 27.11.2025

Briel M, Meade M, Mercat A et al (2010) Higher vs lower positive end-expiratory pressure in patients with acute lung injury and acute respiratory distress syndrome: systematic review and meta-analysis. JAMA. 303(9):865–873

Brower RG, Lanken PN, MacIntyre N et al (2004) Higher versus lower positive end-expiratory pressures in patients with the acute respiratory distress syndrome. N Engl J Med 351(4):327–336

Chung KF, Wenzel SE, Brozek JL et al (2014) International ERS/ATS guidelines on definition, evaluation and treatment of severe asthma. Eur Respir J 43:343–373

Dalhoff K, Abele-Horn M, Andreas S et al (2012) Epidemiology, diagnosis and treatment of adult patients with nosocomial pneumonia. S-3 Guideline of the German Society for Anaesthesiology and Intensive Care Medicine, the German Society for Infectious Diseases, the German Society for Hygiene and Microbiology, the German Respiratory Society and the Paul-Ehrlich-Society for Chemotherapy. Pneumologie 66(12):707–765

Dries DJ, Endorf FW (2013) Inhalation injury: epidemiology, pathology, treatment strategies. Scand J Trauma Resusc Emerg Med 21:31

Eggeling S (2015) Complications in the therapy of spontaneous pneumothorax. Chirurg 86(5):444–452

Endorf FW, Gamelli RL (2007) Inhalation injury, pulmonary perturbations, and fluid resuscitation. J Burn Care Res 28(1):80–83

Ferguson ND, Cook DJ, Guyatt GH et al (2013) High-frequency oscillation in early acute respiratory distress syndrome. N Engl J Med 368(9):795–805

Ferguson ND, Fan E, Camporota l et al. (2012) The Berlin definition of ARDS: an expanded rationale, justification, and supplementary material. Intensive Care Med 38 (10): 1573–1582

Frat JP, Thille AW, Mercat A et al (2015) (2015) High-flow oxygen through nasal cannula in acute hypoxemic respiratory failure. N Engl J Med. 372(23):2185–2196

Fuehner T, Kuehn C, Hadem J et al (2012) Extracorporeal membrane oxygenation in awake patients as bridge to lung transplantation. Am J Respir Crit Care Med 185(7):763–768

Global Initiative for Chronic Obstructive Lung Disease (GOLD) 2023. http://www.goldcopd.org

Guérin C, Reignier J, Richard JC et al (2013) Prone positioning in severe acute respiratory distress syndrome. N Engl J Med 368(23):2159–2168

Laennec RTH (1819) Traité du diagnostic des maladies des poumons et du coeur, Tome Second. Brosson and Chaudé, Paris

MacDuff A, Arnold A, Harvey J, BTS Pleural Disease Guideline Group (2010) Management of spontaneous pneumothorax: British Thoracic Society Pleural Disease Guideline 2010. Thorax 65(Suppl 2):18–31

Meade MO, Cook DJ, Guyatt GH et al (2008) Ventilation strategy using low tidal volumes, recruitment maneuvers, and high positive end-expiratory pressure for acute lung injury and acute respiratory distress syndrome: a randomized controlled trial. JAMA 299(6):637–645

Mercat A, Richard JC, Vielle B et al (2008) Positive end-expiratory pressure setting in adults with acute lung injury and acute respiratory distress syndrome: a randomized controlled trial. JAMA 13(299):646–655

Müller T, Lubnow M, Philipp A, Pfeifer M, Maier LS (2014) Extracorporeal pulmonary support procedures in intensive care medicine 2014. Internist (Berl) 55(11):1296–1305

Nugent N, Herndon DN (2007) Diagnosis and treatment of inhalation injury. In: Total burn care, 3. Aufl. Saunders, Philadelphia

Patel BK, Wolfe KS, Pohlman AS et al (2016) Effect of noninvasive ventilation delivered by helmet vs face mask on the rate of endotracheal intubation in patients with acute respiratory distress syndrome: a randomized clinical trial. JAMA 315(22):2435–2441

Perkins GD, Handley AJ, Koster RW et al (2015) European Resuscitation Council guidelines for resuscitation 2015: Section 2. Adult basic life support and automated external defibrillation. Resuscitation 95:81–99

Ranieri VM, Rubenfeld GD, Thompson BT et al (2012) Acute respiratory distress syndrome: the Berlin definition. JAMA 307(23):2526–2533

Rice TW, Wheeler AP, Thompson BT et al (2012) (2012) Initial trophic vs full enteral feeding in patients with acute lung injury: the EDEN randomized trial. JAMA. 307(8):795–803

Steinberg KP, Hudson LD, Goodman RB et al (2006) National heart, lung, and blood institute acute respiratory distress syndrome (ARDS) clinical trials network. Efficacy and safety of corticosteroids for persistent acute respiratory distress syndrome. N Engl J Med 354(16):1671–1684

Suzumura EA, Figueiró M, Normilio-Silva K et al (2014) Effects of alveolar recruitment maneuvers on clinical outcomes in patients with acute respiratory distress syndrome: a systematic review and meta-analysis. Intensive Care Med 40(9):1227–1240

Tang BM, Craig JC, Eslick GD et al (2009) Use of corticosteroids in acute lung injury and acute respiratory distress syndrome: a systematic review and meta-analysis. Crit Care Med. 37(5):1594–1603

Tonelli AR, Zein J, Adams J, Ioannidis JP (2014) Effects of interventions on survival in acute respiratory distress syndrome: an umbrella review of 159 published randomized trials and 29 meta-analyses. Intensive Care Med 40(6):769–787

Vogelmeier C, Hederer B, Glaab T et al (2011) Tiotropium versus salmeterol for the prevention of exacerbations of COPD. N Engl J Med 364(12):1093–1103

Wedzicha JA, Banerji D, Chapman KR et al (2016) Indacaterol-Glycopyrronium versus Salmeterol-Fluticasone for COPD. N Engl J Med 374(23):2222–2234

Westhoff M, Schönhofer B, Neumann P et al (2015) Noninvasive mechanical ventilation in acute respiratory failure. Pneumologie 69(12):719–756

Yarmus L, Feller-Kopman D (2012) Pneumothorax in the critically ill patient. Chest 141(4):1098–1105

Young D, Lamb SE, Shah S et al (2013) High-frequency oscillation for acute respiratory distress syndrome. N Engl J Med 368(9):806–813

Gastroenterologie

*Dominik Bettinger, Esther Biesel, Hannes Neeff,
Jan Patrick Huber, Teresa Hof, Daniel Hornuss, Hanna Hilger,
Hendrik Luxenburger, Adam Herber, Rhea Veelken,
Jonas Schumacher und Leo Benning*

Inhaltsverzeichnis

14.1　Akutes Abdomen – 504
14.1.1　Definition – 504
14.1.2　Symptomatik – 504
14.1.3　Ursachen eines akuten Abdomens – 504
14.1.4　Diagnostik – 504
14.1.5　Therapie – 507
14.1.6　Besondere Patientengruppen – 509

14.2　Akute gastrointestinale Blutung – 509
14.2.1　Akute obere nicht-variköse gastrointestinale Blutung – 509
14.2.2　Akute untere gastrointestinale Blutung – 514
14.2.3　Akute mittlere gastrointestinale Blutung – 517

14.3　Ösophagusverletzungen – 518
14.3.1　Iatrogene Ösophagusperforation und Boerhaave-Syndrom – 518
14.3.2　Säure- und Laugenverätzung des Ösophagus – 520

14.4　Intensivmedizinische relevante Pathologien des Dünn- und Dickdarms – 521
14.4.1　Ileus – 521
14.4.2　Abdominelles Kompartmentsyndrom – 528
14.4.3　Clostridioides difficile (C. difficile) – 532
14.4.4　Mesenterial- und Kolonischämie – 533

© Der/die Autor(en), exklusiv lizenziert an Springer-Verlag GmbH, DE, ein Teil von Springer Nature 2026
T. Wengenmayer et al. (Hrsg.), *Repetitorium Internistische Intensivmedizin*,
https://doi.org/10.1007/978-3-662-71761-5_14

14.5 Akute Pankreatitis – 536
14.5.1 Definition und Ätiologie – 536
14.5.2 Symptomatik – 536
14.5.3 Diagnostik – 537
14.5.4 Verlauf einer akuten Pankreatitis – 537
14.5.5 Einteilung des Schweregrades einer Pankreatitis und Prognose-Scores – 537
14.5.6 Therapie – 538
14.5.7 Komplikationen einer akuten Pankreatitis – 539

14.6 Intensivmedizinisch relevante Erkrankungen der Gallenwege – 540
14.6.1 Definition – 540
14.6.2 Ursachen eines Ikterus – 540
14.6.3 Cholangitis und Cholangiosepsis – 540
14.6.4 Cholezystitis – 544
14.6.5 Sekundär-sklerosierende Cholangitis des kritisch-kranken Patienten (SSC-CIP) – 545

14.7 Lebererkrankungen auf der Intensivstation – 546
14.7.1 Allgemeine Diagnostik von Lebererkrankungen auf der Intensivstation – 546
14.7.2 Leberabszess – 548
14.7.3 Medikamentös-toxische Hepatopathie – 550
14.7.4 Hypoxische Hepatitis – 551
14.7.5 Akutes Leberversagen – 552

14.8 Dekompensierte Leberzirrhose und Akut-auf-chronisches Leberversagen (ACLF) – 557
14.8.1 Pathogenese der Dekompensation der Leberzirrhose – 557
14.8.2 Scores zur Schweregradbeurteilung – 558
14.8.3 Allgemeine Therapie der Dekompensation der Leberzirrhose und des ACLF – 559

14.8.4	Diagnostik und Therapie spezifischer Komplikationen – 560
14.8.5	Spezifische intensivmedizinische Aspekte des Akut-auf-chronischen Leberversagens (ACLF) – 566

14.9 Vaskuläre Lebererkrankungen – 568
14.9.1 Akute nicht-zirrhotische Pfortaderthrombose – 568
14.9.2 Budd-Chiari-Syndrom – 570

14.1 Akutes Abdomen

Esther Biesel und Hannes Neeff

14.1.1 Definition

- Das akute Abdomen ist eine klinische Bezeichnung für einen meist akut einsetzenden Symptomenkomplex im Bereich der Bauchhöhle, der potenziell lebensbedrohlich sein kann und einer raschen Abklärung und häufig einer notfallmäßigen Operation bedarf.

14.1.2 Symptomatik

- Leitsymptome des akuten Abdomens: akut auftretende, heftige abdominelle Schmerzen, Abwehrspannung, Darmparalyse, Verschlechterung des Allgemeinzustandes, evtl. Fieber, Kreislaufstörung, Schock

> Die Abwehrspannung muss in der Frühphase des akuten Abdomens noch nicht vorhanden sein!

14.1.3 Ursachen eines akuten Abdomens

- Wichtigste Differenzialdiagnosen:
    - Entzündung (z. B. Appendizitis, Cholezystitis, Divertikulitis, Pankreatitis)
    - Perforation (z. B. Ulkusperforation, perforierte Divertikulitis, iatrogen)
    - Kolik (z. B. Gallenkolik, Nierenkolik)
    - Obstruktion/Ileus (Bridenileus, Tumor, inkarzerierte/innere Hernien)
    - Blutung (gastrointestinale Blutung, perforiertes Bauchaortenaneurymsa, Extrauterin-gravidität)
    - Durchblutungsstörungen (Darmischämie)
- Tab. 14.1 fasst wichtige Differenzialdiagnosen anhand der Schmerlokalisation zusammen

14.1.4 Diagnostik

- Anamnese:
    - Schmerzlokalisation, Schmerzintensität, Schmerzdauer und -kinetik, Schmerzauslöser, Schmerzausstrahlung
    - Stuhlfrequenz und -konsistenz? Zeitpunkt letzter Stuhlgang? Blut/Schleim/Eiter auf dem Stuhl?
    - Begleitsymptomatik: Übelkeit, Erbrechen, Diarrhö, Schwitzen, Blässe, Fieber?
    - Miktionsanamnese: Dysurie, Pollakisurie, Makrohämaturie

Gastroenterologie

Tab. 14.1 Differenzialdiagnosen des akuten Abdomens je nach Schmerzlokalisation

Oberbauch rechts	Epigastrium	Oberbauch links
Cholezystitis Gallenkolik Ulkus(perforation) Nierenkolik Pyelonephritis Pankreatitis Subphrenischer Abszess Perinephritischer Abszess Leberabszess Stauungsleber Appendizitis bei Lagevarianten Divertikulitis im Bereich des Rechtskolons Tumore im Bereich Pankreaskopf/Duodenum/Rechtskolon Pleuritis, Pleuraempyem	Ösophagusperforation Ulkus(perforation) Gastritis Pankreatitis Myokardinfarkt (inkarzerierte) Hiatushernie Magenkarzinom Perikarditis	Ulkus(perforation) Gastritis Pankreatitis Milzruptur Nierenkolik Subphrenischer Abszess Perinephritischer Abszess Myokardinfarkt Magenkarzinom Kolonkarzinom linke Flexur Pleuritis, Pleuraempyem Perikarditis
	Mittelbauch	
	Pankreatitis Mesenterialischämie Appendizitis (beginnend) Mechanischer Ileus Innere Hernie (inkarzerierte) Nabelhernie	
Unterbauch rechts		**Unterbauch links**
Appendizitis Perityphlitischer Abszess Meckel-Divertikulitis Ileitis terminalis bei M. Crohn Ileozökale Invagination Kolonkarzinom Stielgedrehtes Ovar Extrauteringravidität Adnexitis Tuboovarialabszess Hodentorsion (inkarzerierte) Leisten-/Schenkelhernie Nieren-/Uretersteine Pyelonephritis Psoashämatom		Sigmadivertikulitis Stenosierende Karzinome Rektum/Sigma Nieren-/Uretersteine Pyelonephritis Stielgedrehtes Ovar Extrauteringravidität Adnexitis Tuboovarialabszess Hodentorsion (inkarzerierte) Leisten-/Schenkelhernie Psoashämatom

- Bei Frauen: letzte Menstruationsblutung? Mögliche Schwangerschaft?
- Vorerkrankungen, Medikamentenanamnese, Immunsuppression, stattgehabtes Trauma, chronische-internistische Erkrankungen
- Körperliche Untersuchung:
  - Vitalparameter
  - Inspektion: Alte Narben? Wunden? Vorwölbungen/Schwellungen? (Hernien), Rötungen/Überwärmung? (z. B. Bauchdeckenabszess), aufgetriebenes Abdomen? Hautkolorit? Ikterus? Kachexie?
  - Auskultation
  - Perkussion
  - Palpation: Erst oberflächlich, dann tief. Dort beginnen, wo keine Schmerzen angegeben werden. Palpation aller vier Quadranten. Druckschmerz? Peritonismus? Abwehrspannung? Lokal oder generalisiert? Kontralateraler Loslassschmerz? (Appendizitis) Flankenklopfschmerz? (Nierensteine, Pyelonephritis), Murphy-Zeichen: schmerzhaft palpable, vergrößerte Gallenblase? (Cholezystitis), Courvoisier-Zeichen: schmerzlose palpable Gallenblase? (maligner Prozess mit Verschluss des Ductus choledochus, z. B. Pankreaskopfkarzinom), Gummibauch? (akute Pankreatitis), Pulsieren im Mittelbauch? (Bauchaortenaneurysma), Tastbare Walze im linken Unterbauch? (Sigmadivertikulitis)

> Die Leisten immer mituntersuchen zum Ausschluss einer (inkarzerierter) Hernie!

- Digital-rektale Untersuchung (DRU): Kotballen? Tumore? Blutung? Teerstuhl? Prostatitis? Douglas-Abszess?
- Urin-Untersuchung: U-Stix: Erythrozyten (Steinabgang? Nieren-/Harnleiterkonkremente?), Leukozyten & Nitrit (Harnwegsinfektionen? Pyelonephritis?), Ketonkörper (z. B. Diabetes mellitus). Bei Frauen: Schwangerschaftstest (beta-HCG) aus Urin
- Labordiagnostik: Leukozyten, Hämoglobin, Thrombozyten CRP, PCT, Gerinnung (INR, PTT), Transaminasen, Cholestaseparameter, Harnstoff, Kreatinin, Herzenzyme (Ausschluss Myokardinfarkt), BGA inkl. Lactat
- Ruhe-EKG: Akuter Myokardinfarkt? Lungenembolie? Vorhofflimmern als mögliche Emboliequelle für eine mesenteriale Ischämie
- Bildgebende Diagnostik: Abdomensonografie, CT-Abdomen mit Kontrastmittel: Freie Luft? Kontrastmittelextraintestinat? Hinweise auf Ischämien? Blutung? Verhalt/Abszess intraabdominell? Pankreatitis? Divertikulitis? Ileus? Kalibersprung?

> Für Intensivpatienten oder Patienten im Schockraum bringt eine reine Röntgen-Abdomenübersicht keinen ausreichenden Kenntnisgewinn, sondern häufig eine unnötige Verzögerung! Für Krankheitsbilder, die sich nicht sonografisch verifizieren lassen (z. B. Cholezystitis, hier ist die Sonografie in der Regel dem CT überlegen), ist daher in Kliniken mit 24/7 zur Verfügung stehender CT-Diagnostik die CT-Bildgebung des Abdomens mit Kontrastmittel die entscheidende bildgebende Diagnostik! In Fällen, in denen keine CT-Bildgebung zur Verfügung steht, kann eine Abdomenübersicht z. B. zum Nachweis/Ausschluss freier Luft durchgeführt werden.

Gastroenterologie

14.1.5 Therapie

- Abb. 14.1 fasst das Vorgehen bei einem akuten Abdomen zusammen.
- Allgemeine Maßnahmen:
  - Sicherstellung der Vitalfunktionen

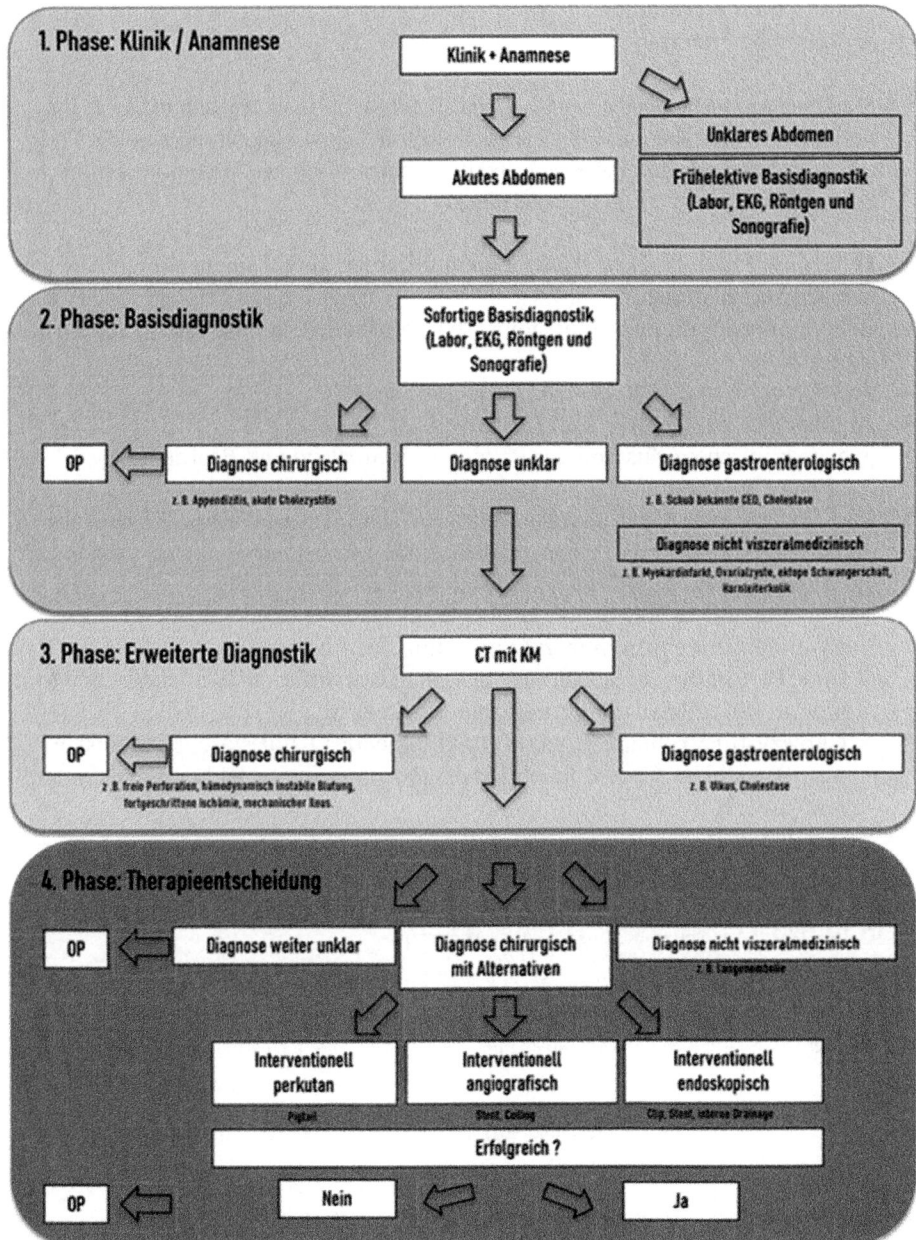

Abb. 14.1 Flowchart zum Vorgehen bei V. a. akutes Abdomen. In jeder Phase der Diagnostik ist zu entscheiden, ob ein zügiges chirurgisches Vorgehen notwendig ist, oder ob konservative oder interventionelle Therapien erfolgversprechend und zeitlich vertretbar sind.

- i. v. Zugang und Flüssigkeitssubstitution
- bei Hinweis auf Infektion oder Perforation: Start empirische Antibiose (gemäß Klinikstandard, z. B. Piperacillinn/Tazobactam)
- bei Ileus (sowohl mechanisch als auch paralytisch): Anlage Magensonde (noch vor CT-Bildgebung
- bei V. a. Blutung oder im Raum stehender Notoperation: Kreuzblut und Blutkonserven bereithalten
— analgetische Therapie

> Starke abdominelle Schmerzen sind eine Indikation zur Schmerzmittelgabe. Eine noch ausstehende abdominelle Untersuchung sollte nicht dazu führen, dass der Patient Schmerzen erleiden muss – ein peritonitisches Abdomen lässt sich auch nach Schmerzmittelgabe noch diagnostizieren.

— Tab. 14.2 fasst typische Analgetika zusammen, die bei einem akuten Abdomen zum Einsatz kommen.
— Bei Verdacht auf Infektion: empirische antibiotische Therapie gemäß Hausstandard
— ggf. Spasmolytika, z. B. bei Choledocholithiasis
— Antiemetika bei Übelkeit und Erbrechen
— je nach klinischem Zustand der Patienten: Intubation und Beatmung.

> Eine Intubation in dieser Situation sollte nur als RSI (rapid sequence intubation) durchgeführt werden, da Patienten per definitionem bei einem akutem Abdomen nicht nüchtern und damit hochgradig aspirationsgefährdet sind!

— Indikationen zur chirurgischen Exploration des Abdomens:
  - Freie Perforationen (Ausnahme: Ösophagusperforation, hier ist die erste Maßnahme in der Regel die Endoskopie mit Stenting)
  - Cholezystitis: primäre Operation bei fehlender Cholestase, sonst erst ERCP zum Ausschluss Choledocholithiasis und dann im Anschluss Cholezystektomie (innerhalb 24–72 h)
  - Appendizitis

Tab. 14.2 Analgetika bei einem akuten Abdomen

Substanzgruppe	Medikament	Dosierung
Analgetika	Metamizol (Novalgin)	1–2 g langsam i. v. (Kurzinfusion)
	Paracetamol	1 g i. v.
	Piritramid (Dipidolor)	7,5 mg (−15 mg) langsam i. v.
Spasmolytika	N-Butylscopolamin (Buscopan)	10–20 mg i. v.
Antiemetika	Dimenhydrat (Vomex)	62,5 mg i. v.
	Granisetron (Kevatril)	1 mg i. v.

Gastroenterologie

- Mechanischer Ileus
- Darmischämie
- Penetrierende Bauchtraumata
- Stumpfe Bauchtrauma (insbesondere Hochrasanztraumata): Großzügig laparoskopieren bei klinischem Verdacht oder Verschlechterung der Patienten (CAVE: initiales CT Abdomen kann trotz Hohlorganperforation noch unauffällig sein!)
- Rupturierte Bauchaortenaneurysmata (Gefäßchirurgie)
- Extrauteringravidität (Gynäkologie)
- Sonstige nicht-operative Therapien in Abhängigkeit der jeweiligen Diagnose: siehe entsprechende Kapitel

14.1.6 Besondere Patientengruppen

- Immunsupprimierte Patienten: Oft erschwerte Diagnosefindung. Seltene Erreger mitberücksichtigen.
- Geriatrische Patienten: Symptomatik oft weniger spezifisch und schleichend, häufig Latenz bis zum Arztkontakt, aber oft schwerwiegende Ursachen wie Mesenterialischämie, Myokardinfarkt, Aortendissektion.
- Kinder: Extrem viele Infekte äußern sich mit Bauchschmerzen.
- Frauen: Schwangerschaftstest! Gynäkologie frühzeitig mitinvolvieren bei V. a. gynäkologischen Fokus.

14.2 Akute gastrointestinale Blutung

14.2.1 Akute obere nicht-variköse gastrointestinale Blutung

Leo Benning und Dominik Bettinger

Definition
- Als obere gastrointestinale Blutung (OGI-Blutung) werden Blutungen des Gastrointestinaltrakts bezeichnet, die ihren Ursprung proximal des Treitz-Bandes, d. h. proximal des duodenojejunalen Übergangs haben.

Epidemiologie
- Jährliche Inzidenz: 47/100,000 in westlichen Ländern
- Durch Vermeidung und verbesserte Therapie von Risikofaktoren rückläufige Inzidenz

Ursachen einer oberen gastrointestinalen Blutung
- Ulkuskrankheit: Ulkusblutungen in Magen und Duodenum stellen die häufigste Ursache einer OGI-Blutung dar (20–50 %)
- Erosive Gastritis und Refluxösophagitis (Gastroösophageale Refluxkrankheit: GERD)

- Mallory-Weiss-Syndrom: Als Folge von longitudinalem mukosalem Stress, wie er bspw. bei rezidivierendem Erbrechen auftreten kann, kann es zu Schleimhautschäden im Bereich des gastroösophagealen Übergangs kommen, die zu einer relevanten Blutung führen können.
- Malignom-assoziierte Blutungen: Etwa 5 % aller OGI-Blutungen sind durch Malignome bedingt.
- Angiodysplasien
- GAVE: gastric antral vascular ectasia
- Dieulafoy-Läsionen: Blutung aus einer gastrointestinalen Arterie mit streckenweise submukosalem Verlauf
- Aortoenterische Fistel bei Patienten mit Gefäßprothesen

Symptomatik
- Hämatemesis (Bluterbrechen)
- Meläna (Teerstuhl)
- Hämatochezie (Absetzen von frischem Blut mit dem Stuhl): dies kann sowohl ein Hinweis auf eine untere gastrointestinale Blutung sein, kann aber auch bei starker oberer gastrointestinaler Blutung auftreten.

Diagnostik und Therapie der Blutung
- **Initialphase**
- **Erstversorgung:** Anlage zweier großlumiger periphere Venenzugängen und Labordiagnostik (sobald verfügbar: BGA für Hämoglobin und Laktat; im kurzfristigen Verlauf: Kreuzblut, Blutbild, Elektrolyte, Kreatinin und Harnstoff sowie Gerinnungsprofil).
  - Beginn einer Volumentherapie mit kristalloiden Lösungen (bspw. balancierte Vollelektrolytlösungen). Bei unzureichendem Ansprechen frühzeitige Gabe von Katecholaminen (bspw. Noradrenalin zu 10 µg/mL titriert).
  - Ein mittlerer arterieller Druck (MAD) von 60–65 mmHg kann in der Initialphase toleriert werden und reduziert das Risiko, die Blutung zu unterhalten.
  - Die Gabe von Hämostatika, wie bspw. Tranexamsäure, ist nicht empfohlen, da hierfür keine Evidenz vorliegt.
  - Sofern hämodynamisch tolerabel, sollte eine Oberkörperhochlagerung erfolgen, um das Aspirationsrisiko zu minimieren.

- **Stabilisierungsphase**
- **Atemwegsmanagement:** Falls in der Initialphase nicht erfolgt, ist die Indikation für eine Schutzintubation zu prüfen bzw. zu reevaluieren.
  - Die routinemäßige Intubation von Patienten mit einer oberen gastrointestinalen Blutung wird nicht empfohlen.
  - Die Indikation für eine Schutzintubation muss aber bei einer Vigilanzminderung bzw. Agitation sowie andauernder bzw. rezidivierender Hämatemesis geprüft werden.
  - Ist eine endoskopische Intervention absehbar und eine längere Interventionsdauer wahrscheinlich, kann eine frühzeitige Intubation zudem Komplikationen vorbeugen.
- **Kreislaufmanagement:** MAD-Ziel: 60–65 mmHg
  - Volumentherapie

- Bei Nichterreichung des Ziel-MADs erfolgt eine Katecholamintherapie.
- Die invasive Blutdruckmessung kann die Therapiesteuerung erleichtern, sollte die kausale Therapie allerdings nicht verzögern.
- **Bluttransfusionen:** Die Gabe von Erythrozytenkonzentraten (EK) sollte einem restriktiven Transfusionsprotokoll folgen.
  - Als Transfusionsschwelle wird ein Hb von ≤ 7 g/dl empfohlen, das Transfusionsziel liegt bei einem Hb von 7–9 g/dl.
  - Ist eine akute oder chronische kardiovaskuläre Erkrankung vorbekannt, so sind eine Transfusionsschwelle von Hb ≤ 8 g/dL und ein Transfusionsziel von Hb ≥ 10 g/dL empfohlen.
  - Ist eine Massentransfusion erforderlich, müssen auch Thrombozytenkonzentrate (TK) verabreicht werden. Nach Gabe von sechs EKs sollte ein TK verabreicht werden; anschließend sollte ein Verhältnis von 4:1 zwischen EKs und TKs angestrebt werden.
  - Grundsätzlich ist nach einer oberen gastrointestinalen Blutung bei Thrombozyten < 50.000/μl die Gabe von TK indiziert; persistiert die Blutung hingegen, so sollte bereits ab Thrombozyten < 100.000/μl die Gabe von TKs erwogen werden.
- **Gerinnungsmanagement:** In der Akutversorgung liegt der Schwerpunkt in der kurzfristigen Optimierung der Gerinnungsparameter.
  - Bei Medikation mit Vitamin-K-Antagonisten: Gabe von Vitamin K und/oder Gabe von Prothrombin Konzentrat (PPSB, 20–40 IU/kg) oder fresh frozen plasma (FFP)
  - Bei Medikation mit direkten oralen Antikoagulanzien (DOAKs): eine spezifische Antagonisierung (bspw. mit Andexanet alpha bei Rivaroxaban und Apixaban, Idarucizumab bei Dabigatran) kann erwogen werden, insofern die Präparate vorliegen. Bei akuter hämodynamischer Instabilität sollte bevorzugt PPSB (20–40 IU/kg) verabreicht werden.
  - Liegt keine Antikoagulation vor, besteht aber aufgrund einer angeborenen oder erworbenen Koagulopathie (bspw. von-Willebrand-Syndrom, Hämophilie A/B) eine eingeschränkte Gerinnung, so ist eine hämostaseologische Rücksprache erforderlich; grundsätzlich gilt jedoch, dass die Gerinnungsoptimierung eine erforderliche endoskopische Intervention nicht verzögern sollte.
  - Medikation mit Thrombozytenaggregationshemmung: Reevaluation der Indikation. Die primär-prophylaktisch Einnahme von Acetylsalicylsäure (ASS) sollte vorübergehend pausiert werden, während die sekundärprophylaktische Einnahme von ASS fortgeführt werden sollte. Bei einer dualen Plättchenhemmung (DAPT) sollte ASS sollte fortgeführt werden. Bei Unklarheit empfiehlt sich eine kardiologische Rücksprache.

- **Interventionsphase**
- **Risikostratifizierung** anhand des Glasgow-Blatchford-Scores (GBS) zur Planung des weiteren Vorgehens (Risikoabschätzung für eine interventionsbedürftige Blutung; ◘ Tab. 14.3).
- **Zeitpunkt der Endoskopie:** Der Zeitpunkt der ÖGD richtet sich nach dem klinischen Befund und den Komorbiditäten des Patienten. *Eine Endoskopie sollte erst nach hämodynamischer Stabilisierung erfolgen.*

◘ Tab. 14.3 Risikostratifizierung nach Glasgow-Blatchford-Score (GBS) für die Wahrscheinlichkeit einer interventionsbedürftigen oberen gastrointestinalen Blutung. Patienten mit einem GBS ≤ 1 haben ein sehr geringes Risiko für Rezidivblutungen, bedürfen keiner unmittelbaren endoskopischen Intervention und können ambulant versorgt werden

Indikator		Punktwert
Harnstoff im Serum [mmol/l]		
>= 6,5 – < 8		2
>= 8 – < 10		3
>= 10 – < 25		4
>= 25		6
Hämoglobin [g/dL]		
>= 12 – < 13 ♂	>= 10 – < 12 ♀	1
>= 10 – < 12 ♂	n/a	3
< 10 ♂	< 10 g/dL ♀	6
Systolischer Blutdruck [mmHg]		
100–109		1
90–99		2
< 90		3
Andere Indikatoren		
Herzfrequenz > 100/min		1
Meläna		1
Synkope		2
Lebererkrankung		2
Herzversagen		2

- **Vorbereitung der Endoskopie:** Bei einer vermuteten gastrointestinalen Blutung sind die folgenden Schritte einer Ösophagogastroduodenoskopie (ÖGD) indiziert:
    - **Protonenpumpeninhibitoren (PPI):** Bei Zeichen einer akuten gastrointestinalen Blutung mit akutem Interventionsbedarf (GBS > 1) ist die hoch dosierte Gabe von PPI (bspw. 80 mg Pantoprazol i. v.) gefolgt von der kontinuierlichen Gabe von 8 mg/h für 72 h oder der erneuten Bolusgabe von 2x 40 mg empfohlen.
    - **Propulsive Medikation:** 30–120 Min. vor der ÖGD ist die Gabe von 250 mg Erythromycin zur Propulsion indiziert. Dies führt zu einer verbesserten Sicht während der Endoskopie und erhöht die Wahrscheinlichkeit, eine Blutungsquelle zu identifizieren.
- **Endoskopisches Vorgehen:** Eine endoskopisch identifizierte Blutungsquelle sollte nach der Forrest-Klassifikation (◘ Tab. 14.4) eingeordnet werden.

◘ Tab. 14.4 Endoskopische Einteilung einer Ulkusblutung nach Forrest

Stadium	Beschreibung	Risiko einer Rezidivblutung
FI: aktive Blutung	FIa: spritzende Blutung	85–100 %
	FIb: Sickerblutung	25–40 %
FII: Zeichen einer stattgehabten Blutung)	FIIa: Sichtbarer Gefäßstumpf, nicht blutend	20–55 %
	FIIb: Läsion mit Koagel bedeckt	25–40 %
	FIIc: Läsion mit Hämatin bedeckt	7–10 %
FIII: keine Zeichen einer Blutung		<= 3 %

- Injektionstherapie: Injektion von verdünnter Adrenalin (1:10 000–1:100 000) und/oder Fibrin
- Mechanische Therapie: Applikation von HämoClips: „Through-the-scope"-Clips (TTS-Clips) und den „Over-the-scope"-Clips (OTS-Clips)
- Thermische Verfahren: Argon-Plasma-Koagulation (v. a. bei Angiodysplasien oder GAVE-Syndrom)
- Hämostatische Pulver
- Angiografisches Coiling: bei endoskopisch nicht zu stillender Blutung oder bei Rezidivblutungen ohne endoskopisches Interventionsziel
- Chirurgische Resektion als Ultima Ratio

Stressulkusprophylaxe

- Kritisch kranke Patienten haben ein erhöhtes Risiko für stressinduzierte gastrointestinale Blutungen durch sogenannte Stressulzera.
- **Indikation:** Sofern die Indikation für eine Stressulkusprophylaxe (SUP) besteht (◘ Tab. 14.5), kann das Risiko für klinisch relevante gastrointestinale Blutungsereignisse reduziert werden.
- **Vorgehen:** PPI (bspw. Pantoprazol) 40 mg/d p. o. oder i. v.; bei Nachweis von gastrointestinalen Schleimhautläsionen bzw. bei Zeichen einer Refluxsymptomatik kann die zusätzliche Gabe von Antazida (bspw. Sucralfat) mit bis zu 4x täglich p. o. oder über eine Magensonde erfolgen.
  - Antazida sollten bei einer vorbestehenden Nierenschädigung mit Bedacht eingesetzt werden, da eine Verschlechterung sowie eine Hypophosphatämie droht.
  - Antazida müssen vor der Gabe von PPI verabreicht werden, da ihr Wirkmechanismus von einer Protonierung der Wirksubstanz abhängig ist.
- **Reevaluation/Beendigung:** Verändert sich die Risikokonstellation für eine SUP, so ist die Indikation zu überprüfen. Insbesondere nach Verlegung auf eine Bettenstation ist die Fortführung der SUP kritisch zu überprüfen, da die langfristige Einnahme von PPI und Antazida mit relevanten Nebenwirkungen verknüpft sein kann (u. a. Resorptionsstörungen, Infektneigung, Elektrolytverschiebungen)

Tab. 14.5 Risikoprofile und Indikationen für die Durchführung einer SUP auf der Intensivstation

Risiko	Erkrankung	Indikation für SUP
Höchstes Risiko (8–10 %)	Maschinelle Beatmung ohne enterale Ernährung für > 48 h	Ja
	Dialyse	
Hohes Risiko (4–8 %)	Nicht-medikamentöse Koagulopathie (Thrombozyten < 50.000/µL, INR > 1,5, PTT > 60 sek.)	Ja
	DAPT in Kombination mit einer therapeutischen Antikoagulation	
	DAPT in Kombination mit mindestens einem komplizierenden Faktor*	
	Einfache Thrombozytenaggregationshemmung und therapeutische Antikoagulation mit mindestens einem komplizierenden Faktor*	
	Zwei oder mehr Faktoren aus der Gruppe mit moderatem Risiko	
Moderates Risiko (2–4 %)	Maschinelle Beatmung mit enteraler Ernährung	Nein
	Akute Nierenschädigung	
	Sepsis	
	Schock	
	(Z. n.) Ulkuskrankheit, GERD, H. pylori-Infektion	
	Langzeitbehandlung mit Glukokortikoiden, NSAR, SSRI	
	Alter > 65 J. und chronischer Alkoholabusus	

*Komplizierende Faktoren sind hervorgehoben (dunkelgrau schattiert)

14.2.2 Akute untere gastrointestinale Blutung

Dominik Bettinger

Definition
– Bei einer unteren gastrointestinalen Blutung liegt eine Blutungsquelle zwischen der Ileozökalklappe und dem Rektum vor.

Ursachen einer unteren gastrointestinalen Blutung
- Tab. 14.6 fasst die Ursachen für eine untere gastrointestinale Blutung zusammen.
– Die Divertikelblutung ist die häufigste Ursache der unteren gastrointestinalen Blutung.

Gastroenterologie

◘ Tab. 14.6 Ursachen einer unteren gastrointestinalen Blutung (adaptiert aus der ESGE-Leitlinie zur unteren gastrointestinalen Blutung)

Benigne Erkrankungen	Divertikelblutung	
	Erkrankungen des Anorektums	Hämorrhoiden
		Analfissur
		Ulkus im Rektum (z. B. nach Einlage eines FlexiSeal™)
		Rektumprolaps
		Strahlenproktitis
		Trauma
	Vaskuläre Läsionen	Angioektasien
	Divertikelblutung	Hereditäre hämorrhagische Teleangiektasien
		Dieulafouy-Läsionen
		Varizen
	Entzündliche Veränderungen	Chronisch-entzündliche Darmerkrankungen
		Ischämische Colitis
		Infektiöse Colitis
	Polypen	Adenome, Hamartome
	Iatrogene Läsionen	Stattgehabte Polypektomien, endoskopische Resektionen
		Postoperativ: Anastomosenulkus
Maligne Erkrankungen	Kolonkarzinom	
	Rektumkarzinom	
	Analkarzinom	
	Metastasen	

Symptomatik

- Allgemeinsymptome infolge des Blutverlustes: Schwäche, Abgeschlagenheit, Symptome eines hypovolämischen Schocks (Tachykardie, Hypotonie, Vigilanzminderung)
- Hämatochezie
- Meläna (Teerstuhl): möglich bei Blutung aus dem rechten Hemikolon und bei langsamer Kolontransitzeit.

Diagnostik

- Anamnese: Beginn der Blutung, vorausgegangene Episoden einer gastrointestinalen Blutung, abdominelle Voroperationen, Vor-Endoskopien, Medikamente (Phenprocumon, NOAKs, Thromboyztenaggregationshemmer, NSAIDs [erhöhtes Risiko einer Divertikelblutung])
- Labor: Blutbild (Hämoglobin, Hämatokrit, Thrombozyten, Leukozyten), Laktat, Nierenretentionsparameter, Inflammationsparameter (CRP, PCT)
- Digital-rektale Untersuchung
- Gastroskopie: bei einer starken oberen gastrointestinalen Blutung kann es auch zu Meläna und auch zu einem Frischblutabgang ab ano kommen. Daher sollte auch bei primärem Verdacht auf eine untere gastrointestinale Blutung eine Blutungsquelle im oberen Gastrointestinaltrakt mit einer Gastroskopie ausgeschlossen werden.
- Koloskopie:
  - Eine Koloskopie sollte primär durchgeführt werden, da hier bei Nachweis einer Blutungsquelle direkt therapiert werden kann.
  - Eine verkürzte und intensivierte Vorbereitung des Darmes für eine Koloskopie sollte durchgeführt werden, insofern es intensivmedizinisch möglich ist. Gfgs. kann hierfür auch die Anlage einer Magensonde notwendig sein.
  - Bei der Koloskopie sollte eine Intubation des terminalen Ileums erfolgen, um eine Blutung aus dem Dünndarm auszuschließen.
  - Bei Patienten im hämorrhagischen Schock sollte nach Stabilisierung eine Gastroskopie und Koloskopie innerhalb von 12 h erfolgen.
- CT-Angiografie: sollte sich in den endoskopischen Untersuchungen keine Blutungsquelle identifizieren lassen, so ist eine kontrastmittelgestützte Computertomografie zur Detektion einer Blutung sinnvoll. Blutungen können ab einer Blutungsrate von 0,25 ml/Stunde detektiert werden.
- Bei einem nicht beherrschbaren Schock kann eine chirurgische Exploration als Ultima Ratio durchgeführt werden.

Therapie

- Allgemeine intensivmedizinische Maßnahmen: siehe obere gastrointestinale Blutung
- Endoskopische Maßnahmen:
  - Applikation von TTS-Clips („through the scope-Clips"), OTS-Clips ("over the scope-Clips")
  - Injektion von verdünnter Adrenalinlösung (1:10 000–1:100 000) oder Fibrin
  - Argon-Plasma-Koagulation: primär bei Angiodysplasien
- Angiografie: Angiografischer Nachweis der Blutung durch direkte Katheterisierung der mesenterialen Arterien nach vorheriger Detektion des blutenden Gefäßes in der CT-Angiografie
  - Coil-Embolisation
  - Flüssig-Embolisation mit Histacryl
- Chirurgische Exploration ggfs. mit intraoperativer Endoskopie. Eine Resektion der betroffenen Darmabschnitte gilt als Ultima Ratio in der Therapie der unteren gastrointestinalen Blutung.

14.2.3 Akute mittlere gastrointestinale Blutung

Dominik Bettinger

Definition
- Bei einer mittleren gastrointestinalen Blutung liegt eine Blutungsquelle zwischen dem Treitz'schen Band und der Ileozökalklappe vor.

Ursachen einer mittleren gastrointestinalen Blutung
- Tab. 14.7 fasst häufige Ursachen einer mittleren gastrointestinalen Blutung zusammen. Die Häufigkeit der Blutungsursachen hängt vom Patientenalter ab.

Symptomatik
- Siehe untere gastrointestinale Blutung

Diagnostik
- Bei Verdacht auf eine mittlere gastrointestinale Blutung und insbesondere bei einer overten Blutung sollte eine ÖGD und Ileokoloskopie zwingend durchgeführt werden.
- Zur Detektion einer Blutungsquelle kann eine Viedokapselendoskopie erfolgen. Ggfs. muss diese bei Patienten auf der Intensivstation (bei Dysphagie) endoskopisch in den Magen eingebracht werden.
- Single-/Doppelballonendoskopie: hierbei kann endoskopisch direkt auch interveniert werden.
- CT-Angiografie
- Intraoperative Endoskopie nach Enterotomie

Tab. 14.7 Ursachen einer mittleren gastrointestinalen Blutung

Häufige Ursachen einer mittleren gastrointestinalen Blutung	
< 40 Jahre	≥ 40 Jahre
Chronisch entzündliche Darmerkrankungen Ulkus dieulafoy Neoplasien Meckel-Divertikel Polyposis-Syndrome	Angiodysplasien Ulkus dieulafoy Neoplasien NSAR-bedingte Ulzerationen
Seltene Ursachen einer mittleren gastroinestinalen Blutung	
Purpura Schönlein Henoch (IgA-Vaskulitis) Dünndarmvarizen/portal-hypertensive Enteropathie Amyloidose Morbus Osler Blue-Rubber-Bleb-Nevus-Syndrom Plummer-Vinson-Syndrom Hämobilie	

Therapie

- Allgemeine intensivmedizinische Maßnahmen: siehe obere gastrointestinale Blutung
- Endoskopische Blutstillung
- Angiografie mit Embolisation
- Resektion

14.3 Ösophagusverletzungen

Jan Patrick Huber und Dominik Bettinger

14.3.1 Iatrogene Ösophagusperforation und Boerhaave-Syndrom

Definition
Ösophagusperforationen lassen sich nach Lokalisation der Perforation in zervikale, thorakale und abdominelle Perforationen einteilen.

Ursachen
- Iatrogene Ösophagusperforationen
  - 70 % aller Ösophagusperforationen
  - Mechanische oder thermische Schädigung des Ösophagus
  - In 0,03 % tritt bei einer ÖGD eine Perforation auf, abhängig von Interventionen auch häufiger, z. B. Stenteinlage bis 25 %.
  - Transösophageale Echokardiografien gehen mit einem Perforationsrisiko von 0,1–0,3 % einher.
- Spontane Ösophagusperforation/Boerhaave Syndrom
  - Ca. 15 % aller Ösophagusperforationen
  - Plötzlicher intraösophagealer Druckanstieg in Kombination mit negativem intrathorakalem Druck
  - Auslöser
    - Starkes Erbrechen
    - Geburtsvorgang
    - Körperliche Anstrengung, Kraftsport
    - Starkes Husten oder Lachen
  - Erhöhtes Risiko
    - Alkoholismus
    - Gastroösophageale Refluxkrankheit
    - Barrett-Ösophagus
    - Eosinophile Ösophagitis

Symptomatik
- Schmerzen
- Tachykardie und Hypotonie
- Fieber

- Hautemphysem bei ca. 60 % der Perforationen, oft erst verzögert nachweisbar
- Husten
- Dyspnoe
- Odynophagie
- Übelkeit/Erbrechen, möglicherweise Hämatemesis
- Mackler-Trias bei spontaner Ösophagusperforation/Boerhaave Syndrom
  - Starkes/explosionsartiges Erbrechen
  - Thorakaler/retrosternaler (Vernichtungs)Schmerz
  - Mediastinal-/Hautemphysem

Diagnostik
- Klinische Untersuchung
- Laboruntersuchung
  - Entzündungsparameter erhöht (Leukozytose, CRP und PCT)
- Computertomografie von Thorax und Abdomen
  - Freie Luft bei Perforation
  - Darstellung möglicher zu drainierender Verhalte
  - Darstellung möglicher Komplikation: Mediastinitis/Peritonitis
- ÖGD mit direkter Interventionsmöglichkeit
- Röntgenthorax mit Kontrastmittel
  - Gastrografin (wasserlöslich) bevorzugen
  - Barium mit besser Sensitivität für Perforationen (cave: kann Mediastinitis auslösen)

Therapie
- Intensivmedizinische Überwachung
- Analgesie
- Parenterale Ernährung, ggfs. über endoskopisch eingebrachte Magensonde
- Antibiotische Therapie z. B. Piperacillin/Tazobactam
- Protonenpumpenhemmer
- Chirurgische Vorgehen
  - Rekonstruktion
  - Fundoplikatio bei distalen Läsionen
  - Ösophagusteilresektion
  - Thoraxdrainage bei thorakalen Verhaltformation
- Endoskopisches Vorgehen, mehr Reinterventionen im Vgl. zur chirurgischen Versorgung
  - Clipverschluss der Läsion mit Through the Scope Clips (TTSC) oder Over the Scope Clips (OTSC)
  - Stenteinlage
  - Vakuumtherapie oder Vakuumstenttherapie

Komplikationen
- Mediastinitis
  - Bei thorakaler Ösophagusperforation
- Peritonitis
  - Bei abdomineller Ösophagusperforation

- Hohe Letalität
  - 10–25 % bei Therapie in den ersten 24 h nach Perforation
  - 40–60 % bei Therapie 48 h nach Perforation

14.3.2 Säure- und Laugenverätzung des Ösophagus

Definition
Verätzungen des Ösophagus im Erwachsenenalter sind insgesamt selten. Es kann zu versehentlichen Verätzungen kommen. Jedoch deutlich häufiger sind beabsichtigte Verätzungen, denen meist eine psychiatrische Erkrankung (suizidale Absicht) zu Grunde liegt. Je nach pH-Wert kann zwischen säure- und laugenbedingten Verätzungen unterschieden werden.

Pathophysiologie
- Verätzungen mit Säure (pH < 7)
  - Ausbildung von Kolliquationsnekrosen
  - Ausgeprägte transmurale Verletzungen, vor allem des Ösophagus, weniger ausgeprägt in Magen und Duodenum
- Verätzungen mit Lauge (pH >7)
  - Ausbildung von Koagulationsnekrosen
  - Meist oberflächliche Entzündung
- Ausprägung der Verletzung abhängig von Menge und Zeitpunkt bis zur ärztlichen Vorstellung
- Einteilung der Verätzung
  - Grad I: Oberflächliche Entzündung mit Erythem
  - Grad II: Ulzerationen mit Narbenbildung
  - Grad III: Transmurale Entzündung mit Ulzeration und Perforation
- Obere Atemwege können mitbetroffen sein

Symptomatik
Vielfältige, teils unspezifische Symptomatik, die nicht zwingend mit der Schwere der Schleimhautschädigung korrelieren muss.
- Hypersalivation
- Dysphagie
- Odynophagie
- Übelkeit/Erbrechen
- Schmerz abhängig von der Schleimhautschädigung
  - Pharynxschmerzen
  - Brustschmerzen/retrosternaler Schmerz
- Bei Larynxschädigung
  - Stridor
  - Dyspnoe
  - Afonie
- Im Falle einer transmuralen Schleimhautschädigung
  - Fieber
  - Tachykardie und Hypotonie

Diagnostik
- Wenn möglich Anamnese bzgl. Substanz und eingenommener Menge
- Liste der Giftnotrufzentralen für Deutschland, Österreich und die Schweiz über die Webseite des Bundesamtes für Verbraucherschutz und Lebensmittelsicherheit (▶ www.bvl.bund.de)
- Orale Inspektion ggf. mit Laryngoskopie
- Laboruntersuchung: Blutbild, CRP, Nieren- und Leberwerte, BGA zur pH-Bestimmung
- Computertomografie von Thorax und Abdomen
- ÖGD zur Bestimmung der Ausdehnung und Schwere der Schleimhautschädigung

Therapie
- Keine blinde Einlage einer Magensonde, Gefahr des Erbrechens und erneuter Schleimhautkontakt mit Säure/Lauge sowie Perforationsgefahr
- Keine Neutralisation, Gefahr der exothermen Reaktion mit weiterer Schädigung
- Kein Einsatz von systemischen Steroiden
- Verätzung Grad I-II, symptomatische Analgesie, regelmäßige Kontroll-ÖGDs
- Verätzung Grad III
  - Intensivmedizinische Überwachung und Therapie bei Perforation
  - Parenterale Ernährung
  - Antibiotische Therapie (z. B. Piperacillin/Tazobactam)
  - Operation, ggf. mit Ösopahgusresektion
  - Endoskopischer Therapieversuch mit Stentverschluss oder Vakuum- oder Vakuumstenttherapie

Komplikationen
- Perforation mit Ausbildung einer Mediastinitis/Peritonitis
- Blutung
- Fistelbildung
- Strikturen/Stenosen, hier ist ggf. eine wiederholte endoskopische Bougierung nötig
- Plattenepithelkarzinom des Ösophagus

14.4 Intensivmedizinische relevante Pathologien des Dünn- und Dickdarms

14.4.1 Ileus

Teresa Hof und Dominik Bettinger

Definition und Einteilung des Ileus
- Potenziell lebensbedrohliche Unterbrechung der Darmpassage durch Verengung/Verlegung des Darmlumens oder Paralyse. Konsekutiv Akkumulation von Flüssigkeiten und Gasen mit erhöhtem intraluminalen Druck, Mikrozirkulationsstörungen der Darmwand und infolgedessen gestörter Mukosabarriere. Ein unvollständig ausgeprägter Darmverschluss wird als Subileus bezeichnet.

> Durch Darmlumenverlegung oder Darmparalyse kommt es zu einer Stase des Darminhaltes mit resultierender Mikrozirkulationsstörung und gestörter Mukosabarriere.

- **Mechanischer Ileus**
  - Einteilung nach Lokalisation
    - 80 % Dünndarmileus: 50–65 % Adhäsionen/Briden, 15 % Hernien, Malignome, M. Crohn
    - 20 % Dickdarmileus: meist distal des Colon transversum; 50–70 % Karzinome (30 % der kolorektalen Karzinome erstmanifestieren sich als Ileus), Divertikulitis bzw. deren Komplikationen, Hernien, Volvulus
  - Einteilung nach Ursache
    - Okklusionsileus: Darmstenose ohne Störung der Darmperfusion (intraluminaler Prozess z. B. bei Malignomen, Inflammation, Gallenstein, Mekonium, Fremdkörper, etc.)
    - Strangulationsileus: intestinale Obstruktion mit Abschnürung von Mesenterialgefäßen, z. B. Volvulus, Invagination, Hernien-Inkarzeration, Darmabknickung bei Adhäsionen, Verwachsungen, Peritonealkarzinose
- **Funktioneller Ileus**
  - Primär: bei Gefäßverschlüssen (thromboembolisch, kompressionsbedingt) mit hämorrhagischer Darmwandinfarzierung
  - Sekundär: Paralytisch bei Darmatonie: post-operativ, inflammatorische Ursachen (Peritonitis, Sepsis, Pankreatitis), auch metabolisch (Ketoazidose, Urämie, Hypokaliämie, Diabetes mellitus), i. R. der Schwangerschaft, pharmakologisch (Opiate, Antidepressiva, Anticholinergika, Katecholamine, Sedativa und Narkotika, Prokinetika bei dauerhafter Anwendung/Überdosierung), neurologisch (spinaler Schock)
  - Idiopathisch: Ogilvie-Syndrom (idiopathische Pseudoobstruktion): meist Zökum und/oder Colon ascendens betroffen bei älteren Patienten oder neurologischen Vorerkrankungen
  - Spastisch bei erhöhtem Darmtonus (Blei-Intoxikation, Porphyrie)

Pathophysiologie

- Stase des Darminhaltes → Distension der Darmwand → Minderperfusion mit lokaler Hypoxie → reduzierte Darmwandfunktionalität → Keimtranslokation durch die Darmwand → Durchwanderungsperitonitis/Endotoxinämie
- Oder v. a. bei hohem Ileus: Stase des Darminhaltes → Lumenobstruktion → Flüssigkeits- und Elektrolytverlust durch Erbrechen/Reflux

Symptomatik

- abdominelle Krämpfe (60 %)/Schmerzen, ggf. akutes Abdomen
- Meteorismus (80 %), Aufstoßen
- Miserere bzw. fäkulente Magensondenförderung
- Stuhlverhalt (50 %), ggf. zuvor paradoxe Diarrhö, Meteorismus
- Sepsis möglich

> Es kann eine Sepsis durch Perforation, Endotoxinämie oder Durchwanderungsperitonitis drohen.

Gastroenterologie

Diagnostik

- Anamnese: Z. n. Ileus, Prädisposition (Malignom, Peritonealkarzinose, M. Crohn, Voroperationen ➔ Briden?), Medikation (Opiate?)
- Auskultation: fokale klingende/mechanische/hochgestellte Darmgeräusche durch Hyperperistaltik? Fehlende Darmgeräusche bei paralytischem Ileus oder Terminalphase des mechanischen Ileus
- Palpation: Resistenzen (tastbare Walze durch Darmversteifung), Bruchpforten bei Hernien, Abwehrspannung?
- Rektale Untersuchung: leere Rektumampulle, tastbarer Tumor
- Labor: kein Labormarker zur Diagnostik einer Darmpassagestörung verfügbar.
    - PCT mit nachgewiesener Aussagekraft hinsichtlich einer begleitenden Darmischämie (> 0,57 ng/mL ➔ 83 % Wahrscheinlichkeit für Ischämie; < 0,57 ng/mL 91 % Wahrscheinlichkeit Ischämieausschluss)
    - Infektwerte
    - Elektrolyte, insbesondere Kalium
    - Retentionsparameter (Nierenversagen durch Volumenverschiebung, Schockgeschehen?)
    - Cholestaseparameter, Transaminasen und Lipase (Pankreatitis als Ileusursache?)
    - Gerinnungsanalyse (Leberfunktionsstörung?)
    - Blutgasanalyse (pH-Wert und Laktat als unspezifische Zeichen einer Organminderperfusion).
- Sonografie: Kalibersprung bei mechanischem Ileus mit prästenotisch dilatierten Darmschlingen, Strickleiter-/Klaviertasten-Phänomen (bedingt durch relativ echoreiche Kerckring-Falten, die ins echoarme, dilatierte Darmlumen ragen), Pendelperistaltik, ggf. Darstellung von Hernien und Bruchpforten
- Bildgebung: Röntgen im Stehen/Linksseitenlage mit Spiegelbildung, CT (Goldstandard; Sensitivität und Spezifität > 90 %)
- Endoskopie:
    - Diagnostik des Passagehindernis beim Dickdarmileus (maligne vs. benigne Stenose)
    - überbrückende Therapie (Einlage einer Entlastungssonde über die Stenose) bis zur definitiven Operation
    - Diagnostik bei Verdacht auf eine Ischämie (unklarer Befund im CT, steigende Infektwerte/Katecholaminbedarf/Laktat ohne anderweitige erklärende Ursache)
    - Dekompression bei Kolondurchmesser > 9 cm (Colon transversum) und > 12 cm (Coecum)

> Goldstandard in der Ileusdiagnostik ist das CT mit einer Sensitivität und Spezifität > 90 %. Die Sonografie hat einen hohen Stellenwert als strahlenfreies und schnell verfügbares, nicht-invasives Verfahren in der Primärdiagnostik, bei allerdings vergleichsweise niedriger Sensitivität. Eine Endoskopie ist nur in Ausnahmefällen indiziert.

Therapie

- **Basismaßnahmen**
  - Ausgleich des Elektrolythaushaltes (Behebung einer Hypokaliämie, Azidose)
  - Ausgeglichener Flüssigkeitshaushalt (Darmwandödem → schlechtere Aufnahme und Wirkung von Medikamenten)
  - Analgesie unter Verzicht auf Vagolytika beim Subileus
  - Frühzeitige antibiotische Therapie bei klinischen/laborchemischen Infektzeichen
  - Anlage einer Magensonde bei Erbrechen
- **Therapie bei mechanischem Ileus**
  - Meist konservatives Vorgehen beim Dünndarmileus erfolgreich, bei Dickdarmileus Notwendigkeit der operativen Therapie in ca. 75 % der Fälle
  - Beim inkompletten Ileus 80 % Erfolg der konservativen Therapie vs. 5 % Wahrscheinlichkeit für notwendige OP (beim kompletten Ileus OP-Wahrscheinlichkeit 30 %!)
  - Sofern konservatives Vorgehen > 3 Tage frustran → zunehmende Notwendigkeit einer Darmresektion (12 % vs. 29 %) sowie erhöhte Letalität
- **Therapie bei funktionellem Ileus**
  - Prävention/Aufrechterhaltung der Darmpassage
    - Indikation bei allen Patienten auf Intensivstation, spätestens ab Tag 2
    - Enterale, ballaststoffreiche Ernährung
    - Mobilisation, ggf. Physiotherapie (Kolonmassage)
    - Basistherapie (◘ Tab. 14.8): Natriumpicosulfat oder Lactulose (cave: Meteorismus!)
    - Orale periphere Opiatantagonisten: nur unter Opiattherapie, dann dauerhaft während der Opiattherapie
    - Falls Basismaßnahmen unzureichend: Suppositorien (Bisacodyl, Glycerin) und Klistiere (Wirkung durch Stuhlaufweichung und Volumenreiz) mit schneller Wirksamkeit
    - Weitere Therapieeskalation um Macrogol, Magnesium (cave bei Bradykardie und Niereninsuffizienz) und Rizinusöl möglich
- **Funktioneller/inkompletter Ileus mit Darmatonie (◘ Tab. 14.9)**
  - Neostigmin intravenös (Parasympathomimetikum): Kontraindikation bei Schock, arterieller Hypotonie, depolarisierenden Muskelrelaxantien, Asthma bronchiale, Hyperthyreose, Parkinson, Myotonie
  - periphere Opiatantagonisten intravenös nur bei Opiattherapie: Kontraindikation bei terminaler Niereninsuffizienz, schwerer Leberinsuffizienz
  - iodhaltiges Kontrastmittel oral als letzte Wahl (cave: Hyperthyreose)
    Vorteil: gute Vorhersagbarkeit einer erfolgreichen Therapie, sofern KM innerhalb von 24 h im Kolon nachweisbar (Sensitivität 96 %, Spezifität 98 %)
- **Sonderfall Gastroparese (◘ Tab. 14.10)**
  - Prokinetische Therapie mit Erythromycin (cave: QT-Verlängerung; kontraindiziert bei schwerer Leberfunktionsstörung) und MCP (cave: extrapyramidalmotorische Störungen; kontraindiziert bei Parkinson, Epilepsie, Dyskinesie)
  - Evaluation einer postpylorischen Ernährungssonde

Gastroenterologie

Tab. 14.8 Medikamentöse Basistherapie zur Aufrechterhaltung der Darmpassage

Wirkstoff (*Handelsname*)	Dosierung (pro Tag)	Wirkmechanismus	Kontraindikation	Bemerkung
Natriumpicosulfat 10 mg/20 Tr. (*Laxans ratio, Laxoberal Tropfen*)	1× 20 Tr. morgens (ggf. erhöhen auf 3× 20 Tr.)	Inhibition der Flüssigkeitsabsorption, Erhöhung der Flüssigkeits- und NaCl-sekretion		Wird erst im Darm zum aktiven Metaboliten umgewandelt; keine Wirkung bei gestörter Magenentleerung
Lactulose 6,67 g/10 ml (*Bifiteral Saft*)	1× 20 ml morgens (ggf. erhöhen auf 3× 20 ml)	Osmotikum		NW: geblähtes Abdomen, abdominelle Schmerzen
Naloxegol Tabletten (*Moventig*)	1 × 12,5 mg (ggf. auf 1×25 mg steigern)	Antagonisierung der enteralen Opioid-Wirkung	– Fehlende Opioidtherapie – Strenge Indikation bei schwerer Leber- Niereninsuffizienz oder bei starken CyP Hemmern	NUR bei Opioidtherapie, dann aber dauerhaft! **Kein Aussetzen nach erfolgreichem Abführen**, außer bei Diarrhö.
Simeticon (*Sab simplex*)	Nach Bedarf bis zu 30 ml	Entschäumer		Bei geblähtem Abdomen
Bisacodyl (*Dulcolax Suppositorien*)	1–2 Supp.	Inhibition der Flüssigkeitsabsorption, Erhöhung der Flüssigkeits- und NaCl-sekretion		Schneller Wirkeintritt (15–30 Min.)
Glycerol 85 % (*Glycilax Suppositorien*)	1–2 Supp.	Osmotikum		
Miniklistier (Microlax)	1–2 Klistiere = 5–10 ml	Na-Citrat: Aufweichung des Stuhls		Schneller Wirkeintritt (5–20 Min.)
Klistier (Klysma salinisch)	1–2 Klistiere = 135 ml	Defäkationsreiz durch Volumen ↑	Eingeschränkte Nierenfunktion	Schneller Wirkeintritt (5–20 Min.)

(Fortsetzung)

☐ Tab. 14.8 (Fortsetzung)

Wirkstoff (Handelsname)	Dosierung (pro Tag)	Wirkmechanismus	Kontraindikation	Bemerkung
Einlauf 2 Klistiere + 2 Miniklistiere (s. o.) + warmes Wasser	2 Miniklistiere + 2 salinische Klysma	Defäkationsreiz durch Volumen ↑	Eingeschränkte Nierenfunktion	Hebe-Senk-Einlauf
1. Wahl: Macrogol 3350 13,81 g/Beutel (*Movicol*)	1–3 Beutel, jew. in 125 ml Wasser/Tee	Quellstoff		Auf ausreichende Flüssigkeitszufuhr achten!
2. Wahl: Magnesium (p. o.) 5 mmol/Beutel (*Magnesium Verla Pulver*)	1–3 Beutel in 125 ml Wasser/Tee	Osmotikum	Schwere Niereninsuffizienz (GFR < 30 ml/min), Bradykardie	NW durch Mg-Resorption möglich. Nicht bei Magenmotilitätsstörung (Mg verlangsamt Magenentleerung)
3. Wahl: Rizinusöl	1x (20–)50 ml	Rizinolsäure: direkte Wirkung an Prostaglandin-Rezeptoren im Darm		Nur über Magensonde (wg. Geschmack). Cave Verstopfungsgefahr bei dünnlumigen Sonden.

Gastroenterologie

Tab. 14.9 Medikamentöse Therapie der Darmatonie

Wirkstoff (*Handelsname*)	Dosierung (pro Tag)	Wirkmechanismus	Kontraindikation	Bemerkung
1. Wahl: Neostigmin	Als Perfusor über 3 h: 1,5 mg/50 ml oder 3 mg/50 ml	Acetylcholinesterasehemmer, Parasympathomimetikum	Siehe Fachinfo. U. a. Behandlung mit depolarisierenden Muskelrelaxantien, Asthma bronchiale, Myotonie/Parkinsonismus, post-OP Kreislaufkrisen/Schock	**Auch gute Wirkung bei gestörter Magenentleerung!** Weniger wirksam bei Patienten unter Opioid-Therapie
1. Wahl (Add-On): Kaffee/Espresso	1 Tasse	Coffein: Anregung der Darmperistaltik		
2. Wahl, nur bei Opioidtherapie: Methylnaltrexon (*Relistor*)	12 mg = 0,6 ml s. c.	Peripherer µ-Rezeptor-Antagonist: Antagonisierung der enteralen Opioid-Wirkung	Fehlende Opioidtherapie, dialysepflichtige terminale Niereninsuffizienz, schwere Leberinsuffizienz, akutes Abdomen	NUR bei Opioid-Therapie, wenn andere Optionen unwirksam. Rascher Wirkeintritt (30–60 Min.). Dosisreduktion bei Niereninsuffizienz.
3. Wahl: Röntgenkontrastmittel (*Gastrografin*)	100 ml	Osmotikum	Hyperthyreose, Aspirationsgefahr	Nach Rücksprache als Reserve-Medikament, wenn alles andere unwirksam. Teuer! Vorteil: gute Vorhersagbarkeit der erfolgreichen Therapie (Sensitivität 96 %, Spezifität 98 %), sofern KM innerhalb von 24 h im Kolon nachweisbar

Tab. 14.10 Medikamentöse Therapie der Gastroparese

Wirkstoff (Handelsname)	Dosierung (pro Tag)	Wirkmechanismus	Kontraindikation	Bemerkung
1. Wahl: Erythromycin	3x 100 mg	Motilin-Rezeptor-Antagonist	QT-Verlängerung/ventrikuläre Arrythmien, schwere Leberdysfunktion	QT-Verlängerung QTc-Kontrolle vor Therapiestart. Therapie so kurz wie möglich, max. 3 Tage wg. Tachyphylaxie. Dosisunabhängig hepatotoxisch.
2. Wahl: Metoclopramid (MCP)	3x 10 mg (DANI beachten)	GIT: v. a. 5-HT$_4$-Agonist, D$_2$-Antagonist	Siehe Fachinfo. U. a. Parkinson, Epilepsie, Dyskinesien	Tachyphylaxie! NW: extrapyramidalmotorische Störungen

> Bei gefährdeten Patienten z. B. postoperativ oder auf Intensivstation sollten frühzeitig Basismaßnahmen mit gut verträglichen Laxanzien getroffen werden, um einem sekundären funktionellen Ileus vorzubeugen. Bei Darmatonie infolge funktionellem/inkomplettem Ileus sind Parasympathomimetika der Gabe von jodhaltigem Kontrastmittel vorzuziehen.

Komplikationen
- Letalität insgesamt 10–20 %
- Ileus-Anteil an allen Laparotomien: 0,3 %
- Postoperative Letalität bis zu 25 % (cave: auch wegen Alter und Komorbditäten)

14.4.2 Abdominelles Kompartmentsyndrom

Teresa Hof und Dominik Bettinger

Definition und Einteilung des abdominellen Kompartmentsyndroms (AKS)
- Intraabdomineller Druck (IAD): Druck in der Bauchhöhle, durchschnittlich 5–7 mmHg, abhängig vom BMI
- Abdomineller Perfusionsdruck (APD): APD = MAD – IAD (MAD = arterieller Mitteldruck)
  - Zielgröße ca. 60 mmHg
- Intraabdominelle Hypertension (IAH): IAD > 12 mmHg
  - Gradeinteilung
    - Grad 1 IAD 12–15 mmHg

Gastroenterologie

- Grad 2 IAD 16–20 mmHg
- Grad 3 IAD 21–25 mmHg
- Grad 4 IAD > 25 mmHg
- Einteilung nach Entwicklungsgeschwindigkeit
  - Hyperakut: bei Niesen, Husten, Defäkation etc.
  - Akut: Entwicklung binnen Stunden meist bei Trauma, intraabdomineller Blutung; führt häufig rasch zum AKS
  - Subakut: Entwicklung über Tage. Meist bei internistischen Patienten; führt häufig zum AKS
  - Chronisch: Entwicklung über Monate oder Jahre; bedingt kein AKS, erhöht aber das Risiko für AKS durch andere (sub-)akute Ursachen

> Bei schleichender Entwicklung können auch höhere intraabdominelle Drücke bis zu 15 mmHg toleriert werden, z. B. in der Schwangerschaft oder bei Übergewicht. Dann ist das Risiko für die Entwicklung eines AKS bei Hinzukommen weiterer Ursachen für einen IAD-Anstieg erhöht.

> IAD < 10 mmH schließt ein AKS aus. Bei IAD > 25 mmHg liegt gewöhnlich auch ein AKS vor. Bei IAD 10–25 mmHg kann je nach individuellen Variablen (Blutdruck, Bauchwandcompliance) ein AKS bestehen.

> Eine hohe Bauchwandcompliance (Dehnbarkeit) kompensiert zunächst bei zunehmendem Bauchumfang den IAD. Sobald ein kritischer Umfang überschritten ist, nimmt die Bauchwandcompliance abrupt ab, sodass der IAD stark ansteigt.

Pathophysiologie
- Die IAH kann sich auf nahezu jedes Organsystem negativ auswirken (Tab. 14.11)

Symptomatik
- meist kritisch-kranke, nicht kommunikationsfähige Patienten betroffen
- klinische Präsentation:
  - gespanntes, geblähtes Abdomen (kann auch fehlen)
  - zunehmende Oligurie
  - steigende Beatmungsdrücke
  - Zeichen der kardialen Dysfunktion: Hypotonie, Tachykardie, Jugularvenenstauung, periphere Ödeme

Diagnostik
- Labor:
  - Laktatanstieg, metabolische Azidose
  - $PaO_2 \downarrow$, $PaCO_2 \uparrow$
  - Ggf. steigende Inflammationsparameter
  - Anstieg der Retentionsparameter
  - Auswirkungen der Leberdysfunktion: INR ↑, Hypoglykämie, Transaminasen ↑
  - Auswirkungen der kardialen Dysfunktion: proBNP ↑
- Bildgebung: kein Stellenwert bei der Diagnose*stellung*
  - Auswirkungen des erhöhten IAD

Tab. 14.11 Auswirkung des abdominellen Drucks auf andere Organsysteme

Organsystem	Auswirkung der IAH
Kardiovaskuläres System	Zwerchfellhochstand → kardiale Kompression → HZV ↓ Kompression der V. cava inf. → reduzierte Vorlast → HZV ↓ → RAAS-Aktivierung ↑
Lunge/Atmung	Intrathorakaler Druck ↑ → Atemwegsdrücke/inspiratorischer Spitzendruck ↑ Compliance ↓ PaO_2 ↓ $PaCO_2$ ↑
Gastrointestinaltrakt	Arterielle Perfusion ↓ → Mukosadurchblutung ↓ → Laktat ↑ → pH ↓ Venöser Abstrom ↓ → Mukosaödem Mukosabarriere ↓ → bakterielle Translokation → Sepsis
Leber	Portaler Blutfluss ↓ → Leberfunktion ↓/Laktatclearance ↓
Zentrales Nervensystem	Intrakranieller Druck ↑ Cerebraler Perfusionsdruck ↓
Niere	Venöser Abstrom ↓ und arterielle Durchblutung ↓ → GFR ↓ → Urinproduktion ↓

HZV Herzzeitvolumen, PaO_2 Sauerstoffpartialdruck, $PaCO_2$ Kohlendioxidpartialdruck, GFR glomeruläre Filtrationsrate

- Bauchwanddistension
- Darmwandverdickung, Zeichen der Darmischämie
- Nierenkompression/-verlagerung
- Beidseitige Leistenhernie
- Zwerchfellhochstand mit ggf. kardialer Kompression und Lungenatelektase
- Intraabdominelle Druckmessung = Goldstandard (◘ Abb. 14.2)
  - Indirekte Messung des intraabdominellen Drucks prinzipiell intragastral, intrakolisch, intravesikal, intrauterin und über Cava-inferior-Katheter möglich
  - Die intravesikale Druckmessung ist im klinischen Alltag am praktikabelsten
    - Einschränkung: Umstände, die eine freie Blasenwandbewegung verhindern (Adhäsionen, intraabdominelle/-pelvine Raumforderungen, etc.)

❗ Die intravesikale Druckmessung ist sensibel für kleinste Druckunterschiede, die durch die Kopf- und Liegeposition des Patienten entstehen. Deshalb ist genau auf die identische Lagerung bei wiederholter Messung zu achten.

Therapie

- Basismaßnahmen:
  - Lagerung: Konsequente Rückenlage (ohne 20° Kopfhochlage aufgrund einer konsekutiven IAD-Zunahme)
  - Adäquates Flüssigkeitsmanagement (präventiv)
    - Nach voller Ausbildung des AKS erhöht die Flüssigkeitsgabe das Herzminutenvolumen, den Blutdruck und die Urinausscheidung → kann kurzfristig zur Erhaltung der Organfunktion notwendig sein

Gastroenterologie

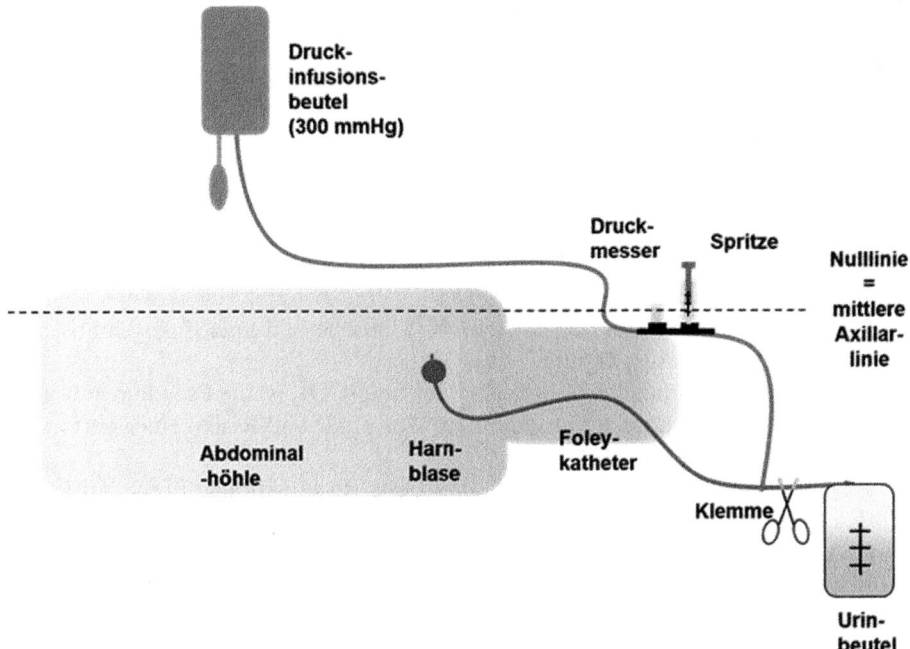

◘ **Abb. 14.2** Prinzip der intravesikalen Druckmessung. Konnektion des Foley-Katheters mittels Dreiwegehahn mit einem Druckabnehmer; Spülen des Katheters mit steriler Kochsalzlösung und Öffnung der Klemme zur Entlüftung. Nullabgleich des Druckabnehmers in Höhe der mittleren Axillarlinie. Druckmessung in der end-expiratorischen Phase (Abbildung selbst erstellt).

- Vorsichtiger Einsatz von Diuretika, ggf. Hämofiltration
- Reduktion der Bauchwandspannung/Erhöhung der Bauchwandcompliance
  - Schmerztherapie
  - Sedierung, ggf. Relaxierung
  - Maschinelle Beatmung (druckkontrolliert)
- Entlastung intraabdomineller Kollektionen/Raumforderungen
  - Parazentese
    Sofern < 1000 ml Flüssigkeit entlastet werden und der IAD um < 9 mmHg sinkt → hohe Wahrscheinlichkeit für Notwendigkeit einer sekundären chirurgischen Dekompression
  - Entlastung von Hämatomen/Abszessen
  - Anlage eines Blasenkatheters
  - Einlage einer Magensonde
  - Abführmaßnahmen
- Chirurgische Dekompression
  - Kein klarer Grenzwert des IAP definiert
  - Entscheidung anhand des APD
  - Ggf. mit vorläufigem Bauchdeckenverschluss

14.4.3 Clostridioides difficile (C. difficile)

Daniel Hornuss

Definition und Ätiologie
- *C. difficile* ist der häufigste Erreger der Antibiotika-assoziierten Diarrhö.
- Ca. 5 % aller Erwachsenen sind mit *C. difficile* kolonisiert. Bei hospitalisierten Patienten oder Pflegeheimbewohnern steigt die Kolonisierungsrate bis 40 %.
- Während oder nach antibiotischer Behandlung können sich Clostridien in großer Zahl im Kolon vermehren.
- Erst durch Toxin-Produktion entsteht das klinische Bild einer Enterokolitis, allerdings in variabler Ausprägung.
- Die Maximalvariante der *C. difficile*-Infektion (CDI) ist die Pseudomembranöse Kolitis, die mit einer deutlich erhöhten Mortalität und Risiko einer Perforation einhergeht.
- Rezidive sind häufig bedingt durch endogene Re-Infektionen durch Auskeimen der intraluminalen Sporen. Nosokomiale Übertragungen sind ebenfalls möglich (CAVE Sporen sind alkoholstabil, daher Waschen der Hände mit Seife vor Desinfektion).
- Für die schwere CDI besteht eine Meldepflicht an das zuständige Gesundheitsamt.

Symptomatik
- Diarrhö (≥ 3 ungeformte Stühle pro Tag)
- Häufig grünliche übelriechende Stühle
- Ggfs. Fieber und deutlicher Anstieg der Inflammationsparameter (Leukozytose, CRP, PCT)
- Mögliche Komplikationen: Nierenversagen, paralytischer Ileus, toxisches Megakolon, Darmperforation (CAVE: deutlich erhöhte Perforationsgefahr durch Koloskopie)

Diagnostik
- Mögliche Erregerdiagnostik mittels Stuhluntersuchung
  - C. difficile-Antigen (Glutamat-Dehydrogenase)-ELISA im Stuhl als Suchtest mit nachgeschaltetem Direktnachweis von Toxin A/B mittels ELISA-Test
  - Stuhl-PCR auf C. difficile-Toxin-Gene (Toxin A/B) zum Nachweis toxigener Isolate
  - anaerobe Kultur mit Toxin-Nachweis im Überstand
- Eine *C. difficile*-Infektion gilt als gesichert bei:
  - typische klinische Symptomatik + direkter Nachweis von Toxin A/B *oder*
  - zufälliger koloskopischer oder histopathologischer Nachweis einer pseudomembranösen Kolitis (keine Endoskopie *a priori* aufgrund Perforationsgefahr)
- Prädiktoren für einen schweren Verlauf sind: Alter > 65 Jahre oder multiple Komorbidität (Niereninsuffizienz, Immunsuppression u. a.)
- Eine schwere CDI liegt vor bei Zutreffen von mind. einem der folgenden Kriterien: Fieber > 38,5 °C, Leukozytose > 15.000/µl, Anstieg Kreatinin > 50 % der Baseline

Gastroenterologie

- Eine komplizierte (fulminante) CDI liegt vor bei Zutreffen von mind. einem der folgenden Kriterien: Hypotension, septischer Schock, erhöhtes Laktat ($\geq$ 2,2 mmol/l), Ileus, toxisches Megakolon, Perforation

Therapie
- Supportive Therapie:
  - Substitution von Volumen (kristalloide Lösungen) und Elektrolyten
  - Absetzen der auslösenden Antibiotika (sofern möglich)
  - Sofern möglich auf motilitätshemmende Substanzen (Opiate) verzichten
  - Kreislaufunterstützende Maßnahmen (Katecholamin-Therapie)
  - Bei komplizierter CDI immer zusätzlich notfallmäßige chirurgische Mitbeurteilung
- **Medikamentöse Therapie** speziell im Kontext der **Intensivmedizin**:
  - **Primär-Therapie** mittels **Vancomycin 4 x 125 mg** per os über 10 Tage (bei Ileus Vancomycin-Lösung via enteraler Sonde oder retrograd via Kolonsonde; eine Steigerung der Dosis auf 4 x 250 mg kann ggfs. erwogen werden, sollte jedoch mittels Talspiegelbestimmung überwacht werden)
  - **Alternativ: Fidaxomicin 2 x 200 mg** per os über 10 Tage (bei Ileus via enterale Sonde oder retrograd via Kolonsonde)
  - Falls eine **enterale Therapie nicht möglich** ist bzw. bei **schwerer CDI: Tigecyclin 2x 50 mg** i. v. über 10 Tage (Startdosis 100 mg i. v.)
  - Rezidiv-Therapie: Fidaxomicin 2 x 200 mg per os über 10 Tage + ggfs. Bezlotoxomab einmalig 10 mg/kg KG i. v. (CAVE seit 2024 nur noch über Auslandsapotheken beziehbar)
  - Die Therapie mit Metronidazol sollte im intensivmedizinischen Kontext nur in Ausnahmesituationen erfolgen (Unverträglichkeiten gegen die anderen Substanzen, ggfs. in Kombination mit Vancomycin per os).
  - Bei multiplen Rezidiven kann nach erfolgter Primärtherapie ein fäkaler Mikrobiomtransfer (FMT) die Rezidivrate deutlich senken (Anbindung an spezialisierte Zentren).

14.4.4 Mesenterial- und Kolonischämie

Dominik Bettinger

Definition und Ätiologie
- Bei einer Mesenterial- und Kolonischämie kommt es zu einer Minderperfusion der mesenterialen arteriellen Gefäße. Im Rahmen einer Mesenterialvenenthrombose kann es zu einer Kongestion mit Entwicklung einer sekundären Ischämie kommen.
- Bei einer arteriellen Perfusionsstörung werden folgende Formen unterschieden:
  - **Akuter embolischer Verschluss**: ca. 50 %
    - Ursächlich ist hier eine arterielle Embolie
  - Risikofaktoren: Herzrhythmusstörungen (Vorhofflimmern), Koronare Herzerkrankung, Herzinsuffizienz, Arterielle Hypertonie, Vitien, Aneurysma des linken Ventrikels

- **Akuter thrombotischer Verschluss**: ca. 25 %
  - Ursächlich ist hier eine arterielle Thrombose meist aufgrund einer vorbestehenden Stenose
  - Risikofaktoren: Arteriosklerose, Aortenaneurysma, Z. n. endovaskulären Eingriffen an der Aorta, Z. n. operativen Eingriffen an der Aorta, externe Kompression der Mesenterialgefäße
- **Akute nicht-okklusive Perfusionsstörung** (NOMI): ca. 15 %
  - Häufigkeit ist bei spezifischen Patientengruppen erhöht: Patienten mit extrakorporalen Verfahren (ECLS), Z. n. kardiopulmonaler Reanimation, schwerer kardiogener Schock, Z. n. viszeralchirurgischen und herz- und gefäßchirurgischen Operationen.
  - Ursächlich ist hier ein verringertes Herzzeitvolumen („low cardiac output"), z. B. im Rahmen eines Schockgeschehens und eine Vasokonstriktion der Splachnikusgefäße (Katecholamine)
- Weitere Ursachen: Aneurysma/Dissektion der Aorta oder mesenterialen Gefäße, Vaskulitiden (Panarteriitis nodosa, Takayasu-Arteriitis, Aortitis)
- Chronischer Mesenterialarterienverschluss: vor allem bei Arteriosklerose und entzündlichen Veränderungen der Gefäße
- Anatomische und physiologische Grundlagen:
  - Die abdominellen Organe haben einen hohen Stoffwechselumsatz und ein großer Teil des Herzzeitvolumens (ca. 20 %) wird für den Gastrointestinaltrakt benötigt.
  - Es besteht ein linearer Zusammenhang zwischen der Perfusion des Darmes und des systemischen Blutdruckes.
  - Ischämietoleranz des Dünndarmes beträgt 6 Stunden, beim Dickdarm ist sie länger.
  - Die mesenterialen Arterien sind über Anastomosen miteinander verbunden:
    - Riolan-Anastomose: Verbindung zwischen der A. mesenterica superior und inferior (A. colica media und A. colica sinsitra)
    - Sudeck-Anastomose: Verbindung zwischen A. mesenterica inferior und A. iliaca interna (A. rectalis superior und A. rectalis media)
    - bei einer Minderperfusion stellen diese Anastomosen die „letzte Wiese" dar, sodass die rechte Kolonflexur bis in das Coecum häufig von ischämischen Veränderungen bei einem NOMI betroffen sind

Symptomatik

- klinische Symptome sind unspezifisch
- akute abdominelle Schmerzen, primär in der Initialphase (0–6 h) mit einem anschließenden „stummen" Intervall (7–12 h) und erneuter Aggravation der Schmerzen in der Spätphase (> 12 h). Bei analgosedierten Patienten sind Schmerzen als diagnostisches Kriterium aber nicht gut verwertbar.
- Erbrechen
- Stuhlgangsveränderungen: Diarrhö, Obstipation bis hin zum paralytischen Ileus
- Hämatochezie
- Peritonismus
- Sepsis

Diagnostik

- Evaluation der Minderperfusion anderer Organe: Niere (akute Tubuklusnekrose), Leber (hypoxische Hepatitis)
- Laboruntersuchungen: die laborchemischen Veränderungen sind unspezifisch
  - Laktat: **auch ein normales Laktat schließt eine Mesenterial- und Kolonischämie nicht aus**
  - Erhöhte Inflammationsparameter (Leukozytose, CRP, PCT)
  - LDH
  - Hyperkaliämie
  - Metabolische Azidose
- Abdomensonografie:
  - Verdickung der Darmwand (> 5 mm), Zeichen des Ileus oder Subileus, Luft in der Pfortader (portal gas)
- Bei sonografischem Nachweis intraperitonealer Flüssigkeit: Punktion und Bestimmung der Zellzahl. Bei einer erhöhten Zellzahl liegt eine sekundäre Peritonitis aufgrund einer bakteriellen Durchwanderung oder einer Perforation bei einer Ischämie vor.
- CT-Abdomen mit Kontrastmittel zur Darstellung der Gefäße:
  - Hinweise auf eine Stenose der mesenterialen Gefäße? Thrombosen? Embolien?
  - Unspezifische Befunde: Wandverdickung des Darmes, Fettgewebsimbibierung, minderkontrastierter Darm. Pneumatosis intestinalis als pathognomonisches Zeichen einer Ischämie
  - Bei einem NOMI kann noch keine transmurale Ischämie, sondern nur eine Innenschichtischämie vorliegen. In diesen Fällen ist eine frühe Diagnosestellung durch das CT nicht möglich.
- Koloskopie: nur bei einer vermuteten Kolonischämie (ischämische Colitis) ist eine Koloskopie sinnvoll. Insbesondere bei einem NOMI mit einem reduzierten Herzzeitvolumen kann eine Minderperfusion zu ischämischen Veränderungen im Bereich der rechten Kolonflexur bis zum Coecum führen. Eine beginnende Ischämie des Kolons mit einer primären Innenschichtischämie kann durch die Koloskopie erkannt werden. Der negative prädiktive Wert einer Koloskopie in der Diagnose einer Kolonischämie liegt bei 92–100 %. Typische Zeichen in der Koloskopie:
  - „Single-stripe-Zeichen"
  - Ulzera
  - Nekrosen
  - Gangränöse Veränderungen
- Explorative Laparoskopie/Laparotomie bei hohem klinischen Verdacht, Peritonitis oder Schock

Therapie

- Die weitere interventionelle und/oder chirurgische Therapie sollte die Komorbiditäten und den aktuellen Zustand des Patienten mitberücksichtigen. Daher ist eine interdisziplinäre Diskussion der Patienten sinnvoll.
- Aufgrund der hohen Mortalität ist eine frühzeitige Therapie einzuleiten.

- Intensivmedizinische Stabilisierung (Volumentherapie je nach Volumenstatus, hämodynamische Stabilisierung, Optimierung der Oxygenierung)
- Therapeutische Antikoagulation mittels unfraktioniertem Heparin (Ziel-PTT 60–80) bei einer akuten thrombotischen oder embolischen Mesenterialischämie.
- Prophylaktische antibiotische Therapie (Piperacillin/Tazobactam 3–4 x 4,5 g)
- Interventionell-radiologische Therapie
  - Bei einer arteriellen Embolie und thrombotischem Verschluss: Thrombektomie, PTA mit Ballondilatation und Stentimplantation (falls Läsion erreichbar), Einlage eines arteriellen Lysekatheters in die Mesenterialgefäße
- Chirurgische Therapie:
  - Resektion der betroffenen Darmabschnitte: segmentale Dünndarmresektion, Hemikolektomie, Kolektomie
  - Ggfs. intraoperative Thrombektomie
  - Ggfs. second-look nach primärer Operation

14.5 Akute Pankreatitis

Hanna Hilger und Dominik Bettinger

14.5.1 Definition und Ätiologie

- Akuter Entzündungsprozess der Buchspeicheldrüse mit konsekutivem Ödem, Gefäßschädigung und Zelluntergang
- Ursachen:
  - Choledocholithiasis (40–70 %)
  - Alkohol (25–35 %)
  - Idiopathisch (15 %)
  - Hypertriglyzeridämie
  - Viral
  - Medikamentös (Antibiotika, Immunsuppressiva, GLP1-Analoga, Statine)
  - Postinterventionell (ERCP)
  - Hypercalcämie

14.5.2 Symptomatik

- Gürtelförmige Oberbauchschmerzen, ggf. mit Ausstrahlung in den Rücken
- Übelkeit/Erbrechen
- Erhöhte Serumlipase > 3-fach der Norm
- Charakteristische bildmorphologische Befunde (Sono Abdomen, CT-Abdomen frühestens > 48 Stunden nach Symptombeginn szur Detektion von Nekrosen innvoll)

Gastroenterologie

14.5.3 Diagnostik

- Labor: Inflammationsparameter, Serumlipase, Transaminasen, Retentionsparameter, LDH, Cholestaseparameter, Serumcalcium, Triglyceride, Blutbild
  - Amylse nicht spezifisch und vernachlässigbar
- Abdomensonografie: aufgetriebenes ödematöses Pankreas, ggf. Nachweis von Flüssigkeitskollektionen, Aszites, Pleuraergüsse v. a. linksseitig
- Bei V. a. biliäre Genese: Endosonographie (EUS) und ggf. ERCP.
- Diagnose einer akuten Pankreatitis wenn 2/3 Kriterien erfüllt
  - Typische Schmerzsymptomatik
  - Erhöhte Serumlipase > 3-fach der Norm
  - Charakteristische bildmorphologische Befunde
- Körperliche Untersuchung
  - Typischerweise Schmerzen im Oberbauch mit Ausstrahlung in den Rücken, prall elastisch (Gummibauch)
  - Cullen-Zeichen: Hämatombildung periumbilikal
  - Grey-Turner-Zeichen: Hämatombildung Flanke

14.5.4 Verlauf einer akuten Pankreatitis

- 80–85 %: milde Pankreatitis **ohne** Organversagen (Letalität: 1 %)
- 15–20 %: schwere nekrotisierende Pankreatitis **mit** Organversagen
  - 70 %: Sterile Nekrosen (Letalität: 5 %)
  - 30 %: infizierte Nekrosen (Letalität: 25–70 %)

14.5.5 Einteilung des Schweregrades einer Pankreatitis und Prognose-Scores

- Revidierte Atlanta-Kriterien mit zugehöriger Letalität (◘ Tab. 14.12)
- Ranson-Score: Mortalitätsprognoseabschätzung
  - CAVE: nur in den ersten 48 h nach Symptombeginn verwertbar
  - APACHE II-Score: detaillierte Berechnung des Krankheitsschweregrades
  - wird in den ersten 24 Stunden nach Intensivaufnahme berechnet

◘ Tab. 14.12 Atlanta-Kriterien für den Schweregrad einer akuten Pankreatitis

Schweregrade	*Mild*	*Moderat*	*Schwer*
Organversagen	–	< 48 h anhaltend	> 48 h anhaltend
Komplikationen	–	+/–	+
Letalität	0,1	2,1	52,2

- Indikatoren für eine Intensivaufnahme sind:
    - Akute Nierenschädigung mit Abnahme der Urinausscheidung
    - Vigilanzminderung/Delir
    - Hypotonie, Brady-/Tachykardie
    - Respiratorische Insuffizienz

14.5.6 Therapie

Verlaufsbeurteilung

- Tägliche Reevaluation des Patienten
    - Klinischer Befund
    - SIRS-Kriterien
    - Organfunktionen

ERCP

- Bei nachweislicher biliärer Pankreatitis mit Choledocholithiasis und/oder Choledochusobstruktion mit **konsekutiver aufsteigender Cholangitis** frühzeitige ERCP
    - Fehlender Nachweis Gallengangsobstruktion sollte eine Endosonographie in ERCP-Bereitschaft der alleinigen ERCP vorgezogen werden.
    - Eine MRCP gilt der Endosonographie als gleichwertig.

Volumentherapie

- Keine Evidenz für traditionell ausgeprägte Volumensubstitution in der Frühphase der Pankreatitis zur Verbesserung der Endorganperfusion.
    - erhöhtes Risiko für Infektionen, ARDS sowie abdominelles Kompartiment bei aggressiver Volumensubstitution (Waterfall-Trial)
- Individuell angepasste Volumentherapie
    - Initial 7 ml/kgKG Bolus Kristalloide Lösung
    - Hämodynamisches Monitoring (Hf < 120/min, MAD > 65 mmHg)
    - sonografisch gesteuert (Cavaschall, Lungenschall)
    - Stundenurinportionen 50–100 ml
    - Anlage PICCO®-Katheter

Katecholamintherapie

- Bei hämodynamischer Instabilität

Analgetische Therapie

- Basisanalgesie mit Novalgin (1000 mg i. v. alle 6 Stunden) und/oder Paracetamol (1000 mg alle 6 Stunden)
- Buprenorphin (0,3–0,6 mg i. v./i. m alle 6 Stunden) und Pethidin (50 mg i. v. alle 6 Stunden) oder als Perfusor
    - weniger Sphinkter Oddi Spasmen als vergleichbare Opioide
- sofern die Möglichkeit besteht: PDK-Anlage
    - Reduktion von Opioidnebenwirkungen (paralytischer Ileus, etc.)

Gastroenterologie

Ernährung
- Frühzeitige enterale Ernährung nach hämodynamischer Stabilisierung
  - Anlage Magensonde
  - bei Magenentleerungsstörung: Anlage Jejunalsonde
  - individuelle Steigerung der Laufrate bis vollenterale Ernährung

Antibiotische Therapie
- keine prophylaktische antibiotische Therapie
- bei Verdacht auf eine infizierte Nekrose: mikrobiologisches Sampling und Beginn kalkulierte Therapie mit Carbapenem (Meropenem 3 g 1-1-1)

Management der nekrotisierenden Pankreatitis
- **Multimodale Diagnostik zur Therapieplanung**
- EUS, CT, MRT

- **Therapie der 1. Wahl**
- EUS-gesteuerte Drainage
- Einlage Lumen-opposing stents (LAMS)
  - Rezidivierende endoskopische Nekrosektomie über den einliegenden LAMS
    - Verbessertes Outcome und Verkürzung der Therapiedauer durch Therapiedauer < 4–6 Wochen
    - Gefahr der Arrosionsblutung bei längerer Liegedauer

- **Therapie der 2. Wahl**
- Minimal invasive Anlage externer Drainagen
  - Retroperitoneal, kleines Becken
    - CAVE: erhöhtes Risiko für Fistelbildung

- **Offen chirurgische Interventionen**
- Deutlich erhöhte periinterventionelle Mortalität
  - nur in Ausnahmefällen anzuwenden (abdominelles Kompartiment)
- Coiling bei Aneurysmen von Gefäßen, die durch die Nekrosehöhle laufen (speziell bei Pseudoaneurysmen)

14.5.7 Komplikationen einer akuten Pankreatitis

- Frühe Komplikationen (innerhalb der ersten 4 Wochen)
  - Akute peripankreatische Flüssigkeitsansammlungen (APFC)
  - Akute Nekrose
- Späte Komplikationen (> 4 Wochen)
  - Pankreaspseudozyste
  - Walled of necrosis (WON)

14.6 Intensivmedizinisch relevante Erkrankungen der Gallenwege

Hendrik Luxenburger und Dominik Bettinger

14.6.1 Definition

Erkrankungen der Gallenwege äußern sich meist durch einen Ikterus und eine Cholestase. Je nach Ursache der Gallenwegserkrankungen kommt als weiteres Symptom ein akuter, meist rechtsseitiger Oberbauchschmerz hinzu. Maligne Prozesse können sich auch ohne Schmerzen manifestieren.
- Ikterus: ein Ikterus ist durch eine Gelbfärbung der Skleren, Haut und Schleimhäute kennzeichnet. Dieser ist gekenneichnet durch ein erhöhtes Bilirubin. Ab einem Bilirubin von ca. 2–2,5 mg/dl zeigt sich die typische Gelbfärbung.
- Cholestase: Abflusstörung der Galle in das Duodenum über die Papilla vateri. Eine Cholestase kann durch eine gestörte Sekretion der Galle aus den Hepatozyten (nicht-obstruktive Cholestase) entstehen oder durch ein mechanisches Abflusshindernis (obstruktive Cholestase) auftreten. Je nach Lokalisation des Abflusshindernisess spricht man von einer intra- oder extrahepatischen Cholestase (intrahepatische Gallenwege betroffen vs. Ductus hepatocholedochus [DHC] bis zur Papille).

14.6.2 Ursachen eines Ikterus

- Tab. 14.13 fasst häufige Ursachen eines Ikterus zusammen.
- häufige Ursachen für ein mechanisches Abflusshindernis der Galle stellen eine Choledocholithiasis mit oder ohne Cholezystolithiasis sowie benigne und maligne Stenosen der Gallenwege dar.

14.6.3 Cholangitis und Cholangiosepsis

Definition

- Meist bakterielle, aszendierende Infektion der Gallenwege, welche durch ein Abflusshindernis in den Gallenwegen bedingt ist.
- Häufige Erreger sind: E. coli, Klebsiella pneumoniae, Enterococcus spp. Oft liegen aber Mischinfektionen vor.

Ätiologie

- **Choledocholithiasis:** 15–20 % der Gesamtbevölkerung leiden unter Gallensteinen, bei 20–30 % der Patienten mit Gallensteinen entwickeln sich Symptome. Die Prävalenz steigt mit dem Alter an. Frauen erkranken 2–3-mal häufiger als Männer.
- **Maligne Stenosen** oder Kompression der Gallenwege (Pankreaskarzinom, Tumore der Gallenwege)
- **Benigne Stenosen** der Gallenwege (narbige Stenosen, Mirizzi-Syndrom)

Tab. 14.13 Übersicht über Ursachen eines Ikterus

	Prähepatischer Ikterus	Intrahepatischer Ikterus	Posthepatischer Ikterus
Lokalisation der Störung im Bilirubinmetabolismus	– Erhöhte Bilirubinproduktion – Gestörte Bilirubinaufnahme in die Hepatozyten – Eingeschränkte Konjugation des Bilirubins	Intrahepatische Choleastase und Leberzellschaden	Abflusstörung der Galle in das Duodenum
Laborkonstellation	Erhöhtes unkonjugiertes (indirektes) Bilirubin	Kombination aus unkonjugiertem und konjugiertem (direkten) Bilirubin	Erhöhtes konjugiertes (direktes) Bilirubin
Ursachen	– Hämolyse – Hämatome – Dyserythropoese – Medikamente (Rifampicin, Östrogene) – Rechtsherzinsuffizienz – Morbus Meulengracht – Criglar-Najjar-Syndrom – Neugeborenenikterus	– Primär biliäre Cholangitis – Alkoholische Hepatitis – Metabolische Lebererkrankung (metabolic dysfunction associated steatotic liver disease [MASLD]) – Virushepatitis – Tumore (Hepatozelluläres Karzinom, intrahepatisches Cholangiozelluläres Karzinom) – Infiltrative Erkrankungen (Lymphom, Sarkoidose) – Medikamentöstoxische Lebererkrankungen – Budd-Chiari-Syndrom	– Choledocholithiasis – Maligne Gallengangsstenose (Pankreaskarzinom, Galengangskarzinome) – Benigne Gallengangsstenosen (narbige Stenosen, Mirizzzi-Syndrom [Gallenblasenhalsstein mit Kompression des Ductus hepatocholedochus]) – Stenose der Papille (maligne oder narbig) – Primär sklerosierende Cholangitis – Akute oder chronische Pankreatitis

- Stattgehabte **Intervention an den Gallenwegen**
- **Cholangiopathien**: primär sklerosierende Cholangitis, sekundär-sklerosierende Cholangitis des kritisch-kranken Patienten (SSC-CIP)

Symptomatik

- Charcot-Trias: Fieber (ggfs. Schüttelfrost), epigastrische oder rechtsseitige Oberbauchschmerzen, Ikterus
- Bei Entwicklung einer Cholangiosepsis: Zeichen der Organdysfunktion (Tab. 14.14)
- Schweregrad einer akuten Cholangitis nach der Tokyo-Leitlinie (Tab. 14.14)

◘ Tab. 14.14 Schweregradeinteilung der Cholangitis

Milde akute Cholangitis	Moderat schwere akute Cholangitis	Schwere akute Cholangitis/ Cholangiosepsis
Cholangitis ohne Zeichen einer moderat schweren oder schweren Cholangitis	Cholangitis mit Nachweis von mindestens zwei der folgenden Kriterien: – Leukozytose > 12 000/μl oder Leukopenie < 4000/μl – Fieber > 39° – Alter > 75 Jahre – Bilirubin > 5 mg/dl – Albumin < 2,5 g/dl	Cholangitis mit Dysfunktion von einem der folgenden Organe: – Katecholaminpflichtigkeit – Bewusstseinsstörung – Lungenversagen – Nierenversagen – Leberversagen – Gerinnungsversagen

Diagnostik

- Anamnese:
  - Prädisponierende Faktoren für eine Choledocholithiasis: weibliches Geschlecht, Schwangerschaft, positive Familienenamanese, hochkalorische, kohlenhydratreiche und faserarme Ernährung, körperliche Inaktivität, Adipositas, rascher Gewichtsverlust (> 1,5 kg/Woche), Hypertriglyzeridämie, Medikamente (östrogenhaltige Hormonpräparate, Somatostatinanaloga, Fibrate), Hämolyse, Mukoviszidose, angeborene Gallengangszysten, Caroli-Syndrom (zystische Erweiterung der Gallenwege), juxtapapilläre Divertikel, Leberzirrhose, Diabetes mellitus, ABCB4-Defizienz
  - Voroperation/Intervention an den Gallenwegen, einliegende Gallengangsdrainagen
  - Maligne Grunderkrankung
  - Vorbekannte Cholangiopathien
- Körperliche Untersuchung:
  - Murphy-Zeichen: Schmerz im rechten Oberbauch, der sich bei tiefer Inspiration und Palpation verstärkt. Hinweis auf eine begleitende Cholezystitis
  - Courvoisier-Zeichen: tastbare, nicht schmerzhafte Gallenblase als Hinweis auf eine eher maligne Obstruktion der Gallenwege
  - Kratzspuren als Hinweis auf eine lange bestehende Cholestase
  - Acholische Stühle, brauner Urin bei Verschlussikterus
- Labor: Erhöhte Inflammationsparameter (Leukozyten, BSG, CRP, PCT), führend erhöhte Cholestaseparameter (GGT, Alkalische Phopshatase, Bilirubin), Transaminasen erhöht. Abnahme von Blutkulturen.
- Abdomensonografie: Hinweise auf eine intra- und/oder extrahepatische Cholestase (Doppelflinten intrahepatisch, DHC < 7 mm, bei Z. n. Cholezystektomie < 11 mm), Hinweise auf ein Konkrement (dorsaler Schallschatten, intraluminale echoreiche Struktur) oder maligne Prozesse
- Bei sonografisch unklaren Befunden: Endosonographie (EUS): sensitivstes Verfahren zum Nachweis einer Choledocholithiasis
- CT-Abdomen: kann bei V. a. einen malignen Prozess, V. a. Komplikationen der Cholangitis (Abszesse) oder nicht eindeutiger Sonografie durchgeführt werden

Gastroenterologie

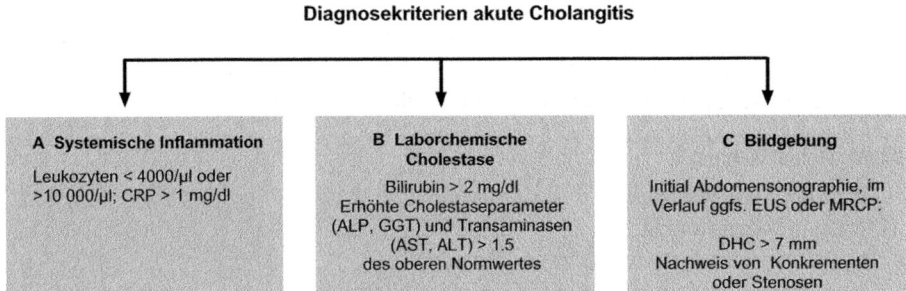

◘ Abb. 14.3 Diagnosekriterien einer akuten Cholangitis

- Die Diagnose einer akuten Cholangitis basiert anhand der Tokyo-Leitlinie auf den Parametern systemische Inflammation, Nachweis einer laborchemischen Cholestase und bildmorphologischem Nachweis einer Cholestase (◘ Abb. 14.3). Bei Vorliegen aller drei Kriterien ist die Diagnose einer obstruktiven Cholangitis als gesichert anzusehen. Liegt ein pathologischer Befund aus der Kategorie A und ein weiterer aus der Kategorie B oder C vor, besteht der dringende Verdacht auf eine Cholangitis.

Therapie

- Antibiotische Therapie:
  - Ampicillin/Sulbactam 3x3 g oder Cefotaxim 1x2 g in Kombination mit Metronidazol 3x500 mg für 5–7 Tage. Bei einer suffizienten Galleableitung kann bei schneller klinischer Besserung auch eine kürzere antibiotische Therapie durchgeführt werden.
  - Bei septischen Patienten: Piperacillin/Tazobactam 3–4x4,5 g
  - Anpassung der antibiotischen Therapie an den/die nachgewiesenen Erreger
- Analgetische Therapie:
  - Metamizol 1–2,5 g
  - Pethidin 50 mg i. v. oder als Dauerinfusion mit Anpassung der Laufrate an die Schmerzen
  - N-Butyloscopolamin 10–20 mg zur Spasmolyse, falls notwendig
- ERCP mit Papillotomie, Konkrementextraktion (ggfs. mit mechanischer Lithotripsie) mit/ohne Einlage einer Endoprothese: Der Schweregrad der akuten Cholangitis bestimmt maßgeblich den Zeitpunkt der Intervention (◘ Tab. 14.14)
  - Milde Cholangitis: elektive ERCP
  - Moderat schwere Cholangitis: innerhalb 48–72 Stunden
  - Schwere Cholangitis: so früh wie möglich, innerhalb von 12 Stunden. Zuvor ist eine intensivmedizinische Stabilisierung mit ggfs. Atemwegssicherung und Katecholamintherapie notwendig
- Komplikationen der ERCP: post-ERCP-Pankreatitis, Blutung, Perforation, Aspiration bei Durchführung der Untersuchung ohne endotracheale Intubation
- Bei Misslingen einer ERCP aufgrund Voroperationen, Duodenalstenose, mehrfacher frustraner Kanülierung des DHC: Perkutane transhepatische Cholangiodrainage (PTCD)

– Cholezystektomie: Bei Nachweis von Konkrementen ist eine Cholezystektomie früh-elektiv sinnvoll (noch während des stationären Aufenthaltes). Es sollte der aktuelle Zustand und Komorbiditäten in der Entscheidung für oder gegen eine frühelektive Operation berücksichtigt werden.

Komplikationen
– Intrahepatische Abszesse
– Akutes Nierenversagen
– Multiorganversagen im Rahmen der Sepsis
– Negative prognostische Faktoren: akutes Nierenversagen, Leberabszesse, Leberzirrhose, Alter > 50 Jahre, maligne Ursache der obstruktiven Cholangitis

14.6.4 Cholezystitis

Definition
– Bakterielle Entzündung der Gallenblase
– Häufige Erreger: E. coli, Klebsiella pneumoniae, Enterococcus spp., häufig liegen Mischinfektionen vor.
– Es werden drei Formen unterschieden:
  – Akute kalkulöse Cholezystitis: Durch eine Steinbildung kommt es zu einer Stase mit Obstruktion und/oder Mikrotraumen der Gallenblasenwand
  – Akalkulöse Cholezystitis („Stressgallenblase"): durch eine zeitweise Minderperfusion der Gallenblasenwand bei kritisch-kranken Patienten (Operation, Trauma, schwere intensivpflichtige internistische Erkrankung z. B. nach Reanimation, Sepsis) kommt es zu einer Schädigung, sodass Infektionen begünstigt werden.
  – Chronische Cholezystitis: bei rezidivierenden Cholezystitiden mit Ausbildung einer Schrumpfgallenblase (narbige Atrophie) oder einer Porzellangallenblase (narbig verkalkt).

Symptomatik
– Epigastrische Schmerzen oder rechtsseitige Oberbauchschmerzen, die im Vergleich zu einer Gallenkolik über 6 Stunden persistieren
– Fieber
– Lokaler Druckschmerz (Murphy-Zeichen)
– ggfs. lokaler Peritonismus

Diagnostik
– Labor: Erhöhte Inflammationsparameter (Leukozyten, BSG, CRP, PCT), erhöhte Cholestaseparameter (GGT, Alkalische Phopshatase, Bilirubin) bei begleitender Cholestase, Transaminasen leicht erhöht. Abnahme von Blutkulturen.
– Abdomensonografie: Wandverdickung der Gallenblase (> 3 mm, postprandial > 5 mm), Dreischichtung der Gallenblase mit ggfs. umgebendem Flüssigkeitssaum, Cholezystolithiasis, Gallenblasenhydrops
– Ggfs. CT-Abdomen zum Ausschluss weiterer abdomineller Pathologien

Therapie
- Antibiotische Therapie:
  - Ampicillin/Sulbactam 3x3 g oder Cefotaxim 1x2 g in Kombination mit Metronidazol 3x500 mg für 5–7 Tage.
  - Bei septischen Patienten: Piperacillin/Tazobactam 3–4x4,5 g
  - Anpassung der antibiotischen Therapie an den/die nachgewiesenen Erreger
- Cholezystektomie
- Bei sonografischen und laborchemischen Hinweisen auf ein Galleabflusshindernis (Choledocholithiasis) kann vor der Cholezystektomie eine Gallengangsdrainage duch einer ERCP notwendig sein, um so das Risiko einer postoperativen Zystikusinsuffizienz zu minimieren.
- Bei hohem Operationsrisiko/schweren Komorbiditäten wird der Interventionszeitpunkt individuell festgelegt. Ggfs. kann eine perkutane Gallenblasendrainage sinnvoll sein.

14.6.5 Sekundär-sklerosierende Cholangitis des kritisch-kranken Patienten (SSC-CIP)

Definition
- Schädigung der intrahepatischen Gallengänge durch Inflammation, biliäre Strikturen und obliterative Gallenwegsfibrose mit Entstehung einer progredienten Leberparenchymschädigung (zirrhotischer Umbau innerhalb von Wochen möglich)
- Entstehung im Rahmen der intensivmedizinischen Behandlung (Katecholamintherapie, invasive Beatmung), insb. durch ein reduziertes Herzzeitvolumen oder septischen Schock
- Fortschreiten der Cholangitis bis zur Leberzirrhose auch nach Ende der intensivmedizinischen Therapie

Ätiologie
Die SSC-CIP entsteht im Rahmen einer ischämischen Schädigung der Gallengänge insbesondere durch:
- Sepsis
- Langzeitbeatmung mit hohem PEEP > 10 cm H_2O
- parenterale Ernährung
- Analgosedierung
- Antibiotikatherapie
- Verbrennungen
- Polytrauma

Symptomatik
- Ikterus durch Gallengangsstenosen und -rarefizierungen
- Blutungsneigung bei Lebersynthesestörung
- Hepatische Enzephalopathie bei akutem Leberversagen
- Begleitendes akutes Nierenversagen durch akute Tubulusnekrose möglich

Diagnostik
- Labor
  - progredienter Anstieg der Cholestaseparameter (AP, GGT und Bilirubin)
  - Transaminasen (GOT, GPT) initial oft erhöht, im Verlauf abfallend
- Bildgebung:
  - Sonografie:
    - anfänglich häufig Hepatomegalie
    - im kurzfristigen Verlauf zirrhothischer Umbau möglich
  - MRCP
    - Darstellung der intra- und extrahepatischen Gallengänge
    - Häufig während der intensivmedizinischen Therapie nicht möglich
  - Endoskopische retrograde Cholangioskopie (ERC)
    - Nachweis perlschnurartiger Veränderungen der intrahepatischen Gallengänge
    - Asservierung von Galle zur mikrobiologischen Diagnostik
    - Häufig Nachweis von Kontrastmittelfüllungsdefekte „Biliary Casts"
  - Leberbiopsie
    - Nachweis u. a. von degenerativer Gallengangsveränderungen und/oder einer biliären Interface-Hepatitis

Therapie
- Allgemein:
  - Therapie der Grunderkrankung
- Medikamentös:
  - Ursodeoxycholsäure (Dosierung: 10–15 mg/kg/d)
  - Ggf. antibiotische Therapie bei Erregernachweis in der asservierten Galle
- Interventionell:
  - Extraktion der biliären Casts mittels ERC
- Lebertransplantation
  - Einzige kurative Therapie, insofern die Grunderkrankung es zulässt

14.7 Lebererkrankungen auf der Intensivstation

14.7.1 Allgemeine Diagnostik von Lebererkrankungen auf der Intensivstation

Hendrik Luxenburger und Dominik Bettinger

- **Labor bei Hepatopathien**
- Hepatozelluläres Schädigungsmuster: führende Erhöhung der Transaminasen GPT (ALT) und GOT (AST)
- Cholestatisches Schädigungsmuster: führende Erhöhung von Bilirubin, Gamma-Glutamyltransferase (GGT) und Alkalische Phosphatase (AP)

Gastroenterologie

- **Häufige Ätiologien**
- Alkoholische Steatohepatitis (ASH)
  - Labor: GOT>GPT, Ethanol, Ethylglucuronid, Carbohydrat-defizientes Transferrin (CDT)
- Steatotische Lebererkrankungen
  - Formen:
    - Metabolische Dysfunktions-assoziierte Steatotische Lebererkrankung (MASLD)
    - Metabolische Dysfunktion-assoziierte Steatohepatitis (MASH)
    - Sonderform: MetALD (gleichzeitig verursacht durch metabolische Störungen und übermäßigen Alkoholkonsum)
  - Labor: GPT>GOT, Blutzucker, HbA1c, Triglyceride, LDL, HDL
- Virushepatitis
  - Labor:
    - Allgemein: GPT>GOT
    - Serologie: Anti-HAV-IgM/IgG, HBsAg, anti-HBc
    - Bei positiver Serologie direkter Virusnachweis mittels Polymerase-Kettenreaktion (PCR)
    - Ausschluss HEV-Infektion: HEV-PCR
    - HDV-PCR bei Nachweis einer HBV-Infektion zum Ausschluss HBV/HDV-Koinfektion
- Autoimmun
  - Autoimmunhepatitis (AIH)
    - Labor: GPT>GOT, Immunglobulin G, Antikörper (u. a. antinukleäre Antikörper (ANA), Glatte-Muskulatur-Antikörper (SMA), soluble liver antigen (SLA))
  - Primär-biliäre Cholangitis (PBC): Antimitochondriale Antikörper (AMA) Typ M2, Immunglobulin M, AP
    - Labor: Antimitochondriale Antikörper (AMA) Typ M2, Immunglobulin M, AP
  - Primär-sklerosierende Cholangitis (PSC):
    - Labor: GGT, AP, Bilirubin, Immunglobulin M, Immunglobulin G, p-ANCA, ANA
- Hereditär
  - Morbus Wilson:
    - Labor: GPT>GOT, Coeruloplasmin, Kupfer im 24 h-Sammelurin
  - Hämochromatose:
    - Labor: GPT>GOT, Transferrinsättigung, Ferritin, HFE-Genotypisierung
- Vaskulär
  - Budd-Chiari-Syndrom:
    - Labor: häufig GOT>GPT
  - Pfortaderthrombose:
    - Labor: GOT, GPT, Bilirubin, GGT, D-Dimere, Gerinnungsdiagnostik
- Medikamentös-toxisch
  - Symptome
    - Abgeschlagenheit, Übelkeit/Erbrechen, Ikterus, Appetitlosigkeit, Arthralgien, Myalgien, Fieber

- Diagnostik
    - Labor: GOT, GPT, GGT, AP, Bilirubin, Quick, Eosinophile
    - Sonografie: Leberparenchymschaden?

- **Bildgebung bei Hepatopathien**
- (Duplex-)Sonografie: Beurteilung von Größe, Parenchym und Durchblutung, Zeichen der portalen Hypertension
- Lebersteifigkeitsmessung (FibroScan®): Bestimmung des Grades der Leberfibrosierung und/oder -verfettung, Abschätzung des Vorliegens einer portalen Hypertension
- Computertomografie (CT)
- Magnetresonanztomografie (MRT), -cholangiopankreatikographie (MRCP)

14.7.2 Leberabszess

Hendrik Luxenburger und Dominik Bettinger

Definition
Ein Leberabszess ist definiert als eine Ansammlung von Eiter in der Leber, die sich infolge einer Verletzung der Leber oder einer intraabdominalen Infektion entwickeln kann. Obwohl in den meisten Fällen Bakterien verantwortlich sind, lassen sich seltener auch Pilze oder Amöben nachweisen.

Ätiologie
Leberabszesse lassen sich in Hinblick auf ihre Ätiologie in maligne, infektiöse und iatrogene Abszesse einteilen. ◘ Tab. 14.15 gibt einen Überblick über die verschiedenen Kategorien.

- **Typisches Keimspektrum**
- Gram-negatives Erregerspektrum:
    - Klebsiella spp.
    - Escherichia spp.
    - Enterobacter spp.

◘ Tab. 14.15 Kategorien von Leberabszessen

Maligne	Infektiös	Iatrogen
– Primäre Lebertumoren – Lebermetastasen	– Gallenwegserkrankungen – Appendizitis – Divertikulitis – Chronisch-entzündliche Darmerkrankung (CED)	– Eingriffe/Verletzungen am Gallengangssystem – Operationen – Lebertransplantation – Arterielle Embolisationen – Transarterielle Chemoembolisation (TACE) – Radiofrequenzablation (RFA)

- Proteus spp.
- Pseudomonas spp.
- Gram-positives Erregerspektrum:
  - Staphylococcus spp.
  - Streptococcus spp.
  - Enterococcus spp.

Symptomatik
- Initial oft nur unspezifische Symptome oder klinische Manifestation der Grunderkrankung. Zu den häufigsten Symptomen zählen: Fieber, Schmerzen im (rechten) Oberbauch, Hepatomegalie, Übelkeit und Erbrechen, Gewichtsverlust, Diarrhö, Ikterus, Sepsis/septischer Schock

Diagnostik
- **Labor**
- Entzündungsparameter: Leukozyten, C-reaktives Protein (CRP), Procalcitonin (PCT), GOT, GPT, Bilirubin, AP, GGT

- **Erregerdiagnostik**
- Mikrobiologie: Blutkulturen, Kultivierung von Abszessmaterial, Amöben-Serologie, Pilzdiagnostik (v. a. bei Immunsuppression): Candida-/Aspergillus-Antigen

- **Bildgebung**
- Sonografie:
  - Vorteil: nicht-invasiv, kostengünstig, ubiquitär verfügbar
  - Nachteil: Abszesse nicht immer einsehbar
- CT:
  - Vorteil: bei schlechten Schallbedingungen, nicht-invasiv
  - Nachteil: Kontrastmittel (cave: Nierenversagen)
- MRT/MRCP:
  - Vorteil: Abszesse biliärer Genese
  - Nachteil: Verfügbarkeit

Therapie
- **Medikamentöse Therapie**
- Pyogene Abszesse
  - Beginn unmittelbar nach Erregerdiagnostik
  - Empirisch: 3. Generation Cephalosporin (z. B. Ceftriaxon) in Kombination mit Metronidazol oder β-Lactam-Antibiotikum (z. B. Piperacillin-Tazobactam) mit/ohne Metronidazol oder Carbapenem (z. B. Meropenem) mit/ohne Metronidazol
  - Gezielte Therapie bei Vorliegen des Antibiogramms
- Amöbenabszess
  - Metronidazol (3 x 10 mg/kg Körpergewicht/d (max. 3 x 800 mg/d). Initial intravenös für 3–5 Tage, anschließend oral für insgesamt 10 Tage)
  - Anschlussbehandlung Paromomycin (25–30 mg/kg Körpergewicht/Tag in 3 Einzeldosen oral für 10 Tage)

- **Interventionell**
- Pyogene Abszesse
  - Perkutane Drainage: Sonografie- oder CT-gesteuerte Punktion
    - Abszess < 5 cm: Nadelaspiration oder Drainageanlage
    - Abszess >5 cm: Drainageanlage empfohlen
  - Chirurgische Drainage: nach frustraner perkutaner Drainage z. B. bei septierten oder multilokulären Abszessen
- Amöbenabszess
  - <10 cm Durchmesser: Punktion bzw. Drainage nur in Ausnahmefällen
  - >10 cm Durchmesser: Punktion bzw. Drainage evaluieren

14.7.3 Medikamentös-toxische Hepatopathie

Hendrik Luxenburger und Dominik Bettinger

Definition
Medikamentös-toxische Leberschädigungen (DILI, drug-induced liver injury) sind selten und können durch die Einnahme verschiedener Medikamente sowie naturheilkundlicher Präparate entstehen.

- **Unterschiedliche Schädigungsmuster**
- Intrinsisches DILI:
  - häufig
  - kurze Latenzzeit von Stunden bis zu wenigen Tagen
  - dosisabhängig
  - vorhersehbar und reproduzierbar
  - Labor: Erhöhung von GOT, GPT und AP
- Idiosynkratisches DILI:
  - selten
  - längere Latenzzeit von Wochen bis Monaten
  - dosisunabhängig
  - nicht vorhersehbar
  - Labor: gemischte oder cholestatische Konstellation

Häufige Medikamente
- ◘ Tab. 14.16 gibt einen Überblick über Medikamente, die ein hohes Risiko für ein DILI aufweisen.
- Das DILI-Potenzial von Medikamenten kann in der LiverTox-Datenbank (▶ livertox.nih.gov) eingesehen werden

Diagnostik
- DILI ist eine Ausschlussdiagnose, daher sollten häufige Differenzialdiagnosen bedacht werden (siehe oben: Allgemeine Diagnostik von Hepatopathien)
- Ausführliche Medikamentenanamnese
  - (Neue) Medikamente? Auch länger zurückliegende (auch kurzfristig eingenommene) Medikamente können relevant sein.
  - Dauer der Einnahme?

Gastroenterologie

Tab. 14.16 Typische Medikamente mit entsprechendem Schädigungsmuster

Intrinsische DILI	Idiosynkratische DILI
Statine	Statine
Paracetamol	Amoxicillin/Clavulansäure
Amiodaron	Cephalosporine
Cyclosporin A	Nitrofurantoin
Niacin	Diclofinac
Vitamin A	Isoniazid
Methotrexat	Lisinopril
Valproat	Sulfonamide
Antiretrovirale Medikamente	Ticlopidin

- Diagnosekriterien der DILI
  - GOT oder GPT 5 x Obergrenze des Normalbereichs (upper limit of normal, ULN) oder AP 2 x ULN
  - Serumbilirubin > 2,5 mg/dl zusammen mit Erhöhungen von GOT, GPT oder AP
  - INR > 1,5 mit Erhöhung von GOT, GPT und AP
- Diagnosesicherung mittels Leberbiopsie

Therapie

- **Allgemeine Maßnahmen**
- Absetzen der auslösenden Substanz als wichtigste Maßnahme
- Vermeiden einer Re-Exposition mit der entsprechenden Substanz

- **Spezifische Maßnahmen**
- N-Acetylcystein bei Paracetamol-Intoxikation
- keine etablierte medikamentöse Therapie bei idiosynkratischen DILI
- Bei fulminantem Verlauf mit akutem Leberversagen frühzeitige Verlegung an ein hepatologisches (Transplantations-)Zentrum

14.7.4 Hypoxische Hepatitis

Hendrik Luxenburger und Dominik Bettinger

Definition

- Häufige Ursache einer akuten Leberschädigung bzw. -nekrose (Schockleber) bei kritisch kranken Patienten (Prävalenz bis zu 10 %) durch Sauerstoffunterversorgung

- Auslöser: septischer, kardiogener oder hämorrhagischer Schock, respiratorische Insuffizienz
- Entstehung meist innerhalb der ersten 24 h nach Akutereignis
- Schlechte Prognose mit hoher Mortalität von ca. 50 %

Symptomatik

- In der Regel hämodynamische und/oder respiratorische Insuffizienz
- bis 85 % der Patienten sind mechanisch beatmet
- Übelkeit, Erbrechen
- Hepatomegalie
- Ikterus (insb. bei schweren Verläufen)

Diagnostik

- **Allgemein**
- Ausschluss anderer häufiger Ursachen von Leberschädigungen (insb. medikamentös-toxische Schädigung, Virushepatitis, AIH)

- **Labor**
- Erhöhung der Transaminasen (initial GOT>>GPT, im Verlauf langsamerer Abfall), cholestatische Schädigung (Erhöhung von GGT, AP und Bilirubin) binnen einer Woche in 1/3 der Patienten (cave: schlechtere Prognose). Erhöhung der Laktat-Dehydrogenase (LDH). Gestörte hepatische Syntheseleistung: INR erhöht, Quick erniedrigt

- **Bildgebung**
- Sonografie: dilatierte Lebervenen infolge der reduzierten kardialen Auswurfleistung
- CT/MRT: meist nicht notwendig, ggf. zur Abklärung von Differenzialdiagnosen

Therapie

Die wichtigste Maßnahme stellt die Behandlung der zugrunde liegenden Ursache (Schock, respiratorische Insuffizienz) dar

- **Extrakorporalverfahren**
- Albumindialyse:
  - Kein standardisiertes Verfahren, Einzellfallentscheidung
  - Bei Leberversagen mit gestörter Entgiftung
  - Filterung von wasserlöslichen und albumingebundenen Substanzen

14.7.5 Akutes Leberversagen

Rhea Veelken, Jonas Schumacher und Adam Herber

Definition und Ätiologie

- Das akute Leberversagen (ALV) ist eine schwerwiegende, potenziell reversible Störung der hepatozellulären Funktion ohne vorbestehende Leberschädigung.

Gastroenterologie

- Das ALV ist definiert durch:
  - Pathologisch erhöhte Transaminasen (dabei ist nicht die Höhe entscheidend)
  - Ikterus
  - Koagulopathie, (International Normalized Ratio (INR) > 1,5)
  - hepatische Enzephalopathie (HE), Definition und Einteilung nach West-Haven Klassifikation
- In Abhängigkeit des Manifestationszeitpunktes der HE in Bezug zum Ikterus, kann das akute Leberversagen in 3 Subkategorien unterteilt werden:
  - hyperakutes Leberversagen: < 7 Tage
  - akutes Leberversagen: 7–21 Tage
  - subakutes Leberversagen: > 21 Tage und bis < 26 Wochen (◘ Tab. 14.17)

◘ Tab. 14.17 Ursachen für die Entstehung eines ALV

Ursachen	Anmerkungen
Virale Hepatitiden	hepatotrope Viren wie A, B (D), C und E oder auch HSV-1, HSV-2, VZV, EBV, CMV, Adenoviren sowie HIV
Intoxikation	Alkohol, Metamphetamine, Ecstasy, Pflanzliche Alkaloide
Paracetamol-Intoxikation	Medikamentös-toxische Schädigung durch Paracetamol Einnahme von > 10 g Paracetamol pro Tag
Medikamentenassoziierte Leberschäden (DILI)	lebertoxische Medikamente häufig aus der Gruppe der Tuberkulostatika, Antiepileptika, Antibiotika (Vgl. LiverTox®, ► http://livertox.nih.gov/)
Knollenblätterpilzvergiftung	Amanitaintoxikation durch Konsum von Amanita phalloides, verna oder virosa, bereits geringe Menge Amatoxin potenziell letal
Hypoxische Hepatitis (HH) (oder auch ischämische Hepatitis, Schockleber)	zentrilobuläre Leberzellnekrose und fulminanter Anstieg der Serumaminotransferasen, Auslöser akute oder akut-auf-chronische kardiovaskuläre Erkrankungen mit reduziertem Herzauswurfvolumen oder auch septische Schockereignisse
Budd-Chiari-Syndrom	Blutabflussstörung durch Thrombosen in Lebervenen, Vena cava inferior oder rechtem Vorhof bei myeloproliferative Erkrankungen, orale Kontrazeptiva, Infektionen, Schwangerschaft oder Gerinnungsstörungen
Metabolisch	Hepatolentikuläre Degeneration (Morbus Wilson) Alfa-1-Antitrypsin-Mangel Hämochromatose
Autoimmunhepatitis (AIH)	im ALV häufig keine Autoantikörper vorliegend
Tumorassoziiertes ALV	ALV durch diffuse Tumorinfiltration der Leber, typische Tumorentitäten: Mammakarzinom, kleinzelliges Bronchialkarzinom, Lymphom, Melanom
Schwangerschaft-bezogene Hepatopathien	Akute Schwangerschaftsleber, HELLP-Syndrom
andere Infektionen	z. B. Leptospirose

> Je schneller nach Ikterus die Enzephalopathie auftritt, desto besser ist die Langzeitprognose. Die Ätiologie des akuten Leberversagens ist von prognostischer Bedeutung um spezifische Behandlungsschritte einleiten zu können.

- Anamnese mit Augenmerk auf Medikamenteneinnahme, Alkohol- und Drogenkonsum, Verzehr von Pilzen oder Wildfleisch, zurückliegenden Auslandsreisen, Impfstatus, Hinweise auf Autoimmunität und besonders auf das Vorliegen einer chronischen Lebererkrankung.

> Bei akuter Dekompensation einer bestehenden Leberzirrhose, auch bei Erstdiagnose, spricht man von einem Akut-auf-chronischem Leberversagen (ACLF).

Symptomatik

- Unspezifische klinische Symptome:
    - Abgeschlagenheit, Anorexie, Übelkeit, Erbrechen, Pruritus, Schmerzen im rechten Oberbauch (Kapselspannung)
- bei Krankheitsprogress:
    - Ikterus, Koagulopathie, HE, Hirnödem mit erhöhtem intrakraniellem Druck (ICP) $\geq$ 25 mmHg mit Gefahr für Krampfanfälle, Hypertension, Bradykardie, respiratorische Insuffizienz, Hypoglykämie

Diagnostik

- **Labor (allgemein)**
- Transaminasen mit Alanin-Aminotransferase (ALT/GPT), Aspartat-Aminotransferase (AST/GOT), Cholestaseparameter mit Gamma-Glutamyl-Transpeptidase (γ-GT), Alkalische Phophatase (AP), direktes und indirektes Bilirubin sowie Glutamat-Pyruvat-Dehydrogenase (GLDH), Laktat-Dehydrogenase (LDH), Gerinnungsparameter (INR, Fibrinogen, Thrombozyten, Faktor V), Serumammoniak (NH3) und Glukose.
- Differenzialblutbild, Kreatinin, Harnstoff, Elektrolyte, arterielle (kapilläre) Blutgasanalyse, Laktat, Albumin;

- **Labor (spezifisch)**
- virale Hepatitiden einschließlich der Herpesgruppe und Adenoviren (Antikörpersuchtest im Serum, PCR-Test, bei Hepatitis E und A ggf. noch Stuhlprobe)
- antinukleäre Antikörper (ANA), Smooth-muscle-Antikörper (SMA), antimitochondriale Antikörper (AMA), antineutrophile zytoplasmatische Antikörper (ANCA), Serumimmunglobuline inkl. (Ig)-G, Coeruloplasmin im Serum, Anämiediagnostik inkl. Coombs-Testung
- bei Verdacht auf Intoxikation Paracetamol-Serumspiegel bzw. entsprechendes Tox-Screening bestimmen
- Etylglucuronid (ETG) im Urin
- MELD/reMELDNa-Score

Gastroenterologie

- **Abdomensonografie mit Duplex bzw. Kontrastmittel-gestützter Schnittbildgebung (CT- oder MRT-Abdomen)**
  - Beurteilung der Lebergröße und Leberperfusion (Pfortader, Art. hepatica, alle drei Lebervenen)
  - Frage nach pathologischen und malignitätssupekten Raumforderungen, Lymphadenopathien, Aszites etc.

- **In unklaren Fällen**
  - transkutane bzw. bei kompromittierter Gerinnung transjuguläre Leberbiopsie für zusätzliche Information zum Erkrankungsstatus evaluieren (akut vs. chronisch, Ausmaß der Nekrosen)

- **Indikationsprüfung für Lebertransplantation**
  - Paracetamol bedingtes ALV adaptiert nach den King's-College-Kriterien:
  - Arterieller pH < 7,3 (unabhängig vom Grad der HE)
  - oder
  - Erfüllen aller 3 folgender Kriterien:
  - Prothrombinzeit > 100 sec (Quick < 7 % bzw. INR > 6,7), Kreatinin > 300 mmol/l, HE Grad 3–4
  - Nicht-Paracetamol bedingtes ALV adaptiert nach den King's-College-Kriterien:
  - Prothrombinzeit < 100 sec (Quick < 7 % bzw. INR > 6,7)
  - oder
  - Erfüllen von mindestens 3 folgender Kriterien:
  - Alter < 10 oder > 40 Jahre, ungünstige Ätiologie (kryptogene Hepatitis, Medikamententoxizität), Zeit von Ikterus bis HE: > 7 Tage, Prothrombinzeit > 50 sec (Quick < 15 % bzw. INR > 4) oder Bilirubin > 300 mmol/l
  - ALV aufgrund einer viralen Hepatitis adaptiert nach den Clichy-Villejuif-Kriterien:
  - HE Grad 3–4
  - und
  - Faktor V < 20 % und Alter < 30 Jahre **oder** Faktor V < 30 % und Alter > 30 Jahre
  - Für die Prognoseeinschätzung eignet sich gut der MELD/reMELDNa-Score (basierend auf Kreatinin, Bilirubin und INR sowie Natrium für den reMELDNa-Score)

> Bei einem akut ikterischen Patienten ohne mechanische Cholestase mit einem INR > 1,5 sollte noch vor dem Auftreten einer Hepatischen Enzephalopathie (aber spätestens dann) Kontakt mit einem Transplantationszentrum aufgenommen werden.

Therapie
- **Intensivmedizinische Maßnahmen bei ALV**
  - Monitoring von Hämodynamik, Diurese, Neurologie und Vigilanz
  - Volumen- und Elektrolytausgleich, Katecholamingabe, enterale Ernährung (Cave: Hypoglykämie), Magensondenanlage, Schutzintubation

- Infektionsmanagement mit mikrobiologischer Surveillance und frühzeitiger antimikrobieller Therapie bei erstem klinischem Verdacht auf Infektion
- Extrakorporale Therapien wie kontinuierliche Nierenersatztherapie, Clearanceverfahren wie Plasmaaustauschverfahren
- ggf. artifizielle Leberunterstützungsverfahren (MARS®, Prometheus®, ADVOS® etc.), jedoch keine einheitliche Empfehlung

- **Spezifische Therapieoptionen und Antidots**
- Paracetamolintoxikation: Gabe von Aktivkohle, wenn Ingestion < 2 h zurückliegt (beim Bild eines ALV meistens nicht der Fall), N-Acetylcystein (ACC) Therapieschema nach Prescott mit 150 mg/kgKG ACC in 200 ml G5 % über 15(– 60) min, dann 50 mg/kgKG in 500 ml G5 % über 4 h (12,5 mg/kg/h), dann 100 mg/kg in 1000 ml G5 % über 16 h (6,25 mg/kg/h), alternativ Hämodialyse
- Amanitaintoxikation: Silibinin (Legalon®) 20 mg/kg KG/Tag als kontinuierliche Infusion oder in 4 Einzeldosen für 3–5 Tage oder Penicillin G 300.000–1 Mio. I.E./kg KG/Tag (maximale Dosis 40 Mio. I.E./Tag) für 2–3 Tage
- Behandlung viraler Hepatitiden mit entsprechender antiviraler Therapie (HBV, HCV, HEV, HSV, CMV, HIV)
- Autoimmunehepatitis und DILI (in Frühphase ggf. auch bereits bei Verdacht und bei hoher Inflammation/hohen Transaminasen): Steroide (z. B. Prednisolon, 1–2 mg/kg/KG)
- Schwangerschaftshepatopathien: Entbindung
- Budd-Chiari Syndrom: Notfall-TIPS-Anlage

- **Symptomatische Therapie**
- HE (auch zur Prophylaxe) Lactulose rektal oder oral, L-Ornithin-L-Aspartat, Polyethylenglykol, ggf. Rifaximin, Verzicht auf Benzodiazepine und Propofol, ggf. Therapie des Hirnödems, kontinuierliche Hämodialyse zur Ammoniak-Elimination
- Probatorische Gabe von ACC z. B. 10 g/Tag, auch beim nicht-Paracetamol-bedingten ALV
- Substitution der Gerinnung (probatorische Vitamin K-Gabe, PPSB, Fibrinogen, Faktor XIII, Thrombozytenkonzentrate) bei klinisch relevanter Blutung (keine Prophylaxe)

- **Ultima Ratio: Lebertransplantation**

Circa 50 % der Patienten mit akutem Leberversagen benötigen eine Lebertransplantation. Zu den ungünstigen Prognoseparametern zählen: Hepatische Enzephalopathie Grad 3–4, Hirnödem, Laktatazidose, Nierenversagen, ausgeprägte Hyperbilirubinämie, INR > 6,5, Faktor V < 30, Ammoniakspiegel > 200 g/dl (assoziiert mit zerebraler Einklemmung).

14.8 Dekompensierte Leberzirrhose und Akut-auf-chronisches Leberversagen (ACLF)

Rhea Veelken, Jonas Schumacher und Adam Herber

14.8.1 Pathogenese der Dekompensation der Leberzirrhose

- Die akute Dekompensation (AD) bei Patienten mit bekannter Leberzirrhose ist definiert durch das Auftreten eines oder mehrerer der folgenden Symptome:
    - Ikterus
    - neu aufgetretener oder deutlich aggravierter Aszites
    - Ösophagus- bzw. Fundusvarizenblutung
    - Hepatische Enzephalopathie
- Das Akut-auf-chronisches Leberversagen (**ACLF**) als besonders schwere Form der akuten Dekompensation einer Leberzirrhose, ist charakterisiert durch das funktionelle Versagen von ≥ 1 Organsystem/en, sowie einer systemischen Inflammationsreaktion. Die Aktivierung des Immunsystems durch exogene (z. B. Lipopolysaccharide bei intestinaler Translokation) oder endogene Antigene (z. B. im Rahmen der intrahepatischen Nekrose) ist pathogenetisch für die Aktivierung der Sepsis-ähnlichen Reaktion verantwortlich. In Abhängigkeit der Anzahl der Organversagen steigt die Mortalität dieser Patienten rasant an (◘ Tab. 14.18 und 14.19).

◘ **Tab. 14.18** Beurteilung der Organsysteme unter Berücksichtigung der definierten Grenzen für das jeweilige Organversagen bei ACLF (grau hinterlegt)

Grad ACLF	Organversagen
Kein ACLF	Kein Organversagen 1 Organversagen + Kreatinin < 1,5 mg/dl (127 µmol/L)
ACLF 1a	Isoliertes Nierenversagen ohne HE
ACLF 1b	Isoliertes non-renales Organversagen mit Kreatinin 1,5 – 1,9 mg/dl und/oder HE (1–2)
ACLF 2	2 Organversagen
ACLF 3a	3 Organversagen
ACLF 3b	> 3 Organversagen

◘ Tab. 14.19 Grading des Akut-auf-chronischen Leberversagens in Abhängigkeit der Definition der Organversagen

Organsystem		Chronic Liver Failure-Organ Failure score (CLIF-OF Score)		
		1 Punkt	2 Punkte	3 Punkte
Leber		Bilirubin < 6 mg/dl	Bilirubin ≥ 6 mg/dl und < 12 mg/dl	Bilirubin > 12 mg/dl
Niere		Kreatinin < 2 mg/dl	Kreatinin ≥ 2 mg/dl und < 3,5 mg/dl	Kreatinin ≥ 3,5 mg/dl oder Dialyse
HE		Grad 0	Grad 1–2	Grad 3–4
Gerinnung		INR < 2	INR ≥ 2 und < 2,5	INR ≥ 2,5
Kreislauf		MAP ≥ 70 mmHg	MAP < 70 mmHg	Katecholamine
Respiration PaO2 oder SpO2	PaO_2/FiO_2 SpO_2/FiO	> 300 > 357	≤ 300 und > 200 > 214 und ≤ 357	≤ 200 ≤ 214

- **Auslöser und Ursachen für eine AD bzw. Entstehung eines ACLF**
- infektiöse Ursachen: bakterielle Infektionen (Harnwegsinfekt, Pneumonie, spontane bakterielle Peritonitis), virale Infektionen (v. a. HEV, HBV-Infektion/Reaktivierung, HCV, HAV oder HSV, CMV, EBV, VZV, ParovirusB-19, HIV, SARS-CoV2, Influenza, RSV, Parainfluenza), Pilzinfektionen und parasitäre Infektionen (z. B. Leishmaniose)
- nicht-infektiöse Ursachen: alkoholische Steatohepatitis, gastrointestinale Blutung (sowohl Auslöser als auch Komplikation im Verlauf), Exsikkose, Medikamente oder chirurgische Intervention (meistens weniger als 7 Tage zurückliegend)
- Weitere (seltenere) Ursachen: z. B. hypoxische Hepatitis, akuter Schub einer Autoimmunhepatitis, Morbus Wilson

14.8.2 Scores zur Schweregradbeurteilung

- Chronic Liver Failure-Consortium-Acute Decompensation Score (CLIF-C-AD Score)
  - Alter, Leukozyten, Kreatinin, INR, Natrium
  - CLIF-C-AD Score von > 60 definiert eine Hochrisikogruppe der AD mit einer 3-Monats-Letalität von > 30 % und der Gefahr der Progression in ein ACLF.
- Chronic Liver Failure-Consortium-Acute on Chronic Liver Failure Score (CLIF-C-ACLF Score)
  - Bilirubin, Kreatinin, Grad der HE, INR, MAP bzw. Notwendigkeit von Vasopressoren, SpO2 oder paO2 bzw. Notwendigkeit einer invasiven Beatmung
  - CLIF-C-ACLF-Score < 45 zeigt ein niedrigeres Risiko mit einer 3-Monats-Letalität von < 20 %, ein CLIF-C-ACLF Score von > 64 Punkten definiert die Hochrisikogruppe mit einer 3-Monats-Letalität von > 80 %

- Model for End-Stage Liver Disease (MELD-Score) bzw. dessen Modifikation: reMELDNa
  - Natrium, INR, Bilirubin, Kreatinin, Dialysepflichtigkeit
  - Der MELD/reMELDNa-Score gibt die 3-Monats-Letalität an und hilft bei Einschätzung der Notwendigkeit zur Transplantationslistung, zudem bestimmt er die Position auf der Warteliste für eine Organallokation.

14.8.3 Allgemeine Therapie der Dekompensation der Leberzirrhose und des ACLF

- Konsequente Behandlung der zugrunde liegenden chronischen Erkrankung der Leber (u. a. Noxenkarenz, antivirale Therapie)
- Identifikation und Behandlung der auslösenden Ursache der Dekompensation, v. a. in Hinblick auf Infektionen, sowie symptomatische Behandlung der jeweiligen klinischen Manifestationen (HE, Aszites, Varizenblutung)

> Wesentlicher Treiber der akuten Dekompensation ist neben einer systemischen Inflammation die portale Hypertension.

> **Übersicht**
>
> Eine klinisch signifikante portale Hypertension (CSPH) nach Baveno VII-Konsensus ist bei Patienten mit fortgeschrittener chronischer Lebererkrankung in folgenden Situationen klinisch nachgewiesen
> - CSPH: invasiv gemessener Lebervenendruckgradient HVPG $\geq$ 10 mmHg oder Lebersteifigkeit $\geq$ 25 kPa (v.a. bei einem BMI $\leq$ 30 kg/m^2)
> - kein V. a. CSPH bei Lebersteifigkeit $\leq$ 15 kPa und Thrombozytenzahl $\geq$ 150x10^9/l
>
> Bei Patienten mit CSPH sollte eine Therapie mit nicht-selektiven Betablockern (vorzugsweise Carvedilol in einer maximalen Tagesdosis von 12,5 mg) zur Dekompensationsprophylaxe (sowohl portal-hypertensionsbedingte Blutung als auch Aszites) einschleichend initiiert werden. Bei systolischen Blutdruckwerten < 90 mmHg, bzw. einem mittleren arteriellen Druck < 65 mmHg, Puls < 55/min, akutem Nierenversagen oder Unverträglichkeit sollte die Therapie mit nicht-selektiven Betablockern beendet werden.

- **Ernährungstherapie**
- ausgewogene Ernährung mit Zufuhr von bis zu 30–35kcal/kgKG pro Tag mit 1,2–1,5 g Eiweißzufuhr/kgKG aufgrund kataboler Stoffwechsellage mit erhöhtem Energiebedarf und drohender Sarkopenie
- Empfehlung für mehrere kleine Mahlzeiten und einen abendlichen Snack vor dem Schlafengehen um Nüchternphasen über 4–6 Stunden zu vermeiden

14.8.4 Diagnostik und Therapie spezifischer Komplikationen

Akute Varizenblutung

Bei AD, ACLF, Hypotonie oder Vigilanzminderung bei Patienten mit Leberzirrhose muss an eine gastrointestinale Blutung gedacht werden.

- **Symptomatik**
- Spezifische Symptome: Hämatemesis, Meläna, Hämatochezie
- Unspezifische Symptome: Hypotonie bis Schock, Vigilanzminderung

- **Diagnostik**
- Digital rektale Untersuchung (DRU)
- Labor: Blutbild, INR, Quick, PTT, Fibrinogen optional Faktor XIII
- ÖGD

- **Therapie**

Akutbehandlung
- Anlage zweier großvolumiger Zugänge
- Kreislaufstabilisierung durch Volumentherapie
    - Transfusion von Erythrozytenkonzentraten: bei Hb < 4,3 mmol/l (7 mg/dl) bzw. Hb < 5 mmol/l (8 mg/dl) bei Patienten mit kardiovaskulären Komorbiditäten oder eingeschränkter Rekompensation
- Intubation bei Aspirationsgefahr
- bei V. a. Varizenblutung Gabe von Terlipressin 1 mg als Bolus intravenös, gefolgt von 2 mg kontinuierlich über 24 Stunden für bis zu 5 Tage (alternativ: und in Deutschland selten angewandt: kontinuierliche Gabe von Somatostatin-Analogon Octreotid® 6 mg in 50 ml NaCl mit einer Dosierung von 4,2 ml/h)
- antiinfektive Therapie mit Cephalosporin der 3. Generation über 5–7 Tage
- Gabe von Erythromycin 250 mg intravenös als Prokinetikum

> Bereits bei V. a. Varizenblutung sollte eine vasoaktive Therapie eingeleitet werden.

- **Endoskopische Behandlungsoptionen**
- ÖGD innerhalb von 12 h anstreben, mit ggf. simultaner Ligaturbehandlung
- Applikation von Histoacryl® (oder entsprechender Alternative) bei Fundusvarizen

- **Endovaskuläre Behandlungsoptionen**
- Implantation eines transjugulären intrahepatischen protosystemischen Shunts (TIPS):
- Indikation für präemptiven TIPS innerhalb von 24–72 h:
    - bei Patienten im Child-Pugh-Stadium B 8–9 Punkten mit aktiver Blutung in der ÖGD trotz vasoaktiver Therapie
    - bei allen Patienten im Child-Pugh-Stadium C 10–13 Punkten
- Indikation für Rescue-TIPS bei refraktärer Varizenblutung trotz endoskopischer und pharmakologischer Therapie

Gastroenterologie

- **Nachrangige Verfahren**
- Ösophagusstent als briding-to-TIPS (Nachlasssonden nicht mehr empfohlen und teilweise auch nicht mehr verfügbar)
- bei Fundusvarizenblutung ggf. BRTO (ballon-occluded retrograde transvenous obliteration, bei entsprechender Expertise in der interventionellen Radiologie) oder endosonographisches Coiling (nicht in der Akutphase der Blutung)

> Jede Ösophagusvarizenblutung, auch bei Patienten mit Akut-auf-chronischem Leberversagen, stellt eine potenzielle Indikation für TIPS-Anlage dar und sollte daher evaluiert werden.

Aszites
- Die hydropische Dekompensation durch Aszites stellt eine häufige Komplikation der Leberzirrhose dar. Sie wird bedingt durch die meist zugrunde liegende portale Hypertension, als auch den Rückgang der Lebersyntheseleistung.
  - Rezidivierender Aszites: Wiederauftreten von Aszites mindestens dreimal innerhalb eines Jahres trotz angemessener Dosierung von Diuretika und einer alimentären Salzrestriktion gemäß den Empfehlungen.
  - Therapierefraktärer Aszites bei Diuretikaresistenz: fehlende Verbesserung trotz hoch dosierter Diuretikatherapie (Spironolacton bis zu 400 mg/d und Furosemid bis zu 160 mg/d) in Kombination mit Salzrestriktion.

- **Symptomatik**
- Spezifische Symptome: Bauchumfangszunahme
- Unspezifische Symptome: Dyspnoe, Abgeschlagenheit

> Auch ein hepatischer Hydrothorax, überwiegend rechtsseitig, stellt eine Form der hydropischen Dekompensation bei Leberzirrhose dar.

- **Diagnostik**
- Körperliche Untersuchung mit Augenmerk auf Perkussion, Palpation und Undulation
- Sonografische Untersuchung, mit gleichzeitig Einschätzung des potenziellen Punktionsfensters

- **Therapie**
- Diätmaßnahmen mit Kochsalzrestriktion auf < 6 g/Tag
- Medikamentöse Therapie (je nach Nierenfunktion und Serum-Elektrolyten): 1. Wahl Spironolacton 100 mg/d initial, ggf. in Kombination mit einen Schleifendiuretikum wie Torasemid oder Furosemid)
- Parazentese und Substitution von Humanalbumin (8 g/l Aszites)
- TIPS-Anlage
- getunnelte Aszitesdauerdrainage
- Automatic low-flow-ascites-(Alfa)-Pump® (insofern verfügbar)

Spontan bakterielle Peritonitis

- Die spontan bakterielle Peritonitis (SBP) bezeichnet eine bakterielle Entzündung der Peritonealhöhle, ohne das Vorliegen anderer Ursache wie Hohlorganperforation oder kürzlich stattgehabter Operation, die durch den Nachweis von mehr als 250 polymorphkernigen (PMN)-Zellen pro mm^3 Aszites definiert ist.
- Bakteraszites wird als mikrobiologischer Nachweis einer Bakterienkolonisation im Aszites definiert, ohne dass eine erhöhte Anzahl von PMN-Zellen vorliegt (d. h. < 250 PMN/mm^3).

Symptomatik
- Spezifische Symptome: Bauchschmerz bis selten Peritonitismus
- Unspezifische Symptome: Fieber, Schüttelfrost, HE, Anurie
- Nicht selten asymptomatisch

Diagnostik
- Diagnostische oder (wenn notwendig) therapeutische Parazentese mit mikrobiologischer, pathologischer und zytologischer Aufarbeitung
    - Nachweis von 250 polymorphkernigen (PMN)-Zellen pro mm^3 im Aszites
    - Transsudat
    - Spezifischer Erregernachweis in Asziteskultur

> Die spontan bakterielle Peritonitis ist nicht selten asymptomatisch. Bei Patienten mit Aszites und (auch schon moderat) erhöhten Inflammationsparametern ist eine unverzügliche Parazentese durchzuführen. Der Verzug in der Diagnosestellung und ggf. Behandlung der spontan bakteriellen Peritonitis ist mit einer schlechteren Prognose assoziiert.

Therapie
- Therapeutische Parazentese
- Kalkulierte intravenöse Antibiotikatherapie mit Ceftriaxon 2 g/Tag, alternativ Piperacillin/Tazobactam 4,5 g 3-4x täglich für 5–7 Tage
    - in Abhängigkeit des MRE-Status der Patienten individuelles Therapiekonzept notwendig je nach lokaler Resistenzsituation und Empfehlung
    - Anpassung der antibiotischen Therapie in Abhängigkeit des Erregernachweises
- Humanalbuminsubstitution an Tag 1 von 1,5 g/kg/KG, an Tag 3 von 1 g/kg/KG
- Kontrollpunktion 48 h nach Etablierung der antibiotischen Therapie:
    - PMN Zahl ≥ 20 % abgenommen im Vgl. zum Ausgangsbefund → laufende antiinfektive Therapie über insgesamt 5–7 Tage fortführen
    - PMN Zahl ≤ 20 % abgenommen im Vgl. zum Ausgangsbefund → laufende antiinfektive Therapie eskalieren (antibiotische Erregerlücken schließen, z. B. Enterokokken, MRE)
- nach erfolgreicher Therapie einer spontan bakteriellen Peritonitis (SBP) Beginn einer Sekundärprophylaxe mit Norfloxacin 400 mg einmal täglich, alternativ Rifaximin 550 mg zweimal täglich

Hepatorenales Syndrom Typ AKI

- Das acute kidney injury (AKI) ist definiert als Anstieg des Serumkreatinins um 26,5 µmol/l (0,3 mg/dl) innerhalb von 48 Stunden oder um 50 % des Baselinekreatinins innerhalb von 7 Tagen oder eine Urinausscheidung < 0.5 ml/kgKG/h über ≥ 6 Stunden.
- Für das Vorliegen eines Hepatorenalen Syndroms (HRS) sollten folgende Kriterien erfüllt sein:
  - Leberzirrhose mit Aszites
  - Anstieg des Serumkreatinins um ≥ 26,5 µmol/l (0,3 mg/dl) innerhalb von 48 Stunden or ≥ 50 % des Baselinekreatininwertes innerhalb von 7 Tagen und/oder eine Urinausscheidung 0,5 ml/kgKG/h über ≥ 6 Stunden trotz adäquater Volumensubstitution
  - Keine Hinweise auf eine alternative Erklärung der Nierenfunktionsverschlechterung (Schock mit der Notwendigkeit einer Katecholamintherapie, medikamentös-induziertes Nierenversagen, postrenales Nierenversagen, akuter glomerulärer Schaden)
  - Ein HRS-AKI kann auch bei einer vorbestehenden Nierenschädigung auftreten.

▶ Eine systematische Gabe von Humanalbumin für 48 h um die Diagnose eines HRS-AKI zu sichern, ist nicht empfohlen.

- Die Unterscheidung von HRS Typ1 und Typ 2 wurde durch HRS-AKI und HRS-CKD ersetzt:
  - HRS-AKI: Anstieg des Serumkreatininsum ≥ 26,5 µmol/l (0,3 mg/dl) innerhalb von 48 Stunden oder ≥ 50 % des Baseline-Kreatininwertes innerhalb von 7 Tagen und/oder eine Urinausscheidung 0,5 ml/kgKG/h über ≥ 6 Stunden
  - HRS-CKD: eGFR < 60 ml/min/1,73 m^2 ≥ 3 Monate oder Hinweise auf eine Nierenschädigung

▶ Das HRS (besonders HRS-AKI) ist zwar potenziell reversibel, insgesamt jedoch mit einer schlechten Langzeitprognose verbunden. Patienten mit HRS sollten für eine Lebertransplantation evaluiert werden.

- **Symptomatik**
- Oligurie bis Anurie
- Zeichen der Hypervolämie mit Aszites, Unterschenkelödeme, Pleuraergüsse, Anasarka

- **Diagnostik**
- Bilanzierung (Ein- und Ausfuhrplan), tgl. Gewicht, ggf. Blasenkatheteranlage
- Absetzen aller potenziell nephrotoxischen Medikamente wie u. a. Diuretika, Vasodilatatoren, NSBBs, NSARs
- Ausschluss von Infektionen, insbesondere einer spontan bakteriellen Peritonitis
- Therapeutische Parazentese
- Urinstatus, Urinsediment und Proteinuriediagnostik
- Urin-Natrium (nur sinnvoll sofern keine Diuretikaeinnahme seit 48 Stunden): fraktionelle Urin-Natriumausscheidung vermindert
- Sonografischer Ausschluss einer postrenalen Genese

- **Therapie**
- Allgemeine Grundsätze:
  - Auslöser identifizieren und behandeln
  - Flüssigkeitssubstitution bei Hypovolämie
  - Frühzeitige antibiotische Therapie (mit nicht-nephrotoxischen Antibiotika) bei V. a. Infektion
- Spezifische Therapieeinsätze:
  - Kombination aus Terlipressin (kontinuierlich initial 2–4 mg/24 Stunden, bis maximal 12 mg/d) und Humanalbumin (20–40 g/d) unter Beachtung von Kontraindikation (symptomatisch Gefäßerkrankungen, Herzrhythmusstörungen etc.). Steigerung der Terlipressin-Dosis alle 24 Stunden, wenn kein Abfall des Serum-Kreatin um 25 % vorliegt.
  - Alternative zu Terlipressin: Noradrenalin
  - Hämodialyse. Sollte eine Hämodialyse notwendig sein, so ist eine Fortführung der Therapie mit Terlipressin nicht empfohlen.
  - TIPS-Indikation überprüfen, v. a. als Bridging zur Lebertransplantation

> Bei Anurie und Hypervolämie kann sich die respiratorische Situation unter der Albumin-haltigen Therapie zügig verschlechtern. Die Indikation zur Hämodialyse mit Ultrafiltration ist regelmäßig zu evaluieren.

Hepatische Enzephalopathie

Die HE stellt eine neuropsychologische Veränderung bei Patienten mit akutem Leberversagen oder Leberzirrhose dar. Sie wird verursacht durch eine eingeschränkte hepatische Elimination von Toxinen und/oder ausgeprägte portosystemische Umgehungskreisläufe.

- **Symptomatik**
- Müdigkeit/Abgeschlagenheit
- Somnolente bis soporöse Zustände
- Flapping tremor, Asterixis
- Verwaschene Sprache
- Rigor, Krampfanfälle, extrapyramidale neurologische Symptome

- **Ursachen**
- Exsikkose (z. B. Diuretikaüberdosierung)
- Infektionen
- Gastrointestinale Blutung
- Katabolismus bei Mangelernährung
- Elektrolytverschiebungen
- Ausgeprägte spontane portosystemische Shunts
- Z. n. TIPS-Anlage
- Zentral wirksame Medikamente (z. B. Benzodiazepine, Opioide u. a.)
- Obstipation bis hin zum paralytischen Ileus

Gastroenterologie

- **Diagnostik**

Die HE ist eine klinische Diagnose, unterstützend kann Ammoniak im Serum bestimmt werden (Tab. 14.20).
- Ammoniakbestimmung im Blut (EDTA) (schneller, gekühlt Transport der Probe ins Labor sonst drohen präanalytische Fehlbestimmungen)
- Klinische Untersuchung hinsichtlich Infektionen
- DRU zum Ausschluss einer gastrointestinalen Blutung
- Laborchemische Untersuchung (u. a. Kreatinin, Natrium, Harnstoff, venöse BGA, BB, CRP, Bilirubin, Albumin)
- Bei Verdacht auf „covert" HE (Grad 0-I)
    - Neuropsychologische Testung (PHES: z. B. Zahlenverbindungstest, serial dotting, line tracing, animal naming test)
    - Flimmerfrequenzanalyse (HepatoNorm™)
    - Sensitivität steigt mit Kombination von 2 Methoden (2-Test-Strategie)
- bildgebende Verfahren (z. B. cCT nativ) bei jeder neuaufgetretenen Vigilanzminderung
- EEG und Lumbalpunktion in Abhängigkeit vom klinischen Kontext

- **Therapie**
- Auslösende Faktoren (Trigger) behandeln:
    - antiinfektive Therapie bei unklarem Auslöser
    - Optimierung des Flüssigkeitshaushalts, Absetzten von Diuretika
    - Absetzen nicht essenzieller zentralwirksamer Medikamente
    - Normalisierung der Darmmotilität

Tab. 14.20 Einteilung der HE nach West-Haven Klassifikation

	Bewusstseinslage	Neuropsychiatrische Symptome	Neurologische Symptome
Grad 0 (covert)	Normal	Defizite in Aufmerksamkeit, visuell-räumlicher Wahrnehmung, Geschwindigkeit der Informationsverarbeitung	Keine
Grad 1 (covert)	leichtgradige mentale Verlangsamung, Müdigkeit	Eu-/Dysphorie, Reizbarkeit und Angst, reduzierte Aufmerksamkeit, Rechenschwäche	gestörte Feinmotorik (beeinträchtigtes Schreibvermögen, Fingertremor)
Grad 2	verstärkte Müdigkeit, Apathie, Lethargie	leichte Persönlichkeitsstörung, minimale Desorientiertheit bzgl. Ort und Zeit, inadäquates Verhalten	Flapping Tremor/Asterixis, Ataxie, verwaschene Sprache
Grad 3	Somnolenz	Aggressivität, ausgeprägte Desorientiertheit bzgl. Ort und Zeit, Verwirrtheit	Rigor, Krämpfe, Asterixis
Grad 4	Koma	Keine Reaktion auf Schmerzreize	Hirndruckzeichen

- Spezifische Therapie:
    - Lactulose (bis 3x 20 ml p. o. oder auch 300 ml rektal), alternativ PEG-Lösung, Moviprep®
    - L-Ornithin-L-Aspartat (LOLA) intravenös als Perfusor mit 25 g über 24 Stunden, Dosissteigerung auf bis zu 50 g/24 Stunden möglich in Abhängigkeit der Nierenfunktion
    - bei leichterer Ausprägung und gesicherter oraler Aufnahme: L-Ornithin-L-Aspartat p. o. 3x täglich bis zu 9 g (27 g insgesamt)
    - Rifaximin 550 mg 2x täglich
    - Interventioneller Verschluss portosystemischer Shunts
- Supportive Maßnahmen:
    - Ausreichende Ernährung gewährleisten
    - physiologischen pH- und Elektrolytstatus anstreben
    - Albumin-Dialyse bei schwerer HE in Einzelfällen zu diskutieren
    - Benzodiazepine in der Medikation meiden

> Bei refraktärer chronischer oder häufig rezidivierender akuter HE ist die Evaluation zur Lebertransplantation empfohlen.

14.8.5 Spezifische intensivmedizinische Aspekte des Akut-auf-chronischen Leberversagens (ACLF)

- Indikation zur Verlegung/Aufnahme von Patienten mit ACLF auf die Intensivstation
    - Notwendigkeit von Organersatzverfahren (z. B. akute Nierenersatztherapie, Kreislaufunterstützung, Beatmung)
    - Massive Blutung, Sepsis, HE ≥ Grad 3
- Prognoseabschätzung
    - Zur Prognoseabschätzung von Patienten mit ACLF sollten die vorgestellten Scores (siehe ▶ Abschn. 14.8.2) insbesondere CLIF-C-ACLF angewendet werden.
    - Die Prognoseabschätzung sollte für die weitere Therapieplanung nach 3–7 Tagen nach Beginn der intensivmedizinischen Therapie wiederholt werden.
    - Die Fortführung der Intensivtherapie nach 3–7 Tagen sollte bei einem CLIF-C-ACLF Score > 70 oder ≥ 4 funktionellen Organversagen, sofern keine Option zur Lebertransplantation besteht, reevaluiert werden.
- Klinisches Management basaler Organfunktionen im ACLF
    - Kreislauf:
        - Ziel-MAD von ≥ 65 mmHg anzustreben
        - initiale Therapeutika bei Hypotension mit Humanalbumin oder kristalloiden Lösungen
        - bei hohem Vasopressor- und Volumenbedarf Humanalbumin bevorzugen

- Noradrenalin im ACLF Vasopressor der Wahl
- Sofern eine Indikation für Terlipressin besteht (z. B. HRS), kann die Gabe von Terlipressin erfolgen. Eine gleichzeitige Anwendung mit Noradrenalin ist nicht empfohlen.

❯ Auch bei vorbekannt niedrigen Blutdruckwerten gibt es bei Patienten mit Leberzirrhose bisher keine Evidenz, die unter Katecholamintherapie einen Ziel-MAD < 65 mmHg rechtfertigt.

- Atmung:
  - Indikation zur O2-Therapie und Beatmung, sowie Einstellung der Beatmungsparameter bei respiratorisch insuffizienten bzw. vigilanzgeminderten Patienten entspricht den aktuellen Empfehlungen der entsprechenden Fachgesellschaften.
- Nierenersatzverfahren:
  - Indikation zur kontinuierlichen bzw. diskontinuierlichen Hämodialyse entspricht den aktuellen Empfehlungen der entsprechenden Fachgesellschaften.
  - Zu beachten ist die Sonderform des akuten Nierenversagens bei Leberzirrhose: HRS-AKI

❯ Das Risiko für eine Citratakkumulation bei Patienten mit Leberzirrhose ist erhöht und erfordert eine entsprechende Aufmerksamkeit.

- artifizielle Leberersatzverfahren:
  - Der Einsatz extrakorporaler- und Leberersatzverfahren (MARS®, Prometheus®, ADVOS® etc.) außerhalb von Studien ist nicht empfohlen. Die Wirksamkeit von Plasmapherese wird in klinische Studien evaluiert.
- Klinisches Management von Infektionen im ACLF
  - Bis zu 33 % der Patienten mit ACLF haben eine bakterielle Infektion bei Diagnose. Etwa 50 % der übrigen Patienten mit ACLF entwickeln eine Infektion im Verlauf der folgenden 4 Wochen.
  - Invasive Pilzinfektionen sind insgesamt deutlich seltener, Angaben schwanken zwischen 1–47 %. Die 28-Tage Letalität der invasiven Candidiasis liegt bei 45–60 %.

❯ Die Entwicklung eines ACLFs, als auch jede weitere klinische Verschlechterung, ist verdächtig auf eine Infektion und sollte entsprechend abgeklärt werden (mikrobiologisches Sampling und ggf. empirische antiinfektive Therapie).

- Empirische Antibiotische Therapie bei V. a. Infektion
  - Keine zusätzlichen Risikofaktoren (Kolonisation mit MRE, vorangegangene Antibiotikatherapie oder Hospitilisation ≥ 5 Tage in den letzten 3 Monaten): Aminoacylpenicillin plus ß-Lactamaseinhibitor
  - bei bestehenden Risikofaktoren: Carbapenem plus ggf. Glykopeptid
- Antimykotische Therapie:
  - empirische antimykotische Therapie im septischen Schock bei zusätzlichen Risikofaktoren (bei ≥ 2 Faktoren: multifokale Kolonisation mit Candida, anti-

biotische Therapie oder Steroidtherapie, parenterale Ernährung, abdomino-
chirurgische Eingriffe, Pankreatitis, Dialysebehandlung)
- Therapieende nach 2 negativen 1,3 ß-D-Glucan Befunden im Serum möglich
- Klinisches Management von schwerer alkoholischen Steatohepatitis im ACLF
  - Therapie mit Kortikosteroiden bei ACLF Grad 3 oder unkontrollierter Infektion ist nicht empfohlen.
- Klinisches Management Ösophagusvarizenblutungen im ACLF
  - TIPS-Anlage bei ACLF ≤ Grad 2 möglich (weitere Indikationen siehe ▶ Abschn. 14.8.4)
- Lebertransplantation bei Patienten mit ACLF
  - Prüfung der Möglichkeit zur frühen Evaluation zur Lebertransplantation bei allen Patienten mit ACLF ≥ Grad 2 und Kontaktaufnahme mit einem Transplantationszentrum am Tag der Diagnose des ACLF
  - Lebertransplantation bei schwerem ACLF mit Überlebensvorteil, Grenzen der Eignung jedoch noch unklar
  - Transplantation für Patienten mit > 4 Organversagen, prolongiert erhöhtem Laktat > 9 mmol/l, Charlson comorbidity Index CCI > 6 sowie clinical frailty score (CFS, vor der akuten Dekompensation) ≥ 7 ist kritisch zu bewerten

14.9 Vaskuläre Lebererkrankungen

Jan Patrick Huber und Dominik Bettinger

14.9.1 Akute nicht-zirrhotische Pfortaderthrombose

- **Definition**
- akuter thrombotischer Verschluss der Pfortader intra- und/oder extrahepatisch und/oder der Milzvene und/oder der Vena mesenterica superior und/oder inferior bei fehlenden Anzeichen für eine Leberzirrhose oder einer malignen Grunderkrankung
- die Einteilung erfolgt anhand des zeitlichen Verlaufs
  - zeitliche Einteilung:
    - Akut, innerhalb der letzten 4 Wochen
    - Subakut, innerhalb der letzten 4–12 Wochen
    - Chronisch, innerhalb der letzten 3–6 Monate oder bei Zeichen der kavernösen Transformation

- **Ursachen**
- Hämatologische Grunderkrankung: myeloproliferative Erkrankung, paroysmal nächtliche Hämoglobinurie
- Antiphospholipidsyndrom

- Koagulopathien: Faktor V Leiden-Mutation, Faktor II-Genmutation, Protein C Defizienz, Protein S Defizienz, Antithrombin-Defizienz
- Systemisch-inflammatorische Erkrankungen: rheumatologische Erkrankungen, HIV
- Entzündliche abdominelle Erkrankungen: Pankreatitis, chronisch-entzündliche Darmerkrankung
- Stattgehabte viszeralchirurgische Operation (bspw. bariatrische Operation)

Symptomatik
- Abdominelle Schmerzen
- ggf. Ileusbild
- Übelkeit, Erbrechen
- Symptome der portalen Hypertension treten erst im chronischen Stadium auf

Diagnostik
- Laboruntersuchung
    - Differenzialblutbild
    - GOT, GPT, GGT, Bilirubin
    - PTT, Quick, Fibrinogen
    - Kreatinin, Harnstoff, Elektrolyte
    - CRP
    - Lactat bei Darmkongestion ggf. erhöht
- Duplexsonografie
    - Reduzierter oder fehlender Pfortaderfluss
    - Dilatierte Pfortader >10 mm
    - Nachweis von hyperechogenem Thrombusmaterial in der Pfortader ggf. mit Ausdehnung in die mesenterialen Gefäße
    - Bei längerem Verlauf Bild der kavernösen Transformation mit Gefäßkonvolut im Leberhilus
- Computertomografie mit Angiografie
    - Bestimmung der Thrombusausdehnung
    - Beurteilung der Leber- und Darmperfusion
- Tumorsuche
- Thrombophilie-Screening bei unklarer Ursache
- ÖGD zum Ausschluss von Ösopahgus- und Fundusvarizen vor möglicher Antikoagulation oder Lyse

Therapie
- Therapeutische Antikoagulation (Erstlinientherapie) mit direkten oralen Antikoagulantien für min. 3–6 Monate, nicht bei bereits bestehender kavernöser Transformation
    - Hierunter regelmäßige duplexsonografische Verlaufskontrolle
    - Rekanalisationsraten von ca. 30 %
- Interventionelle lokale Lysetherapie durch transhepatische Pfortaderpunktion (analog zu TIPS-Zugang) mit Einlage von Lysekathetern in die Pfortader

- Lokale Lyse mit Alteplase für maximal 5 Tage
- Systeme Antikoagulation mit Heparin (Ziel-PTT 60–80s)
- Intensivmedizinische Überwachung notwendig
- Prophylaktische antibiotische Therapie
— Watch and wait als Therapiekonzept bei Beschwerdefreiheit und fehlende Komplikationen möglich

- **Komplikationen**
— Entwicklung von Ösophagus- und Fundusvarizen mit entsprechenden Blutungskomplikationen
— Darmkongestion (fehlender venöser Abfluss mit konsekutiver Stauung)
  - Ileus
  - Darmischämie
  - Perforation
— Systemische Entzündungsreaktion (SIRS)

14.9.2 Budd-Chiari-Syndrom

- **Definition**
— thrombotischer Verschluss einer oder mehrerer Lebervenen mit venöser Abflussstörung aus der Leber

- **Ursachen**
— analog zu den Ursachen einer akuten nicht-zirrhotischen Pfortaderthrombose

- **Symptomatik**
— Abdominelle Schmerzen
— Aszites
— Übelkeit, Erbrechen
— Hepatische Enzephalopathie
— Entwicklung eines akuten Leberversagens

- **Diagnostik**
— Laboruntersuchung
  - Differenzialblutbild
  - GOT, GPT, GGT, Bilirubin: stark erhöhte Transaminasen und Bilirubinerhöhung
  - PTT, Quick, Fibrinogen
  - Kreatinin, Harnstoff, Elektrolyte
— Duplexsonografie
— Kein Fluss in den Lebervenen
— Hepatomegalie
— Aszites

- Teilweise parallel vorliegende Pfortaderthrombose
- Computertomografie mit Angiografie
  - Bestimmung der Thrombusausdehnung
  - Darstellung der Lebergefäße
- Tumorsuche
- Thrombophilie-Screening bei unklarer Ursache

- **Therapie**
- Die Therapeutische Antikoagulation stellt die Erstlinientherapie des Budd-Chairi-Syndroms dar.
  - In der Initialphase bevorzugt mit unfraktioniertem Heparin; Ziel-PTT: 60–80
  - Bei Ansprechen: Fortführen der Antikoagulation mit Phenprocoumon oder NOAK
- Bei isolierter Stenose der Lebervene: Angioplastie
- Bei Nicht-Ansprechen der Antikoagulation und einem akuten Leberversagen: TIPS-Anlage in einem spezialisierten Zentrum
- Bei schnell progredientem Leberversagen: Evaluation einer Lebertransplantation

Nephrologie

Victor Suárez

Inhaltsverzeichnis

15.1 Grundlagen der nephrologischen Diagnostik – 575
15.1.1 Nierenfunktion – 575
15.1.2 Urindiagnostik – 575
15.1.3 Nierensonografie – 576

15.2 Akute Nierenschädigung (AKI) – 576
15.2.1 Definition und Klassifikation – 576
15.2.2 Epidemiologie – 578
15.2.3 Ätiologie des AKI – 578
15.2.4 Pathogenese des AKI – 581
15.2.5 Klinik und Diagnose 582
15.2.6 Prävention und Therapie des AKI – 585

15.3 Nierenersatzverfahren – 587
15.3.1 Start der Therapie und Indikationsstellung – 587
15.3.2 Dialyseverfahren – 589

15.4 Störungen des Elektrolythaushalts – 594
15.4.1 Natrium – 594
15.4.2 Hyponatriämie (Serum-Na^+ < 135 mmol/l) – 594
15.4.3 Hypernatriämie (Na^+ > 150 mmol/l) – 599
15.4.4 Kalium – 602
15.4.5 Hypokaliämie (K^+ < 3,5 mmol/l) – 602
15.4.6 Hyperkaliämie (K^+ > 5,5 mmol/l) – 604
15.4.7 Kalzium – 606
15.4.8 Hypokalzämie (ionisiertes Ca^{2+} < 1,15 mmol/l) – 607
15.4.9 Hyperkalzämie (ionisiertes Ca^{2+} > 1,30 mmol/l) – 608
15.4.10 Phosphat – 610
15.4.11 Magnesium – 611

© Der/die Autor(en), exklusiv lizenziert an Springer-Verlag GmbH, DE,
ein Teil von Springer Nature 2026
T. Wengenmayer et al. (Hrsg.), *Repetitorium Internistische Intensivmedizin*,
https://doi.org/10.1007/978-3-662-71761-5_15

15.5 Störungen des Säure-Basen-Haushalts – 612
15.5.1 Allgemeines – 612
15.5.2 Grundlagen des Säure-Basen-Haushalts – 612
15.5.3 Diagnostik – 614
15.5.4 Metabolische Azidose – 618
15.5.5 Metabolische Alkalose – 619
15.5.6 Respiratorische Azidose – 621
15.5.7 Respiratorische Alkalose – 622
15.5.8 Therapie der gemischten Säure-Basen-Störungen – 623

15.6 Glomeruläre Erkrankungen – 623
15.6.1 Rapid progressive Glomerulonephritis (RPGN) – 623
15.6.2 Nephrotisches Syndrom – 625

15.7 Tubulointerstitielle Erkrankungen – 627
15.7.1 Tubulointerstitielle Nephritis – 627
15.7.2 Rhabdomyolyse – 627

15.8 Kontrastmittelnephropathie – 628
15.8.1 Fakten – 628
15.8.2 Prävention – 629
15.8.3 Therapie – 629

15.9 Erkrankungen der Nierengefäße – 629
15.9.1 Thrombotische Mikroangiopathie (TMA) – 629
15.9.2 Thrombembolische Ereignisse der Nierengefäße – 630

Literatur – 631

Nephrologie

15.1 Grundlagen der nephrologischen Diagnostik

15.1.1 Nierenfunktion

- **Glomeruläre Filtrationsrate (GFR, Normwert 90–120 ml/min):**
  - Für die genaue Berechnung der GFR ist die Kenntnis der Plasma- und Urinkonzentrationen von Kreatinin oder Inulin sowie der Urinmenge in 24 h erforderlich. Da dies aufwändig und (durch das Urinsammeln) fehleranfällig ist, wird in der Praxis in der Regel mit der geschätzten (*estimated*) GFR (eGFR) gearbeitet.
  - Für diese existieren mehrere Formeln, u. a. die **MDRD-Formel** und die etwas genauere und weiter verbreitete **CKD-EPI-Formel**. Einflussgrößen sind Alter, Geschlecht und (zumindest in den älteren Versionen) die Ethnie (*Race*) des Patienten.
  - Wichtig: die Formeln sind nicht für Kinder, Schwangere sowie Personen > 75 Jahre validiert. Da Kreatinin aus dem Muskelstoffwechsel stammt, sind die Formeln bei extrem erhöhter/reduzierter Muskelmasse nicht geeignet, hier kann u. U. auf die Verwendung der **eGFR auf Basis von Cystatin C** ausgewichen werden.
- **Serumkreatinin**:
  - Das Kreatinin hat eine eingeschränkte Aussagekraft, da ein Anstieg erst ab einem eGFR-Verlust > 50 % und auch nur mit einer zeitlichen Latenz von mehreren Tagen zu erwarten ist (▶ Abschn. 15.2 Akute Nierenschädigung)

15.1.2 Urindiagnostik

- **Urinteststreifen**
  - Semiquantitative Aussage zum Vorhandensein von Leukozyten, Nitrit (z. B. Harnwegsinfekt), Bilirubin, Urobilinogen, Blut (Hämaturie), Protein, Ketonen und Glucose sowie pH des Urins
- **Urinsediment**
  - 10 ml frischer Urin werden hierfür zentrifugiert, das Sediment wird danach unter dem Phasenkontrastmikroskop (400-fache Vergrößerung) untersucht
  - Auswertung pro Gesichtsfeld:
    - **Normalbefund:** Erythrozyten 0–3, Leukozyten 0–5
    - **Pathologisch:** Erythrozyten > 5, dysmorphe Erys, Akanthozyten, Eryzylinder, Leukos > 5, Leukozytenzylinder
- **Urinchemie**
  - Diagnostik bei Hypo-/Hypernatriämie inkl. Urinomsolalität (▶ Abschn. 15.4 Störungen des Elektrolythaushalts)
  - Zur Berechnung fraktioneller Ausscheidungen von Natrium oder Harnstoff (▶ Abschn. 15.2.5)
- **Proteindiagnostik**
  - Mikroalbuminurie: 30–300 mg/Tag (Sammelurin) *oder* 30–300 mg/g Krea (Spoturin: einfacher, genauer)

- Albuminurie: > 300 mg/g Kreatinin
- Markerproteine:
  - Glomeruläre Schädigung: Albumin, IgG
  - Tubuläre Schädigung: α_1-Mikroglobulin
- alternativ SDS-Elektrophorese
- **Nephritisches Syndrom**
  - Mikrohämaturie
  - Nachweis dysmorpher Erythrozyten
  - Akanthozyten + Proteinurie
- **Nephrotisches Syndrom**
  - Symptomkomplex aus:
    - Proteinurie > 3,5 g/Tag, Hypoproteinämie (< 60 g/L),
    - Hyperlipoproteinämie und
    - Vorliegen peripherer Ödeme

15.1.3 Nierensonografie

Anatomische Lage
- **Native Nieren**: Retroperitoneal, bds. lateral der Wirbelsäule, bzw. des M. psoas major, zwischen 12. Brust- und 3. Lendenwirbel. Die rechte Niere steht – bedingt durch die Leber – gewöhnlich etwas tiefer als die linke Niere.
- **Transplantatniere**: Rechte oder linke Fossa iliaca mit Anastomosen an die externen Iliakalgefäße, bzw. die Harnblase, dort in der Regel gut einschallbar.

Organgröße und sonografische Struktur
- Länge: 10,0 – 11,5 cm
- Breite: 5,0 – 6,5 cm
- Es lassen sich ein eher echoarmes **Nierenparenchym** und ein echoreiches **Pyelon** (Nierengefäße und zum Nierenbecken konfluierende -Kelche) abgrenzen.
- Das Parenchym enthält die **Nierenrinde** mit den Nierenkörperchen sowie das pyramidenartig angelegte **Nierenmark**, welches hauptsächlich aus Nierentubuli und Sammelrohren besteht und in der Sonografie wegen des hohen Flüssigkeitsgehalts in der Regel echoarm erscheint.
- Zwischen den Markpyramiden reichen Ausläufer der Nierenrinde (Columnae renales) bis an das Pyelon.
- Der **Harnleiter** lässt sich meist nur bei einer Obstruktion gut abgrenzen.

15.2 Akute Nierenschädigung (AKI)

15.2.1 Definition und Klassifikation

- Die akute Nierenschädigung (engl. *acute kidney injury*, AKI) wird nach der Definition der **KDIGO** (*Kidney Disease: Improving Global outcomes*) von 2012 in drei Schweregrade unterteilt (◘ Tab. 15.1). Der ältere Begriff *Akutes Nierenversagen*

Tab. 15.1 Einteilung der chronischen Nierenerkrankung (CKD), nach KDIGO 2012. Prognose für die Entwicklung einer terminalen Niereninsuffizienz (*end-stage renal disease*, ESRD)

CKD (chronic kidney disease)	Kategorie glomeruläre Filtrationsrate (eGFR)	Kategorie Albuminurie (*Urine Albumin-Creatinine Ratio*, uACR)		
	eGFR [ml/min]	A1 (< 30 mg/g$_{Krea}$)	A2 (30–300 mg/g$_{Krea}$)	A3 (> 30 mg/g$_{Krea}$)
G 1	≥ 90	niedriges Risiko	moderat erhöhtes Risiko	hohes Risiko
G 2	89–60	niedriges Risiko	moderat erhöhtes Risiko	hohes Risiko
G 3a	59–45	moderat erhöhtes Risiko	hohes Risiko	sehr hohes Risiko
G 3b	44–30	hohes Risiko	sehr hohes Risiko	sehr hohes Risiko
G 4	29–15	sehr hohes Risiko	sehr hohes Risiko	sehr hohes Risiko
G 5	< 15	sehr hohes Risiko	sehr hohes Risiko	sehr hohes Risiko

ist missverständlich, da es sich häufig um einen graduell verlaufenden und zumindest teilweise reversiblen Prozess handelt.
- Die AKI-Definition ist erfüllt, wenn mindestens eines der Kriterien (Kreatininanstieg und/oder Diureseabfall, s. **Tab. 15.1**) für einen Zeitraum von 6 h bis 7 Tagen vorliegen.
- Änderungen in Struktur oder Funktion der Nieren, welche zwischen 7 und 90 Tagen anhalten, werden als akute Nierenerkrankung (AKD) bezeichnet, in Abgrenzung von der chronischen Nierenerkrankung (CKD), bei der die Veränderungen > 90 Tage bestehen. Bei der CKD richtet sich die Einteilung in Schweregrade zudem nach eGFR und Albuminurie (**Tab. 15.2**).
- Die hier ebenfalls aufgeführten älteren **RIFLE-Kriterien** sind in den Stadien R (isk), I (njury) und F (ailure) grob vergleichbar mit KDIGO 1–3 (**Tab. 15.2**). Darüber hinaus werden die Stadien L (oss) und E (nd-Stage) als Dialysepflichtigkeit für > 4 Wochen, bzw. > 3 Monate definiert.

> Der Kreatininwert ist als solitärer Marker für das Vorliegen einer akuten Nierenschädigung nicht geeignet. Dies liegt an der hyperbolen Beziehung zwischen Nierenfunktion und Kreatininwert: Erst ab einem Abfall der eGFR auf < 60 ml/min kommt es überhaupt zu einem Anstieg des Kreatinins. Metaanalysen zeigen, dass bereits ein mildes AKI mit einer deutlichen Steigerung der Mortalität verbunden ist (Coca et al. 2009). Das frühe Erkennen eines AKI ist daher wichtig, um durch Optimierung von Volumenstatus und Perfusionsdruck die renale Prognose zu verbessern.

Tab. 15.2 Einteilung der akuten Nierenschädigung

Stadium	Anstieg Serumkreatinin von Baseline	Urinmenge	RIFLE
1	≥ 0,3 mg/dl innerhalb von 48 h *oder* 1,5- bis 1,9-fach innerhalb der letzten 7 Tage	< 0,5 ml/kg KG/h über 6–12 h	R
2	2,0- bis 2,9-fach	< 0,5 ml/kg KG/h über ≥ 12 h	I
3	3,0-fach *oder* Anstieg Serumkreatinin auf ≥ 4,0 mg/dl *oder* Beginn einer Dialyse *oder* Patienten < 18 J.: Abfall eGFR < 35 ml/min/1,73 m^2	< 0,3 ml/kg KG/h über ≥ 24 h *oder* Anurie über ≥ 12 h	F
	Niereninsuffizienz anhaltend für > 4 Wochen		L
	Niereninsuffizienz anhaltend für > 3 Monate		E

15.2.2 Epidemiologie

- Mehr als die Hälfte aller Patienten auf der Intensivstation entwickelt innerhalb einer Woche nach Aufnahme ein AKI (Hoste et al. 2015; Griffin et al. 2020).
- Das AKI ist als unabhängiger Risikofaktor mit einer hohen inner- und außerklinischen Mortalität verbunden, insbesondere bei Vorliegen weiterer Risikofaktoren (hoher APACHE II-Score, männliches Geschlecht, Alter, Sepsis und ARDS). Die Sterblichkeit liegt bei Patienten, die auf der Intensivstation dialysepflichtig werden, bei > 50 %[3]
- Viele Patienten auf ITS haben bereits eine vorbestehende chronische Nierenerkrankung (sog. „acute on chronic"), was die diagnostische Abklärung erschwert.
- Selbst zuvor nierengesunde Patienten haben nach einmaligem Auftreten eines AKI ein deutlich erhöhtes Risiko für die Entwicklung einer chronischen Nierenerkrankung (CKD). Diese Patienten sollten daher nach überstandenem Intensivaufenthalt unbedingt nephrologisch weiterbetreut werden (Bucaloiu et al. 2012; Jones et al. 2012).

15.2.3 Ätiologie des AKI

Ätiologie der akuten Nierenschädigung
- Prärenales AKI (ca. 20 %)
- Intrarenales AKI (ca. 60–70 %, vor allem ATN)
- Postrenales AKI (ca. 10 %)

Nephrologie

- Diese Einteilung wird hier eher aus didaktischen Gründen beibehalten. Die Genese der Nierenschädigung ist häufig multifaktoriell und dynamisch im Verlauf der Erkrankung.
- Insgesamt ist das AKI eher als Syndrom, denn als eigenständige Erkrankung zu sehen. Mit der Validierung neuer diagnostischer Marker zu Früherkennung und Sub-phänotypisierung des AKI (▶ Abschn. 15.2.5) verbindet sich die Hoffnung auf eine individualisierte Therapie der unterschiedlichen Ätiologien des AKI.

Prärenales AKI
- Definitionsgemäß liegt eine Reduktion des effektiven arteriellen Blutflusses zugrunde. Zur Flüssigkeitsretention wird kompensatorisch die tubuläre Funktion deutlich erhöht, was man sich bei der Differenzialdiagnostik zu Nutze machen kann (▶ Abschn. 15.2.4).
- Bei rechtzeitiger therapeutischer Intervention kann die Nierenschädigung vollständig reversibel sein. Bleibt dies aus, geht das prärenale AKI in ein intrarenales AKI über. Ursachen eines prärenalen AKI sind u. a.:
  - **Hypovolämie** (Blutung, Erbrechen, Diarrhö, Diuretikatherapie, Verbrennungen etc.)
  - **Reduziertes zirkulierendes Blutvolumen** (Sepsis, Herzinsuffizienz, Anaphylaxie, Leberzirrhose [hepatorenales Syndrom], nephrotisches Syndrom, etc.)
  - **Reduzierter renaler Fluss** (z. B. Nierenarterienstenose)

> **Das Kardiorenale Syndrom (CRS)**
> - Definition: Krankheitskomplex, bei dem die Therapie zur kardialen Entlastung durch eine damit verbundene Abnahme der Nierenfunktion (eGFR) limitiert ist.
> - Herz und Niere sind funktionell miteinander verbunden (Crosstalk), sodass im Falle einer Dysfunktion (*neurohumeral*, d. h. Aktivierung von RAAS und Sympathikus, ADH-Freisetzung und *hämodynamisch*, d. h. verminderte renale Perfusion und erhöhter venöser Druck) das jeweilige Partnerorgan in Mitleidenschaft gezogen wird. Hieraus entsteht häufig ein *circulus vitiosus*, die hier genannten 5 Typen des CRS besitzen daher eher akademischen Wert:
>   - Typ 1: Eine akute Herzinsuffizienz führt zur akuten Nierenschädigung (AKI)
>   - Typ 2: Die chronische Herzinsuffizienz (z. B. permanentes VHF) führt zur Progression einer CKD
>   - Typ 3: Ein AKI führt – beispielsweise über den Rückgang der Ausscheidung – zur kardialen Dekompensation
>   - Typ 4: Eine lange bestehende CKD führt zur kardialen Verschlechterung z. B. einer KHK, Auftreten von Arrhythmien, etc.
>   - Typ 5 (sekundäres CRS): Hier führt eine chronische Systemerkrankung (Hypertonie, Diabetes) zur Verschlechterung von Herz- und Nierenfunktion
> - Management
>   - Interdisziplinäre Behandlung (Nephrologe und Kardiologe), abhängig von der jeweiligen Grund- und Folgeerkrankung
>   - Eine spezifische Therapie existiert nicht

Intrarenales AKI

▶ Bei der intrarenalen Nierenschädigung können alle anatomischen Strukturen der Niere (Glomerulum, Tubulusapparat, Blutgefäße) betroffen sein.

- **Tubulusapparat:**
  - Akute Tubulusnekrose [ATN]:
    - Perfusionsstörung/Ischämie
    - Nephrotoxische Medikamente (s. Kasten)
    - Myoglobin (Rhabdomyolyse, Crush-Niere)
    - Hämoglobin (massive Hämolyse)
    - Tumorlysesyndrom
  - Tubulointerstitielle Nephritis [TIN]
    - Medikamente (s. Kasten)
    - bakterielle Pyelonephritis
    - virale Infekte
    - autoimmun, z. B. Sarkoidose, SLE
- **Glomerulum:**
  - Rapid-progressive Glomerulonephritis [RPGN]
    - Vaskulitis (Granulomatose mit Polyangiitis [GPA], mikroskopische Polyangiitis [MPA])
    - Anti-GBM-Nephritis (Goodpasture-Syndrom)
  - Akute parainfektiöse Glomerulonephritis (Endokarditis, etc.)
  - Lupusnephritis
- **Gefäße:**
  - Thrombotische Mikroangiopathien (TMA)
    - Thrombotisch-thrombozytopenische Purpura (TTP)
    - (atypisches) hämolytisch-urämisches Syndrom ([a]HUS)
    - HELLP-Syndrom
    - maligne Hypertonie
    - Sklerodermie
  - Cholesterinembolien
    - etwa nach Katheterinterventionen
  - Nierenarterienstenose/-infarkt
  - Nierenvenenthrombose

Nephrotoxische Medikamente *(Auswahl)*
- Aminoglykoside
- Vancomycin
- Aciclovir
- Foscarnet
- Cidofovir
- Amphotericin B
- Cisplatin
- Methotrexat
- NSAID
- COX-2-Hemmer
- Hydroxyethylstärke (HAES)

- Calcineurininhibitoren
- Protonenpumpeninhibitoren (PPI)
- Chinesische Heilkräuter, ayurvedische Medizin (Schwermetalle)

Postrenales AKI
- Jede Form der Obstruktion der ableitenden Harnwege:
  - benigne Prostatahyperplasie
  - Prostata-/Blasenkarzinom
  - M. Ormond
  - Nephrolithiasis, etc.
- Ein einseitiger Aufstau führt in der Regel über eine Hyperfiltration der Gegenseite nicht zu einem Anstieg des Serumkreatinins
- Ein AKI entsteht vor allem bei beidseitigem Aufstau oder bei anatomischer oder funktioneller Einnierigkeit.

15.2.4 Pathogenese des AKI

- Eine Minderperfusion der Niere kann – etwa in der Sepsis – durch eine arterielle Minderperfusion oder auch durch eine venöse Kongestion (akute Herzinsuffizienz) bedingt sein.
- Dies führt zunächst zu einer ausgeprägten intrarenalen Gegenregulation mit dem Ziel der Aufrechterhaltung von renalem Blutfluss (RBF) und glomerulärer Filtrationsrate (eGFR). Das Serumkreatinin ist in der initialen Phase daher häufig unverändert. Die parallele Aktivierung von Sympathikus und RAAS bewirken eine maximale Volumenrückresorption und eine Abnahme der Urinausscheidung.
- Unterhalb eines mittleren arteriellen Drucks (MAD) von 60 mmHg kommt es dann trotz Ausschöpfung aller autoregulatorischen Mechanismen zu einem linearen Abfall von RBF, eGFR und Urinmenge.
- Besonders empfindlich reagieren die medullären Anteile der Nephrone (etwa S3-Segment des proximalen Tubulus oder der dicke, aufsteigende Anteil der Henle-Schleife) auf ein renales Perfusionsdefizit, da hier einerseits eine hohe Stoffwechselaktivität des Tubulusepithels besteht, andererseits bereits unter physiologischen Umständen die Perfusion grenzwertig niedrig ist. Dies ist auch der Grund, warum das klassische Korrelat einer Minderperfusion die akute Tubulusnekrose (ATN) ist.
- Eine Obstruktion des tubulären Lumens durch Zelldebris und der tubuloglomeruläre Feedbackmechanismus (TGF) führen in der Folge zur weiteren Abnahme der eGFR und schließlich zu Oligo-/Anurie
- Die sich häufig im Verlauf anschließende polyure Phase des AKI entsteht dadurch, dass bei der Regeneration des tubulären Epithels die Konzentrationsfähigkeit des Nierentubulus noch nicht wiederhergestellt ist.
- Insgesamt ist die Pathogenese des AKI unzureichend verstanden. Autopsiestudien und tierexperimentelle Daten weisen darauf hin, dass die beschriebenen histologischen Schäden in vielen Fällen des sepsis-induzierten AKI fehlen und eher eine inflammatorisch bedingte endotheliale Dysfunktion vorliegt.

15.2.5 Klinik und Diagnose

Klinik
- **Oligurie** (< 400 ml/d) oder **Anurie** (< 100 ml/d), seltener auch normo- oder polyurisches AKI (s. auch Definition und Klassifikation oben)
- **Zeichen der Hypervolämie** (Ödeme, Dyspnoe, erhöhter ZVD)
- **Urämiezeichen** Übelkeit/Erbrechen, generalisierter Pruritus, Vigilanzminderung bis zum Koma, Perikarderguss
- Gelegentlich Dunkelfärbung des Urins (z. B. bei Rhabdomyolyse)
- Fieber und Exanthem (und Eosinophilie) finden sich bei ca. 25 % der Patienten mit TIN

Laborchemie (Basisprogramm)
- **Kreatinin**
  - Anstieg erst mit deutlicher Latenz (2–3 Tage) zur Nierenschädigung. Klassischerweise erreicht der Kreatininwert eine Plateauphase als Ausdruck der beginnenden Regeneration, um danach wieder abzufallen.
  - Neben der Nierenfunktion ist die Höhe des Serumkreatinins auch von der Muskelmasse des Patienten, bzw. der Syntheserate in den Myozyten (20–25 mg/kg KG: ca. 1–2 mg/dl/d, bei Rhabdomyolyse wegen des Muskelzellzerfalls höher) sowie vom Verteilungsvolumen des Patienten abhängig.
  - Der Einsatz von Nierenersatzverfahren macht den Kreatininwert unbrauchbar.
  - Vor allem Vorbefunde des Kreatininverlaufs sind für die Einschätzung wichtig → soweit möglich eruieren.
- **Harnstoff:**
  - Ein Anstieg des Serumharnstoffs kann verursacht sein durch:
    - Nierenschädigung (akut oder chronisch) → Urämie-Surrogatparameter → ein überproportional hoher Harnstoffwert findet sich beim prärenalen AKI (▶ Abschn. 15.2.1)
    - Katabolie (häufig auf ITS), unzureichende Kalorienzufuhr
    - inadäquat hohe Aminosäurenzufuhr
    - Gastrointestinale Blutung
- **BGA**: Na^+, K^+, Ca^{2+}, Phosphat
- **Urindiagnostik:** Teststreifen, Sediment, Protein (Albumin, α_1-Mikroglobulin, IgG) im Spoturin, Na^+, Kreatinin, Harnstoff (◘ Tab. 15.1)

Die für die gängige AKI-Definition (▶ Abschn. 15.1.3) verwendeten Biomarker **Serumkreatinin** und **verminderte Urinausscheidung** sind weder zur Früherkennung (sog. subklinisches AKI) noch zur genaueren Subtypisierung des AKI geeignet. Zur **Prognoseabschätzung** kann am ehesten noch der Kreatinin-Verlauf dienen, allerdings auch nicht bei allen Patienten (▶ Abschn. 15.1.1). Zudem wird das AKI in den letzten Jahren weniger als eigenständige Erkrankung, sondern eher als Syndrom mit verschiedenen Untertypen (Akronym **LIION** [Low perfusion, Inflammation, Immune, Obstructive, Nephrotoxic]) begriffen. Diese Subtypen bieten Ansatzpunkte für eine spezifische Therapie (s. u.). Die Daten zu neueren, im Urin bestimmbaren Biomarkern der Nierenschädigung lassen sich so zusammenfassen, dass es – neben den eher unspezifischen Proteinen **[TIMP-2] × [IGFBP-7]** (Produkt aus *tissue inhibitor of metalloproteinases 2* [TIMP2] und *insulin like growth factor binding protein 7*

[IGFBP7], Anstieg im Urin bei Zellzyklus-Arrest) – weitere Marker gibt, die etwas mehr Spezifität für einen tubulären Nierenschaden aufweisen, wie etwa **NGAL** (*urinary neutrophil gelatinase-associated lipocalin*), **KIM-1** (*urinary kidney injury molecule 1*) und **GST** (*glutathione s-transferase*). Grundsätzlich gilt: die Verwendung der neueren Biomarker ist – wegen der Dynamik des Krankheitsverlaufs nur bei serieller Bestimmung sinnvoll. Außerdem sollten sie – ähnlich den Biomarkern beim Akuten Koronarsyndrom – nur bei Patienten mit einer hohen Prätest-Wahrscheinlichkeit eingesetzt werden und eignen sich nicht zur allgemeinen Diagnostik beim AKI.

Einige Beispiele
- Unter der diuretischen Therapie bei dekompensierter Herzinsuffizienz kommt es häufig zu einem Anstieg des Serumkreatinins. Dies wird als Limitation zur weiteren Entwässerung interpretiert, obwohl die Datenlage zu Gesamtüberleben und renaler Prognose eindeutig einen Vorteil zeigt. Hier können Biomarker wie aNP (atriales natriuretisches Peptid) und **TIMP2/IGFBP7** bei der Unterscheidung helfen, ob tatsächlich ein Nierenschaden vorliegt oder der Anstieg eher durch die abnehmende Hämodilution erklärt ist.
- Bei Patienten mit Leberzirrhose und begleitend auftretendem AKI ist die Unterscheidung zwischen hepato-renalem Syndrom (HRS) und etwa einem akutem Tubulusschaden auf der Basis des Kreatinins unmöglich. Die serielle Bestimmung von NGAL kann hier bei der Differenzierung helfen.
- Patienten mit einem Kreatininanstieg infolge einer akuten interstitiellen Nephritis (AIN) sprechen häufig auf eine Kortisontherapie an. Die Marker Interleukin 9 (IL-9) und TNF-alpha haben in Studien zuverlässig das Vorliegen einer AIN angezeigt (Moledina et al. 2019).

Laborchemie (erweiterte Diagnostik)
- Harnsäure (Tumorlysesyndrom, Volumenmangel)
- Transaminasen, Cholestaseparameter
- CK (Rhabdomyolyse)
- LDH, Haptoglobin, indir. Bilirubin (thrombotische Mikroangiopathie)
- Immunfixation im Serum, quantitative Bestimmung der freien Leichtketten
- Immunologie/Komplementdiagnostik: ANA/ANCA, ds-DNA-AK, Anti-GBM-AK; CH50, AP-F, C3, C4, (Verdacht auf Glomerulonephritis)
- Differenzialblutbild
- Ggf. Hepatitis/HIV (Tab. 15.3)

Tab. 15.3 Typische Urinbefunde

Prärenal	Wenig auffälliges Sediment, vornehmlich α_1-Mikroglobulinurie
akute Tubulusschädigung	Erythrozytenzylinder, Tubuluszellen („muddy brown casts")
Glomerulonephritis (GN)/Vaskulitis	Nephritisches Sediment: Erythrozyten, Eryzylinder, Akanthozyten, Albuminurie, Immunglobulinurie
Tubulointerstitielle Nephritis (TIN)	Erythrozyten, Leukozyten, Eosinophile, α_1-Mikroglobulinurie
Myelom	Bence-Jones-Proteine

Sonografie
- **Nierensonografie:** Soll bei jedem AKI zum Ausschluss eines Harnstaus (**postrenales AKI**) erfolgen
- Bei **prärenalem AKI** zeigen sich sonografisch keine morphologischen Veränderungen an der Niere
- **Intrarenales AKI:** eher große, echoarme Nieren mit verschwommener Mark-Rinden-Grenze im Gegensatz zu kleinen, echoreichen Nieren bei vorbestehender CKD.
- Gefäßdoppler (FKDS) zum Ausschluss einer **Nierenvenenthrombose** und eines **Nierenarterieninfarkts**
- Allgemeine Sonografie: Beurteilung des Volumenstatus, Wassergehalt der Lunge (Thoraxsonongrafie, bilateraler Nachweis von ≥ 3 B-Linien pro Interkostalraum)

Computertomografie Thorax
- Bei Verdacht auf pulmorenales Syndrom (Vaskulitis) zum Nachweis/Ausschluss einer pulmonalen Hämorrhagie

Nierenbiopsie
- Strenge Indikationsstellung im Rahmen der Intensivmedizin, ggf. bei Verdacht auf eine glomeruläre Ursache oder TIN und ausbleibender Besserung des AKI trotz effektiver Behandlung der Ursache

Differenzierung: Prärenal vs. intrarenal (ATN)
- Hintergrund: Im prärenalen AKI sind die tubuläre Na^+- und Harnstoffrückresorption (im Rahmen der Volumenretention) maximal gesteigert. Im Gegensatz dazu ist dies bei einem strukturellen Tubulusschaden (intrarenales AKI) nicht mehr möglich. Dies lässt sich – unter der Voraussetzung, dass keine Mischform vorliegt – differenzialdiagnostisch nutzen (◘ Tab. 15.4).
- Volumengabe (oder Beendigung einer anderen prärenalen Ursache) führt bei einem prärenalen AKI zur umgehenden Besserung (Steigerung der Ausscheidung, Kreatininabfall) und hat damit diagnostische und therapeutische Bedeutung
- Im Falle eines intrarenalen AKI kann dies jedoch zur Überwässerung führen und ein Nierenersatzverfahren notwendig machen

◘ **Tab. 15.4** Differenzialdiagnose: prärenale vs. intrarenale Nierenschädigung

	Prärenal	Intrarenal
Na^+ im Urin	< 20 mmol/l	> 30 mmol/l
Fraktionelle Na^+-Exkretion (FE_{Na})	< 1 %	> 2 %
Fraktionelle Harnstoffexkretion (FE_{Hst})	< 35 %	> 50 %
Harnstoff: Kreatinin im Serum	> 40:1	< 20–30:1

Formeln:
$FE_{Na} = [U_{Na} \times S_{Krea} / S_{Na} \times U_{Krea}] \times 100$ (nicht anwendbar bei Diuretikatherapie)
$FE_{Hst} = [U_{Hst} \times S_{Krea} / S_{Hst} \times U_{Krea}] \times 100$

- Eine Urinosmolalität > 500 mosmol/kg schließt ein intrarenales AKI weitgehend aus
- Furosemidstresstest: Eine Urinausscheidung von < 200 ml in den ersten 2 h nach einem Furosemidbolus (1 mg/kg KG bzw. 1,5 mg/kg KG, wenn mit Furosemid vorbehandelt) bei euvolämen Patienten mit frühem AKI (Stadium 1–2) zeigt eine hohe Wahrscheinlichkeit für ein Fortschreiten des AKI an.

15.2.6 Prävention und Therapie des AKI

- Eine frühzeitige Identifizierung von AKI-Patienten und prompte diagnostische und supportiv-therapeutische Maßnahmen stellen die beste Therapie des AKI dar. Eine bereits eingetretene zelluläre Tubulusschädigung mit Zelluntergang ist nicht mehr therapierbar.
- Maßnahmen zur AKI-Prävention – neben der Therapie der Grunderkrankung – sind:
  - Optimierung des Volumenhaushalts, Vermeidung einer Hypovolämie
  - Dosisanpassung bzw. Vermeidung nephrotoxischer Medikamente und Agenzien
  - Adäquate Katecholamintherapie (Ziel: MAP > 70 mmHg)
  - Vermeiden einer Hypo- oder Hyperglykämie
  - Für eine Therapie mit Dopamin, Dopaminrezeptoragonisten, Theophyllin, Steroiden, Statinen und anderen Substanzen konnte kein Nutzen nachgewiesen werden. Sie haben daher keinen Stellenwert in der Therapie des AKI.
  - Innovative Ansätze wie die „remote ischemic preconditioning" haben in großen Studien enttäuscht. In einer Metaanalyse konnte gezeigt werden, dass die „remote ischemic preconditioning"-Strategie zur Prävention der kontrastmittelinduzierten Nierenschädigung sinnvoll erscheint, jedoch nicht für das klassische ischämische/reperfusionsinduzierte AKI (Hu et al. 2016).

Volumen
- Die Volumentherapie dient der Wiederherstellung oder dem Erhalt einer suffizienten Organperfusion. Sie muss permanent an die Krankheitsstadien des Patienten angepasst werden. Während in der initialen Phase das Ziel im schnellen Wiederauffüllen des bestehenden Defizits besteht, muss die Volumentherapie im Verlauf engmaschig reevaluiert und an das Ziel angepasst werden. Um eine schädliche Überinfusion zu vermeiden, sollten nach Stabilisierung des Patienten nur noch offenkundige Verluste ausgeglichen werden.
- Zielparameter sind ein Mittlerer arterieller Blutdruck (MAP) von 65–90 mmHg sowie ein zentral-venöser Druck (ZVD) von 8–12 mmHg.
- Da ein ideales Volumentherapeutikum nicht existiert, sollte dessen Wahl an die Ursache der Hypovolämie angepasst werden: Erythrozytenkonzentrate und Plasma in der Hämorrhagie sowie balancierte Vollelektrolytlösungen (VEL) als *first line*-Volumenersatz.
- Albumin kann als *second-line*-Ersatz nach VEL zum Einsatz kommen, auch wenn Metaanalysen hier keinen klaren Benefit zeigen.

- Hydroxyethylstärke (HAES) sollte in der Intensivmedizin nicht mehr verwendet werden, da es mit einem erhöhten Risiko für AKI und erhöhter Mortalität assoziiert ist.
- Wegen der hohen Chloridkonzentration in isotonen NaCl-Lösungen (NaCl 0,9 %) besteht – gerade bei größeren Infusionsmengen (> 3–4 L) – das Risiko einer hyperchlorämischen Azidose.
- Im SMART-Trial von 2018 wurden > 15.000 Intensivpatienten zu NaCl 0,9 % oder VEL randomisiert (Semler et al. 2018). In der Subgruppe der Sepsis-Patienten zeigte sich eine Reduktion der 30-Tage-Sterblichkeit von 4 % unter VEL.
- Häufig besteht im Krankheitsverlauf die Indikation zur Entwässerung, welche – nach vorheriger Ausreizung der diuretischen Therapie – über eine Nierenersatztherapie durchgeführt wird. Eine Volumenüberladung ist mit einem klar schlechteren Outcome verbunden.

Vasopressoren
- Noradrenalin (NA) ist weiter das Medikament der Wahl, eine früher befürchtete Verschlechterung der Nierenfunktion durch renale Vasokonstriktion ist nicht zu erwarten bzw. wird durch die Vorteile der systemischen Stabilisierung aufgewogen.
- Dopamin und Adrenalin sind mit deutlich höheren Arrhythmieraten vergesellschaftet und sollten daher vermieden werden.
- Bei NA-refraktären Situationen kann zusätzlich Vasopressin eingesetzt werden.
- Auch Angiotensin II kann in Situationen des therapierefraktären distributiven Schocks eingesetzt werden, wobei die Datenlage keinen Überlebensvorteil zeigt.

Diuretikatherapie
- Der Einsatz von Diuretika zur Dekongestion ist in der akuten Herzinsuffizienz mit einer Verbesserung des Gesamtüberlebens verbunden, wobei die Hämokonzentration fast regelhaft zu einem Anstieg der Retentionsparameter führt (Testani et al. 2010; Greene et al. 2013). Dieser Anstieg ist häufig im Verlauf auf das Baseline-Kreatinin des Patienten rückläufig (Greene et al. 2013).
- Es besteht kein klarer Prognose-Unterschied bzgl. der kontinuierlichen Gabe, versus einer Bolusgabe von Schleifendiuretika (DOSE-AHF-Trial) (Felker et al. 2011).
- Die Steigerung der Urinausscheidung zum Volumenmanagement beruht auf der Wirkung des Diuretikums auf noch intakte Nephrone, führt jedoch nicht zu einer Rekrutierung geschädigter Nephrone.
- Die Therapie bei eingeschränkter Nierenfunktion erfordert häufig den Einsatz der sog. **sequenziellen Nephronblockade Nephronblockade, sequenzielle**:
    - Furosemid i. v. Bolus oder kontinuierlich (Maximaldosis i. v. 1 g/Tag, kontinuierlich = 40 mg/h)
    - zusätzlich HCT 2 × 25 mg/Tag (= sequenzielle Nephronblockade)
    - ggf. zusätzlich Azetazolamid (Glaupax) 2 × 250 mg (erweiterte sequenzielle Nephronblockade)
    - bei andauernder An- oder Oligurie > 24 h Absetzen der Diuretika
    - Cave: Ototoxizität, V. a. bei Push-Applikation

Ernährung
- Frühzeitige enterale (oder parenterale) Ernährung bei gesteigertem Proteinkatabolismus.
- Proteinzufuhr: 0,8–1,0 g/kg KG/Tag (bei Nierenersatztherapie 1,0–1,2 g/kg KG/Tag) Kalorienzufuhr: 25 kcal/kg KG/Tag

Spezifische Krankheitsbilder
- Rhabdomyolyse:
  - Frühzeitig großzügige Volumengabe (> 5 l), ggf. Furosemid
  - Vermeidung einer metabolischen Azidose, bzw. Harnalkalisierung mit Natriumbikarbonat bis pH > 7 (Cave: Hypernatriämie, Hypokalzämie)
  - Ursachenbehandlung: Spaltung eines Kompartmentsyndroms, medikamentöser Auslöser (CSE-Hemmer)?
- Tumorlysesyndrom:
  - Ausreichend Volumen
  - Harnalkalisierung
  - Rasburicase (Fasturtec): 0,2 mg/kg KG über 30 min infundieren, tägliche Wiederholung abhängig vom Harnsäurespiegel

Postrenales AKI
- Entlastung des Aufstaus: Blasenkatheter, Doppel-J-Katheter, perkutane Ableitung → urologisches Konsil

15.3 Nierenersatzverfahren

15.3.1 Start der Therapie und Indikationsstellung

Notfallindikation
- Beim Vorliegen akuter und medikamentös nicht beherrschbarer Komplikationen wie:
  - schwerer Hyperkaliämie,
  - diuretika-resistenter Überwässerung,
  - klinischen Urämiezeichen (Gen. Pruritus, Erbrechen, urämischer Perikarderguss, Vigilanzminderung) oder
  - Intoxikation mit einer dialysablen Substanz besteht die Indikation zum notfallmäßigen Start eines Nierenersatzverfahrens (*renal replacement therapy*, RRT, ◘ Tab. 15.5).

Früher versus später RRT-Start
- Mit der Frage nach dem optimalen Timing der RRT im AKI außerhalb der o. g. Notfallindikationen haben sich in den letzten Jahren viele Studien beschäftigt, u. a. IDEAL-ICU (Barbar et al. 2018) (2018), STARRT-AKI (Bagshaw et al. 2020) (2020) und AKIKI-2 (Gaudry et al. 2021) (2021):

Tab. 15.5 Auflistung dialysabler Toxine

Häufige Substanzen	Seltenere Anwendung (Grund)
Aminoglykoside Alkohole - Ethanol - Isopropanol - Aceton - Methanol - Ethylenglycol - Propylenglycol - Diethylenglycol Atenolol Baclofen Carbamazepin Dabigatran Ethambutol Gabapentin Lithium Metformin (bei Auftreten einer Laktatazidose) Phenytoin Pregabalin Salizylate Schwermetalle Sotalol Valproat	Paracetamol (prinzipiell dialysabel, ACC als effektives Antidot schnell verfügbar) Barbiturate (geringe Verwendung) Chloralhydrat (geringe Verwendung) Methotrexat (Glucarpidase als Antidot) Procainamid (in D keine Zulassung mehr) Thallium (geringe Verwendung) Theophyllin (geringe Verwendung)

– Zusammenfassend bietet ein früher RRT-Start bei Auftreten eines AKI KDIGO III gegenüber einem Start 48 h *danach* keinen Vorteil in Bezug auf die 90-Tages-Sterblichkeit, wobei ein späterer Start die Möglichkeit einer Erholung der Nierenfunktion beinhaltet.
– Patienten, die über 72 h hinaus bei Vorliegen eines AKI KDIGO III nicht dialysiert wurden, zeigten dagegen eine erhöhte Sterblichkeit.
– Diese Daten sprechen für eine individualisierte Indikationsstellung, welche neben dem Krankheitsverlauf vor allem prognostische Faktoren berücksichtigt, um diejenigen Patienten zu identifizieren, bei welchen eher mit einer Erholung der Nierenfunktion gerechnet werden kann. Auch hier besteht zukünftig eine wichtige Rolle der neueren Biomarker (▶ Abschn. 15.2.3), wobei die Datenlage beim RRT-Start noch nicht für eine allgemeine Empfehlung für die Klinik reicht.

Nebenwirkungen
– Zu den Nebenwirkungen der RRT (sog. RRT-Trauma) gehören:
    – Blutungsneigung,
    – Zellaktivierung,
    – Hypotonieepisoden und
    – gesteigerte Entfernung anderer Medikamente wie z. B. Antiinfektiva etc.

Nephrologie

Tab. 15.6 Indikationen zum Einsatz von Nierenersatzverfahren auf der ITS bei akuter Nierenschädigung

Absolute Indikationen	Weitere Indikationen
Therapierefraktäre Hyperkaliämie > 6,5 mmol/l Konservativ nicht beherrschbare Volumenüberladung Urämiezeichen: hämorrhagische Gastritis, Enzephalopathie, urämische Perikarditis	Harnstoff > 170 mg/dl (kein fester Grenzwert) Metabolische Azidose (pH < 7,1), sofern eine Pufferung mit Natriumbicarbonat wegen bestehender oder drohender Hypernatriämie nicht möglich ist Hyperthermie/Hypothermie

Intoxikationen
- Der Einsatz der RRT zur Entfernung toxischer Substanzen aus dem Blut ist unter folgenden Bedingungen sinnvoll:
  - Niedriges Molekulargewicht (< 500 D) und geringes Verteilungsvolumen (< 1 L/kg), d. h. gute Wasserlöslichkeit des Agens
  - Geringe Proteinbindung, da nur der ungebundene Anteil dialysabel ist
  - Geringe endogene Clearance, bzw. endogene Clearance kann nicht abgewartet werden
- Diese Umstände reduzieren die Anzahl der Substanzen, bei denen eine RRT erfolgversprechend ist (**Tab. 15.5**)
- Die effektivste RRT-Modalität bei Intoxikationen ist die intermittierende Dialyse (**Tab. 15.6**) mit hohem Blutfluss (300–400 ml/min) und großer Dialysemembran (> 1,5 m^2). Koninuierliche Verfahren wie etwa eine SLEDD sind deutlich weniger effektiv zur Entgiftung.
- Die früher angewandte Hämoperfusion über einen Kohle-/Resinfilter ist wegen der teils erheblichen Nebenwirkungen (Blutbild, Elektrolythaushalt) weitgehend verlassen.
- Neben der Empfehlung zur Kontaktaufnahme mit dem örtlichen Giftnotruf kann auch die Seite der Extrip-Arbeitsgruppe (▶ extrip-workgroup.com) zusätzliche Informationen zum Stand bei einzelnen Substanzen geben.

Zytokin-Removal
- Die Verwendung von RRT-Verfahren zur Entfernung von Zytokinen oder Endotoxinen wie etwa die Hämoperfusion über Polymer-beads (z. B. CytoSorb (R)) ist bisher ohne Nachweis einer Verbesserung der Mortalität geblieben (Becker et al. 2023) und sollte daher nicht außerhalb klinischer Studien zum Einsatz kommen.

15.3.2 Dialyseverfahren

Grundlagen (**Tab. 15.7**)
- Bei der **Hämodialyse (HD)** werden Blut und Dialysat entlang einer semipermeablen Membran im Gegenstromprinzip aneinander vorbeigeleitet. Die Elimination der gelösten Stoffe (Elektrolyte, Urämietoxine, etc.) erfolgt durch Diffusion anhand des Konzentrationsgradienten zwischen Blut- und Dialysatseite. Die

● **Tab. 15.7** Gegenüberstellung der drei Dialyseverfahren

Technik	Eliminationsprinzip	Volumenentzug
Hämodialyse (HD)	Diffusion	Ultrafiltration (hydrostatisch)
Hämofiltration (HF)	Konvektion („solvent drag")	Ultrafiltration (hydrostatisch)
Peritonealdialyse (PD)	Diffusion	Osmose

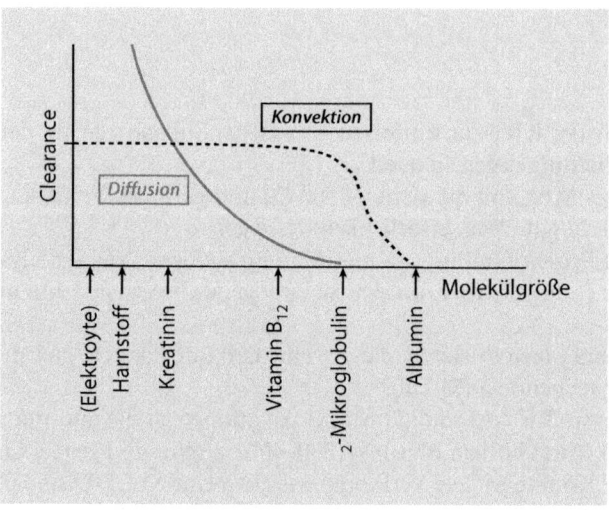

● **Abb. 15.1** Prinzipien der Dialyseverfahren, Entfernung (Clearance) in Abhängigkeit der Molekülgröße

Diffusion ist umso effektiver, je kleiner das Molekül und je größer der Konzentrationsgradient ist. Das hydrostatische Druckgefälle über der Membran kann eingestellt werden und führt zum Volumenentzug (Ultrafiltration [UF]).

— Bei der **Hämofiltration (HF)** wird die Ultrafiltration auch zum Stofftransport (plasmaisoton) genutzt. Um eine ausreichende Effizienz zu gewährleisten, muss die UF-Rate deutlich höher sein als für den Volumenentzug nötig wäre (physiologische „glomeruläre UF" = 180 l pro Tag). Eine Dialysatseite entfällt. Dafür muss in entsprechender Menge eine Substitutionslösung infundiert werden.
● Abb. 15.1 verdeutlicht, dass v. a. größere Moleküle besser durch Hämofiltration, kleinere besser durch HD entfernt werden. Die optimale RRT kombiniert beide Techniken (Hämodiafiltration [HDF]).

— Die **Peritonealdialyse (PD)** spielt auf der ITS (außer bei Kindern) lediglich eine untergeordnete Rolle und erfordert in der Regel die Einbindung eines Nephrologen. Prinzip: Über einen intraperitoneal liegenden Katheter (z. B. Tenckhoff-Katheter) wird die PD-Lösung appliziert. Der Stofftransport erfolgt über Diffusion mit dem Peritoneum als Membran. Der Zusatz von Glukose oder Icodextrin führt zur Hyperosmolarität der PD-Lösung und führt über Osmose zum Wassershift nach intraperitoneal (Volumenentzug).

Nephrologie

Tab. 15.8 Eigenschaften der Nierenersatzverfahren

Intermittierende RRT (untergeordnete Rolle auf Intensivstationen)	Dialysedauer/-häufigkeit: 3–5 h, 3 ×/Woche, ggf. täglich Formen: – **Hämodialyse (HD)** – **Hämodiafiltration (HDF)** Die Verfahren sind: • aufwendig, da sie große Mengen Dialysat benötigen (ca. 500 ml/min bei Blutfluss 200–300 ml/min) • hoch effektiv und durch volumetrische UF-Steuerung sicher • die RRT der Wahl bei einer akuten Elektrolytentgleisung
Kontinuierliche RRT	Dialysedauer: > 20 h/Tag Formen: – **CVVH** (kontinuierliche venovenöse Hämofiltratation) – **CVVHDF** (kontinuierliche venovenöse Hämodiafiltratation) → technisch aufwendig Um eine ausreichende Entgiftungsfunktion zu erreichen, sollten diese Verfahren nur kurzfristig unterbrochen werden. Bei hämodynamisch instabilen Patienten schonenderer Volumenentzug. Die Substitutionslösung kann vor (Prädilution) oder hinter (Postdilution) der Membran in den extrakorporalen Kreislauf eingeleitet werden: • **Prädilution**: ermöglicht eine geringere Antikoagulation, häufig längere komplikationslose Laufzeit. • **Postdilution**: deutlich höhere Effektivität
Verlängerte tägliche Dialysebehandlung	**SLEDD** („sustained [oder „slow"] low-efficiency daily dialysis"): intermittierend bis kontinuierlich einsetzbar. Einsatz des Genius-Systems (geschlossenes System) In einem Tank (90 l) wird das gewünschte Dialysat vorbereitet, das „verbrauchte" Dialysat wird im Tank untergeschichtet. Eine Vermischung mit dem „sauberen" Dialysat wird durch eine Trennschicht verhindert. Eine permanente Dialysatzufuhr von außen entfällt damit. Bei geringer Blut- und Dialysatflussgeschwindigkeit kann die Behandlung über üblicherweise 8–24 h durchgeführt werden. Ist das gesamte Dialysat verbraucht, die Behandlung jedoch nicht beendet, kann es zu Rückdiffusion von Urämietoxinen kommen.

Technische Umsetzung

- Man unterscheidet zwischen **intermittierenden** und **kontinuierlichen** Nierenersatzverfahren (Tab. 15.8). In der Regel ist damit eine Hämodialyse (intermittierend) bzw. eine Hämofiltration (kontinuierlich) gemeint.
- Die intermittierende RRT spielt auf der Intensivstation kaum eine Rolle, da hierfür eine spezielle Anlage mit ultrareinem Wasser und in der Regel die Anwesenheit von Dialysefachpflegepersonal erforderlich ist. Sie ist allerdings die effektivste Dialyseform und kann in Ausnahmefällen – beispielsweise bei einer schweren Lithiumintoxikation – zum Einsatz kommen.
- Wegen der Bedienerfreundlichkeit und Unabhängigkeit von einer Wasserquelle setzt sich die sog. **Tank-Dialyse (Genius-System)** in den letzten Jahren immer mehr durch. Es handelt sich um eine verlängerte Dialyse mit reduzierter Effektivität (*sustained low-efficiency daily dialysis*, SLEDD). Täglich durchgeführt, ist diese Methode allerdings hocheffektiv; ggf. müssen sogar Supplemtierungen vorgenommen werden (Phosphat).

Tab. 15.9 Pro und Contra verschiedener Nierenersatzverfahren

Intermittierende RRT	Kontinuierliche RRT	SLEDD
Pro: – Höhere Harnstoffclearance – Weniger Antikoagulation – Patient weniger gebunden – Dialysat variabel (während HD)	**Pro:** – Kontinuierliche Entgiftung – Bessere Kreislaufstabilität – Bessere Volumenkontrolle	**Pro:** – Höhere Harnstoffclearance – Bessere Kreislaufstabilität – Niedrigere Kosten
Contra: – Schlechtere Kreislaufstabilität – Dialysepersonal nötig – Gefahr des Dysequilibriums	**Contra:** – Niedrigere Harnstoffclearance – Stärkere Antikoagulation – Höhere Kosten	**Contra:** – Dialysat nicht variabel (während HD) – Stärkere Antikoagulation – Hypophosphatämie

Praktische Aspekte zu unterschiedlichen Dialyseverfahren
- Allgemein besteht kein Mortalitätsunterschied zwischen den einzelnen Verfahren.
- Meist wird bei instabilen Kreislaufverhältnissen, gesteigertem Katecholaminbedarf etc. ein kontinuierliches Verfahren bevorzugt (**Tab. 15.9**).

Gefäßzugänge und Antikoagulation
- Zentralvenöser Zugang (**Shaldon-Katheter**: üblicher Zugang für die Akutbehandlung.
- Mögliche **Zugangswege** sind: V. jugularis interna, V. subclavia, V. femoralis (auf ausreichende Länge achten: 16 cm bei V. jugularis interna dextra, 17 cm bei V. jugularis interna sinistra, 20–25 cm bei V. subclavia und V. femoralis). Die Position der Wahl ist die VJI rechts, wegen der anatomischen Nähe zum rechten Vorhof.
- Arteriovenöse Fisteln (sog. *Dialyseshunt*) bei bereits dialysepflichtigen Patienten sind für kontinuierliche Verfahren wegen der Komplikationsgefahr bei liegenden Nadeln nicht geeignet.
- **Vorhofkatheter**: subkutan getunnelte Katheter (z. B. Demers) können für kontinuierliche Verfahren und SLEDD verwendet werden, wenn sie doppellumig sind. Einlumige Katheter sind dafür nicht geeignet.
- Für die **Antikoagulation** wird in der Regel unfraktioniertes Heparin (UFH) verwendet, niedermolekulare Heparine spielen auf der ITS keine Rolle.
- **Dosis** UFH:
    - Initialer Bolus: 1000–5000 I. E., in Abhängigkeit von PTT, Thrombozyten, INR und Blutungsrisiko
    - Kontinuierlich: 500–2500 I. E./h → Ziel-ACT > 150 s und/oder Ziel-PTT 50–60 s
    - Bei hoher Blutungsgefahr auch deutlich niedriger mit erhöhtem Clotting-Risiko des extrakorporalen Systems → niedrige Behandlungseffizienz, Notwendigkeit zum Ersatz des Systems
- Danaparoid oder Argatroban bei HIT II (Kap. 15)
- **Regionale Zitratantikoagulation (RCA)**: Die RCA bietet Vorteile hinsichtlich der Blutungsgefahr sowie der Laufdauer der Therapie, nicht jedoch im Hinblick auf die Mortalität. Durch Zugabe von Zitrat in das proximale Schlauchsystem kann

eine nur extrakorporale Antikoagulation erreicht werden. Diese wird durch Kalziuminfusion kurz vor Rückgabe des Blutes wieder aufgehoben, sodass die Gerinnungshemmung nur außerhalb des Körpers vorliegt. Da Zitrat zu HCO_3^- metabolisiert wird, kann eine metabolische Alkalose entstehen. Die Zitratbelastung kann v. a. bei Leberversagen und Laktatazidose zum Problem werden. Zusätzlich besteht die Gefahr der Hypokalzämie, sodass ein aufwendigeres Monitoring notwendig ist.

Ziele bei der Dialyseverordnung
- Ziele der Verordnung sind:
    - Ausgeglichener Elektrolyt- und Säure-Basen-Haushalt
    - Optimale Volumen- und Blutdruckkontrolle
    - Harnstoff < 150 mg/dl
- In der größten bislang durchgeführten Studie (Palevsky et al. 2008) wurden sowohl intermittierende (HD, SLEDD) als auch kontinuierliche (CVVHDF) Methoden in unterschiedlicher Intensität untersucht. Diese Studie konnte ebenso wenig einen Vorteil der intensiven Behandlung nachweisen wie die RENAL Studie (Bellomo et al. 2009) von 2009, welche Patienten prospektiv randomisiert zu einer intensiven, versus regulären Dialysedosis einteilte.

> Es besteht kein Mortalitätsvorteil bei einer intensiven RRT (HD, SLEDD: 6 ×/Woche, bzw. CVVHDF: 35 ml/kg/h), versus einer Standard-Therapie (HD, SLEDD: 3 ×/Woche, bzw. CVVHDF: 20 ml/kg KG/h) (Palevsky et al. 2008).

- Jüngste Untersuchungen zeigen, dass mehr RRT nicht besser, sondern schlechter ist (höhere Mortalität) → wahrscheinlich aufgrund des größeren RRT-Traumas.

Komplikationen der Dialysebehandlung
- **Gefäßzugang:**
    - Blutung,
    - arterielle Fehlpunktion,
    - Infektion,
    - Pneumothorax
- **Dysäquilibriumssyndrom:** Bei einer raschen Reinigung des Blutes von osmotisch wirksamen Substanzen (etwa bei hohen initialen Harnstoffwerten) kann es zur Ausbildung eines osmotischen Gradienten über der Zellmembran kommen. Im Gehirn kann so durch Einstrom von Wasser ein osmotisch bedingtes Hirnödem entstehen. HD-Behandlungen sollten daher zunächst auf 3 h begrenzt und mit niedrigen Blut- und Dialysatflüssen betrieben werden.
- **Kreislaufinstabilität:** Durch Volumenentzug und Konzentrationsänderungen kann es zu intravasaler Hypovolämie kommen. Neben der akuten, ggf. vital bedrohlichen Problematik ist eine weitere Konsequenz die Unterhaltung oder Aggravierung des AKI.
- **Perikardtamponade:** Bei bestehender urämischer Perikarditis kann es v. a. durch den Einsatz der Antikoagulanzien zur Tamponade mit hoher Mortalität kommen.

– **Anaphylaktoide Reaktion:** Der Blutkontakt mit dem extrakorporalen Kreislauf führt zu einer Zellaktivierung, was wiederum eine Inflammation aufrecht erhalten kann.

15.4 Störungen des Elektrolythaushalts

> Elektrolytstörungen sind auf der ITS häufig. Ein genaues Verständnis der Mechanismen ist für eine rasche und sichere Therapie essenziell. Es sollten keine voreiligen Maßnahmen ergriffen werden. Häufig ist „Nichts tun" (und Konsultation eines Nephrologen) sicherer.

15.4.1 Natrium

– Natrium ist das wichtigste osmolalitätsbestimmende Elektrolyt.
– Veränderungen der Natriumkonzentration führen zu Wassershift über Zellmembranen.
– Haupterfolgsorgan der Osmoregulation ist die Niere.
– Antidiuretisches Hormon (ADH, Vasopressin) ist das beteiligte Hormon.

> Veränderungen der Natriumkonzentration sind Ausdruck einer **Störung der Osmoregulation**, *nicht* der Volumenregulation.

Serumosmolalität
– Berechnung der Serumosmolalität: ($Na^+ \times 2$) + (Harnstoff [mg/dl]/6) + (Glukose [mg/dl]/18)
– Vereinfacht bei normalem Blutzucker und Harnstoff: ($Na^+ \times 2$) + 20
– Normbereich: 280–300 mosmol/kg

15.4.2 Hyponatriämie (Serum-Na^+ < 135 mmol/l)

> Die Hyponatriämie stellt die häufigste Elektrolytstörung dar.

– Es handelt sich nicht um einen Salzverlust, sondern um einen Wasserexzess.
– In der Regel ist eine *Hyponatriämie* gleichbedeutend mit einer *Hypoosmolalität* (= hypotone Hyponatriämie).
– Ausnahmen (Pseudohyponatriämien): Hyperglykämie, Hypertriglyzeridämie, Paraproteinämie
– Wichtig: Je schneller sich die Hyponatriämie entwickelt, desto gefährlicher (Grenze < 48 h) → Gefahr des Hirnödems → Einklemmung → Tod
– Die beiden gültigen Leitlinien (Spasovski et al. 2014; Verbalis et al. 2013) zur Hyponatriämie sind sehr komplex und widersprechen sich teilweise, weshalb hier einer pragmatischeren Sicht der Vorzug gegeben werden soll.

Pathogenese **Nicht-ADH-vermittelt** (selten):
- Akute Nierenschädigung → **Isosthenurie** (Unfähigkeit zur Konzentration/Verdünnung des Urins), in Abhängigkeit der zugeführten Osmolyte und Wassermenge kommt es häufig zu einer milden/moderaten Hyponatriämie *(zu erkennen an eGFR < 15 ml/min)*
- Überforderung des Urinverdünnungsapparats = **Wasserintoxikation**: maximal verdünnter Urin hat eine Osmolalität von 50–100 mOsm/kg KG; wenn die zugeführte Osmolalität niedriger ist, entsteht zwangsläufig eine Hyponatriämie → bei psychogener Polydipsie, Tee- und Zwiebackdiät *(zu erkennen an Urinosmolalität < 100 mOsm/kg KG)*
- **Thiazidinduziert** (v. a. ältere schlanke Frauen) *(meist euvoläm, laborchemisch wie SIADH)*

ADH-vermittelt *(Urinosmolalität > 100 mOsm/kg KG, meist > Serumosmolalität)*:
- **Reduktion des effektiven arteriellen Blutvolumens** führt zur ADH-Freisetzung (zu erkennen an Kreatinin eher hoch, Harnstoff und Harnsäure hoch, Na^+ im Urin niedrig)
  - Echte Volumendepletion (klinische Zeichen der Hypovolämie)
  - Herzinsuffizienz, Leberzirrhose (zu erkennen an Ödemen, Aszites)
- Syndrom der inadäquaten ADH-Exkretion (**SIADH**) (klinische Euvolämie, Urinosmolalität > 300 mosmol/kg, Na^+ im Urin > 30 mmol/l)
  - Tumor (klassisch: kleinzelliges Bronchialkarzinom [SCLC])
  - Prinzipiell alle zerebralen Pathologien
  - ZNS-wirksame Medikamente (Neuroleptika, Antikonvulsiva, Antidepressiva etc.)
  - Ecstasy (MDMA)
  - Stress, Schmerz, Erbrechen (postoperativ, Marathonlauf etc.)
  - Pulmonale Pathologien (ARDS, Pneumonie etc.)
- Ausgeprägte **Hypothyreose** (Myxödem)
- **Addison**-Krise (Häufig auch Hyperkaliämie, RR niedrig)

> Entsprechend wird unterschieden: hypo-, eu- und hypervoläme Hyponatriämie, v. a. die Unterscheidung hypo- vs. euvoläme Hyponatriämie ist schwierig.

Klinik
- Schwerwiegende Symptome (= Gefahr der Einklemmung)
  - Vigilanzminderung bis Koma
  - Krampfanfälle
  - Lungenödem
  - Erbrechen
- Weniger schwerwiegende Symptome
  - Agitiertheit, Apathie, Desorientiertheit, Übelkeit, Gangstörungen, Fallneigung, kognitive Einschränkung, Depression etc.

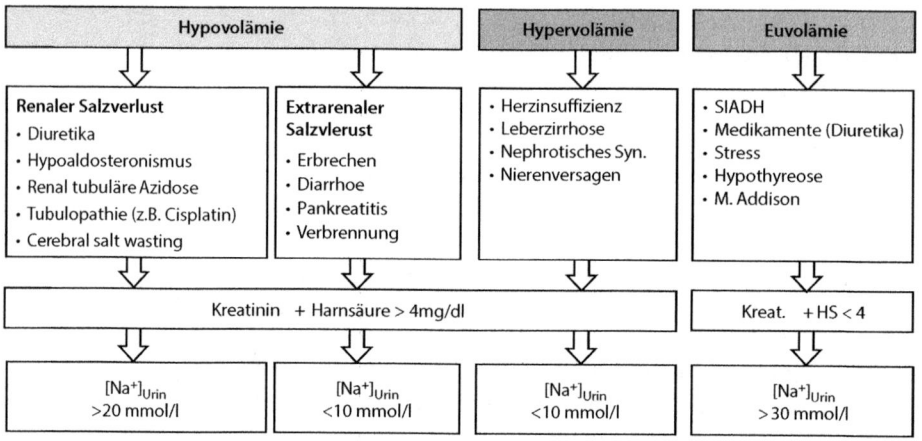

◘ Abb. 15.2 Algorithmus Hyponatriämie

Diagnostisches Vorgehen (◘ Abb. 15.2)

> Eine Urinprobe (Spontanurin) sollte immer **vor** jeder Art von Therapie abgenommen werden. Tipp: Urinelektrolyte lassen sich in den meisten Fällen auch mit dem Blutgasanalysator bestimmen, Urinosmolalität lässt sich grob über das spezifische Gewicht (Teststreifen) abschätzen!

Therapie

> Generell gilt: Akute (< 48 h) und schwer symptomatische Hyponatriämien müssen rasch korrigiert werden. Ein Anheben der Natriumkonzentration um 5–6 mmol/l ist hierbei initial ausreichend.

— Chronische und mild/moderat symptomatische Hyponatriämien sollten nicht aggressiv therapiert werden.
— Das Na^+ sollte nicht um mehr als 8–10 mmol/l/24 h angehoben werden, sonst besteht die Gefahr der osmotischen Demyelinisierung (ODS), welche mit schweren Langzeitfolgen wie Paraparese, Dysarthrie und Koma vergesellschaftet ist.

⚠ Cave
„At risk" für die Entwicklung eines ODS sind: Patienten mit chronischem Alkoholabusus, Mangelernährung, Hypokaliämie oder Leberzirrhose.

- **Notfallbehandlung**
  - NaCl 3 %-Bolus à 100 ml über 10 min → ΔNa⁺-Ziel 6 mmol/l (ggf. 2 × wiederholen) **oder**
  - NaCl 3 %-kontinuierlich: 1–2 ml/kg KG/h → zu erwartender ΔNa⁺: 1–2 mmol/l/h → ΔNa⁺-Ziel 6 mmol/l
  - Wenn ΔNa⁺-Ziel 6 mmol/l erreicht → NaCl 3 % stoppen und spezifische Therapie ansetzen
  - NaCl 3 %-Zubereitung: 445 ml NaCl 0,9 % + 55 ml NaCl 20 % = 500 ml NaCl 3 %
  - Mit NaCl 3 % kann man immer das Na⁺ anheben, da die Osmolalität dieser Lösung (1026 mOsm/kg KG) immer über der Urinosmolalität liegt.

- **Spezifische Behandlung**
  - Indikation: Milde/moderate Symptome, chronische Hyponatriämie, nach Notfallbehandlung
  - Hyponatriämie-induzierende Medikamente absetzen (→ immer nach Thiaziddiuretika suchen, Cave: Kombipräparate)
  - Urinosmolalität < 100 mOsm/kg KG → absolute Flüssigkeitskarenz, evtl. NaCl 0,9 % (häufig ist diese Wasserintoxikation sehr akut und schwer symptomatisch, sodass eine Notfallbehandlung notwendig ist)

- - **Hypovoläme Hyponatriämie**
  - Volumensubstitution (NaCl 0,9 %, Vollelektrolytlösung; Cave: auch Kalium in der Infusion führt zum Natriumanstieg!)

- - **Hypervoläme Hyponatriämie**
  - Flüssigkeitsrestriktion (Urinoutput 500 ml/Tag), Schleifendiuretika, Rekompensation von Herzinsuffizienz oder Leberzirrhose

- - **Euvoläme Hyponatriämie**
  - Flüssigkeitsrestriktion → nur sinnvoll, wenn $Na^+_{Urin} + K^+_{Urin} < Na^+_{Serum}$ und Urinosmolalität < 500 mOsm/kg KG
  sonst:
  - Tolvaptan (z. B. Samsca®, Vasopressin-2-Rezeptorantagonist),
    - hocheffektiv, einziges zugelassenes Medikament, aber teuer
    - Dosierung: 15 mg/Tag p. o.
    - Na⁺-Kontrolle 4–6 h nach erster Gabe
    - wenn ΔNa⁺ > 6 mmol/l → G5 % 3 ml/kg KG/h
    - falls G5 % ohne Effekt/nicht ausreichend: Desmopressin (Minirin) 2–4 μg i. v. alle 8 h
    - Cave: Nicht gleichzeitig Flüssigkeitsrestriktion und Tolvaptan!
  - Alternativ: 0,25–0,5 g/kg KG Harnstoff enteral (wenn oral, dann mit Orangensaft)
  - Alternativ: Schleifendiuretikum (führt zur Bildung eines hypotonen Urins) und Salztabletten

Die Harnstofftherapie führt zu einer osmotischen Diurese und darüber zum Verlust von freiem Wasser. In der Praxis ist diese Methode nur unzureichend untersucht und daher umstritten. Flüssigkeitsrestriktion und Diuretika + Salz sind wenig effektiv, aber günstig. Tolvaptan sehr effektiv, aber teuer – hier ca. 10 % Überkorrekturen (bislang aber ohne dokumentierte Demyelinisierungssyndrome).

▪▪ Klinisch unklarer Volumenstatus (eu- oder hypovoläme Hyponatriämie?)
- Diese Situation ist häufig! Hier kann eine 2-l-Volumen-Challenge versucht werden.
- *Cave:* Wenn ein SIADH vorliegt mit einer hohen Urinosmolalität (> 308 mOsm/kg KG, meist wird hier 500 mOsm/kg KG angegeben), dann wird durch Hinzufügen von NaCl 0,9 % (308 mOsm/kg KG) der Wasserexzess verstärkt → die Hyponatriämie wird noch aggraviert.

▪▪ Addison-Krise
- 100 mg Hydrokortison als Bolus, dann 100 mg über 24 h, genügend Volumensubstitution (in der Regel 3–4 l)

▪▪ Myxödem
- L-Thyroxin, Volumen

> Sollte die Ursache für die Hyponatriämie nicht klar ersichtlich sein, v. a. bei SIADH, muss eine erweiterte Diagnostik im Anschluss an die Akutbehandlung der Hyponatriämie folgen → die Hyponatriämie ist nur ein Symptom!
> - Diagnostik: Tumorsuche, pneumologische Abklärung, ZNS-Diagnostik etc.

Pitfalls und Tipps
- Häufig kommt es nach Absetzen von auslösenden Medikamenten oder etwa Ausgleich eines Flüssigkeitsdefizit schon zur Normalisierung des Serumnatriums, eine gleichzeitige aggressive Therapie kann dann zur Überkorrektur führen.
- Eine Überkorrektur (Anstieg um > 10 mmol/l/24 h) ist nicht gefährlich, solange sie unmittelbar entdeckt und behandelt wird. Wichtig sind daher gerade zu Beginn einer Therapie regelmäßige Natriumkontrollen.
- Am besten lässt sich der Effekt der Therapie am Urinoutput monitoren (= Ausscheidung des Wasserexzesses) – bei Überkorrektur weiß man so auch, wie viel G5 % substituiert werden muss.
- Der Algorithmus in ◘ Abb. 15.2 (sowie alle anderen Algorithmen) ermöglicht nicht immer eine hundertprozentige Diagnose, v. a. bei ätiologischen Mischformen.
- Häufig ist eine Volumenchallenge hilfreich, muss aber gut überwacht werden.
- Die Effektivität jeglicher Therapie (ΔNa^+) ist umso größer, je niedriger das Ausgangs-Na^+ ist.
- Bei bestehender Hypokaliämie sollte KCl substituiert werden. K^+ ist dabei genauso als Osmolyt zu werten wie Na^+, auch KCl-Infusion erhöht somit die Osmolalität.

15.4.3 Hypernatriämie (Na$^+$ > 150 mmol/l)

- Die Hypernatriämie ist deutlich seltener als eine Hyponatriämie.
- Ein Na$^+$ > 160 mmol/l ist mit einer Mortalität von 75 % assoziiert.
- Bei Überleben bleiben häufig neurologische Ausfälle.

Pathogenese Der Verlust von Wasser führt normalerweise zur ADH-gesteuerten Wasserretention und über das Durstempfinden zum Ausgleich des Defizits. Das Auftreten einer Hypernatriämie spricht daher für das Vorliegen einer der folgenden Konstellationen:
- Unfähigkeit, eigenständig Wasser aufzunehmen: sedierte Intensivpatienten, demente/pflegebedürftige Patienten oder Babys/Kleinkinder
- Polyurische Zustände ohne ausreichenden Ersatz von Wasser: zentraler/nephrogener Diabetes insipidus (DI), hyperosmolares Koma beim Diabetes mellitus (Glukosurie), fehlendes Durstgefühl bei hypothalamischer Schädigung, orale Salzintoxikation (Trinken großer Mengen Salzwasser, Mutprobe o. ä.)
- Iatrogen: Infusion hypertoner Kochsalzlösung oder Natriumbikarbonat. Überinfusion großer Volumina mit konsekutiver ADH-Dysregulation
- Verlust hypoosmolarer Flüssigkeit über Schweiß und Respirationstrakt, bzw. hypo-/isoosmolare Diarrhöen

Sedierten Patienten ist die Möglichkeit, auf ihr Durstempfinden zu reagieren, genommen, daher besteht grundsätzlich die Gefahr einer Hypernatriämie. Eine Hypernatriämie, die sich während des Krankenhausaufenthaltes entwickelt, ist häufig iatrogen bedingt: Die Infusion großer Infusionsmengen führt zur Polyurie, was weitere Volumengaben triggert. Die resultierende ADH-Suppression kann dan – ähnlich dem zentralen DI – zur Hypernatriämie führen.

Differenzialdiagnose
- **Wasserverlust**
  - Über die Haut:
    - Schwitzen,
    - Perspiratio,
    - Verbrennung
  - Iso-/hypoosmolare Diarrhöen
  - Osmotische Diurese
    - Diabetes mellitus,
    - Mannitol,
    - Harnstoff
  - Diuretika (meist bei bestehender Nierenerkrankung)
  - Diabetes insipidus [DI] (zentral oder nephrogen [z. B. Lithiumintoxikation])
  - Hypothalamische Störungen, Osmostatverstellung
  - Postobstruktiv
- **Salzzufuhr**:
  - Hypertone NaCl oder Natriumbikarbonat
  - Hypertone Hämodialyse

- Primärer Hyperaldosteronismus, M. Cushing
- Natriumhaltige Antibiotika (z. B. Penicilline)
- Orale Aufnahme großer Mengen Kochsalz

Klinik
- Unruhe, Agitiertheit
- Faszikulationen, Hyperreflexie
- Ataxie
- Krampfanfälle
- Lethargie, Koma

Ausschlaggebend für die Schwere der Symptomatik ist – ähnlich wie bei der Hyponatriämie – die Geschwindigkeit, mit der sich die Elektrolytstörung entwickelt.

Diagnostisches Vorgehen (◻ Abb. 15.3)
- Benötigt werden (wie bei Hyponatriämie):
- Zeitliche Entwicklung, soweit nachvollziehbar (48 h)
- Klinik: Volumenstatus des Patienten
- Urinchemie:
  - Na^+
  - K^+
  - Osmolalität im Urin

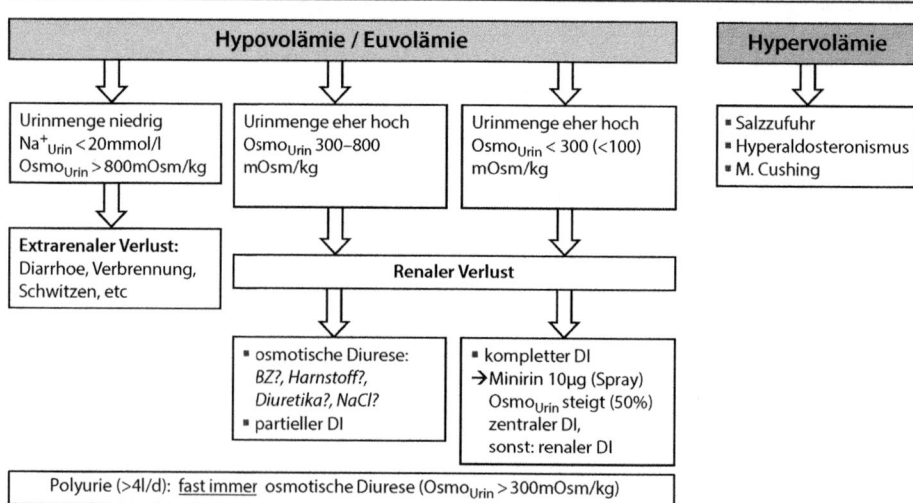

◻ **Abb. 15.3** Algorithmus Hypernatriämie

Nephrologie

> Bei einem Na$^+$ > 150 mmol/l sollte physiologischerweise die Urinosmolalität > 800 mosmol/kg (spezifisches Gewicht > 1022) sein.

Osmotische Diurese
- Polydipsie (eher niedrignormales Na$^+$)
- Auf ITS: massive Infusion → Polyurie → vermehrte NaCl-Gabe zum Bilanzausgleich → Polyurie weiter gesteigert
- Kompletter DI [Osmo$_{Urin}$ < 300 (< 100)]
- Partieller DI (Osmo$_{Urin}$ > 300) oft Ausscheidung 2–3 l
- Zur Unterscheidung: → Zufuhr stoppen (= Durstversuch) unter engmaschiger Kontrolle von Osmo$_{Urin}$, Osmo$_{Serum}$

> Zur Klärung sollte immer ein/e Nephrolog/in oder Endokrinolog/in hinzugezogen werden!

Therapie
- Die Intensität der Therapie (◘ Tab. 15.10) ist abhängig von der zeitlichen Entwicklung der Hypernatriämie. Die meisten Hypernatriämien sind chronisch, die Patienten somit adaptiert an die hohe Serumosmolarität. Eine Korrektur muss dementsprechend langsam über 48–72 h erfolgen.
- Dagegen soll die seltenere akute Hypernatriämie (< 48 h, z. B. Salzintoxikation) rasch korrigiert werden, da ansonsten schwere neurologische Schäden drohen.
- Neben der ursächlichen Therapie (Flüssigkeitsbolus bei Exsikkose, BZ-Senkung bei Hyperglykämie, Minirin bei DI) sollte ein Defizit mit Glukose 5 % ausgeglichen werden.
- Zur Berechnung des Defizits an freiem Wasser (L) dient die Madias-Formel:
  - L = [(Na$^+_{IST}$ – Na$^+_{SOLL}$)/Na$^+_{SOLL}$] × 0,6 × kg KG
  - Beachte: der Faktor 0,6 gilt für erwachsene Männer und Kinder, bei Frauen und Älteren: Faktor 0,5.

◘ Tab. 15.10 Therapie der Hypernatriämie

Akute Hypernatriämie (< 48 h, selten, keine Adaptation)	Chronische Hypernatriämie (> 48 h, zerebrale Adaptation)
Rascher Ausgleich. Bei Exsikkose initial Flüssigkeitsbolus (20 ml/kg KG NaCl 0,9 %), dann: G5 % nach obiger Formel. Engmaschige Kontrolle alle 4 h.	Langsamer Ausgleich (48–72 h) wegen der Gefahr eines Hirnödems. **Diabetes insipidus zentral** Minirin 2–4 µg i. v. → Wirkung ca. 10 h 10 µg i. n. alle 6–12 h (immer unter Kontrolle) **Diabetes insipidus nephrogen** Ursachen beheben: Lithium? Hyperkalzämie? Hypokaliämie? ggf. Thiazid: HCT 2 × 25 mg/Tag ggf. Indometacin 25–50 mg/Tag

15.4.4 Kalium

▶ Die Kaliumhomöostase ist fein reguliert, geringe Abweichungen können vital bedrohlich werden. Im Hinblick auf die Rhythmuskontrolle ist die Vermeidung einer Hypo- oder Hyperkaliämie essenziell.

Allgemeines
- Kaliumaufnahme: 80 mmol/Tag
- Kaliumausscheidung: 72 mmol renal, 8 mmol über Fäzes
- Verteilung im Körper:
  - 98 % intrazellulär
  - 2 % extrazellulär (Verhältnis: 150 mmol/l:4 mmol/l)
- Kalium kann in großen Mengen über die Zellmembran verschoben werden. Der Shift ist abhängig von:
  - Säure-Basen-Haushalt
  - β_2-Stimulation
  - Insulin
- Die renale Ausscheidung findet statt in der Henle-Schleife und im kortikalen Anteil des Sammelrohrs in Abhängigkeit von Fluss, Na^+-Gehalt distal und Aldosteron.
- Veränderungen des K^+ können Folge einer internen (Verschiebung) oder externen (Aufnahme, Ausscheidung v. a. renal) Bilanzstörung sein. Das Serumkalium gibt somit nur eingeschränkt Auskunft über das Gesamtkalium des Körpers (s.a. ▶ Abschn. 15.4.6 Therapie).

15.4.5 Hypokaliämie (K^+ < 3,5 mmol/l)

- Die isolierte Hypokaliämie ist nur selten ein Grund für eine intensivmedizinische Aufnahme, dennoch sollten die möglichen Ätiologien bekannt sein.

Ätiologie (◘ Tab. 15.11)

◘ Tab. 15.11 Ätiologie der Hypokaliämie

Interne Bilanzstörung	Alkalose, β_2-Mimetika, Insulingabe, Diuretikatherapie
Externe Bilanzstörung	– stark reduzierte K^+-Aufnahme (z. B. Mangelernährung) – extrarenale Verluste: Erbrechen, Magensonde, enterale Fisteln und Drainagen, Verbrennung, Schweiß – renale Verluste: Hyperaldosteronismus, erhöhtes Na^+-Angebot im kortikalen Sammelrohr (Diuretika), renal tubuläre Azidose (RTA), Hypomagnesiämie, hereditäre Erkrankungen (Hypokaliämische periodische Paralyse [HPP], hypokaliämische thyreotoxische periodische Paralyse [HTPP]), Leukämien, Lymphome, Amphotericin B, Hypothermie

Klinik

- *Quergestreifte* Muskulatur: Schwäche, Krämpfe, Tetanie, Paralyse, Rhabdomyolyse
- *Glatte* Muskulatur: Obstipation, Ileus, Harnverhalt
- EKG: U-Welle, PQ-Verkürzung, QT-Verlängerung, ST-Abflachung, ventrikuläre Arrhythmien bis Kammerflimmern
- Niere: nephrogener Diabetes insipidus

Diagnostisches Vorgehen (◘ Abb. 15.4)

Therapie

- Ziel: K^+-Korrektur in den Normbereich und bei kardialer Problematik hochnormal
    - Zufuhr und Medikation (Katecholamine, Insulin) überprüfen
    - Alkalose korrigieren
    - Therapie eines Hyperaldosteronismus
    - Hypomagnesiämie ausgleichen
    - Milde Hypokaliämie:
        - Kalinor Brause p. o. (1 Tbl. enthält 40 mmol K^+, entspr. ca. 1 Banane)
    - Ausgeprägte Hypokaliämie i. v.:
        - Substitution unter Monitorkontrolle
        - Vorsicht bei chronischer Nierenerkrankung

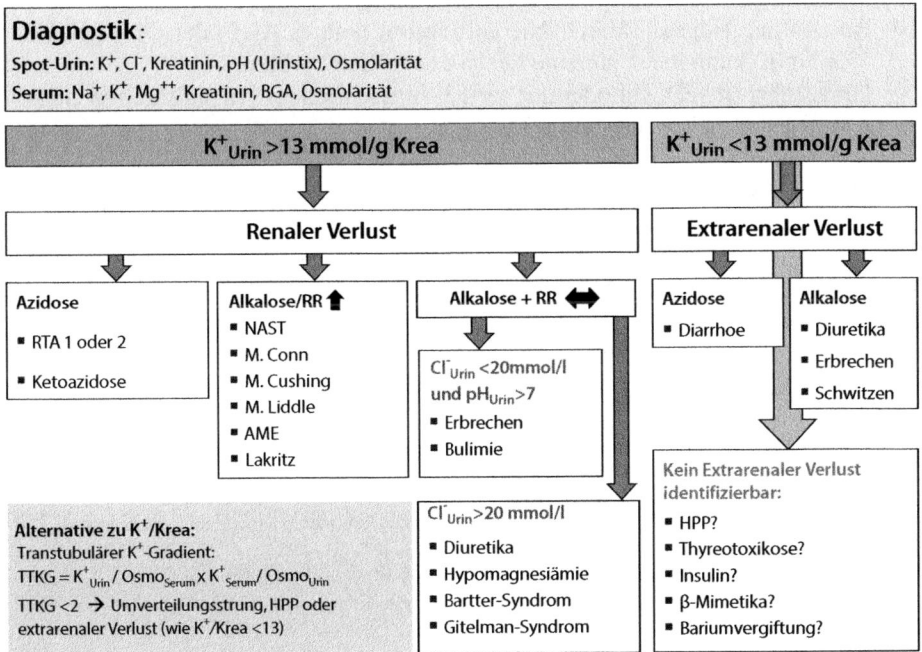

◘ Abb. 15.4 Algorithmus Hypokaliämie

- Periphervenös: maximal 20–40 mmol KCl in 500–1000 ml NaCl 0,9 % über 2 h
- Zentralvenös (ZVK): 10–20 mmol/h bis maximal 40 mmol/h in 100 ml NaCl 0,9 %

Schätzung des K+-Bedarfs
- K^+ 3,0–3,5 mmol/l: ca. 100–300 mmol
- K^+ 2,5–3,0 mmol/l: ca. 300–500 mmol
- K^+ < 2,5 mmol/l: > 500 mmol

Cave
Bei Erbrechen und chronischer Diuretikatherapie kommt es zu einer Bikarbonaturie (nicht-resorbierbares Anion). Als Kation kann in dieser Situation nicht Na^+ ausgeschieden werden, stattdessen wird K^+ ausgeschieden. Eine KCl-Substitution führt also zu einem weiteren K^+-Verlust.

15.4.6 Hyperkaliämie (K^+ > 5,5 mmol/l)

Ätiologie (Tab. 15.12)
- Hyperkaliämien sind häufig bei Patienten auf der Intensivstation und können akut lebensbedrohlich sein. Abgesehen vom Fall einer iatrogenen i. v.-Überdosierung liegt ihr immer einer der beiden u. g. Mechanismen zugrunde:
  - Verminderte Ausscheidung oder
  - Verschiebung von intra- nach extrazellulär.
- Bei deutlich eingeschränkter Nierenfunktion (anures AKI oder CKD, eGFR < 15 ml/min) kann meist nur eine Dialyse die Situation klären.
- Umgekehrt ist bei nicht oder nur gering eingeschränkter Nierenfunktion ein konservatives Vorgehen meist möglich.

Einteilung (Tab. 15.13)

Tab. 15.12 Ätiologie der Hyperkaliämie

Interne Bilanzstörung	Azidose $[H^+]\uparrow \sim [K^+]\uparrow$ Betablocker Insulinmangel Zellzerfall (Rhabdomyolyse, Hämolyse, Tumorlysesyndrom)
Externe Bilanzstörung	Kaliumzufuhr (iatrogen) Nierenerkrankung Aldosteronmangel (Therapie mit MRA wie Spironolacton/Eplerenon, ACE-Hemmer/Sartane, M. Addison) Tubuläre Defekte: Cotrimoxazol, seltene tubuläre Erkrankungen Volumendepletion (schwere Herzinsuffizienz) → geringes Na^+-Angebot im kortikalen Sammelrohr

Nephrologie

Tab. 15.13 Einteilung der Hyperkaliämie

Milde Hyperkaliämie	Moderate Hyperkaliämie	Schwere Hyperkaliämie
5,5–5,9 mmol/l	6,0–6,4 mmol/l	≥ 6,5 mmol/l

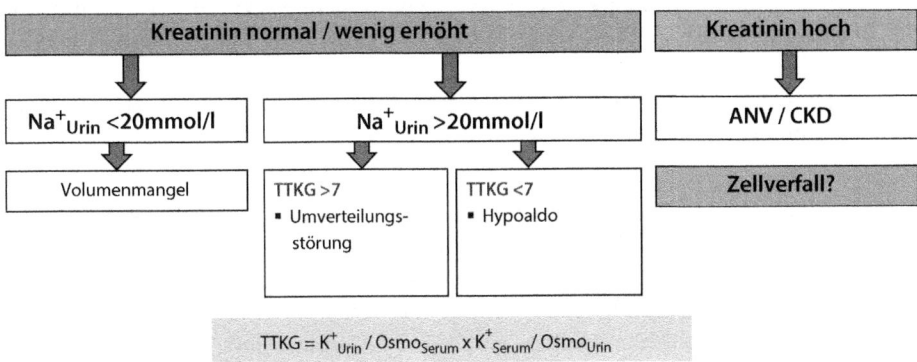

Abb. 15.5 Diagnostischer Algorithmus Hyperkaliämie

Klinik
- *Quergestreifte* Muskulatur: Schwäche, Paralyse
- *Glatte* Muskulatur: Diarrhö
- EKG-Veränderungen:
  - Hohes (spitzes) T, verminderte R-Zacke,
  - Bradykardie,
  - QRS-Verbreiterung (Elefantenfuß) → Sinuswellenmuster,
  - Arrhythmien
  - Beachte: schlechte Sensitivität der EKG-Veränderungen. In einer Studie (RE-VEAL-ED) (Peacock et al. 2018) hatten selbst in der Gruppe mit K > 7,0 mmol/l nur knapp die Hälfte der Patienten Auffälligkeiten im EKG.

Diagnostisches Vorgehen (Abb. 15.5)
- Bei Hyperkaliämie immer unmittelbare BGA-Kontrolle ohne Stauung.
- Bei Leukozytose/Thrombozytose (meist $10^6/\mu l$) → Pseudohyperkaliämie? (Kontrolle in BGA)

Patienten mit diabetischer Ketoazidose zeigen häufig initial eine Hyperkaliämie, bedingt durch den absoluten Insulinmangel. Nach Beginn einer Insulintherapie demaskiert sich dann die durch die vorangegangene osmotische Diurese entstandene – substitutionspflichtige – Kaliumdepletion des Körpers.

Therapie
- **Stopp der Kaliumaufnahme**
  - Check: Kaliumzufuhr beendet? Kalium-sparende Medikamente pausiert?
- **Behandlung einer Azidose**: Pufferung (s. Azidose)
- **Erhöhung der Kaliumausscheidung**:
  - **Ausgleich einer Hypovolämie** (bei fehlendem Na^+-Angebot im distalen Tubulus kann K^+ nicht ausgeschieden werden)
  - **(Forcierte) Diurese**: kontinuierlich NaCl 0,9 % mit Furosemid (40 mg/l) sinnvoll bei nur gering eingeschränkter eGFR
  - **Austauschharze** (intestinale Elimination) → später Wirkungseintritt, daher in der Akutsituation nicht sinnvoll: Ca-Polystyrol-Sulfonat (CPS-Pulver) oder Na-Polystyrensulfonat (Resonium): bis 60 g verteilt p. o., immer mit Laxans (Lactulose). Die neueren Präparate wie Patiromer und Natrium-Zirkonsiumcyclosilikate zeigen zwar eine höhere Spezifität für Kalium und einen schnelleren Wirkeintritt als CPS, spielen aber in der Intensivmedizin ebenfalls eher keine Rolle.
  - **Hämodialyse** (Cave: keine Filtrationsverfahren in der Akutsituation!) gegen kaliumarmes /-freies Dialysat

Überbrückende Maßnahmen bei Hyperkaliämie und vitaler Gefährdung
- 1 Amp. (10 ml) Kalziumglukonat 10 % oder Kalziumchlorid 10 % i. v. über 10 min (ggf. Wiederholung) zur Stabilisierung des Membranpotenzials
- Azidoseausgleich mit 100–150(-200) ml i. v. Natrium-Bikarbonat ($NaOH^{3-}$)
- Insulin/Glukose: 200 ml G20 % mit 20 I. E. Altinsulin über 20 min i. v., engmaschige BZ-Kontrollen!
- β_2-Mimetika [z. B. Fenoterol (Berotec-Spray) 2 Hübe alle 15–30 min]

> Bei Reanimationssituation als Folge einer Hyperkaliämie sollten die Wiederbelebungsmaßnahmen unter Dialyse gegen ein kaliumfreies Dialysat fortgeführt werden. Die Hyperkaliämie ist in 2–5 % für den Tod von Hämodialysepatienten ursächlich verantwortlich und führt in bis zu 25 % der Fälle zu einer Notfalldialyse.

15.4.7 Kalzium

- Komplexe Regulation: Parathormon (PTH), Vitamin D, Phosphat
- Für die Auswirkungen eine Kalziumstörung ist die Höhe des **ionisierten Kalziums** ausschlaggebend.
- Neben dem Gesamtkalzium sollte daher immer die ionisierte Fraktion in der BGA bestimmt werden.
- Eine Alkalose führt zu einem Abfall der ionisierten Fraktion des Gesamtkalziums und damit zu den Symptomen einer Hypokalzämie.

15.4.8 Hypokalzämie (ionisiertes Ca^{2+} < 1,15 mmol/l)

Ätiologie
- Alkalose (z. B. Hyperventilationstetanie)
- Sekundärer Hyperparathyreoidismus bei Nierenerkrankung
- Schleifendiuretika
- Hypomagnesiämie
- Vitamin D-Mangel, Rachitis
- Malabsorption (Gastrektomie, Pankreasinsuffizienz, Cholestyramin)
- Akute (nekrotisierende) Pankreatitis
- „Hungry bone syndrome" (nach Parathyreoidektomie)
- Nebenschilddrüseninsuffizienz
- Lebererkrankungen (verminderte 25α-Hydroxylierung)
- Osteoblastische Metastasen
- Phosphatüberladung
- Bisphosphonattherapie
- Zitratzufuhr (z. B. bei Zitratantikoagulation an Dialyse)

Klinik
- Neuromuskulär: Krämpfe, Tetanie (Gefahr Laryngospasmus), Parästhesien, Faszikulationen, positives Chvostek- und Trousseau-Zeichen
- Psychiatrisch: Psychose, Depression, Lethargie
- Kardial: Verlängerung der QT-Zeit, Herzinsuffizienz

Diagnostisches Vorgehen
- Benötigt: Ca^{2+} (komplett und ionisiert), Albumin, Mg^{2+}, Phosphat, PTH, 1(OH)- und 1,25(OH)-Cholecalciferol, Kreatinin, Harnstoff, Transaminasen, Bilirubin, LDH, Lipase, EKG
- Zur Ursachenklärung: nephrologisches oder endokrinologisches Konsil
- Ca^{2+} ionisiert niedrig, Phosphat hoch, PTH hoch → sekundärer Hyperparathyreoidismus (NI)
- Ca^{2+} ionisiert niedrig, PTH niedrig → Hypoparathyreoidismus
- Ca^{2+} ionisiert niedrig, 1,25(OH)-Vitamin D_3 niedrig, PTH hoch → Vitamin-D-Mangel

Therapie
- **Kausale Therapie**
  - Bei Hyperventilation: Rückatmung, Anxiolyse (Benzodiazepine)
  - Metabolische Alkalose s. dort
  - Hypomagnesiämie → 200 mg Mg^{2+} i. v. in G5 % 500 ml über 3 h (ggf. wiederholen) $MgSO_4$ → p. o. (abführende Wirkung) oder $MgCl_2$ p. o.
- **Kalziumsubstitution**
  - Bei Tetanie, Krampfanfall, drohendem Laryngospasmus → 2–3 Ampullen à 10 ml Calciumglukonat 10 % → 2000–3000 mg
  - Bei *hungry bone syndrome* kontinuierliche Gabe von Calciumglukonat über Perfusor + hoch dosiertes Vitamin D (0,5– 2 µg/Tag)
  - Bei chronischer Hypokalzämie: perorale Gabe von Calciumglukonat, -karbonat oder -aztetat 0,5–2 g/Tag, bei NI deutlich höhere Werte, ggf. Vitamin D

15.4.9 Hyperkalzämie (ionisiertes Ca^{2+} > 1,30 mmol/l)

- Meist vermehrte intestinale Aufnahme oder vermehrte Knochenresorption.
- Deutlich häufiger und bedrohlicher als die Hypokalzämie.

Ätiologie
- 90 % aller Hyperkalzämien → primärer **Hyperparathyreoidismus** oder **Tumor**
- Bei (Gesamt-)Ca^{2+} > 3,5 mmol/l → fast immer **Tumor**

Merkspruch der Hyperkalziämie – Ätiologie „Vitamins trap"
- V – Vitamin A und D
- I – Immobilisation
- T – Thyreotoxikose
- A – Addison
- M – Milch-Alkali-Syndrom
- I – Inflammatorische Darmentzündung
- N – Neoplasien (multiples Myelom, Bronchialkarzinom, Mammakarzinom, Prostatakarzinom, Kolonkarzinom etc.)
- S – Sarkoidose
- T – Thiazide
- R – Rhabdomyolyse
- A – AIDS
- P – Parathyroideaerkrankung, M. Paget, parenterale Ernährung

---

Klinik
- Kardial: Hypertonie, Arrhythmien, vaskuläre Kalzifikationen
- *Cave:* bei gleichzeitiger Digitalismedikation deutliche Wirkverstärkung
- ZNS/Psychiatrisch: Apathie, Lethargie, Kopfschmerzen, Verwirrtheit, Depressionen, Koma
- Renal: Polyurie → Exsikkose → AKI, Nephrokalzinose, chronische Nierenerkrankung
- Gastrointestinal: Erbrechen, Obstipation, Ulkus, Pankreatitis
- Neuromuskulär: Muskelschwäche
- Sonstige: metastatische Kalzifizierungen an den Konjunktiven, Lunge, Gelenken

Diagnostisches Vorgehen
- Benötigt:
    - Ca^{2+} (komplett und ionisiert),
    - Albumin,
    - TSH,
    - CK,
    - PTH,
    - Vitamin D_3,
    - Kreatinin,

- Harnstoff,
- alkalische Phosphatase,
- Eiweißelektrophorese,
- Immunfixation,
- Proteinuriediagnostik,
- ggf. ACE,
- lösl. IL2-Rezeptor,
- PTH-related Peptide,
- EKG,
- Röntgen-Thorax,
- Tumorscreening (PSA, ÖGD, Koloskopie etc.)
- Ca^{2+} ionisiert hoch, PTH hoch → prim. Hyperparathyreoidismus (prim. HPT)
- Ca^{2+} ionisiert hoch, PTH niedrig, Vit D_3 hoch → Sarkoidose (und andere granulomatöse Erkrankungen wie Tbc etc.)
- Ca^{2+} ionisiert hoch, PTH niedrig, Vit D_3 niedrig → Tumorverdacht (paraneoplastisch, Knochenmetastasen)

Therapie
- **Kausale Therapie** (onkologische Behandlung, Parathyreoidektomie etc.)
- **Vermeidung der weiteren Zufuhr** (!), Thiazide absetzen, Vitamin A und D absetzen
- **Ca^{2+}-Elimination:**
  - Steigerung der **renalen Exkretion**:
    - Gabe von NaCl 0,9 % → 1. Ausgleich der meist bestehenden Hypovolämie (s. oben), 2. Ca^{2+}-Exkretion tubulär ist flussabhängig → 2–4 l (–10 l) werden benötigt, sofern dies hämodynamisch möglich ist.
    - Forcierte Diurese: weitere Steigerung der tubulären Exkretion durch Hinzunahme eines Schleifendiuretikums: z. B. 20–40 mg Furosemid in jeden Liter NaCl (bei NI entsprechend mehr); Cave: genaue Bilanzierung notwendig Furosemid
  - Hemmung der **Knochenresorption**:
    - **Bisphosphonate** (induziert Apoptose der Osteoklasten), Wirkung erst nach 1–3 Tagen

ⓘ Dosierung
Pamidronat
- Substitution in NaCl 0,9 % über 4 h
- Wirkdauer: ca. 4 Wochen:
- Ca^{2+} < 3 mmol/l → 30 mg
- Ca^{2+} 3–3,5 mmol/l → 60 mg
- Ca^{2+} > 3,5 mmol/l → 90 mg
- Bei eGFR < 30 ml/min: **Ibandronat**: 2 mg i. v. (kann „off-label" höher dosiert werden (bis 6 mg i. v. mehrmals im Abstand weniger Tage)
- Die Wirkung setzt erst nach 2–3 Tagen ein

- **Dexamethason**: 40 mg/Tag für 5 Tage → v. a. bei Myelom, Lymphomen, granulomatösen Erkrankungen und schwerer Hyperkalzämie
- **Denusomab** (RANKL-Antikörper), wenn Bisphosphonate nicht helfen: 120 mg s. c.
  - Die Wirkung setzt erst nach 2–3 Tagen ein.
- **Calcitonin**: 100 I. E./Tag i. m. oder s. c. oder 1 I. E./kg KG/h i. v. → Ca^{2+}-Senkung um 0,5 mmol/l
  - Tachyphylaxie (wirkt rasch, aber nur für wenige Tage)
- **Mithramycin**: bei tumorassoziierter Hyperkalzämie: 25 µg/kg KG in 8 h, ggf. Wiederholung nach 24 h
  - Nebenwirkungen: Thrombopenie, leber- und nierentoxisch
- **Hämodialyse** mit niedrigem Dialysat-Ca^{2+}

Therapie der hyperkalzämischen Krise (Ca2+ > 3,5 mmol/l, Lebensgefahr) hyperkalzämische Krise
- NaCl 0,9 % 2 l über eine Stunde
- NaCl 0,9 % 500 ml/h + Furosemid 20 mg/h i. v. ("in jede Literflasche 40 mg Furosemid")
- Dexamethason 40 mg i. v.
- Pamidronat 90 mg über 4 h i. v. *oder* bei NI: Ibandronat 2 (–6) mg i. v. als Kurzinfusion über 15 min
- Hämodialyse bei Ineffektivität oder primär bei AKI

15.4.10 Phosphat

Hypophosphatämie (Phosphat < 0,8 mmol/l)
- **Ätiologie:**
  - Auf ITS meist bedingt durch Hypo-, oder Hyperalimentation, renale Verluste, Nierenersatzverfahren (v. a. die kontinuierlichen RRT)
  - GI-Verluste
- **Klinik:**
  - Herzkontraktilität reduziert → HZV erniedrigt, resp. Insuffizienz, O_2–Gehalt des Gewebes reduziert (Verschiebung der O_2–Bindungskurve),
  - Vigilanzminderung bis zum Koma, Myopathie
- **Therapie:**
  - Vor allem bei kritischer Hypophosphatämie mit Werten < 0,4 mmol/l
  - Natriumphosphat (= Glycerophosphat-Natrium, 1 mmol/ml): 5–10 mmol/h (bis 80 mmol/h) i. v.
  - Kaliumphosphat → wie Natriumphosphat

Hyperphosphatämie (Phosphat > 1,5 mmol/l)
- **Ätiologie**: Niereninsuffizienz, Zellzerfall (Tumorlyse, Rhabdomyolyse, Hitzschlag, maligne Hyperthermie), Laktatazidose, Bisphosphonate, Hypoparathyreoidismus
- **Klinik**: Hypokalzämie → Tetanie → sekundärer HPT, vaskuläre und Gewebskalzifikationen (hohe Mortalität)

- **Therapie:** Ziel im Normbereich
  - eGFR normal → NaCl 0,9 % 100–200 ml/h i. v.
  - eGFR niedrig → Hämodialyse

15.4.11 Magnesium

Hypomagnesiämie (Mg2+ < 0,7 mmol/l)
▶ Die Hypomagnesiämie ist eine häufige Störung auf ITS (40–60 %) und sehr oft assoziiert mit anderen Störungen wie einer Hypokaliämie, Hypokalzämie oder einer Alkalose.

- **Ätiologie:**
  - Renale Verluste (RTA, hereditäre Nierenerkrankungen, Diuretika, Aminoglykoside, Amphotericin B, Ciclosporin A, Cisplatin, Hyperaldosteronismus)
  - GI-Verluste, Malabsorption, akute Pankreatitis
  - Weitere: Katecholaminexzess, Alkoholismus, postoperativ
- **Klinik:**
  - Erhöhte neuromuskuläre Erregbarkeit → Tetanie
  - Kardial: ventrikuläre Arrhythmien (v. a. nach Revaskularisation)
  - EKG: verlängerte QT-Zeit, U-Welle, spitzes T
- **Diagnostisches Vorgehen:**
  - In unklaren Fällen: Mg^{2+}_{Urin}: < 24 mg/24 h → kein renaler Verlust
- **Therapie**
  - Bei symptomatischer Hypomagnesiämie
  - Mg^{2+} 50 % → 1 Amp = 10 ml = 20 mmol = 486 mg
    - Initial: 1–2 g (≈ 20–40 ml) in 500 ml G5 % über 2 h
    - Dann: 4–6 g in 1 l G5 % über 24 h
  - Engmaschige Kontrolle des Reflexstatus → Hyporeflexie bei Überdosierung
  - Engmaschige Kontrolle von Mg^{2+}
  - EKG-Monitoring
  - Cave bei NI → Dosisreduktion

Hypermagnesiämie (Mg2+ > 1,0 mmol/l)
- Eine symptomatische Hypermagnesiämie tritt meist nur bei eingeschränkter Nierenfunktion, seltener bei vermehrter oraler Mg^{2+}-Aufnahme (Antazida, Laxanzien) auf.
- **Ätiologie:**
  - Niereninsuffizienz, Mg^{2+}-Exzess (Eklampsietherapie, Laxanzien, Antazida, Theophyllin, Lithium), prim. HPT, Tumorlysesyndrom, Morbus Addison, Hypothyreose
- **Klinik:**
  - Mg^{2+} besitzt eine curareähnliche Wirkung und blockiert effektiv Kalziumkanäle
  - Neuromuskulär: Lethargie, Hyporeflexie, Somnolenz, Paralyse, Ileus, Mydriasis (Parasympathikusblockade)
  - Kardial: Hypotonie, Bradykardie, Herzstillstand
  - EKG: PQ-Verlängerung, QRS-Verbreiterung, ST-Streckensenkung

- **Diagnostisches Vorgehen:**
  - Benötigt werden: Mg^{2+}, K^+, Ca^{2+}, Kreatinin, LDH
- **Therapie**
  - eGFR > 10 ml/min → Volumenexpansion (ggf. forcierte Diurese)
  - eGFR < 10 ml/min → Hämodialyse
  - Bei Ausgeprägten → „Antagonisierung" mit 20–30 ml Kalziumglukonat 10 % langsam i. v.

15.5 Störungen des Säure-Basen-Haushalts

15.5.1 Allgemeines

- Die Aufrechterhaltung eines konstanten pH-Wertes innerhalb eines engen Bereichs ist für das Überleben essenziell. Größere Abweichungen führen zu Elektrolytverschiebungen, Herabsetzung der Myokardkontraktilität, ineffizienter Enzymwirkung, fehlerhafter Proteinfaltung, etc.
- Das Erkennen einer Azidose oder einer Alkalose ist daher gerade für den Intensivmediziner von großer Bedeutung.
- Die Analyse des Säure-Basen-Haushalts geht jedoch weit über das bloße Erfassen einer pathologischen Protonenkonzentration hinaus: sie liefert häufig wichtige Aussagen über teilweise nicht apparente Krankheitszustände und sollte daher zum Routine-Check jedes Intensivpatienten gehören.

15.5.2 Grundlagen des Säure-Basen-Haushalts

(◘ Abb. 15.6)
- Protonen [H^+] fallen physiologisch permanent an und müssen eliminiert werden:
  - flüchtige Säuren: CO_2 (ca. 15.000 mmol/Tag) → Lunge
  - nichtflüchtige Säuren: H_2SO_4 (ca. 80 mmol/Tag) → Niere
- Veränderungen des pH-Werts entstehen durch:
  - Hypo- oder Hyperventilation
  - Exkretionsstörung der Niere
    - Zusatz einer Säure
    - Verlust von HCO_3^- (tatsächlich entspricht das einem Zusatz von HCl)
- Der Körper verfügt über mehrere Verteidigungslinien, durch die Veränderungen von [H^+] minimiert werden.
- Die Ausschöpfung aller Kompensationsmechanismen benötigt mehrere Tage!
- Die zentralen Aufgaben der Niere sind Bikarbonatrückresorption, Säureelimination und Bikarbonatexkretion (◘ Abb. 15.7) (nicht gezeigt, findet distal statt):
- Die eigentliche Elimination von [H^+] erfolgt distal als Ammoniumion (NH_4^+) und ist vom Natriumangebot und der Aldosteronwirkung abhängig.

Nephrologie

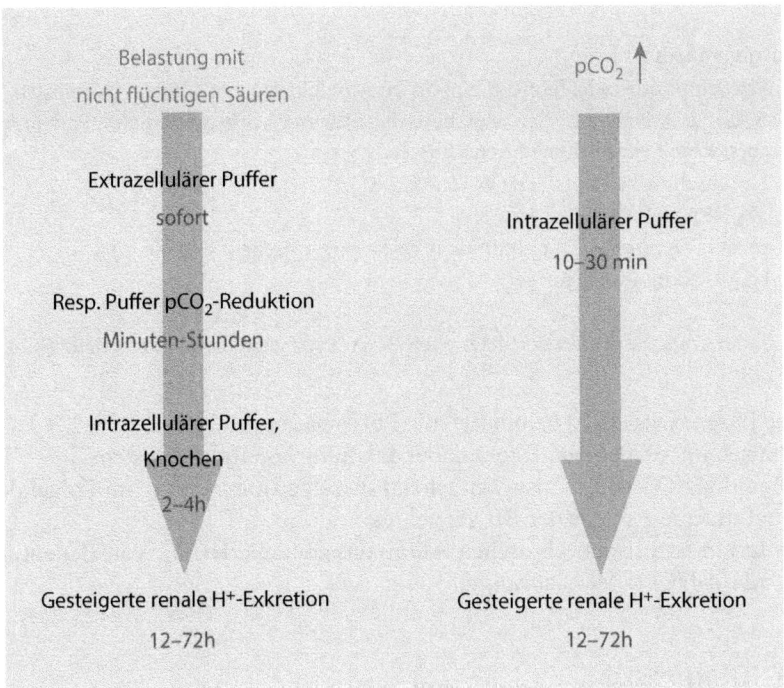

◘ Abb. 15.6 Regulierung des Säure-Basen-Haushaltes

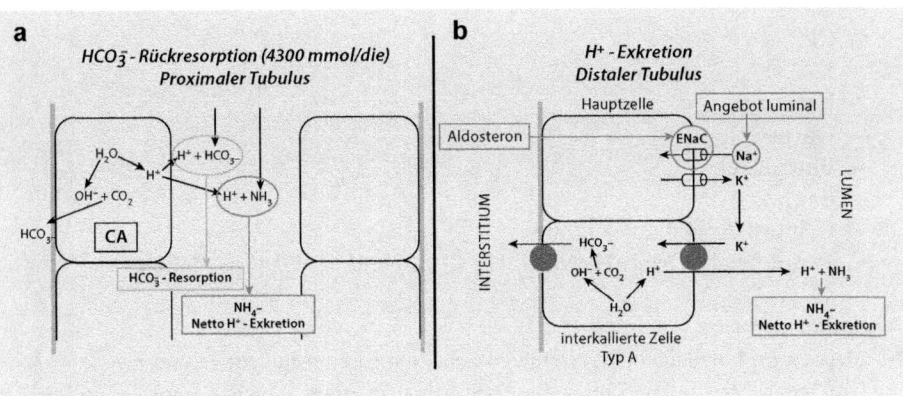

◘ Abb. 15.7 a, b HCO_3^--Rückresorption und H^+-Exkretion

- Angesichts der komplexen Zusammenhänge sollte für die schnelle und korrekte Einschätzung des Säure-Basen-Haushalts folgender einfacher Algorithmus bei jedem Intensivpatienten durchgeführt werden (s. u.), alle Schritte müssen dabei *immer* durchlaufen werden.
- Grundlage ist die Blutgasanalyse sowie die Parameter Na^+, Cl^- und HCO_3^-

> **Blutgasanalyse**
> Um eine respiratorische Säure-Basen-Störung detektieren zu können, ist eine arterielle BGA nötig. Wenn eine rein metabolische Störung vorliegt und der Patient nicht schwerst krank ist, reicht eine venöse BGA.
> Durchschnittlich liegt in einer venösen BGA:
> - pH-Wert: 0,03–0,04 niedriger
> - pCO_2: 7–8 mmHg höher (gilt nicht bei respiratorischen Störungen)
> - HCO_3^-: 2 mmol/l niedriger
>
> als in der korrespondierenden arteriellen BGA. Im Zweifel: immer arterielle BGA.

- Der Basenexzess (BE) beinhaltet alle Pufferbasen.
- Klinisch im Vordergrund steht dabei das Bikarbonatpuffersystem.
  BE und HCO_3^- liefern also weitgehend dieselbe Information, im Folgenden wird daher auf die Angabe des BE verzichtet
- Weiterhin ist für den klinischen Alltag das aktuelle HCO_3^- von Bedeutung, das Standard-HCO_3^- ist nachrangig.

15.5.3 Diagnostik

- Benötigt werden:
    - BGA,
    - Na^+,
    - Cl^-,
    - K^+,
    - Kreatinin,
    - Harnstoff,
    - Blutzucker,
    - Laktat,
    - Urinteststreifen auf Ketone
- Ggf. zusätzlich: Urin-pH, Na^+ i. U., Cl^- i. U., K^+ i. U., Osmolalität

Algorithmus

> Mit den im Folgenden dargestellten 4 Schritten ist eine eindeutige und rasche Analyse jeder relevanten Säuren-Basen-Störung möglich. Auch komplexe und inapparente Zustände werden zuverlässig erkannt.

- **1. Liegt eine Säure-Basen-Störung vor? Wenn ja, welche?**

(Tab. 15.14)
- pH < 7,35 → Azidose
- pH > 7,45 → Alkalose

Nephrologie

Tab. 15.14 Störungen des Säure-Basen-Haushalts

	pH-Wert	H^+-Konzentration	Primäre Störung	Sekundäre Kompensation
Metabolische Azidose	↓	↑	HCO_3 ↓	pCO_2 ↓
Metabolische Alkalose	↑	↓	HCO_3 ↑	pCO_2 ↑
Respiratorische Azidose	↓	↑	pCO_2 ↑	HCO_3 ↑
Respiratorische Alkalose	↑	↓	pCO_2 ↓	HCO_3 ↓

Anmerkung: Die gleichsinnige Veränderung von HCO_3^- und pCO_2 ist Ausdruck einer einfachen SB-Störung. Um gemischte SB-Störungen zu entdecken, muss das Maß der Kompensation untersucht werden.

Tab. 15.15 Kompensation und Störungen des Säure-Basen-Haushalts

	Primäre Störung	Kompensation
Akute respiratorische Azidose	pCO_2 ↑	HCO_3 ↑ 0,1 mmol/l pro mmHg
Akute respiratorische Alkalose	pCO_2 ↓	HCO_3 ↓ 0,1 mmol/l pro mmHg
Chronische respiratorische Azidose	pCO_2 ↑	HCO_3 ↑ 0,3 mmol/l pro mmHg
Chronische respiratorische Alkalose	pCO_2 ↓	HCO_3 ↓ 0,3 mmol/l pro mmHg
Metabolische Azidose	HCO_3 ↓	pCO_2 ↓ 1,2 mmHg pro mmol/l
Metabolische Alkalose	HCO_3 ↑	pCO_2 ↑ 0,7 mmHg pro mmol/l

Anmerkung: Eine respiratorische Azidose und Alkalose schließen sich gegenseitig aus. Es ist jedoch möglich und auch häufig, dass sich mehrere metabolische SB-Störungen überlagern. Hierbei können pH, pCO_2 und HCO_3^- sogar normwertig sein.

> Die uns zur Verfügung stehenden Parameter spiegeln nur die Situation im Extrazellulärraum wider. Vermutlich ist der intrazelluläre pH-Wert allerdings von deutlich größerer Bedeutung. Der Einsatz von puffernden Substanzen sollte daher nie nur von der BGA abhängig gemacht werden. Zum Verständnis wichtig: CO_2 (und THAM) passieren die Zellmembran nach intrazellulär, HCO_3^- nicht.

- **2. Ist die Kompensation adäquat?**

(**Tab. 15.15**)
— Mit Ausnahme einer chronischen respiratorischen Azidose (z. B. langjährige COPD) ist eine Normalisierung des pH als Ausdruck einer Kompensation nicht zu erwarten.

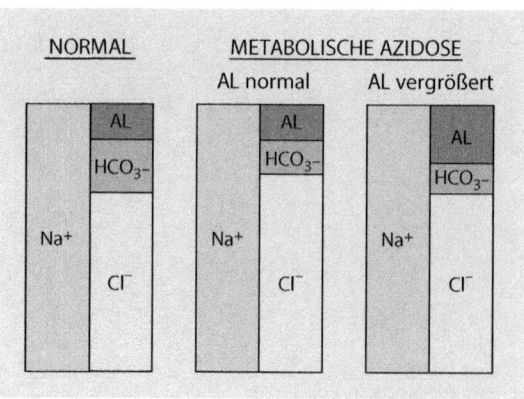

Abb. 15.8 Anionenlücke

- Die in der Tabelle angegeben Werte sind empirisch erhoben und stellen die maximale Kompensationsleistung dar.
- Abweichungen davon zeugen von einer nicht adäquaten Kompensation und zeigen eine **gemischte Störung** an.

3. Bestimmung der Anionenlücke (AL)
(Abb. 15.8)
- Die Anionenlücke ist zur Differenzierung einer **metabolischen Azidose** äußerst wertvoll (Abb. 15.8).
- In vielen Fällen ist zwar die Ursache der Azidose hier bereits erkannt (meistens Laktatazidose) und in der akuten Situation mag auf die Berechnung der AL verzichtet werden.
- Prinzipiell sollte die Anionenlücke jedoch immer berechnet werden, weil sie:
  – hilft, gemischte Störungen aufzudecken,
  – eine Analyse des Säure-Basen-Haushalts auch nach Pufferung mit Natriumbikarbonat erlaubt,
  – zusätzliche Informationen bietet.
- $AL = Na^+ - (Cl^- + HCO_3^-)$
  – Physiologischer Normbereich: 12 ± 2 mmol/l
  – Bei Hypalbuminämie (95 % aller Patienten auf ITS): Erniedrigung der AL um 2,5 mmol/l je Albuminabfall um 10 g/l.
- Eine metabolische Azidose mit normaler AL kommt zustande durch Zufuhr von HCl (Ausnahme) oder durch HCO_3^--Verlust (Subtraktionsazidose).
- Zur Erhaltung der Elektroneutralität kommt es zu einer vermehrten Rückresorption von Cl^- und damit zu einer **hyperchlorämischen Azidose**.
- Bei Zufuhr (Additionsazidose) von nicht flüchtigen Säuren (außer HCl) erhöht das zurückbleibende Anion (z. B. Laktat) die AL und führt so zum Bild der **normochlorämischen Azidose** mit vergrößerter AL.
- Die alleinige Bestimmung von Cl^- ist allerdings häufig nicht ausreichend, die AL dagegen ist immer genau.

> Unabhängig von den Werten der BGA bedeutet eine vergrößerte Anionenlücke > 20 mmol/l immer eine relevante metabolische Azidose (Tab. 15.16).

Nephrologie

Tab. 15.16 Differenzierung der Anionenlücke

Normale Anionenlücke	Vergrößerte Anionenlücke	
Hyperalimation	Methanol	Ketoazidose
Azetazolamide, Amphotericin	Urämie	Urämie
Renal tubuläre Azidose	Diabetische Ketoazidose	Salizyl-
Diarrhö	Paraldehyde, Toluol	Säure
Ureteral diversions	Iron, Isoniazid	Methanol
Pankreasfistel	Laktatazidose	Aethylenglykol
Saline resuscitation	Ethanol, Ethylenglykol	Urämie
	Salizylate	Laktatazidose

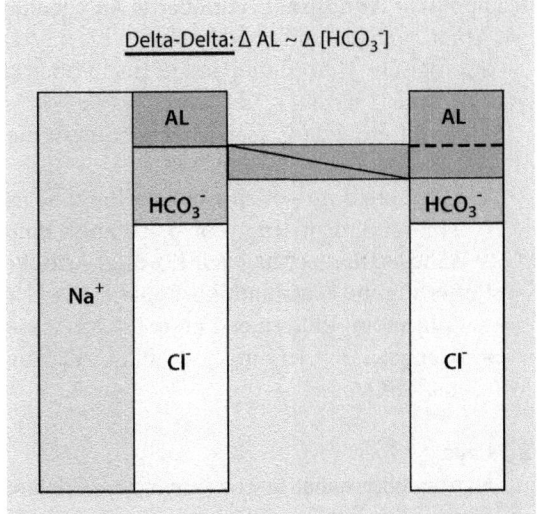

Abb. 15.9 Bestimmung von Delta-Delta

- Bei V. a. eine Intoxikation als Ursache einer Anionen-positiven metabolischen Azidose bringt die Bestimmung der **osmotischen Lücke** Klarheit:
  - Osmotische Lücke = gemessene Osmolalität – errechnete Osmolalitätosmotische Lücke
    - Errechnete Osmolalität = $Na^+ \times 2 + 20$ mmol/l
    - Oder genauer = $Na^+ \times 2$ + Harnstoff + Blutzucker (in mmol/l)
  - Eine positive osmotische Lücke beweist das Vorhandensein ungemessener osmotisch wirksamer Moleküle, meist Methanol, Ethylenglykol oder Toluol.

- **4. Bestimmung der Delta-Ratio (auch: Delta-Delta)**
(Abb. 15.9)
- Ermöglicht es, mehrere gleichzeitig bestehende metabolische Störungen nachzuweisen.
- Bei einer einfachen Additionsazidose sollte der Verbrauch an HCO_3^- (= erstes Delta) dem Zuwachs der Anionenlücke (= zweites Delta) durch die entstandene Base (das ungemessene Anion) entsprechen.

- Abweichungen von der Delta-Delta-Regel sind immer auf eine zusätzliche Addition oder Subtraktion von HCO_3^- zurückzuführen!
- Es gilt also:
    - (AL − physiologische AL) = (HCO_3^- − physiologischem HCO_3^-) oder
    - einfacher: AL-12 mmol/l + HCO_3^- = 24 mmol/l.
- Abweichungen sprechen für das zusätzliche Vorliegen:
    - einer metabolischen Alkalose, wenn: AL − 12 + HCO_3^- > 30 mmol/l oder
    - einer metabolischen Azidose mit normaler AL, wenn: AL − 12 + HCO_3^- < 23 mmol/l

15.5.4 Metabolische Azidose

Metabolische Azidose mit vergrößerter Anionenlücke
- Am häufigsten und bedrohlichsten ist die AL-positive metabolische Azidose. Ihre ätiologische Einordnung ist bereits in oben stehendem Algorithmus enthalten.
- Therapie:
    - Beseitigung der Ursache: behebt meist die Azidose!
    - Ketoazidose → Insulin
    - Laktatazidose → Sepsisbehandlung, Schockbehandlung
    - Methanol, Ethylenglycol → Ethanol, Fomepizol, Dialyse
    - Salicylsäure → Magenentleerung, Aktivkohle, ggf. Dialyse
- Pufferung mit Natriumbikarbonat 8,4 % (1 ml entspricht 1 mmol)
    - Allgemein: Puffern erst ab pH < 7,1, Ziel-pH ≥ 7,2, Cave: Überkompensation
    - Menge: 1/3 × KG in kg × HCO_3^--Defizit in mmol (= ml), davon 50 %, dann nach BGA

> **Cave**
> Natriumbikarbonat führt zu einer intrazellulären Azidose, was die Situation wahrscheinlich verschlimmert! Es gibt darüber hinaus keine Evidenz, dass die Pufferung überhaupt etwas bringt.

- Entgegen der landläufigen Meinung ist die Durchführung einer Dialyse zum Ausgleich einer Azidose in Bezug auf Schnelligkeit der intravenösen Natriumbikarbonatapplikation unterlegen.
- Der Vorteil der Dialyse besteht in der Limitierung einer Hypernatriämie, die bei Pufferung mit Natriumbikarbonat regelhaft auftritt
- Eine Alternative ist die Pufferung mit Trishydroximethylaminomethan (THAM, TRIS, Trometamol):
    - THAM bindet H^+ und wird renal ausgeschieden (Kontraindikation: Anurie/Oligurie).
    - Es führt zu einem Anstieg von HCO_3^- und einem Abfall von pCO_2, was zu einer Atemdepression führen kann.
    - Es führt nicht zu einer intrazellulären Azidose.
    - Weitere Nebenwirkungen sind Hypoglykämie, Hyperkaliämie (darf daher nicht bei Azidose mit Hyperkaliämie eingesetzt werden!), osmotische Diurese und Senkung des systemischen Widerstands sowie des intrakraniellen Drucks.

Nephrologie

- Gesamtmenge: ca. 0,1 × KG in kg × negativer BE in mmol
- Start mit 1 mmol/kg KG i. v. für 30 min, dann halbieren
- Engmaschige BGA-Kontrollen, streng zentralvenös verabreichen (pH 10!)
- Eine weitere wichtige Einschränkung bei der Verwendung von Natriumbikarbonat besteht bei Hyperkapnie, da im Rahmen der Pufferung CO_2 und Wasser (Cave: hydropische Dekompensation) entsteht. Auch in diesem Fall muss ggf. auf THAM ausgewichen werden.

- **Metabolische Azidose mit normaler Anionenlücke**
- Eine weitere Differenzierung der oben beschriebenen Ätiologien erfolgt durch die Bestimmung der sog. Urinanionenlücke.
- Sie gibt Aufschluss darüber, ob eine renale H^+-Exkretionsstörung (distale renal-tubuläre Azidose) oder ein (meist durch Diarrhö bedingter) HCO_3^- -Verlust vorliegt.
- Dies sind auch die häufigsten Ursachen für eine relevante Azidose → nephrologisches Konsil
- Urin-AL = Na^+_{Urin} + K^+_{Urin} − Cl^-_{Urin}
  - > 0: H^+-Exkretionsstörung
  - < 0: HCO_3^--Verlust
- Therapie:
  - Beseitigung der Ursache
  - Pufferung mit Natriumbikarbonat wie oben angegeben

15.5.5 Metabolische Alkalose

- Alkalosen können aufgrund der begrenzten respiratorischen Kompensationsmöglichkeiten rasch bedrohlich werden.
- Zudem toleriert der Körper eine Alkalose weniger gut als eine Azidose.
- Eine rasche diagnostische Einordnung, engmaschige Überwachung und unverzügliche Therapie sind daher essenziell.
- Sie entsteht entweder durch Verlust von Säuren, Basenzufuhr oder H^+-Shift über die Zellmembran (◘ Tab. 15.17).
- Da die Niere normalerweise einen Basenüberschuss problemlos in kürzester Zeit beseitigen kann, ist für die Aufrechterhaltung einer metabolischen Alkalose **immer** eine zusätzliche Pathologie erforderlich:
  - Hypovolämie (erniedrigtes EZV, Kontraktionsalkalose → häufig!)
  - Hypochlorämie
  - Hypokaliämie
  - Hyperkapnie
  - Hyperaldosteronismus
- In allen Fällen wird hierbei die Exkretionsfähigkeit des Tubulus für HCO_3^- durch unterschiedliche Mechanismen reduziert.
- Um eine metabolische Alkalose zu beseitigen, muss diese 2. Störung behoben werden.
- Bei stark eingeschränkter eGFR ist die Exkretionsleistung der Niere ebenfalls herabgesetzt, meist ist dann Erbrechen, Verlust von HCL über Magensonde oder inadäquate Bikarbonatzufuhr die Ursache für die Alkalose.

Tab. 15.17 Metabolische Alkalose

Ursache	Beispiele
Verlust von Säuren über GI-Trakt	Erbrechen, Magensonde Chloriddiarrhö (hereditär, villöses Adenom, zystische Fibrose) Antazidatherapie
Verlust von Säuren über die Nieren	Diuretika Hyperkalzämie (z. B. Milch-Alkali-Syndrom) Post Hyperkapnie
Hyperaldosteronismus	Herzinsuffizienz Leberzirrhose nephrotisches Syndrom Nierenarterienstenose Conn-Syndrom Therapie mit Penicillinen
Seltene Erkrankungen	Bartter-Syndrom Gitelman-Syndrom Liddle-Syndrom Adrenogenitales Syndrom M. Cushing
Basenzufuhr	Natriumbikarbonattherapie Blutmassentransfusion
H^+-Shift nach intrazellulär	Hypokaliämie

- **Aus klinischer Sicht werden unterschieden**
- **Salzsensitive Alkalose**: Am weitaus häufigsten sind die salzsensitiven, mit erniedrigtem EZV einhergehenden Alkalosen (oben mit * gekennzeichnet). Diese sind leicht zu detektieren durch:
  - Klinische Untersuchung → EZV erniedrigt (Exsikkose)?
  - Hypotonie mit promptem Anstieg auf NaCl 0,9 %
  - Cl^- im Urin < 20 mmol/l (häufig < 10 mmol/l), nicht bei Diuretikaeinnahme!
  - Urin-pH: häufig < 5,5
  - Hypokaliämie ist häufig (Erbrechen, Diuretika), aber meist moderat

> Nicht selten ist eine metabolische Alkalose ein deutlicher Hinweis auf ein erniedrigtes EZV.

- **Therapie**:
  - Zufuhr von NaCl 0,9 % (bei Hypokaliämie zusätzlich KCl und ggf. Mg^{2+})
  - Monitoring: Urin-pH steigt auf > 7
  - Ursachenbeseitigung: Erbrechen, Magensonde (ggf. PPI) etc.
- **Salzresistente Alkalose:**
  - Klinische Untersuchung → EZV erhöht (Ödeme)?
  - Herzinsuffizienz, Leberzirrhose, nephrotisches Syndrom
  - Schwere Hypokaliämie (meist < 2 mmol/l)

Nephrologie

- Bestimmung von Aldosteron, Renin, Cortisol
- Rücksprache mit Nephrologen
- Therapie bei erhöhtem EZV:
  - Pause von Schleifendiuretika und Thiaziden wenn möglich
  - Acetazolamid (Diamox maximal 2 × 500 mg), Cave: K^+
  - Ggf. HCl (s. unten)
  - Dialyse
- Therapie bei endokriner Ursache:
  - Rücksprache mit Nephrologen
  - Ggf. Spironolacton, Amilorid
  - Chirurgische Tumorentfernung
  - K^+ < 2,0 mmol/l: KCl-Substitution, wenn K^+ > 3,0 mmol/l liegt meist wieder eine salzsensitive Alkalose vor → weiter NaCl 0,9 %
- **Bedrohliche Alkalosen (pH > 7,6) oder therapierefraktäre Alkalosen:**
  - HCl-Infusion: Menge HCl in mmol = 0,5 × KG in kg × HCO_3^--Überschuss als isotone Lösung (150 mmol/l) via ZVK über 8–24 h
- **Akute Nierenschädigung:**
  - Bikarbonatzufuhr?
  - Erbrechen, Verluste über Magensonde?
  - Therapie:
  - Ursachenbeseitigung: Erbrechen, Magensonde (ggf. PPI) etc.
  - HCl-Infusion: s. oben
  - Dialyse (wichtig Dialysat mit niedrigem HCO_3^--Zusatz)

15.5.6 Respiratorische Azidose

Ursachen für eine Hypoventilation
- **Primär nicht gestörte Atemmechanik (erhöhte Ventilationsbelastung)**
  - Obstruktion der oberen Atemwege (Fremdkörper, Angioödem, Laryngospasmus, Schlafapnoe, Trauma)
  - Obstruktion der unteren Atemwege (Lungenödem, Bronchospasmus, Bronchiolitis, Sekret)
  - Erhöhter Ventilationsbedarf (Lungenembolie, Sepsis, Kohlenhydratzufuhr, Hypovolämie)
  - Restriktive Lungenerkrankung (Pneumonie, ARDS, Atelektase)
- **Atempumpe/Atemantrieb geschwächt:**
  - ZNS (SHT, Hirnödem, Tumor, Enzephalitis, Sedativa, Opiate etc.)
  - Neuromuskulär (GBS, Myasthenie, Botulismus, Organophosphate, Kaliumstörung, Status epilepticus, Querschnittsläsion)
  - Rippenfraktur, Pneumothorax, abdomineller Druck (Aszites)
- Eine rasche Klärung, ob eine Störung der Atempumpe/Atemantrieb oder eine erhöhte Ventilationsbelastung vorliegen, gelingt durch die Berechnung der alveolär-arteriellen pO_2-Differenz:
  - $p_AO_2 - p_aO_2 = [F_iO_2 \times (p_{atm} - p_{H2O}) - (p_aCO_2 \times 1{,}25)] - p_aO_2$
  - $p_AO_2 - p_aO_2 = [0{,}21 \times (760 - 47 \text{ mmHg}) - (p_aCO_2 \times 1{,}25)] - p_aO_2$
  - auf Meereshöhe und bei Raumluft: $p_AO_2 - p_aO_2 = [150 \text{ mmHg} - (p_aCO_2 \times 1{,}25)] - p_aO_2$

- auf Meereshöhe und bei Raumluft sowie normalen respiratorischen Verhältnissen: $p_AO_2 - p_aO_2 = [150\ mmHg - (45\ mmHg \times 1{,}25)] - 75\ mmHg = (150\ mmHg - 56\ mmHg) - 75\ mmHg = 19\ mmHg$
- Bei einer alveolär-arteriellen pO_2-Differenz von ≤ 10 mmHg liegt eine Störung der Atempumpe/Atemantrieb vor.

Therapie
- Beseitigung der Ursache (Atemwege freimachen, Broncholyse, Ödemtherapie, Naloxon, Antibiotika etc.)
- O_2-Gabe (Cave: bei chronischer respiratorischer Azidose wie bei COPD nur wenig O_2)
  - pH > 7,1, pCO_2 < 60 mmHg, Patient wach und alert → weiter, ggf. NIV
  - pH < 7,1, pCO_2 > 60 mmHg Patient komatös → Beatmung (NIV → Intubation)

> Bei rascher Korrektur einer länger bestehenden *respiratorischen Azidose* kommt es zu einer *metabolischen Alkalose*, da die renalen Kompensationsmechanismen (Bikarbonatresorption) nur langsam wieder angepasst werden (*Post-Hyperkapnie-Alkalose*, s. oben). Eine moderate Korrektur des $PaCO_2$ um ca. 10–20 mmHg/h ist daher sinnvoll.

15.5.7 Respiratorische Alkalose

Ursachen
- Hyperventilationssyndrom, Schmerz, Stress, Entzug
- Bei Hypoxämie
- Lungenerkrankung (Embolie, Pneumonie, Ödem, ARDS, Fibrose, Asthma)
  - Anämie
  - Rechts-Links-Shunt
- ZNS-Schädigung (Trauma, Enzephalitis, Tumor, Blutung, Infarkt)
- Infektion/Sepsis (häufig gramnegativ)/Fieber
- Leberzirrhose, Leberinsuffizienz
- Schwangerschaft
- Salicylat-Intoxikation
- Hitzeschock
- Maschinelle Beatmung

Therapie
- In der Regel sind resp. Alkalosen nicht bedrohlich. Sie können jedoch Ausdruck einer ernsthaften Erkrankung (z. B. Embolie bei Hypoxämie) sein.
- Das häufige Hyperventilationssyndrom ist selbstlimitierend (Muskelschwäche durch Alkalose), sollte aber durch Rückatmung oder leichte Benzodiazepingabe beendet werden. Bei Entzug ggf. zentrale Dämpfung mit Clonidin (Catapresan). Bei Schmerzen → ausreichende Analgesie
- Bei allen anderen Ursachen steht die kausale Therapie im Vordergrund.

15.5.8 Therapie der gemischten Säure-Basen-Störungen

- Die Diagnose gemischter Störungen erfolgt leicht durch den beschriebenen Algorithmus. Die Therapie richtet sich prinzipiell nach den Therapieempfehlungen für einfache Störungen. Allerdings sind hier einige Besonderheiten zu nennen.
- Kombinierte metabolische und respiratorische Azidose: bei bestehender Hyperkapnie ist zur Pufferung THAM zu erwägen, da es unter Natriumbikarbonat zu einer weiteren pCO_2-Erhöhung kommt, die nicht abgeatmet werden kann (Cave NW und KI).
- Da es sich häufig um komplexe Situationen handelt, sollte zurückhaltend therapiert werden: die Entscheidung zur medikamentösen Pufferung sollte eher von azidosetypischen Symptomen (Vasodilatation, Rhythmusstörungen, Hyperkaliämie, Anstieg des pulmonalarteriellen Drucks) als allein vom pH abhängig gemacht werden.
- Im Rahmen der permissiven Hyperkapnie ist eine Pufferung selten nötig (in der Regel kommt es innerhalb von 3 h zu einer Wiederherstellung des intrazellulären pH), ansonsten kann THAM eingesetzt werden.

15.6 Glomeruläre Erkrankungen

> In der Regel sind genuin nephrologische Krankheitsbilder auf der ITS eher selten. Bei Verdacht sollte immer umgehend nephrologischer Rat eingeholt werden (◘ Tab. 15.18).

15.6.1 Rapid progressive Glomerulonephritis (RPGN)

- Komplikationen, die zu einem Aufenthalt auf der ITS zwingen, finden sich v. a. bei der RPGN:
  - Rasche Verschlechterung der Nierenfunktion (bis hin zum AKI)
  - Nephritisches Syndrom
  - Oft pulmorenales Syndrom (bei Granulomatose mit Polyangiitis [GPA], mikroskopischer Polyangiitis, Goodpasture-Syndrom) mit der Gefahr einer vital bedrohlichen Lungenblutung

Ätiologie (◘ Tab. 15.19)

Diagnostisches Vorgehen
- Benötigt: Kreatinin, Harnstoff, Urinsediment, Proteinuriediagnostik, Gerinnung, ANCA, Anti-GBM-AK, ANA, ds-DNA-AK, Komplementfaktoren C3, C4, Kryoglobuline, Hepatitisserologie, Blutkultur
- Bei Verdacht sollte unverzüglich eine Nierenbiopsie zur Diagnosesicherung durchgeführt werden.

Tab. 15.18 Einteilung glomerulärer Erkrankungen

Symptomenkomplex	Mechanismus	Krankheitsentitäten
Asymptomatische Hämaturie, rezidivierende Makrohämaturien	Ruptur von glomerulären Kapillaren	Alport-Syndrom IgA-Nephritis
Akutes nephritisches Syndrom	Immunkomplexvermittelte Entzündung	Lupus-Nephritis postinfektiöse Glomerulonephritis MPGN Typ 1 und Typ 2 fibrilläre GN
Nephrotisches Syndrom und asymptomatische Proteinurie	Störung der Permeabilität des glomerulären Filters	„Minimal change disease" (Primäre) FSGS (= fokal segmentale Glomerulosklerose) Membranöse Nephropathie Diabetische Nephropathie Amyloidose, LCDD (= light chain deposition disease)
Rapid progressive Glomerulonephritis	Fokal-proliferative und nekrotisierende GN Ruptur der Bowman-Kapsel mit Halbmondbildung	Small vessel vasculitis: ANCA-assoziiert (GPA) Immunkomplex-GN (SLE) anti-GBM (= glomeruläre Basalmembran) (Goodpasture)
Chronische Nierenerkrankung bei GN	Obliteration von Glomeruli und Nephronverlust	Endstrecke (fast) aller glomerulärer Erkrankungen

Tab. 15.19 Ätiologie der RPGN

RPGN Typ I	Nachweis von Antikörpern gegen die glomeruläre Basalmembran GBM Anti-GBM-Syndrom bei rein renaler Manifestation Goodpasture-Syndrom (pulmorenales Syndrom)
RPGN Typ II	Nachweis von glomerulären Immunkomplexablagerungen Unterschiedliche Formen der Glomerulonephritis (GN): Häufig syst. Lupus erythematodes, Kryoglobulinämie (Hep C), postinfektiöse GN
RPGN Typ III	pauciimmun = keine immunhistologischen Befunde, Kleingefäß-Vaskulitiden mit Nachweis von antineutrophilen zytoplasmatischen Antikörpern (ANCA) i. Serum Granulomatose mit Polyangiitis (GPA, ältere Bezeichnung: *M. Wegener*, meist cANCA) Mikroskopische Polyangiitis (meist pANCA)

Tab. 15.20 Therapie der rapid progressiven Glomerulonephritis (RPGN)

RPGN allgemein	Immunsupressive Therapie mit Cyclophosphamid oder Rituximab und Steroiden
RPGN I	Intensive Plasmapherese mit Austausch von 4 l Plasma täglich gegen Humanalbumin 5 %, bei Blutungen auch gegen FFP, früher Beginn entscheidend!
RPGN II	Kausale Therapie → z. B. antiviral, antibiotisch etc.
RPGN III	Die Datenlage für die Plasmapherese (PLEX) bei pulmorenalem Syndrom ist schlecht. Bei Vorliegen von Antikörpern gegen die Basalmembran (anti-GBM-AK) wird sie von den meisten Zentren empfohlen, Patienten mit schwerer ANCA-Vaskulitis hatten in der PEXIVAS-Studie keinen Benefit von einer PLEX (Walsh et al. 2020).

Therapie (Tab. 15.20)
- Bei AKI → Nierenersatzverfahren

15.6.2 Nephrotisches Syndrom

Die Notwendigkeit zur intensivmedizinischen Betreuung ergibt sich meist aufgrund der damit assoziierten Komplikationen.

Definition
Das nephrotische Syndrom ist gekennzeichnet durch:
- Proteinurie > 3,5 g/Tag
- Ödeme
- Hypalbuminämie
- Hyperlipidämie

Ätiologie
- **Systemische Erkrankungen:**
  - Diabetes mellitus
  - Amyloidose
  - Multiples Myelom
  - Systemischer Lupus erythematodes
  - Tumor: Lunge, Mamma, Kolon, Lymphome u. a.
  - Medikamente (z. B. NSAIDs)
  - Infektionen (z. B. Virushepatitiden)
- **Primäre Glomerulopathien:**
  - Membranöse Glomerulonephritis
  - Fokal segmentale Nephrosklerose
  - Minimal Change Glomerulopathie
  - Andere Ursachen

Komplikationen
- **Thromboembolien** durch Verlust von Gerinnungsfaktoren (TVT, Nierenvenenthrombosen → Lungenembolie, auch arterielle Thrombosen)
- **AKI** (meist im Rahmen der diuretischen Therapie)
- **Infekte** durch Antikörpermangel (meist bakterielle Infekte der Haut und Pneumonien)

Diagnostisches Vorgehen
- Ausschluss einer systemischen Ursache.
- In der Regel ist eine Nierenbiopsie zur Klärung notwendig.

Therapie
- Behandlung der Grunderkrankung → nephrologische Konsultation
- Behandlung des nephrotischen Syndroms selbst:
  - Reduktion der Proteinurie → ACE-Hemmer, AT_1-Blocker
  - Ödemausschwemmung: Diuretika
  - Statine
- Prophylaxe der Komplikationen: Therapeutische Antikoagulation bei Albumin < 20 g/l
- Therapie der Komplikationen:
  - Nierenersatz bei AKI
  - Therapie der thrombembolischen Ereignisse, antibiotische Therapie

- **Sequenzielle Nephronblockade**

> **Indikationen für eine hilfreiche sequenzielle Nephronblockade**
> - Nephrotisches Syndrom
> - Niereninsuffizienz
> - Herzinsuffizienz
> - Leberzirrhose

- Bei der sequenziellen Nephronblockade führt die Kombination von Schleifendiuretika und distal wirkenden Diuretika in adäquater Dosierung zu einer Steigerung der Diurese, da die kompensatorische Natriumresorption als Folge der Monotherapie mit Schleifendiuretika unterbunden wird.
- Zusätzlich kann auch die am proximalen Tubulus stattfindende kompensatorische Natriumrückresorption durch Gabe eines Carboanhydrasehemmers (Azetazolamid) gehemmt werden.

> **Stufenschema der sequenziellen Nephronblockade**
> - Furosemid bis maximal 1 g/Tag i. v. (bis 2 g/Tag p. o.) oder Torasemid 200 m g/Tag p. o.
> - Furosemid kontinuierlich i. v. → 40 mg/h (immer erst ein Bolus von 80–100 mg)
> - Furosemid i. v. 40 mg/h + 2 × 25 mg HCT/Tag p. o.

- Furosemid i. v. 40 mg/h + 2 × 25 mg HCT/Tag p. o. + 2 × 250 mg Azetazolamid/Tag
- Aktuelle Untersuchungen legen nahe, dass Furosemidbolusgaben (1 g/Tag) der kontinuierlichen Applikation überlegen sind.

15.7 Tubulointerstitielle Erkrankungen

15.7.1 Tubulointerstitielle Nephritis

Ätiologie
- Pseudoallergisch: durch Medikamente (NSAID, Antibiotika, Allopurinol etc.)
- Infekte
  - Pyelonephritis (E. coli, Klebsiella, Pseudomonas, Proteus) → Cave: **Urosepsis**
  - Virusinfekte → Hantavirus, HIV
- Cast-Nephropathie bei Multiplem Myelom

Klinik
- Nierenfunktionsverschlechterung → AKI, Elektrolyt- und Säure-Basen-Störungen
- Pseudoallergisch: Exantheme (ca. 25 %)
- Hantavirusinfektion: abdominelle Schmerzen → akutes Abdomen, Thrombopenie
- Pyelonephritis: Flankenschmerzen, evtl. Aufstau

Diagnostisches Vorgehen
- Klinik, Anamnese
- Urindiagnostik: Proteinurie mit führender α_1-Mikroglobulinurie, Leukozyturie, Glukosurie, Eosinophile im Urin, Immunfixation, Urinkultur
- Blutbild: Eosinophilie? Thrombopenie? (bei Hantavirus)
- Hantaserologie
- Sono: Aufstau, Abszesse
- Bei unklarer Ursache: Nierenbiopsie

Therapie
- Behandlung der Ursache: antibiotisch, Medikamentenkarenz
- Prednison 1 mg/kg KG/Tag für 1–2 Wochen

15.7.2 Rhabdomyolyse

- Vasokonstriktion der Vasa afferentia
- Toxische Tubulusschädigung
- Tubuläre Obstruktion durch Myoglobin

Ätiologie Muskelschädigung durch:
- (Liege-)Trauma → Crush-Niere
- Arterieller Verschluss → Extremitätenischämie
- Medikamentös/Toxisch → Statine, Heroin, Kokain, Schlangengift
- Polymyositis

Diagnostisches Vorgehen
- Richtungsweisend ist immer ein AKI einhergehend mit einem dramatischen CK-Anstieg > 10.000 U/l

Therapie
- Siehe AKI, der Fokus liegt auf der Vermeidung einer metabolischen Azidose und einer ausreichenden Volumensubstitution, ggf. auch forcierten Diurese
- Immer ein Kompartmentsyndrom ausschließen (häufig) → ggf. Faszienspaltung

15.8 Kontrastmittelnephropathie

Jodhaltige Röntgenkontrastmittel (KM) können an der Niere grundsätzlich zur medullären Ischämie und Tubulusschädigung führen und damit ein AKI auslösen. Die Inzidenz dieser KM-assoziierten Nierenschädigungen ist allerdings durch die Verwendung niedrig-osmolarer KM deutlich zurückgegangen. Entscheidend für die Durchführung eines KM-CT ist daher – neben der korrekten Indikationsstellung – die Herstellung der Euvolämie des Patienten sowie der Stopp sonstiger nephrotoxischer Substanzen.

15.8.1 Fakten

- Die Inzidenz einer KM-Nephropathie wird leider immer noch deutlich überschätzt. Es besteht die Gefahr einer verzögerten/unzureichenden Diagnostik aus Angst vor einer Verschlechterung der Nierenfunktion.
- Je nach Volumenstatus, KM-Menge und Vorerkrankungen des Patienten kann sich ein milder Kreatininanstieg 2–3 Tage nach KM-Gabe zeigen, welcher ein Maximum um den 5. Tag hat, meist erfolgt eine Restitutio nach 8–10 Tagen.
- Selten persistierende Dialysepflicht.

Risikofaktoren für eine Kontrastmittelnephropathie
- Erhöhtes Risiko bei:
  - Vorbestehender CKD
  - Diabetes mellitus
  - Proteinurie
  - Multiplem Myelom
  - Volumenmangel
  - KM-Menge > 200 ml
  - Hochosmolare KM (keine Verwendung mehr)

Nephrologie

15.8.2 Prävention

- Vor der KM-Gabe (Wieder-)Herstellung einer Euvolämie, es gibt *keine Evidenz für eine prophylaktische Volumengabe*, eher besteht die Gefahr einer Volumenüberladung bei vielen Patienten.
- Pausieren von nephrotoxischen Medikamenten.
- Verwendung niedrig- oder isoosmolarer KM (Standard) sowie Minimierung der KM-Menge.
- Ebenfalls keinen Stellenwert hat eine Post-KM Dialyse oder die Gabe von Diuretika.

15.8.3 Therapie

Es existiert keine spezifische Therapie.

15.9 Erkrankungen der Nierengefäße

15.9.1 Thrombotische Mikroangiopathie (TMA)

Durch Endothelschädigung kommt es zur *intravasalen Gerinnung* mit Thrombozytenaggregation und -verbrauch. Die Folgen sind eine *Coombs-negative Hämolyse* und *Gefäßverschlüsse* (Kapillaren).

Ätiologie
- Thrombotisch-thrombozytopenische Purpura (TTP) → ADAMTS13-Aktivität < 10%
- EHEC-induziertes Hämolytisch-urämisches Syndrom (HUS) → Diarrhoe, Stuhlnachweis
- Atypisches HUS (aHUS) → meist hereditär
- Maligne Hypertonie (RR diastolisch > 120 mmHg, Fundus hypertonicus III°–IV°)
- Renale Krise bei Sklerodermie
- Medikamente: Cyclosporin A, Tacrolimus, Mitomycin C, Cisplatin, Clopidogrel, Chinin u. a.
- HELLP-Syndrom (Hämolyse, „elevated liver enzymes", „low platelets") bei Schwangeren, meist im 3. Trimenon

Klinik
- Neurologische Symptome (Agitiertheit, Krampfanfall, Koma) → v. a. TTP
- Neben renaler Beteiligung (AKI) ggf. weitere Organbeteiligung: Haut (Purpura), Herz, Leber, Pankreas, Darm etc.

Diagnostisches Vorgehen Bei Zeichen einer coombs-negativen hämolytischen Anämie (LDH erhöht, Haptoglobin niedrig, indirektes Bilirubin erhöht) erfolgt die Bestimmung von:
- Thrombopenie mittels Thrombexact-Tests
- Fragmentozyten
- ADAMTS13-Aktivität, Antigen und Antikörper

Therapie
- Siehe auch: AKI
- TTP → Plasmapherese gegen Frischplasma (FFP), Steroide, Rituximab, ggf. Eculizumab, Splenektomie
- aHUS → Eculizumab
- Maligne Hypertonie, Sklerodermie → RR-Senkung mit hoch dosiertem ACE-Hemmer → Verlaufsparameter: LDH
- HELLP-Syndrom → rasche Entbindung

15.9.2 Thrombembolische Ereignisse der Nierengefäße

- Nierenarterienembolie: → meist Vorhofflimmern, Klappenvegetationen, aortale Emboliequelle
- Nierenarterienthrombose: → meist auf dem Boden einer Nierenarterienstenose
- Cholesterinemboliesyndrom: → bei ausgeprägter Atherosklerose, oft nach Intervention flussaufwärts (Katheter, OP). Hierbei handelt es sich um embolische Verschlüsse der Kapillaren durch Cholesterinkristalle aus atheromatösen Plaques.
- Nierenvenenthrombose: → v. a. bei nephrotischem Syndrom (bis 40 %), auch beidseitig

Klinik
- **Nierenarterienembolie:**
  - Flankenschmerzen, LDH-Anstieg, später CRP, Hämaturie,
  - arterielle Hypertonie, Übelkeit, Erbrechen, ggf. weitere arterielle Embolien?
  - AKI bei beidseitig auftretender Embolie
- **Nierenarterienthrombose:**
  - Wie Embolie, evtl. symptomarm
- **Cholesterinemboliesyndrom:**
  - Disseminierte Kapillarembolien: Haut → „blue toes", Livedo reticularis, LDH erhöht
  - Komplement erniedrigt
  - Eosinophilie
  - Rasch sich verschlechternde Nierenfunktion
- **Nierenvenenthrombose:**
  - Akut: Flankenschmerzen, chronisch: keine Symptome
  - Zeichen einer Lungenembolie
  - Proteinurie, Hämaturie, LDH-Anstieg, AKI wenn beidseitig

Diagnostisches Vorgehen
- Cholesterinembolien: Klinik, Eosinophilie, Biopsie
- Alle anderen: klinischer Verdacht → Sonografie, FKDS, Angiografie

Therapie
- **Arterielle Embolie/Thrombose**
  - Gefäßchirurgische Sanierung oder
  - Lyse (systemisch oder lokal) innerhalb maximal 3(–6) h
  - Antikoagulation
  - Lyse oder gefäßchirurgischer Eingriff nur bei beidseitiger Thrombose

Literatur

Bagshaw SM, Wald R et al (2020) Timing of Initiation of Renal-Replacement Therapy in Acute Kidney Injury. N Engl J Med 383(3):240–251

Barbar SD, Clere-Jehl R et al (2018) Timing of renal-replacement therapy in patients with acute kidney injury and sepsis. N Engl J Med 379(15):1431–1442

Becker S, Lang H et al (2023) Efficacy of CytoSorb®: a systematic review and meta-analysis. Crit Care 27(1):215

Bellomo R, Cass A et al (2009) Intensity of continuous renal-replacement therapy in critically ill patients. N Engl J Med 361(17):1627–1638

Bucaloiu ID, Kirchner HL et al (2012) Increased risk of death and de novo chronic kidney disease following reversible acute kidney injury. Kidney Int 81(5):477–485

Coca SG, Yusuf B et al (2009) Long-term risk of mortality and other adverse outcomes after acute kidney injury: a systematic review and meta-analysis. Am J Kidney Dis 53(6):961–973

Felker GM, Lee KL et al (2011) Diuretic strategies in patients with acute decompensated heart failure. N Engl J Med 364(9):797–805

Gaudry S, Hajage D et al (2021) Comparison of two delayed strategies for renal replacement therapy initiation for severe acute kidney injury (AKIKI 2): a multicentre, open-label, randomised, controlled trial. Lancet 397(10281):1293–1300

Greene SJ, Gheorghiade M et al (2013) Haemoconcentration, renal function, and post-discharge outcomes among patients hospitalized for heart failure with reduced ejection fraction: insights from the EVEREST trial. Eur J Heart Fail 15(12):1401

Griffin BR, Liu KD, Teixeira JP (2020) Critical Care Nephrology: Core Curriculum 2020. Am J Kidney Dis 75(3):435–452

Hoste EA, Bagshaw SM et al (2015) Epidemiology of acute kidney injury in critically ill patients: the multinational AKI-EPI study. Intensive Care Med 41(8):1411–1423

Hu J, Liu S, Jia P et al (2016) Protection of remote ischemic preconditioning against acute kidney injury: a systematic review and meta-analysis. Crit Care 20(1):111

Jones J, Holmen J, De Graauw J et al (2012) Association of complete recovery from acute kidney injury with incident CKD stage 3 and all-cause mortality. Am J Kidney Dis 60(3):402–408

Moledina DG, Wilson FP et al (2019) Urine TNF-α and IL-9 for clinical diagnosis of acute interstitial nephritis. JCI Insight 4(10):e127456

Palevsky PM, Zhang JH et al (2008) Intensity of renal support in critically ill patients with acute kidney injury. N Engl J Med 359(1):7–20

Peacock WF, Rafique Z et al (2018 Dec) Real World Evidence for Treatment of Hyperkalemia in the Emergency Department (REVEAL-ED): a multicenter, prospective, observational study. J Emerg Med 55(6):741–750

Semler MW, Self WH et al (2018) Balanced crystalloids versus saline in critically ill adults. N Engl J Med 378(9):829–839

Spasovski G, Vanholder R et al (2014) Clinical practice guideline on diagnosis and treatment of hyponatraemia. Eur J Endocrinol 170(3):G1–G47

Testani JM, Chen J et al (2010) Potential effects of aggressive decongestion during the treatment of decompensated heart failure on renal function and survival. Circulation 122(3):265–272

Verbalis JG, Goldsmith SR et al (2013) Diagnosis, evaluation, and treatment of hyponatremia: expert panel recommendations. Am J Med 126(10 Suppl 1):S1–S42

Walsh M, Merkel PA et al (2020) Plasma exchange and glucocorticoids in severe ANCA-associated vasculitis. N Engl J Med 382(7):622–631

Onkologie

Boris Böll und Oliver A. Cornely

Inhaltsverzeichnis

16.1 Fieber in der Neutropenie/„Aplasie" – 634

16.2 Tumorlysesyndrom – 636
16.2.1 Definition – 636
16.2.2 Risikofaktoren – 636
16.2.3 Pathogenese – 636
16.2.4 Diagnose – 637
16.2.5 Klinik – 638
16.2.6 Therapie – 640

16.3 Obere Einflussstauung oder V.-cava-superior-Syndrom – 641
16.3.1 Definition – 641
16.3.2 Ätiologie – 641
16.3.3 Klinik – 642
16.3.4 Diagnostik – 642
16.3.5 Therapie – 642

16.4 Spinalkompression – 643
16.4.1 Ätiologie – 643
16.4.2 Klinik – 643
16.4.3 Diagnostik – 644
16.4.4 Therapie – 644

© Der/die Autor(en), exklusiv lizenziert an Springer-Verlag GmbH, DE, ein Teil von Springer Nature 2026
T. Wengenmayer et al. (Hrsg.), *Repetitorium Internistische Intensivmedizin*,
https://doi.org/10.1007/978-3-662-71761-5_16

16.1 Fieber in der Neutropenie/„Aplasie"

> Fieber in der Neutropenie: Neutrophile < 500/μl und Temperatur ≥ 38,0°C. Fieber in der Neutropenie bedarf einer notfallmäßigen Abklärung und sofortiger Therapie! Die Wahl der antiinfektiven Therapie sollte sich dabei an der lokalen Resistenzlage und einer Besiedelung des Patienten orientieren, sofern diese bekannt ist.

- Ursachen des Fiebers (Tab. 16.1) können Infektionen mit folgenden Erregern sein:
- Bakterielle Erreger (häufigste Ursache)
    - Grampositive Erreger (z. B. koagulasenegative Staphylokokken, vergrünende Streptokokken, Staph. aureus)
    - Gramnegative Erreger (Enterobacteriaceae, Pseudomonas u. v. m.)
- Pilze (Aspergillus, Candida)
- Viren (HSV, VZV, CMV, SAR-CoV-2, Influenza A/B, Parainfluenza I-IV, RSV, Adenovirus u. a.)

> Mehrere randomisierte Studien zeigten keinen Vorteil einer empirischen Therapie mit Vancomycin. Teicoplanin ist in dieser Indikation nicht hinreichend untersucht worden. Bei bekannter Kolonisation des Patienten mit resistenten Erregern (z. B. ESBL) kann bis zum Nachweis des Infektionserregers eine entsprechende Therapie durchgeführt werden (z. B. Carbapenem statt Piperacillin/Tazobactam).

Onkologie

Tab. 16.1 Fieber in der Neutropenie

Risikofaktoren/Klinische Situation	Prophylaxe	Diagnostik	Therapie der 1. Wahl	Allergie/Unverträglichkeit
Chemotherapie, hämatologische Systemerkrankung	Posaconazol Retardtablette 300 mg/Tag p.o. (gilt für AML und MDS in Induktionschemotherapie) Trimethoprim-Sulfamethoxazol 160/800 mg 3 ×/Woche	Klinische Untersuchung Blutkulturen (2 × 2), Bildgebung nur bei Verdacht auf Pneumonie und dann CT Thorax	Piperacillin/Tazobactam 3 × 4,5 g/Tag i. v. Beginn innerhalb von 1 h nach Auffiebern	Imipenem 3 × 1 g/Tag i. v. oder Meropenem 3 × 1 g/Tag i. v.
Persistierendes Fieber[1] ohne klinische Besserung, CRP ist nicht rückläufig	Mit Posaconazol-Prophylaxe	CT Thorax nativ, falls nicht bereits erfolgt, ggf. weiterführende Diagnostik je nach Klinik (z. B. CT-Abdomen)	Antibiotika umsetzen auf Piperacillin/Tazobactam 3 × 4,5 g/Tag i. v.	Imipenem 3 × 1 g/Tag i. v. oder Meropenem 3 × 1 g/Tag i. v.
Persistierendes Fieber[1] ohne klinische Besserung, CRP ist nicht rückläufig	Ohne Posaconazol-Prophylaxe		Zusätzlich Caspofungin Tag 1: 70 mg i. v., dann weiter mit 50 mg/Tag i. v.	Liposomales Amphotericin B 3 mg/kg KG/Tag i. v.
Nachweis eines Lungeninfiltrats		Obligat CT Thorax, falls nicht bereits erfolgt	Zusätzlich Caspofungin Tag 1: 70 mg i. v., dann weiter mit 50 mg/Tag i. v.	Liposomales Amphotericin B 3 mg/kg KG/Tag i. v.

[1]Persistierendes Fieber unbekannter Ursache ist definiert als Fieber über > 72–96 h trotz antibiotischer Therapie und Ausschluss eines Lungeninfiltrats. Entfieberung kann nur diagnostiziert werden, wenn > 24 h fieberfrei

16.2 Tumorlysesyndrom

16.2.1 Definition

Das Tumorlysesyndrom ist eine onkologische Notfallsituation und wird durch **massiven Zerfall von Tumorzellen** mit nachfolgenden Organschäden und metabolischen Störungen verursacht. Der Tumorzellzerfall geschieht meist im Rahmen einer Chemotherapie, kann jedoch auch spontan auftreten.

16.2.2 Risikofaktoren

- Hämatologische Neoplasie, insbesondere aggressive B-lymphozytäre Neoplasien (B-NHL, z. B. Burkitt-Lymphom)
- Hohe Zellproliferation des Tumors, LDH vor Therapiebeginn > 2-fache Norm
- Chemosensitivität des Tumors
- Tumormasse („bulky disease": > 10 cm Tumordurchmesser, hohe Blastenzahl > 50.000/µl bei akuten Leukämien)
- Hyperurikämie vor Therapie (> 7,5 mg/dl; > 446 µmol/l) oder Hyperphosphatämie
- Niereninsuffizienz (Kreatinin > 1,5 mg/dl; > 133 µmol/l), Oligo-/Anurie, Volumenmangel (◘ Tab. 16.2)

16.2.3 Pathogenese

(◘ Abb. 16.1)
- Spontan (selten) oder durch Einleitung einer Therapie mit Chemotherapeutika, Bestrahlung, Antikörper oder Kortison können Tumoren
    - mit einem hohen Proliferationsindex,
    - großer Tumormasse oder
    - hoher Sensibilität gegenüber einer Therapie rapide zerfallen.
- Es kommt zu einer systemischen Ausschwemmung von **intrazellulären Bestandteilen** in die Zirkulation (vor allem Kalium, Phosphat, Nukleinsäuren).
- **Hyperurikämie**: Nukleinsäuren werden enzymatisch zu Hypoxanthin und Xanthin und dann zu Harnsäure umgebaut. Bei einem deutlichen Anstieg kommt es zur Ausfällung von Harnsäure in den renalen Tubuli und nachfolgend zum akuten Nierenversagen.
- **Hyperphosphatämie**: Tumorzellen beinhalten oft 4 × so viel Phosphat wie normale Zellen. Ist das Kalzium-Phosphat-Produkt (Kalzium multipliziert mit dem Phosphatwert) > 60 mg/dl (ca. 5 mmol/l), besteht ein erhöhtes Risiko für Kalzium-Phosphat-Präzipitationen in den renalen Tubuli und ein akutes Nierenversagen. Kardiale Präzipitationen führen zu Herzrhythmusstörungen.

Onkologie

Tab. 16.2 Patientenrisikostratifikation für ein Tumorlysesyndrom

Art	Risiko		
	Hohes Risiko (> 5 %)	Mittleres Risiko (1–5 %)	Niedriges Risiko (< 1 %)
NHL	Burkitt B-ALL	„Diffuse large cell lymphoma"	Indolente NHL
ALL	Leukozyten >100.000/µl	Leukozyten 50.000–100.000/µl	Leukozyten < 50.000/µl
AML	Leukozyten > 50.000/µl, Monoblasten	Leukozyten 10.000–50.000/µl	Leukozyten < 10.000 µl
CLL		Leukozyten 10.000–100.000/µl, Behandlung mit Fludarabin	Leukozyten < 10.000 µl
Andere hämatologische Erkrankungen (CML, MM)		Schnelle Proliferation und erwartetes gutes Ansprechen auf die Therapie	
Solide Tumoren		Kleinzelliges Bronchialkarzinom Keimzelltumoren Mammakarzinom Neuroblastom, Medulloblastom	Melanom, Merkel-Zell-Karzinom, Weichteilsarkome Ovarialkarzinom, Vulvakarzinom Nichtkleinzelliges Bronchialkarzinom Kolorektales Karzinom, Magenkarzinom Hepatozelluläres Karzinom, Hepatoblastom

16.2.4 Diagnose

Laborchemisches Tumorlysesyndrom

- Das *laborchemische* Tumorlysesyndrom wird definiert, wenn mindestens zwei der in ■ Tab. 16.3 aufgeführten Laborwerte pathologisch verändert sind.
- Die Veränderungen müssen innerhalb 3 Tage vor oder 7 Tage nach Beginn der Chemotherapie trotz adäquater Wässerung aufgetreten sein.

Klinisches Tumorlysesyndrom

- Das *klinische* Tumorlysesyndrom wird definiert, wenn ein laborchemisches Tumorlysesyndrom vorliegt plus mindestens eines der folgenden pathologischen Veränderungen:
  - Serumkreatinin Anstieg ($\geq$ 1,5 des Normalwertes)
  - Herzrhythmusstörungen mit lebensbedrohlichen Arrhythmien
  - neurologische Veränderungen bis hin zu epileptischen Anfällen (■ Tab. 16.4)

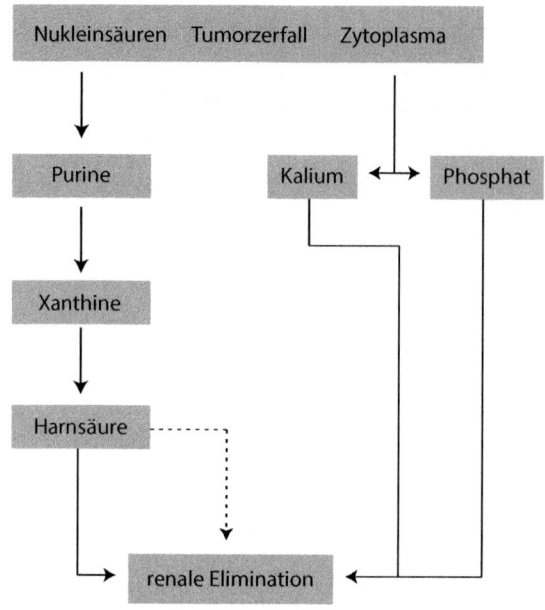

Abb. 16.1 Pathophysiologie zum Tumorlysesyndrom

Tab. 16.3 Laborchemisches Tumorlysesyndrom

Serum Harnsäure	≥ 8 mg/dl	476 µmol/l	Anstieg > 25 % gegenüber Baseline
Serum Kalium	≥ 6,0 mmol/l	2,1 mmol/l	Anstieg > 25 % gegenüber Baseline
Serum Phosphat	≥ 6,5 mg/dl	1,45 mmol/l	Anstieg > 25 % gegenüber Baseline
Serum Kalzium	≤ 7 mg/dl	1,75 mmol/l	Anstieg > 25 % gegenüber Baseline

16.2.5 Klinik

- Die Klinik der Patienten wird gekennzeichnet durch die metabolischen Störungen und Organschäden:
    - Schwindel
    - Übelkeit und Erbrechen
    - Lethargie
    - Herzrhythmusstörungen
    - Muskelkrämpfe
    - Neurologische Ausfälle
    - Generalisierte Krampfanfälle

Onkologie

Tab. 16.4 Cairo-Bishop-Klassifikation des klinischen Tumorlysesyndroms

Komplikation	Grad				
	0	1	2	3	4	5
Kreatinin Veränderung	≤ 1,5-Faches des oberen Normwertes	1,5-Faches des oberen Normwertes	> 1,5–3-Faches des oberen Normwertes	> 3–6-Faches des oberen Normwertes	> 6-Faches des oberen Normwertes	Tod
Herzrhythmusstörungen	Keine	Keine Interventionen notwendig	Keine notfallmäßige Intervention notwendig	Symptomatische oder medizinisch inkomplette Kontrolle (z. B. Kardioversion)	Reanimation	Tod
Epileptischer Anfall	Keine	Keine	Einmalig, kurzer generalisierter Krampf; Krampf der gut durch Antikonvulsiva kontrolliert werden kann oder fokale Faszikulationen, die den normalen Tagesablauf nicht stören.	Krämpfe mit Bewusstseinseinschränkung; schlecht zu kontrollierende Krämpfe; Fokale Krämpfe, die sich trotz Medikation generalisieren.	Status epilepticus	Tod

16.2.6 Therapie

> Wichtigste therapeutische Intervention ist die Vermeidung des Tumorlysesyndroms.

Therapeutisches Vorgehen
- **Klinische Untersuchung** und **Risikostratifikation** des Patienten (◘ Tab. 16.2)
- Aggressive i. v.-Hydratation: 2–3 l/m² KOF; Ziel: Urinausscheidung 80–100 ml/m² KOF/h
- ggf. Einsatz von Diuretika
  - Cave: Überwässerung bei Niereninsuffizienz, Herzinsuffizienz
  - zuvor Kontrolle von postrenalem Nierenversagen/Abflussstörungen

Harnalkalisierung
- Es gibt keine Publikationen, die die Effektivität dieser Therapie belegen, daher nicht mehr empfohlen.
- Acetazolamid oder Natriumbicarbonat (Ziel-pH des Urins: > 6,5–7).
- Kann indiziert sein bei Patienten mit einer gleichzeitig bestehenden metabolischen Azidose.
- Nicht einsetzen bei Hyperphosphatämie.
- Alkalisierung zusammen mit Rasburicase nicht notwendig.

Allopurinol
- Dosierung: 24–48 h vor Therapiebeginn.
- Dauer 3–7 Tage bzw. Normalisierung Harnsäure/Rückgang der Tumorlysezeichen:
  - p. o.: 100 mg/qm KOF alle 8 h (maximal 800 mg/Tag),
  - i. v.: 200–400 mg/qm/Tag (maximal 600 mg/Tag).
- Bei Patienten mit einer schweren Hyperurikämie vor Therapiebeginn (> 7,5 mg/dl; > 450 µmol/l) sollte zusätzlich Rasburicase eingesetzt werden.
- Möglichkeit der Auslösung eines akuten Nierenversagens durch Xanthin-Kristalle.
- Dosisreduktion von Purinmedikamenten (6-Mercaptopurin, Azathioprin).
- Medikamenteninteraktion (z. B. Cyclophosphamid, MTX, Ampicillin, Thiaziddiuretika).

Rasburicase
(◘ Tab. 16.5)
- Rasburicase ist ein *rekombinantes Uratoxidaseenzym*, welches die Harnsäure zu Allantoin metabolisiert.
- Allantoin wiederum besitzt eine deutlich höhere Wasserlöslichkeit als Harnsäure und wird dadurch rasch renal eliminiert.

> Messung des Harnsäurespiegels: Laborprobe auf Eis lagern, da Aktivität des Enzyms bei Raumtemperatur weiter vorhanden ist. Kontraindiziert bei SS, G6PD-Mangel. Nebenwirkungen: Methämoglobinbildung, Hämolyse. Therapiekontrolle engmaschig, um ggf. Dialyseindikation zu stellen.

Onkologie

Tab. 16.5 Rasburicase (Empfohlene Dosierung/Dauer)

Risiko	Baseline Harnsäure		Dosierung mg/kg KG	Dauer der Behandlung
	mg/dl	mmol/l		
Hohes Risiko	> 7,5	> 450	0,2	Abhängig vom Harnsäurespiegel*
Intermediäres Risiko	< 7,5	< 450	0,15	Abhängig vom Harnsäurespiegel*
Niedriges Risiko	< 7,5	< 450	0,10	Abhängig vom Harnsäurespiegel*

*Die mittlere Behandlungsdauer betrug in den Studien 2 Tage (Variation von 1–7 Tage). Beachte: Vials à 1,5 mg und 7,5 mg. Es mehren sich Fallpublikationen, nach denen die nur kurzfristige Gabe (2–3 Tage oder einmalig) ebenfalls sehr effektiv ist. Oft reicht bereits die Hälfte der angegebenen Dosierung aus.

Dialysetherapie
— Dialyse erwägen, wenn unter Rasburicase keine effektive Senkung der Harnsäure gelingt, oder bei sonstiger Dialyseindikation: s. Akutes Nierenversagen.
— Gute Erholung der Nierenfunktion mit frühzeitiger Dialyse.

16.3 Obere Einflussstauung oder V.-cava-superior-Syndrom

16.3.1 Definition

— Die obere Einflussstauung oder das sog. V.-cava-superior-Syndrom (VCSS) stellt die klinische Manifestation einer **Obstruktion der oberen Hohlvene** dar.
— Die Behinderung des venösen Abflusses im Bereich der V. cava superior und seiner Äste durch einen Tumor bedeutet eine **akute bis subakute Bedrohung** für den betroffenen Patienten.
— Venöse Kollateralsysteme sind die Folge: Azygosvenen, V. mammaria interna, laterale Thoraxvenen, paraspinale Venen, ösophagealer Venenplexus.

16.3.2 Ätiologie

— **Äußere Kompression** der V. cava superior durch eine tumoröse mediastinale Raumforderung
— **Tumorinfiltration** und/oder **Thrombose** der V. cava superior
— Häufig **maligne Erkrankungen** (80–90 % der Fälle): Bronchialkarzinom (über 70 % der Fälle), Lymphome (meist Non-Hodgkin-Lymphome; 10–20 % der Fälle), Metastasen.
— Selten benigne Erkrankungen (10–20 % der Fälle): Thymome, Teratome, V.-cava-Thrombose durch ZVK-Anlage oder Schrittmacherelektrode, Sarkoidose, Aortenaneurysma, retrosternale Struma, tuberkulöse Mediastinitis, fibrosierende Veränderungen sowie posttraumatische Strikturen

16.3.3 Klinik

- Dyspnoe bis respiratorische Insuffizienz
- Obere Einflussstauung mit Ödem der oberen Thoraxapertur, der oberen Extremitäten sowie dem Hals- und Gesichtsbereich, bis hin zum Glottisödem
- Husten
- Thorakale Schmerzen
- Dysphagie
- Heiserkeit (Beteiligung N. laryngeus recurrens)

16.3.4 Diagnostik

- Anamnese: Entstehungsgeschwindigkeit, Vorerkrankungen, insbesondere bekanntes Bronchialkarzinom oder Lymphom?
- Klinische Untersuchung
    - Halsvenenstauung
    - Erweiterung der thorakalen Venen
    - Gesichtsödem
    - Schwellung der oberen Extremität
    - Zyanose
    - Polyämie im Gesicht
    - Armödem
- Bildgebende Verfahren:
    - Kontrastmittel-CT-Thorax
    - Staging, d. h. komplettes CT inklusive CCT
- Histologiegewinnung zur genauen Diagnosestellung:
    - CT- oder sonografisch-gesteuerte transthorakale Feinnadelbiopsie
    - Ggf. Bronchoskopie mit transbronchialer Biopsie
    - Ggf. Thorakotomie, Mediastinoskopie sowie Pleurapunktion

> Falls es die klinische Situation erlaubt, sollte eine **histologische Diagnosesicherung** dringend erzwungen werden.

16.3.5 Therapie

> Die Therapie sollte **interdisziplinär** erfolgen, d. h. unter Mitwirkung von Onkologen, Radiologen, Chirurgen und Strahlentherapeuten.

- **Stabilisierung der Vitalparameter und Begleittherapie**
    - Bei akuter respiratorischer Insuffizienz: O_2-Therapie bis invasive Beatmung bei akuter respiratorischer Insuffizienz
    - Steroidtherapie: wenn möglich nach histologischer Diagnosesicherung, z. B. 3–4 × täglich 4–8 mg Dexamethason
    - Opiate und Diuretika
    - Antikoagulationstherapie, insbesondere bei nachgewiesener V.-cava-Thrombose

- **Strahlentherapie**
  - Notfallmäßige Radiotherapie bei unklarer Histologie und lebensbedrohlicher Symptomatik
  - Bei weniger chemotherapiesensiblen Tumoren (z. B. Metastasen des Nierenzellkarzinoms)
- **Radiologisch Interventionell**
  - Implantation eines endovaskulären Stents in die V. cava superior, insbesondere bei lebensbedrohlicher Symptomatik!
  - Auswahl selbstexpandierbarer Stentsysteme: Wall-Stent, Palmaz-Stent, Gianturco-Z-Stents
- **Polychemotherapie**
  - Bei histologisch gesichertem bzw. bekanntem kleinzelligem Bronchialkarzinomen, Non-Hodgkin-Lymphomen, Leukämien und Keimzelltumoren
  - ggf. in Kombination mit Radiotherapie (kombinierte Chemoradiotherapie)
- **Chirurgische Therapie**
  - Lokale Resektion in ausgewählten Fällen
  - ggf. in Kombination mit adjuvanter Strahlentherapie (kombinierte Chemoradiotherapie)

16.4 Spinalkompression

16.4.1 Ätiologie

Kompression des Spinalkanals meist durch **Metastasen** verschiedener Primärtumoren oder durch intraspinales Wachstum bei Lymphomen
- Mammakarzinom
- Prostatakarzinom
- Malignes Melanom
- Bronchialkarzinome
- Nierenzellkarzinom

> Ungefähr 70 % der Wirbelsäulenmetastasen betreffen die BWS, 20 % die LWS und 10 % die HWS.

16.4.2 Klinik

- Schmerzsymptomatik
- Muskuläre Schwäche
- Claudicatio spinalis
- Parästhesien
- Störungen der Sphinkterfunktionen mit Defäkations- und Miktionsstörungen
- Paresen/Paraplegie

16.4.3 Diagnostik

- Anamnese und klinische Untersuchung (neurologischer Status)
- Bildgebende Verfahren:
  - MRT (beste Methode) und CT (wenn kein MRT verfügbar)
- Lokalisation: extradurale (meistens), intradural extramedulläre und intramedulläre Läsionen
- Diagnosesicherung: bei unbekanntem Primärtumor und unklarem aktuellem Status

16.4.4 Therapie

> Interdisziplinäres Therapieregime (Onkologe, Radiologe, Neurochirurg, Strahlentherapeut) anstreben.

- **Schmerztherapie**, optimal unter Zusammenarbeit mit Schmerztherapeuten und **Steroidgabe** bei dringendem Verdacht auf spinales Kompressionssyndrom
- **Steroidtherapie mit Ödemreduktion, insbesondere bei Lymphomen**
- **Onkochirurgie** (Neurochirurgie/Orthopädie)
  - Ziele: Dekompression des Myelons bei fortgeschrittenen neurologischen Ausfällen oder bei spinaler Instabilität mit Schmerzbeseitigung bzw. Schmerzlinderung, Verbesserung oder Vermeidung von neurologischen Ausfallerscheinungen sowie die bestmögliche Wiederherstellung der Stabilität und Form des betroffenen Wirbelsäulenabschnitts
  - Orthesenbehandlung: externe Stabilisierung und damit Ruhigstellung des entsprechenden Wirbelsäulenabschnittes
  - Operativer Grundsatz → 3-S-Regel „safe, short and simple"
  - Intraoperative Gewinnung von histologischem Material ist obligat
  - Relative Kontraindikationen gegen eine Operation:
  - \> 36 h bestehender kompletter sensomotorischer Querschnitt
  - Lebenserwartung < 3 Monate
  - multisegmentaler Befall der Wirbelsäule
  - schlechter Allgemeinzustand
  - Präoperative Embolisation bei hypervaskularisierten Tumormetastasen möglich, z. B. beim Nierenzellkarzinomen.
  - Operationstechnik richtet sich nach lokalem Befund und individueller Gesamtkonstellation
- **Strahlentherapie**
  - ggf. Notfall-Bestrahlung

Onkologie

- der alleinige Einsatz der Strahlentherapie ossärer Metastasen ist als palliative Maßnahme anzusehen, v. a. bei Schmerzen oder drohender Instabilität
- Bestrahlungsschemata, z. B. 1 × 8 Gy oder 30 Gy in 10 Fraktionierungen
- **Polychemotherapie**: In Ausnahmefällen oder als Konsolidierung nach Strahlentherapie/Chirurgie

> Neben der **Myelonkompression** können auch **Hirnmetastasen** zu einer akuten neurologischen Problematik führen (Kopfschmerzen, Nausea, Krampfanfall), sodass eine Akuttherapie mit Dexamethason (3 × 8 mg) und eine antiepileptische Therapie sowie Strahlentherapie eingeleitet werden sollten.

Hämostaseologie auf der Intensivstation

Jan-Hendrik Naendrup, Boris Böll und Paula Cramer

Inhaltsverzeichnis

17.1 Gerinnungssystem und -diagnostik – 648
17.1.1 Hämostaseologische Diagnostik – 648

17.2 Störungen der primären Hämostase – 651
17.2.1 von-Willebrand-Krankheit – 651
17.2.2 Thrombozytopenien – 653
17.2.3 Thrombozytopathien – 665

17.3 Störungen der sekundären Hämostase – 666
17.3.1 Einzelfaktorenmängel – 667
17.3.2 Lebersynthesestörung – 670
17.3.3 Hämostasestörung bei Urämie – 670

17.4 Thrombophilie – 671
17.4.1 Antiphospholipid-Syndrom – 671
17.4.2 „catastrophic antiphospholipid syndrome" (CAPS) – 672

17.5 Kombinierte Gerinnungsstörungen – 673
17.5.1 Disseminierte intravasale Gerinnungsstörung (DIC) – 673

Literatur – 675

© Der/die Autor(en), exklusiv lizenziert an Springer-Verlag GmbH, DE, ein Teil von Springer Nature 2026
T. Wengenmayer et al. (Hrsg.), *Repetitorium Internistische Intensivmedizin*,
https://doi.org/10.1007/978-3-662-71761-5_17

17.1 Gerinnungssystem und -diagnostik

Im Kontext kritischer Erkrankungen treten häufig Hämostase-Störungen auf, die sich mit Blutungen, Thrombosen/Embolien und/oder thrombotischen Mikrozirkulationsstörungen, sowie daraus resultierenden Organdysfunktionen manifestieren können. Die Pathogenese ist meist multifaktoriell, aber im Wesentlichen durch die Grunderkrankungen, aber teils auch durch erforderliche therapeutische Maßnahmen bedingt.

Zum besseren Verständnis der hier dargestellten Krankheitsbilder, deren Diagnostik und Therapie, sollen hier eingangs kurz das Gerinnungssystem und die wichtigsten diagnostischen Tests rekapituliert werden (◘ Abb. 17.1). Das Gerinnungssystem besteht im Wesentlichen aus den folgenden zwei Komponenten:

- **Primäre Hämostase:** Eine Endothelverletzung führt zu einer lokalen Gefäßkonstriktion und damit Reduktion des Blutflusses, durch die freiliegenden Kollagenfasern und den freigesetzten **von-Willebrand-Faktor** (vWF) kommt es zu einer **Thrombozytenaggregation** (Bindung über GPIb-Rezeptor an vWF) und Bildung des sogenannten weißen Thrombus.
- **Sekundäre Hämostase:** Die **Gerinnungsfaktoren** interagieren in einem komplexen System mit zahlreichen Querverbindungen und Feedbackschleifen, was schließlich zur **Thrombingenerierung** und Aktivierung von Fibrinogen zu **Fibrin** mündet. Die Gerinnungskaskade ist eine grob vereinfachte Darstellung, die nicht berücksichtigt, dass viele dieser Prozesse parallel ablaufen und sich durch Feedback-Schleifen regulieren, daher wurde sie inzwischen durch das zellbasierte Gerinnungsmodell abgelöst.

17.1.1 Hämostaseologische Diagnostik

Die Gerinnungsdiagnostik auf der Intensivstation unterliegt zahlreichen Störfaktoren, insbesondere besteht meist eine Gerinnungsaktivierung durch eine Akute-Phase-Reaktion, sodass ein leichter Mangel an Gerinnungsfaktoren oder ein von-Willebrand-Syndrom maskiert sein kann. Daher ist ggf. eine Wiederholung der Diagnostik einige Wochen später sinnvoll (◘ Tab. 17.1).

Eine sehr gute Übersicht über das Hämostase-System, dessen Pathologien und Therapieoptionen geben die Bleeding Card von Herrn Steuernagel (◘ Abb. 17.1).

bleeding Card — Basislabor bei Blutung

© 2022 Dr. med. Claus Steuernagel

	Quick	aPTT	Thrombozyten-anzahl	Differenzialdiagnose (relevante Auswahl)		TZ Thrombin-Zeit
1.	✓	✓	✓	☐ Thrombozyten-Funktionsstörung: ASS, Clopidogrel et al., GP IIb-IIIa-Rez.-Antagonisten, Bernard-Soulier-Syndrom, Glanzmann-Thrombasthenie, Storage-Pool-Disease ☐ von-Willebrand-Syndrom (leichte Form) ☐ Hypothermie ☐ Azidose ☐ Hypocalcämie ☐ Faktor-XIII-Mangel ☐ Überdosierung mit niedermolekularem Heparin	☐☐☐☐☐☐☐	✓
2.	⬇	✓	✓	☐ Phenprocoumon (z.B. Marcumar®) ☐ Xa-Inhibitor-Therapie ☐ Leberzellschaden ☐ Argatroban-Therapie ☐ Vitamin-K-Mangel ☐ Faktor-VII-Mangel (angeboren/erworben)	☐☐☐☐☐☐	✓
3.	✓	⬆	✓	☐ Heparin-Therapie ☐ Dabigatran ☐ Argatroban-Therapie ☐ Überdosierung mit niedermolekularem Heparin ☐ Fibrinogen-Mangel ☐ Hämophilie A oder B ☐ Hemmkörper-Hämophilie ☐ Xa-Inhibitor-Therapie ☐ von-Willebrand-Syndrom	☐☐☐☐☐☐☐☐	} ⬆ } ✓
4.	⬇	⬆	✓	☐ Heparin-Therapie (hochdosiert) ☐ Fibrinogen-Mangel ☐ Hyperfibrinolyse ☐ Fibrinolytische Therapie ☐ Leberfunktionsstörung	☐☐☐☐☐	} ⬆
5.	✓	✓	⬇	☐ HIT-II Heparin-Induzierte Thrombozytopenie Typ II ☐ HELLP-Syndrom ☐ Storage Pool Disease ☐ von-Willebrand-Syndrom Typ 2b ☐ beginnende DIC (Verbrauchskoagulopathie) ☐ ITP Idiopathisch-Thrombozytopenische Purpura ☐ TTP Thrombotisch-Thrombozytopenische Purpura ☐ HUS Hämolytisch-Urämisches Syndrom ☐ Bernard-Soulier-Syndrom	☐☐☐☐☐☐☐☐	✓
6.	✓	⬆	⬇	☐ von-Willebrand-Syndrom Typ 2b ☐ DIC (Verbrauchskoagulopathie) ☐ Verdünnungskoagulopathie ☐ HIT-II unter Heparin-Therapie	☐☐☐☐	} ✓ ⬆
7.	⬇	⬆	⬇	☐ Verbrauchskoagulopathie ohne sekundäre Fibrinolyse ☐ Verdünnungskoagulopathie ☐ Schwere Leberfunktionsstörung ☐ Verbrauchskoagulopathie mit sekundärer Fibrinolyse ☐ HIT-II unter Heparin-Therapie	☐☐☐☐☐	} ✓ } ⬆

Legende: ✓ = Normalwert   ⬆ = Zeit verlängert   ⬇ = Wert erniedrigt

Die Differenzialdiagnose des Labors ist eine relevante Auswahl !
Den kombinierten Konstellationen (4./6./7.) kann auch die Kombination von Einzelstörungen aus 2.,3. und/oder 5. zugrunde liegen.
Die Differenzialdiagnose 1. ist zusätzlich bei allen Störungen zu prüfen.
Haben Sie auch eine "chirurgische Blutung" in Betracht gezogen?

👉 bleedingcard.de **Online-Version** Bleeding Card 📷

◻ Abb. 17.1 Bleeding Card (vgl. ▶ https://gerinnung.cloud/subd_cards/download); Mit freundlicher Genehmigung

◘ Tab. 17.1 Wichtigste Gerinnungstests und deren Einsatz

	Parameter	Laborchemische Tests	Klinische Beispiele
Primäre Hämostase	Thrombozytenzahl (quantitative Auffälligkeit)	i. d. R. Durchflusszytometrie (Routine Blutbild)	Thrombozytopenie, z. B. bei Sepsis, ITP etc.
	Thrombozytenfunktion (qualitative Auffälligkeit)	Lanzetten-Stich; Messung der Zeit bis Blutstillung	fehleranfällig, daher nur noch selten verwendet
		Zeit bis zu Aggregation nach Stimulation mit versch. Agenzien: - PFA100 (automatisiert) - Aggregometrie nach Born (manuell) - Multiplate-Analyse	Thrombozytopathien, auch Therapie mit ASS, Clopidogrel etc.
	Von-Willebrand-Parameter	vW-Antigen, Aktivität, Ratio, ggf. Multimere	Von-Willebrand-Erkrankung
Sekundäre Hämostase	Thromboplastinzeit/ Prothrombinzeit/International Normalized Ratio (INR), Quick-Wert (Extrinsisches System und gemeinsame Endstrecke)	Zugabe von Calcium und Thromboplastin (Tissue factor + Phospholipide) zu Citrat-Plasma; Messung der Zeit bis zur Fibrin-Polymer-Bildung	Überwachung Cumarin-Therapie; Vitamin-K-Mangel; Lebersynthesestörung
	aktivierte partielle Thromboplastinzeit (aPTT) (Intrinsisches System und gemeinsame Endstrecke)	Zugabe von Calcium, Phospholipiden und oberflächenaktiver Substanz zu Citrat-Plasma; Messung der Zeit bis Fibrin-Polymer-Bildung	Überwachung Heparin-Therapie; Hämophilie
	Fibrinogen (Faktor I)	Methode nach Clauss (Zugabe von Thrombin zu Plasma; Fibrinogen-Konzentration proportional zur Gerinnungszeit) oder Immunassay	Hereditärer oder erworbener Fibrinmangel
	Faktor XIII-Aktivität	Einziger Gerinnungsfaktor, der nicht durch globale Gerinnungstests erfasst wird	FXIII-Mangel
	Plasma-Thrombinzeit (PTZ) (Terminale Endstrecke)	Zugabe von Thrombin (Faktor IIa) zu Citrat-Plasma; Messung der Zeit bis Fibrin-Polymer-Bildung	Fibrinogen-Mangel; Überwachung Fibrinolyse-Therapie; Überwachung Dabigatran-Therapie

Tab. 17.1 (Fortsetzung)

Parameter	Laborchemische Tests	Klinische Beispiele
Reptilasezeit (Terminale Endstrecke)	Zugabe von Reptilase (Fibrinogenaktivator) zu Citrat-Plasma; Messung der Zeit bis Fibrin-Polymer-Bildung	Fibrinogen-Mangel; Nachweis des Heparin- oder Hirudin-Effektes, da anders als bei PTZ nicht durch Heparin oder Hirudin gehemmt
Anti-Faktor-Xa-Aktivität	Messung der Hemmwirkung eines Faktor Xa spezifischen, chromogenen Substrates im Citrat-Plasma	Überwachung niedermolekularer Heparine; Überwachung Fondaparinux

17.2 Störungen der primären Hämostase

17.2.1 von-Willebrand-Krankheit

- **Definition**

Die von-Willebrand-Krankheit ist die mit Abstand **häufigste** angeborene hämorrhagische Diathese (1:100, alle Formen zusammengenommen, klinisch relevant 1:10.000). Die Vererbung ist i. d. R. autosomal dominant, der von-Willebrand-Faktor ist quantitativ vermindert (Typ 1), hat einen qualitativen Defekt (Typ 2) oder fehlt vollständig (Typ 3).

Die **Klinik ist sehr variabel** von milde/asymptomatisch (Typ 1) bis zu schweren Schleimhaut- und Gelenkblutungen wie bei der Hämophilie (insbesondere Typ 3 und 2 N), allerdings ist die Ausprägung auch intraindividuell sehr schwankend (Akute-Phase-Reaktion, zyklusabhängig, Besserung im Alter).

Selten ist die von-Willebrand-Krankheit erworben, beispielsweise durch eine gestörte vWF-Synthese durch Medikamente (z. B. Valproat, Ciprofloxacin), Antikörper gegen den vWF (z. B. in SLE oder hämatologische Neoplasien) oder bei extrakorporalen Verfahren (z. B. ECMO, Impella®).

- **Diagnose**

Von-Willebrand-Parameter (vWF Antigen, Aktivität und Ratio), Faktor VIII (der vWF stabilisiert FVIII, ein verminderter vWF führt daher zu einem vermehrten Abbau und damit Mangel von FVIII), ggf. Multimere und/oder genetische Testung zur Differenzierung des Subtyps (Tab. 17.2). Patient*innen mit Blutgruppenmerkmal 0 haben physiologischerweise geringere vWF-Level.

Die „Platelet-type vWE" ist charakterisiert durch einen Defekt des GP1b-Rezeptors der Thrombozyten und daher ähnlich wie die vW-Erkrankung Typ 2B.

Tab. 17.2 Subtypen der von-Willebrand-Erkrankung

Typ	Häufigkeit	Charakteristik	vWF Ag	vWF Aktivität	Ratio	Faktor VIII	Thrombozyten	Multimere	Therapie
1	70–80 %	vWF quantitativ vermindert	↓	↓	n	n/↓	n	n	TXA/DDAVP n. Bed. meist ausreichend
2A	ca. 10 %	vWF verändert, geringere Bindung und Aktivierung der Thrombozyten	↓	↓↓	< 0,6–0,7	n/↓	n	HMM fehlen	TXA/DDAVP, vWF/FVIII-Konzentrat je nach Situation
2M	ca. 3 %		n/↓	↓	< 0,6–0,7		n	n	
2B	ca. 3–5 %	vWF verändert, erhöhte Bindung an GPIb der Thrombozyten	↓	↓↓	< 0,6–0,7	n/↓	↓	HMM fehlen	vWF/FVIII-Konzentrat (DDAVP kontraindiziert, verstärkt die Thrombopenie)
2N	ca. 3 %	vWF verändert, verminderte Bindung an FVIII	n/↓	n/↓	n	↓↓	n	n	vWF/FVIII-Konzentrat
3	ca. 1 %	(fast) komplettes Fehlen des vWF	↓↓/0	↓↓/0	–	↓↓	n	↓↓/0	vWF/FVIII-Konzentrat

Abkürzungen: DDAVP: Desmopressin/Minirin; FVIII: Faktor VIII-Aktivität; HMM: hochmolekulare Multimere; n: normwertig; vWF: von-Willebrand-Faktor; vWF Ag: vWF Antigen; TXA: Tranexamsäure

- **Therapie**
- Tranexamsäure bis 3x/d 1 g p. o. oder i. v. (ggf. auch topisch auf Tupfern/Mundspülung)
- DDAVP (Desmopressin/Minirin) 0,3 µg/kg KG über 30 min i. v., Wdh. nach 12 Std. möglich, Erschöpfung des Effektes, Cave: Volumenrestriktion/Hyponatriämie; kein Einsatz bei Typ 2 N und 3!
- vWF-reiches Faktor-VIII-Konzentrat (z. B. Haemate®, 40–80 I. E./kg KG alle 8–12 Std.)

17.2.2 Thrombozytopenien

Bei einer Thrombozytopenie gilt es, durch Bestimmung der Thrombozyten im Citrat-Blut, mittels ThrombExact-Test oder Blutausstrich einmalig eine **Pseudo-Thrombopenie** durch Verklumpen der Thrombozyten im EDTA-Blut auszuschließen.

Thrombozytopenien sind meist nur bei Werten < 30.000/µl klinisch relevant, eine prophylaktische Transfusion von Thrombozytenkonzentraten ist meist nur bei Werten < 10.000/µl (< 20.000/µl bei erhöhtem Verbrauch, z. B. bei Fieber) notwendig, für Operationen reichen meist Werte > 50.000/µl.

Im intensivmedizinischen Kontext liegt **meist** ein **erhöhter Verbrauch/Abbau** der Thrombozyten aus verschiedensten Gründen (siehe unten, aber auch mechanische Schädigung, z. B. ECMO, Dialyse) vor, der zu einer Thrombozytopenie führt; seltener eine Bildungsstörung, z. B. bei Knochenmarksinsuffizienz bei einem Myelodysplastischen Syndrom (MDS) oder einer anderen hämatologischen Grunderkrankung.

Heparin-induzierte Thrombopenie (HIT)
- **Definition**

Die Heparin-induzierte Thrombozytopenie (HIT) ist eine unerwünschte Nebenwirkung der Heparin-Therapie.

Die HIT **Typ I** ist durch einen moderaten Abfall der Thrombozyten (selten < 100.000/µl), i. d. R. innerhalb der ersten 2–3 Tage einer Heparin-Therapie gekennzeichnet, sie ist spontan und rasch regredient nach Absetzen von Heparin und bedarf keiner Therapie.

Die gefährlichere HIT **Typ II** ist ein immunologisch vermittelter Prozess und geht einher mit Abfall der Thrombozyten sowie thrombembolischen Komplikationen im venösen und arteriellen Gefäßsystem. Der Thrombozyten-Abfall oder eine nicht anderweitig erklärbare Thrombose oder Lungenembolie trotz Antikoagulation sind typische Symptome. Die Prognose wird durch die Thromboembolie(n) bestimmt, die Thrombozytopenie ist meist klinisch nicht relevant.

- **Risikofaktoren**
- unfraktioniertes Heparin (UFH) > niedermolekulares Heparin (NMH)
- höhere Dosis und längere Dauer der Heparin-Therapie
- chirurgische > internistische Patient*innen
- frühere Heparin-Exposition

- **Ätiologie**
- Spezifische Antikörper (meist IgG) gegen an Heparin gebundenen Plättchenfaktor 4 (PF4).
- Immunkomplexe binden an den Fc-Rezeptor auf den Thrombozyten → Thrombozyten-Aktivierung und Aktivierung der plasmatischen Gerinnungskaskade → Thrombosen/Embolien.
- **Cave:** auch ohne Heparin kann es durch Anti-PF4-Antikörper (Acute Anti-PF4 Immunthrombosis, APIT), z. B. nach COVID-19-Impfung (VITT), nach einer Adenovirus-Infektion (Acute Adenovirus induced APIT) oder mit einer monoklonalen Gammopathie (MGTS) zu HIT ähnelnden, sehr schweren Krankheitsbildern kommen

- **Klinik**
- unklare Thrombose oder Lungenembolie trotz Antikoagulation mit Heparin
- Thrombozytopenie unter Heparin-Therapie
- Nekrosen an der Injektions-/Infusionsstelle
- Systemische Unverträglichkeitsreaktionen unter Heparin

- **Diagnostik**

Zur Diagnostik vgl. ◘ Tab. 17.3, 17.4 und ◘ Abb. 17.2.

- **Maßnahmen bei Verdacht auf eine HIT**
- Niedriger 4 T-Score (≤ 3 Punkte)
    - Laboruntersuchungen in der Regel nicht notwendig
    - Heparin-Gabe fortsetzen
    - routinemäßige Thrombozyten-Kontrollen
    - wiederholt 4 T-Score bestimmen
    - bei fehlenden Informationen Antigentest durchführen

◘ Tab. 17.3 Abschätzung der Wahrscheinlichkeit einer HIT II. (4 T-Score nach Warkentin et al.)

Kriterien	2 Punkte	1 Punkt	0 Punkte
Thrombozytopenie	Niedrigster Wert ≥ 20.000/µl und > 50 % Abfall	Niedrigster Wert 10–19.000/µl oder 30–50 % Abfall	Niedrigster Wert < 10.000/µl und < 30 % Abfall
Timing: Auftreten des Thrombozyten-Abfalls	Tag 5–10 oder ≤ 1 Tag (bei vorheriger Heparin-Therapie innerhalb der letzten 30 Tage)	Übereinstimmend mit Abfall an den Tagen 5–10, aber nicht eindeutig (z. B. fehlende Werte) oder Beginn > Tag 10 oder Abfall ≤ Tag 1(bei vorheriger Heparin-Therapie innerhalb der letzten 30–100 Tage)	Tag < 4 (ohne vorherige Heparin-Therapie)

◘ Tab. 17.3 (Fortsetzung)

Kriterien	2 Punkte	1 Punkt	0 Punkte
Thrombosen oder andere Komplikationen	Gesicherte neue Thrombose *oder* Hautnekrose an Injektionsstelle *oder* anaphylaktische Reaktion nach Heparin-Bolus	Fortschreitende oder rezidivierende Thrombose *oder* nicht-nekrotisierende erythematöse Hautläsionen *oder* V. a. Thrombose (noch nicht bestätigt)	keine
Andere Gründe für den Thrombozyten-Abfall	keine ersichtlichen	möglich	definitiv

(► https://www.mdcalc.com/calc/1787/4ts-score-heparin-induced-thrombocytopenia)
≤ 3 Punkte: geringe Wahrscheinlichkeit für HIT (< 5 %)
4–5 Punkte: intermediäre Wahrscheinlichkeit für HIT (ca. 10 %)
≥ 6 Punkte: 8 hohe Wahrscheinlichkeit für HIT (ca. 50 %)

◘ Tab. 17.4 Labordiagnostik bei HIT

Ablauf	Prinzip	Testverfahren	Interpretation
1. Suchtest:	Antigentests von Antikörpern der Ig-Klasse G gegen PF4-Heparin.	Meistens ELISA, alternativ Chemilumineszenztest oder Partikelgelagglutinationstest	Negativer Antigentest schließt HIT weitgehend aus (Uni Greifswald: 2,8 % der HIT-Patienten waren im Suchtest negativ) häufig falsch-positiv
2. Bestätigungstest	Funktioneller Test durch Mischung von Patientenserum und plättchenreichem Plasma.	Meistens Heparin-induzierte Plättchenaggregation (HIPA-Test), sonst Serotonin Release Assay (SRA)	Gute Sensitivität und Spezifität beider Bestätigungsteste SRA aufwändiger aber als Goldstandard angesehen wegen besserer Sensitivität

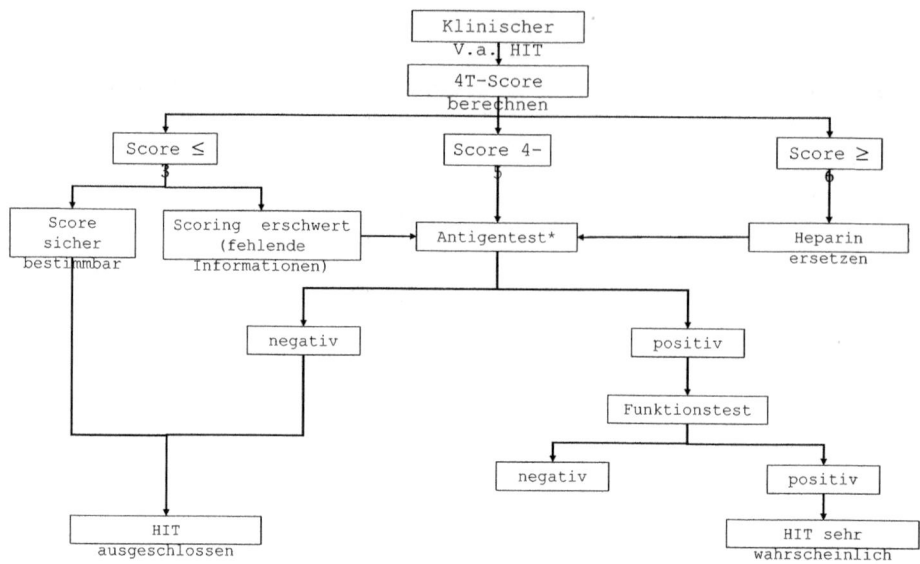

Abb. 17.2 Algorithmus bei Verdacht auf heparin-induzierte Thrombozytopenie (HIT). Liegt das Testergebnis nicht am gleichen Tag vor, sollten Patient*innen bis zum Vorliegen des Testergebnisses auf ein alternatives Antikoagulans umgestellt werden

- Intermediärer 4 T-Score (4–5 Punkte)
    - Wenn negativer Antigentest, Heparin-Gabe fortsetzen
    - Wenn positiver Antigentest, Heparin-Gabe stoppen und alternative Antikoagulation
    - Wenn Antigentest nicht am gleichen Tag vorliegt, Heparin-Gabe stoppen und alternative Antikoagulation
    - Abwägung der Dosierung der alternativen Antikoagulation in Abhängigkeit von Blutungsrisiko, Nachweis von Thrombosen und weiteren Indikationen zur therapeutischen Antikoagulation
- Hoher 4 T-Score oder gesicherte HIT (≥ 6 Punkte)
    - Heparin-Gabe stoppen und alternative Antikoagulation in therapeutischer Dosierung
    - Ausschluss tiefer Beinvenenthrombosen durch Sonografie
    - Nach Möglichkeit keine Thrombozyten transfundieren (innerhalb der ersten 48 h)
    - Kein Vena-cava-Filter

> An Katheterspüllösungen, CVVH, ECLA/ECMO etc. denken! → Klare Kennzeichnung am Bett, dass ein Verdacht auf eine HIT Typ II besteht.

- **Therapie**
- Da bei der HIT Typ II ein Thromboserisiko besteht, muss eine alternative Antikoagulation erfolgen, selbst wenn der ursprüngliche Grund für die Heparin-Therapie nicht mehr vorliegt.

Hämostaseologie auf der Intensivstation

- Bei nachgewiesener HIT sollte eine Antikoagulation in therapeutischer Dosierung mindestens bis zur Normalisierung der Thrombozytenzahl (2 aufeinander folgende Tage oberhalb des Ausgangsniveaus) erfolgen.
- Im Falle einer Thrombose sollte eine Antikoagulation in therapeutischer Dosierung für mindestens 3 Monate, bei einer Lungenarterienembolie für 6 Monate erfolgen.
- Bei Z. n. HIT sollte künftig bei Notwendigkeit einer (prophylaktischen oder therapeutischen) Antikoagulation ein alternatives Antikoagulans verwendet werden.
- Bei kritisch-kranken Patient*innen, erhöhtem Blutungsrisiko oder erhöhtem Potenzial für dringende Eingriffe sollten bevorzugt Argatroban oder Bivalirudin eingesetzt werden. Fondaparinux, Danaparoid und DOAKs (größte Erfahrung besteht mit Rivaroxaban) sind gute Optionen bei klinisch stabilen Patient*innen mit mittlerem Blutungsrisiko.

Im Folgenden werden einige Beispiele zu Dosierungsschemata der Antikoagulanzien bei HIT aufgeführt (weitere Informationen unter ▶ https://www2.medizin.uni-greifswald.de/transfus/index.php?id=391).

Dosierung Fondaparinux bei HIT (Arixtra)
- Pharmakokinetik:
    - Elimination vorwiegend renal
    - Kontrolle über Anti-Faktor-Xa-Aktivität
    - Kein Antagonist vorhanden
    - Prophylaktische Antikoagulation
    - Fondaparinux 2,5 mg s. c. 1-0-0
    - Therapeutische Antikoagulation:
        - Fondaparinux 7,5 mg s. c. 1-0-0
        - bei Körpergewicht $\leq$ 50 kg: Fondaparinux 5 mg s. c. 1-0-0,
        - bei Körpergewicht $\geq$ 100 kg: Fondaparinux 10 mg s. c. 1-0-0
- Bewertung:
    - Fondaparinux scheint sicher und verlässlich in der Behandlung einer HIT zu sein.
    - Wenige Case Reports zur Induktion einer HIT II unter Fondaparinux.

Dosierung Rivaroxaban bei HIT (Xarelto®)
- Pharmakokinetik:
    - HWZ: 5–9 h
    - Elimination: 40 % renal, sonst hepatobiliär
    - Kontrolle über Anti-Faktor-Xa-Aktivität
    - Antagonist: Andexanet alfa
- Therapeutische Antikoagulation
    - Verschiedene Dosierungsschema für HIT vorhanden
        - z. B. bei HIT mit Thrombose 15 mg zweimal täglich über drei Wochen, gefolgt von 20 mg einmal täglich

- z. B. bei HIT ohne Thrombose 15 mg zweimal täglich bis zur Erholung der Thrombozytenzahl (in der Regel $\geq 150 \times 10^3/\mu l$), gefolgt von 20 mg einmal täglich

Dosierung Argatroban
- Pharmakokinetik
  - HWZ 45 min
  - Elimination > 90 % hepatisch
  - Kontrolle über aPTT
  - Kein Antagonist vorhanden
  - Erhöht zusätzlich den INR-Spiegel (falsch-hohe Werte durch Argatroban)
- Dosierung → keine Leber- und Nierenfunktionseinschränkung:
  - 2 µg/kg KG/min i. v. Anfangsdosis der Dauerinfusion
  - Kontrolle aPTT anfänglich alle 2 h
  - Ziel aPTT: das 1,5–3-Fache der normalen aPTT, aber nicht mehr als 100 s
- Bei Leberfunktionseinschränkung (Child-Pugh 7–11):
  - 0,5 µg/kg KG/min i. v. Anfangsdosis der Dauerinfusion
  - Kontrolle aPTT anfänglich alle 2 h
- Dosierung bei Nierenfunktionseinschränkung und Nierenersatzverfahren:
  - Laut Hersteller keine Dosisanpassung notwendig, aus eigenen Erfahrungen empfehlen wir folgende Dosierung (Link et al. 2009):
  - „Loading dose": 100 µg/kg KG, dann Berechnung der Anfangsdosis der Dauerinfusion in µg/kg KG/min = 2,15– (0,06 × APACHE-II-Score des Patienten)
  - Falls eine APACHE-II-Score-Berechnung nicht möglich ist, empfehlen wir: 0,2 µg/kg KG/min als Anfangsdosis der Dauerinfusion, alle 2 h aPTT-Kontrolle und Anpassung in 0,2er-Schritten, bis Ziel-aPTT erreicht ist.
- **Argatroban-Rekonstitution:**
  - Herstellung gebrauchsfertige Lösung
    - (250 mg) Argatra®
    - 250 ml Verdünnungslösung (z. B. NaCl, G5 %)
    - 1 min wenden
    - Sofort verwenden

Immunthrombopenie (ITP)

■ **Definition**

Bei der Immunthrombopenie (früher: idiopathische thrombopenische Purpura, Morbus Werlhof) handelt es sich um eine seltene (0,2–0,4 Neuerkrankungen pro 10.000/Jahr in Deutschland) erworbene, isolierte Thrombozytopenie. Diese ist bedingt durch eine Autoimmunreaktion gegen Thrombozyten mit vermehrtem Abbau, aber auch Störungen der Megakaryopoese und des Thrombopoetin-Stoffwechsels. I. d. R. lässt sich keine auslösende Ursache feststellen (**80 % primäre** ITP), es sind auch **sekundäre** Formen möglich, z. B. als medikamentös-induzierte Immunreaktion, im Rahmen von Autoimmunerkrankungen oder Lymphomen, bei Hepatitis und HIV etc., sodass die ITP letztlich eine Ausschlussdiagnose darstellt. Innerhalb der **ersten**

3 Monate (neu diagnostizierte ITP) sind **Spontanremissionen** häufig (insbesondere bei Kindern und Jugendlichen, Auftreten nach einem Infekt und raschem Therapieansprechen), bei der persistierenden ITP (3 bis 12 Monate) seltener und bei der chronischen Form (> 12 Monate) unwahrscheinlich.

- **Klinik**

Bei Thrombozytopenien deutlich unter 10.000/µl kommt es zu einer Blutungsneigung:
- petechiale (punktförmige, flohstichartige) Blutungen der abhängigen Körperpartien,
- Schleimhautblutungen (Nase, Zahnfleisch, Magen-Darm-Trakt), Hämaturie,
- Blutungen bei geringen Verletzungen,
- verstärkte Periodenblutungen,
- selten auch lebensbedrohliche Blutungen, z. B. intrazerebral.

- **Diagnostik**

Es handelt sich um eine Ausschlussdiagnose, folgende Kriterien sprechen für das Vorliegen einer ITP:
- Wiederholte Thrombozytopenie < 100.000/µl
- keine andere Ursache der Thrombozytopenie erkennbar
- übriges Blutbild unauffällig, abgesehen von ggf. Eisenmangelanämie
- für die niedrige Thrombozytenzahl eher geringe Blutungsneigung (v. a. bei chronischer ITP)
- gutes Ansprechen auf die Gabe von Glukokortikoiden oder intravenösen Immunglobulinen (IVIG): Verdopplung der Thrombozytenzahl vom Ausgangswert, mindestens Anstieg > 30.000/µl

Nur bei etwa 60 % der ITP-Fälle lassen sich Autoantikörper gegen Glykoprotein-Rezeptor-Antigene nachweisen, die dann sehr spezifisch für die ITP sind. Antikörper gegen HLA-Antigene auf Thrombozyten sind im klinischen Alltag viel häufiger (z. B. nach Thrombozyten-Transfusion) und spielen in der Diagnose der ITP keine Rolle. Bei der Erstdiagnose einer ITP sind die Untersuchung auf Vorliegen von Thrombozyten-Antikörpern und die Knochenmarkspunktion nicht zwingend nötig; bei unklaren und rezidivierenden Fällen sind diese und zahlreiche weitere Untersuchungen zum Ausschluss anderer Ursachen einer Thrombozytopenie sinnvoll (siehe z. B. Empfehlungen der Onkopedia-Leitlinie ITP).

- **Therapie**

Bei schwerwiegenden Blutungen (WHO °III-IV):
- Glucokortikoide i. v. (z. B. 40 mg Dexamethason für 4 Tage oder 1–2 mg Prednisolon/kg KG)
- intravenöse Immunglobuline (IVIG, einmalig 0,8–1 g/kg KG)
- ggf. Thrombozyten-Konzentrate, TPO-Rezeptor-Antagonisten, Rituximab, Anti-D-Immunglobuline, Notfall-Splenektomie erwägen

Keine oder nur leichtgradige Blutungen (WHO °0-II) und Thrombozyten < 20–30.000/µl:
- Glucokortikoide i. v. (s. o.)

Keine oder nur leichtgradige Blutungen (WHO °0-II) und Thrombozyten > 20–30.000/µl:
- Watch & wait

Bei Versagen von Steroiden und IVIG können die TPO-Rezeptor-Agonisten Eltrombopag und Romiplostim eingesetzt werden, Avatrombopag und Fostamatinib hingegen erst in der Zweit-/Drittlinientherapie ab dem 12. Erkrankungsmonat.

Bei einem Krankheitsrezidiv nach einer therapiefreien Zeit > 6 Monate kann auch ein erneuter Behandlungsversuch mit Glucokorticoiden erfolgen.

Thrombotisch-thrombozytopenische Purpura (TTP)

- **Definition**

Die thrombotisch-thrombozytopenische Purpura (TTP) ist eine disseminierte Form der **thrombotischen Mikroangiopathie**, die zu einem **lebensbedrohlichen** Krankheitsbild mit folgender typischer Trias führt:
- Blutungen aufgrund der Thrombozytopenie, Purpura, Petechien
- Coombs-negative hämolytische Anämie
- Sehr häufig neurologische Veränderungen (Cephalgien, Kribbeln, Taubheit, Verwirrtheit, Sprachstörungen, Sehstörungen, Somnolenz bis Koma, fokal neurologische Defizite)

Zudem treten häufig Allgemeinsymptome wie Abgeschlagenheit, Übelkeit, Erbrechen, Fieber und abdominelle Schmerzen auf. Die neurologischen Auffälligkeiten sind ischämisch aufgrund von Mikrothromben erklärt, die auch andere Organe (z. B. Niere, Herz) betreffen können.

Die TTP ist insgesamt selten (Inzidenz: 2–6 pro 1.000.000), tritt häufiger bei Frauen und mit einem Altersgipfel um 30–50 Jahre auf.

- **Ätiologie**

Die aus dem Endothel freigesetzten ultra-großen Von-Willebrand-Faktor-Multimere werden normalerweise durch eine Metalloproteinase („a disintegrin and metalloproteinase with TSP-1-like domains" = ADAMTS-13, Bildung in der Leber, HWZ von 2–3 Tagen) gespalten und abgebaut.

Die TTP ist gekennzeichnet durch einen Mangel an ADAMTS-13, sehr selten ist dies ein hereditärer Mangel (autosomal-rezessiv), häufiger eine idiopathische Antikörperbildung gegen ADAMTS-13 (oft nach bakteriellen oder viralen gastrointestinalen oder grippalen Infekten) oder sekundär ausgelöst durch Kollagenosen, Vaskulitiden, Schwangerschaft/Wochenbett, Medikamente (z. B. Thienopyridine, Ticlopidin, Clopidogrel, Mitomycin C, Pentostatin, Gemcitabin, Ciclosporin A, Tacrolimus, u. a.), HIV-Infektion, paraneoplastisch oder nach Organtransplantation.

Bei einer Verminderung von ADAMTS-13 werden die ultragroßen Von-Willebrand-Faktor-Multimere nicht zerteilt und aggregieren mit Thrombozyten, wodurch es zu Mikrothrombosierungen v. a. im arteriellen Gefäßsystem, einem unphysiologischen Verbrauch von Thrombozyten mit nachfolgender Thrombozytopenie und ggf. Blutungen, sowie aufgrund der hohen Scherkräfte zu einer hämolytischen Anämie kommt.

- **Diagnose**

Aufgrund der raschen Dynamik und Notwendigkeit eines schnellen Behandlungsstartes ist eine schnelle Diagnosestellung essenziell. Im Routinelabor zeigen sich Thrombozytopenie und Anämie, Hämolysezeichen (LDH ↑, Haptoglobin ↓), häufig Kreatinin ↑, **Fragmentozyten > 15‰ im Blutausstrich**. Spezielle Laboruntersuchungen erfolgen häufig in externen Speziallaboren, sodass die Ergebnisse zeitlich verzögert eintreffen: **verminderte oder fehlende ADAMTS-13-Aktivität** (Normalbereich 65–150 %, schwerer Mangel bei < 5–10 %), Antikörper (Inhibitoren) gegen ADAMTS-13 mittels ELISA, Nachweis von „Ultra-large-von-Willebrand-Multimeren" in der SDS-Gelelektrophorese.

Der PLASMIC-Score (◘ Tab. 17.5) dient als Screening-Instrument bei Verdacht auf eine TTP, insbesondere wenn Ergebnisse der Diagnostik nur zeitverzögert vorliegen. Der Score weist eine Sensitivität von 99 % und eine Spezifität von 57 % auf.

- **Therapie**

Die Behandlung und intensivmedizinische Überwachung (möglichst an einem spezialisierten Zentrum) sollte bereits bei V. a. eine TTP eingeleitet werden.
- Plasma-Austausch (PEX): Ziel ist die Entfernung des Proteaseinhibitors bzw. der Auto-Antikörper und die Erhöhung der Metalloproteaseaktivität durch die FFPs. Sofern kein PEX möglich ist, sollte eine alleinige Gabe von FFPs (je nach KG des Patienten mindestens 4–8 FFP) zur Überbrückung und sofortigen Verlegung in ein Zentrum erfolgen. Dauer des PEX: 2–3 Tage nach Normalisierung der LDH und Thrombozyten.
- Steroide: z. B. Prednisolon 1 mg/kg KG, bei schwerkranken Patient*innen, neurolog. Symptomen ggf. höhere Dosierung und Verwendung von Methylprednisolon. Nach Beendigung des PEX langsames Tapern der Steroide.
- Rituximab (375 mg/m² KOF, 1 ×/Woche für 4 Wochen)
- Caplacizumab (10 mg intravenös vor PEX, dann tgl. 10 mg subkutan bis 30 Tage nach Beendigung des PEX): humanisierter monoklonaler Antikörper, der die

◘ Tab. 17.5 PLASMIC Score

Parameter	1 Punkt	0 Punkte
Thrombozyten < 30 × 10⁹/L	Ja	Nein
Hämolyse (Retikulozyten-Zahl > 2,5 %, Haptoglobin nicht nachweisbar oder indirektes Bilirubin > 2,0 mg/dL (34,2 µmol/L)	Ja	Nein
Aktive Krebserkrankung (in Behandlung während des letzten Jahres)	Nein	Ja
Organ- oder Knochenmarks-Transplantation in Vorgeschichte	Nein	Ja
MCV < 90 fL	Ja	Nein
INR < 1,5	Ja	Nein

0–4 Punkte: Niedriges Risiko
5 Punkte: Intermediäres Risiko
6–7 Punkte: Hohes Risiko

Interaktion zwischen dem von-Willebrand-Faktor und den Thrombozyten hemmt und folglich die Thrombozytenaggregation und Mikrothrombenbildung verhindert. Basierend auf den aktuellen Daten muss der zusätzliche Nutzen sorgsam gegen unerwünschte Nebenwirkungen z. B. ein erhöhtes Blutungsrisiko abgewogen werden.

Optionen bei therapierefraktären Verläufen:
- Intravenöse Immunglobuline (400 mg/kg KG/Tag für 5 Tage)
- Vincristin (1–2 mg absolut i. v.)
- Cyclophosphamid (500–750 mg/m2 i. v.)
- Cyclosporin
- Splenektomie

> Keine routinemäßige Gabe von Thrombozyten, da diese den Prozess auslösen bzw. unterhalten können. Gabe von Heparin vermeiden oder verringern, da Blutungsgefahr zu groß.

Die Rezidivrate war mit bis zu 40 % der Patient*innen recht hoch, mit neuen Therapiemöglichkeiten geringer.

Hämolytisch-urämisches Syndrom (HUS)

- **Definition**

Das Hämolytisch-urämische Syndrom (Synonym: Gasser-Syndrom, ◘ Tab. 17.6) stellt wie die TTP eine thrombotische Mikroangiopathie dar und ist gekennzeichnet durch
- eine Coombs-negative mikroangiopathische Hämolyse,
- akutes Nierenversagen,
- Thrombozytopenie.

Das HUS tritt vorwiegend im Kindesalter auf (meistens vor dem 5. Lebensjahr, Inzidenz je nach Altersgruppe bis ca. 3:100.000), etwa die Hälfte der Patient*innen werden dialysepflichtig, etwa 25 % bleiben es dauerhaft. Die Mortalität beträgt ca. 5 %.

- **Einteilung**

- **Klinik**
- „Typisches HUS":
    - Blutiger Durchfall
    - etwa 4 Tage (Bereich: 1–10 Tage) zwischen Infektion und Symptombeginn
    - Nach Beginn der Diarrhö ist das Auftreten eines HUS im Mittel in 7 Tagen zu erwarten.
    - Fieber > 38,5 °C
    - Oligo- bis Anurie
    - Neurologische Symptome
    - Selten: Aszites, Perikarderguss, arterieller Hypertonus

Tab. 17.6 Ätiologische Einteilung des hämolytisch-urämischen Syndrom

Form		Ursache	Häufigkeit
Shiga-toxin- (STx) assoziiertes HUS	„typisches HUS"	Verotoxinbildende E. coli: Traditionell Serotyp 0157:H7 enterohemorrhagic Escherichia coli (EHEC) Gruppe, andere Serotypen mittlerweile dominanter Shigella dysenteriae (häufig schwererer Verlauf) Selten andere Bakterien wie Salmonellen	ca. 90 %
Nicht-STx-assoziiertes HUS	„Sekundäres HUS"	Infektions-assoziiert Am häufigsten Strept. pneumoniae → Neuraminidase-Freisetzung → Komplementaktivierung Virale Infektionen, z. B. HIV, Influenza Autoimmunerkrankungen z. B. Systemischer Lupus erythematodes, Antiphospholipid-Syndrom Medikamenten-assoziiert z. B. Immunsuppressiva, Chemotherapeutika Schwangerschaft Maligne Hypertonie	ca. 10 %
	„Atypisches HUS" (aHUS)	Mutationen im alternativen Weg des Komplementsystems, meistens Faktor H (Regulatorprotein)	

- „aHUS"
  - Meistens nicht-spezifische Symptome wie Abgeschlagenheit, Fatigue, etc.
  - Oligo- bis Anurie
  - Neurologische Symptome

- **Diagnose**

Ebenso wie bei der TTP ist eine rasche Diagnosestellung basierend auf der Kombination von Laborparametern und Klinik entscheidend.
Labordiagnostik
- Differenzialblutbild: Anämie, Thrombozytopenie
- Anstieg der Nierenretentionsparameter
- Hämolysezeichen mit LDH-Erhöhung und Haptoglobin unter der Nachweisgrenze
- Bilirubin: leicht bis deutlich erhöht
- Gerinnungsparameter (Prothrombin- und Thrombinzeit, Fibrinogen, Fibrinogenspaltprodukte): häufig weitgehend normal
- Stuhldiagnostik auf Shiga-Toxin
- ADAM-TS-13 Aktivität zum Ausschluss einer TTP
- Coombs-Test: negativ (Ausnahme Pneumokokken-assoziiertes HUS)
- Komplementfaktoren
  - C3-Konzentration bei aHUS in 30 % vermindert, insb. bei Patient*innen mit niedriger Faktor-H-Konzentration
  - nicht spezifisch für aHUS, d. h. normale C3-Level schließen aHUS nicht aus

- Faktor-H-Mutation und ggf. anti-Faktor H Antikörper
- Weiterführende Diagnostik zur Abklärung sekundärer Ursachen, z. B. Autoimmundiagnostik

- **Behandlung**
- Behandlung sollten bevorzugt in Zentren mit Erfahrung in der Behandlung von HUS erfolgen
- Typisches HUS
    - Behandlung vor allem supportiv, u. a. Flüssigkeitsgabe bei Volumendepletion (unzureichende Flüssigkeitsgabe geht mit höherer Wahrscheinlichkeit für Dialysepflichtigkeit einher)
    - Dialyse (in ca. 50 % der Fälle notwendig)
    - Antibiotikagabe scheint bei E. coli eher mit einem schlechteren Outcome einherzugehen, bei Shigella dysenteriae und Pneumokokken bei frühem Beginn mit einem bessern Outcome
    - Ggf. Plasma-Austausch z. B. bei neurologischen Symptomen (uneindeutige Datenlage)
    - Zurückhaltende Erythrozyten-/Thrombozyten-Transfusion (potenzielle Exazerbation)
- aHUS
    - Erstlinie: Frühe Behandlung mit humanisierten monoklonalen Anti-C5-Antikörper, z. B. Eculizumab um Dialysepflichtigkeit zu verhindern
    - Zweitlinie: Plasmaaustausch
- Sekundäres HUS
    - Behandlung der sekundären Ursache

Ggf. je nach Ursache zusätzliche Gabe von Anti-C5-Antikörper sinnvoll.

HELLP-Syndrom

- **Definition**

Das HELLP-Syndrom ist eine lebensbedrohliche, systemische Inflammations-Reaktion während und seltener auch kurz nach der Schwangerschaft (ca. 70 % im 3. Trimenon; bis 7 Tage postpartal), die aufgrund folgender Laborkonstellation ihren Namen erhält:
- Hämolyse
- Erhöhten Leberwerten (GOT, GPT, GLDH, LDH, AP, GGT, Bilirubin)
- Thrombozytopenie („Low Platelet count")

Die Inzidenz beträgt 1–2 pro 1000 Schwangerschaften und ist erhöht bei einer Eklampsie.

- **Risikofaktoren**
- Multipara
- Alter > 35 Jahre

- **Pathophysiologie**

Vermutlich unzureichende Trophoblasteninvasion → Ischämie der Plazenta und Einschwemmung von Teilen des Zytotrophoblasten → Aktivierung des Endothels → Mikrozirkulationsstörungen

Hämostaseologie auf der Intensivstation

Tab. 17.7 Symptomatik mit entsprechender Häufigkeit bei HELLP-Syndrom

Symptome	Häufigkeit
Proteinurie	86–100 %
Arterielle Hypertonie	82–88 %
Epigastrische Schmerzen	40–90 %
Übelkeit/Erbrechen	29–84 %
Cephalgien	33–61 %
Sehstörungen	10–20 %
Ikterus	5 %

- **Symptome**

Eine Übersicht der Symptomatik mit entsprechender Häufigkeit bei HELLP-Syndrom ist in ◘ Tab. 17.7 dargestellt.

- **Diagnose**
— Klinik (◘ Tab. 17.7) + Labordiagnostik:
  – Hämolyse-Parameter: LDH ↑ (> 200 U/l), Haptoglobin ↓, Bilirubin indirekt ↑ (≥ 1,2 mg/dl), Schistozyten-/Fragmentozyten-Nachweis
  – Thrombopenie ≤ 100.000/µl
  – GOT/GPT-Erhöhung > 2-fache Obergrenze
— Zusätzlich Blutbild, Nierenretentionsparameter, Gerinnungsparameter inkl. D-Dimere und Fibrinogen (Nachweis einer intravasalen Gerinnung), ggf. peripherer Blutausstrich zum Nachweis von Schistozyten/Fragmentozyten
— Oberbauchsonografie
— Monitoring des Kindes z. B. mittels CTG

- **Therapie**
— Hauptsächlich supportive Behandlung, z. B. Gerinnungsoptimierung durch Fibrinogen-Substitution oder Thrombozyten-Transfusion
— Ggf. Behandlung von begleitenden hypertensiven Schwangerschaftserkrankungen
— Corticosteroid-Gabe nicht empfohlen
— Stabilisierung der Mutter, engmaschige Kontrolle von Mutter/Kind durch Gynäkolog*innen und Perinatalmediziner*innen; Geburtseinleitung anstreben, wenn keine Kontraindikation (Prüfung Sectio), vor der 34. Schwangerschaftswoche zuvor noch Gabe von Glukokortikoiden zur Lungenreifung des Kindes.

17.2.3 Thrombozytopathien

Thrombozytopathien sind sehr seltene (ca. 1: 1 Mio.), angeborene Störungen, bei denen es durch eine Synthesestörung zu funktionell veränderten, teils auch morphologisch auffälligen (z. B. sehr großen) Thrombozyten kommt. Trotz normwertiger Thrombozytenzahlen kann es zu teils sehr ausgeprägten Blutungen kommen.

- **Diagnostik**

Auffälligkeiten im Blutausstrich und Thrombozytenfunktions-Untersuchungen können einen Hinweis geben, die Diagnosestellung erfolgt mittels Durchflusszytometrie, Elektrophorese und molekulargenetischen Untersuchungen in Speziallaboren (z. B. Uniklinik Freiburg und Greifswald).

- **Behandlung**

Mittels **Thrombozyten-Substitution** kann eine wirkungsvolle Blutstillung erreicht werden, allerdings sollte diese **nur bei lebensbedrohlichen Blutungen**, die anders nicht beherrschbar sind (Tranexamsäure, DDAVP), erfolgen, da es zu einer Immunisierung kommen kann, mit der Gefahr dass weitere TK-Gaben wirkungslos bleiben.

17.3 Störungen der sekundären Hämostase

Die klinische Ausprägung eines Faktorenmangels ist sehr variabel und v. a. abhängig von der Restaktivität des betroffenen Gerinnungsfaktors (klinisch asymptomatisch bis schwerste, spontane Blutungen). Die globalen Gerinnungstests erlauben bereits eine Einordnung, welche Einzelfaktoren betroffen sein könnten (◘ Tab. 17.8).

◘ Tab. 17.8 Plasmatische Gerinnungsstörungen

Thromboplastinzeit/Prothrombinzeit/International Normalized Ratio (INR), Quick-Wert Extrinsisches System und gemeinsame Endstrecke	aktivierte partielle Thromboplastinzeit (aPTT) Intrinsisches System und gemeinsame Endstrecke	Mögliche Erkrankungen Verminderung von
Normwertig	Verlängert	FVIII FIX FXI FXII Präkallikrein, hochmolekulares Kininogen (Kontaktfaktoren) vW-Parameter Antikoagulanzien?
Vermindert	Normwertig	FVII Antikoagulanzien?
Vermindert	Verlängert	FX FV FII Fibrinogen Antikoagulanzien? ggf. auch bei APS
Normwertig	Normwertig	FXIII vW-Parameter Thrombozytopathie

17.3.1 Einzelfaktorenmängel

Hämophilie A und B

- **Definition**

Eine hereditäre, X-chromosomal-rezessiv vererbte Mutation im Gen für Faktor VIII bzw. IX führt zu einem Mangel dieses Gerinnungsfaktors (Hämophilie A bzw. B). Von der Hämophilie A betroffen sind ca. 1 von 5 bis 10.000 Jungen und von Hämophilie B ca. 1 von 25 bis 30.000 Jungen. Frauen sind als Konduktorinnen meist nur leicht betroffen oder asymptomatisch, homozygote Fälle sind äußerst selten.

Typische Blutungslokalisationen sind Gelenke und Muskeln, teils auch Mikroblutungen während normaler Bewegung. Da diese Gelenk-Einblutungen zu Gelenkdeformitäten (Hämophilie-Arthropathie) führen können, gilt es diese durch eine ausreichende prophylaktische Substitution möglichst zu verhindern.

- **Schweregrad**

Zum Schweregrad der Hämophilie A und B vgl. ◘ Tab. 17.9.

- **Behandlung**

Die Betreuung sollte in spezialisierten Zentren erfolgen, diese können beispielsweise bei der Dt. Hämophiliegesellschaft (▶ www.dhg.de) erfragt werden. Es sollte möglichst mit dem*r Behandler*in Rücksprache gehalten werden, auch die Patienten sind meist sehr gut informiert bzgl. ihrer Erkrankung und sollten einbezogen werden.

In Abhängigkeit von Schweregrad (◘ Tab. 17.9), Blutungssymptomatik, Ansprechen auf Faktorengabe (Messung von Peak- und Talspiegel), Körpergewicht und weiteren Faktoren erfolgt eine Faktorengabe nach einem individuellen Substitutionsplan mit dem Ziel den Faktorspiegel um 5–7 %, also im Bereich der mittelschweren Hämophilie aufrechtzuerhalten. Bei der leichten und mittelschweren Form ist auch eine „on-demand"-Therapie, also nur im Bedarfsfall bei einer Blutung oder vor Operationen möglich.

— Faktor VIII-Präparate mit unterschiedlich langer Halbwertszeit, bei lebensbedrohlichen Blutungen wird eine Normalisierung der Faktor VIII bzw. IX-Aktivität angestrebt und es muss 2–3x/d eine Substitution erfolgen, bei Gelenkblutungen wird eine Restaktivität von 40–60 % angestrebt. Häufigste Komplikation ist die Entwicklung von Antikörpern (sog. Hemmkörper) gegen den substituierten Blutgerinnungsfaktor, dies kommt bei ca. 25–40 % der Pat. mit schwerer Hämophilie A und bei 9–23 % der Pat. mit schwerer Hämophilie B vor, bei den leichteren Formen ist dies jeweils seltener.

◘ Tab. 17.9 Schweregrad der Hämophilie A und B

Verlaufsform	Restaktivität
schwer	< 1 %
mittelschwer	1–5 %
leicht	5–15 %

- Emicizumab (Hemlibra®): monoklonaler Antikörper, der Faktor IXa und X bindet und damit die Faktor-VIII-Wirkung imitiert (aktuell Einsatz nur bei Hämophilie A, aber auch Studien zum Einsatz bei Hämophilie B laufend), die subkutane Gabe und Halbwertszeit von 5 Wochen erlauben längere Intervalle zwischen den Gaben, zudem ist ein Einsatz im Falle von Hemmkörpern möglich. Cave: der Antikörper stört die Standard-Gerinnungstests und Faktor VIII-Aktivitätsmessung, es muss eine chromogene Messung in einem Speziallabor erfolgen.
- Gentherapie: als monogenetische Erkrankungen sind beide Hämophilien geeignet für eine Gentherapie, dabei wird das Faktor VIII- oder IX-Gen mit einem *Adeno-associated virus* als Vektor in die Leberzelle eingebracht und kann dann wieder synthetisiert werden. Es werden teils normale Faktorenaktivitäten erreicht, sodass die Substitution beendet werden kann; allerdings hält der Effekt sehr unterschiedlich lange an.

Weitere hereditäre Einzelfaktorenmängel

Weitere hereditäre Einzelfaktoren-Mängel (◘ Tab. 17.10) sind seltener als die Hämophilie A und B, meist ist nur eine Substitution bei Operationen oder Verletzungen nötig.

> 1 ml FFP/kg KG hebt die Faktorenaktivität um 1 % an, 1 I. E. PPSB/kg KG hebt die Faktorenaktivität um 1 % an!

Erworbene Hämophilie/Hemmkörperhämophilie

Wie oben erwähnt kann es bei den Hämophilien zu einer Bildung von neutralisierenden IgG-Antikörpern gegen das substituierte Faktorprodukt kommen, ein routinemäßiges Hemmkörper-Screening soll eine frühzeitige Erkennung und Behandlung ermöglichen.

◘ Tab. 17.10 Einzelfaktoren-Mängel

Faktor	Klinik	Behandlung
Faktor V	bei einer Restaktivität > 5 % meist nicht klinisch relevant	kein FV-Präparat verfügbar, daher FFPs, Ziel FV-Aktivität > 10 %
Faktor VII	geringe Korrelation zwischen Restaktivität und Blutungsneigung	gereinigtes F-VII-Konzentrat (ImmuSeven), Ziel FVII-Aktivität > 25 %, Cave: kurze HWZ
Faktor X	bei einer Restaktivität > 40 % nicht klinisch relevant	kein FX-Präparat verfügbar, daher PPSBs, Ziel FX-Aktivität > 40 %
Faktor XI	bei einer Restaktivität > 40 % nicht klinisch relevant	kein FXI-Präparat verfügbar, daher FFPs, Ziel FXI-Aktivität > 40 %
Faktor XIII	bei einer Restaktivität > 10 % nicht klinisch relevant; typisch ist, dass postoperativ nach initialer suffizienter Hämostase Nachblutungen auftreten.	Faktor XIII-Präparat (NovoThirteen, Fibrogammin® P), Ziel FXIII-Aktivität > 40 %, relativ lange HWZ

Auch bei Pat. ohne Hämophilie kann es zu einer Bildung von Auto-Antikörpern gegen Gerinnungsfaktoren kommen, die dann dessen Funktion inhibieren oder dessen Abbau beschleunigen. Dies betrifft am häufigsten den Faktor VIII, hier beträgt die Inzidenz aber auch nur ca. 1,5: 1 Mio. Personen/Jahr. Es kommt dann zu schweren, lebensbedrohlichen Blutungen mit einer Letalität von bis zu 30 %. Bei etwa der Hälfte der Pat. werden Begleiterkrankungen festgestellt, wie rheumatologische Erkrankungen, Autoimmunerkrankungen, solide Tumoren oder lymphoproliferative Erkrankungen, teils tritt die erworbene Hämophilie A auch peripartal auf.

- **Diagnostik**

Wegweisend sind auffällige Blutungen und eine **isolierte PTT-Verlängerung** bei einer zuvor unauffälligen Blutungsanamnese; der **Hemmkörper** wird **mittels Bethesda-Test** in Speziallaboren nachgewiesen, ein Plasma-Misch-Versuch kann aber bereits wegweisend sein.

- **Therapie**

Im Gegensatz zum angeborenen Faktorenmangel kann die Blutung nicht durch die alleinige Faktorengabe gestoppt werden, da der substituierte Faktor ebenfalls inhibiert wird. Das Ziel ist daher einerseits die Behandlung der Blutung und andererseits die Unterbrechung der Hemmkörperbildung mittels Immunsuppression.

Im Notfall zur Blutstillung:
- Rekombinanter aktivierter Faktor VII (VIIa, NovoSeven®): Dosierung: 90 µg/kg KG i. v. alle 2 h bis die Blutung steht, dann ggf. alle 3–6 h zur Stabilisierung oder
- FEIBA® (Factor Eight Inhibitor Bypassing Activity): aktiviertes Prothrombinkomplex-Konzentrat
- rekombinanter porciner Faktor VIII (rpFVIII)

Längerfristige Gerinnungsstabilisierung bei der erworbenen Hämophilie A:
- Emicizumab (Hemlibra®): monoklonaler Antikörper, der einen Teil der Faktor-VIII-Wirkung imitiert [Off-Label use, Krankenkassenantrag wird i. d. R. bewilligt], Cave: chromogene Messung der Faktor VIII-Aktivität in einem Speziallabor nötig.

Kausale Behandlung
- Suche/Behandlung einer eventuellen Grunderkrankung (s. o.)
- Immunsuppression mit Prednisolon (1–2 mg/kg KG für 3–4 Wochen, im Verlauf tapern)
- bei unzureichender Wirkung nach 4 Wochen dazu oder bei initialer FVIII-Aktivität < 1 % und/oder hohem Hemmkörpertiter im Bethesda-Assay > 20 BU/ml unmittelbar Rituximab (375 mg/m² 1x/Woche für 4 Wo) oder Cyclophosphamid (1,5–2 mg/kg KG für maximal 6 Wo., vgl. Tiede et al. 2020)
- ggf. Immunglobuline, Vincristin, Immunabsorption/Plasmapherese

In einer deutsch/österreichischen Studie konnte mit dem frühzeitigen Einsatz von Emicizumab und Start der Immunsuppression erst nach 12 Wochen eine deutlich geringere Mortalität und Infektionsrate im Vergleich zu früheren Register-Daten mit frühzeitiger Immunsuppression gezeigt werden (vgl. Tiede et al. 2023). Daher könnte es entgegen der obigen Empfehlung ggf. besser sein, vor Start einer Immunsuppression zunächst eine Stabilisierung der Patient*innen abzuwarten.

17.3.2 Lebersynthesestörung

Mit Ausnahme des von-Willebrand-Faktors werden alle Gerinnungsfaktoren in der Leber synthetisiert, zudem wird die Megakaryopoese durch das Zytokin Thrombopoetin hepatisch reguliert. Eine Leberinsuffizienz beeinträchtigt daher das Gerinnungssystem an verschiedenen Stellen: Neben einer Synthesestörung der Gerinnungsfaktoren (insbesondere der Vitamin K-abhängigen Faktoren II, VII, IX und X) kommt bei einer Leberinsuffizienz auch zu einer toxisch-bedingten Thrombozytenbildungs- und -funktionsstörung, sowie einer Hyperfibrinolyse durch t-PA-Freisetzung. Da allerdings auch die Synthese der gerinnungshemmenden Inhibitoren Antithrombin, Protein C und S bei einer Leberinsuffizienz eingeschränkt ist, kommt es nicht zwangsläufig zu Blutungskomplikationen.

- **Diagnostik**

Eine Verminderung der Faktoren II, VII, IX und X, bei gleichzeitig normwertiger oder erhöhter Konzentration von Faktor V oder VIII spricht für das Vorliegen eines Vitamin-K-Mangels. Eine Verminderung aller Faktoren spricht hingegen für eine Leberinsuffizienz, im weit fortgeschrittenen Stadium ist auch die Fibrinogen-Konzentration vermindert.

- **Therapie**

Die Verminderung der Gerinnungsfaktoren und -inhibitoren bei einer Leberinsuffizienz ist häufig balanciert (s. o.), sodass dies a. e. so belassen werden sollte. Eine regelmäßige Gabe von Tranexamsäure (3x/d 1 g) und/oder Vitamin K sollte eher nur bei rezidivierenden Blutungen erfolgen. Eine Substitution von Gerinnungsfaktoren und Thrombozyten sollte Ausnahmefällen, z. B. vor Eingriffen, vorbehalten bleiben.

17.3.3 Hämostasestörung bei Urämie

Akkumulierte harnpflichtige Substanzen können zu einer Thrombozytopathie, inkl. Störung der von-Willebrand-Faktor vermittelten Adhäsion, zu einer gestörten Fibrinpolymerisation und endothelialen Dysfunktion führen. Es stehen Schleimhautblutungen, Petechien und eine Hämatom-Neigung im Vordergrund, bei einer urämischen Gastritis auch GI-Blutungen.

- **Therapie**

Es sollte eine kausale Therapie, also Elimination der Urämie angestrebt werden, bei einer Dialyse sollte Heparin eingesetzt werden, auch wenn es kurzfristig zu einer vermehrten Blutungsneigung kommt, da es ansonsten zu einer überschießenden Gerinnungsaktivierung kommen kann. Eine Blutung oder vor einer notwendigen Intervention können folgende hämostaseologische Therapien erfolgen:
- DDAVP
- Thrombozyten-Transfusion
- Von-Willebrand-reiches FVIII-Konzentrat (25 I. E./kg KG)

Hämostaseologie auf der Intensivstation

17.4 Thrombophilie

Nach einer nicht anderweitig erklärten Thrombose/Embolie sollte ein Thrombophilie-Screening erfolgen (◘ Tab. 17.11). Mit Ausnahme der Antiphospholipid-Antikörper und der molekulargenetischen Untersuchung auf das Vorliegen der beiden häufigen Genmutationen, Faktor V-Leiden und Prothrombin G20210-Mutation werden die Tests allerdings durch eine frische Thromboembolie, Lysetherapie und die Antikoagulation beeinträchtigt. Daher werden diese i. d. R. erst einige Wochen später bestimmt, bevor es daran geht, die Antikoagulation zu reduzieren oder zu beenden.

17.4.1 Antiphospholipid-Syndrom

- **Definition**

Das Antiphospholipid-Syndrom (APS) ist eine Autoimmunerkrankung, bei es der durch Autoantikörper der Klasse IgG oder IgM z. B. gegen Beta-2-Glykoprotein I (β2GPI) oder Cardiolipin zu einer Gerinnungsaktivierung und Thromboembolien kommt.

◘ **Tab. 17.11** Thrombophilie-Screening

Parameter	Bedeutung	Thrombophilie-Risiko
Protein C- und S-Mangel (verminderte Aktivität)	Protein C und S unterstützen den Abbau von Faktor Va und VIIIa, dies inhibiert die Fibrinbildung; bei einem Protein C- oder S-Mangel fehlt diese negative Rückkoppelung und die Gerinnung läuft ungebremst.	hoch
Antithrombin-Mangel (verminderte Aktivität)	Antithrombin hemmt Faktor X und II (Prothrombin), bei einem AT-Mangel fehlt diese neg. Rückkoppelung; zudem besteht eine Heparin-Resistenz (fehlender/geringer PTT-Anstieg).	sehr hoch
APC-Resistenz-Test, Faktor V-Leiden-Mutation (Molekulargenetik)	FVL (häufigste Thrombophilie, 1:100 bei Kaukasiern): Punktmutation in FV-Gen bedingt verminderte Reaktion auf aktiviertes Protein C.	heterozygot: milde homozygot: sehr hoch
Prothrombin G20210-Mutation (Molekulargenetik)	PT-Mut (zweihäufigste Thrombophilie): Punktmutation in FII-Gen bedingt Erhöhung von Prothrombin.	heterozygot: milde homozygot: hoch
Lupus-Antikoagulanz (Lupus-aPTT, DRVVT, Ratio), Antiphospholipid-Antikörper	ELISA zum Nachweis der APS-Antikörper (IgG und IgM), Lupus-Antikoagulanz: Vergleich von Lupus-sensitiver und Lupus-insensitver PTT, Diluted-Russel-Viper-Venom-Test (dRVVT) Kaolin-Clotting-Time (KCT), Plasma-Misch-Versuch; zur Diagnosesicherung eines APS ist ein wiederholter Nachweis nach ≥ 12 Wochen gefordert.	hoch

▪ Klinik

Es können arterielle und venöse Thromboembolien, wie u. a. Myokardinfarkte, Schlaganfälle, Sinusvenenthrombose und Thrombosen an anderen unüblichen Lokalisationen (**„thrombotic APS"**) oder auch zu Schwangerschaftskomplikationen, wie Aborte auch im 3. Trimenon (**„obstetric APS"**) auftreten. Teils findet sich auch eine Thrombozytopenie, Hämolyse, oder die typischen Hautveränderungen Livedo racemosa oder Livedo reticularis.

Häufige auslösende Grunderkrankungen sind rheumatologische Erkrankungen (z. B. SLE, rheumatoide Arthritis), Malignome oder Infektionen (z. B. HIV, Hepatitis B, Sepsis, Malaria).

▪ Diagnose

Gemäß **Sydney-Kriterien** muss mindestens **eines der drei** folgenden **Labor-Kriterien** eines APS $\geq$ 2x im Abstand von $\geq$ 12 Wochen nachgewiesen werden:
- Lupus-Antikoagulans und/oder
- erhöhte Anti-Cardiolipin-Antikörper (IgG oder IgM) und/oder
- erhöhte Anti-β2-Glykoprotein-I-Antikörper (IgG oder IgM).

Zudem wird für die Diagnose eines APS auch **mindestens eines der** folgenden **klinischen Kriterien** gefordert:
- arterielle und/oder venöse Thrombose/Embolie
- $\geq$ 1 Totgeburten $\geq$ 10. Schwangerschaftswoche (SSW) eines morphologisch normalen Fetus
- $\geq$ 1 Frühgeburten eines morphologisch normalen Neugeborenen $\leq$ 34. SSW, aufgrund von Eklampsie, schwerer Präeklampsie oder Plazentainsuffizienz
- $\geq$ 3 Spontanaborte $\leq$ 10. SSW bei Ausschluss anatomischer, hormoneller und chromosomaler Ursache.

▪ Therapie

Es ist eine dauerhafte Antikoagulation und ggf. auch gleichzeitig eine Antiaggregation mit ASS 100 mg 1x/d nötig; bei einem Hochrisiko-APS, das durch eine Triple-Positivität aller 3 Labor-Kriterien gekennzeichnet ist, ist eine Antikoagulation mit einem Vitamin K-Antagonisten indiziert, ansonsten ist meist auch eine Behandlung mit einem DOAK möglich.

17.4.2 „catastrophic antiphospholipid syndrome" (CAPS)

▪ Definition

Seltene, lebensbedrohliche Verlaufsform des Antiphospholipid-Syndroms (APS), bei dem es zu fulminanten venösen und arteriellen Thrombosen und in kurzem zeitlichem Abstand ($\leq$ 1 Woche) zu Thrombosen in mindestens drei Organen kommt (z. B. akutes Nierenversagen, Herzinsuffizienz, Myokardinfarkt, Acute Respiratory Distress Syndrome (ARDS), Enzephalopathie, Schlaganfälle, Nebennierenblutung, Hautnekrosen, diffuse alveoläre Hämorrhagie). In der Folge kann es zum Multiorganversagen kommen, die Letalität beträgt auch bei aggressiver Behandlung bis zu 50 %.

- **Diagnose**

Bei Vorliegen der folgenden 4 Kriterien und entsprechender Klinik gilt das CAPS als gesichert:
- Nachweis von Antiphospholipid-Antikörpern
- ≥ 3 Organe oder Gewebetypen betroffen
- gleichzeitiges Auftreten, maximal innerhalb einer Woche
- Verschluss kleiner Gefäße bioptisch in mindestens einem Organ nachgewiesen

- **Therapie**
- Antikoagulation, meist mit Heparin
- Immunsuppression mit hoch dosierten Kortikosteroiden, ggf. Rituximab und/oder Eculizumab
- Antikörperelimination (IVIG, Plasmapherese)

17.5 Kombinierte Gerinnungsstörungen

17.5.1 Disseminierte intravasale Gerinnungsstörung (DIC)

- **Definition**

Die disseminiert intravasale Gerinnungsstörung (DIC) ist ein erworbenes Syndrom, welches durch eine systemische, pathologische Gerinnungsaktivierung charakterisiert ist. Diese kann zu Mikrozirkulationsstörungen mit konsekutiver Organschädigung sowie zu einer erhöhten Blutungsneigung führen.

- **Pathophysiologie**
- systemische Gerinnungsaktivierung durch unterschiedliche Triggermechanismen insbesondere
  - Sepsis oder systemische Infektionen (bakteriell, viral, parasitär)
  - Gewebstrauma z. B. durch Unfälle oder Verbrennungen
  - Maligne Erkrankungen z. B. hämatoonkologische Erkrankungen
  - Schwangerschafts-assoziiert z. B. bei vorzeitige Plazentalösung oder Fruchtwasserembolien
  - Immunologisch z. B. bei Vaskulitiden
  - Medikamenten- oder Transfusions-assoziiert
  - Medizingeräte-assoziiert, z. B. bei Dialyse oder ECMO
- Folgen
  - 1. Gerinnungsaktivierung z. B. Tissue-factor Freisetzung durch Endothel mit Aktivierung der extrinsischen Gerinnungskaskade
  - 2. Gestörte antikoagulative Wirkung z. B. durch Verbrauch von Antithrombin und Protein C
  - 3. Gestörte Fibrinolyse z. B. reaktive Hyperfibrinolyse oder vermehrten Expression von Plasminogen-Aktivator-Inhibitor Typ 1 (PAI-1)
- Pathophysiologische Unterschiede je nach Triggermechanismus, die z. T. als eigene Krankheitsentiäten angesehen werden, z. B.: Sepsis-induzierte Koagulopathie, Trauma-induzierte Koagulopathie, ECMO-induzierte Koagulopathie

Tab. 17.12 T Unterschiedliche klinische Phänotypen der disseminiert intravasale Gerinnungsstörung (vgl. Iba et al. 2019).

Phänotyp der DIC	fibrinolytisch	gemischt thrombotisch-fibrinolytisch	thrombotisch
INR	↑	↑	↑
D-Dimere	↑	↑	↑
Thrombozyten	↓	↓	↓
Fibrinogen	↓	↓	↑
PAI-1	↓~↔	↔	↑
Häufige Ursache	Trauma, Geburtshilfe	Keine typischen Ursachen	Sepsis, Infektionen

- **Klinik**
- Unspezifisch und abhängig vom zugrunde liegendem Triggermechanismus, z. B. septisches Krankheitsbild
- Unterschiedliche klinische Phänotypen (**Tab. 17.12**)
- Folge der Blutungsneigung
  - Von Petechien und Purpura bis hin zu klinisch manifesten Blutungen
- Folge der Hyperkoagulation
  - Symptome durch Thromboembolien z. B. bei tiefer Beinvenenthrombose oder Lungenarterienembolie
  - Symptome durch Organschädigung, z. B. Anurie/Oligurie bei Nierenschädigung oder Ikterus bei Leberversagen

- **Diagnose**
- Die Diagnose wird gestellt aus Anamnese, klinischer Untersuchung und Labordiagnostik
- Verschiedene DIC-Score vorhanden, z. B. von der International Society on Thrombosis and Haemostasis (ISTH) (Vgl. ▶ https://www.mdcalc.com/calc/10203/isth-criteria-disseminated-intravascular-coagulation-dic#evidence und **Tab. 17.13**)
- Gerinnungs-Basisdiagnostik: Thrombozyten, aPTT, INR, Fibrinogen, D-Dimere, erweiterte Diagnostik u. a. zur Subtyp-Bestimmung je nach Bedarf
- Weitere Tests zu entsprechenden Organfunktionen

- **Therapie**
- Im Vordergrund steht die Therapie der zugrunde liegenden Erkrankung.
- Eine ursächliche Therapie der DIC ist aktuell nicht vorhanden.
- Transfusionen sowie Substitution von Gerinnungsfaktoren nur bei aktiver Blutung oder erhöhtem Blutungsrisiko und nicht zur Prophylaxe.
- Mangelnde Datenlage zu Zielwerten/Grenzwerten von Thrombozyten und Gerinnungsfaktoren.
- Heparingabe

Tab. 17.13 DIC-Score

Parameter	Wert	Punktzahl
Thrombozyten × 109/L	≥ 100	0
	50–100	1
	< 50	2
INR[a]	< 1,25	0
	1,25–1,7	1
	> 1,7	2
D-Dimere[b]	Nicht erhöht	0
	Moderat erhöht	2
	Stark erhöht	3
Fibrinogen (g/l)	≥ 1	0
	< 1	1
Passender Triggermechanismus + Summe ≥ 5 → Manifeste DIC wahrscheinlich		

[a]INR-Grenzwerte sind abhängig vom verwendeten Test und können variieren.
[b]Labor-spezifische Grenzwerte

- Beim thrombotischen Phänotyp sowie in der Anfangsphase einer DIC kontrovers diskutiert.
- Während diese aus pathophysiologischer Sicht sinnvoll scheint, kann sie im Vollbild der DIC die Blutungsgefahr erhöhen.
- Insgesamt mangelnde Studienlage zu Nutzen.
- Während in der Anfangsphase einer DIC sowie bei thrombotischen Phänotyp eine Unterbrechung der Gerinnungsaktivierung angestrebt wird, steht in der Spätphase einer DIC und beim fibrinolytischen Subtyp die Verhinderung von Blutungen durch die Substitution von Gerinnungsfaktoren im Vordergrund.

Literatur

Iba T, Levy JH, Thachil J, Wada H, Levi M (2019) Scientific and standardization committee on DIC of the international society on thrombosis and haemostasis. The progression from coagulopathy to disseminated intravascular coagulation in representative underlying diseases. Thromb Res 179:11–14. https://doi.org/10.1016/j.thromres.2019.04.030. Epub 2019 Apr 29. PMID: 31059996

Link A et al (2009) Argatroban for anticoagulation in continu- ous renal replacement therapy. Crit Care Med 37:105–110

Tiede A et al (2020) International recommendations on the diagnosis and treatment of acquired hemophilia A. Haematologica 105:1791–1801

Tiede A et al (2023) Emicizumab prophylaxis in patients with acquired haemophilia a (GTH-AHA-EMI): an open-label, single-arm, multicentre, phase 2 study. Lancet Haematol 10:e913–e921

Infektiologie

Frank Hanses, Anca Rath, Aila Caplunik-Pratsch, Florian Hitzenbichler und Wulf Schneider

Inhaltsverzeichnis

18.1 Diagnostik allgemein – 678
18.1.1 Blutkulturdiagnostik – 678
18.1.2 Häufige Diskussionspunkte der mikrobiologischen Diagnostik – 678
18.1.3 Kurzanleitung Antibiogramm – 679

18.2 Krankheitsentitäten – 680
18.2.1 Sepsis – 680
18.2.2 Katheter-assoziierte Infektionen – 682
18.2.3 HWI inkl. DK-assoziierte und Urosepsis – 683
18.2.4 Atemwegsinfektionen – 685
18.2.5 Intraabdominelle Infektionen – 691
18.2.6 ZNS Infektionen – 693
18.2.7 Malaria – 695

18.3 Welche Befunde haben keinen Krankheitswert? – 696

18.4 Infektionsprävention und multiresistente Erreger – 697
18.4.1 Allgemeine Infektionspräventionsmaßnahmen – 697
18.4.2 Multiresistente Erreger – 701
18.4.3 Surveillance und Meldepflicht – 704

18.5 Übersicht wichtiger Antiinfektiva – 705

Literatur – 708

© Der/die Autor(en), exklusiv lizenziert an Springer-Verlag GmbH, DE, ein Teil von Springer Nature 2026
T. Wengenmayer et al. (Hrsg.), *Repetitorium Internistische Intensivmedizin*,
https://doi.org/10.1007/978-3-662-71761-5_18

18.1 Diagnostik allgemein

Voraussetzung für eine hochwertige mikrobiologische Diagnostik ist die Einhaltung von präanalytischen Vorgaben (korrekte Entnahme, Einhaltung von Transportbedingungen und –zeiten) und Auswahl geeigneter Materialien und Nachweisverfahren (siehe spezielle Vorgaben des jeweiligen mikrobiologischen Labors).

18.1.1 Blutkulturdiagnostik

- Mindestens 2 Paar, kein Warten auf Fieberanstieg, ausreichende Desinfektion der Punktionsstelle (und Händedesinfektion!)
- Ideal „frisch gestochen", liegende Katheter vermeiden (Ausnahme: Frage nach Infektion von zentralvenösen Systemen → 1x peripher, 1x zentral)
- Blutkulturen werden in der Regel automatisiert bebrütet, wobei die Automaten eine Zunahme von Erregermetaboliten während der Bebrütung feststellen → eine Sättigung des Systems vor der ersten automatisierten Messung zu einem falschnegativen Ergebnis führen; d. h. falls Labor geschlossen i. d. R. Lagerung bei Raumtemperatur (mit Labor klären!)
- Gefordertes Blutvolumen beachten (falsch negative Ergebnisse möglich bei Über- und Unterschreiten)
- Vor der Beimpfung der Flaschen i. d. R. alkoholische Desinfektion des Gummistopfens (Herstellerangaben beachten!) um eine Inokkulation von kontaminierenden Erregern zu verhindern. Blutkulturflaschen korrekt lagern (z. B. nicht im Spritzbereich von Handwaschbecken).

18.1.2 Häufige Diskussionspunkte der mikrobiologischen Diagnostik

Anzucht von Mykobakterien aus respiratorischen Materialien
- Bei der Probenahme ist eine Beimischung von respiratorischer Standortflora nicht vermeidbar. Wird die Probe ungekühlt zwischengelagert, besteht das Risiko einer Überwucherung der Mykobakterien durch z. B. Streptokokken und Neisserien.
- Mykobakterien-spezifische Diagnostik anfordern: Nutzung von besonderen Nachweisverfahren wie Ziehl-Neelsen-Färbung (Mikroskopie) oder Spezialnährmedien, die ein Wachstum schnellwachsender Erreger unterdrücken.
- Die Bebrütungsdauer bei Verdacht auf *Mycobacterium-tuberculosis*-Komplex beträgt 8 Wochen, für sonstige respiratorische Erreger jedoch nur 7–14 Tage.

Nachweis von *Clostridioides-difficile*-Toxinen aus Stuhl
- (Schnell-)Tests haben eine unzureichende Sensitivität, wenn die Stuhlkonsistenz kompakt ist.
- Falsch-negative Schnelltests durch Toxinabbau bei verlängerten Transportzeiten (z. B. > 2 h) oder längerer Transport bei Raumtemperatur.
- Überschätzung der Inzidenz bei ausschließlich PCR-vermittelter Diagnostik.

Infektiologie

Screeningabstriche
- Nur bei Entnahme von ausreichendem Material sowie einer ausreichenden Erregerlast ist eine ausreichende Screeningsensitivität sichergestellt.
- Perianale Abstriche sind rektalen Abstrichen mit Stuhlauflagerungen unterlegen.

18.1.3 Kurzanleitung Antibiogramm

Antibiotikaresistenztestungen

Antibiotikaresistenztestungen werden im mikrobiologischen Labor vorwiegend kulturell als Agardiffusionstest oder als Mikrobouillondilutionstest (MBD; Goldstandard!) durchgeführt. Letzterer erfolgt in der Regel automatisiert oder seltener manuell in einer Mikrotiterplatte. Ziel der Analyse ist es, die minimale Antibiotikakonzentration (genannt minimale Hemmkonzentration – MHK) zu bestimmen, die das Wachstum getesteter Erreger gerade noch hemmt. Die Ergebnisse werden quantifiziert, indem 1) für ADT der Durchmesser des Hemmhofs von antibiotikahaltigen Plättchen in Millimeter gemessen wird oder, 2) beim MBD die MHK in mg/dl bestimmt wird.

- Die Bewertung dieser Ergebnisse erfolgt anhand von international empfohlenen Grenzwerten (sog. Breakpoints), die von EUCAST bzw. CLSI tabellarisch verfügbar sind, und die zur Einschätzung helfen, ob eine klinisch-therapeutische Anwendung der Antibiotika in toxikologisch unbedenklicher Dosierung möglich ist. Die Ergebnismitteilung erfolgt nach folgenden Kriterien:
    - **Sensibel (S)** → Die MHK unterschreitet bzw. der Durchmesser übersteigt den Breakpoint für S. Das Antibiotikum kann therapeutisch in empfohlener Dosierung verabreicht werden.
    - **Resistent (R)** → Die MHK überschreitet bzw. der Durchmesser unterschreitet den Breakpoint für R. Würde man klinisch eine Dosierung oberhalb dieses Grenzwertes anstreben, ist mit therapiebedingter Toxizität zu rechnen, sodass eine therapeutische Anwendung nicht möglich ist.
    - **Increased (I)** → Die MHK/der Durchmesser liegen zwischen den Breakpoints für S und R. Toxikologisch ist ein therapeutischer Einsatz noch möglich, jedoch muss das Antibiotikum hoch dosiert verabreicht werden, um ausreichend wirksam zu sein.

Hinweis 1 Je nach Infektionsart und Erregerspezies kann unabhängig von der Einstufung als S oder I eine erhöhte Antibiotikadosierung erforderlich sein, um das Outcome des Patienten zu verbessern. Beispiele hierfür bei fehlender dosierungsrelevanter Organdysfunktion sind:
- *Staphylococcus aureus* Bakteriämie: 6 × 2 g Flucloxacillin
- VRE Bakteriämie: 10–12 mg/kg KG Daptomycin
- Invasive *Pseudomonas aeruginosa* Infektion: 3 × 2 g Meropenem

Hinweis 2 Obwohl mittlerweile Breakpoints für viele Erreger- und Antibiotikakombinationen – teils auch für gewisse Infektionsarten – vorliegen, existieren nicht immer solche Bewertungskriterien. In diesem Fall wird die MHK mitgeteilt und die Therapieentscheidung mit klinisch-therapeutischer Erfahrung getroffen. Konsiliarische Unterstützung durch infektiologisch erfahrene Kollegen wird empfohlen.

Hinweis 3 Die MHK kann zur Steuerung der Antibiotikadosierung bei kontinuierlicher i. v.-Verabreichung genutzt werden. Dies kann insbesondere bei Nachweis multiresistenter Erreger mit geringen Therapieoptionen sinnvoll sein.

Für ausgewählte Erreger

Für ausgewählte Erreger werden routinemäßig auch molekulargenetische Verfahren zur in silico Resistenzbestimmung genutzt. Ob diese phänotypisch und somit therapeutisch relevant sind, ist nicht immer sichergestellt, sodass die kulturbasierte Resistenztestung weiterhin der Goldstandard bleibt.

- **Beispiel 1 – Carbapenemasen:** Überschreitet die MHK von Meropenem/Imipenem den sog. Screening-Breakpoint und erreicht dabei jedoch nicht die Kriterien zur Einstufung als R, wird das Vorhandensein einer Carbapenemase geprüft. Allerdings wird auch bei Nachweis einer Carbapenemase das Ergebnis der phänotypischen Testung (S) mitgeteilt, da therapeutische Erfolge noch erzielt werden können. Zu bedenken ist jedoch, dass in diesem Fall ein Therapieversagen unter Carbapenemtherapie auftreten kann. Daher wird empfohlen, die Expertise infektiologisch erfahrener Kollegen bei therapeutischen Entscheidungen einzubeziehen.
- **Beispiel 2 – in silico Resistenztestung:** Aufgrund des langwierigen kulturellen Nachweises des *Mycobacterium tuberculosis*-Komplexes gehört bei V. a. Tuberkulose die PCR-Diagnostik aus respiratorischen Materialien inzwischen zur Standarddiagnostik. Neben dem Erregernachweis können gewisse Testpanels bereits auch Informationen zur Antibiotikaresistenz der Erstlinienantibiotika Rifampicin und Isoniazid bereitstellen. Diese Diagnostik hat eine hohe Spezifität, da die Resistenz gegen Rifampicin in 95 % der Fälle auf Mutationen im *rpoB*-Gen beruht, während die Isoniazid-Resistenz vorwiegend durch Mutationen der Gene *katG* (50–95 %) oder *inhA* (20–35 %) entsteht. Im Gegensatz dazu können bei Enterobakterien > 300 ß-Laktamasen zur Resistenz gegenüber Cephalosporinen führen, weswegen die phänotypische Testung weiterhin Mittel der Wahl ist.

Um Therapieentscheidungen zu vereinfachen, werden inzwischen zunehmend häufig sog. **selektive Antibiogramme** erstellt. Diese berücksichtigen intrinsisch vorkommende Antibiotikaresistenzen, Wirksamkeitsspektren einzelner Antibiotika und in Studien erwiesene Überlegenheit gewisser Antibiotika für den Therapieerfolg.

18.2 Krankheitsentitäten

18.2.1 Sepsis

Definition/Diagnose

- Mit der Konsensus-Definition zu Sepsis 3 von 2016 wurde die Definition der Sepsis vereinheitlicht als eine Organdysfunktion aufgrund einer dysregulierten Wirtsantwort auf eine Infektion.
- Auf der Intensivstation kann eine Organdysfunktion als eine Verschlechterung des SOFA Scores um mindestens zwei Punkten definiert werden (bei bislang gesunden Patienten kann ein initialer SOFA Score von 0 vorausgesetzt werden).

Infektiologie

- Ein ‚quick sofa' (qSOFA) bestehend aus einer Atemfrequenz > 22 pro Minute, eingeschränkter Bewusstseinslage und Hypotonie (mit einem systolischen RR < 100 mmHg); er wird zum alleinigen Screening nicht mehr empfohlen. Andere ‚early warning scores' wie zum Beispiel der NEWS-2 haben bessere Testcharakteristika.
- Es existieren nach wie vor weder klinische Zeichen noch Biomarker, die spezifisch oder obligat für die Sepsis sind. Ein hoher Grad an Awareness gerade auf der Intensivstation ist daher notwendig („Could it be Sepsis ?")

Ätiologie/Erreger

- Die häufigste Ursache für eine Sepsis sind Infektionen im Respirationstrakt (Pneumonien). Danach folgen (je nach Standort) Harnwegsinfektionen, intraabdominelle Infektionen, Haut-/Weichteil-/Wundinfektionen und Fremdkörperassoziierte Infektionen (insbesondere intravasale).
- Gramnegative bakterielle Erreger überwiegen (*Escherichia coli*, daneben *Klebsiella* spp., *Pseudomonas aeruginosa, Proteus mirabilis*), Grampositive Kokken nehmen jedoch zu (*Staphylococcus aureus,Streptococcus* spp., *Enterococcus* spp., Koagulase-negative Staphylokokken).
- Pilze (v. a. *Candida*) sind insgesamt selten, sollten in Risikokonstellationen (Immunsuppression, komplizierte abdominelle Operationen, Dialyse, parenterale Ernährung über Portsysteme) jedoch bedacht werden.

Management

- Sepsis und septischer Schock sind medizinische Notfälle, die einer umgehenden Versorgung bedürfen.
- Bei Zeichen der Hypoperfusion oder Schock sollte ein initialer Volumenbolus (z. B. 30 ml/kg kristalloider Lösung; keine kolloidalen Lösungen) appliziert werden, weitere Volumentherapie nach dynamischem Assessment (Sonografie, 'capillary refill', 'bolus response').
- Ziel ist ein arterieller Mitteldruck von 65 mmHg. Bei Hypotension (unter/nach Volumengabe) ist Noradrenalin Vasopressor der ersten Wahl. Die initiale niedrig dosierte Gabe über einen sicheren peripheren Zugang kann die Zeit bis zur 1. Applikation verkürzen.
- Bei persistierender Hypotension unter Noradrenalin ist die Gabe von Vasopressin empfohlen; bei kardialer Dysfunktion und persistierender Hypotension alternativ Suprarenin oder Dobutamin.
- Die additive Gabe von Kortikosteroiden ist bei laufendem Katecholaminbedarf empfohlen (septischer Schock) – keine Evidenz besteht für die empirische Gabe von Immunglobulin, Vitaminen, Polymyxin Filter.
- Patienten mit Sepsis bzw. im septischem Schock sollten zeitnah (innerhalb der ersten 6 h) auf eine Intensivstation übernommen werden.

Antibiotikatherapie

- Fokussuche (und nach Möglichkeit umgehende z. B. chirurgische Sanierung) ist prognoserelevant!
- Bei dringendem Verdacht auf Sepsis bzw. Hinweise auf einen septischen Schock sollte eine Antibiotikatherapie umgehend (d. h. **innerhalb der ersten Stunde**) begonnen werden, ansonsten ist ein Assessment von Differenzialdiagnosen (z. B. über 3 h) gerechtfertigt

◘ Tab. 18.1	1h-Sepsis Bundle. (Surviving Sepsis Campaign)
(1) Laktat	Laktat bestimmen (z. B. BGA) & Kontrolle falls erhöht (Prognose relevant, Erfolg der Maßnahmen)
(2) Blutkulturen	Mind. 2 Paar Blutkulturen VOR Antibiotikagabe
(3) Antibiotika	Breitspektrumantibiotika bei dringendem V. a. Sepsis oder septischem Schock (mutmaßlicher Fokus?)
(4) Volumen	Initial: ~30 ml/kg Vollelektrolytlösung bei Hypotension und/oder erhöhtem Laktat
(5) Vasopressoren	Bei Hypotonie; Ziel MAP >=65 mmHg i. d. R. zunächst Noradrenalin

- Eine initiale Antibiotikatherapie sollte breit alle möglichen infrage kommenden Pathogene (Fokus? Siehe dort) einbeziehen.
- Eine empirische Therapie von Problemkeimen wie MRSA, 4MRGN, *Candida* und anderen ist nur bei entsprechender Risikokonstellation notwendig.
- Bei Patienten mit septischem Schock bzw. hohem Risiko für multiresistente Gram-negative Erreger kann eine initiale Kombinationstherapie aus 2 Substanzen Sinn machen.
- Aus pharmakologischen Erwägungen ist eine kontinuierliche Infusionstherapie mit Beta-Lactamen (nach initialem Bolus! Halbwertszeit der aufgezogen Medikamente beachten) auf der Intensivstation sinnvoll.
- Nach Erhalt mikrobiologische Ergebnisse bzw. klinische Stabilisierung des Patienten sollte die Möglichkeit der antibiotischen Deeskalation bzw. Beendigung der Therapie täglich reevaluiert werden (◘ Tab. 18.1).

18.2.2 Katheter-assoziierte Infektionen

Definition/Diagnose
- Klinische Präsentation sehr variabel (lokale Entzündungszeichen mit Rötung, ggf. Eiter; systemisch Entzündungsparameter/Fieber) bis kaum vorhanden.
- Meist mikrobiologische Diagnose: Blutkulturen zentral und peripher gewonnen, 'differential time to positivity' > 2 h; ggf. Katheterspitze.

Ätiologie/Erreger
- Grampositive Bakterien (häufigste Erreger!): Koagulase-negative Staphylokokken (CoNS), *Staphylococcus aureus* (einschließlich MRSA), *Enterococcus* spp.
- Gramnegative Bakterien: Klebsiella spp. (z. B. *Klebsiella pneumoniae, Klebsiella oxytoca*), *Pseudomonas aeruginosa, Escherichia coli, Enterobacter* spp. (z. B. *Enterobacter cloacae, Enterobacter aerogenes*), *Acinetobacter* spp.
- Pilze (seltener, aber relevant bei bestimmten Patientengruppen): *Candida* spp.

Therapie
- Entfernen des Katheters!
- ‚Salvage' Versuch nur bei mit hohem Aufwand zu wechselnden Kathetern (manche Portsysteme) *und* niedrig virulenten Erregern (NICHT bei *S. aureus* oder *Candida*) zu rechtfertigen.

Infektiologie

- Antibiotikatherapie je nach nachgewiesenem Erreger; falls Entfernung möglich meist unkomplizierte Infektion, d. h. Therapiedauer 5–7 Tage (*S. aureus* 14 Tage).
- Insbesondere bei persistierend positiven Blutkulturen auch eine Zweitinfektion/ Endokarditis denken!

Prävention

Anlage ZVK
- Maximale Barrieremaßnahmen bei der ZVK-Anlage: sterile Handschuhe, Kittel, Mund-Nasen-Schutz, sterile Abdeckung mit Lochtuch
- Hautantiseptik: alkoholisches Antiseptikum mit Zusatz eines langwirksamen Mittels (Chlorhexidin (2 %) oder Octenidin (0,1 %))
- Ultraschall-geführte Katheteranlage zur Minimierung von Komplikationen (unter Beachtung der erforderlichen Sterilität an der Punktionsstelle)
- Aus infektionspräventiver Sicht ist die V. subclavia der am besten geeignete Punktionsort
- Vermeidung von Mehrlumenkathetern, wenn nicht medizinisch notwendig
- Einsatz von antimikrobiell beschichteten ZVK: wenn hohe Infektionsrate nicht durch andere Maßnahmen gesenkt werden kann bzw. bei Hochrisikopatienten

Umgang
- Konsequente Händehygiene vor und nach jeder Manipulation am Katheter
- Desinfektion der Katheterzugänge (Hubs, Zuspritzstellen) mit alkoholischem Antiseptikum vor jeder Manipulation (optional: antiseptische Caps)
- Transparente Verbände alle 7 Tage wechseln, Gazeverbände mindestens alle 3 Tage. Immer sofort bei Verschmutzung, Durchnässung, Lockerung!
- Konventionelle ZVKs mit 10 ml steriler NaCl Lösung spülen/blocken
- Zubereitung von Infusionslösungen unter aseptischen Bedingungen

Sonstiges
- Surveillance (z. B. ITS-KISS) zur Identifikation von Infektionsquellen und Verbesserung der Maßnahmen
- Kein routinemäßiger ZVK-Wechsel nach definierter Liegedauer
- Tägliche Bewertung: ist der ZVK noch notwendig? → Vermeidung unnötiger Infektionsrisiken!

18.2.3 HWI inkl. DK-assoziierte und Urosepsis

- Unkomplizierte Infektionen: Frauen mit Harnwegsinfektionen (HWI) ohne relevante Begleiterkrankungen und ohne Neuropathologien oder funkt. Nierenerkrankungen; hier vornehmlich *E. coli* ursächlich, selten MRE
- Komplizierte Infektionen: alle anderen Patienten; sehr heterogene Gruppe, Erregerspektrum sehr divers (*E. coli*, andere Enterobakterien, *Pseudomonas*, ... welche Rolle Candida und Enterokokken spielen, ist weiterhin unklar).
- Für die mikrobiologische Diagnostik wird Mittelstrahlurin untersucht, gerade dies ist auf Intensivstation nicht immer möglich. Die Abnahme von Blutkulturen (auch zur Differenzialdiagnostik) ist bei Fieber immer erforderlich (mindestens 2 Pärchen abnehmen)
- Nativurin möglichst zeitnah ins Labor, alternativ kühlen

- Sterile Leukozyturie: Andere Ursachen bedenken, insbesondere sexuell übertragene Infektionen, Tuberkulose (!), Antibiotikavortherapie, Tumoren, Nephritis, etc.
- Resistenzsituation insb. bei den gramnegativen Erregern problematisch, bei nosokomialen HWIs muss mit MRE (insb. ESBL, AmpC) gerechnet werden!
- Katheter-assoziierte HWIs: Diagnose schwierig! Risiko Bakteriurie 5–6 %/Kathetertag! Idealerweise Urin aus neu gelegtem Katheter entnehmen (wenn Katheter nicht dauerhaft entfernt werden kann); häufig Nachweis von *Candida spp.* und Enterokokken, diese selten relevant!
- Die Diagnose einer Harnwegsinfektion (HWI) ist definiert durch eine entsprechende Klinik (Dysurie, Pollakisurie, Flankenschmerzen oder manchmal nur Fieber oder Verwirrtheit), sowie eine Leukozyturie (und/oder positives Nitrit) im Urinstatus.
- Leider viele falsche Diagnosen und unnötiger Antibiotikaeinsatz!
- Harnstau sonografisch ausschließen.
- Therapiedauer beachten, in vielen neuen RCTs sieben Tage bei Pyelonephritis ausreichend, nur bei Prostatabeteiligung (ältere Männer) ggf. 14 Tage überlegen (◘ Tab. 18.2)

Prävention

Anlage
- Aseptische Katheteranlage: Verwendung von sterilen Handschuhen, sterilem Lochtuch, sterilen Tupfern
- Verwendung eines Schleimhautantiseptikums für die Dekontamination der Harnröhrenöffnung und ihrer Umgebung und von sterilem Gleitmittel
- Passende Katheterstärke (Vermeiden von Urothelschäden, i. d. R. ≤ 18 Ch)

Handhabung
- Händehygiene vor und nach jeder Manipulation am Katheter
- Auffangbeutel soll unterhalb des Blasenniveaus bleiben, um Rückfluss zu verhindern, aber keinen Bodenkontakt haben
- Vor Umlagern/Transport Auffangbeutel leeren
- Reinigung der Genitalregion mit Wasser und Seifenlotion ohne antiseptische Zusätze

Sonstiges
- Keine prophylaktische Antibiotikagabe bei liegendem Katheter
- Entnahme von Urinproben nur bei symptomatischen Patienten oder vor urologischen Eingriffen! (positive Urinkulturen bei katheterisierten Patienten sind zu erwarten und nicht immer behandlungsbedürftig)
- Strikte medizinische Indikationsstellung für die Katheterisierung (Alternativen wie Urinalkondome prüfen); Tägliche ärztliche Überprüfung der Notwendigkeit eines Blasenverweilkatheters
- Kein routinemäßiger Wechsel in festen Zeitintervallen aus Gründen der Infektionsprävention
- Im Falle einer CAUTI den Katheter zu Beginn (oder im Verlauf) der antibiotischen Therapie wechseln/entfernen

Infektiologie

Tab. 18.2 Einteilung Harnwegsinfektionen mit Diagnostik und Therapie

Einteilung	Diagnostik	Therapie	Penicillin-allergie	Kommentar
Unkomplizierte Zystitis	Keine Mikrobiologie erforderlich, Diagnose d. Urinteststreifen und Anamnese	Pivmecillinam 3 × 400 mg, 3 d	Fosfomycin 1 × 3 g	Auf Intensivstation praktisch nicht relevant
Unkomplizierte Pyelonephritis	Urinteststreifen, Urinkultur, Sonografie Harnwege	Ceftriaxon 1 × 2 g Ciprofloxacin 2 × 500 mg, 5–7 d	Ciprofloxacin 2 × 500 mg	Bei klinisch stabilen Patienten auch ambulante Therapie möglich
Komplizierte Zystitis	Urinteststreifen, Urinkultur	Ciprofloxacin 2 × 500 mg, Ceftriaxon 1 × 2 g, Antiobiogramm essenziell! 7(–14)d (Prostatabeteiligung?)	Ciprofloxacin 2 × 500 mg	Antibiotikastrategie sehr abhängig von lokaler Resistenzsituation!
Komplizierte Pyelonephritis	Urinteststreifen, Urinkultur, Sonografie Harnwege, Blutkulturen	Piperacillin/Tazobactam 3–4 × 4/0,5 g, 7 d	Meropenem 3 × 1 g, 7 d	7 d Therapiedauer ausreichend (bei klinischer Stabilisierung)
Urosepsis	Urinteststreifen, Urinkultur, Sonografie Harnwege, ggf. CT, Blutkulturen, DDs bedenken!	Piperacillin/Tazobactam 3–4 × 4/0,5 g, 7 d	Meropenem 3 × 1 g, 7 d	Übergang zu kompl. Pyelonephritis fließend

18.2.4 Atemwegsinfektionen

Ambulant erworbene Pneumonie

- Definition: Außerhalb des Krankenhauses erworben, immunkompetenter Patient
- Prinzipiell Klärung kuratives vs. palliatives Therapieziel
- Diagnose mittels Bildgebung: Röntgen Thorax in zwei Ebenen, CT
- In der ambulanten Praxis Risikostratifizierung über den CRB-65 Score
- In der Notaufnahme: Stratifizierung nach Major- und Minorkriterien (Tab. 18.3)
- Erregerspektrum CAP: häufig Pneumokokken, *S. aureus*, *Haemophilus influenzae*; selten: Enterobakterien, *Pseudomonas aeruginosa*
- Als apathogene Erreger in der Lunge gelten (hier **keine** Behandlungsindikation!): vergrünende Streptokokken, *Staphylococcus epidermidis* und andere koagulasenegative Staphylokokken, Enterokokken, Corynebakterien, Neisserien (außer sehr selten *N. meningitidis*), *Haemophilus spp.* (außer *H. influenzae*), *Candida spp*

Tab. 18.3 Stratifizierung CAP

CRB-65 Score	- Bewusstseinstrübung (confusion) - AF > 30/min (resp. rate) - diastolischer RR < 60 mmHg oder systolischer RR < 90 mm Hg (blood pressure) - Alter > 65 Jahre	Score > 1 ⇒ stationäre Aufnahme erwägen	Insb. für die ambulante Medizin evaluiert, ersetzt nicht die ärztliche Einschätzung; additiv Messung der Sauerstoffsättigung empfohlen
Mod. ATS Score	**Majorkriterien** 1. Notwendigkeit von Intubation oder masch. Beatmung 2. Notwendigkeit von Vasopressoren **Minorkriterien** 1. schwere akute respiratorische Insuffizienz (PaO2 ≤ 55 mmHg bei Raumluft) 2. multilobuläre Infiltrate 3. AF ≥ 30/min 4. Leukopenie ≤ 4000/mm³ 5. Körpertemp. ≤ 36 °C 6. Thrombozyten ≤ 100.000/mm³ 1. Neue Bewusstseinsstörung 2. Akutes Nierenversagen	1 Majorkriterium oder > 2 Minorkriterien ⇒ „Intensivstation" Minorkriterien ⇒ erhöhtes Monitoring (Intermediate Care)	Ersetzt nicht die ärztliche Risikoeinschätzung; ggf. Sepsis Bundle berücksichtigen!

- Saisonale Erreger bedenken: Influenza, RSV, SARS-CoV2, Mykoplasmen, Pertussis; zudem Reiseanamnese: Legionellen, Kryptokokken, dimorphe Pilze; spezielle Exposition: Psittakose, Q-Fieber (Tab. 18.4)

Aspirationspneumonie

- Sonderform der ambulant erworbenen und auch nosokomialen Pneumonie
- Spektrum i. d. R. Mundmikrobiom
- Risikofaktoren: Intoxikation, ZNS Erkrankungen, Erkrankungen des oberen Magendarmtrakts, Untergewicht, enterale Ernährung, männliches Geschlecht, Bettlägerigkeit
- Therapie Amoxicillin/Clavulanäure oder Ampicillin/Sulbactam oder Ceftriaxon plus Clindamycin oder Moxifloxacin (bei längerem stationären Aufenthalt: Piperacillin/Tazobactam)
- Therapiedauer: i. d. R. 7 Tage; ggf. auch länger bei Patienten mit Retetionspneumonie durch komprimierenden Lungentumor

Infektiologie

Tab. 18.4 Diagnostik und Therapie bei CAP

Einteilung	Kriterien	Diagnostik	Therapie	Allergie
Leichtgradig, keine Risikofaktoren	Ambulant, CRB-65 < 1; Reevaluation nach 48 h sicher stellen	Nicht routinemäßig	Amoxicillin 3 × 1 g	Doxycyclin 1 × 200 mg
Leichtgradig, mit Risikofaktoren	**Risikofaktoren**: Alter, chronische Erkrankungen, Bettlägerigkeit, Pflegeheim	Nicht routinemäßig	Amoxicillin/Clavulansäure 3 × 875/125 mg	Moxifloxacin 1 × 400 mg
Mittelschwer	Stationäre Therapie	BK, Sputumkultur, Legionellen AG im Urin	Amoxicillin/Clavulanäure 2,2 g i. v. plus Azithromycin 1 × 500 mg	Moxifloxacin 1 × 400 mg
Schwer	Intensivstation	BK, Sputumkultur, Legionellen AG im Urin, ggf. Bronchoskopie (mit PCR)	Piperacillin/Tazobactam 4 × 4/0,5 plus Azithromycin 1 × 500 mg	Meropenem 3 × 1 g plus Ciprofloxacin 3 × 400 mg i. v.
Schwer mit Risiko Pseudomonas	Bek. Kolonisation, Mukoviszidose, schwere strukturelle Lungenerkrankung, stat. Behandlung in den letzten drei Monaten	BK, Sputumkultur, Legionellen AG im Urin, ggf. Bronchoskopie (mit PCR)	Piperacillin/Tazobactam 4 × 4/0,5 plus Ciprofloxacin 3 × 400 mg i. v.	Meropenem 3 × 1 g plus Ciprofloxacin 3 × 400 mg i. v.

Anmerkungen: Die Tabelle beschreibt nur eine mögliche Auswahl von Antibiotika, die bei der CAP eingesetzt werden können; die Auswahl sollte sich nach den lokal verfügbaren Substanzen richten. Insb. bei der mittelschweren und schweren Pneumonie sollte initial IV behandelt werden. Die angegebenen Dosierungen beziehen sich auf die normale Nierenfunktion, jedoch sollte bei der schweren Pneumonie die ersten beiden Tage idealerweise normal dosiert werden

Nosokomiale Pneumonie

- Definition: Auftreten 48 h nach Krankenhausaufnahme
- Sonderform: Ventilator-assoziierte Pneumonie (VAP)
- Erregerspektrum: generell sind gramnegative Erreger häufiger als bei der ambulant erworbenen Pneumonie; bei Patienten ohne Risikofaktoren für MRE: Enterobakterien, *S. aureus, Haemophilus influenzae*, Pneumokokken; bei Patienten mit Risikofaktoren für MRE: *Pseudomonas aeruginosa* und Enterobakterien mit MRGN/AmpC/ESBL, seltener: MRSA, *Acinetobacter baumannii* Komplex, *Stenotrophomonas maltophilia*
- **Risikofaktoren für MRE**: antimikrobielle Therapie in den letzten 30 Tagen, Hospitalisierung für > 5 d, septischer Schock, Hämodialyse, bek. Kolonisation mit MRE, Behandlung in einem Hochrisikoendemiegebiet für MRE; für *Pseudomonas aeruginosa* speziell: bekannte Besiedelung und höhergradige Lungengerüsterkrankung

Tab. 18.5 Therapie nosokomiale Pneumonie

Einteilung	Therapie	Kommentar	Allergie
Ohne Risikofaktoren für MRE (s. o.) und innerhalb der ersten vier Tage nach Aufnahme	Amoxicillin/Clavulanäure 2,2 g i. v.	Spektrum der Erreger ähnlich zur CAP	Ceftriaxon 1 × 2g oder Moxifloxacin 1 × 400 mg
Mit Risikofaktoren für MRE (s. o.)	Piperacillin/Tazobactam 4 × 4/0,5	Gilt auch für Patienten mit mehr als 5 d Krankenhausaufenthalt	Meropenem 3 × 1 g
Mit Risikofaktoren für *Pseudomonas aeruginosa*	Piperacillin/Tazobactam 4 × 4/0,5 plus Ciprofloxacin 3 × 400 mg	Insb. schwere strukturelle Lungenerkrankung, bek. Besiedelung	Meropenem 3 × 1 g plus Ciprofloxacin 3 × 400 mg

Anmerkung: Deeskalation der Therapie nach Erregernachweis und Empfindlichkeit.

- **Diagnose**: neues Infiltrat in Bildgebung *plus* 2 der 3 folgenden Kriterien: purulentes Sputum, Temperatur > 38,3°C, Leukozyten > 10.000 oder < 4000/µl
- **Diagnostik**: 2 Pärchen BK, Atemsekret (Sputum, Trachealsekret, BAL) zur mikrobiologischen Kultur, weitere Diagnostik nach Risikoprofil (Aspergillus, Influenza, COVID-19, RSV; s. unten)
- **Therapie**: s. ◘ Tab. 18.5

Influenza

- i. d. R. saisonales Auftreten
- Testung mittels PCR aus Atemwegssekreten
- Therapieindikation: Erwägen bei stationärer Aufnahme, Schwangerschaft, Adipositas, chron. Vorerkrankungen, Alter > 65 J., Symptombeginn ≤ 48 h (Ausnahmen sinnvoll)
- Therapie: Oseltamivir 2 × 75 mg über 5 d (bis 10 d bei Immunsuppression)

COVID-19

- (derzeit ?) keine Saisonalität
- Diagnostik mittels PCR aus Atemwegssekreten
- Therapie s. ◘ Tab. 18.6
- Halbtherapeutische Antikoagulation mit Heparinen auf Intensivstation erwägen (bei niedrigem Blutungsrisiko), bei allen stationären Patienten mit COVID sollte eine prophylaktische Antikoagulation erfolgen
- Therapie (◘ Tab. 18.6) nach Risikostratifizierung (◘ Tab. 18.7)

Pneumonie bei Immunsuppression

- Risiko für Infektionen mit bestimmten Erregern abhängig von Art und Schwere der Immunkompromittierung
- Entsprechende konsiliarische Mitbeurteilung ratsam (insb. bei Patienten mit Z. n. Transplantation, HIV, hämatologischen oder autoimmunen Erkrankungen)

Infektiologie

Tab. 18.6 Therapie COVID-19

Frühphase, bei Patienten mit Risiko für schweren Verlauf	Spätphase: Pneumonie mit O2 Bedarf/Beatmung
Remdesivir* für 3 d, innerhalb der ersten sieben Tage nach Symptombeginn *oder* Nirmatrelvir/Ritonavir** für 5 d, innerhalb der ersten fünf Tage nach Symptombeginn	Dexamethason 1 × 6 mg für zehn Tage und ggf. Remdesivir für fünf Tage und ggf. Tocilizumab***

* Remdesivir 200 mg an Tag 1, gefolgt von 100 mg an Tag 2 und 3, unabhängig von Nierenfunktion
** Nirmatrelvir/Ritonavir 300/100 mg 1-0-1, an Nierenfunktion anpassen, obligater Interaktionscheck!
*** insb. bei rasch progredienter Verschlechterung erwägen

Tab. 18.7 COVID-19 Risikostratifizierung für schweren Verlauf

Risiko	Kollektiv
Hohes Risiko	Organ- und Knochenmark-Transplantation, B-Zell-Depletion, schwerer sonstiger Immundefekt
Moderates Risiko	Patienten > 65 J mit Komorbiditäten (Adipositas, Herz-, Nieren- und Lungenerkrankungen), Patienten mit Trisomie 21
Geringes Risiko	Übrige Patienten

- Zur Diagnostik HR-CT sinnvoll
- Ggf. auch invasive Diagnostik forcieren (Bronchoskopie mit BAL, Punktion Pleuraerguss)
- Ggf. auch Rücksprache Mikrobiologie *vor* Probengewinnung (Tab. 18.8)

Infektionsprävention
- Pneumonie ist in Deutschland eine der häufigsten nosokomialen Infektionen; Mortalität VAP 10–47 %
- Generelle Risikofaktoren: Alter ≥ 65, Rauchen, Immunsuppression, Diabetes mellitus, maligne Grunderkrankung, Herzinsuffizienz, chronische Erkrankungen der Atemwege (z. B. COPD), neurologische Erkrankungen mit fehlenden Schutzreflexen/Dysphagie, (Mikro-)Aspiration, Einnahme von PPI, Langzeitbeatmung, Um-/Reintubation, Sedativa, u. a.
- Spezielle Risikofaktoren:
  - HAP: zu 85 % endogene Faktoren; dazu Sedierung/Bewusstlosigkeit, lange Hospitalisierung, große thorakale oder abdominelle Operationen
  - NV-HAP: Immobilisation, Mikroaspiration bei Reflux, Mundhygiene
  - VAP: Mikroaspiration von Sekret entlang des Tubus, keine Einhaltung der Asepsis bei Manipulation am Beatmungssystem/Schläuche, Immobilisation → Tubus sichern bei Umlagerung der Patienten

Tab. 18.8 Häufige Konstellationen bei Immunsuppression und Pneumonie

CT Bildgebung	Typische Erreger	Kommentar
Konsolidierungen	Bakterien Mykobakterien (Tuberkulose und atypische)	Bakterielle Pneumonien sind auch bei Immunsuppression sehr häufig! Auch sog. Atypische Erreger: z. B. Legionellen! Bei Mykobakterien spezielle Diagnostik berücksichtigen!
Noduläre Infiltrate, Kavernen	Pilze (Aspergillus, andere Pilze) Nocardien, Actinomyces Mykobakterien, auch atypische	PCR, Galaktomanan-Antigentest, Kultur PCR und Kultur Kultur, PCR
Milchglaskonsolidierungen	Viren (Influenza, RSV; COVID-19, CMV, andere resp. Viren) Pneumocystis jirovecii Bakterien	Entspr. (PCR) Diagnostik, Multiplex-PCR PCR Diagnostik, nicht nur Patienten mit HIV, sondern auch Z. n. Tx und Autoimmunerkrankungen!

- Präventionsmaßnahmen:
  - Flora des Oropharynx ändert sich während der Hospitalisierung binnen 48 h; der Prozess wird bei antibiotischem Selektionsdruck beschleunigt. Bei dauerhafter Besiedlung der Mundhöhle durch Enterobakterien → Pneumonierisiko 6-9-fach höher
  - CAP → Mundpflege, Impfung von Erwachsenen gegen Pneumokokken, Influenza, COVID-19, RSV (neue Empfehlung für Säuglinge und bei > 75 Jahre seit 2024 beachten!), keine Immobilisation
  - NV-HAP → nicht-invasive Beatmung bevorzugen; Mundpflege, Dysphagie-Diagnostik und -Management, frühe Mobilisation der Patienten, Atemübungen, Sedierung vermeiden
  - VAP → Risiko steigt mit Dauer der Beatmungspflichtigkeit

Gemäß Empfehlungen der KRINKO (2013) und IDSA (2022) ist eine Risikosenkung für VAP möglich durch:
- Indikation für Beatmung und Tracheotomie kritisch prüfen, orotracheale Intubation bevorzugen (Sinusitis- und Nekroserisiko bei nasotrachealer Intubation)
- Engmaschige Steuerung von Sedierung (Schutzreflexe!)
- Händehygiene und mHS (medizinischer Händeschutz (Handschuhe)) bei Manipulation am Beatmungsgerät, Vermeidung von unnötiger Diskonnektion
- Mundpflege mit sterilem Wasser (filtriert, abgepackt, abgekocht; kein PVP-Jod oder Chlorhexidin)
- Faltenbildung des Cuffs erhöht das Aspirationsrisiko; regelmäßige jedoch nicht zu häufige Cuff-Druckkontrolle (20–30 cm H_2O) empfohlen; periodisch absaugen
- Patientenbezogene Anwendung der Beatmungssysteme (gilt nicht im OP)

- Nutzung von Wasserfallen bei aktiver Befeuchtung und regelmäßige Entleerung des Kondensats – CAVE hohe Erregerlast! (retrograder Fluss von Flüssigkeitsansammlungen in Vernebler und Beatmungsschläuche); Befeuchtung der Atemluft nur bei entsprechender Indikation und mit sterilem Wasser (z. B. Krustenbildung, Blutung, zähes Sekret)
- keine unnötige Gabe von PPI, enterale Ernährung bevorzugen

18.2.5 Intraabdominelle Infektionen

- Breites Spektrum an klinischen Syndromen und Krankheitsbildern.
- Gerade auf Intensivstation relevant.
- Oft Mischinfektionen mit verschiedenen Erregern aus dem Darmmikrobiom.
- Insb. bei nosokomialen Infektionen (Antibiotikavortherapien, Vor-OPs, lange Liegezeiten) ist auch mit MRE zu rechnen (MRGN, VRE). Auch kalkuliert muss oft breit behandelt werden, ggf. auch Candida berücksichtigen.
- Nach entsprechendem Erregernachweis kann und sollte auch deeskaliert werden (wie bei anderen Infektionen auch).
- Generell gilt: bei sehr vielen intraabdominellen Infektionen ist die chirurgische oder interventionelle Fokussanierung wichtiger als die Antibiotikatherapie; es gibt immer mehr Studien zur Verkürzung der Therapiedauer bei Antibiotika.
- **Risikofaktoren für MRE**: postoperative oder tertiäre Peritonitis, längerer Intensivaufenthalt, bekannte Besiedlung, Reiseanamnese in Länder mit hoher MRE- Prävalenz, Immunsuppression
- **Therapiedauer**: ambulant erworbene und nur lokale Peritonitis mit chirurgischer Fokussanierung: 1–3 d; diffuse Peritonitis, ambulant erworben, gute chirurgische Fokussanierung: 5 d, postoperative Peritonitis: 7–10 d (◘ Tab. 18.9, ◘ Tab. 18.10, ◘ Tab. 18.11 und ◘ Tab. 18.12).

◘ Tab. 18.9 Peritonitis – Definition und Einteilung

Peritonitis	Primär	Sekundär ambulant erworben	Sekundär nosokomial	Tertiär
Pathophysiologie	Hämatogene Infektion	Hohlorganperforation	postoperativ	Nicht-sanierter Fokus
Erregerspektrum	Einzelner Erreger	polymikrobiell	polymikrobiell, MRE!	polymikrobiell, oft niedrig virulente Erreger, MRE
Ursachen	Leberzirrhose, Peritonealdialyse	Divertikulitis, Magenulcus, Cholezystitis	Anastomoseninsuffizienz	oft multiple Vor-OPs, Fokussanierung nicht möglich (exakte Definition uneinheitlich)
Therapie	Antibiotika	OP und Antibiotika	OP und Antibiotika	oft chirurgisch nicht mehr sanierbar, lange Antibiotikatherapie?

Tab. 18.10 Primäre Peritonitis, Formen, Erreger und Therapie

Infektion	Diagnostik	Erreger	Therapie	Kommentar
Spontan bakterielle Peritonitis	Aszitespunktion und Mikrobiologie, BK	Enterobakterien, ggf. ESBL/AMPC	Ceftriaxon 1 × 2 g Piperacillin/Tazobactam	7 d Therapiedauer ausreichend, ggf. Verlaufsuntersuchung Aszites
CAPD-assoziierte Peritonitis	Kultur Dialysatflüssigkeit	Staphylokokken, Gram-negative, Candida	Intraperitoneale Antibiotikatherapie, kalkuliert z. B. Vancomycin plus Ceftazidim	Ggf. muss der Dialysekatheter entfernt werden
Abdominelle Tuberkulose	Aszitekultur, Kultur aus Gewebebiopsat, IGRA aus Aszites, bei Verdacht Info an Labor essenziell	Mycobacterium tuberculosis complex	4-fach Therapie der Tuberkulose	Infektiologisches oder pneumologisches Konsil ratsam

Tab. 18.11 Sekundäre Peritonitis, Formen, Erreger, Therapie

Infektion	Diagnostik	Erreger	Therapie	Kommentar
Divertikulitis	BK, Sonografie, CT, keine Endoskopie	Enterobakterien, Anaerobier	Ceftriaxon 1 × 2 g plus Metronidazol 3 × 500 mg; alternativ Ampicillin/Sulbactam 3 × 2/1 g	Insb. bei fehlender Perforation Antibiotikatherapie inzwischen umstritten
Cholzystitis	BK, Sonografie, ggf. CT und ERCP, OP	Enterobakterien, Anaerobier	Ceftriaxon 1 × 2 g plus Metronidazol	Je nach Schwere der Infektion und MRE Wahrscheinlichkeit ggf. auch breitere antibiotische Therapie (Piperacillin/Tazobactam, Meropenem)
Leberabszess	BK, Drainage, Kulturelle Anzucht aus Drainagenmaterial	Enterobakterien, Streptokokken	Ceftriaxon 1 × 2 g plus Metronidazol	CAVE: Echinokokkus bedenken (Serologie), zudem Amöben bei entspr. Reiseanamnese
Nosokomiale sekundäre Peritonitis (Anastomoseninsuffizienz)	BK, CT, operative Sanierung mit Probengewinnung	MRE Risiko hoch	Meropenem plus Vancomycin, ggf. kalkuliert Echinocandin	Je nach bek. Besiedelung zu Daptomycin alternativ auch Tigecyclin oder Linezolid sinnvoll

Tab. 18.12 Diarrhöen

Infektion	Diagnostik	Therapie	Kommentar
Virale Diarrhö	PCR aus Stuhl (Noro- und Rotaviren, seltener Adenoviren)	Keine Therapie möglich	Essenziell ist die Isolation! Insb. bei Noroviren.
Bakterielle Diarrhö	Bakterielle Stuhlkultur auf pathogene Darmbakterien Salmonellen, Shigellen, Yersinien, Campylobacter, EHEC; ggf. Koloskopie	Je nach nachgewiesenem Erreger, antibiotische Therapie nicht immer sinnvoll; Ausnahme: Immunsuppression, Blut im Stuhl, Fieber	Reiseanamnese bedenken!
Diarrhö bei Immunsuppression	Diagnostik wie oben, zudem: CMV, Cryptosporidien, atypische Mykobakterien	Je nach Erregernachweis	Diagnostik je nach zugrunde liegender Immunsuppression.
Clostridioides difficile induzierte Diarrhöe	Toxinnachweis aus Stuhl, PCR aus Stuhl (Stufendiagnostik)	Vancomycin 4 × 125 mg Fidaxomicin 2 × 200 mg, 10 d	

18.2.6 ZNS Infektionen

Meningitis

- Infektiologischer Notfall, rasche Diagnostik und kalkulierte Therapie.
- Klinik mit Kopfschmerzen, Fieber, Vigilanzminderung, Meningismus.
- Lumbalpunktion (LP) auch ohne CT möglich, wenn keine fokale Neurologie, keine Vigilanzstörung und keine relevante Vorerkrankung vorliegen.
- Wenn LP nicht möglich, BK abnehmen und Therapie beginnen (nicht verzögern).
- Neben Antibiotikatherapie kalkuliert auch immer Steroid sinnvoll (4 × 10 mg Dexamethason über 4 d), dieses vor oder gleichzeitig zum Antibiotikum, bei Nachweis von Pneumokokken *soll*, bei Meningokokken *kann* Dexamethason über 4 d fortgesetzt werden.
- Neurologisches Konsil ratsam (Tab. 18.13 und Tab. 18.14).

Andere relevante ZNS-Infektionen

(Tab. 18.15)

◘ **Tab. 18.13** Meningitis: Formen, Liquorbild, Erreger, Therapie

	Bakteriell	Viral	Tuberkulose	Lues, Borrelien
Liquor				
-Aspekt - Zelltyp - Zellzahl/mcl - Glukose %/Serumglukose	Trüb Granulozyten > 10^3 < 50	Klar Mononukleär 50–500 > 5	Leicht trüb Gemischtes Zellbild Bis 10^3 < 30	Klar Mononuklär Bis 500 > 50
- Laktat (mmol/l) - Eiweiß (mg/dl)	> 3,5 > 100	< 3,5 < 100	> 3,5 > 100	> 3,5 > 100
Erreger	Meningokokken Pneumokokken Hämophilus influenzae Listerien	Enteroviren HSV VZV	Mycobacterium tuberculosis complex	Treponema pallidum, Borrelia burgdorferi
Therapie	Ampicillin 6 × 2 g plus Ceftriaxon 2 × 2 g	Aciclovir 3 × 10 mg/kgKG	4-fach Therapie Tuberkulose, Zudem Steroid! Infektiologisches Konsil	Penicillin G 6 × 4MioE oder Ceftriaxon 1 × 2 g

◘ **Tab. 18.14** Chemoprophylaxe bei Meningokokken: Die Meningokokkenmeningitis stellt einen Sonderfall unter den bakteriellen Meningitisformen dar. Hier ist eine Postexpositionsprophyalxe angezeigt, allerdings nur für Menschen mit enger Exposition: hierzu zählen Haushaltsmitglieder, Mitbewohner, Mitreisende mit längerem Kontakt und Personen, die Kontakt zu Atemwegssekreten hatten (Intubation, Bronchoskopie) – für die meisten Mitarbeiter im Gesundheitssystem besteht also keine Indikation! Wenn der Patient 24 h lang antibiotisch behandelt wurde, ist er auch nicht mehr infektiös.

Relevante Exposition	Kinder und Jugendliche	Erwachsene	Schwangere oder Alternative
Antibiotikum	Rifampicin 2 × 10 mg/kgKG (max 600 mg), 2 d	Ciprofloxacin 1 × 500 mg Alternativ Azithromycin 1 × 500 mg	Ceftriaxon 1 × 250 mg i. m.

Antibiotikaprophylaxe bis 10 d nach Exposition sinnvoll, je früher, desto besser.
Auch Impfung anbieten (je nach nachgewiesenen Serotypen).

Infektiologie

Tab. 18.15 ZNS-Infektionen: Erregerspektrum, kalkulierte Therapie

Infektionen	Erregerspektrum	Therapie	Kommentar
Bakterielle Meningitis, ambulant	Meningokokken, Pneumokokken, Haemophilus, Listerien	Ceftriaxon und Ampicillin	Deeskalation der Therapie nach Erregernachweis; Steroidgabe s. o.
Bakterielle Meningitis, nosokomial	Auch gramnegative Erreger, zudem Koagulase-neg. Staphylokokken	Ceftazidim/Meropenem plus Vancomycin	Insb. nach neurochirurgischen Eingriffen mit liegender Ventrikeldrainage
Meningitis bei Immunsuppression	Breites Erregerspektrum, auch seltene Erreger	Meropenem plus Vancomycin	Auch Pilze und seltene Erreger beachten!
Shunt-Infektion (VP Shunt)	Auch gramnegative Erreger, zudem Koagulase-neg. Staphylokokken	Ceftazidim/Meropenem plus Vancomycin	Shuntexplantation oft unerlässlich
Hirnabszess, ambulant erworben	Erreger aus dem HNO Gebiet, Endokarditis	Ceftriaxon plus Metronidazol plus ggf. Vancomycin	Fokus beachten: Endokarditis? Mastoiditis? Sinusitis? Zähne?
Cerebrale Toxoplasmose	Toxoplasma gondii	Cotrimoxazol oder Sulfadiazine plus Pyrimethamin plus Leukovorin	Immunsuppression abklären, insb. auch HIV

18.2.7 Malaria

- Schwere Verlaufsformen v. a. bei der Malaria tropica (*Plasmodium falciparum*) und der durch *P. knowlesi* verursachten Malaria
- Die meisten in Deutschland diagnostizierten Malariafälle sind in Zentralafrika erworben
- Anamnese! Risiko für eine Malaria tropica ab 6–7 Tage nach Einreise in ein Endemiegebiet bis viele Monate danach (v. a. bei Migranten)
- Bei jedem Fieber/Infektkonstellation/… nach Risikoaufenthalt muss eine Malaria ausgeschlossen werden; auch bei oligosymptomatischen Patienten
- Zum Nachweis einer Malaria sind geeignet der mikroskopische Nachweis von Plasmodien im Blut, die PCR oder Schnelltests (Antigennachweis) – die Serologie spielt zur Diagnose keine Rolle
- Zum sicheren Ausschluss einer Malaria sollte der Test wiederholt werden
- Der klinische Verdacht auf M. tropica ist ein Notfall – im Zweifel direkte Vorstellung in einem Krankenhaus mit entsprechender Diagnostik auch außerhalb der regulären Dienstzeiten
- Aktuelle länderspezifische Informationen finden sich unter ▶ dtg.org (▶ https://dtg.org/empfehlungen-und-leitlinien/empfehlungen/malaria.html)

Tab. 18.16 Kriterien für die komplizierte Malaria. (Ein Kriterium ausreichend)

Neurologie	Bewusstseinseintrübung, zerebraler Krampfanfall
Respiratorische Insuffizienz	unregelmäßige Atmung, Hypoxie
Hypoglykämie	BZ < 40 mg/dl
Schock	RRsys < 90 mmHg oder RRmittel < 70 mmHg trotz Volumentherapie
Spontanblutungen	
Azidose/Laktat	Bikarbonat < 15 mmol/l, Laktat > 5 mmol/l, Hyperkaliämie (> 5,5 mmol/l)
Anämie	Hämoglobin < 6 g/dl
Niereninsuffizienz	Ausscheidung < 400 ml/24 Std. und/oder Kreatinin > 2,5 g/dl bzw. im Verlauf rasch ansteigende Kreatinin- oder Cystatin-C-Werte
Hämoglobinurie	ohne bekannten Glc-6-Ph-Dehydrogenase-Mangel
Hyperparasitämie	≥ 5 % der Erythrozyten befallen

Therapie der Malaria

- Zur Therapie der unkomplizierten Malaria sind Atovaquon/Proguanil (Malarone) oder Artemeter/Lumefantrin (Riamet) geeignet
- Bei der M. tertiana an ergänzende Rezidivtherapie der Leber-Hypnozoiten mit Primaquin denken (14 Tage, G6PD-Mangel ausschließen)
- Mittel der Wahl bei komplizierter Malaria (s. u.) ist Artesunat i. v. (2,4 mg/kg KG); Chinin i. v. nur bei fehlender Verfügbarkeit (Nebenwirkungen!) (Tab. 18.16)

18.3 Welche Befunde haben keinen Krankheitswert?

- **Vergrünende Streptokokken, Neisserien** (nicht Meningokokken oder Gonokokken), **Enterokokken, Koagulase-negative Staphylokokken oder *Candida spp.* in respiratorischen Materialien.** Kritische Bewertung der klinischen Bedeutung erforderlich, da in der Regel entweder Kontamination durch Standortflora bzw. Folge des Selektionsdrucks von Breitspektrumantibiotika! Relevanz ggf. bei ausgeprägter Immunsuppression.
- Einzelnachweise von **Propionibakterien oder Koagulase-negativer Staphylokokken (z. B. *S. epidermidis*)** in Blutkulturen bei Patienten ohne einliegende Fremdkörper (z. B. TEP, Herzschrittmacher)
- asymptomatische Bakteriurie inklusive einer bei Dauerkatheterträgern (**Ausnahme: Schwangerschaft, geplante Operation im Urogenitalbereich mit Verletzung der Blasenschleimhaut**)

Infektiologie

18.4 Infektionsprävention und multiresistente Erreger

18.4.1 Allgemeine Infektionspräventionsmaßnahmen

Übertragungswege

Die Bestimmung von Infektionspräventionsmaßnahmen richtet sich nach den Eigenschaften der zu verhütenden Erreger. Hierbei wird zwischen **horizontalen** und **vertikalen** Infektionspräventionsmaßnahmen (IPM) unterschieden.
- **horizontale IPM** – entspricht der sogenannten Basishygiene: erregerunabhängige Maßnahmen, die die Grundlage der hygienischen und sicheren Patientenversorgung darstellen (z. B. Händehygiene, Flächendesinfektion, persönliche Schutzausrüstung, Aufbereitung von Medizinprodukten).
- **vertikale IPM**: Maßnahmen, die zusätzlich zur Basishygiene ergriffen werden, um die Übertragung einer bestimmten Erregerart (z. B. Kontaktisolierung bei MRSA- Nachweis), einer Gruppe von Erregern (z. B. FFP-2 Maske bei *Mycobacterium tuberculosis* Komplex) oder einem Symptomkomplex (z. B. symptomorientierte Isolierungsdauer bei Durchfall) zu verhindern.

Übertragungsweg	Beschreibung	Schutzkleidung	Beispiele
Kontakt	direkt – z. B. Handkontakt indirekt – z. B. geteilte Flächen oder Medizinprodukte	Handschuhe, Schutzkittel, Plastikschürze	Staphylokokken, Enterobakterien, Enterokokken, Hepatitis A
Tröpfchen	Erregerhaltige Tröpfchen mit einem Durchmesser von > 5 µm Besonderheiten: - schnelle Sedimentation - geringe Reichweite - Transmission betrifft typischerweise die oberen Atemwege	Handschuhe, Schutzkittel, MNS, ggf. Schutzbrille	Influenza, Rhinoviren
Aerogen	Erregerhaltige Tröpfchen mit einem Durchmesser von < 5 µm Besonderheit: - überwinden die Schutzmechanismen der Atemwege und können intrapulmonal eingeatmet werden - stark verzögerte Sedimentation und leichte Aufwirbelung	Handschuhe, Schutzkittel, FFP2-Maske ggf. Schutzbrille	Tuberkulose, Masern, Windpocken
Vektorvermittelt	Früher überwiegend reisemedizinisch relevante Erreger, deren Prävalenz durch klimabedingte Erweiterung der Ausbreitungsgebiete entsprechender Vektoren zunimmt	Erreger- und vektorabhängig: Chemoprophylaxe, Repellents, lange Kleidung	FSME, West-Nil-Virus, Malaria, Zikavirus **Hinweis**: Schädlinge können zur Verbreitung von multiresistenten Erregern beitragen!

Händehygiene

Kontaminierte Hände des medizinischen Personals sind der wichtigste nosokomiale Übertragungsweg für Krankheitserregern einschließlich multiresistenter Erreger (MRE). Bei adäquater Umsetzung und Compliance können bis zu einem Drittel der nosokomialen Erregerübertragungen verhindert werden. Insbesondere wurden von der World Health Organisation (WHO) fünf Momente der Händedesinfektion für den klinischen Alltag definiert, deren Einhaltung aus infektionspräventiver Sicht unabdingbar für die sichere Patientenversorgung sind:

- **Indikation 1: vor dem Patientenkontakt**

vor der Verrichtung **jeglicher Tätigkeit** am Patienten, z. B. körperliche Untersuchung, Körperpflege, Ultraschalluntersuchungen

- **Indikation 2: vor aseptischen Tätigkeiten**

z. B. Legen und Pflegen von peripheren Verweilkanülen, Richten von Arzneimitteln, intravenöse Applikation von Arzneimitteln, Tätigkeiten mit Schleimhautkontakt, Legen und Umgang mit Blasen- und sonstigen Kathetern, Wundversorgung, Absaugen von Trachealsekret

- **Indikation 3: nach dem Patientenkontakt**

nach direktem Kontakt unabhängig von der Kontaktintensität

- **Indikation 4: nach Kontakt mit potenziell infektiösen Materialien**

Wundreinigung, Entleeren von Drainagen oder Katheterbeuteln, Versenden von Patientenproben

- **Indikation 5: nach Kontakt mit der unmittelbaren Patientenumgebung**

indirekte Übertragung durch gemeinsam genutzte Flächen z. B. Fernbedienung, Bettdecke des Patienten, Stühle, Armlehnen, Dokumentationsplatz

Zur Stärkung des Bewusstseins für die Implikationen der Händehygiene wurde die **Aktion „Saubere Hände"** ins Leben gerufen:
– Kampagne, um die indikationsgerechte Durchführung der Händehygiene im klinischen Alltag zu überwachen und stärken
– Unterstützung des medizinischen Personals durch Optimierung alltäglicher Prozesse
– Stärkung der Eigenverantwortung durch Rückmeldung beobachteter Infektionspräventionslücken und Stärkung des fachlichen Wissens
– Beispiele:
  – Überprüfung bei Anlage eines zentralen Gefäßkatheters, ob prozessspezifische Indikationen zur Händehygiene erkannt und eingehalten werden
  – nutzer- und prozessfreundliche Platzierung von Desinfektionsmittelspendern zur Integration der Händehygiene im klinischen Alltag

Vom Wissen zur Bedeutung der Händehygiene für die Erregerübertragung profitieren auch Patienten und deren Angehörige. Es wird empfohlen, diese ebenfalls über die Notwendigkeit und die Indikationen zur Händehygiene aufzuklären bzw. sie einzubeziehen.

Infektiologie

- **Durchführung der Händehygiene**

Zur Händehygiene sollen gemäß Empfehlung der KRINKO alkoholische Präparate verwendet werden. Ethanol, Propanol und Isopropanol sind die Hauptbestandteile von Händedesinfektionsmitteln, wobei die Zusammensetzung produktabhängig stark variieren kann. Die verfügbaren Produkte enthalten unter anderem rückfettende Inhaltsstoffe, sodass diese hautschonender als z. B. das Händewaschen mit tensidhaltigen Produkten sind. Kein Schmuck o. ä. an Händen/Unterarmen!

- **Hürden der Compliance mit der Händehygiene**
  - Fehlendes Wissen über die entsprechenden Indikationen – z. B. nach Reinigung einer Wunde entspricht der Indikation 4, das Aufkleben eines Pflasters hingegen der Indikation 2.
  - Überlastung des Personals
  - Schlechte Verfügbarkeit bzw. Erreichbarkeit von Händedesinfektionsmittel während der medizinischen Versorgung
  - Fehlende Einweisung in neue Prozesse
  - Fehlende Vorbilder
  - Schmerzen oder Brennen bei der Durchführung der Händedesinfektion (Hinweis für geschädigte Haut und unzureichende Hautpflege!)
  - Übermäßige Nutzung von Handschuhen

Persönliche Schutzausrüstung

- **Medizinische Schutzhandschuhe (mHS)**

Die Indikationen zum Tragen der mHS entstammen vorwiegend dem Arbeitsschutz. Dabei soll die Kontamination der Hände mit hohen oder alkoholbeständigen Erregern verhindert werden. Zu beachten ist, dass keine vollständige Dichtigkeit besteht, sodass nach dem Ausziehen der Handschuhe immer eine Händedesinfektion erforderlich ist.

- Das Tragen von mHS ersetzt nicht, sondern ergänzt die Händehygiene.
- mHS sind ausschließlich **patientenbezogen** zu tragen und entsprechend den Indikationen zur Händedesinfektion zu wechseln. Die Möglichkeit mHS zu desinfizieren, wird kontrovers diskutiert (**CAVE**: Herstellerangaben zur Alkoholbeständigkeit, Wirksamkeitslücken durch biologische Kontamination, Rückfetter)
- mHS gelten im Allgemeinen als keimarm, jedoch steigt die Kontaminationsgefahr mit der Standzeit der offenen Packung. Das Kontaminationsrisiko kann durch eine Händedesinfektion vor der Entnahme der Handschuhe minimiert werden.

- **Schutzkittel**

Schutzkittel haben eine Barrierefunktion, die die Übertragung von Erregern bei engem direktem Kontakt zwischen Patient und medizinischem Personal (z. B. körperliche Untersuchung, Lagerung) verhindern soll. Insbesondere sollen dadurch Transmissionsketten verhindert werden. Schutzkittel sind patientenbezogen zu tragen, müssen den Rumpf des Trägers bedecken und lange Ärmel mit Bündchen besitzen. Je nach Durchfeuchtungsgefahr (z. B. Endoskopie) und der Dichtigkeit des Schutzkittels kann das zusätzliche Tragen einer Plastikschürze notwendig sein.

Zu beachten ist die Notwendigkeit, eine Händedesinfektion vor der Entnahme und nach der Entsorgung der Kittel durchzuführen. Empfohlen wird eine adäquate Einweisung im Umgang mit Schutzkitteln, um eine Kontamination des Trägers beim Ausziehen der Kittel zu verhindern.

- **Plastikschürze**

Indikation zum Tragen besteht bei Durchfeuchtungsgefahr sowie bei direktem/engem Patientenkontakt, z. B. Patientenlagerung.

- **Schutzbrille/-visier**

Besteht die Gefahr der Tröpfchenübertragung, soll eine Schutzbrille oder ein Schutzvisier getragen werden. Bei der Auswahl wiederverwendbarer Produkte ist auf die Verträglichkeit der Materialien gegenüber Desinfektionsmitteln zu achten.

- **OP-Haube**

Hauben haben das primäre Ziel, die Kontamination des OP-Felds bzw. des Eingriffsbereichs mit erregerhaltigen Haaren und Hautschuppen zu verhindern. Sie spielen als Schutz für den Träger eine untergeordnete Rolle z. B. bei starker Staubaufwirbelung.

Umgang mit Medizinprodukten

Die Aufbereitung von Medizinprodukten (MP) unterliegt strengen Vorgaben, die europäischen Richtlinien entstammen. In Deutschland wurde diese in dem Medizinproduktedurchführungsgesetz (MPDG), der Medizinproduktebetreiberverordnung (MPBetrV) und der Empfehlung der KRINKO/BfARM festgehalten. Folgende Grundsätze stellen das Fundament der sicheren Nutzung von Medizinprodukten:

- **Was sind MP?**

Medizinprodukte definieren sich über den Zweck – nämlich Einsatz am Patienten. Hierbei werden physikalische Wirkweisen in den Vordergrund gesetzt. Dadurch unterscheiden sich diese von z. B. Arzneimitteln. Dabei kann es sich beispielsweise um Verbandsmaterial, Infusionssysteme, Endoskope, CT-Geräte handeln, oder sofern diese zur Aufbereitung von MP genutzt werden, Desinfektionsmittel sowie Reinigungs- und Desinfektionsgeräte (RDG).

- **Welche Anforderungen sind zu stellen?**

Die infektionspräventiven Anforderungen an MP ergeben sich aus den Produkteigenschaften sowie deren vorgesehenen Nutzung. Beispielsweise unterscheiden sich die Anforderungen an flexiblen Endoskopen, wenn sie in primär sterile Körperhöhlen eingeführt werden (z. B. intraoperative Thorakoskopie – Sterilisation erforderlich) im Vergleich zur Anwendung in primär bakteriell besiedelte Körperhöhlen (z. B. Bronchoskopie – Desinfektion). Die Einstufung erfolgt durch den Betreiber des MP unter Beachtung der KRINKO/BfARM-Empfehlungen. Der Anwender muss sicherstellen, dass das genutzte MP den Anforderungen entspricht und die maximale Standzeit nicht überschritten hat (z. B. hier üblicherweise 14 Tage nach Desinfektion).

Entscheidend ist es, die Herstellerangaben bei der Auswahl jeglicher Aufbereitungsprodukte/-prozesse zu beachten, geschultes Personal mit der Aufbereitung

Infektiologie

zu beauftragen sowie auf validierte – vorzugsweise maschinelle – Aufbereitungsverfahren zurückzugreifen. Eine manuelle Aufbereitung entspricht nicht mehr dem Stand der Technik.

- **Wie werden Medizinprodukte gelagert?**

Die Lagerungsbedingungen werden vom Hersteller (z. B. Haltbarkeitsdatum) sowie von der KRINKO/BfARM-Empfehlung (geschützt vor Durchfeuchtung, Verschmutzung und Licht) vorgegeben. Insbesondere ist darauf zu achten, dass diese nicht in Spritzweite von wasserführenden Systemen gelagert werden dürfen. Eine klare Trennung zwischen sauberen und nicht sauberen Flächen bzw. Medizinprodukten muss klar erkennbar sein.

Werden steril verpackte MP offen gelagert (z. B. auf einem Blutentnahmetablett), müssen diese spätestens nach **48 h** verworfen werden, da sie nicht mehr als steril zu sehen sind.

Hinweis: Sofern nicht anders vom Hersteller ausgewiesen und trotz Beachtung von Lagerungsbedingungen müssen auch Arzneimittel binnen **max. 60 min nach Anbruch** verabreicht werden.

18.4.2 Multiresistente Erreger

MRSA

Staphylococcus aureus sind grampositive Haufenkokken, die ca. 20–30 % der Bevölkerung besiedeln. Vorzugsweise werden diese aus den Nasenvorhöfen, der Haut sowie Schleimhaut nachgewiesen. Obwohl die Erreger vom Wildtyp empfindlich sind gegenüber Penicillin und sonstigen ß-Laktam-Antibiotika, besteht eine nahezu 100 % Resistenzrate gegenüber Penicillin und seit den 60er-Jahren sind auch zahlreiche sog. Methicillin-resistente Stämme (MRSA) bekannt. Daten der NRZ für Hygiene zufolge, sinkt deren Prävalenz seit 2012 von 1,04 Fälle je 100 Patienten auf 0,54 im Jahr 2021 [PMID: 37199029]. Im Jahr 2021 waren in Deutschland 4,9 % der invasiven S. aureus Isolate Methicillin-resistent. Europaweit schwankt die Prävalenz deutlich und betrug im selben Jahr insgesamt 15,8 %.

Resistenzmechanismus mutierte Transpeptidase (PBP2a) mit Verlust der ß-Laktam-Affinität; PBP2a wird kodiert vom *mecA*-Gen, das bei *S. aureus* in der SCC Kassette kodiert ist; selten *mecC*-Gen als Resistenzdeterminante. (**CAVE:** *mecA* ist auch in Koagulase-negative Staphylokokken nachweisbar, jedoch ohne SCC-Kassette)

Übertragungsweg Kontakt, bei Erkältungen auch Tröpfchen möglich

Screening Nasen-/Rachenabstrich, Abstrich von chronischen Wunden oder Ekzeme; risikoadaptierte Indikation z. B. vorhergehende Hospitalisierung, bekannte MRSA Besiedelung, Beruf, Aufnahme in Risikobereichen (z. B. ITS)

Isolationsmaßnahmen Kontaktisolierung inkl. Schutzkittel und MNS (Schutz vor Hand-Gesicht-Kontaken), ggf. Schutzhandschuhe

Dekolonisierung können mit z. B. Mupirocin, Octenidin, Chlorhexidin oder Polihexanid erfolgen, wobei dies nur in ca. 60 % der Fälle erfolgreich ist.

Besonderheiten hohe Tenazität; Persistenz in Staub und auf Oberflächen über mehrere Monate; besonders hohe Virulenz bei Nachweis des Panton-Valentine-Leukozidins

VRE

- **Enterokokken**

sind grampositive, in kurzen Ketten vorkommende Kokken, die natürlicherweise Teil der Darmflora sind. Die am häufigsten klinisch diagnostizierten Spezies sind *E. faecalis* und *E. faecium*. Während *E. faecalis* überwiegend sensibel gegenüber Ampicillin ist, sind in Europa mittlerweile nahezu 100 % der *E. faecium* Stämme resistent gegenüber ß-Laktamantibiotika. Hier stellen also Vancomycin und Daptomycin die Therapie der ersten Wahl dar. Dabei ist auf eine adäquate Dosierung zu achten!

Vancomycin-resistente Enterokokken (VRE) wurden erstmals in den 1980er-Jahren nachgewiesen. Die Prävalenz unterscheidet sich stark zwischen den europäischen Ländern. In Deutschland waren 12,7 % der invasiven Stämme VRE, wobei die Prävalenz seit 2021 sinkt. Besonders häufig betroffen sind gastroenterologische, hämatoonkologische sowie intensivmedizinisch versorgte Patienten. VRE *E. faecalis* ist weiterhin eine Seltenheit.

Resistenzmechanismus überwiegende vanA- und/oder vanB-Operon

Übertragungsweg Kontakt

Screening Rektalabstrich, ggf Urin; Indikation risikoadaptiert; ggf routinemäßig in Risikobereichen (z. B. ITS)

Isolationsmaßnahmen Gemäß der KRINKO-Empfehlung nur während Ausbruchsgeschehen. Dieses Vorgehen ist jedoch kontrovers und derzeit weiterhin Thema der wissenschaftlichen Diskussion.

Dekolonisierung Da es sich bei Enterokokken um natürliche Darmbewohner handelt, ist eine gezielte Dekolonisierung von VRE derzeit nicht möglich.

Besonderheiten hohe Tenazität; Persistenz auf Oberflächen von mehreren Monaten, sodass eine intensivierte (auch mechanische) Reinigung und Desinfektion erforderlich sind, um deren Ausbreitung zu verhindern.

> **! CAVE**
> *E. casseliflavus* und *E. gallinarum* sind intrinsisch resistent gegenüber Vancomycin und werden deswegen im krankenhaushygienischen Sinne **nicht** zu den VRE gezählt.

> **! CAVE**
> Das Screening hat eine geringe Sensitivität bei einer Keimdichte von $< 10^7$ KBE. Die höchste Sensitivität wird bei korrekter Entnahme (Braunfärbung des Abstrichtupfers) erreicht.

MRGN

Unter den multiresistenten gramnegativen Stäbchen (MRGN) werden zahlreiche Enterobakterien und Nonfermenter zusammengefasst. International werden verschiedene Kriterien für „Multiresistenz" verwendet, wodurch die Vergleichbarkeit von Studien erschwert ist. Um die klinische Umsetzbarkeit von Infektionspräventionsmaßnahmen zu vereinfachen, wurde für Deutschland 2012 durch die KRINKO eine phänotypisch orientierte Definition der MRGN veröffentlicht. Hierbei wird bei der Auslegung der Definition, unter Berücksichtigung intrinsischer und erworbener Antibiotikaresistenzmechanismen, zwischen Enterobakterien (z. B. *Escherichia coli, Klebsiella pneumoniae, Citrobacter freundii*), *Acinetobacter baumannii* und *Pseudomonas aeruginosa* unterschieden. Bewertet werden vier Antibiotikaklassen mit je 1–2 Vertretern: Acylureidopenicilline (Piperacillin, **nicht** in Kombination mit Tazobactam), Cephalosporine der 3. und 4. Generation (Ceftriaxon, Ceftazidim, für *P. aeruginosa* zusätzlich Cefepim statt Ceftriaxon); Carbapeneme (Imipenem, Meropenem) und Fluorchinolone (Ciprofloxacin) sowie das Vorhandensein von Carbapenemase (entspricht **immer** der Kategorie 4MRGN).

Resistenzmechanismus Während Enterobakterien überwiegend durch den horizontalen – teils plasmidgetragenen – Transfer von ß-Laktamasen (z. B. CTX-M) gegen ß-Laktamantibiotika resistent werden, spielen bei *P. aeruginosa* z. B. Effluxpumpen eine übergeordnete Rolle. Dies widerspiegelt sich in der Therapie von Infektionen mit MRGN, da ß-Laktamaseinhibitoren für *P. aeruginosa* selten eine Rolle spielen. Carbapenemasen spielen dabei eine besondere Rolle. Obwohl sie in den meisten europäischen Ländern noch selten sind, nimmt ihre Prävalenz durch internationales Reisen und Selektionsdruck durch hohe Antibiotikaverbräuche zu, weswegen deren Ausbreitung dringend verhindert werden sollte.

Übertragungsweg Kontakt

Screening Rektalabstrich, ggf. Urin und Wundabstriche; *Acinetobacter baumannii*: zusätzlich großflächige Hautabstriche; *P. aeruginosa*: zusätzlich Rachenabstriche
- **Indikation für 3MRGN:** je nach klinischer Relevanz (z. B. absehbare Notwendigkeit einer antibiotischen Therapie) und ggf. in Risikobereichen (z. B. ITS);
- **Indikation für 4MRGN:** Kontakt von 4MRGN-Patienten, bei vorausgehender Behandlung im Ausland sowie bei anamnestischer Besiedelung

Isolationsmaßnahmen 3MRGN nur in Risikobereichen; 4MRGN **immer**. Eine Kohortenisolierung ist nur bei gleicher Spezies und gleichem Resistenzprofil bzw. Carbapenemase möglich.

Dekolonisierung Da es sich in der Regel um natürliche Darmbewohner handelt, ist eine gezielte Dekolonisierung derzeit nicht möglich. In Studien zu Carbapenemase-Bildnern wurde gezeigt, dass bei ausbleibendem Selektionsdruck eine spontane Dekolonisierung erfolgen kann.

Besonderheiten
- Die hohe Prävalenz von ESBL-Bildner bzw. 3MRGN wird auf Selektionsdruck außerhalb der Gesundheitssystems (insbesondere Antibiotikaanwendung in der Massentierzucht) zurückgeführt.
- Der Kontakt zum Gesundheitssystem außerhalb Deutschlands muss als Risikofaktor für den Erwerb von MRGN betrachtet werden. Insbesondere sind auch Patienten die aus Krisen- und Kriegsgebieten übernommen werden, infektionspräventiv herausfordernd und erfordern besondere Vorsicht aufgrund der hohen Prävalenz solcher Erreger. Eine präventive Einzelzimmerisolierung bis zum Vorliegen von Screeningergebnissen (teil darüber hinaus) wird von vielen Kliniken umgesetzt.
- *Klebsiella pneumoniae* und *Acinetobacter baumannii* stellen krankenhaushygienisch eine besondere Herausforderung dar, da deren Entfernung von Oberflächen intensivierte Reinigungs- und Desinfektionsmaßnahmen erfordert. Gleichzeitig sind die Erreger im klinischen Alltag leicht übertragbar.
- Wasser- und Abwasserführende Systeme im Patientenumfeld spielen eine besondere Rolle bei der Entstehung von klinischen MRGN-Ausbrüchen. Diese persistieren typischerweise in Biofilmen und werden durch spritzendes Wasser, kontaminierte Hände nach dem Kontakt zur Sanitäranlage oder durch Lagerung von Medizinprodukten in (z. B. im Waschbecken) oder angrenzend an Wassersystemen ohne Spritzschutz übertragen. Die Beendigung solcher Ausbrüche erfordert nicht selten bauliche Maßnahmen. Aus diesem Grund werden auf neuen ITS keine Waschbecken in Patientenzimmern mehr verbaut bzw. diese bei Umbaumaßnahmen rückgebaut.
- Wasserführende Medizinprodukte (z. B. Endoskopieturm) erfordern besondere Sorgfalt im Umgang einschließlich der Aufbereitung, da sie ebenfalls oft als Ausbruchsquelle erkannt wurden.

18.4.3 Surveillance und Meldepflicht

Surveillance

Der § 23 des IfSG verpflichtet die Leiter verschiedener medizinischer Einrichtungen zur Durchführung von Surveillance. Insbesondere soll dies in Risikobereichen, wie Intensivstationen oder der Onkologie systematisch erfolgen. Dies kann intern erfolgen und longitudinale Daten vergleichen. Das NRZ für Hygiene bietet im KISS ein spezielles Modul, das sich speziell an Intensivstationen richtet – das ITS-KISS. Dies bietet den Vorteil, dass man die eigenen Surveillancedaten mit vergleichbaren Einrichtungen vergleichen kann. ITS-KISS ermöglich es, neben Device-Anwendungsraten und Device-assoziierten Infektionen auch ITS-spezifische Erregerstatistiken (einschließlich MRE) sowie die Durchführung der Blutkulturdiagnostik zu überwachen.

Ziel der Surveillance ist es, systematisch Infektionen zu erfassen, diese zu Bewerten und unter Einbeziehung des Personals Maßnahmen herzuleiten, die einrichtungsspezifisch zur Senkung von Infektionsraten und somit zur Erhöhung der Patientensicherheit führen sollen.

Infektiologie

Während bislang überwiegend klinische Parameter hierzu genutzt werden, hat sich in den letzten Jahren zunehmend der Einsatz von molekulargenetischen Methoden (Next Generation Sequencing) als sinnvoll und hilfreich für eine ressourcenoptimierte Infektionsprävention erwiesen.

Meldepflichtige Infektionen

Das Infektionsschutzgesetz verpflichtet Leiter von medizinischen Einrichtungen den Nachweis bestimmter, meldepflichtiger Krankheitserreger sowie laborunabhängig die Erkrankung, den **Infektionsverdacht** sowie den Tod im Zusammenhang mit gewissen Infektionsarten zu melden. Dabei unterscheidet man zwischen der ärztlichen Meldepflicht nach § 6 (erfolgt durch den feststellenden bzw. behandelnden Arzt) und der Labormeldepflicht nach § 7. Erfolgt die Meldung nicht, handelt es sich um eine persönliche bußgeldbewehrte Ordnungswidrigkeit des Meldepflichtigen (nicht der Einrichtung!).

NB Die Meldung durch das Labor befreit den Behandler nicht von seiner Meldepflicht!

Meldepflichtig sind zudem gemäß § 6 IfSG Erregerhäufungen, bei denen ein **zeitlicher sowie epidemiologischer Zusammenhang** besteht oder vermutet wird. Hierbei ist zudem das Krankenhaushygieneteam zu benachrichtigen, um Maßnahmen einzuleiten, die zur Abklärung sowie zum Management eines Ausbruchs erforderlich sind. Es wird zudem empfohlen, frühzeitig Zuständigkeiten und Kommunikationsketten festzulegen, um frühzeitig handeln zu können. Dabei eignen sich hygienebeauftragte Ärzte und Hygienebeauftragte in der Pflege sowie Personal mit Weisungsbefugnis als Bindeglied zwischen der Station und der Krankenhaushygiene.

Hinweis: Ein nachgewiesener **kausaler** Zusammenhang ist für die Bewertung von Ausbrüchen im Sinne des IfSG **nicht maßgeblich!**

18.5 Übersicht wichtiger Antiinfektiva

(Tab. 18.17, Tab. 18.18 und Tab. 18.19)

Tab. 18.17 Standard i. v.-Dosierungen der wichtigsten Beta-Laktam-Antibiotika

	Standard Dosis i.v. Erwachsene	Wichtige Indikationen	Kommentare
Penicillin G	Bis 24 Mio iE in 4–6 Tagesdosen	v. a. schwere Streptokokkeninfektionen bis hin zur nekrot. Fasziitis	Allergien (*)
Amoxicillin/Clavulansäure	3 × 2,2 g	Pneumonie; ggf. Wund-, Harnwegs- u. a. Infektionen nach Risikoprofil bzw. Empfindlichkeit	Allergien (*), Hepatotoxizität
Cefazolin	3 × 2 g	v. a. gute Staphylokokken Wirksamkeit	

(Fortsetzung)

● Tab 18.17 (Fortsetzung)

	Standard Dosis i.v. Erwachsene	Wichtige Indikationen	Kommentare
Ceftriaxon	1 × 2 g (Meningitis 2 × 2 g)	Meningitis, Pyelonephritis, intraabdominelle Infektionen u. a.	Nicht wirksam gegen ESBL-Bildner, Pseudomonas, Anaerobier
Ceftazidim	3 × 2 g	Infektionen mit Pseudomonas Verdacht, Fieber i. d. Neutropenie	Im Vgl. zu Ceftriaxon besser gegen Pseudomonas; schlechter wirksam im grampositiven Bereich
Piperacillin/Tazobactam	3–4 × 4,5 g	Schwere Pneumonie u. a. auch nosokomiale Infektionen bis zur Sepsis	GI- und Leber-NW; Resistenzen bei gram-neg. langsam zunehmend
Meropenem	3 × 1 g	Schwerste Infektionen, Sepsis, komplizierte intraabdominelle Infektionen, Infektionen mit multiresistenten Erregern	Reserveantibiotikum, nicht mit Valproat
Ceftebiprol Ceftarolin		Cephalosporine mit MRSA Wirksamkeiutt	In Deutschland nur selten benötigt; z. B. MRSA Pneumonie
Ceftolozan/Tazobactam Ceftzidim/Avibactam Cefiderocol Cefepim/Enmetazobactam Aztreonam/Avibactam		Reserveantibiotika mit breiterer Wirksamkeit im gramnegativen Bereich; Wirksamkeit abhängig von den jeweiligen Betalactamasen	Einsatz idealerweise nach Resistenztestung, 4-Augen-Prinzip empfohlen!

Allergien (*): v. a. die anamnestische Penicillinallergie ist massiv überdiagnostiziert. Bei fehlenden Hinweisen auf schwere behandlungsbedürftige oder gesicherte allergische Reaktionen Reexposition erwägen! Z. B.: mittels PEN-FAST-Score (kurz: Ereignis höchstens 5 Jahre her? Anaphylaxie oder schwere Hautreaktion? Behandlung notwendig? → wenn alles mit nein zu beantworten, sehr niedriges Risiko (< 1 %) für Penicillinallergie)

Tab. 18.18 Standard i. v.-Dosierungen verschiedener Nicht-Betalaktam-Antibiotika

	Standard Dosis i.v. Erwachsene	Wichtige Indikationen	Kommentare
Azithromycin	1 × 500 mg	u. a. Pneumonie	Breite Indikation, teils als Kombinationspartner Makrolid mit der längsten HWZ und weniger NW
Ciprofloxacin	2 × 500–750 mg	Komplizierte Harnwegsinfektionen und andere durch gramneg. Erreger verursachte Infektionen bei nachgewiesener Empfindlichkeit	Nicht Pneumonie: keine ausreichende Wirksamkeit gegen Pneumokokken
Moxifloxacin	1 × 400 mg	Pneumonien, komplizierte Haut-/Weichteilinfekte	Nur bei fehlenden Alternativen, nicht Pseudomonas NW: Haut, ZNS, Leber, QTc hoch & Arrhythmien
Metronidazol	3 × 500 mg	Auf der Intensivstation v. a. Kombinationspartner für (vermutete) Anaerobier-Infektionen	
Daptomycin	Je nach Schwere der Infektion 8–12 mg/kg KG	u. a. Endokarditis u. a. bakteriäme Infektionen mit grampositiven Kokken	Nicht für Pneumonien! Initial in niedrigeren Dosierungen getestet (und zugelassen) NW: Rhabdomyolyse (CK bestimmen!), eosinophile Pneumonie
Vancomycin	2 × 1 g	Reserveantibiotikum für Grampositive mit Beta-Lactam-Resistenz (MRSA, Enterokokken)	Bestimmung der Talspiegel empfohlen + Anpassung nach Diagramm, geringe therapeutische Breite NW bei Kombination mit oto-/nephrotoxischen Substanzen potenziert
Teicoplanin	Initial 2 × 400 mg, dann 1 × 400 mg	(ähnlich Vancomycin)	Ototoxizität, Blutbildveränderungen
Tigecyclin	Initial 100 mg, dann 2 × 50 mg	Komplizierte intraabdominelle Infektionen	Nur wenn andere Antibiotika nicht geeignet, teils erhöhte Mortalität; GI-Nebenwirkungen häufig hohe Konz. in der Galle, oft Wirksamkeit gegen MRSA/VRE

Tab. 18.19 Standard i. v.-Dosierungen von Antimykotika

	Standard Dosis i.v. Erwachsene	Wichtige Indikationen	Kommentare
Fluconazol	Abhängig von der Indikation: z. B. invasive Candidiasis initial 800 mg, dann 400 mg/Tag	Invasive Candidiasis durch Fluconazol-empfindliche Pilze	CYP2C9-/CYP3A4-Inhibitor; Wechselwirkungen beachten!
Voriconazol	Abhängig von der Indikation: 2 × 6 mg/kg, dann 2 × 3–4 mg/kg KG	Invasive Aspergillose, Candida u. a. Pilzinfektionen	NW: Sehstörung/Halluzinationen, Leber und GI Trakt, QTc hoch
Isavuconazol	Initial 3 × 200 mg für 2 d, dann 1 × 200 mg	invasive Aspergillose, Mukormykose	Leber, QTc hoch Wechselwirkungen beachten (v. a. Cytochrom P)
Caspofungin	Initial 1 × 70 mg, dann 1 × 50 mg	Invasive Candidiasis; Candidämie	KG > 80 kg: Erhaltungsdosis 70 mg/Tag!
Anidulafungin	Initial 1 × 200 mg, dann 1 × 100 mg	Invasive Candidiasis; Candidämie	
Lip. Amphotericin B	Abhängig von der Indikation: z. B. Aspergillen 3 mg/kg KG/Tag	Invasive Mykosen v. a. durch Schimmelpilze	Weniger NW (v. a. renal!) als AmphoB

Literatur

Brodt H-R, Hörauf A, Kresken M, Solbach W, Welte T (Hrsg) (2023) Infektionstherapie – Antibiotika, Virostatika, Antimykotika, Antiparasitäre Wirkstoffe. Thieme Verlag

Clinical practice guideline update by the infectious diseases Society of America on complicated intra-abdominal infections: risk assessment, diagnostic imaging, and microbiological evaluation in adults, children, and pregnant people. https://academic.oup.com/cid/article/79/Supplement_3/S81/7706348. Zugegriffen im Februar 2025

Malariaempfehlungen der Deutsche Gesellschaft für Tropenmedizin, Reisemedizin und Globale Gesundheit; https://dtg.org/empfehlungen-und-leitlinien/empfehlungen/malaria.html. Zugegriffen im Februar 2025

S3-Leitlinie Epidemiologie, Diagnostik und Therapie erwachsener Patienten mit nosokomialer Pneumonie; https://register.awmf.org/de/leitlinien/detail/020-013. Zugegriffen im Februar 2025

S3-Leitlinie Behandlung von erwachsenen Patienten mit ambulant erworbener Pneumonie; https://register.awmf.org/de/leitlinien/detail/020-020. Zugegriffen im Februar 2025

S2k-Leitlinie Ambulant erworbene bakterielle Meningoenzephalitis im Erwachsenenalter; https://register.awmf.org/de/leitlinien/detail/092-001. Zugegriffen im Februar 2025

European Society of Clinical Microbiology and Infectious Diseases (ESCMID) guidelines for the treatment of infections caused by multidrug-resistant Gram-negative bacilli; https://www.clinicalmicrobiologyandinfection.com/article/S1198-743X(21)00679-0/fulltext. Zugegriffen im Februar 2025

Kalkulierte parenterale Initialtherapie bakterieller Erkrankungen bei Erwachsenen. Empfehlungen der Paul-Ehrlich-Gesellschaft. https://www.p-e-g.org/leitlinienempfehlungen.html. Zugegriffen im Februar 2025

Empfehlungen der KRINKO (Kommission für Infektionsprävention in medizinischen Einrichtungen am RKI); Bundesgesundheitsblatt und gesammelt unter https://www.rki.de/DE/Themen/Infektionskrankheiten/Krankenhaushygiene/KRINKO/Empfehlungen-der-KRINKO/Aktuelle-KRINKO-Empfehlungen/aktuelle-krinko-empfehlungen-auf-einen-blick-node.html. Zugegriffen im Februar 2025

Surviving sepsis campaign guidelines 2021. https://www.sccm.org/clinical-resources/guidelines/guidelines/surviving-sepsis-guidelines-2021. Zugegriffen im Februar 2025

Endokrinologische/ diabetologische Krankheitsbilder

Ulrich Dischinger und Guido Michels

Inhaltsverzeichnis

19.1 Glukosestoffwechsel auf Intensivstation – 714
19.1.1 Allgemeines zum Diabetes mellitus – 714
19.1.2 Die Stresshyperglykämie – 714

19.2 Hypoglykämie – 715
19.2.1 Definition der Hypoglykämie, Allgemeines – 715
19.2.2 Ätiologie der Hypoglykämie – 716
19.2.3 Klinik – 717
19.2.4 Diagnostik – 718
19.2.5 Differenzialdiagnostik – 718
19.2.6 Therapie – 719

19.3 Hyperglykämieassoziierte Notfälle, diabetisches Koma – 720
19.3.1 Definitionen – 720
19.3.2 Allgemeines – 720
19.3.3 Ätiologie – 720
19.3.4 Klinisch pathophysiologischer Hintergrund – 721
19.3.5 Klinik – 722
19.3.6 Diagnostik – 724
19.3.7 Differenzialdiagnostik – 724
19.3.8 Therapie – 724

© Der/die Autor(en), exklusiv lizenziert an Springer-Verlag GmbH, DE, ein Teil von Springer Nature 2026
T. Wengenmayer et al. (Hrsg.), *Repetitorium Internistische Intensivmedizin*,
https://doi.org/10.1007/978-3-662-71761-5_19

19.4 Urämisches Koma – 728
19.4.1 Definition – 728
19.4.2 Ätiologie – 729
19.4.3 Klinik – 730
19.4.4 Diagnostik – 731
19.4.5 Differenzialdiagnostik – 732
19.4.6 Therapie – 732

19.5 Akute Nebenniereninsuffizienz (Addison-Krise) – 733
19.5.1 Definition – 733
19.5.2 Ätiologie – 734
19.5.3 Klinik – 735
19.5.4 Diagnostik – 735
19.5.5 Therapie – 736

19.6 Cushing-Syndrom (Hypercortisolismus) – 737
19.6.1 Definition – 737
19.6.2 Ätiologie – 737
19.6.3 Klinik – 737
19.6.4 Diagnostik – 738
19.6.5 Therapie – 738

19.7 Thyreotoxische Krise – 739
19.7.1 Definition – 739
19.7.2 Ätiologie – 739
19.7.3 Klinik – 739
19.7.4 Stadieneinteilung nach Hehrmann – 740
19.7.5 Diagnostik – 740
19.7.6 Therapie – 742

19.8 Myxödemkoma – 744
19.8.1 Definition – 744
19.8.2 Ätiologie – 744
19.8.3 Klinik – 744
19.8.4 Diagnostik – 744
19.8.5 Therapie – 745

19.9 Hyperkalzämische Krise – 746
19.9.1 Definition – 746
19.9.2 Ätiologie – 746
19.9.3 Klinik – 746
19.9.4 Diagnostik – 747
19.9.5 Therapie – 748

19.10 Diabetes insipidus – 749
19.10.1 Ätiologie – 749
19.10.2 Klinik – 750
19.10.3 Diagnostik – 750
19.10.4 Differenzialdiagnosen der Polyurie – 751
19.10.5 Therapie – 751

19.11 Hyponatriämie i. R. des Syndroms der inadäquaten ADH-Sekretion (Schwartz-Bartter-Syndrom) – 752
19.11.1 Definition – 752
19.11.2 Ätiologie – 752
19.11.3 Klinik – 753
19.11.4 Diagnostik/Differenzialdiagnostik – 753
19.11.5 Therapie – 754

Literatur – 755

19.1 Glukosestoffwechsel auf Intensivstation

19.1.1 Allgemeines zum Diabetes mellitus

- Epidemiologie Diabetes mellitus (allgemein): über 500 Mio. Erkrankte weltweit.
- Anteil Diabetes mellitus Typ 2: ca. 95 %; Inzidenz (Deutschland): 9–11 % pro 100.000/Jahr, Prävalenz (Deutschland): > 10 % (altersabhängig), Tendenz steigend.
- Prävalenz des Diabetes mellitus auf Intensivstation: bis 40 %.
- Vom Diabetes mellitus Typ 2 und 1 werden weitere Diabetesformen (Typ 3 mit diversen Unterformen, Typ 4 (Gestationsdiabetes)) abgegrenzt.
- Bei allen Diabetesformen ist die Mortalität im Vergleich zur Normalbevölkerung deutlich erhöht.
- Häufiges Auftreten von Hypoglykämien bei insulinpflichtigen Diabetikern in der Nacht (1–3 Uhr, Phase der höchsten Insulinempfindlichkeit) und am späten Nachmittag.
- 2–4 % aller Patienten mit Diabetes mellitus Typ 1 versterben an einer akuten Hypoglykämie.
- Beim Typ 1 oder langjährigem Diabetes mellitus Typ 2 kann sowohl ein Defekt der Glukagonsynthese als auch eine verminderte Adrenalinantwort vorliegen („hypoglycemia unawareness").
- Beim insulinpflichtigen Typ-2-Diabetiker und meist noch intakter Gegenregulation treten schwere Hypoglykämien deutlich seltener auf als beim Typ-1-Diabetiker.
- Im Allgemeinen wird bei Diabetes mellitus ein HbA1c-Korridor von 6,5–7,5 % angestrebt, bei hochbetagten Diabetikern werden allerdings deutlich höhere HbA1c-Werte toleriert, mit dem expliziten Ziel, therapieinduzierte Hypoglykämien zu vermeiden.

19.1.2 Die Stresshyperglykämie

- Die Stresshyperglykämie steht am Beginn des Aggressionsstoffwechsels (◘ Tab. 19.1), möglicherweise im Rahmen eines Adaptationsmechanismus.
- Sowohl ein vorbestehender Prädiabetes als auch ein Diabetes mellitus prädisponieren zu einer Stresshyperglykämie, sind jedoch keine Vorbedingung.
- Prognoserelevant ist eine Stresshyperglykämie insbesondere dann, wenn im individuellen Patientenfall keine Störung des Glukosemetabolismus vorbekannt ist (bis zu vierfach erhöhter Mortalität bei Myokardinfarkt (Capes et al. 2000))
- Pathophysiologisch liegt der Stresshyperglykämie zunächst eine Aktivierung der kortikotropen Achse (ACTH und Cortisol), ein Anstieg von endogenen Katecholaminen und von Zytokinen sowie eine verstärkte Sekretion von Glukagon zugrunde (Dungan et al. 2009).
- Insgesamt sind Aggresions- und Postaggressionsstoffwechsel mit Stresshyperglykämie häufige Befunde auf Intensivstation und sollten entsprechend monitoriert werden.

Endokrinologische/diabetologische Krankheitsbilder

Tab. 19.1 Phasen des Aggressions- und Postaggressionsstoffwechsels

Phase	Dauer	Physiologische Charakterisitika
Katabole Akutphase Aggressionsstoffwechsel	Wenige Minuten bis Stunden	Hyperglykämie Cortisol↑ Katecholamine↑ Glukagon↑ Glukoneogenese
Katabole Sekundärphase Postaggressionsstoffwechsel	Wenige Tage	Hyperglykämie Glukagon↑ Insulin steigt Lipolyse
Anabole Reparationsphase Postaggressionsstoffwechsel	Wochen bis Monate	Insulin↑ Glukose normalisiert

- Die therapeutischen Prinzipien weichen nicht grundsätzlich von den allgemeinen Regeln bei Hyperglykämie ab (Anstreben eines Glucosezielbereiches 140–180 mg/dl).
- Auch exogene Katecholamine induzieren Glykogenolyse und Glukoneogenese, können also zur weiteren Aggravierung einer vorbestehenden Hyperglykämie beitragen.
- Ebenso können Glukokortikoide, somit auch Hydrocortison, eine Hyperglykämie befördern.

> Störungen des Blutzuckerstoffwechsels sind auf Intensivstationen häufig zu detektieren. Prognoserelevant ist insbesondere auch das Auftreten einer Stresshyperglykämie bei nicht-präkonditionierten Patienten.

19.2 Hypoglykämie

19.2.1 Definition der Hypoglykämie, Allgemeines

- Bei einem Blutzuckerwert von < 60 mg/dl (< 3,3 mmol/l) wird im Allgemeinen von einer Hypoglykämie gesprochen (international exisitieren jedoch unterschiedliche Grenzwerte).
- Allgemein sind Hypoglykämien abhängig vom Schweregrad mit einer erhöhten Mortalität assoziiert (Hazard Ratio bei Blutzucker < 40 mg/dl verdoppelt (Finfer et al. 2012)).
- Insbesondere Patienten auf Intensivstation sollten daher eine nicht zu strenge Blutzuckereinstellung erfahren. Insbesondere gilt dies für Patienten in der Sepsis/im septischen Schock, für Patienten mit hohem Ausgangs-HbA1c oder stark schwankenden Blutzuckerwerten.
- Um die Dringlichkeit medizinischer Maßnahmen bei Hypoglykämie einschätzen zu können, ist die sog. Whipple-Trias grundsätzlich sinnvoll mit den Parametern:

- Plasmaglukose < 50 mg/dl (< 2,7 mmol/l),
- Typische (vegetative) Symptomatik und
- Besserung der Klinik nach Glukosegabe.
- Das Fehlen vegetativer Symptomatik schließt auch eine schwere Hypoglykämie jedoch nicht aus (bei Diabetikern mit langer Krankheitsgeschichte liegt mitunter eine ausgeprägte Hypoglykämie-Wahrnehmungsstörung vor).
- Zur Vermeidung der Messung falsch niedriger Blutzuckerwerte sind in der Präanalytik je nach Methodik verschiedene Punkte zu beachten, insbesondere: Kapilläre Messung mittels Blutzuckerteststreifen: Minderperfusion; Messung im Vollblut/Serum: Transportzeit.
- Die Messung der Glucose im frisch abgenommenen Lithium-Heparinröhrchen oder Fluoridröhrchen ist mit der höchsten Sensitivität verbunden.

19.2.2 Ätiologie der Hypoglykämie

- **Allgemeine Ursachen beim Typ-2-Diabetiker**: höheres Alter (> 75 Jahre) in Kombination mit Leber-/Niereninsuffizienz, mangelndes Therapieverständnis/Anwendungsfehler Insulinpen, fehlende Schulung, ausgelassene oder verspätete Mahlzeiten
- **Medikamentös**:
  - Zu hohe Insulindosis und/oder zu geringe bis versäumte Nahrungsaufnahme nach Insulininjektion.
  - Zu hohe Dosis von oralen Antidiabetika (OAD), welche die Insulinsekretion stimulieren (z. B. Sulfonylharnstoffe, Glinide), oder fehlende Nahrungsaufnahme nach Einnahme der OAD.
  - Akzidentiell oder absichtlich (Hypoglycaemia factitia, Abgrenzung u. U. mittels C-Peptid möglich)
  - Unter Insulintherapie treten in 25 % der Fälle asymptomatische Hypoglykämien auf.
  - Sonderform Steroiddiabetes bzw. Diabetes mellitus mit gleichzeitiger höher dosierter Glukokortikoidgabe: Reduktion der Glukokortikoiddosis führt zu geringerem Insulinbedarf! Außerdem ist hier die Pharmakokinetik der eingesetzten Glukokortikoide zu beachten.
  - Medikamenteninterferenz (relevant wenn nach Anpassung der Medikation Hypoglykämien auftreten): ACE-Hemmer, Sulfonamide, nichtselektive β-Blocker, Fibrate
  - Verminderte renale Elimination von Insulin und OAD bei Vorliegen bzw. Aggravierung einer diabetischen Nephropathie oder chronischen Niereninsuffizienz
- **Späte Hypoglykämie**: Bei der subkutanen Injektion großer Mengen Normalinsulin wirkt das Insulin nicht nur stärker, sondern auch länger (Depoteffekt). Insbesondere wenn rasch resorbierbare Kohlenhydrate konsumiert werden, kann dies dazu führen, dass das Insulin noch wirkt, die Kohlenhydrate aber schon „verbraucht" sind. Folglich kann es ca. 4–5 h nach der Insulininjektion zu einer sog. „späten" Hypoglykämie kommen → entsprechend lange Überwachungszeit notwendig

Endokrinologische/diabetologische Krankheitsbilder

- **Langwirksame Insuline** sind hier weniger problematisch, die klinische Relevanz von ultra-langwirksamen Insulinen (Anwendung z. B. nur einmal wöchentlich) ist noch abzuwarten
- **Ungeplante starke körperliche Aktivität**: Insulinunabhängige Aufnahme von Glukose in Muskelzellen → Abfall des Blutzuckers
- **Gastroparese (autonome Neuropathie)**: verzögerte Magenentleerung → verzögerte Aufnahme von Kohlenhydraten → verzögerter Blutzuckeranstieg → Hypoglykämie
- **Reaktive Hypoglykämie**: mahlzeitenabhängig bei nicht diabetischen Patienten, können Vorboten eines sich manifestierenden Diabetes sein. In der Regel keine schweren Hypoglykämien, durchaus aber mit vegetativer Symptomatik verbunden.
- **Alkoholkonsum:**
  - Ingestion größerer Alkoholmengen → Inhibierung der Glukoneogenese → Hypoglykämie. Die Gabe von Glukagon hilft in diesen Fällen oft nicht ausreichend!
  - Alkoholabusus mit Nahrungskarenz oder im Entzug (Hemmung der hepatischen Glukoneogenese)
  - Alkoholkonsum in Kombination mit OAD

19.2.3 Klinik

> Variable Hypoglykämie-Wahrnehmungsschwelle: Eine Hypoglykämie wird interindividuell bei sehr unterschiedlichen Blutzuckerwerten wahrgenommen. Während z. B. ein Pat. mit zu streng eingestelltem DM Typ 1 bei einem BZ von 50 mg/dl u. U. keinerlei Symptomatik wahrnimmt, entwickelt ein schlecht eingestellter Pat. mit DM Typ 2 bei BZ-Werten im (unteren) Normbereich bereits eine vegetative Symptomatik.

- **Vegetative Symptomatik** (plötzlicher Beginn der Klinik) als Ausdruck der **neuroendokrinen Gegenregulation** (Glukagon, Adrenalin, GH, Cortisol)
  - Parasympathikoton: initial Heißhunger, Nausea, Emesis
  - Sympathikoton: innere Unruhe, ausgeprägtes Schwitzen, Tachykardie, Tremor, Mydriasis
- **Neuroglukopenische** oder **zerebrale Symptomatik** durch ungenügende Glukoseversorgung des Gehirns
  - Automatismen, Grimassieren
  - Verwirrtheit, Verhaltensänderungen
  - Müdigkeit, Verlangsamung
  - Kopfschmerzen
  - Schwindel
  - Sehstörungen: verschwommenes Sehen, Doppelbilder
  - Sprachstörungen: Aphasie
  - Gedächtnisstörungen
  - Fokalneurologische Defizite: Hemiplegie
  - Somnolenz bis hypoglykämisches Koma

– **Schweregrade der Hypoglykämie**:
    – Grad I: Asymptomatische Hypoglykämie (nur biochemische Sicherung)
    – Grad II: Symptomatische Hypoglykämie (fremde Hilfe noch nicht nötig)
    – Grad III: Schwere Hypoglykämie (fremde Hilfe notwendig)
    – Grad IV: Koma

❶ **Cave**
Die Hypoglykämie kann die Symptome eines akuten Schlaganfalls nachahmen.

❯ Blutzuckerbestimmung bei jedem bewusstlosen/bewusstseinsgeminderten Patienten.

19.2.4 Diagnostik

– Anamnese:
    – Eigen-/Fremdanamnese: Diabetes mellitus meist bekannt
    – Medikamentenanamnese, Arztbriefe
– Körperliche Untersuchung: Erhebung des Gesamtkörperstatus
– Labordiagnostik:
    – Blutzuckerbestimmung: zunächst Plasmaglukose (Blutreste aus dem Mandrin beim Legen der Venenverweilkanüle)
    – Notfalllabor inkl. BGA
    – Bestimmung der Glukose aus dem Serumröhrchen führt zu signifikant niedrigeren Spiegeln als aus Röhrchen mit Lithium-Heparin oder Fluorid/Citrat
    – Ggf. Asservierung von Serum aus forensischen Gründen (Rechtsmedizin, Toxikologie) auf −20 °C
– Monitoring: EKG, Hämodynamik (Blutdruck, Puls), S_pO_2
– Ggf. bei Persistenz von Smyptomatik nach Ausgleich des BZ neurologisches Konsil anstreben (Differenzialdiagnostik): Ausschluss von Epilepsie, Schlaganfall, Psychosen, Intoxikationen

19.2.5 Differenzialdiagnostik

Bei schwererer bzw. therapierefraktärer Hyopglykämie ohne augenscheinlichen Grund (kein Diabetes bekannt, keine entsprechende Medikation) sollte differenzialdiagnostisch immer an eine **Hypoglycaemia factitia** (Münchhausen-Syndrom, Münchhausen-by-proxy-Syndrom), gedacht werden. Bei Induktion der Hypoglykämie mit Insulin lässt sich laborchemisch bei niedriger Glucose ein inadäquat hohes Insulin bei niedrigem C-Peptid messen. Allerdings erfassen die üblichen Assays nicht alle Insuline! Bei Induktion mit Sulfonylharnstoffen (im Urin nachweisbar) sind hingegen alle Parameter erniedrigt.

Eine schwere Hypoglykämie mit erhöhten Spiegeln von Insulin und C-Peptid (sowie Proinsulin) sollte immer an ein Insulinom denken lassen. Zur sicheren Diagnostik ist hier ein Hungerversuch erforderlich.

19.2.6 Therapie

Therapeutische Prinzipien
- Die orale Zufuhr von 20 g Glukose ist die Therapie der Wahl bei bewusstseinsklaren Patienten. Bei persistierender Hypoglykämie ist die Behandlung zu wiederholen.
- Sulfonylharnstoffinduzierte Hypoglykämien dürfen nicht mit Glukagon therapiert werden, denn Glukagon führt bei noch funktionierenden Beta-Zellen zur Insulinfreisetzung mit der Gefahr der Potenzierung der Hypoglykämie.
- Hypoglykämien mit nur kurzer Dauer (< 30 min) sind nach Glukosesubstitution mit sofortigem Ansprechen auf Glukose meist komplikationslos.
- Protrahierte sowie wiederholte hypoglykämische Komata können zerebrale Funktionsstörungen zur Folgen haben.

- **Bewusstseinsklarer Patient**
  - Prinzip: orale Glukoseapplikation → „erst essen, dann messen"
  - Maßnahmen: „Eine schnelle und eine langsame BE zuführen", z. B. ein Glas Limonade/Fruchtsaft oder 2–4 Plättchen Traubenzucker (= 10–20 g Kohlenhydrate), anschließend sollte z. B. eine Scheibe Brot zugeführt werden. Weitere Möglichkeiten: Glukose-Gel (z. B. 1 Btl. Glukose-Gel = 1 Broteinheit), Glukose in Sprayform (Glukose 10 g in 10 ml).
  - 1–2 BE oder 10–20 g Traubenzucker führen zum Anstieg des Blutzuckers um ca. 40–80 mg/dl (2,2–4,4 mmol/l)
- **Bewusstloser Patient**
  - Prinzip: parenterale Applikation von Glukose
  - 1 mg Glukagon (GlucaGenHypokit) i. m. („notfalls durch die Hose in den Oberschenkel"), i. v. oder nasal (Baqsimi, 3 mg Glukagon). Ausnahme: Sulfonylharnstoffinduzierte Hypoglykämien, da Glukagon die Insulinfreisetzung stimuliert und somit die Hypoglykämie noch verstärkt
  - 40–60 ml Glukose 40 % i. v. über zentralen Zugang (> Glukose 10 % nur über zentralen Venenkatheter) oder über peripheren Zugang optimalerweise verdünnt in NaCl 0,9 % (im Notfall; Risiko einer Phlebitis)
  - Ziel-Blutzucker: > 150 mg/dl (8 mmol/l)

Ursachen einer verzögerten Erholung einer Hypoglykämie
- Anhaltende, schwere Hypoglykämie, z. B. Sulfonylharnstoffinduzierte Hypoglykämien, Insulinom
- Mangel an gegenregulatorischen Hormonen, z. B. Cortisol (Nebennierenrindeninsuffizienz)
- Andere Ursachen für die Bewusstseinsstörung, z. B. Schlaganfall
- Postiktaler Zustand, z. B. Krampfanfall im Rahmen der schweren Hypoglykämie
- Hirnödem

19.3 Hyperglykämieassoziierte Notfälle, diabetisches Koma

19.3.1 Definitionen

Bei einem spontan gemessenen Blutzuckerwert von > 200 mg/dl am nicht-nüchternen Patienten ist im Allgemeinen von einer Hyperglykämie auszugehen. Sofern nicht vorbekannt, ist ein Diabetes mellitus dann als gesichert anzunehmen. Die unter ▶ Abschn. 19.1.2 diskutierten Aspekte zur Stresshyperglykämie lassen eine undifferenzierte Übertragung dieser Definitionen auf Patienten im intensivmedizinischen Setting zwar nicht zu, werden entsprechende Werte detektiert, ist dennoch eine weitere Abklärung unabdingbar. Eine akute Behandlungsnotwendigkeit ergibt sich in der Regel erst bei höheren Blutzuckerwerten, wobei hier der zugrunde liegende Diabetestyp sehr relevant ist. Eine weitere akute Behandlungsnotwendigkeit stellt die (auch normoglykäme) Ketoazidose dar. Intensivmedizinisch relevant ist in erster Linie das **diabetische Koma**, eine durch absoluten oder relativen Insulinmangel verursachte hyperglykäme Stoffwechselentgleisung mit Bewusstseinsstörung.

19.3.2 Allgemeines

- Ein „wirkliches" Koma kann nur in ca. 10 % der Fälle beobachtet werden.
- Blutzuckerbestimmung bei jedem komatösen Patienten: POCT Blutzuckermessgeräte haben jedoch unterschiedliche Messbereiche, häufig werden Blutzuckerwerte über 500 mg/dl nicht exakt beziffert, hier ist eine Bestimmung zumindest mittels BGA anzustreben.
- Einteilung des Coma diabeticum:
  - Ketoazidotisches Koma
  - Hyperosmolares Koma
- V. a. im Falle des hyperosmolaren Koma ist ein Diabetes mellitus häufig nicht vorbekannt.
- Klinisch/laborchemisch ist der Übergang zwischen den beiden Formen mitunter fließend.
- Insulinpumpen sollten für die Zeit des Intensivstationsaufenthaltes ausgeschaltet/entfernt werden.

▶ Das Management des Diabetes mellitus Typ 2 wird in der Nationale Versorgungs-Leitlinie (NVL) – Version 3 (2023) präsentiert. Weitere Informationen finden sich hier: ▶ https://www.leitlinien.de/themen/diabetes

19.3.3 Ätiologie

- **Erstmanifestation** eines Diabetes mellitus → sog. Manifestationskoma: in 20–25 % der Fälle im Rahmen von Infektionen (gastrointestinal, Pneumonie, Harnwegsinfekt etc.)

- Meist liegt eine Kombination mehrerer Ursachen bei bereits diagnostiziertem **Diabetes mellitus** vor:
  - Fehlende Zufuhr von Insulin, z. B. Vergesslichkeit, Insulinpumpendefekt oder anderer Antidiabetika
  - Inadäquat niedrige Dosierung von Antidiabetika oder Insulin bei erhöhtem Bedarf
  - Schwere Infektionen
  - Manifeste Hyperthyreose
  - Stresshyperglykämie
  - Steroidtherapie
  - Katecholamintherapie
  - Diätfehler bei unzureichender Schulung
  - SGLT-2-Inhibitoren (Sonderform normoglykäme Ketoazidose, zunehmende Inzidenz)

> Infektionen und Non-Compliance sind die häufigsten Ursachen für die Entwicklung eines ketoazidotischen Komas im Erwachsenenalter. Mit zunehmender Häufigkeit werden jedoch auch (normoglykäme) Ketoazidosen bei SGLT-2-Inhibitorentherapie beobachtet.

19.3.4 Klinisch pathophysiologischer Hintergrund

Ketoazidotisches Koma

- Absoluter Insulinmangel → intrazelluläre Hypoglykämie und extrazelluläre Hyperglykämie
- Kompensatorischer Anstieg kataboler Hormone: Glukagon, Katecholamine, Cortisol, GH
- Ketoazidose für Vigilanzstörung führend verantwortlich, nicht die (teils ohnehin nur moderate) Hyperglykämie
- **Glukoregulatorische Mechanismen:**
  - Glykogenolyse und Glukoneogenese
  - Proteolyse: Muskeleiweißabbau für Glukoneogenese
  - Lipolyse: Freisetzung freier Fettsäuren aus Adipozyten mit Ketogenese (durch den Abbau freier Fettsäuren mit vermehrter Entstehung von Acetyl-CoA: Anreicherung von Aceton, Acetoacetat, β-Hydroxybutyrat): Ketoazidose-Entwicklung und Verschlechterung der Glukosepermeabilität
- **Osmotische Diurese (Hyperosmolarität)**
  - Polyurie und Polydipsie: bedingt durch extrazelluläre Hyperglykämie
  - Elektrolytverarmung (Hyponatriämie und Hypokaliämie): Im Rahmen der metabolischen Azidose kommt es zum Austausch extrazellulärer Protonen gegen intrazelluläre K^+-Ionen (H^+-K^+-Antiporter), die zusammen mit Na^+-Ionen im Rahmen der Ketonurie (β-Hydroxybutyrat und Acetoacetat liegen als Anionen vor) als Natrium- und Kaliumsalze ausgeschieden werden.
  - Hypertone Dehydratation (durch Hyperglykämie und Hyperketonämie): Koma und prärenales Nierenversagen

- **Wasser- und Elektrolytverluste** (Faustregel)
    - Wasserverlust: ca. 5–15 % des Körpergewichts
    - Elektrolytverlust: 500 mmol Na^+, 500 mmol K^+, 100 mmol Phosphat
- **Sonderfall: Normoglykäme Ketoazidose**
    - Blutglukose nicht relevant erhöht und Ketonämie und/oder Ketonurie und arterieller pH < 7,35 oder venöser pH < 7,3
    - Insulingaben ausreichend, um Blutzucker, nicht aber Azidose zu korrigieren

Hyperosmolares (nicht ketotisches) Koma

- Im Gegensatz zum ketoazidotischen Koma findet beim hyperosmolaren Zustand noch eine geringe Insulinrestsekretion statt (relativer Insulinmangel).
- Insulin führt normalerweise über die Inhibition der hormonsensitiven Lipase zur Hemmung der Lipolyse.
- Beim hyperglykämisch-hyperosmolaren Koma scheint diese minimale Insulinsekretion gerade genügend, um eine Lipolyse zu verhindern, sodass keine wesentliche Ketogenese stattfindet bzw. sich keine Ketoazidose manifestiert. Dennoch können nicht selten im Urin Ketonkörper detektiert werden, was mitunter irreführend sein kann.
- Die Insulinrestmenge kann jedoch keinen ausreichenden Glukosetransport nach intrazellulär gewährleisten.
- Die gegenregulatorische Freisetzung von Glukagon, Katecholaminen und Cortisol führt zur gesteigerten Glukoneogenese und zur Glykogenolyse mit Verschärfung der Hyperglykämie.
- Da die Hyperglykämie meist intensiver ausgeprägt ist als beim ketoazidotischen Koma kommt es infolge der verstärkten Hyperosmolarität mit osmotischer Diurese zu einer deutlichen Exsikkose.
- Ursächlich für die Vigilanzstörung sind Exsikkose und osmolare Verschiebung

19.3.5 Klinik

Ketoazidotisches Koma

- Mäßige Exsikkosezeichen: Durst, Polyurie, trockene Haut (◘ Tab. 19.2)
- Bauchschmerzen (Pseudoperitonitis diabetica) können bei jugendlichen Patienten und ausgeprägter Ketoazidose ganz im Vordergrund stehen (akutes Abdomen), u. a. erhöhte Serumamylase und erhöhte Entzündungsparameter
- Nausea, Emesis (zentralnervöse emetische Ketonwirkung)
- Hypotonie, Tachykardie
- Acetonfötor (da Aceton nicht metabolisiert werden kann, wird es abgeatmet und/oder renal ausgeschieden): Geruch nach süßlich faulem Obst, wird im Notfallgeschehen meist kaum wahrgenommen
- Kussmaul-Atmung, Dyspnoe
- Bewusstseinsstörung: Benommenheit bis Koma (enge Korrelation zwischen Serumosmolalität/pH-Wert und Grad der Bewusstseinsstörung)

Hyperosmolares Koma

- Ausgeprägte Exsikkose-Zeichen: Durst, trockene Haut und Schleimhäute, stehende Hautfalten

Endokrinologische/diabetologische Krankheitsbilder

Tab. 19.2 Coma diabeticum

	Ketoazidotisches Koma	Hyperosmolares Koma
Vorkommen	In 2/3 der Fälle Typ-1-Diabetiker	Meist Typ-2-Diabetiker
Inzidenz	Ca. 10/1000/Jahr	Ca. 1/1000/Jahr
Anamnesedauer	Stunden bis Tage	Tage bis Wochen
Patientenkollektiv	< 40. Lebensjahr	Höheres Lebensalter
Allgemeine Klinik	Mäßige Exsikkose-Zeichen: Durst, trockene Haut; Bauchschmerzen (Pseudoperitonitis → DD akutes Abdomen!); Nausea, Emesis (zentralnervöse emetische Ketonwirkung); Hypotonie, Tachykardie; Acetonfötor (Geruch nach süßlich faulem Obst)	Ausgeprägte Exsikkose-Zeichen: Durst, trockene Haut und Schleimhäute, stehende Hautfalten; Hypotonie, Tachykardie; meist Fehlen von Nausea, Emesis und Pseudoperitonitis
Atemmuster	Kussmaul-Atmung	Normal
Muskeltonus	Vermindert	Gesteigert
Blutzuckerspiegel [mg/dl]	> 250 und < 600	> 600
pH-Wert	Metabolische Azidose (pH-Wert <7,3)	Normal, evtl. Laktatazidose (pH-Wert meist > 7,3)
HCO_3 [mmol/l]	< 15	> 15
Anionenlücke [mmol/l]	> 12	< 12
Serumosmolalität	Variabel	Erhöht (> 350 mosmol/kg KG)
Ketonkörper im Urin	Positiv	Negativ oder gering positiv
β-Hydroxybutyrat (Keton) im Serum oder POCT	Positiv	Negativ
Exsikkose	Unterschiedliche Ausprägung	Stark ausgeprägt
Mortalität [%]	< 5	10–25

- Hypotonie, Tachykardie
- Meist Fehlen von Nausea, Emesis und Pseudoperitonitis
- Meist normale Atmung
- Bewusstseinsstörung (Benommenheit bis Koma) bis fokale/generalisierte Krämpfe
- (Fremd-)anamnestisch bereits im Vorfeld Polydipsie, Polyurie, Abgeschlagenheit
- Die hohe Mortalität wird nicht durch die Blutzuckerentgleisung, sondern vielmehr durch die zur Entgleisung führende Pathologie determiniert, die dementsprechend rasch behandelt werden muss.

19.3.6 Diagnostik

- Anamnese/Fremdanamnese und körperliche Untersuchung
- Labordiagnostik:
  - Blutzuckerbestimmung
  - Notfalllabor: insbesondere Elektrolyte, Plasmaglukose, Blutbild, TSH, Entzündungsparameter, Herzenzyme, Troponin
  - BGA: pH-Wert, pO_2, pCO_2, Elektrolyte, Laktat, BE, HCO_3
  - Laktat korreliert einerseits mit dem Blutzucker, andererseits mit dem Ausmaß der Mikrozirkulationsstörung
  - Urinstix: Ketonkörpernachweis (Acetoacetat und Aceton); ein zweifach (++) oder dreifach (+++) positiver Befund zeigt eine schwere Ketose an, welche meistens mit einer Azidose einhergeht. Allerdings geringe Sensitivität. Unzuverlässig beim exsikkierten Patienten.
  - Messung von β-Hydroxybutyrat (Keton) im Serum oder mittels POCT sensitiver, aber noch nicht weit verbreitet
  - Berechnung der Anionenlücke: $[Na^+] -([Cl^-]+[HCO_3])$, Normwert: 8–16 mmol/l, bei metabolischer Azidose zeigt sich eine vergrößerte Anionenlücke > 16 mmol/l
  - Berechnung der Serumosmolalität: S-Osmolalität = 1,89 $[Na^+]$ + 1,38 $[K^+]$ + 1,03 [Harnstoff] + 1,08 [Glukose] + 7,45; Normwert: 280–295 mosmol/kg KG
  - Bestimmung der Urinosmolalität (wird nicht berechnet), Normwert: 200–1400 mosmol/kg KG
  - Mikrobiologische Untersuchung von Urin und Blut
- EKG
- Notfallsonografie: Echokardiografie (Pumpfunktion?), Abdomensonografie (Beurteilung der V. cava inferior, Aszites?), Thoraxsonografie (Pleuraergüsse, Konsolidierungen?)
- Röntgen-Thorax (Infiltrate?)
- Ggf. neurologisches Konsil
- Ggf. Abnahme von Blutkulturen bei Zeichen der Infektion (Infektion als Induktor?)

19.3.7 Differenzialdiagnostik

(◘ Tab. 19.2)

19.3.8 Therapie

Therapiestadien des Coma diabeticum
- Stadium der Rehydratation
- Stadium der Insulintherapie
- Stadium der langsamen Adaptation an das normale Milieu

Allgemeine Maßnahmen
- Sicherung und Aufrechterhaltung der Vitalfunktionen
- Oxygenierung, falls notwendig (O_2-Sättigung < 94 % oder Dyspnoe)
- Anlage eines zentralvenösen (ZVK) und arteriellen Zugangs (Arterie)
- Beginn der Volumensubstitution, da eine schwere Hyperglykämie bereits durch eine frühzeitige Rehydratation gebessert werden kann
- Thromboseprophylaxe
- Anlage einer Magensonde bei diabetischer Gastroparese
- Bilanzierung: Anlage eines Blasenkatheters
- Therapie der auslösenden Ursache: z. B. Antibiotikatherapie bei Verdacht auf Infektion
- Absetzen SGLT-2-Inhibitor bei normoglykämer Ketoazidose unter entsprechender Therapie

Volumensubstitution

> Flüssigkeitszufuhr so viel wie nötig, aber so langsam wie möglich (Hirnödemgefahr).

Die Volumensubstitution sollte unter Berücksichtigung von Hydratationsstatus, Serum-Na^+-Spiegel und Serumglukosespiegel sowie der kardialen Pumpfunktion erfolgen. In der Regel erfolgt die Rehydratation durch die Zufuhr von Vollelektrolytlösung: 1–2 l in der ersten Stunde, danach primär abhängig von Volumenstatus und Bilanz. Die Volumensubstitution führt bereits zu einer deutlichen Senkung des Blutzuckerspiegels.

Dosierung
Volumensubstitution
1. Unter Berücksichtigung der aktuellen Hämodynamik (Schock) bzw. des Hydratationsstatus
   - Zu berücksichtigende Faktoren: kardiale (z. B. Herzinsuffizienz) und renale Erkrankungen (z. B. eingeschränkte Diurese bei chronischer Niereninsuffizienz)
   - Gesamtbedarf: 5–10 l oder 10–15 % des Körpergewichts
   - In der 1. Stunde: 1–2 l Vollelektrolytlösung
   - Ab der 2. Stunde: abhängig von Diurese und ZVD bzw. Weite der V. cava inferior (VCI)
     - ZVD-Wert < 0 mm Hg bzw. VCI < 21 mm mit prominentem Kollaps: 1000 ml/h
     - ZVD-Wert 0–3 mm Hg bzw. VCI < 21 mm mit Kollaps (> 50 %): 500 ml/h
     - ZVD-Wert 4–8 mm Hg bzw. VCI > 21 mm mit Kollaps (> 50 %): 250 ml/h
     - ZVD-Wert 9–12 mm Hg bzw. VCI > 21 mm mit Kollaps (< 50 %): 100 ml/h
     - ZVD-Wert > 12 mm Hg bzw. VCI > 21 mm mit fehlendem Kollaps: 0 ml/h
2. Unter Berücksichtigung des Serum-Na^+-Spiegels
   - Allgemeine Dosierung: 0,5 l/h Vollelektrolytlösung
   - Serum-Na^+_{high} > 155–165 mmol/l: Vollelektrolytlösung oder Glukose 5 % (Na^+-frei) i. v.

- Serum-Na$^+_{normal}$ 135–155 mmol/l: 250–500 ml Vollelektrolytlösung pro Stunde i. v.
- Serum-Na$^+_{low}$ < 135 mmol/l: 250–500 ml Vollelektrolytlösung pro Stunde i. v.
- Serum-Na$^+_{low}$ < 130 mmol/l: 250–500 ml 0,9 % NaCl pro Stunde i. v.

3. Unter Berücksichtigung des Blutzuckers
   - Blutzucker < 300 mg/dl (< 16 mmol/l): 150–250 ml Glukose 5 % mit NaCl 0,9 % pro Stunde i. v.
   - Blutzucker < 120 mg/dl (< 7 mmol/l): Gabe von Glukose 10 %, Insulinsubstitution ggf. reduzieren, aber *nicht* absetzen!

Beachte: Insulin führt zum Einstrom von Glukose und K$^+$ nach intrazellulär, was eine Abnahme der Serumosmolalität und eine Hypokaliämie unter Insulintherapie zur Folge hat. Mit sinkender Serumosmolalität kommt es zum Zellhydrops (Hirnödemgefahr) bzw. zur Abnahme des intravasalen Volumens mit Hypernatriämie. Hypernatriämie und Hypokaliämie können so Folge einer i. v.-Insulintherapie sein.

Kaliumsubstitution
(◘ Tab. 19.3)

Die Flüssigkeitszufuhr allein kann einen deutlichen Abfall des Serum-K$^+$-Spiegels zur Folge haben. Mit der Zugabe von Insulin und/oder NaHCO$_3$ kommt es zum weiteren Abfall des Serum-K$^+$-Spiegels. Parallel zur Volumen- und Insulinsubstitution sollte die i. v.-Gabe von Kalium (Perfusor) erfolgen.

Insulinsubstitution
- Die Insulinsubstiution ist insbesondere dann nötig, wenn initial sehr hohe Blutzuckerwerte vorliegen, die auf Volumengabe kaum ansprechen, bzw., wenn eine metabolische Azidose/Ketoazidose im Vordergrund steht (dann auch bei niedrigeren Blutzuckerwerten).
- Voraussetzung: Serum-K$^+$ > 3,3 mmol/l, zur Kaliumsubstitution siehe ▶ Abschn. 19.3.8.3

◘ Tab. 19.3 K$^+$-Zufuhr nach pH-Wert und Serum-K$^+$-Spiegel unter der Voraussetzung einer adäquaten Eigendiurese. (Stündliche BGA-Kontrollen!)

Serum-K$^+$ [mmol/l]	K$^+$-Zufuhr [mmol/h]	
	pH < 7,2	pH > 7,2
> 5,5	0	0
5,0–5,5	0–20	0–10
4,0–5,0	25	15
3,0–4,0	35	25
2,0–3,0	45	35

Anmerkungen: Dosierung: maximal 240 mmol/Tag; Ziel: Serum-K$^+$-Spiegel 4–5 mmol/l

Endokrinologische/diabetologische Krankheitsbilder

- Bolus von ca. 0,1–0,2 I. E./kg KG Normalinsulin
- Danach kontinuierlich über Perfusor: 0,05–0,01 I. E./kg KG/h bzw. 0,02 I. E./kg KG/h bei Blutzucker unter 300 mg/dl (16,7 mmol/)
- Langsame Blutzuckersenkung um 55–70 mg/dl (3–4 mmol/l) pro Stunde, um Entwicklung eines Hirnödems zu vermeiden
- Bei zu raschem Abfall Glukosegabe
- Ziel-Blutzucker: ca. 220–250 mg/dl (12–14 mmol/l)

Blutzuckersenkung
- Der Ausgleich des Volumendefizits führt bereits zu einem deutlichen Blutzuckerabfall! Dies muss bzgl. der Dosierung von Insulin bedacht werden.
- Die Blutzuckersenkung sollte langsam erfolgen, da die Glukose schlecht schrankengängig ist und somit nur langsam aus dem Liquorraum diffundiert → Gefahr des latenten Hirnödems (Dysäquilibriumsyndrom).
- Als Faustregel gilt: Abfall der Blutglukose pro Stunde um 50–100 mg/dl anstreben, anschließend für 24–48 h bei ca. 250 mg/dl (ca. 14 mmol/l) stabil halten.
- Des Weiteren kann eine zu rasche Senkung der Glukosekonzentration zur Hypokaliämie führen („insulin-induced activation of the Na^+-K^+-pump"). Eine Kaliumsubstitution ist daher meist notwendig.
- Grundsätzlich gilt: Insulin ist mit Vorsicht zu dosieren, die Wahl höherer Initialdosierungen ist dem erfahrenen Behandler vorbehalten.

Phosphatsubstitution
- Indikation: Serumphosphat < 1,5 mg/dl (0,48 mmol/l)
- Beginn: 6–8 h nach Therapie
- Substitution: Natriumphosphat 4 mmol/h

Azidosekorrektur mit $NaHCO_3$
- Indikation: pH-Wert < 7,0 oder Bikarbonat < 5 mmol/l nach 1-stündiger Hydratation
- Bedarf an $NaHCO_3$ in mmol: 0,1 × BE („base excess") × kg KG, d. h. ein Drittel des errechneten Basendefizits (normalerweise: 0,3 × BE × kg KG) als 8,4 %ige $NaHCO_3$-Lösung
- Infusionsdauer: 1–2 h
- Kontrollen: 1- bis 2-stündliche BGA und K^+-Kontrollen (wegen Hypokaliämiegefahr: $[H^+] \downarrow \rightarrow [K^+] \downarrow$)
- Ziel-pH: ≥ 7,2

❶ Cave
Bikarbonat ist schlecht und CO_2 gut ZNS- bzw. schrankengängig, sodass bei der Azidosekorrektur der pH-Wert nur langsam angehoben werden sollte, um eine **paradoxe Liquorazidose** zu vermeiden.

Besonderheit: Laktatazidose bei Diabetes mellitus
- Laktatazidosen sind lebensbedrohliche Zustände und gelten als häufigste Form der metabolischen Azidose bei hospitalisierten Patienten (Scherbaum u. Scherbaum 2014).
- Inzidenz: 3–5 Fälle/100.000 Patienten/Jahr
- Unterscheidung der Laktatazidosen:
  - Typ A: Entsteht bei Minderperfusion und Gewebehypoxie, z. B. bei Schock
  - Typ B: Substanzinduziert, insbesondere bei älteren und multimorbiden Menschen mit Niereninsuffizienz, Substanzen: Ethanol, Methanol, Biguanide (Metformin)
- Metformin ist ab einer eGFR < 60 ml/min/1,73 m² kontraindiziert bzw. unterhalb einer eGFR von 30 ml/min/1,73 m² absolut kontraindiziert (was nicht immer eingehalten wird).
- Klinik: Nausea, Bauchschmerzen, Tachykardie, Hypotension, Tachypnoe, Kussmaul-Atmung, Verwirrtheit bis Koma, Oligurie/Anurie
- Labor: Laktat > 8 mmol/l, pH-Wert < 7,25, Phosphatspiegel > 10 mg/dl (> 3,22 mmol/l), vergrößerte Anionenlücke
- Therapie: Volumensubstitution und Ausgleich der Laktatazidose, ggf. Dialyse

Verlegung auf Normalstation
Die Verlegung des intensivmedizinisch versorgten Diabetikers auf eine Normalstation stellt eine relevante Fehlerquelle dar. Insbesondere bei Diabetikern mit Insulinmangel (z. B. Diabetes mellitus Typ I) ist ein Insulinschema zur weiteren Behandlung zu erstellen, welches in der Regel ein Basalinsulin beinhalten muss. Dieses ist bereits auf Intensivstation 2–3 h vor Beendigung eines evtl. Insulinperfusors zu applizieren. Bei Patienten mit Insulinpumpe ist zu beachten, ob eine adäquate Bedienung bereits gewährleistet ist.

19.4 Urämisches Koma

19.4.1 Definition

- Urämie: Intoxikationszustand (Symptomenkomplex) aufgrund einer akuten oder chronisch-progredienten Niereninsuffizienz
- Definition des akuten Nierenversagens: rasche Abnahme der glomerulären Filtrationsrate (GFR) innerhalb von Stunden bis Wochen mit Anstieg der Retentionswerte, die prinzipiell reversibel sein können.
- Definition der chronischen Niereninsuffizienz: irreversibler Verlust der Nierenfunktion unabhängig von der zugrunde liegenden Ursache mit entweder stabilem Verlauf oder Progress bis hin zur terminalen Niereninsuffizienz

19.4.2 Ätiologie

Ursachen des akuten Nierenversagens
(◘ Tab. 19.4)
- **Prärenales Nierenversagen (55–60 %)**
    - Hauptursache: renale Hypoperfusion
    - Intravaskulärer Volumenmangel: z. B. Blutung
    - Vermindertes Herzzeitvolumen: z. B. Herzinsuffizienz
    - Systemische Vasodilatation: z. B. Sepsis, Anaphylaxie
    - Renale Vasokonstriktion: z. B. Katecholamintherapie
- **Intrarenales Nierenversagen (35–40 %)**
    - Hauptursache: parenchymatös → meist akute tubuläre Nekrose (ATN)
    - Akute Tubulusnekrose (ATN): ischämisch oder toxisch bedingt
    - Entzündlich: Glomerulonephritiden, akute interstitielle Nephritis
    - Makrovaskulär: Nierenarterienverschluss, Nierenvenenthrombose, Cholesterinembolien
    - Mikrovaskulär: thrombotische Mikroangiopathien
- **Postrenales Nierenversagen (5 %)**: Harnabflussstörungen

Ursachen der chronischen Niereninsuffizienz
- **Diabetische Nephropathie (ca. 30–35 %)**
- **Vaskuläre Nephropathien**, z. B. arterielle Hypertonie (ca. 20–25 %)

◘ Tab. 19.4 Unterscheidung zwischen prärenalem und intrarenalem Nierenversagen

	Prärenal	Intrarenal
Urinosmolalität [mOsmol/l]	> 400	< 300
Urin-Natrium [mmol/l]	< 20	> 20
Fe_{Na} [%]	< 1	> 2
Harnstoff i. U./ Harnstoff i. S.	> 8	< 4
Kreatinin i. U./ Kreatinin i. S.	> 40	< 20
Fe_{HST} [%]	< 35	> 35
Harnstoff i. U./ Kreatinin i. S.	> 40	< 40
Spezifisches Gewicht (Urin)	> 1020	< 1020
Urinsediment	Hyaline Zylinder	Tubulusepithelien, Pigmentzylinder („muddy brown casts")

Anmerkung: Beim prärenalen Nierenversagen ist die Urin-Natrium-Konzentration niedrig, weil bedingt durch die RAAS-Aktivierung viel Na^+ rückresorbiert wird

- Glomerulonephritiden/Glomerulopathien (ca. 10–15 %)
- Interstitielle Nephritiden (ca. 5–10 %)
- Unbekannte Ursachen (ca. 10 %)
- Kongenitale Nierenerkrankungen, z. B. polyzystische Nephropathien (ca. 5 %)
- Systemerkrankungen (ca. 5 %)

19.4.3 Klinik

Klinische Zeichen einer Urämie
- Foetor uraemicus: urinartiger Geruch von Atem und Haut
- Nausea und Emesis, Diarrhö, Singultus
- Pruritus sowie trockenes, blassgelbes bis gelbbraunes Hautkolorit
- Zeichen der Dehydratation mit Polyurie (> 2000 ml Urin/Tag) oder der Hyperhydratation mit Anurie (< 100 ml Urin/Tag) bzw. Oligurie (< 400 ml Urin/Tag) und Ödembildung
- Zentralnervöse Auffälligkeiten: Konzentrationsschwäche, Adynamie, Bewusstlosigkeit bis Koma

- *Pulmonal*: Dyspnoe infolge eines interstitiellen oder alveolären Lungenödems („fluid lung"), bedingt durch Wasserretention und gesteigerte Permeabilitätserhöhung (urämische Pneumonitis, Permeabilitätslungenödem), ggf. Kussmaul-Atemmuster bei ausgeprägter metabolischer Azidose, Pleuritis/Pleuraerguss
- *Kardial*: hämorrhagische Perikarditis (Perikarderguss), hyperkaliämiebedingte Arrhythmien, Kardiomyopathie, arterielle Hypertonie (verstärkt durch die Wasserretention)
- *Hämatologisch:* renale Anämie (infolge Erythropoetinmangel, toxische Inhibition der Erythropoese durch z. B. Polyamine, toxische Hämolyse), hämorrhagische Diathese (aufgrund Inhibition des Plättchenfaktors III, Thrombozytopenie und Thrombozytopathien), erhöhte Infektneigung (Leukopenie, Lymphozytopenie, Hypokomplementämie), Splenomegalie/Hypersplenismus
- *Endokrin:* sekundärer Hyperparathyreoidismus, Erythropoetinmangel, Struma, erektile Dysfunktion, Amenorrhö, β_2-Mikroglobulin-Ablagerung, Amyloidose
- *Metabolisch:* verringerte Glukosetoleranz, Hyperlipidämie
- *Dermal:* Pruritus, Hyperpigmentierung, blassgelbbraunes Hautkolorit (*Café au lait*), Neigung zu Wundheilungsstörungen, Ekchymosen
- *Skelettal:* Knochen- und Gelenkschmerzen aufgrund von Osteomalazie, Osteoporose sowie sekundärer bzw. tertiärer Hyperparathyreoidismus
- *Muskulär:* Vitamin-D-Mangel bedingte Myopathie, Muskelkrämpfe, Malnutrition („protein-energy wasting", PEW)/Kachexie
- *Gastrointestinal:* Nausea, Diarrhö, hämorrhagische Gastroenterokolitis, idiopathische Aszites, Peritonitis
- *Neurologisch-psychisch:* Müdigkeit, Apathie, urämisches Hirnödem mit Enzephalopathie bis hin zum Coma uraemicum, periphere Polyneuropathie, ggf. Epilepsie

19.4.4 Diagnostik

- Anamnese:
  - Vorerkrankungen: bekannte Niereninsuffizienz, Diabetes mellitus, arterielle Hypertonie, Herzinsuffizienz
  - Medikamentenanamnese nephrotoxischer Substanzen: Aminoglykoside, nichtsteroidale Antirheumatika, Kontrastmittel etc.
  - Trink- und Urinmenge in den letzten Tagen bzw. Wochen, Gewichtszunahme (da die chronische Niereninsuffizienz mit einer Malnutrition einhergeht, kann eine durch Wasserretention bedingte Gewichtszunahme aufgrund eines parallelen Verlustes an Körpersubstanz verschleiert sein)
- Körperliche Untersuchung: kardiopulmonaler Status (pulmonale Stauungszeichen), Hautkolorit/Hautturgor (periphere Ödeme), Nierenlager und Vigilanz
- EKG: Ischämiezeichen?, Arrhythmien (insbesondere unter Elektrolytentgleisungen)?
- Labordiagnostik:
  - Blutzuckerbestimmung: bei jedem bewusstseinseingetrübten Patienten
  - Retentionswerte, Elektrolyte, BGA, Gerinnungswerte, Differenzialblutbild (Anämie?), CRP, BSG, LDH, Bilirubin, Haptoglobin, CK (Rhabdomyolyse?), Lipase (Pankreatitis?)
  - Urin („Spot-Urin"): Osmolalität, Harnstoff, Natrium, Kreatinin, spezifisches Gewicht, Sediment

> Aufgrund der subklinischen Inflammation bei chronischer Niereninsuffizienz ist der CRP-Wert bei einigen „Nierenpatienten" dauerhaft oder intermittierend erhöht. Diese hohe Inflammationslast bei chronischer Niereninsuffizienz beeinträchtigt auch die Funktion der Immunabwehr.

- Abschätzung der GFR:
  - Formeln: Cockcroft-Gault- oder MDRD-Formel → kaum aussagekräftig im ANV, gelten nur im „steady state"
- Berechnung der Urinindizes:
  - Fraktionelle Na^+-Exkretion, Fe_{Na} = (Urin $_{Na}$ × Serum $_{Krea}$)/(Serum $_{Na}$ × Urin $_{Krea}$) × 100
  - Problem, wenn bereits Furosemid appliziert wurde → dann: Fe_{HST}
- Notfallsonografie:
  - Abdomensonografie: Nierengröße, Abflussstörung?
  - Thoraxsonografie: bilaterale B-Linien („fluid lung")?, Pleuraerguss?
  - Echokardiografie: Perikarderguss?, Pumpfunktion?
- Röntgen-Thorax: „fluid lung"?

- **Diagnostischer Handlungsablauf**
- **Abdomensonografie:**
  - Volle Blase, Harnstauung: postrenales ANV → Urologen hinzuziehen
  - Nieren klein → chronische Niereninsuffizienz (Cave: Acute-on-chronic-NV möglich)

- **Urinindizes**:
    - $Fe_{Na} < 1\%$ (Cave: Diuretika → $Fe_{HST} < 35\%$) plus klinische Zeichen des intravasalen Volumenmangels/der eingeschränkten Hämodynamik → prärenales ANV
- **Urinsediment**:
    - „Muddy brown casts" → akute Tubulusnekrose
    - Dysmorphe Erythrozyten, Akantozyten (> 5 %), Erythrozytenzylinder → Glomerulonephritis → Nierenbiopsie
    - Leukozyturie, Urineosinophilie, Leukozytenzylinder → akute interstitielle Nephritis

19.4.5 Differenzialdiagnostik

- Funktionelle Oligurie ohne Vorliegen einer Niereninsuffizienz: z. B. nach langem Durst, extremem Schwitzen bei Fieber
- Extrarenale Flüssigkeitsverluste bei chronischer Niereninsuffizienz: z. B. Emesis, Diarrhö; über eine Hypovolämie kommt es zu einer deutlichen Beeinträchtigung der Restnierenfunktion bis hin zur Urämie
- Andere Komaformen: primär zerebrales Koma, diabetisches Koma, hypoglykämisches Koma, thyreotoxisches Koma, hypothyreotes (Myxödem) Koma, hepatisches Koma, Addison-Krise, hypophysäres Koma (akuter Panhypopituitarismus)

19.4.6 Therapie

> Bei akuter Urämie mit gastrointestinalen Beschwerden, Polyserositis (Perikard-/Pleuraerguss) und/oder zentralnervösen Symptomen ist bei Patienten mit bekannter chronischer Niereninsuffizienz eine Dialysetherapie eindeutig indiziert. Schwieriger gestaltet sich die anschließende Behandlung der Langzeitkomplikationen der chronischen Urämie, sodass – falls bisher noch nicht geschehen – eine nephrologische Anbindung empfohlen wird.

Postrenales ANV

- Urologen hinzuziehen, Harnabfluss gewährleisten, z. B. DK-Anlage bei Prostatahyperplasie

Prärenales ANV

- Volumensubstitution
- Optimierung des Herzzeitvolumens (z. B. nach Myokardinfarkt)
- Auslösende Ursache/Grunderkrankung behandeln (z. B. Pankreatitis, Sepsis)

> Diuretikatherapie beim prärenalen ANV: wenn überhaupt, dann erst nach Volumenrepletion → es bringt nichts „Gas zu geben" (hydrieren) und gleichzeitig zu „bremsen" (dehydrieren mittels Diuretika).

Endokrinologische/diabetologische Krankheitsbilder

Intrarenales ANV
- **Akute Tubulusnekrose (ATN)**
  - Eine großzügige Volumengabe bei Oligurie/Anurie ist weniger sinnvoll.
  - Die Volumengabe muss balanciert erfolgen: eine Hypovolämie, die eine tubuläre Hypoperfusion unterhält, sollte vermieden werden.
  - Ist jedoch eine oligoanurisch verlaufende akute Tubulusnekrose erst einmal eingetreten, so droht eine Überwässerung mit den Folgen des Lungenödems oder einer schwer kontrollierbaren arteriellen Hypertonie.
  - Meist: **passagere Dialysebehandlung** notwendig

> Patienten mit **oligurischer ATN** nicht überwässern, sofern nach initialer Volumengabe keine hinreichende Ausscheidung stattfindet, sondern, falls ein adäquates Volumenmanagement, z. B. mit Hilfe einer hoch dosierten Diuretikatherapie, nicht gelingt, den Patienten **dialysieren**. An dieser Stelle sei angemerkt, dass hochmolekulare Produkte und chemisch modifizierte Proteine auch durch eine Nierenersatztherapie nicht vollständig entfernt werden können.

- **Glomerulonephritiden (GN)**
  - Behandlung nur nach exakter Diagnosestellung mittels Nierenbiopsie
  - Ausnahme: bei klinisch-anamnestisch eindeutigem Vorliegen einer postinfektiösen GN kann evtl. zunächst von einer Biopsie abgesehen werden
- **Interstitielle Nephritis**: Absetzen des auslösenden Agens, Behandlung der Grunderkrankung
- **Rhabdomyolyse**
  - Initial: Flüssigkeitssubstitution 1,5 l NaCl 0,9 %/h bis Diurese ca. 300 ml/h
  - Dann: 0,45 % NaCl plus 10 g Mannitol in 40 mmol $NaHCO_3$ (Ziel: Alkalisierung → Steigerung der Löslichkeit von Myoglobin)

19.5 Akute Nebenniereninsuffizienz (Addison-Krise)

19.5.1 Definition

- Akuter Mangel an Glukokortikoiden (Hypocortisolismus) *und* Mineralokortikoiden bei akuter *primärer* Nebenniereninsuffizienz (NNI, häufig), dieses Krankheitsbild entspricht dem Morbus Addison und betrifft die Nebenniere selbst, Prävalenz 100-140/100000
- Akuter Mangel *nur* an Glukokortikoiden bei akuter *sekundärer* oder *tertiärer* Nebenniereninsuffizienz (seltener), hier liegt eine Störung der corticotropen Achse auf Ebene der Hypophyse bzw. des Hypothalamus vor
- In unklaren Fällen kann ein vom Patienten mitgeführter Notfallausweis u. U. hilfreich sein
- Auf das Management der Nebennierenrindeninsuffizienz wird u. a. in der S1-Leitlinie „(Primäre) Nebenniereninsuffizienz im Kindes- und Jugendalter" (Deutsche Gesellschaft für Kinderendokrinologie und -diabetologie (DGKED) e.V.) eingegangen.

19.5.2 Ätiologie

- Der primären Nebenniereninsuffizienz liegt meist ein Autoimmunprozess zu Grunde (Autoimmunadrenalitis), seltener Infektionen (Tuberkulose, HIV), Blutungen, Infarzierung (z. B. bei Waterhouse-Friderichsen-Syndrom)
- Die sekundäre Nebenniereninsuffizienz ist Folge von raumfordernden Prozessen im Bereich der Sella turcica, bzw. deren Therapie (Operation, Bestrahlung), einer Hypophysitis (CAVE: Checkpointinhibitoren) oder von Schädel-Hirn-Traumata.
- Eine tertiäre Nebenniereninsuffizienz ist bei abruptem Absetzen einer höher dosierten Langzeit-Glukokortikoidtherapie zu beobachten
- Weitere Ursachen:
  - Adrenogenitales Syndrom: Angeborener Enzymdefekt in der Steroidbiosynthese
  - Zustand nach bilateraler Adrenalektomie
  - Zustand nach unilateraler Adrenalektomie bei Insuffizienz der verbleibenden Nebenniere, z. B. bei Adrenalektomie wegen eines kortisolproduzierenden Adenoms mit Suppression der kontralateralen Seite
  - Therapieeinleitung einer Hypothyreose mit L-Thyroxin bei bis dato unbekannter NNR-Insuffizienz (L-Thyroxin → Erhöhung des Grundumsatzes u. a. durch gesteigerte Cortisolclearance → bei Insuffizienz keine Steigerung möglich → adrenale Krise)
  - Adrenostatisch wirksame Medikamente: z. B. Etomidat, Rifampicin, Ketoconazol, Mitotane
- Aufgrund der adrenalen (oder zentralen) Störung der corticotropen Achse findet im Rahmen einer akuten Stresssituation (Stressor) keine adäquate Cortisolproduktion statt. Auslösende Stressoren können sein:
  - Emotionaler/psychischer Genese
  - Operationen/Traumata/Schmerzen
  - Infektionen, insbesondere Gastroenteritiden
- In solchen Situationen sind Patienten mit Nebenniereninsuffizienz angehalten, ihre Substitutionsdosis je nach Ausmaß des Stressors zu steigern.
- Dies kann jedoch scheitern, z. B. bei Gastroenteritis (keine ausreichende Resorption bei oraler/rektaler Einnahme von Glukokortikoiden), Bewusstlosigkeit, kognitiven Abbauprozessen.

> **Hypophysitis/Adrenalitis im Rahmen einer Therapie mit Checkpoint-Inhibitoren**
> - Neben weiteren Endokrinopathien können Hypophysitiden (häufiger) und Adrenalititiden (seltener) mit der Konsequenz einer sekundären bzw. primären Nebenniereninsuffizienz als Folge einer Therapie mit Checkpoint-Inhibitoren (z. B. Pembrolizumab, Nivolumab, Ipilimumab) detektiert werden.
> - Durch die zunehmende Verbreitung dieser Substanzen im Rahmen der Therapie verschiedener Tumorentitäten ist mit einer Zunahme der Inzidenz/Prävalenz der Nebenniereninsuffizienz zu rechnen.
> - Eine NNI kann sich hierbei durchaus auch erst im Verlauf der Therapie (Monate) manifestieren.

Endokrinologische/diabetologische Krankheitsbilder

> **Critically Illness Related Corticoid Insufficiency**
> - Viele Intensivpatienten im kardiogenen und/oder septischen Schock zeigen relativ häufig eine reversible Dysfunktion der Hypothalamus-Hypophysen-Nebennierenrinden-Achse, sodass entsprechend häufig eine temporäre Nebennierenrindeninsuffizienz diagnostiziert werden kann. Eine definitive Empfehlung zur Diagnostik und Behandlung dieser sog. ACTH-Cortisol-Dissoziation kann aktuell nicht gegeben werden, wobei hochranging publizierte Daten auf eine Sinnhaftigkeit der Hydrocortisonsubstitution durchaus hinweisen (Dequin et al. 2023).
> - Patienten im schweren septischen Schock unter Hochdosis-Katecholamintherapie scheinen von der Gabe von Hydrocortison zu profitieren.

19.5.3 Klinik

Leitsymptome der akuten Nebenniereninsuffizienz
- Somnolenz bis Koma
- Abdominelle Schmerzen (Pseudoperitonitis) mit Nausea (akutes Abdomen)
- Hypotonie
- Volumenmangel
- Laborchemie: Hyponatriämie, Hypoglykämie

> Klinisch manifestiert sich eine Insuffizienz erst dann, wenn mehr als 90 % des funktionell aktiven Nebennierenrindengewebes zerstört sind.

- Eine Hyperpigmentierung (auf nicht-sonnenexponierte Areale achten) tritt nur bei primärer Nebenniereninsuffizienz auf (negativer Feedback in Hypothalamus und Hypophyse durch Kortisol führt zu Steigerung der hypophysären POMC-Synthese und seiner Spaltprodukte, u. a. MSH)
- Eine akute Nebenniereninsuffizienz kann ein akutes Abdomen vortäuschen
- Häufig besteht zusätzlich eine reduzierte Adrenalinsynthese, da die Katecholaminbiosynthese u. a. einer hohen lokalen Glukokortikoidkonzentration bedarf (Bornstein et al. 1995).

19.5.4 Diagnostik

- Anamnese/Fremdanamnese (z. B. Adynamie, gesteigertes Schlafbedürfnis, Gewichtsabnahme, Medikamente (Cortison, Checkpointinhibitoren))
- Körperliche Untersuchung, insbesondere Hautkolorit:
  - Hyperpigmentierung der Haut bei primärer Nebennieren-Insuffizienz
  - Hypopigmentierung der Haut (alabasterfarbene Blässe) als Hinweis auf eine sekundäre Nebenniereninsuffizienz
- Labordiagnostik:
  - Elektrolyte: Serum-Na^+ ↓

- Basalwerte: Cortisol (Serum) ↓ und ACTH ↓ (sekundäre/tertiäre NNI) bzw. ACTH↑ (primäre NNI), ACTH wird in EDTA-Blut (gekühlt) bestimmt
- Häufige Fehlerquelle ist eine Bestimmung von Cortisol/ACTH im zeitlichen Zusammenhang mit der Applikation von Glukokortikoiden. Dann iatrogen supprimierte corticotrope Achse mit niedrigem ACTH/Cortisol.
- Primäre NNI außerdem: DHEAS ↓, Aldosteron ↓, Renin ↑, hier auch u. K^+ ↑
- Nachweis von NNR-Autoantikörpern (Antikörper gegen 21-Hydroxylase) bei primärer NNR-Insuffizienz (fehlende Antikörper schließen einen M. Addison jedoch nicht aus)

> Ein morgendlicher Cortisol-Basalwert < 5 µg/dl bei gleichzeitig erhöhtem ACTH-Wert und niedriger Serumkonzentration von Dehydroepiandrosteronsulfat (DHEAS) hat einen hohen prädiktiven Wert für das Vorliegen einer Nebenniereninsuffizienz, während bei einem Cortisol-Basalwert > 20 µg/dl (> 550 nmol/l) von einer normalen Nebennierenrindenfunktion ausgegangen werden kann. Bei einer primären Nebennierenrindeninsuffizienz finden sich deutlich erhöhte ACTH-Basalwerte, bei der sekundären Form sind hingegen erniedrigte oder niedrig normale Werte messbar.

- ACTH-Test:
  - Injektion von 250 µg ACTH i. v. (Synacthen)
  - Bestimmung des Serumcortisols: vor und 60 min nach ACTH-Gabe
  - Anstieg des Serumcortisols (> 20 µg/dl bzw. > 550 nmol/l) nach ACTH-Gabe schließt eine primäre Nebennierenrindeninsuffizienz aus, nicht aber eine frische sekundäre Nebenniereninsuffizienz (Nebennieren selbst in diesem Fall noch funktional, erst im Verlauf zunehmende Funktionseinschränkung/Atrophie)
  - Durchführung des Tests: zu jeder Tageszeit möglich
- Ggf. Bildgebung: CT-Nebennieren

❶ Cave
Keine Verzögerung der Therapie durch Diagnostik!

19.5.5 Therapie

- Aufrechterhaltung und Stabilisierung der Vitalfunktionen
- **Glukokortikoide**

❶ Dosierung
Hydrocortison
- Initial 100 mg i. v., anschließend: 200 mg/Tag via Perfusor (in 5%iger Glucoselösung).

Alternativ: Prednisolon (Solu-Decortin)
- Initial 50 mg i. v. (nur wenn kein Hydrokortison verfügbar).
    Später individuelle Oralisierung je nach Klinik bzw. Verlauf des auslösenden Stressors: z. B. zunächst Hydrocortison 50-30-0 mg, nach weiterer Stabilisierung (als Dauertherapie) z. B. Hydrocortison 10-5-5 mg oder 15-5-0 mg.

- **Mineralokortikoide**
  - Indikation: bei primärer NNI
  - Bei einer Hydrocortisonsubstitution von > 50 mg/Tag ist eine Mineralokortikoidgabe i. d. R. nicht erforderlich, da die mineralokortikoide Wirkung des Hydrocortisons dann ausreicht.
  - Bei einer Hydrocortisonsubstitution von < 50 mg/Tag ist eine Mineralokortikoidgabe erforderlich: Fludrokortison (Astonin H) 0,05–0,2 mg/Tag (Dosierung je nach Elektrolytstatus, Blutdrucksituation, Renin).
  - Oralisierung im Verlauf: Fludrokortison (Astonin H): 1 × 0,05–0,1 mg/Tag
- **Volumensubstitution**
  - Initial: 2–4 l NaCl 0,9 %ige oder 5–10 %ige Glukoselösung
  - Danach: Steuerung nach Volumenstatus (Beurteilung der V. cava inferior)
  - Ggf. zusätzlich Katecholamintherapie bei Hypotonie/Schocksymptomatik, die sich durch suffiziente Glukocorticoidsubstitution nicht bessert.

> Jeder Patient mit Nebennierenrindeninsuffizienz sollte sowohl einen „Notfallausweis" als auch eine „Notfallausrüstung" (u. a. 100 mg Hydrokortisonampulle, Prednisolon-Suppositorium) mit sich führen.

19.6 Cushing-Syndrom (Hypercortisolismus)

19.6.1 Definition

Erhöhte Serumcortisolspiegel endogener oder exogener Ursache mit typischer Klinik.

19.6.2 Ätiologie

- In den meisten Fällen ist ein Hypercortisolismus durch eine exogene Zufuhr von Cortison bedingt (längerfristig mehr als 7,5 mg Prednisolonäquivalent)
- Endogene Cushingformen
  - ACTH abhängiges Cushing-Syndrom (ca. 80 % aller endogenen Cushing-Syndrome)
    - hypophysäre Überproduktion von ACTH (klassischer Morbus Cushing)
    - ektope Überproduktion von ACTH (z. B. paraneoplastisch, u. a. bei kleinzelligem Bronchialkarzinom)
- ACTH unabhängiges Cushing-Syndrom (ca. 20 %): Adrenale Überproduktion von Cortisol

19.6.3 Klinik

- Vollmondgesicht
- Stammbetonter Fettverteilungstyp

- Arterielle Hypertonie
- Osteoporose
- Hirsutismus
- Hämatomneigung
- Striae rubrae
- Proximale Muskelschwäche
- Neuropsychiatrische Symptome

> Relevant für den intensivmedizinischen Bereich ist das Vollbild des floriden Cushing-Syndroms. Dieses ist zwar selten, dann jedoch u. U. akut vitalitätsbedrohend mit therapierefraktärer Hypertension, therapierefraktärer Elektrolytentgleisung (v. a. Hypokaliämie) und ausgeprägter psychiatrischer Symptomatik (Psychose, Depression).

19.6.4 Diagnostik

- Hohe Relevanz des sogenannten Bioassays (Klinik)
- Laborchemisch Bestätigung/Ausschluss nur ohne zeitgleiche Gabe/Wirkung von Glukokortikoiden möglich
- Hohe Sensitivität: Morgendliches Cortisol nach spät-abendlicher Gabe von 1 mg Dexamethason (Norm: ≤ 1,8 µg/dl), Cortisol im 24 h-Sammelurin (Normbereich assayabhängig)
- Basales Cortisol und ACTH mit geringer Sensitivität, zur Differenzierung der endogenen Cushingformen aber relevant:
  - ACTH abhängiges Cushing-Syndrom: Hohes ACTH
  - ACTH unabhängiges Cushing-Syndrom: Supprimiertes ACTH

> Auf Intensivstationen ist regelhaft eine Aktivierung der corticotropen Achse zu detektieren (hochnormales bis erhöhtes ACTH, hochnormales bis erhöhtes Cortisol). Dies ist in den meisten Fällen als physiologische Reaktion des Organismus zu werten. Bei typischer Klinik (Cushing-Stigmata, Hypokaliämie, therapierefraktäre Hypertension) sind Sammelurin und Dexamethason-Hemmtest wegweisend.

19.6.5 Therapie

- Medikamentöse Therapieoptionen, Dosierung je nach Wirkung bzw. gewünschtem Wirkeintritt (regelmäßige Kontrolle des Serumcortisolspiegels und der Elektrolyte)
  - Adrenostatisch wirkende Substanzen:
    - Ketoconazol: Startdosis z. B. 200 mg 0-0-1-1
    - Metyrapon: Startdosis z. B. 250 mg 0-0-1-1
    - Osilodrostat: Startdosis z. B. 2 mg 1-0-1
    - Etomidat: 3,3 mg Etomidat/h (schnellster Wirkeintritt, in dieser Dosierung keine atemdepressive Wirkung zu erwarten)

Endokrinologische/diabetologische Krankheitsbilder

- Zentral wirkende Substanzen (nur bei Mb. Cushing sinnvoll)
  - Pasireotid
  - Cabergolin
- Mit Wirkeintritt fällt der Bedarf an einer davor in der Regel nötigen Substitution von Kalium.
- Ist durch eine medikamentöse Therapie kein ausreichend starker Effekt zu erzielen, ist die uni- (adrenaler Hypercortisolismus mit Nachweis eines unilateralen Adenoms) oder bilaterale (bei ACTH-abhängigem Cushingsyndrom) Adrenalektomie anzustreben.
- Bei richtiger Indikationsstellung führt dies zu einer Erfolgsrate von nahezu 100 %, zu einer Nebenniereninsuffizienz und in der Regel zunächst zum klinischen Bild des Cortisolentzugs (trotz Substitution mit Hydrocortison in Nebenniereninsuffizienz-typischer Dosierung)

19.7 Thyreotoxische Krise

19.7.1 Definition

Manifeste Hyperthyreose mit typischer Klinik mit hoher Mortalität (20–30 %)

19.7.2 Ätiologie

- Grundsätzliche Einteilung in Bildungs- und Freisetzungshyperthyreosen, wobei diese beiden Gruppen sehr unterschiedlich auf die möglichen therapeutischen Optionen ansprechen.
- Intensivmedizinisch relevant sind insbesondere Bildungshyperthyreosen.
- Meist Exazerbation (z. B. im Rahmen von Operation, Infektion, Trauma, Stress) einer vorbestehenden Schilddrüsenerkrankung wie Basedow-Hyperthyreose oder Autonomie (ca. 1 % aller Hyperthyreosepatienten)
- Exzessive Jodaufnahme bei vorbestehender Schilddrüsenautonomie (jodhaltige Kontrastmittel, Amiodaron, Lithium)
- Abruptes Weglassen von Thyreostatika
- Thyreotoxische Krise bei Freisetzungshyperthyreosen (Schilddrüsenzerfall bei Hashimoto-Thyreoiditis oder Thyreoditis de Quervain) sehr selten
- Sonderform: Hyperthyreosis factitia (hoch dosierte Einnahme von Schilddrüsenhormonen)

19.7.3 Klinik

- Leitsymptome (◘ Tab. 19.5):
  - Hyperthermie
  - Tachykardie (supraventrikulär)
  - Adynamie

- Zentralnervöse Symptomatik (z. B. Unruhe, Verwirrtheit, Psychose, Koma)
- Gastrointestinale Symptomatik (z. B. Diarrhö, Erbrechen, Begleithepatitis, akutes Abdomen)
— Weitere Schilddrüsensymptome: Hyperreflexie, Tremor, warme und feuchte Haut
- Ggf. Zeichen der tachysystolischen Herzinsuffizienz

19.7.4 Stadieneinteilung nach Hehrmann

(◘ Tab. 19.5)

19.7.5 Diagnostik

— Anamnese/Fremdanamnese (Schilddrüsenerkrankungen, Medikamente)
— Körperliche Untersuchung: z. B. tastbare Struma
— Labordiagnostik:
  - Vor Therapiebeginn stets laborchemische Bestätigung der Arbeitsdiagnose, wobei bei typischer Klinik die Therapie durch das Warten auf die Resultate nicht verzögert werden sollte.
  - Erhöhte periphere freie Schilddrüsenhormone und supprimiertes TSH (◘ Tab. 19.6).
  - Cave: Klinik und Schwere der Erkrankung korrelieren **nicht** mit den Schilddrüsenwerten.
  - Schilddrüsenautoantikörper: zum Nachweis/Ausschluss einer Autoimmunthyreopathie (TSH-Rezeptorantikörper: TRAK ↑; in < 10 % der Fälle sind keine TRAK nachweisbar, TPO-Antikörper).
  - CRP und BSG bei V. a. Thyreoidits de Quervain (schmerzhafte Schilddrüse).

◘ Tab. 19.5 Hehrmann-Stadieneinteilung der thyreotoxischen Krise

Stadium	Klinik
Stadium 1	Psychomotorische Unruhe bis Adynamie Tremor Fieber, Dehydratation/Exsikkose (trockene, heiße, rote Haut) Tachykardie (>150/min) bis Tachyarrhythmie Tachysystolische Herzinsuffizienz („high cardiac output failure") Nausea, Emesis, Diarrhö Neu auftretende Psychose Keine Bewusstseinsstörungen
Stadium 2	Stadium 1 plus Somnolenz und Halluzinationen
Stadium 3	Stadium 1 plus Koma

Endokrinologische/diabetologische Krankheitsbilder

Tab. 19.6 Punktescore-System nach Burch und Wartofsky zur Diagnosestellung

Parameter	Punkte
Thermoregulation (Temperatur in °C)	
37,2–37,7	5
37,8–38,2	10
38,3–38,8	15
38,9–39,2	20
39,3–39,9	25
> 40	30
ZNS-Symptome	
Keine	0
Mild (Agitation)	10
Moderat (Delir, Lethargie)	20
Schwer (Psychose, Krämpfe, Koma)	30
Gastrointestinale Dysfunktion	
Keine	0
Moderat (Diarrhö, Übelkeit, Bauchschmerz)	10
Schwer (unerklärlicher Ikterus)	20
Tachykardie (Schläge/min)	
99–109	5
110–119	10
120–129	15
130–139	20
> 140	25
Herzinsuffizienz	
Keine	0
Mild (Knöchelödeme)	5
Moderat (basale Rasselgeräusche)	10
Schwer (Lungenödem)	15
Vorhofflimmern	
Nein	0
Ja	10

(Fortsetzung)

◘ **Tab 19.6** (Fortsetzung)

Parameter	Punkte
Anamnese einer Schilddrüsenerkrankung	
Nein	0
Ja	10
Bewertung:	≥ 45 Punkte: thyreotoxische Krise wahrscheinlich. 25–44 Punkte: verdächtig. < 25 Punkte: unwahrscheinlich

Diagnosestellung einer thyreotoxischen Krise
Ein normwertiges TSH schließt eine thyreotoxische Krise aus. Erhöhte Schilddrüsenhormonspiegel alleine sind zur Diagnosestellung nicht geeignet (Dietrich 2012). Bei kritisch kranken Patienten kann zudem die Diagnosestellung bei gleichzeitigem **Non-Thyroidal-Illness-Syndrom** erschwert sein (Synonyme: **Low-T3-Syndrom** oder **Euthyroid-Sick-Syndrom**).
   Zur Diagnosestellung eignet sich u. a. der sog. **Burch-Wartofsky-Score** (◘ Tab. 19.6). Bei einem Score-Wert ≥ 45 und laborchemischer Hyperthyreose gilt eine thyreotoxische Krise als wahrscheinlich. Weitere Diagnose-Scores, wie der japanische **Akamizu-Score** (Akamizu et al. 2012: 2 Haupt- und 2 Nebenkriterien), bedürfen einer weiteren Evaluierung.

- Schilddrüsensonografie:
  - M. Basedow: Volumenvermehrung bis normal, typisch ist eine echoarme Binnenstruktur mit Hypervaskularisation
  - Nachweis/Ausschluss von Knoten bei Adenomen oder Knotenstruma
  - Zerfallshyperthyreosen: fokal echoarm, i. d. R. keine Hypervaskularisation
- Schilddrüsenszintigrafie: im Verlauf, keine Notfalldiagnostik
- Differenzialdiagnostischer Ausschluss von: Sepsis, Meningitiden, Enzephalitiden etc.

19.7.6 Therapie

Thyreostatika und Perchlorat

- In der Regel mit Thiamazol: initial 40–80 mg alle 8 h i. v. → langsame Reduktion auf eine Erhaltungsdosis von 20–40 mg/Tag oral
- Ziel: Hemmung der Schilddrüsenhormonsynthese → Thiamazol blockiert die Bindung von Iod an die Peroxidase, sodass die Iodierung von Thyreoglobulin vermindert und somit die Schilddrüsenhormonsynthese gehemmt wird.
- Bei Nichtverfügbarkeit von Thiamazol: Carbimazol (Vorläufermolekül von Thiamazol, 10–80 mg/d), Propylthiouracil (200–250 mg alle 4 h)
- Geringes Risiko von Agranulozytose (< 0,4 %), Pruritus, Transaminasenelevation
- Hemmung der Jodaufnahme mittels Perchlorat (3 × 20 Tropfen tgl. für 10 Tage): Verhinderung eines „Recycling" bereits aufgenommenen Iods

Volumensubstitution
- Substanzen: Vollelektrolytlösung
- Flüssigkeitssubstitution: 3–5 l/Tag
- Ziel: ausgeglichene Bilanz (da häufig ausgeprägte Diarrhö, Fieber, Schwitzen)

Glukokortikoide
- Bei Amiodaron-induzierter Hyperthyreose (Typ II): Prednisolon 0,5 mg/kg/d
- Bei Zerfallshyperthyreose: Prednisolon 1 mg/kg/d
- Hydrocortison (z. B. 200 mg/Tag via i. v.-Perfusor), Stellenwert bei Bildungshyperthyreose unklar
- Ziel: Hemmung der T_4-zu-T_3-Konversion und Behandlung der häufig begleitenden relativen Nebennierenrindeninsuffizienz

β-Blocker
- Substanzen: Propranolol (Dociton), alternativ Metoprolol (Beloc)
- Ziel: Herzfrequenz 60–80/min (Titration)
- Propranolol: initial 0,05–0,1 mg/kg KG i. v., Wiederholung alle 5 min möglich, anschließend orale Umstellung auf 3–4 × 80 mg/Tag
- Metoprolol: 5 mg i. v. fraktioniert
- Kardioselektive Betablocker sind in der Gesamtbetrachtung nicht unterlegen

Thyreoidektomie
- Bei medikamentös nicht kontrollierbaren Bildungshyperthyreosen (bei Zerfallshyperthyreosen in der Regel verzichtbar)
- Ab Hehrmann Stadium 2 mit endokrinen Chirurgen diskutieren (bereits früher, wenn relevante Komorbiditäten gegen ein Zuwarten sprechen)
- Intraoperatives Risiko sinkt mit dem Grad der suffizienten Vorbehandlung (Thyreostatika, β-Blocker)
- Geringe Komplikationsrate (Hypoparathyreoidismus, N. recurrens-Parese) bei erfahrenem Chirurgen
- Periphere Schilddrüsenhormone fallen nach Operation langsam ab. Auf Grund ihrer langen Halbwertszeit ist allerdings noch über einige Tage/Wochen laborchemisch/klinisch eine Hyperthyreose zu detektieren.

Supportive Therapie
- Hochkalorische Ernährung: ca. 8000 kcal/Tag (enteral plus parenteral)
- Fiebersenkung: physikalische Kühlung und/oder Antipyretika (Paracetamol)
- Thromboseprophylaxe mit niedermolekularem Heparin
- Ggf. NSAR und Steroide: bei Verdacht auf Amiodaron-induzierte Hyperthyreose (AMT) und Thyreoiditis de Quervain empfiehlt sich im Zweifelsfalle die Kombination aus thyreostatischer Therapie plus Steroid- und NSAR-Gabe (AMT-Typ 1: jodinduziert; AMT-Typ 2: destruktive Thyreoiditis)
- Ggf. Antibiotika: bei Infektion (möglicher auslösender Faktor der thyreotoxischen Krise)
- Ggf. Sedierung (Benzodiazepine)
- Ggf. Plasmapherese (Elimination der proteingebundenen Schilddrüsenhormonfraktion), allerdings nur von temporärem Nutzen
- Bei Basedow ist die Nikotinabstinenz ein wesentlicher Therapiebestandteil

19.8 Myxödemkoma

19.8.1 Definition

Dekompensierte Hypothyreose, welche typischerweise bei älteren Frauen aus einer schweren, schon lange vorbestehenden Hypothyreose hervorgeht (hohe Mortalität: 15–20 %).

19.8.2 Ätiologie

- Meist Exazerbation einer vorbestehenden Hypothyreose
- Auslösende Faktoren, die zur Exazerbation einer bestehenden Hypothyreose führen:
  - Infektionen
  - Operationen
  - Pulmonale Erkrankungen
  - Schlaganfall
  - Herzinsuffizienz
  - Gastrointestinale Blutung
  - Trauma
  - Abrupter Abbruch einer Schilddrüsenhormonsubstitution
  - Chronisch atrophe Autoimmunthyreoiditis

19.8.3 Klinik

- Zeichen der Hypotonie bis Schock
- Myxödematöser Aspekt
- Neurologisch: Desorientiertheit, Verwirrtheit, Psychose

19.8.4 Diagnostik

> Die Kardinalsymptome des Myxödemkomas sind eine **Bewusstseinstrübung**, eine **Hypothermie** durch Dysfunktion der Thermoregulation und der Nachweis eines **auslösenden Faktors**.

- Anamnese (Schilddrüsenoperation oder Strahlentherapie, Medikamente, andere Autoimmunerkrankungen, Familienanamnese)
- Körperliche Untersuchung:
  - Kühle, trockene, schuppige Haut
  - Brüchige Nägel
  - Hypothermie (Rektaltemperatur oft nicht messbar)
  - Alveoläre Hypoventilation (Hyperkapnie: CO_2-Retention)

Endokrinologische/diabetologische Krankheitsbilder

- „Nicht eindrückbare" periorbitale und prätibiale Ödeme
- Hypotonie
- Bradykardie
- Hypo- bis Areflexie
- Ggf. Obstipation bis paralytischer Ileus
- Labordiagnostik:
  - Notfalllabor inklusive BGA
  - Elektrolyte: häufig Hyponatriämie mit erniedrigter Serumosmolalität
  - Erniedrigte periphere Schilddrüsenhormone bei erhöhtem TSH
  - Cave: Low-T_3-Syndrom mit leicht erniedrigtem TSH
  - Blutzuckerbestimmung: Hypoglykämie
  - Ggf. CK- und LDH-Erhöhung
  - Ggf. Bestimmung von Autoantikörpern
- Sonografie der Schilddrüse
- Echokardiografie: Nachweis/Ausschluss eines Perikardergusses
- Im Verlauf: Szintigrafie (z. B. mit ^{99m}Tc) nur in Ausnahmefällen notwendig (z. B. Verdacht auf ektope Schilddrüse)

19.8.5 Therapie

Aufrechterhaltung und Stabilisierung der Vitalfunktionen

- Anlage eines zentralvenösen (ZVK) und arteriellen Zugangs (Arterie)
- Ggf. Intubation und Beatmung bei ausgeprägter Hyperkapnie und Hypoxie

Schilddrüsenhormonsubstitution

- Initial: 300–500 µg Levothyroxin (LT_4) i. v. über 24 h
- Alternativ: 200–300 µg Levothyroxin (LT_4) plus 10–25 µg LT_3 i. v. (schwache Evidenz für LT_3)
- Anschließend 50–200 µg Levothyroxin i. v. pro Tag (individuelle Dosisfindung)
- Später: Umstellung auf orale Medikation (Erhaltungsdosis 1,6 µg/kg KG/Tag p. o.)
- Ggf. LT_3 25 µg i. v. alle 8–12 h, falls nach 24–48 h unter LT_4 keine klinische Besserung

Kortikosteroide

- Kortikosteroidgabe (Beginn vor der Schilddrüsenhormonsubstitution), da die Hypothyreose mit einer Nebenniereninsuffizienz vergesellschaftet sein könnte.
- Substanz: Hydrokortison 200 mg/Tag i. v.
- Laborchemische Überprüfung der corticotropen Achse möglichst vor Therapiebeginn anstreben (ACTH, Cortisol)

Supportive Therapie

- Volumensubstitution und ggf. Katecholamintherapie
- Ausgleich von Glukose und Elektrolytveränderungen, wie z. B. Hypoglykämie oder Hyponatriämie
- Passives Erwärmen bei Hypothermie (z. B. vorgewärmte Infusionen)

- Kein aktives Erwärmen, sonst periphere Vasodilatation mit Verstärkung der Hypotonie
- Thromboseprophylaxe
- Ggf. Antibiotika: bei Infektion (möglicher auslösender Faktor des Myxödemkomas)

19.9 Hyperkalzämische Krise

19.9.1 Definition

- Unter einer **hyperkalzämischen Krise** versteht man eine dekompensierte Hyperkalzämie ($\geq$ 3,5 mmol/l) mit hoher Mortalität (bis 50 %) bedingt durch eine Tumorhyperkalzämie oder durch einen exazerbierten primären Hyperparathyreoidismus.
- Von einer **Hyperkalzämie** spricht man bei Überschreitung des Serum-Gesamtkalziums über 2,6 mmol/l und des ionisierten Kalziums über 1,3 mmol/l.
- Von einer **Pseudohyperkalzämie** spricht man bei Überschreitung des Serum-Gesamtkalziums über 2,6 mmol/l bei erniedrigtem Spiegel (< 1,3 mmol/l) für ionisiertes Kalzium (z. B. Hyperproteinämie bei Dehydratation).

19.9.2 Ätiologie

- **Tumorhyperkalzämie bzw. malignomassoziierte Hyperkalzämie (ca. 50 %):** Hyperkalzämie durch direkte osteolytische Metastasen, multiples Myelom oder durch eine paraneoplastische Bildung eines parathormonähnlichen Peptides („parathormone related peptide", PTHrP). Das intakte Parathormon ist jedoch supprimiert.
- **Primärer Hyperparathyreoidismus (ca. 50 %):** Parathormon erhöht oder hochnormal (physiologisch wäre ein supprimiertes PTH bei Hyperkalzämie)
- Selten: Granulomatöse Erkrankungen, Medikamente (Thiaziddiuretika, Lithium, Vitamin D)

19.9.3 Klinik

- *Allgemeine* Symptome: Adynamie, Müdigkeit, Gewichtsverlust, Juckreiz
- *Gastrointestinal*: Exsikkose, Obstipation, Nausea, Oberbauchbeschwerden, Pankreatitis
- *Kardial*: Arrhythmien, QTc-Verkürzung
- *Neurologisch-psychiatrisch*: Psychose, Adynamie, Apathie bis Koma
- *Renal*: Polydipsie, Polyurie bis zum akuten Nierenversagen, Hyperkalziurie, Nephrokalzinose, Nephrolithiasis

- *Myopathisch/skelettal*: Muskelschwäche, Knochenschmerzen, Chondrokalzinose
- *Metastatische Kalzifikationen*: Stammganglien, Augen (Kornea), Herzklappen, Gefäße

19.9.4 Diagnostik

> Die Diagnose einer hyperkalzämischen Krise kann gestellt werden, wenn die **laborchemische Hyperkalzämie** (Serumkalzium ≥ 3,5 mmol/l, ionisiertes Kalzium ≥ 1,3 mmol/l) mit weiteren **Organbeteiligungen** (z. B. akutes Nierenversagen, EKG-Veränderungen, neurologische Symptome) einhergeht oder bei einer Hyperkalzämie mit einem Serumkalzium ≥ 4 mmol/l.

Differenzialdiagnose Hyperkalzämie „Vitamins-trap"
- Vitamin-D- und/oder Vitamin-A-Überdosierung
- Inflammatorische Darmerkrankungen
- Thyreotoxische Krise
- Addison-Krise (Nebennierenrindeninsuffizienz)
- Milch-Alkali-Syndrom (Burnett-Syndrom: Überangebot an Alkalien und Kalzium)
- Immobilisation
- Neoplasien (Tumorhyperkalzämie)
- Sarkoidose
- Thiazide (Benzothiadiazine)
- Rhabdomyolyse
- Aids
- M. Paget, parenterale Ernährung

- **Prinzipien**
- Vermehrte enterale Ca^{2+}-Aufnahme: Ernährung, Vitamin D, Kalzitriol, Milch-Alkali-Syndrom
- Vermehrter Knochenabbau: Tumorhyperkalzämie, primärer Hyperparathyreoidismus, M. Paget, Vitamin-A-Überdosierung
- Verminderte renale Ca^{2+}-Ausscheidung: Thiaziddiuretika, Vitamin A, Lithium, Nebenniereninsuffizienz, Rhabdomyolyse
- Anamnese/Fremdanamnese
- Körperliche Untersuchung
- EKG: Short-QT-Syndrom
- Diagnose der Grunderkrankung:
  - Bestimmung von intaktem PTH (primärer Hyperparathyreoidismus), PTHrP (paraneoplastische Hyperkalzämie), Phosphat, Vitamin A, Vitamin D (Granulomatosen), AP, Albumin, Gesamteiweiß
  - Eiweißelektrophorese
  - Calcium im 24 h-Sammelurin

- Schild-/Nebenschilddrüsensonografie mit Fragestellung Nebenschilddrüsenadenom
- Nachweis/Ausschluss eines Karzinoms: Röntgen-Thorax, Abdomensonografie etc.
- Spezielle Kalziumdiagnostik:
    - Differenzialdiagnose: echte Hyperkalzämie oder Pseudohyperkalzämie
    - Kalzium ist im Serum zu 40–50 % an Albumin gebunden (1 g Albumin bindet 0,2 mmol Ca^{2+}); nur das freie/ionisierte Kalzium ist jedoch biologisch aktiv.
    - Bestimmung des freien/ionisierten Kalziums (BGA) und des Gesamtkalziums (Hauptlabor).
    - Berechnung: $Kalzium_{korrigiert}$ [mmol/l]=Gesamtkalzium [mmol/l]–(0,025 × Albumin [g/l])+1,0

19.9.5 Therapie

Erhöhung der Kalziumausscheidung

- Prinzip: Umsatzerhöhung durch Hydratation bzw. Rehydratation
- Durchführung: initial 2 l NaCl 0,9 % über 1 h, danach 2–4 l NaCl 0,9 % i. v. über 24 h (NaCl 0,9 % wirkt kalziuretisch)
- Ggf. **forcierte Diurese**, erst bei Hypervolämie sinnvoll (Ziel: Calciumausscheidung↑)

Hemmung der Kalziumfreisetzung

> Bisphosphonate gelten als Standardtherapeutika der Hyperkalzämie. Zur Behandlung bieten sich insbesondere Zoledronat und Pamidronat an.

- **Bisphosphonate**:
    - Prinzip: Osteoklastenhemmung
    - Therapie der ersten Wahl bei Hyperkalzämie
    - Erste Wahl: Zoledronat 4 mg i. v. über 15 min. Alternativ Pamidronat 60–90 mg i. v. über 2–4 h
    - NW: Grippeähnliche Symptome, Hypophosphatämie, Kiefernekrosen (v. a. bei red. Zahnstatus)
- Denosumab 120 mg s. c.: bislang wenig etabliert
- Ggf. Calcitonin (Effekt nur kurz anhaltend):
    - Prinzip: Osteoklastenhemmung und Anstieg der Kalziumausscheidung
    - Dosierung: 4–8 IU/kg i. m., alle 6–8 h
    - Beachte: Tachyphylaxie mit raschem Wirkungsverlust, daher immer Kombination mit Bisphosphonaten oder Steroiden
    - Wichtige Nebenwirkungen: Flush-Symptomatik (ca. 20 min nach Calcitoningabe) sowie allergische/anaphylaktische Reaktion (Calcitoninherstellung aus Lachs)

Endokrinologische/diabetologische Krankheitsbilder

Kalziumelimination
- Ggf. **Hämodialyse** mit kalziumarmen bzw. -freien Dialysat
- Indikation: bei neurologischen Symptomen und/oder ionisiertem Ca^{2+} > 2 mmol/l mit EKG-Veränderungen (QT-Zeit-Verkürzung)
- Ggf. Zitratdialyse, hierbei fungiert Zitrat nicht nur als Antikoagulans, sondern als „Kalziumeinfänger"; die standardmäßige Kalziumsubstitution wird in den ersten Stunden sogar ausgesetzt oder deutlich reduziert.
- Cave: Anlage eines ZVK bzw. Shaldon-Katheters bei Verdacht auf primären Hyperparathyreoidismus nicht über die V. jugularis (Areal für eine evtl. Notfall-OP)

Glukokortikoide
- Prinzip: **Glukokortikoide** hemmen die Makrophagen 1-α-Hydroxylase und damit den letzten Schritt der Vitamin-D-Synthese (1,25-Vitamin D_3)
- Anwendung: V. a. bei Hyperkalzämien im Rahmen von granulomatösen Erkrankungen (z. B. Sarkoidose)
- Durchführung: Hydrokortison 200 mg/Tag i. v. oder Prednisolon 100–250 mg/Tag i. v. an Tag 1, danach 40 mg Prednisolon/Tag i. v. oder p. o. für 5 Tage

Behandlung der Grunderkrankung
- Multiples Myelom: Bortezomib, Thalidomid, Lenalidomid
- Primärer Hyperparathyreoidismus: z. B. Operation, Cinacalcet

19.10 Diabetes insipidus

19.10.1 Ätiologie

- **Diabetes insipidus centralis**
  - Ungenügende Bildung des hypothalamischen-neurohypophyären antidiuretischen Hormons (ADH): entzündliche oder tumoröse Prozesse (Hypophysitis, Sarkoidose, Histiozytose etc.)
  - Nach Operationen in der Region von Hypothalamus und Hypophyse, z. B. bei Kraniopharyngeomen, ggf. nur passager bei Hypophysenstil-Kompression
  - Genetisch (autosomal dominant, autosomal rezessiv oder x-chromosomal rezessiv), meist durch Mutationen im AVP-(*arginine vasopressin*)-Neurophysin-Gen
  - Sonderfall Hirntod/Organspender: Ausfall der Hypophysenfunktion führt auch zu DI centralis
- **Diabetes insipidus renalis (selten)**
  - Ungenügende Wirkung von ADH
  - Angeboren (autosomal-dominant, autosomal-rezessiv oder X-chromosomal-rezessiv), meist durch Mutationen im Vasopressin-Typ-2-Rezeptorgen oder im Aquaporin-2-Ionenkanalgen
  - Erworben: Tubulopathien unterschiedlicher Genese (z. B. Lithium)

19.10.2 Klinik

- **Klinische Trias:**
  - Polyurie (> 50 ml/kg KG/Tag)
  - Polydipsie (gesteigerter Durst, nächtliches Erwachen wegen Durstgefühls)
  - Asthenurie (fehlende Konzentrationsfähigkeit; Osmolalität im 24-h-Urin < 300 mosmol/kg KG)
- Ggf. Diarrhö zur Polyurie (meist jedoch bei Kleinkindern)
- Hypertone Enzephalopathie bei längerem Dursten
- Symptome der Hypernatriämie:
  - Ruhelosigkeit
  - Muskelzuckungen/muskuläres Faszikulieren
  - Bewusstseinstrübung
- Beachte: Bei komatösen Patienten besteht die Gefahr der Dehydrierung und der Hypernatriämie.

19.10.3 Diagnostik

- Anamnese und körperliche Untersuchung
- Labordiagnostik:
  - Hoch-normales Natrium oder Hypernatriämie (Serum-Na^+ > 143 mmol/l)
  - Serumosmolalität > 295 mosmol/kg KG
  - Urinosmolalität < Serumosmolalität
  - Bestimmung von Copeptin (Prohormon, Co-Sekretion mit dem instabilen ADH) im Serum. Aussagekraft dieses Parameters ist allerdings extrem von der Volumenzufuhr abhängig (Copeptin ↓ bei nüchternem Pat. mit Diabetes insipidus centralis). Hohe Sensitivität im Rahmen des hypertonen Kochsalztests und des Durstversuchs.
- Desmopressin-Gabe: Beim zentralen Diabetes insipidus steigt die Urinosmolalität auf die Gabe von 10 µg Desmopressin um etwa 50 % an, während beim renalen Diabetes insipidus die Urinosmolalität nach Gabe von Desmopression unbeeinflusst bleibt.
- Ggf. hypertoner Kochsalztest oder Durstversuch im Verlauf zur genauen Differenzierung
- Ggf. Sella-MRT: bei einigen Formen des zentralen Diabetes insipidus geht das typische hyperintense Signal in der T_1 gewichteten mit-sagittalen Sequenz („bright spot") verloren.

> Sicher diagnostizieren lässt sich ein Diabetes insipidus centrals i. d. R. nur mittels hypertonem Kochsalztest oder Durstversuch. Desmopressin wirkt auch ohne Vorliegen eines Diabetes insipidus centralis, ein klinischer/laborchemischer Effekt der Applikation kann somit nicht als beweisend für das Vorliegen angesehen werden.

19.10.4 Differenzialdiagnosen der Polyurie

- Habituelle/psychogene Polydipsie (◘ Tab. 19.7)
- Nierenerkrankungen
- Diabetes mellitus
- Diuretikaabusus
- Hyperkalzämie (> 2,6 mmol/l)
- Alkoholexzess (Alkohol hemmt die ADH-Sekretion und die Glukoneogenese)

19.10.5 Therapie

Siehe auch ▶ Kap. 13 Nephrologie (▶ Abschn. 13.3.3: Hypernatriämie).

Allgemeine Therapie

- Korrektur der Hypernatriämie der Formel von Adrougé und Madias
  - Veränderung des Serum-Na^+ = ($[Na^+_{Infusat} + K^+_{Infusat}] - Na^+_{Serum}$)/(Körperwasser+ 1)
  - Anmerkung zu Körperwasser (Prozentanteil des Körpergewichts): Männer 60 %, Frauen 50 %
- Beispiel: 83 kg schwere Patientin (Körperwasser ~41,5 kg), Serum-Na^+ 167 mmol/l, Ausgleich mit Glukose 5 % (d. h. ohne Natrium und Kalium)
  - Berechnung: (0–167)/(41,5+1) = 4 mmol/l
  - Natriumwerte: Na^+_{Ist} 167 mmol/l, $Na^+_{Ausgleich(max)}$ 10 mmol/l pro Tag → 10/4 = 2,5
  - Ergebnis: bei einem Na^+_{Ist} 167 mmol/l werden 2,5 l Glukose 5 %-Lösung benötigt, um das Serum-Na^+ um 10 mmol/l vorsichtig zu reduzieren.
- Akute Korrektur der Hypernatriämie und Hypovolämie mit Kreislaufinstabilität
  - Initial: 20 ml/kg KG NaCl 0,9 %, danach Glukose 5 %-Lösung
  - Glukose 5 %-Infusionslösung (freies Wasser) = $[(Na^+_{IST} - Na^+_{SOLL})/Na^+_{SOLL}] \times 0,5 \times$ kg KG
  - engmaschige Kontrollen
  - Natriumsenkung maximal 6–8 mmol/l/24 h

◘ **Tab. 19.7** Differenzialdiagnostische Unterscheidung zwischen Diabetes insipidus und psychogener Polydipsie

	Zentraler Diabetes insipidus	Renaler Diabetes insipidus	Psychogene Polydipsie
Serumosmolalität beim Durstversuch	↑	↑	Normal bis ↓
Urinosmolalität beim Durstversuch	Bleibt niedrig	Bleibt niedrig	↑
Copeptin beim Durstversuch	↓	↑	↑
Desmopressin Testdosis	Anstieg der Urinosmolarität	Keine Auswirkung auf die Urinosmolarität	Anstieg der Urinosmolarität

> **⊕ Cave**
> Die therapeutische Hydrierung einer Hypernatriämie sollte langsam erfolgen, da bei zu schneller Korrektur die Gefahr der Entwicklung eines Hirnödems besteht.

Spezielle Therapie
Zentraler Diabetes insipidus

Dosierung
Desmopressin (Minirin)
- Beginn mit 10 µg Desmopressin (nasal) zur Nacht bzw. 2 µg Desmopressin s. c. und Abwarten der Wirkung
- Dauertherapie: 2- bis 4× 10 µg/Tag (nasal) oder 2–3x 2–4 µg s. c., i. v.
- Per os: 3 × 0,1 mg/Tag
- Sublingual: 3 × 60–120 µg/Tag
- Wirkdauer: 5–20 h
- Gegenüber dem natürlichen ADH zeigt dieses Analogon keinen vasokonstriktorischen Effekt und eine verlängerte Halbwertszeit.
- Einsatz von Desmopressin u. a. auch bei Faktor-VIII-Mangel oder bei Thrombozytendysfunktion (z. B. im Rahmen einer Urämie).
- Auch bei Hirntod/Organspendern ist ein regelhaft auftretender DI centralis mit Desmopressin zu behandeln.

- **Renaler Diabetes insipidus**
- Behandlung der Grunderkrankung (Tubulopathien)
- Absetzen von tubulotoxischen Substanzen, wie z. B. Lithium
- Ggf. Thiazide: z. B. 2 × 25 mg Hydrochlorothiazid/Tag p. o. (Cave: Hyperkalzämie)

19.11 Hyponatriämie i. R. des Syndroms der inadäquaten ADH-Sekretion (Schwartz-Bartter-Syndrom)

19.11.1 Definition

Pathologische erhöhte ADH-Sekretion mit Wasserretention und Verdünnungshyponatriämie, sog. **Syndrom der inadäquaten ADH-Sekretion (SIADH)**.

19.11.2 Ätiologie

- Idiopathisch
- Paraneoplastisch z. B. kleinzelliges Bronchialkarzinom
- ZNS-Erkrankungen (Tumoren, Meningoenzephalitis)
- Transitorisch (Schwangerschaft, postoperativ)

Endokrinologische/diabetologische Krankheitsbilder

- Medikamentös:
  - Thiaziddiuretika
  - Antidepressiva: trizyklische Antidepressiva (z. B. Amitryptilin), SSRI (z. B. Venlafaxin), MAO-Inhibitoren
  - Neuroleptika: Phenothiazine, Butyrophenone (Haloperidol)
  - Antiepileptika: Carbamazepin, Oxcarbazepin, Sodium Valproat, Lamotrigin
  - Zytostatika: Vincaalkaloide (Vincristin, Vinblastin), platinhaltige Chemotherapie (Cisplatin, Carboplatin), Alkylanzien (Cyclophosfamid i. v., Melphalan, Ifosfamid)
  - Analgetika: Opiate, NSAR
  - Sonstige: Methotrexat, IFN-α und -β, Levamisol, monoklonale Antikörper
- Hypothyreose
  - Mb. Addison
  - Infektionen z. B. der Atemwege
  - Aids
  - Alkoholentzug (Alkohol hemmt die ADH-Sekretion, beim Entzug resultiert eine Enthemmung)

19.11.3 Klinik

- Klinik wie bei Delir
- Neurologische Auffälligkeiten, Sturzneigung
- Bewusstseinsstörungen (Apathie bis Koma)
- Appetitlosigkeit
- Nausea
- Kopfschmerzen (Cave: Hirnödem)
- Krampfanfälle

19.11.4 Diagnostik/Differenzialdiagnostik

- Anamnese und körperliche Untersuchung:
  - Klinisch i. d. R. Euvolämie, d. h. keine Ödeme und keine Exsikkose
- Labordiagnostik bei SIADH:
  - Elektrolyte: Hyponatriämie (Serum-Na^+ < 135 mmol/l), schwere Hyponatriämie (Serum-Na^+ < 125 mmol/l)
  - Serumosmolalität: < 280 mosmol/kg KG
  - Urinosmolalität: > 100 mosmol/kg KG, spezifisches Gewicht ↑
  - Urin: relative Hypernatriämie (> 30 mmol/l)
- Wichtige Differenzialdiagnosen des SIADH:
  - Hyponatriämie bei Herzinsuffizienz, nephrotisches Syndrom und Leberzirrhose, sog. „hypervoläme" Hyponatriämie
  - Hyponatriämie bei Plasmavolumenmangel/Exsikkose, sog. „hypovoläme" Hyponatriämie

Diagnosekriterien des SIADH
- Hyponatriämie: Serumnatrium < 135 mmol/l
- Serumosmolalität < 280 mosmol/kg KG
- Urinosmolalität > 100 mosmol/kg KG
- Natriumausscheidung im Spontanurin erhöht: Urin-Na^+ ≥ 30 mmol/l
- Ausschluss anderer Ursachen für eine „euvoläme hypoosmolare Hyponatriämie" (Hypothyreose, M. Addison, renaler Salzverlust, Diuretika)

19.11.5 Therapie

Siehe auch ▶ Kap. 13 Nephrologie (▶ Abschn. 13.3.2: Hyponatriämie). Insbesondere Absetzen auslösender Medikation bedenken.

Volumenmanagement bei SIADH, bzw. Hyponatriämie anderer Genese

- SIADH
  - Sicherste therapeutische Maßnahme: Trinkmengenrestriktion auf max. 1,5 l/Tag
  - Grundregeln zur Korrektur der Serumosmolalität/Natriumhaushalts:
    - Keine zu rasche Normalisierung des Serum-Na^+, regelmäßige Kontrollen des Serum-Na^+
    - Gefahr der pontinen Myelinolyse
    - Max. Anstieg: 10 mmol Na^+/Tag
  - Gabe von hypertoner NaCl-Lösung (3 % 100 ml über 20 min) bei Vorliegen hyponatriämie-typischer Symptomatik, Kontrolle des Serum-Na^+ nach 4 h
  - Persistenz/Verschlechterung: 150 ml 3 % NaCl über 20 min
- Hypervoläme Hyponatriämie:
  - Diuretika
  - Einschränkung der Flüssigkeitszufuhr
- Hypovoläme Hyponatriämie: Gabe von Vollelektrolytlösung
- Kaliumsubstitution:
  - Bei gleichzeitiger Hypokaliämie und Hyponatriämie.
  - Hier sollte zunächst eine Kaliumsubstitution erfolgen.

❗ Cave

Bei Hyponatriämie bei Exsikkose initial Vollelektrolytlösung einsetzen, kein NaCl 0,9 % oder gar NaCl 3 % (Gefahr des überschießenden Natriumanstiegs)!

Weitere medikamentöse Therapieoptionen bei SIADH

- Kochsalztabletten plus Schleifendiuretikum, z. B. 3–6 x1 g plus 10 mg Torasemid
- Harnstoff 30 g/Tag
- Vaptane:
  - Wirkmechanismus der selektiven Vasopressin-V2-Rezeptor-Antagonisten: Hemmung der ADH-vermittelten Rückresorption von „freiem Wasser" aus

dem Sammelrohr mit nachfolgender Aquarese und Anstieg der Serumnatriumkonzentration
- Substanz: Tolvaptan (Samsca) Start mit 1 × 7,5 mg/d p. o. (maximal 60 mg/Tag)
- Natriumkontrollen 4–6 h nach erster Gabe, falls ΔNatrium > 6 mmol/l, dann Glukose 5 % (3 ml/kg KG/h)
- Beendigung weiterer Maßnahmen (z. B. Trinkmengenrestriktion)
- Bei Na-Werten < 125 mmol/L muss vorher eine Anhebung des Natrium über andere Maßnahmen erfolgen, da sonst die Gefahr einer Überkorrektur zu groß ist.

> Bei überschießendem Natriumanstieg therapeutische Maßnahmen, die zur Behandlung der Hyponatriämie begonnen wurden, unverzüglich beenden. Infusion mit Glucose 5 % 10 ml/kg KG, alternativ Desmopressin 2 µg i. v unter regelmäßiger Kontrolle der Natriumwerte.

Behandlung der Grunderkrankung
- Bronchialkarzinom: interdisziplinär Chirurgie, Pneumologie und Onkologie
- ZNS-Erkrankungen: neurochirurgische Mitbehandlung/Übernahme

Literatur

Ahmad S, Kuraganti G, Steenkamp D (2015) Hypercalcemic crisis: a clinical review. Am J Med 128(3):239–245

Akamizu T, Satoh T, Isozaki O et al (2012) Diagnostic criteria, clinical features, and incidence of thyroid storm based on nationwide surveys. Thyroid 22:661–679

Auer RN (2004) Hypoglycemic brain damage. Metab Brain Dis 19:169–175

Balanescu S, Rutishauser J (2010) Diabetes insipidus: Differentialdiagnostik und Therapie. Schweiz Med Forum 10(7):123–128

Bornstein SR, Breidert M, Ehrhart-Bornstein M, Kloos B, Scherbaum WA (1995) Plasma catecholamines in patients with Addison's disease. Clin Endocrinol 42:215–218

Boure T, Vanholder R (2004) Biochemical and clinical evidence for uremic toxicity. Artif Organs 28:248–253

Bouzier-Sore AK, Voisin P, Canioni P et al (2003) Lactate is a preferential oxidative energy substrate over glucose for neurons in culture. J Cereb Blood Flow Metab 23:1298–1306

Bundesärztekammer, Kassenärztliche Bundesvereinigung, Arbeitsgemeinschaft der Wissenschaftlichen Medizinischen Fachgesellschaften (Träger) (2013) Nationale Versorgungsleitlinie Typ-2-Diabetes: Therapie. http://www.awmf.org/leitlinien/detail/ll/nvl-001g.html. Zugegriffen am 25.10.2025

Capes SE et al (2000) Stress hyperglycaemia and increased risk of death after myocardial infarction in patients with and without diabetes: a systematic overview. Lancet 355(9206):773–778

Carroll MF, Burge MR, Schade DS (2003) Severe hypoglycemia in adults. Rev Endocr Metab Disord 4:149–157

Charfen MA, Fernandez-Frackelton M (2005) Diabetic ketoacidosis. Emerg Med Clin North Am 23:609–628

Chiasson JL, Aris-Jilwan N, Belanger R et al (2003) Diagnosis and treatment of diabetic ketoacidosis and the hyperglycemic hyperosmolar state. Cmaj 168:859–866

Clausen T, Flatman JA (1987) Effects of insulin and epinephrine on Na^+-K^+ and glucose transport in soleus muscle. Am J Physiol 252:E492–E499

Cooper DS (2003) Hyperthyroidism. Lancet 362:459–468

Dequin P-F et al (2023) Hydrocortisone in Severe Community-Acquired Pneumonia. N Engl J Med. 388(21):1931–1941

Dietrich JW (2012) Thyroid storm. Med Klin Intensivmed Notfmed 107(6):448–453

Dungan KM, Braithwaite SS, Preiser JC (2009) Stress hyperglycaemia. Lancet 373(9677):1798–1807

Finfer S et al (2012) Hypoglycemia and risk of death in critically ill patients. N Engl J Med 367(12):1108–1118

Harrison TR (2004) Harrison's principles of internal medicine. 16 Aufl

Inzucchi SE, Bergenstal RM, Buse JB et al (2015) Management of hyperglycaemia in type 2 diabetes, 2015: a patient-centred approach. Update to a position statement of the American Diabetes Association and the European Association for the Study of Diabetes. Diabetologia 58(3):429–442

Kitabchi AE, Umpierrez GE, Murphy MB, Kreisberg RA (2006) Hyperglycemic crises in adult patients with diabetes: a consensus statement. Diabetes Care 29:2739–2748

Kitabchi AE, Umpierrez GE, Fisher JN, Murphy MB, Stentz FB (2008) Thirty years of personal experience in hyperglycemic crises: diabetic ketoacidosis and hyperglycemic hyperosmolar state. J Clin Endocrinol Metab 93(5):1541–1552

Lam TK, Gutierrez-Juarez R, Pocai A et al (2005) (2005) Regulation of blood glucose by hypothalamic pyruvate metabolism. Science 309:943–947

Lobmann R, Lehnert H (2003) Hypoglycemia, classification, therapy and preventable errors. Internist (Berl) 44:1275–1281

Michels G, Hoppe UC (2007) Stoffwechselnotfälle. In: Brokmann J, Rossaint R (Hrsg) Repetitorium Notfallmedizin. Springer, Berlin/Heidelberg/New York

Michels G, Schneider T (2009) Klinikmanual Innere Medizin. Springer, Berlin/Heidelberg/New York

Milionis HJ, Elisaf MS (2005) Therapeutic management of hyperglycaemic hyperosmolar syndrome. Expert Opin Pharmacother 6(11):1841–1849

Minami K, Miki T, Kadowaki T et al (2004) Roles of ATP-sensitive K+ channels as metabolic sensors: studies of Kir6.x null mice. Diabetes 53(Suppl 3):S176–S180

Pulzer A, Burger-Stritt S, Hahner S (2016) Addison's disease: primary adrenal insufficiency. Internist 57(5):457–469

Savage MW, Mah PM, Weetman AP, Newell-Price J (2004) Endocrine emergencies. Postgrad Med J 80:506–515

Scherbaum WA, Scherbaum CR (2014) Diabetes emergencies. Med Klin Intensivmed Notfmed 109(4):279–292

Service FJ (1995) Hypoglycemia. Med Clin North Am 79:1–8

Smith D, Amiel SA (2002) Hypoglycaemia unawareness and the brain. Diabetologia 45:949–958

Verbalis JG (2003) Diabetes insipidus. Rev Endocr Metab Disord 4(2):177–185

Wiersinga WM (2015) Myxedema and Coma (Severe Hypothyroidism). In: De Groot LJ, Beck-Peccoz P, Chrousos G, Dungan K, Grossman A, Hershman JM, Koch C, McLachlan R, New M, Rebar R, Singer F, Vinik A, Weickert MO (Hrsg) Endotext [Internet]. MDText.com, Inc, South Dartmouth (MA)

Yared Z, Chiasson JL (2003) Ketoacidosis and the hyperosmolar hyperglycemic state in adult diabetic patients. Diagnosis and treatment. Minerva Med 94:409–418

Yavuz A, Tetta C, Ersoy FF et al (2005) Uremic toxins: a new focus an old subject. Semin Dial 18:203–211

Intoxikationen

Guido Michels, Sacha Weilemann, Oliver Sauer, Thomas Scheller und Christoph Hüser

Inhaltsverzeichnis

20.1 Allgemeine Toxikologie – 760
20.1.1 Allgemeines – 760
20.1.2 Ätiologie – 760
20.1.3 Aufnahmewege – 760
20.1.4 Wegweisende Symptome bei Intoxikationen – 761
20.1.5 Diagnostik – 764
20.1.6 Therapie – 764

20.2 Antidottherapie – 768

20.3 Organophosphate/Carbamate – 771
20.3.1 Allgemeines – 771
20.3.2 Klinik (cholinerges Syndrom) – 772
20.3.3 Therapie – 772

20.4 Blausäureintoxikation – 773
20.4.1 Allgemeines – 773
20.4.2 Klinik – 774
20.4.3 Therapie – 774

20.5 Drogen – 775
20.5.1 Allgemeines – 775

20.6 Alkoholintoxikation – 776
20.6.1 Allgemeines – 776
20.6.2 Wirkprofil von Alkohol – 776
20.6.3 Klinik – 777
20.6.4 Diagnostik – 778

© Der/die Autor(en), exklusiv lizenziert an Springer-Verlag GmbH, DE, ein Teil von Springer Nature 2026
T. Wengenmayer et al. (Hrsg.), *Repetitorium Internistische Intensivmedizin*,
https://doi.org/10.1007/978-3-662-71761-5_20

20.6.5	Therapie/Maßnahmen	– 778
20.6.6	Opioide – 778	
20.6.7	Kokain – 780	
20.6.8	Halluzinogene – 781	

20.7 Designerdrogen – 782
- 20.7.1 Amphetamine – 782
- 20.7.2 Amphetaminderivate – 783
- 20.7.3 Cathinone und „Badesalze" – 784
- 20.7.4 Oxybate – 785
- 20.7.5 Soft-drugs – 786

20.8 Kohlenmonoxidintoxikation – 787
- 20.8.1 Allgemeines – 787
- 20.8.2 Klinik/Diagnostik – 787
- 20.8.3 Therapie – 788

20.9 Kohlendioxid – 789
- 20.9.1 Allgemeines – 789
- 20.9.2 Klinik – 789
- 20.9.3 Therapie – 789

20.10 Reizgase – 790
- 20.10.1 Allgemeines – 790
- 20.10.2 Klinik – 790
- 20.10.3 Therapie – 790

20.11 Lösemittel – 791
- 20.11.1 Allgemeines – 791
- 20.11.2 Klinik – 791
- 20.11.3 Therapie – 791
- 20.11.4 Besonderheiten: Methanolintoxikation – 791

20.12 Schaumbildner – 792
- 20.12.1 Allgemeines – 792
- 20.12.2 Klinik – 792
- 20.12.3 Therapie – 793

20.13 Säuren- und Laugenverätzungen – 793

20.13.1 Allgemeines – 793
20.13.2 Klinik – 793
20.13.3 Therapie – 793

20.14 Medikamentenintoxikation – 795

20.14.1 Benzodiazepine – 795
20.14.2 Tri- und tetrazyklische Antidepressiva/Neuroleptika – 796
20.14.3 Paracetamol/Acetaminophen – 797
20.14.4 Betablocker – 801

20.15 Methämoglobinbildner – 802

20.15.1 Allgemeines – 802
20.15.2 Klinik – 803
20.15.3 Therapie – 803

20.16 Entzugssyndrome – 803

20.17 Telefonverzeichnisse/Adressen der Giftinformationszentren in Deutschland – 805

Literatur – 806

20.1 Allgemeine Toxikologie

20.1.1 Allgemeines

- Inzidenz: ca. 250.000 Beratungen zu Intoxikationen und Verdachtsfällen pro Jahr durch die Giftinformationszentren in Deutschland.
- Eine Gesamt-Letalität von 0,5–1 % wird angenommen.
- Akute Intoxikationen gehen meist auf Ethanol, Drogen und Arzneimittelüberdosierungen zurück.
- Tödliche Akutintoxikationen sind meist Folge von Rauchgasintoxikation oder illegalem Drogenkonsum.
- Vergiftungen im Kindesalter: Vergiftungsunfälle mit Haushaltschemikalien/Pflanzen.
- Vergiftungen im Jugendalter und jungen Erwachsenenalter: Missbrauch von Rauschmitteln.
- Vergiftungen im fortgeschrittenen, älteren Erwachsenenalter: Medikamentenüberdosierung im Rahmen eines Suizidversuchs.
- Bis heute existiert keine allgemeine Leitlinie zum Thema Vergiftungen.
- Für eine Risikoabschätzung und mögliche Therapieoptionen sollte im konkreten Einzelfall Kontakt mit einem Giftinformationszentrum aufgenommen werden.

20.1.2 Ätiologie

- Erwachsene: meist mit suizidaler Absicht (meist Arzneimittel), Altersgruppe zwischen 20 und 50 Jahre
- Kinder: meist akzidentielle Ingestionen (Medikamente: 25 %, Pflanzen: 24 %, Waschmittel: 11 %, Kosmetika: 6 %), meist Kinder < 4 Jahre
- Gewerblich (ca. 5 %): z. B. Arbeitsunfall

20.1.3 Aufnahmewege

- Peroral (80–90 %): über den Magen-Darm-Trakt (z. B. Ethanol, Medikamente, Wasch- und Reinigungsmittel, Pflanzen, Pilze)
- Inhalativ (5–10 %): über die Atemwege (z. B. CO-, CO_2-Intoxikationen)
- Transkutan bzw. transdermal (3–5 %): über die Haut (physikochemische Mittel)
- Parenteral (1–2 %): meist intravenös (z. B. Drogen, Fehlapplikation von Medikamenten)

20.1.4 Wegweisende Symptome bei Intoxikationen

(◘ Tab. 20.1, und 20.2)
Bei Vergiftungen mit nur einer Substanz können verschiedene Symptome – Toxidrome – auf die zugrunde liegende Intoxikation hinweisen:
- *Sympathomimetisches Syndrom* (heiß und feucht): Tachykardie, Hypertonie, Tachypnoe, Hyperthermie, Mydriasis, unruhiges/agitiertes Verhalten → Amphetamine, Amphetaminderivate, Kokain, Ephedrin und andere sympathomimetisch wirkende Substanzen
- *Anticholinerges Syndrom* (heiß und trocken): Tachykardie, Hyperthermie, Tachypnoe, Mydriasis, agitiertes-halluzinierendes Verhalten, Kampfanfälle → trizyklische Antidepressiva, Alkaloide der Nachtschattengewächse (Atropin, Scopolamin)
- *Cholinerges Syndrom* (tränend und Bauchschmerzen): Bradykardie, Miosis, Tränen- und Speichelfluss, Bronchosekretion, unwillkürlicher Harn- und Stuhlabgang → Muskarinhaltige Pilze, Organophosphate (Acetylcholinesteraseinhibitoren)

◘ **Tab. 20.1** Leitsymptome bei Intoxikationen

Neurologische Auffälligkeiten	Bewusstseinsstörungen Apathie, Somnolenz, Sopor bis Koma Konvulsionen: z. B. Antidepressiva, Alkoholentzug Miosis: z. B. Opioide, Cholinesterasehemmer/Alkylphosphate Mydriasis: z. B. Neuroleptika, Antidepressiva, Amphetamine, Kokain Nystagmus: z. B. Carbamazepin, Barbiturate, Ethylenglykol, Ketamin Hypersalivation: z. B. Cholinesterasehemmer/Alkylphosphate/Ketamin
Kardiopulmonale Auffälligkeiten	Toxisches Lungenödem: z. B. Rauchgasinhalation, Reizgase Bradykardie: z. B. Digitalis, β-Blocker, Kalziumantagonisten, Lithium Tachykardie: z. B. Amphetamine, Kokain, Theophyllin Hypotonie: z. B. Antidepressiva, Kalziumantagonisten Hypertensive Krise: z. B. Kokain, Sympathomimetika
Renale Auffälligkeiten	Oligurie bis Nierenversagen: z. B. Ethylenglykol Polyurie (Diabetes insipidus): z. B. Lithium
Thermoregulation	Hypothermie: z. B. Barbiturate, Alkohol, Hypoglykämie Hyperthermie (Fieber, Schwitzen): z. B. Kokain, Opioidentzug
Gastrointestinale Auffälligkeiten	Diarrhö: z. B. Pilze, Alkylphosphate, Eisen, Lithium Obstipation: z. B. Antidepressiva, Opioide, Kalziumantagonisten
Foextor ex ore	Alkoholgeruch Acetongeruch: z. B. Aceton, Ketonkörper (z. B. Diabetische Ketoazidose) Bittermandelgeruch: z. B. Zyanide
Hautkolorit	Rosig: z. B. Kohlenmonoxid (CO) Blau: z. B. Benzodiazepinintoxikation mit resultierender Zyanose Gelb: z. B. toxische Hepatopathie

Tab. 20.2 Schweregradeinschätzung nach der Glasgow Coma Scale (GCS)

Kriterium	Untersuchung	Punkte
Augen öffnen	Spontan	4
	Auf Ansprechen	3
	Auf Schmerzreiz	2
	Kein Augenöffnen	1
Verbale Reaktion	Patient orientiert, beantwortet Fragen	5
	Patient desorientiert, beantwortet Fragen	4
	Inadäquate verbale Antwort, Wortsalat	3
	Unverständliche Laute, Stöhnen	2
	Keine Reaktion	1
Motorische Reaktion	Bewegung auf Aufforderung	6
	Gezielte Abwehr auf Schmerzreiz	5
	Ungezielte Abwehr auf Schmerzreiz	4
	Beugesynergismen	3
	Strecksynergismen	2
	Keine Reaktion	1

- *Opioidtoxidrom:* Bradypnoe, Vigilanzstörung, Miosis → Opioide
- *Sedierend-narkotisches Syndrom* (zerebral dämpfend): Vigilanzstörung bis Koma ohne Hinweis auf anderes Toxidrom, weitere mögliche, oft sekundäre Befunde sind Bradykardie, Hypotonie, Bradypnoe, Hypothermie, → Ingestion von Ethanol, Barbiturate, Benzodiazepine
- *Halluzinogene Syndrome* (delirant): delirantes Verhalten, Halluzinationen, Derealisation, Depersonalisation, Nausea → Cannabis, Mescalin, LSD
- *Serotonerges Syndrom* (neuromuskulär und vegetativ aktiviert, delirant): Hyperreflexie, Hyperthermie, Schwitzen, Agitationen, Verwirrtheit, Krampfanfälle → Intoxikation mit Serotonin-Reuptake-Hemmern oder MAO-B-Hemmern (Abb. 20.1).

Intoxikationen

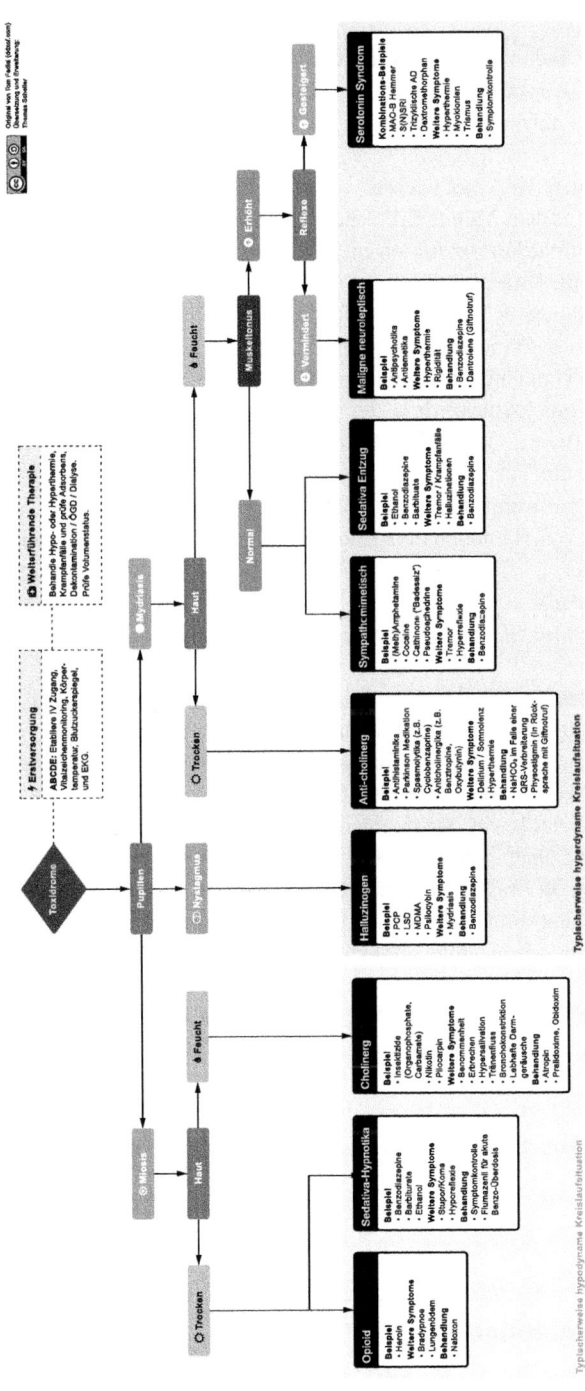

Abb. 20.1 Übersicht der Toxidrome für den klinischen Alltag

20.1.5 Diagnostik

> Anamnese (Fremdanamnese), körperliche Untersuchung nach dem ABCDE-Approach und Kontaktaufnahme mit einem Giftinformationszentrum bilden die Grundlage einer effizienten Diagnostik bei Verdacht auf Intoxikation.

- Anamnese:
  - **6 W-Fragen:** Wer, was, wie viel, wovon, wann und wie wurde eingenommen?
  - Geruch aus dem Mund? Erbrechen? (◘ Tab. 20.1)
  - Komorbidität/Vorerkrankungen: z. B. Herzinsuffizienz, Nieren- oder Leberinsuffizienz, Dauermedikation
  - Fremdanamnese: soziales, berufliches und privates Umfeld (Hobbies?), Abschiedsbrief, Arzneimittelpackungen, Blister?
- Körperliche Untersuchung nach dem ABCDE-Schema (◘ Tab. 20.2):
  - Inspektion: insbesondere der Haut (Farbe, Blasen), Foetor?, Einstichstellen (u. a. Fuß, Leistenregion), Thrombophlebitiden, Spritzenabszesse etc.
  - Kardiopulmonaler und neurologischer Status
- Beurteilung von Hämodynamik und Oxygenierung: EKG, Blutdruck, S_pO_2, $S_{cv}O_2$, Laktatspiegel
- Labordiagnostik:
  - Initial venöse BGA (Anion enlücke) mit Blutzuckerbestimmung (DD: Coma diabeticum)
  - **Komplettes** Notfalllabor (Hauptlabor, toxikologisches Labor und/oder Rechtsmedizin [ggf. Blutprobe einfrieren]) vor Therapiebeginn
  - Urin-Drogenscreening falls möglich (Cave: falsch-positive und falsch-negative Befunde, viele Wirkstoffe nicht erfasst)
    Serum Ethanol-, ggf. Medikamentenspiegel (z. B. Lithium, Paracetamol)
  - Ausschluss metabolischer bzw. endokrinologisch bedingter Bewusstseinsstörungen: BGA, Laktat, Cholinesterase etc.
  - Asservierung von Urin, Blut in EDTA-Röhrchen und Nativblut zur Gewinnung von Serum sowie ggf. von Erbrochenem oder Essensresten (gekühlte Aufbewahrung, Versendung zur Toxikologie und/oder Rechtsmedizin)
- Bildgebende Diagnostik, z. B. CCT zum Ausschluss eines akuten neurologischen Geschehens

❗ Cave
Auch ohne das Vorliegen einer Bewusstseinsstörung kann eine schwere Intoxikation vorliegen.

20.1.6 Therapie

Allgemeinmaßnahmen

- Eigenschutz!
- Monitoring: EKG, Pulsoxymetrie, Blutdruckmessung
- Blutzuckerkontrolle stets bei jeder Bewusstseinseintrübung

Ggf. Primäre Giftentfernung einleiten und ggf. Antidote einsetzen
- Dekontamination: Die Trocken-Dekontamination (Kleidung entfernen und Haut trocken abrubbeln) scheint im Vergleich zur Nass-Dekontamination deutlich effektiver zu sein. Bei ätzenden Substanzen nass dekontaminieren.
- Kontakt mit einer Giftinformationszentrum
- Aufrechterhaltung und Stabilisierung der Vitalfunktionen
  - Freimachen und Freihalten der Atemwege, ggf. Intubation und Beatmung
  - Adäquate Oxygenierung: O_2-Gabe und ggf. Beatmung mit „Hilfsmitteln" (Beatmungsbeutel, Güdel/Wendel-Tubus etc.)
  - Kardiopulmonale Reanimationsmaßnahmen bei Kreislaufstillstand
  - Indikation bzw. Möglichkeit einer ECLS prüfen und ggf. frühzeitiger Kontakt zu einem ECLS-Zentrum
  - Anlage mehrerer periphervenöser Zugänge
  - Schocktherapie mit differenzierter Volumensubstitution
- Ggf. probatorische gezielte Antidot-Gabe

ⓘ „Antidote bei Vigilanzminderung"
- Opioid-Toxidrom: Naloxon
- Hypnotisches Toxidrom: Erwäge Flumazenil (Anexate) – jedoch Cave!
  - Flumazenil (Anexate): vorsichtige Gabe, da Flumazenil zur Induktion von epileptischen Anfällen führen kann (insbesondere bei Mischintoxikationen)
  - je nach Ursache der Intoxikation unerwartete Wachreaktionen, aber auch z. B. Krampfanfälle durch Antagonisierung der antikonvulsiven Benzodiazepinwirkung möglich
- Zentrales Anticholinerges Toxidrom: Erwäge Physostigmin (0,5 mg Boli bis etwa 2 mg), v. a. bei schweren Intoxikationen mit Nachtschattengewächsen
- Thiamin (100 mg): bei Wernicke-Enzephalopathie bzw. zur Prävention
- Glukokortikoide: bei unklaren endokrin-metabolischen Komata

Primäre Giftelimination (Resorption vermeiden)
■ Aktivkohle (Carbo medicinalis)
- Primär Kohlegabe
- Carbo medicinalis gilt als Universaladsorbens und seine Applikation als wichtigste Maßnahme zu primären Giftelimination.
- Wiederholte Gabe von Aktivkohle (alle 1–4 h ca. ein Viertel der primären Menge) bei Substanzen wie z. B. Amatoxin, Carbamazepin, Phenobarbituraten oder Theophyllin (zur Durchbrechung des enterohepatischen Kreislaufs und zur Verhinderung einer verspäteten Noxenaufnahme durch die Depotwirkung der Substanzen)

ⓘ Dosierung
Aktivkohle (Kohle-Pulvis, Kohle-Compretten, Kohlegranulat)
- Adsorptionsfläche: 2500–3000 m^2/g Aktivkohle
- Kinder: 0,5–1 g/kg KG peroral oder via Magensonde
- Erwachsene: 50 g peroral oder via Magensonde
- Wiederholte Aktivkohlegabe: alle 4 h 25–50 g oder 12,5 g stündlich in den ersten 24 h

- Eine anschließende routinemäßige Induktion von Diarrhö wird aktuell nicht mehr empfohlen
- Cave: Aspirationsrisiko bei Gabe von Aktivkohlesuspension

Magenspülung

> Magen-, Darmspülung, ggf. Ösophago-Gastro-Duodenoskopie (ÖGD) und provoziertes Erbrechen **nur noch** in Sonderfällen nach Rücksprache mit Giftnotzentrale (GIZ) bzw. fachärztlichem Konsens. Keine Magenspülung außerhalb der Klinik, bei Indikation bevorzugt Kohleapplikation. Durchführung nur noch in Einzelfällen v. a. bei Gefahr der Pharmakobezoarbildung und potenziell letaler Dosis (z. B. ASS, Quetiapin), dann Durchführung als ÖGD

- Voraussetzung:
  - Gifteinnahme (Ingestion) möglichst nicht länger als 60–90 min zurückliegend
  - Giftelimination von hochtoxischen Substanzen, insbesondere Intoxikationen mit ausgeprägter Magen-Darm-Atonie (Psychopharmaka)
  - Nur unter vorheriger Intubation (Aspirationsschutz) und nur durch Erfahrenen
- Lagerung des Patienten: Linksseitenlagerung, leichte Kopftieflagerung
- Indikation: Einzelfallentscheidung unter Berücksichtigung der Kontraindikationen
- Kontraindikationen:
  - Schockzustand
  - Krampfanfälle
  - Fortgeschrittene Säuren- und Laugen-Verätzungen (Perforationsgefahr)
  - Schaumbildner (Wasch-/Spülmittel)
  - Flusssäure
- Vorgehen:
  - Spülportionen: jeweils 200–400 ml
  - Spüldauer: bis Spülflüssigkeit klar
  - Nach Ablassen der letzten Spülportion: Instillation von Aktivkohle
- Nachteile/Gefahren nach Magenspülung:
  - Aggravierung der Klinik durch weitere Auflösung von Substanzen mit zweitem Resorptionspeak
  - Aspirationspneumonie
  - Große Mengen verbleiben dennoch im Gastrointestinaltrakt

- **Antegrade Darmspülung („whole bowel irrigation")**
- Indikation: Intoxikation mit Substanzen, welche verzögert freigesetzt werden, oder mit magensaftresistenten Substanzen, orale Eisenvergiftung, Body-Packer, Überdosierungen mit Retardsubstanzen
- Kontraindikationen: Darmobstruktion, Darmperforation, Ileus, hämodynamische instabile Patienten, ungeschützte Atemwege
- Durchführung: Darmspülung unter Anwendung von Polyethylenglykollösung über möglichst postpylorisch liegender enteraler Sonde.
- Die Wirksamkeit einer vorherigen/gleichzeitigen Therapie mit Aktivkohle kann durch die Darmspülung verringert werden.

Intoxikationen

Provoziertes Erbrechen

▸ Die Induktion von Erbrechen ist obsolet. Die Neutralisation durch Gabe von Aktivkohle und die symptomatische Therapie stehen im Vordergrund. Keine Anwendung von Salzwasser oder Apomorphin. Laxanzien werden heute nicht mehr empfohlen.
- Wegen möglicher Risiken (insbesondere Aspiration) und fehlendem Effektivitätsnachweis ist das provozierte Erbrechen keine Routinemaßnahme mehr und wird nicht mehr zur primären Giftelimination empfohlen!
- Kontraindikationen für provoziertes Erbrechen:
    - Bewusstseinstrübung bzw. Substanzen, die rasch zu einer Bewusstseineintrübung führen
    - Unzureichende Schutzreflexe/erhöhtes Aspirationsrisiko
    - Reduzierte Krampfschwelle
    - Lösemittel, Schaumbildner
    - Säuren und Laugen
- Nach heutiger Auffassung scheint daher nur die Gabe von Aktivkohle für die primäre Giftelimination innerhalb der ersten 1–2 h nach Giftaufnahme sinnvoll.

Sekundäre Giftelimination (Beschleunigung der Elimination)

- **Forcierte Diurese**
- Eine forcierte Diurese zur Beschleunigung der renalen Elimination wird auf Grund der damit verbundenen Risiken und Nebenwirkungen (z. B. Volumenüberladung, Elektrolytentgleisung) und fehlendem Effektivitätsnachweis nicht mehr empfohlen.
- Vergiftungen mit Salicylaten, Barbituraten, Thallium oder Lithium, für welche früher eine forcierte Diurese empfohlen worden war, können bei entsprechender Schwere und Indikation heute mit anderen Eliminationsverfahren (z. B. Hämodialyse) behandelt werden.

- **Alkalisierung des Urins**
- Indikation: bei mittelschweren bis schweren Vergiftungen mit Salicylaten, Barbituraten (Phenobarbital) oder Dichlorphenoxyessigsäure (Herbizid)
- Ziel: Eliminationsbeschleunigung und Azidosevermeidung
- Durchführung: bei Erwachsenen ca. 225 ml Natriumhydrogencarbonat-Infusionslösung 8,4 % über 1 h i. v.
- Engmaschige Kontrolle des Säure-Basen-Haushalts, Ziele: Urin-pH 7,5–8,5, Blut-pH max. 7,5

- **Extrakorporale Verfahren**
- Hämodialyse (häufig): insbesondere bei Azidose, z. B. kurzkettige Alkohole (Ethanol, Methanol, Ethylenglykol), Salicylate, Kalzium, Lithium, Valproat, Carbamazepin, Phenytoin, Metformin
- Hämoperfusion (selten), Blut wird über Aktivkohle oder Kunstharz geleitet, d. h. Anwendung bei Intoxikationen mit adsorbierbaren Giften, z. B. Carbamazepin, Valproinsäure, Herbizide, Alkylphosphate, Theophyllin (Verfahren zunehmend durch neuere Hämodialyseverfahren ersetzt)

20.2 Antidottherapie

Für einige Vergiftungen bzw. Noxen stehen Antidote zur Verfügung, die Notwendigkeit und Anwendung sollte ggf. zuvor mit einem Giftinformationszentrum besprochen werden (◘ Tab. 20.3).

◘ **Tab. 20.3** Antidottherapie. (Orientierende Dosierungsangaben für Erwachsene, Details siehe jeweilige Fachinformationen)

Indikation/Intoxikation	Antidot/Wirkstoff/ Handelsname	Dosierung (Erw.)
ACE-Hemmer/AT1-Antagonisten induziertes Angioödem	Icatibant (Firazyr)	Fertigspritze 30 mg s. c.
Alkylphosphat-Intoxikation	Atropin (Atropinsulfat)	Initial: 1 mg i. v. Bolusdosis alle 5 min verdoppeln bis Bronchorrhoe kontrolliert.
	Obidoxim (Toxogonin)	4–Initial 250 mg i. v., anschließend 750 mg pro Tag i. v.
Amatoxin-/Knollenblätterpilz-Intoxikation	Silibinin (Legalon SIL)	Initial: 5 mg/kg KG i. v. über 2 h, Wiederholung alle 6 h (Gesamttagesdosis 20 mg/kg KG/Tag bzw. 4 Applikationen pro Tag)
Anticholinergika-Intoxikation/Anticholinerges Syndrom	Physostigmin (Anticholium)	0,5–2 mg langsam i. v. (Monitorkontrolle!), ggf. Wiederholung (Titration nach Klinik)
Apixaban, Rivaroxaban	Andexanet alfa (Ondexxya, Andexxa)	Spezielles Therapieschema
Atemwegsgifte, Rauchgasintoxikation, Kohlenmonoxid-Intoxikation	Sauerstoff (O_2)	Je nach Klinik, bei CO-Intoxikation 15 l/min O_2 per Maske, ggf. NIV, ggf. HBOT
Benzodiazepin-Intoxikation	Flumazenil (Anexate)	0,2–0,5 mg i. v., ggf. Wiederholung
Betablocker- oder Kalziumantagonisten-Intoxikation	Glucagon (GlucaGen Hypokit)	Initial: - Calciumglukonat 10 % 30–60ml als Kurzinfusion - HIET (Hochdosis-Insulin-Euglykämie-Therapie): 1IE/kg Insulin Bolus, dann 0,5–1 IE/kg/h Insulin als Perfusor, Dosisanpassung nach Wirkung bis 10 IE/h; dazu Glucose 25–50 g/h - Ggf. Glucagon 50 μg/kg KG i. v., ggf. Wiederholung bzw. anschließende Dauerinfusion (Titration nach Ansprechen)

Intoxikationen

Tab 20.3 (Fortsetzung)

Indikation/Intoxikation	Antidot/Wirkstoff/ Handelsname	Dosierung (Erw.)
Blausäure-/Cyanid-Intoxikation, Rauchgasintoxikation	Hydroxocobalamin (Cyanokit)	5–10 g als Kurzinfusion i. v.
Botulismus	Botulismus-Antitoxin	Initial eine Ampulle
Chloroquin-Intoxikationen, Anwendung bei Konvulsionen und als Sedativum bei diversen-Intoxikationen	Diazepam	Unterschiedliche Therapieschemata
Cumarinderivat-Intoxikation	Phytomenadion/Vitamin K1 (Konakion)	5–10 mg langsam i. v. (oral höhere Dosierung)
Cyanid-Intoxikation	Natriumthiosulfat (Natriumthiosulfat 10 %)	50–100 mg/kg KG i. v.
Dabigatran	Idarucicumab (Praxbind)	5 g i. v.
Digitalis-Intoxikation (schwere)	Digitalisantidot (Digitalisantidot BM, Digifab; 80 mg neutralisieren ca. 1 mg Digitalisglykosid)	Unbekannte Digitalisglykosiddosis. Gesamtdosis 400–480 mg; Fraktionierte Gabe mit initial 120–160 mg über 20 min i. v., anschließend Gabe der Restmenge mit 30 mg/h i. v.
		Bekannter Digitalisspiegel oder bekannte akute Einnahmemenge: Berechnung der notwendigen Gesamtdosis nach Digitalisglykosid Körperbestand bzw. der Einnahmemenge entsprechend Fachinformation.
Eisenüberladung	Deferasirox (Exjade)	Von Eisenbeladung abhängig
Flusssäure Verätzung	Calciumgluconat (Calciumgluconat 10 %)	Bei schwerer Intoxikation intravenöse Gabe, zur Behandlung lokaler Beschwerden aufbringen von Ca-Glukonat-Gel 10 %, erwäge ggf. intraarterielle verdünnte Injektion oder dermale Unterspritzung
Heparin Überdosierung	Protamin	1000 I.E. Protamin antagonisieren ca. 1000 I.E. unfraktioniertes Heparin (Antagonisierung von niedermolekularen Heparinen unterschiedlich)

(Fortsetzung)

Tab 20.3 (Fortsetzung)

Indikation/Intoxikation	Antidot/Wirkstoff/Handelsname	Dosierung (Erw.)
Reizgasinhalationen (gesichert)	Beclometason (Junik, Ventolair-Autohaler)	Initial 4 Hübe p. i. (1 Hub = 100 μg), ggf. Wiederholung nach 2 h
Insulinen oder Sulfonylharnstoffen-Intoxikation	Glucose Infusionslösungen	Individuelle Therapieschemata (Dosierung nach Blutzuckerwerten)
Isoniazid oder Gyromitrin-Intoxikationen	Vitamin B6 (Pyridoxin)	Jeweils spezielle Therapieschemata
Kohlenmonoxid (CO)	Sauerstoff	Sauerstofftherapie (Nicht-invasive Beatmung bis hyperbares Sauerstofftherapie/Druckkammer)
Lokalanästhestika	Lipidemulsionen zur Aufhebung der Kardiotoxizität als „Lipid-Rescue" („lipid sink")	Lipidemulsion 20 % (Bolus 1,5 ml/kg; Infusion 0,1 ml/kg/min über 30 min oder 0,5 ml/kg/min über 10 min)
Maligne Hyperthermie	Dantrolen (Dantrolen)	1–2,5 mg/kg KG i. v., ggf. Wiederholung
Methanol oder Ethylenglykol-Intoxikation	Fomepizol (Antizol)	Initial: 15 mg/kg KG i. v., danach 10 mg/kg KG alle 12 h i. v.
Methanol-/Ethylenglykol-Intoxikation	Ethanol (Alkoholkonzentrat 95 %)	Initial: 0,6 g/kg KG als 5–10 %ige Infusionslösung i. v., anschließend Erhaltungsdosis nach Blutalkoholkonzentration (Ziel: 0,8–1 g/l)
Methotrexat-Intoxikation/-überdosierung	Folinsäure (Leukovorin, Bendafolin) Glucarpidase (Voraxaze)	Spezielle Therapieschemata nach Expositionsmenge oder nach MTX-Spiegel
Methämoglobinbildner	Methylenblau (Methylthioniniumchlorid Proveblue), Toluidinblau	Methylenblau: 1–2 mg/kg KG i. v., ggf. Wiederholung nach 4–6 h Toluidinblau: 2–4 mg/kg KG i. v.
Neuroleptikaintoxikation mit Extrapyramidalsymptomatik	Biperiden (Akineton)	2,5–5 mg i. v.
Opiate/Opioide-Intoxikation	Naloxon (Narcanti, Naloxon Injektionslösung	Initial: 0,04–2 mg i. v. (Titration nach Klinik), ggf. Wiederholung
Paracetamol-Intoxikation	Acetylcystein (ACC, Fluimucil Antidot)	z. B. Prescott-Schema und weitere Schemata
Schaumbildner, Tenside	Simeticon (Sab-Simplex)	10 ml p. o./Wiederholung möglich
Schwere Cyanid-Intoxikation (Hydroxocobalamin als Antidot zu bevorzugen)	4-Dimethylaminophenol (4-DMAP)	3–4 mg/kg KG i. v.

Tab 20.3 (Fortsetzung)

Indikation/Intoxikation	Antidot/Wirkstoff/Handelsname	Dosierung (Erw.)
Schwermetalle (insbesondere Quecksilber, Blei, Arsen)	DMPS (Dimercaptopropansulfonsäure, Dimaval)	Unterschiedliche Therapieschemata
	DMSA (Chemet, Succimer)	Unterschiedliche Therapieschemata
Thallium-Intoxikation	Eisen(III)-hexacyanoferrat(II) (Antidotum Thallii-Heyl, Radiogarse-Cs, Berliner Blau)	Initial 3 g p. o.
Trizyklischen Antidepressiva, Neuroleptika-Intoxikation	Natriumhydrogencarbonat (NaHCO$_3$ 8,4 %)	Bei Breitkomplextachykardien: 1–2 mmol/kg KG i. v., ggf. Wiederholung in Abhängigkeit von Säure-Basen- und Elektrolytstatus
Universaladsorbens	Aktivkohle	Initial: 0,5–1 g/kg KG oral

20.3 Organophosphate/Carbamate

20.3.1 Allgemeines

- Eigenschutz!
- Organophosphate führen zur Phosphorylierung der Aminosäure Serin im esteratischen Zentrum der Acetylcholinesterase (AChE). Diese Phosphorylierung hat eine nicht kompetitive und irreversible Inhibierung der AChE und der Serumcholinesterase (Pseudocholinesterase) mit endogener Acetylcholinintoxikation zur Folge.
- Alkylphosphate sind eine Form von Organophosphate (z. B. E-605, Parathion)
- Carbamate hemmen die AChE durch Carbamylierung. Diese Hemmung ist reversibel, was bedeutet, dass die Enzymaktivität potenziell wiederhergestellt werden kann, sobald das Carbamat metabolisiert und aus dem Körper entfernt wird.
- Acetylcholinesterase wird für die sofortige Hydrolyse des Neurotransmitters Acetylcholin zu Acetat und Cholin im synaptischen Spalt hauptverantwortlich gemacht (enzymatischer Umsatz: ca. 600.000 AChE-Moleküle/min).
- Parathion (E605), BI 58 oder Organophosphat-Vergiftungen sind heutzutage eine Rarität.
- Allerdings ist das Erkennen und ein Vorhalten von ausreichenden Mengen Antidot aufgrund der veränderten Bedrohungslage (Krieg, terroristische Anschläge) wichtig.
- Nervenkampfstoffe, wie Novitschok, sprechen schlechter auf Antidote (Oxime) an.
- Resorption: oral, transkutan (Kontaktgift, daher Eigenschutz) oder inhalativ.
- Giftaufnahme: meist in suizidaler Absicht, selten akzidentell.

20.3.2 Klinik (cholinerges Syndrom)

AChE führt über die Interaktion mit n-AChE-Rezeptoren (neuronal: präganglionär sympathisch und parasympathisch; muskulär: motorische Endplatte) und m-AChE-Rezeptoren (parasympathisch: postganglionär) zu entsprechenden nikotinergen bzw. muskaringen Folgeerscheinungen.

- Klassische Trias: Koma, Miosis und Bronchorrhoe
- *„Alles läuft"*: Hypersalivation (blauer Schaum bei E605), nasse Haut, Tränenfluss, Rhinorrhoe, Diarrhoe
- Auge: meist *Miosis*, Akkommodationsstörung
- Kardiovaskulär: Tachy- oder Bradykardie, Hypotonie
- Pulmonal: Bronchospasmus, Bronchialsekretion, Lungenödem
- Muskel: initiale Muskelfaszikulationen/Krämpfe und Übergang in Lähmung (nikotinerg)
- Gastrointestinal: Nausea, Koliken, Diarrhoe
- Zentral: *Bewusstseinsstörung*, Kopfschmerzen, Atemstörung
- Geruch: je nach Stoff bittermandelartig, fischartig bis zu knoblauchartigem Geruch, ggf. blaugefärbtes Erbrochenes

20.3.3 Therapie

- **Allgemeinmaßnahmen:**
    - *Selbstschutz*: Handschuhe (mind. zwei übereinander), Schutzanzug, Schutzbrille, Überschuhe, Zimmer mit Luftabzug (sonst Fenster öffnen)
    - Kontaminierte Kleidung entfernen und in einem verschlossenen Plastiksack außerhalb lagern
    - Dekontamination durch großzügige Hautwäsche mit milder Seifenlösung
    - ABCDE: Aufrechterhaltung und Stabilisierung der Vitalfunktionen
    - Primäre Giftelimination bei peroraler Aufnahme: Magenspülung oder perorale Gabe von Aktivkohle
    - Oxygenierung: > 6–10 l O_2/min über Maske, ggf. Intubation und Beatmung
- **Atropin** (kompetitiver m-ACh-Rezeptorantagonist, wirkt nicht gegen nikotinerge Symptome):
    - Dosierung: 1 mg i. v.
    - Wiederholung: Verdopplung Bolusdosis alle 5 min bis zur Atropinisierung (Stopp Bronchorrhoe, Blutdruck systolisch ≥ 80 mmHg)
    - Erhaltungsdosis: 10–20 % der Gesamtbolusdosis als Perfusor pro Stunde (z. B. 1-2-4 mg Boli = 7 mg Gesamtdosis → 0,7–1,4 mg/h Perfusor)
    - Therapeutische Richtparameter: Sistieren der Hypersekretion (M_3-ACh-Rezeptoreffekt), Herzfrequenz ~100/min (M_2-ACh-Rezeptoreffekt) und Anstieg des systolischen Blutdrucks
- **Oxime:**
    - Enzymreaktivatoren zur AChE-Reaktivierung durch Dephosphorylierung

Intoxikationen

- Substanzen: Obidoxim (Toxogonin), Pralidoxim
- Müssen in Kombination mit Atropin verabreicht werden und ersetzen dieses nicht
- **Pralidoxim:**
  - Initialdosis: 1–2 g i. v. über 30 min
  - Wiederholung: 500 mg i. v. alle 6–12 h oder kontinuierliche Infusion von 500 mg/h
- **Obidoxim:**
  - Initialdosis: 250 mg i. v. langsam über 5 min (für Kinder 4–8 mg/kgKG)
  - Im Anschluss 750 mg/24h als Dauerinfusion (Kinder 10 mg/kgKG)
- **Benzodiazepine (bei Krampfanfällen)**
  - Initialdosis: z. B. 5–10 mg Diazepam i. v.
  - Wiederholung: Bei Bedarf alle 10–15 min, bis die Krampfanfälle unter Kontrolle
- Alternativ kann Lorazepam oder Midazolam verwendet werden.

> **Wichtig**
> Frühestmögliche Gabe von Atropin und AChE-Reaktivatoren!
> AChE im phosphorylierten Zustand altert sehr schnell und kann somit von Oximen nur schlecht dephosphoryliert werden.
> Oxime wirken nicht bei Carbamat Vergiftungen und können die Symptomatik sogar aggravieren.

20.4 Blausäureintoxikation

20.4.1 Allgemeines

- Synonyme: Blausäure oder Zyanwasserstoff (HCN), Zyanide (Salze der Blausäure, CN^-)
- Vorkommen: Galvanisierbetriebe, Labor zu Analysezwecken, Faserherstellung, Bittermandel, „Rauchgas" (neben CO- und CO_2-Intoxikation), Schwelbrände bzw. Verbrennung von stickstoffhaltigen Materialien (Kunststoffe, wie Polyurethan), Nitroprussid-Natrium, Berliner-Blau-Lösung
- Aufnahmemöglichkeiten: inhalativ, peroral, transkutan, intravenös
- Blutspiegel > 3 mg/l gelten als letal
- CN^--Ionen gehen eine reversible Komplexbildung mit dem dreiwertigen Eisen (Fe^{3+}) der oxidativen Cytochromoxidase der inneren Mitochondrienmembran ein und führen somit zur Hemmung der Atmungskette („innere Erstickung", Laktatazidose)
- Weitere Enzymgifte der Cytochromoxidase: Kohlenmonoxid (CO) und Schwefelwasserstoff (H_2S)
- Bei Verdacht auf eine Zyanidexposition hat der Eigenschutz oberste Priorität, da bereits Konzentrationen von 10 ppm als gefährlich einzustufen sind.

20.4.2 Klinik

- Zentralnervös: Kopfschmerzen, Nausea, Krampfanfälle, Bewusstlosigkeit
- Kardiopulmonal: Hypotonie, Bradykardie/Tachykardie, Tachypnoe
- Bittermandelgeruch (selten)
- Rosige Hautfarbe (entsprechend wie bei CO-Intoxikation)
- Laktatazidose: durch Inhibierung der oxidativen Dekarboxylierung (aerober Metabolismus)

20.4.3 Therapie

- ABCDE Approach: Aufrechterhaltung und Stabilisierung der Vitalfunktionen
- Oxygenierung sicherstellen, ggf. Intubation und Beatmung
- **Hydroxocobalamin** (Cyanokit)
    - Wirkung: irreversible Komplexbildung von Hydroxocobalamin (= Vitamin B_{12a}) mit Zyanid zu Zyanocobalamin, das renal eliminiert wird
    - Dosierung: 70 mg/kg KG i. v., (meist 5 g, maximal 10 g) als i. v.-Infusion über 15 min; ggf. Wiederholung abhängig vom Schweregrad der Vergiftung, bei (Peri-)Arrest: 10 g initial
    - Ggf. anschließend Gabe von Natriumthiosulfat i. v.
    - Anwendung: *Rauchgasintoxikation, Mischintoxikationen, reine Blausäureintoxikation*
    - Nebenwirkungen: dunkelroter Urin, reversible Rotfärbung der Haut
    - Aufgrund seiner tiefroten Farbe kann Hydroxocobalamin die Bestimmung von Laborparametern beeinträchtigen (z. B. klinische Chemie, Hämatologie, Gerinnung und Urinparameter)
    - Kontraindikationen: keine
- **Dimethylaminophenol (4-DMAP)** bei *schweren* Monointoxikationen
    - Wirkung des Met-Hb-Bildners: 4-DMAP oxidiert einen Teil des (Fe^{2+})-Hb zu Met-(Fe^{3+})-Hb, welches nun mit dem dreiwertigen Eisen der Cytochromoxidase konkurriert und CN^--Ionen unter Bildung von Zyan-Met-Hb befreit
    - 4-DMAP-Reaktion: $Hb(Fe^{2+}) \rightarrow Met\text{-}(Fe^{3+})\text{-}Hb + CN^- \rightarrow Cyan\text{-}Met\text{-}(Fe^{3+})\text{-}Hb$
    - Dosierung: 3–4 mg/kg KG i. v.
    - Gefahr einer toxischen Methämoglobinämie (ab einer Met-Hb-Konzentration > 50 %) mit Linksverschiebung der O_2-Dissoziationskurve mit erschwerter O_2-Abgabe ans Gewebe (erhöhte O_2-Affinität an Hämoglobin, sog. Bohr-Effekt) und Abnahme der O_2-Transportkapazität (Zunahme der Dyshämoglobine: Met-Hb, CO-Hb)
    - Patienten sehen nach der Injektion leicht bläulich aus.
    - Falls überdosiert: Methylenblau oder Toluidinblau, beschleunigen die Met-Hb-Reduktase
- **Natriumthiosulfat** (Natriumthiosulfat 10 %) bei *leichten* Monointoxikationen und additiv
    - Wirkung: Kopplung des CN^- an Schwefel → Thiozyanat bzw. Rhodanid
    - $Na_2S_2O_3$-Reaktion: Cyan-Met-(Fe^{3+})-Hb + S_2O_3 → SCN^- + SO_3

Intoxikationen

- Entgiftung: Cyan-Met-(Fe^{3+})-Hb-Komplex wird durch Natriumthiosulfat zu Rhodanid umgewandelt und renal eliminiert.
- Wirkeintritt: erst nach 30 min, jedoch große Entgiftungskapazität
- Ggf. Natriumbikarbonat bei Laktatazidose
- Ggf. Hämodialyse

20.5 Drogen

20.5.1 Allgemeines

- Meistens handelt es sich um *Mischintoxikationen* (Polyvalenz, Polytoxikomanie), sodass eine exakte Diagnosestellung selten möglich ist.
- Tendenz vom Opiat zu Designerdrogen/Halluzinogen (MDMA/Ketamin) und Stimulanzien mit regionalen Unterschieden.
- Ursachen der Drogennotfälle: Dosisschwankungen, Fehleinschätzung, Wechselwirkungen (Alkohol!) und Substanz, Akute Intoxikation oder Entzugssymptome.

Generelles therapeutisches Vorgehen
- **ABCDE Approach:** Aufrechterhaltung und Stabilisierung der Vitalfunktionen
- **Oxygenierung** sicherstellen, ggf. Intubation und Beatmung
  - GCS unter 8 bedeutet nicht automatisch Intubationspflicht
- **Volumenstatus erheben** – **Volumensubstitution** und ggf. **Katecholamine** bei Schocksymptomatik
- **Benzodiazepine**: bei Krampfanfällen oder Agitation
- **Körpertemperatur, Elektrolyte und Blutzucker Monitoring**
- **Körperliche Untersuchung nach Begleitverletzungen**

> „Date Rape" immer in Betracht ziehen

Einteilung nach Herkunft
- **Synthetische Drogen**: Voll synthetische „designte" Substenzen die durch z. B. Ringsubstitution veränderte Wirkprofile entwickeln. Bis zur Einführung des „Neuepsychoaktive Substanzen Gesetz (NpSG)" mussten Einzelsubstanzen verboten werden. So konnte durch eine leichte Veränderung ein Verbot umgangen werden (sog. Legal Highs).
Seit dem NpSG können Stoffgruppen verboten werden.
- **Biogene Drogen** („soft-drugs", Pflanzen): Fliegenpilz (Muscarin), Blätterpilz/ Magic Mushrooms (Psilocybe), Stechapfel (Datura, Scopolamin), Tuja (Tujarin), Bilsenkraut, Belladonna, Engelstrompete (Zierpflanze)

Relevanter ist die Einteilung nach Klinik
- **Upper**: Stimulanzien, typische Vertreter sind Kokain und Amphetamin/Metamphetamine; NW: Tachykardie und Herzrhythmusstörungen, Hypertonie bis hin

zu hypertensiven Entgleisungen, Tremor, Organinfarkte durch Vasospasmen (z. B. kardiogener Schock aufgrund von Koronarspasmen), Krampfanfälle
- **Downer**: Zentral dämpfende Substanzen, typische Vertreter sind die Benzodiazepine aber auch Opiate, Oxybate, „soft-drugs", Cannabisprodukte, GHB (γ-Hydroxybutyrat); NW: Kreislauf- und Atemdepression, Koma
- **Halluzinogene**: Psychodelische Wirkung mit Illusionen, Halluzinationen, typische Vertreter sind Lysergsäurediethylamid [LSD], Phencyclidin [z. B. AngelDust], Psilocybin-haltige Pilze oder Nachtschattengewächse, Ketamin; NW: Horrortrips, Psychosen, Verkennung der Realität mit lebensbedrohlichem Verhalten („Gefühl fliegen zu können"), „Flashbacks" auch lange nach Exposition

20.6 Alkoholintoxikation

20.6.1 Allgemeines

- Alkohol stellt das häufigste Suchtmittel in Deutschland dar
- Todesfälle an einer ausschließlich auf Alkohol zurückzuführenden Ursache: ca. 19.000 Frauen und 43.000 Männer pro Jahr.
- Pro-Kopf-Konsum (Deutschland): ca. 10 l Reinalkohol pro Kopf/Jahr, Altersgipfel: 43. Lebensjahr
- Behandlungsbedürftige Alkoholabhängige (Deutschland): ca. 1,5 Mio.
- Gesundheitlich riskanter Konsum durch 7,9 Mio. Menschen der 18- bis 64-jährigen Bevölkerung in Deutschland
- Problematischer Alkoholkonsum durch etwa 9 Mio. Personen dieser Altersgruppe
- Alkoholgehalt ausgewählter Getränke: 1 Glas Bier 0,3 l ~13 g Alkohol, 1 Glas Wein 0,2 l ~16 g Alkohol, 1 Schnapsglas „Hochprozentiges" 30 ml (40 %) ~10 g
- Pathologischer Rausch: Plötzliches Auftreten eines aggressiven Verhaltenszustandes nach dem Trinken einer „kleinen" Alkoholmenge, welche bei den meisten Menschen keine Intoxikation hervorruft
- Leitlinie zur Alkoholerkrankung: S3-Leitlinie für alkoholbezogene Störungen

20.6.2 Wirkprofil von Alkohol

- Alkohol: Ethanol, C_2H_5OH oder häufig im klinischen Alltag mit C_2 abgekürzt
- Alkoholelimination: ca. 95 % über Biotransformation und ca. 5 % wird direkt renal ausgeschieden
- Alkoholabbauwege/Existenz dreier Enzymsysteme:
  - Alkohol-/Acetaldehyddehydrogenase (80–90 %)
  - Mikrosomales Ethanol-oxidierendes Systems/MEOS (10–20 %)
  - Katalase (1–5 %)
- Alkoholabbaurate (nicht exponentiell, sondern linear):
  - 0,09–0,13 g/kgKG/h (Kinder < 7. Lebensjahr: 0,2–0,3 g/kg KG/h)
  - Faustregel Abbau: 0,1–0,2‰/h

Intoxikationen

- Im Falle der Alkoholintoxikation kommt es zur enzymatischen Sättigung der Alkoholdehydrogenase, d. h. ab hier erfolgt die Metabolisierung konzentrationsunabhängig
- Alkoholabbau über den Alkohol-/Acetaldehyddehydrogenase-Pfad:
Ethanol → Acetaldehyd (Ethanal) und $NADH+H^+$ → Acetat und $NADH+H^+$ → Acetyl-CoA → Citratzyklus (CO_2 und H_2O) oder Fettsäuren-Synthese → Anhäufung des toxischen Acetaldehyds (Giftung) und von Reduktionsäquivalenten ($NADH+H^+$) bzw. Zunahme des $NADH+H^+/NAD^+$-Quotienten mit Beeinflussung anderer NADH-abhängiger Reaktionen (u. a. Hemmung des Citratzyklus)
- Zentralnervöser Effekt von Alkohol: Veränderungen des glutamatergen, dopaminergen, serotoninergen, opioidergen und GABAergen Systems. Alkohol interagiert mit verschiedenen Ionenkanälen bzw. Rezeptoren über sog. „pockets": Beeinflussung von Kalziumkanälen (N- und P/Q-Typ), $5-HT_3$-Rezeptoren, n-Acetylcholin-Rezeptoren, NMDA-Rezeptoren (Inhibierung) sowie von $GABA_A$-Rezeptoren (Stimulierung, Benzodiazepin-ähnlicher Effekt); verstärkte Freisetzung von Endorphinen
- Metabolisch: Hypoglykämiegefahr durch Hemmung der hepatischen Glukoneogenese ohne Einfluss auf die Glykogenolyse
- Wasserhaushalt: Hemmung der ADH-Sekretion mit verstärktem Wasserlassen, Dehydratation (Hypovolämie)
- Unterkühlung: Dämpfung des Temperaturzentrums im Hypothalamus sowie durch periphere Vasodilatation mit vermehrter Wärmeabgabe

20.6.3 Klinik

- Allgemein: Alkoholfötor, Gang-/Standunsicherheit, verwaschene (lallende) Sprache, Nystagmus, Bewusstseinsstörung, Desorientierung, Gesichtsrötung, konjunktivale Injektion, Areflexie (insbesondere der Schutzreflexe) mit Aspirationsgefahr (◘ Tab. 20.4)

◘ Tab. 20.4 Rauschstadien nach dem Blutalkoholspiegel

Stadium	Alkoholkonzentration [‰]	Klinik
Exzitation	0,5–1	Euphorie (oder Aggressivität), Logorrhoe, verminderte Selbstkontrolle, Distanzlosigkeit, geringgradige Ataxie
Hypnose	1–1,5	Benommenheit, Gleichgewichts-/Koordinationsstörungen, Artikulationsstörungen, verminderte Schmerzempfindung (Hypalgesie)
Narkose	1,5–3,5	Somnolenz bis Koma, Koordinationsstörung, Analgesie
Asphyxie	> 3,5	Koma, Areflexie, Atemdepression, evtl. Schock

- Begleitsymptome: Unterkühlung, Hypoglykämie, Nausea und Emesis (ggf. Mallory-Weiss-Syndrom)
- Differenzialdiagnosen (stets ausschließen): Häufig Mischintoxikationen (parallele Einnahme von Medikamenten, Drogen), Schlaganfall, Schädel-Hirn-Trauma oder Wirbelsäulenverletzungen (können auch Folge der Alkoholintoxikation sein)

20.6.4 Diagnostik

- (Fremd)-Anamnese und ABCDE Approach
- Labordiagnostik: Venöse BGA (Elektrolyte, Blutzucker, pH und Laktat), komplettes Notfalllabor mit Serumethanol-Spiegel
- Berechnung (vereinfacht):
  - Blut-‰$_{Mann}$ = g Alkohol/(0,68 × kg KG)
  - Blut-‰$_{Frau}$ = g Alkohol/(0,55 × kg KG)
- Urin-Drogenscreening (Schnelltest)
- cCT/CT HWS: bei unklarer Bewusstseinsstörung und möglichem Sturz (sekundäres Schädel-Hirn-Trauma plus Gerinnungsstörung bei alkoholinduzierter Leberzirrhose)

20.6.5 Therapie/Maßnahmen

- ABCDE Approach: Aufrechterhaltung und Stabilisierung der Vitalfunktionen
- **Glukosesubstitution**: bei Hypoglykämie
  - Bei Verdacht auf Alkoholabusus: 100 mg Thiamin-(Vitamin B$_1$)-Substitution vor Glukosegabe, da durch Fehlernährung oft ein Thiaminmangel vorliegt
  - Thiaminsubstitution: Koenzym des Citratzyklus (Pyruvatdehydrogenase)
  Da bei einem Thiaminmangel die Aktivität der Pyruvatdehydrogenase deutlich herabgesetzt ist, führt eine Glukosebelastung zu einem Anstieg der Laktatkonzentration mit Entwicklung einer Laktatazidose
  Prophylaxe einer Wernicke Enzephalopathie bei Thiaminmangel
- **Volumensubstitution** (Vollelektrolytlösung): bei Hypotension
- **Benzodiazepine**: bei Krampfanfällen und zur Kupierung Alkoholentzug
- Weitere Substanzen bei Alkoholentzugsdelir: Haloperidol, Clonidin (nicht mono), ggf. alternativ zu Benzodiazepinen Clomethiazol
- Ggf. Hämodialyse: bei schwerer Alkoholintoxikation

20.6.6 Opioide

Allgemeines

- Substanzen (ca. 25 Alkaloide des Opiums): Morphin, Heroin (Ester des Morphins: Diacetylmorphin), Codein („Lean"), Methadon/Levomethadon, Tilidin und Tramadol
- Die Häufigkeit von Heroinintoxikationen ist regional unterschiedlich.

Intoxikationen

- Opioide: synthetische Analoga mit morphinartiger Wirkung. Oftmals hochpotent.
- Opium: getrockneter Milchsaft aus den Kapseln des Schlafmohns (Papaver somniferum)
- Anwendung: oral, parenteral, rauchen („Blech rauchen") oder inhalieren
- Endogene Opioidpeptide als körpereigene Agonisten: Endorphine (α/β -Neoendorphin, β-Endorphin), Dynorphine (Dynorphin A/B) und Enkephaline (Methionin-, Leucin-Enkephalin)
- Supraspinale Opioid-Rezeptoren (limbisches System, Hirnstamm, Subkortex): Analgesie über μ_1-Rezeptoren, Atemdepression über μ_2-Rezeptoren, Hypothermie, Bradykardie, Euphorie, Miosis, Abhängigkeit; µ-Agonisten: Morphin und Derivate (Codein, Diamorphin oder Heroin), Dihydromorphin-Derivate (Dihydrocodein oder Paracodein, Hydrocodon), Pethidin, Piritramid, Methadon-Gruppe (Levomethadon, Methadon), Fentanyl-Gruppe oder Anilinopiperidin-Derivate; σ_{1-2}-Rezeptoren mit zentraler Stimulierung: Nausea, Tachykardie, Mydriasis, Tachypnoe, Halluzinationen, Exzitation, fehlende Analgesie (σ_{1-2}-Rezeptoren zählen im engeren Sinne nicht zu den eigentlichen Opioidrezeptoren, da u. a. auch andere Substanzen, z. B. Ketamin, mit ihnen interagieren)
- Spinale Opioidrezeptoren (Substantia gelatinosa als Sitz des Schmerzgedächtnisses, Magen-Darm-Trakt): κ_{1-3}-Rezeptoren (spinale Analgesie, Sedierung, Miosis); δ-Rezeptoren (spinale Analgesie, Dysphorie, Atemdepression); μ_2-Rezeptoren (spinale Analgesie, Atemdepression, Obstipation)

Klinik

> Leitsymptome der Opioidintoxikation: Bewusstseinstrübung, stecknadelkopfgroße Pupillen, Atemdepression und Bradykardie.
- Zentralnervös: Euphorie, Analgesie, Bewusstseinsstörungen bis Koma (Hirnödem), Areflexie bis Krampfanfälle
- Haut: blass-kalt und trocken, Hypothermie
- Kardiopulmonal: Bradykardie und Hypotonie (zentrale Sympatholyse), Atemdepression, toxisches Lungenödem bei Heroinintoxikation
- Augen: Miosis oder Mydriasis bei gleichzeitig bestehender Hypoxie/Anoxie
- Gastrointestinal: Nausea, Emesis
- DD: Clonidinintoxikation (besonders bei Kindern)

Therapie
- ABCDE Approach: Aufrechterhaltung und Stabilisierung der Vitalfunktionen
- Oxygenierung sicherstellen, ggf. Intubation und Beatmung
- **Volumensubstitution** und ggf. **Katecholamine**: bei Schocksymptomatik
- **Benzodiazepine**: bei Krampfanfällen oder Agitation
- **Antidot Naloxon** (Narcanti)
  - Fraktionierte Antagonisierung
  - Reiner Opioidantagonist, kompetitive und reversible Hemmung
  - Eliminationshalbwertszeit: 1 h
  - Wirkdauer: 0,4 mg Naloxon 15–30 min

ⓘ Dosierung

Naloxon (Narcanti)
- Applikationsmöglichkeiten: i. v., i. m. oder s. c.
- Initial 0,04–2 mg i. v., dann 0,4–2 mg i. v. alle 2–3 min je nach Wirkung (maximal 10 mg)
- Bei Opioidabhängigen können Entzugssymptome ausgelöst werden. Persistieren die typischen Symptome einer Opioidintoxikation trotz Naloxongabe, sollte an ein Body-Packer-Syndrom (Drogenschmuggel, gastrointestinale Freisetzung) oder an ein synthetisches hochpotentes Opioid gedacht werden.
- Naloxon hat eine kürzere Halbwertszeit als viele Opioide, sodass es zu einem „Rebound" kommen kann. Daher ist eine Nachbeobachtung und ggf. repetitive Dosen nötig.

- Diuretika: bei toxischem Lungenödem
- Komplikationen der Opioidintoxikation:
  - Unterkühlung
  - Kompartment-Syndrom (Lagerungsschäden, „trash leg or arm")
  - Akutes Nierenversagen (Rhabdomyolyse)
  - Hypoxischer Hirnschaden

20.6.7 Kokain

Allgemeines

- Szenenamen: Koks, Schnee
- halbsynthetische Variante aus Kokainsalz und Natron zum Rauchen: Crack
- Herkunft: Erythroxylon coca bzw. Blätter des Koka-Strauches
- Hauptmetabolit: Benzoylecgonin mit ausgeprägter Vasokonstriktion, Lokalanästhetikum vom Estertyp
- Wirkprofil: Stimulation der Freisetzung biogener Neurotransmitter und Katecholamin-Reuptake-Hemmung mit sympathomimetischem Wirkprofil sowie Blockade von Na^+-Ionenkanälen
- Anwendung: Schnupfen (koksen), selten: oral oder parenteral, Crack wird geraucht

Klinik

- Zentralnervös:
  - Initiale Euphorie, Halluzinationen (optisch [Schneelichter] oder taktil [Dermatozoenzwang, Kokainwanzen]), Agitiertheit (psychomotorische Unruhe und Aufgeregtheit), Unterdrückung von Schlafbedürfnis und Hunger, übersteigertes Selbstbewusstsein
  - Später, d. h. mit abklingender Wirkung, zeigen sich Ängste, Panik, Illusionen und paranoide Symptome
  - Komplikationen: Kopfschmerzen, Koma, Schlaganfall, ICB oder zerebrale Krampfanfälle

Intoxikationen

- Kardiovaskulär:
  - Arrhythmien: supra- oder ventrikuläre Tachykardien
  - Akutes Koronarsyndrom: Koronarspasmen und spontane Koronardissektionen (SCAD) (insbesondere unter Crack)
  - Hypertensive Krisen
- Pulmonal: Tachypnoe, Husten, Bronchospasmus, toxisches Lungenödem
- Gastrointestinal: Nausea, Mesenterialinfarkt
- Dermal: Blässe durch Vasokonstriktion, Hautnekrosen durch paravasale Injektion („coke-burns")
- Augen: *Mydriasis*
- Metabolisch: Rhabdomyolyse, Hyperthermie

Therapie/Maßnahmen

- ABCDE Approach: Aufrechterhaltung und Stabilisierung der Vitalfunktionen
- Oxygenierung sicherstellen, ggf. Intubation und Beatmung
- **Volumensubstitution** und ggf. **Katecholamine**: bei Schocksymptomatik
- **Benzodiazepine**: bei Krampfanfällen oder Agitation
- **Diuretika**: bei toxischem Lungenödem
- **Nitrate**: bei pektanginösen Beschwerden
- **Antihypertonika**: bei hypertensiver Krise
  - Nitrate oder Nitroprussidnatrium i. v. als 1. Wahl
  - Ggf. α-Blocker wie Urapidil (Ebrantil) i. v.
  - **Cave zur β-Blocker-Gabe:** Kann schwer beherrschbare Hypotonien mit progredienter Myokardschädigung (Inotropieabnahme) sowie Koronarspasmen durch überschießende α-adrenerge Wirkung induzieren
  - Therapieprinzip wie beim Phäochromozytom: α-Blockade vor β-Blockade
  - Bei β-Blockern: nur $β_1$-selektive Blocker (z. B. Esmolol [HWZ: 9 min] oder Metoprolol [HWZ: 3–4 h] i. v.)
- **Antiarrhythmika**: bei vor allem ventrikulären Tachyarrhythmien
  - Vermeidung von Klasse-I-Antiarrhythmika (Kokain wirkt selber als Na^+-Ionenkanalblocker) und β-Blockern (s. oben)
  - $NaHCO_3$ 8,4 % (Na^+-Loading mit antichinidinartiger Wirkung sowie verstärkte Bindung von Antidepressiva an Plasmaproteine durch Alkalisierung)
  - Ggf. Amiodaron (Cordarex)

20.6.8 Halluzinogene

Allgemeines

- Halluzinogene Substanzen:
  - **Synthetische Halluzinogene:**
    - LSD (Lysergsäurediäthylamid aus Mutterkornpilz),
    - Phencyclidin (PCP, sog. „angel dust") – in Deutschland selten
    - Ketamin (nicht kompetitiver NMDA Rezeptor Antagonist), aktuell stark zunehmend

– **Natürliche Halluzinogene:**
  – Mescalin (aus dem mexikanischen Kaktus Peyote: Lophophora williamsii)
  – Halluzinogene Rauschpilze (Psilocybe-Arten): Psilocin, Prodrug Psilocybin in sog. „Magic Mushrooms"
- Wirkprofil: serotoninerg aufgrund der Strukturähnlichkeit mit Serotonin (Bindung an Serotoninrezeptoren: 5-HT$_2$ und 5-HT$_{1A}$); nach der Kortiko-Striato-Thalamo-Kortikal-Theorie kommt es zur Entkopplung des thalamischen Filters mit Reizüberflutung und ausgeprägten Sinnestäuschungen, sog. alternativer Bewusstseinszustand

Klinik

- Sinnestäuschende Wirkung: ausgeprägte Illusionen (Verzerrungen) und/oder Halluzinationen, man spricht von sog. psychodelischen Zuständen (euphorisch-tranceartiger Zustand, „psychedelic trip"), ggf. „bad trip oder horror trip" mit Panikattacken, Psychosen und Depressionen
  Gefürchtet sind die sog. *„flashbacks"*, bei denen bis zu 1 Jahr nach LSD-Einnahme erneut Halluzinationen auftreten oder es zu einer dauerhaften Psychose kommt
- Somatisch: Tachykardie, Hypertonie, Hypersalivation, Schwindel, Parästhesien, Tremor, Muskelschwäche, optische und auditive Wahrnehmungsstörungen, Nystagmus

Maßnahmen

- ABCDE Approach: Aufrechterhaltung und Stabilisierung der Vitalfunktionen
- Oxygenierung sicherstellen, ggf. Intubation und Beatmung
- Bei Angstzuständen und Agitiertheit („bad trips" oder „Horror Trips"):
  – Schaffen einer möglichst reizarmen Umgebung
  – Versuch der verbalen Beruhigung („talking down")
  – Benzodiazepine (z. B. Midazolam) oder Neuroleptika (z. B. Haloperidol)

20.7 Designerdrogen

20.7.1 Amphetamine

Allgemein

- Die chemische Struktur der β-Phenylalkylamine ähnelt dem Ethanolamingrundgerüst der Katecholamine, daher sympathomimetische Wirkung mit dem Wirkprofil: Primär „Upper" mit zusätzlicher halluzinogener Wirkung
- Methylphenidat zur Behandlung von ADHS gehört ebenfalls zu dieser Gruppe
- Amphetamin Akne (alle Amphetamine-auch Methylphenidat)
- Nystagmus und Bruxismus können bei allen Amphetaminen und -derivaten auftreten

Amphetamin
- Szenenname: Speed, Pep, Pulver, Hard Pep, Schnelles, Amphe
- Günstigstes Amphetamin auf dem Straßenmarkt
- meist oral oder geschnupft, Wirkung nach 30 min, HWZ ca. 10 h

Methamphetamin
- Szenename: Crystal Meth, Crystal, Meth, Ice
- Als Pervitin 1938 in Deutschland auf den Markt gekommen und bereits 1942 unter BTM gestellt.
- Stärkere ZNS-Gängigkeit, höhere Potenz und längere Wirkdauer als klassisches Amphethamin
- Meist geschnupft, in Deutschland seltener geraucht, orale oder parenterale Einnahme
- Rascher körperlicher Verfall bei regelmäßiger Nutzung (hohes Suchtpotenzial)
- Paranoid psychotisches Erleben und Auslösen von Psychosen
- MACM (Methamphetamin associated cardiomyopathy)
- Wirkdauer bis > 24 h möglich.

20.7.2 Amphetaminderivate

- MDMA (3,4-Methylendioxy-N-methylamphetamin) Szenename: Ecstasy (XTC), Molly (USA), Mandy (UK), Emma oder Name der Prägung der Tablette (z. B. Blue Punisher, Mitsubishi)/MDE Szenename Eve/weitere: MDA und PMA
- Weite Verbreitung als „recreational drug" in **allen** Szenen und Schichten.
- Wirkprofil: Upper, euphorisierende, entaktogene (*Emotionen werden stärker wahrgenommen*) und empathogene (*Gefühl Teil einer Einheit mit anderen Menschen zu sein*) Wirkung aber auch Halluzinogen
- Einnahme: oral, Wirkdauer mind. 4–6 h teils bis über 24 h

Klinik
- Zentralnervös: Agitation, Delir, Halluzinationen, Krampfanfälle, Mydriasis
- Paranoid psychotisches Erleben und Auslösen von Psychosen
- Kardiovaskulär: Hypertension mit hypertensiven Entgleisungen, Tachykardie, ACS
- Weitere: Hyperthermie, Hyponatriämie, Rhabdomyolyse, Leber- und Nierenversagen, DIC
- Ectasy-induzierte Hyponatriämie, Krampfanfälle
- Massive Exsikkosen durch vermindertes Durstgefühl
- Serotoninsyndrom bei Mischkonsum
- DIC (disseminierte intravasale Gerinnung)
- Auftreten maligner Hyperthermie ist beschrieben

20.7.3 Cathinone und „Badesalze"

Cathinone ist eine natürlich vorkommende psychoaktive Substanz, die in der Khat-Pflanze (Catha edulis) vorkommt. Natürliches Khat in Form der gekauten Blätter spielt praktisch keine Rolle.
- Synthetische Cathinone haben stimulierende Eigenschaften und wirkt ähnlich wie Amphetamin.
- Cathinone erhöht die Ausschüttung von Dopamin und Noradrenalin im Gehirn, was den symphatomimetischen Effekt mit Euphorie erklärt.
- In UK wurden Cathinone in bis zu 45 % der MDMA Pillen gefunden, in 19 % war primär ein Cathinon die aktive Substanz.
- Mephedrone (4-Methylmethcathinon/4-MMC)/Metahedrone (3-Methylmethcathinone/3MMC).
- Szenename: Bubbles, M-CAT, Meow Mephe, Meph, Magic, Cat Piss (*„so soll es riechen"*)

Klinik
- Zentralnervös: Agitation, Delir, Halluzinationen, Krampfanfälle, Mydriasis
- Paranoid psychotisches Erleben und Auslösen von Psychosen
- Kardiovaskulär: Hypertension mit hypertensiven Entgleisungen, Tachykardie, ACS
- Weitere: Hyperthermie, Hyponatriämie, Rhabdomyolyse, Leber- und Nierenversagen, DIC
  - Zentralnervös: entaktogen (Verstärkung der inneren Empfindung und Wahrnehmung), Euphorie, Enthemmung, empathogen (mitfühlen, d. h. gemeinsam mit anderen eine emotionale Einheit bilden), Psychosen (Halluzinationen), Epilepsie, Koma, Serotoninsyndrom
  - Kardiovaskulär: Tachykardie/Arrhythmien, Hypertonie, pektanginöse Beschwerden bis Myokardinfarkt (sympathikomimetisches Syndrom), Amphetamin-induziertes Kammerflimmern (Abnahme des transienten K^+-Auswärtsstroms/I_{to}) sowie Kardiomyopathie
  - Pulmonal: Hyperventilation
  - Wasser-/Elektrolythaushalt: *Hyperthermie* (Hyperpyrexie), Schwitzen, fehlendes Durstgefühl, Exsikkose, Hyponatriämie durch ADH-Mangel und Wasserverlust, Muskelkrämpfe, intravasale Koagulopathie (DIC), Rhabdomyolyse mit Gefahr des akuten Nierenversagens
- Augen: Mydriasis, Nystagmus

Maßnahmen Amphetamine, -derivate und Cathinone
- **ABCDE Approach:** Aufrechterhaltung und Stabilisierung der Vitalfunktionen
- **Oxygenierung** sicherstellen, ggf. Intubation und Beatmung
  - *GCS unter 8 bedeutet nicht automatisch Intubationspflicht*
- Fremdanamnese, Pillenreste oder Substanzen asservieren (Eigenschutz!)
  - Über Safer Use oder Websites wie: ▶ https://de.know-drugs.ch/drugchecking können nach aktuellen Hinweisen verfügbaren Substanzen recherchiert werden (z. B. Verunreinigungen oder stark erhöhte Konzentrationen) Cave: Es

handelt sich bei den geprägten Pillen nicht immer um die gleiche Charge oder gar den gleichen Hersteller!
- Aktivkohle innerhalb der ersten Stunden bei großen Mengen erwägen (Suizidversuch)
- **Volumenstatus erheben** – **Volumensubstitution** und ggf. **Katecholamine** bei Schocksymptomatik
- **Benzodiazepine**: bei Krampfanfällen oder Agitation, evtl. Neuroleptika
- **Körpertemperatur, Elektrolyte und Blutzucker-Monitoring**
- **Körperliche Untersuchung nach Begleitverletzungen**
- **Hypertension**: α-Blocker (Urapidil) und/oder β-Blocker (Metoprolol) bei ausgeprägter Hypertonie
- **Nitrate**: bei pektanginösen Beschwerden und hypertonen Kreislaufverhältnissen
- **Tachykardie**: Falls nötig, β-Blocker
- **Hyperthermie**: physikalische Kühlung, intravaskuläre Kühlkatheter, bei Verdacht auf maligne Hyperthermie – Dantrolen
- Maßnahmen bei **maligner Hyperthermie** (Tachykardie, Hyperkapnie, Hyperthermie > 38,8°C):
  - Volumensubstitution (Vollelektrolytlösungen)
  - Kühlung
  - Ggf. Dantrolen (Dantrolen) i. v., wenn trotz hinreichender Sedierung und erster Maßnahmen wie Entkleiden die Temperatur nicht fällt: initial 2,5 mg/kg KG i. v., danach Dauerinfusion über 24 h (10–30 mg/kg KG Gesamtdosis über 24 h)
- **Serotoninsyndrom** (Fieber, neuromuskuläre und psychiatrische Symptome): Volumen, Kühlung, ggf. Sedierung
- **Hyponatriämie**: Volumenstatus? Trinkmengenrestriktion, symptomatisch: NaCl 3 % Bolus.
- Monitoring von Elektrolyten, Blutzuckerspiegel, Leber- und Nierenwerten, Gerinnung.
- Überwachung bis zur Symptomfreiheit, teils über 24 h.

20.7.4 Oxybate

Allgemeines
- Leitsubstanz γ-Hydroxybuttersäure (GHB) und Analoga wie γ-Butyrolacton (GBL) und 1,4-Butandiol (1,4-BD):
  Szenename: Liquid-Ecstasy, Liquid X, K.o.-Tropfen, Soap, Scoop, Easy Lay, Salty Water
- Herkunft: teilweise verdünnter Felgenreiniger
- Einnahme: perorale Aufnahme (Pulver, Tropfen)
- Wirkprofile: Downer, Enthemmend – Neuromodulation im GABA-System, Beeinflussung des cholinergen und serotoninergen Systems
- Anwendung:
  - Oft im ChemSex eingesetzte Substanz
- Wechselwirkung: Wirkverstärkung in Kombination mit Ethanol, schwer vorhersehbar!

– CAVE: Date Rape Drug. Endogene Substanz, daher nur etwa 12 h im Urin nachweisbar bei v. a Sexualdelikt sofortige Information an Kriminalpolizei zur Gewinnung von toxikologischen Proben.

Klinik
- Allgemeinsymptome: Kopfschmerzen, Nausea, Sprachstörungen
- Kardial: Bradykardie, AV-Blockierungen, Hypotonie
- Zentralnervös: entaktogen, Euphorie, Anxiolyse, Krämpfe, Atemdepression, Myoklonien, Somnolenz bis Koma
- Date Rape: Oftmals unpassende Klinik zu Befunden, z. B. erklärt Ethanolspiegel Bewusstlosigkeit nicht, Tox Screen negativ. Hellhörig werden!

Therapie
- **Allgemeinmaßnahmen**
- **ABCDE Approach:** Aufrechterhaltung und Stabilisierung der Vitalfunktionen
- **Oxygenierung** sicherstellen, ggf. Intubation und Beatmung
- GCS unter 8 bedeutet nicht automatisch Intubationspflicht
- Fremdanamnese, ggf. Urin für spätere toxikologische Analyse asservieren

- **Spezifische Maßnahmen bei GHB-Intoxikation**
- Atropin/ggf. Schrittmacher: bei bradykarder Herz-Kreislauf-Situation
- Benzodiazepine: bei Krampfanfällen
- Kein Effekt auf Flumazenil oder Naloxon

20.7.5 Soft-drugs

Allgemeines
- Substanzen: Haschisch (Dope), Marihuana (Gras) und Cannabis (Cannabis sativa, indischer Hanf, Hauptwirkstoff: δ–9-Tetrahydrocannabinol inhibiert die Adenylatzyklase)
- Anwendung: rauchen (kiffen, blowen), essen („space-cake", „edibles"), trinken

Klinik
- Anticholinerge und delirante Syndrome: Tachykardie, Reizhusten, abdominelle Krämpfe, vermehrter Tränenfluss, evtl. Nachrausch („flash back") Flashbacks anticholinerges Syndrom
- Psychisch: Psychosen/Halluzinationen (optisch, akustisch), Stimmungsaufhellung, Fresskick
- Auge: *rotes Auge* (intensivierte Konjunktivaldurchblutung)
- Cannabis-Hyperemesis-Syndrom: Zyklische Übelkeit/Erbrechen, teils mit heftigen Bauchschmerzen, Besserung durch warmes Duschen/Baden

Therapie
- **ABCDE Approach:** Aufrechterhaltung und Stabilisierung der Vitalfunktionen
- **Oxygenierung** sicherstellen
- Bei Angstzuständen und Agitiertheit

Intoxikationen

- Schaffen einer möglichst reizarmen Umgebung
- Versuch der verbalen Beruhigung („talking down")
- Benzodiazepine (z. B. Midazolam) oder Neuroleptika (z. B. Haloperidol)
- Cannabis-Hyperemesis-Syndrom: Cannabisabstinenz, Haloperidol oder Droperidol (klassische Antiemetika typischerweise ineffektiv)

20.8 Kohlenmonoxidintoxikation

20.8.1 Allgemeines

- Kohlenmonoxid (CO): farb-, geruch-, geschmackloses und explosives Gas geringer Dichte
- Entstehung: bei unvollständiger Verbrennung organischer Materialien, insbesondere bei Bränden in geschlossenen Räumen (Schwelbrände und Explosionen), oder Suizidversuch mit Auspuffgasen. Bei insuffizienter Lüftung von Shisha Bars kann es durch Verglühen von Shisha-Kohle zur Akkumulation von Kohlenmonoxid (CO) kommen.
- CO zeigt im Gegensatz zu O_2 eine ca. 200- bis 300-fach höhere Affinität zu Hämoglobin.
- Bedingt durch diese hohe Bindungsaffinität von CO zum Hämoglobin können bereits geringe Atemluftkonzentrationen von weniger als 0,5 Vol.-% CO letal enden.
- Die Zunahme der CO-Hb (Carboxyhämoglobin)-Konzentration am Gesamthämoglobingehalt führt zu einer Abnahme der O_2-Transportkapazität (DO_2).
- CO-Hb Blutspiegel bei Nichtrauchern < 1 %, bei Rauchern 5–10 %
- Folgen: Linksverschiebung der O_2-Dissoziationskurve mit erschwerter O_2-Abgabe ans Gewebe (erhöhte O_2-Affinität an Hämoglobin, sog. Bohr-Effekt), Zunahme der zerebralen Perfusion mit Gefahr des Hirnödems (CO als Vasodilatator) und Hemmung der inneren Atmung (CO führt zur Blockade der oxidativen Phosphorylierung)

20.8.2 Klinik/Diagnostik

(◘ Tab. 20.5)

Bestimmung des CO-Hb-Spiegels (Carboxyhämoglobin-Konzentration, venös)

- Zwischen CO-Hb-Spiegel und der Abschätzung des klinischen Verlaufs und der Prognose gibt es keine verlässliche Beziehung.
- Erhöhte CO-Hb-Spiegel vergrößern jedoch das Risiko neurologischer Spätschäden („delayed neurological sequelae").

Tab. 20.5 Klinik der CO-Intoxikation nach dem CO-Hb-Gehalt

CO-Hb-Anteil [%]	Klinik
0–5 (Raucher: bis maximal 15)	Normbereich (beim Abbau von Hämgruppen)
15–20	Kopfschmerzen, Unruhe, Schwindel, rosige bis hellkirschrote Haut, Desorientierung, Ohrensausen, Nausea
21–40	Apathie, Nausea, Tachykardie, Tachypnoe, Visusverschlechterung (Augenflimmern)
41–60	Somnolenz bis Koma, Krämpfe, Schock
> 60	Letale CO-Intoxikation

Bestimmung der fraktionellen O_2-Sättigung

- Spezielle Pulsoxymeter können jedoch zwischen oxygeniertem und CO-Hb unterscheiden, sodass ein Screening möglich ist, die Werte sind jedoch nur sehr grob orientierend verwertbar
- Cave: Alte Geräte können falsch hohe SO_2-Werte ($SO_{2(part)}$) in der Pulsoxymetrie (Messung mit 2 Wellenlängen).
- O_2-Sättigung
    - Fraktionelle SO_2: $SO_{2(frak)} = HbO_2/(Hb_d + HbO_2 + Met\text{-}Hb + CO\text{-}Hb + Sulf\text{-}Hb)$
    - Partielle (funktionelle) SO_2: $SO_{2(part)} = HbO_2/(Hb_d + HbO_2)$
    - Abkürzungen: HbO_2 oder oxygeniertes Hb, Hb_d oder desoxygeniertes Hb, Met-Hb oder Methämoglobin, CO-Hb oder Carboxyhämoglobin, Sulf-Hb oder Sulfhämoglobin

20.8.3 Therapie

- **ABCDE Approach:** Aufrechterhaltung und Stabilisierung der Vitalfunktionen
- O_2 als Antidot:
    - O_2-Maske: > 15 l O_2/min (F_iO_2 ohne Reservoir bis 0,7 und mit Reservoir bis 0,9)
    - Nicht-invasive Beatmung, ggf. invasive Beatmung mit F_iO_2 von 1,0
    - Dauer der O_2-/Beatmungstherapie: bis CO-Hb-Anteil < 15 %
- CO-Hb-Bestimmung (venös) wenn möglich vor Sauerstoffgabe (Initialwertbestimmung)
- Eliminationsdauer von CO:
    - in Frischluft: 230–320 min
    - bei Inhalation von 100 %igem Sauerstoff: 50–100 min
    - bei hyperbarer Sauerstofftherapie bis 25 min (100 % O_2 bei 3 bar)

▶ Die Anhebung des p_aO_2 durch 100 %ige O_2-Gabe führt nach dem Massenwirkungsgesetz zur Abnahme der Halbwertszeit von Carboxyhämoglobin von 4,5 h auf 1 h. Die CO-Dissoziation von Gewebeenzymen (u. a. Cytochrom P 450) erfolgt wesentlich langsamer. Die CO-Entsättigung im Gewebe erfolgt daher erst nach 48–72 h.
- Evtl. **HBO** (hyperbare Oxygenierung, Überdruckkammer)
- Bei den Anzeichen einer schweren Kohlenmonoxidvergiftung (u. a. fortgesetzte Bewusstseinsstörungen, metabolische Azidose, respiratorische Insuffizienz und/oder kardiale Ischämie) sowie bei Schwangerschaft sollte im Erwachsenenalter eine hyperbare Sauerstofftherapie durchgeführt werden (siehe auch entsprechende nationale Leitlinie).
  - Verkürzung der Halbwertszeit von CO-Hb von 4,5 h auf 20–30 min
  - Indikationsstellung unabhängig vom CO-Hb-Spiegel
  - Druckkammerverzeichnis/direkte Ansprechpartner unter: ▶ https://www.gtuem.org/

20.9 Kohlendioxid

20.9.1 Allgemeines

- Kohlendioxid (CO_2): farb-, geruch- und geschmackslos, schwerer als Luft
- Entstehung: im Rahmen von vollständigen Verbrennungen und Gärungsprozessen (Weinkeller, Futtersilo, Sickergruben)
- Vermehrte Anreicherung von CO_2 → „CO_2-See" (CO_2-Narkose)
- Respiratorische Insuffizienz: Hypoxie mit Hyperkapnie
- Ausbildung einer initialen respiratorischen und späteren metabolischen Azidose
- Bewusstlosigkeit (Hirnödem) bis Apnoe

20.9.2 Klinik

- Zentral: Agitiertheit, Kopfschmerzen, Krämpfe, Ohrensausen, Bewusstseinsstörungen
- Gastrointestinal: Nausea
- Augen: Mydriasis, Sehstörungen
- Kardiopulmonal: Tachykardie, Hyper- bis Hypotonie, Cheyne-Stokes-Atmung
- CO_2-Konzentrationen > 20 % wirken letal

20.9.3 Therapie

- **ABCDE Approach:** Aufrechterhaltung und Stabilisierung der Vitalfunktionen
- **Oxygenierung** sicherstellen, ggf. Intubation und Beatmung/**O_2 als Antidot!**
- Bei Krampfneigung: Sedierung mittels Benzodiazepinen

20.10 Reizgase

20.10.1 Allgemeines

- Vorkommen: chemische Industrie, Galvanisierungsbetriebe, Brand-/Autoabgase, Reinigungsmittel (z. B. Chlorgas in Toilettenreiniger)
- Unterscheidung der Reizgase nach dem Hydrophilie-Grad:
    - Soforttyp (hydrophile Reizstoffe): Ammoniak, Formaldehyd, Chlorgas
    - Intermediärer Typ (Reizstoffe mit mittlerer Wasserlöslichkeit): Chlor, Brom, Schwefeldioxid
    - Latenz- bzw. Spättyp (lipophile Reizstoffe): NO_2, Phosgen, Ozon
- Direkte Schädigung des respiratorischen Epithels (Schleimhautirritation bis toxische Pneumopathie) und von Lungenkapillaren (Permeabilitätserhöhung, Entstehung eines Lungenödems, hämorrhagische Exsudation)
- Auslösung eines bronchokonstriktorischen Reflexes durch Stimulierung von Irritantrezeptoren des respiratorischen Epithels
- Exsudative Inflammationsreaktion im Bereich der oberen Atemwege (hydrophile Reizstoffe), der Bronchien und Bronchiolen (Reizstoffe mit mittlerer Wasserlöslichkeit) oder der Bronchioli terminales plus Alveolen (lipophile Reizstoffe) führen zu ödematösen Veränderungen
- Einige Reizgase verbinden sich mit Wasser zu Säuren oder Basen, z. B. aus Chlor und Wasser entsteht die ätzende Salzsäure
- Bildung von Met-Hämoglobin (Met-Hb) und/oder Carboxyhämoglobin (CO-Hb)

20.10.2 Klinik

- Bei Soforttyp-Gasen rasche Symptome: Reizhusten, Rachenreizung, Nausea, Kopfschmerzen, retrosternale Schmerzen, Bronchospasmus, toxisches Lungenödem innerhalb von Stunden
- Bei Latenztyp ggf. keinerlei initiale Symptome und nach Latenzphase, als „symptomfreies Intervall" bis zu 36 h: Schock, Dyspnoe, Fieber, toxisches Lungenödem (blutig-schaumig), Larynxödem

20.10.3 Therapie

- Aufrechterhaltung und Stabilisierung der Vitalfunktionen
- Lagerung: Oberkörperhochlagerung
- Oxygenierung: 6–10 l O_2/min über Maske, ggf. Intubation und Beatmung
- **Glukokortikoide**: nur inhalativ, wie z. B. Beclometason-dipropionat (Junik oder Ventolair)

Intoxikationen

> **Cave**
> Zu beachten bei Glukokortikoiden:
> - Keine Gabe von Glukokortikoiden bei gleichzeitig ausgedehnten Verbrennungen (Sepsisgefahr).
> - Inhalative Glukokortikoide sind *nur* zur Prophylaxe und *nicht* als Therapeutikum eines reizgasinduzierten Lungenödems wirksam.

- Bei Bronchospasmus: inhalative β_2-Sympathomimetika, wie Fenoterol (Berotec), oder parenteral Reproterol (Bronchospasmin)

20.11 Lösemittel

20.11.1 Allgemeines

- Lösemittel sind überwiegend Haushaltsgifte: Fußboden- oder Teppichreiniger (z. B. Alkohole), Möbelpolituren (z. B. Hexan, Benzin, Xylol, Toluol), Fettlöser, Fleckenwasser, aliphatische Kohlenwasserstoffe (z. B. Benzin, Heizöl), aromatische Kohlenwasserstoffe (z. B. Benzol), halogenierte Kohlenwasserstoffe, Farbverdünner, Einatmen von Dämpfen an Tankstellen
- Aufnahme: peroral, transkutan oder inhalativ
- Zentralnervös: Schädigung zentraler und peripherer Neurone
- Atemwege: Schleimhautschädigung bis hämorrhagische Pneumonitis
- Nephro-/hepatotoxisch: toxische Hepatitis und Nierenschädigung (Urämie)
- Kardial: Sensibilisierung des Myokards gegenüber Katecholaminen (Arrhythmien)

20.11.2 Klinik

- Zentralnervös: Kopfschmerzen, *Rauschzustände*, Schock, Bewusstseinsstörungen
- Kardiopulmonal: Palpitationen, Dyspnoe, Husten, Aspiration

20.11.3 Therapie

- **ABCDE Approach:** Aufrechterhaltung und Stabilisierung der Vitalfunktionen
- **Oxygenierung** sicherstellen, ggf. Intubation und Beatmung
- Kein Erbrechen auslösen
- Keine Magenspülung

20.11.4 Besonderheiten: Methanolintoxikation

- Toxische Methylalkohol-Metaboliten: Formaldehyd und Ameisensäure
- Metabolisierung von Methanol über Alkoholdehydrogenase (ADH) zu Formaldehyd und schließlich über Aldehyddehydrogenase in Ameisensäure

- Gefahr der metabolischen Azidose mit großer Anionenlücke (Ameisensäure) und der Erblindung (Retinaödem)
- Latenzzeit der Symptome: 6–24 h
- Maßnahmen:
  - Unterdrückung der Biotransformation von Methanol durch kompetitive Hemmung der Alkoholdehydrogenase (ADH) durch Ethanol (Alkoholkonzentrat 95 %): Ethanol bewirkt eine *Sättigung der ADH*, angestrebter Blutalkoholspiegel von 1–2 Promille
  - Gabe von Fomepizol (Antizol) insbesondere bei Kindern: Fomepizol bewirkt eine *Hemmung der ADH*, initial 15 mg/kg KG (langsam über 30 min), danach 10 mg/kg KG über 12 h i. v.
  - Natriumbikarbonat zum Azidoseausgleich
  - Bei schwerer Intoxikation: Hämodialyse

Differenzialdiagnose: metabolische Azidose mit großer Anionenlücke „KUSMAAL"
- Ketoazidose
- Urämie
- Salicylatintoxikation
- Methanolintoxikation
- Aethylenglykolintoxikation (da z. T. immer noch als Frostschutzmittel im Gebrauch)
- Alkohol (Methanol)
- Laktatazidose

20.12 Schaumbildner

20.12.1 Allgemeines

- Detergenzien: Wasch-, Spül- und Pflegemittel
- Tenside werden nicht absorbiert, sondern führen zur Schaumbildung
- Gefahr der Schaumaspiration
- Gastrointestinale Symptomatik durch ätzende Bestandteile

20.12.2 Klinik

- Gastrointestinal: Nausea, Emesis, abdominelle Krampfneigung, Diarrhö
- Pulmonal: Atelektasenentwicklung bei Aspiration, toxisches Lungenödem

20.12.3 Therapie

- **ABCDE Approach:** Aufrechterhaltung und Stabilisierung der Vitalfunktionen
- **Oxygenierung** sicherstellen a. e über Nasenbrille, ggf. Intubation und Beatmung
- „Entschäumer" (Simethicon, Sab-Simplex, 20–30 ml), d. h. Oberflächenspannung sinkt, weniger Schaumbildung. Kein Auslösen von Erbrechen

20.13 Säuren- und Laugenverätzungen

20.13.1 Allgemeines

- Häufig im Kindesalter, bei Erwachsenen selten (versehentlich oder suizidal)
- **Säuren:**
  - Ameisensäure (Methansäure, HCOOH), Essigsäure (Ethansäure, CH_3COOH), Schwefelsäure (H_2SO_4), Salzsäure (HCl)
  - Koagulationsnekrose (Proteindenaturierung), oberflächliche Verätzungen, Ätzschorf mit Schutz vor Tiefenwirkung, meist keine Perforation
- **Laugen:**
  - Salmiakgeist (NH_3Cl), Kalilauge (KOH), Natronlauge (NaOH)
  - Kolliquationsnekrose unter Bildung von Alkalialbuminaten, Tiefenwirkung mit Perforationsgefahr
- Typische Auslöser: Rohr- oder Abflussreiniger

20.13.2 Klinik

- Schmerzen im Oropharyngeal- bis Abdominalbereich
- Pharyngolaryngeal: sichtbare Ätzspuren, Larynx-/Glottisödem, Heiserkeit, Stridor, Dysphagie
- Kardiopulmonal: Schock, Arrhythmien bis Asystolie, Hypersalivation, Lungenödem bis ARDS
- Gastrointestinal: akutes Abdomen, Nausea, Emesis, Hämatemesis
- Akutes Leber- und Nierenversagen
- Metabolisch: metabolische Azidose bei Säuren und metabolische Alkalose bei Laugen, Hämolyse, Gerinnungsstörungen
- Bei Perforation: Mediastinitis, Pleuritis, Peritonitis

20.13.3 Therapie

- **ABCDE Approach:** Aufrechterhaltung und Stabilisierung der Vitalfunktionen
- **Oxygenierung** sicherstellen, ggf. Intubation und Beatmung, A-Problem durch Larynxödem antizipieren!
- Analgosedierung
- „Wasser"-Spüleffekt → innere „Abspültherapie":

- Erwachsene: maximal 300 ml Wasser trinken lassen
- Kinder: 10 ml/kg KG Wasser trinken lassen
- „Wasser"-Spüleffekt → äußere „Abspültherapie":
  - Kontaminierte Kleidung entfernen (Eigenschutz beachten) und anschließend Hautspülung
  - Spülwasser nicht über die gesunde Haut abfließen lassen
  - Ggf. Wundabdeckung (Metalline)

❗ Cave
100 %ige Schwefelsäure hat keine Ätzwirkung, solange kein Wasser in der Nähe ist, daher zuerst abtupfen und dann spülen (Säurewirkung entsteht erst durch Dissoziation in Wasser).

- Die Gabe von Glukokortikoiden zur Prophylaxe von narbigen Strikturen ist umstritten, jedoch für Grad IIb-Verätzungen empfohlen.

❗ Cave
Keine Neutralisationsversuche, keine Induktion von Erbrechen, keine Aktivkohle, keine Magensonde und Magenspülung (Perforationsgefahr) bei Säuren- und Laugenverätzungen.

- Ggf. Endoskopie und/oder operative Intervention

Besonderheit: Flusssäureverätzung (Fluorwasserstoffsäure)
- Vorkommen: zum Ätzen von Glas und Metallen, chemische Reinigung, Schädlingsbekämpfung, Lösemittel
- Wirkung:
  - Rasche Hautpenetration durch hohe Lipophilie, bei geringer Konzentration (etwa < 20 %) jedoch erst mit teils um Stunden verzögerter lokaler Schmerzsymptomatik und fehlender Verätzung der oberen Hautschicht
  - Inhalation von Dämpfen und Nekrosenbildung
  - Ausbreiten „fressen" („die Säure sucht nach Kalzium", bis sie schließlich eine Sättigung erfährt, mit Kalzium im Gewebe entsteht die unlösliche, ätzende Kalziumfluoridsäure)
  - Systemische Effekte (Schock, hepato-, nephro-, kardiotoxisch)
- Klinik: Verätzungen von Weichteilen und/oder Atemwegen (toxisches Lungenödem), Elektrolytentgleisungen (Hypokalzämie, Hypomagnesiämie und Hyperkaliämie mit metabolischer Azidose) mit der Gefahr maligner Arrhythmien, welche z. T. erst Stunden nach der Exposition auftreten
- Maßnahmen:
  - Eigenschutz
  - Kontaminierte Kleidung entfernen
  - Extremitäten mit Wasser oder idealerweise Ca^{2+}-haltiger Flüssigkeit waschen
  - Unbedingt Rücksprache mit Giftinformationszentrale für Expertenempfehlung
  - Lokale Anwendung von Kalziumglukonat-Kompressen oder Kalziumglukonat-Gel

Intoxikationen

- ggf. lokale Injektion oder intraarteriell (1 g Kalzium pro g systemischem verfügbarem Fluorid) von Ca-Glukonat
- Bei schwerer Vergiftung Gabe von Calciumglukonat 10 % intravenös bzw. Calciumchlorid per ZVK, um systemische Hypokalzämie zu verhindern, additiv auch Gabe von Magnesium, dies scheint jedoch eine untergeordnete Rolle zu spielen
- Frühzeitige Nekrosenabtragung und engmaschige Elektrolytkontrollen

▶ $CaCl_2$ enthält im Vergleich zu Ca-Glukonat die 3-fache Menge an elementarem Kalzium:
- $CaCl_2$ 10 ml, 10 %: enthält 6,8 mmol Ca^{2+}
- Ca-Glukonat 10 ml, 10 %: enthält 2,22 mmol Ca^{2+}

20.14 Medikamentenintoxikation

▶ 70 % der schweren Vergiftungen gehen auf Überdosierungen (suizidal, unabsichtlich) von Medikamenten zurück.

20.14.1 Benzodiazepine

Allgemeines
- Große therapeutische Breite und relativ geringe Toxizität (Ceiling-Phänomen) bei Monointoxikation; Kupferschmidt et al. 2005), jedoch häufig *Mischintoxikation* (z. B. Tabletteneinnahme mit Alkohol)
- Benzodiazepine: kurzwirkend (1–5 h): Lorazepam (Tavor), Alprazolam (Tafil/ USA: Xanax), Midazolam (Dormicum); mittellangwirkend (5–12 h): Oxazepam (Adumbran), Flunitrazepam (Rohypnol, seit 2011 BtMG); langwirkend (> 12 h): Clonazepam (Rivotril), Dikalium-Clorazepat (Tranxilium), Lorazepam (Tavor), Diazepam (Valium)
- Kumulationsgefahr durch die Entstehung aktiver Metabolite, z. B. Oxazepam als aktiver Metabolit von Diazepam
- Ceiling-Phänomen: Sättigungseffekt, d. h. eine Dosissteigerung führt nicht zur Wirkungszunahme; bei Barbituraten dagegen gibt es kein Ceiling-Phänomen (lineare Dosis-Wirkungs-Beziehung)
- Häufigste Arzneimittelintoxikation in suizidaler Absicht

Klinik
- Zentralnervös: Bewusstseinsstörungen bis Koma, Hypo-/Areflexie, Ataxie, Nystagmus, Muskelschwäche
- Kardiopulmonal: Bradykardie, Hypotonie, respiratorische Insuffizienz (Atemdepression)
- Gastrointestinal: Nausea, Emesis

Therapie

- **ABCDE Approach:** Aufrechterhaltung und Stabilisierung der Vitalfunktionen
- **Oxygenierung** sicherstellen, ggf. Intubation und Beatmung
- Primäre Giftelimination: Aktivkohle
- Titrationsantagonisierung: Flumazenil (Anexate)
  - Spezifischer, kompetitiver Benzodiazepinantagonist, 1,4-Imidazobenzodiazepin
  - Verdrängung von Benzodiazepinen aus der Rezeptorbindung
  - Besitzt keine intrinsische Aktivität (agonistisch), hohe Affinität
  - Hauptmetabolit: Fumazenilsäure
  - Plasmahalbwertszeit: 1–2 h
  - Kurze Wirkungsdauer: 3 mg ~45 min
  - Bei Mischintoxikationen, z. B. mit Antidepressiva oder Neuroleptika, keine Benzodiazepin-Antagonisierung mit Flumazenil wegen der Gefahr einer Induktion von zerebralen Krampfanfällen
  - Flumazenil hebt die Schutzwirkung von Benzodiazepinen auf und senkt somit die Krampfschwelle
  - Flumazenil selbst induziert keine Epilepsien!

> **Dosierung**
>
> **Flumazenil (Anexate)**
> - Erwachsene: initial 0,2 mg i. v., dann Repetition 0,1 mg i. v. alle 60 s
> - Gesamtdosis: 1–3 mg i. v.
> - ggf. i. v.-Perfusor: 0,1–0,4 mg/h

20.14.2 Tri- und tetrazyklische Antidepressiva/Neuroleptika

Allgemeines

- Häufig zusammen mit Benzodiazepinen und Alkohol als Mischintoxikation im Rahmen suizidaler Absichten
- Wirkprofil: Monoamin-Reuptake-Hemmung, anticholinerger (kompetitive Hemmung von m-Acetylcholin-Rezeptoren) sowie membranstabilisierender Effekt (chinidinartig)
- Geringe therapeutische Breite

Klinik

- **Tri- und tetrazyklische Antidepressiva**
  - Anticholinerges Syndrom (heiß, rot und trocken): Mundtrockenheit, Mydriasis, Harnverhalt, Darmatonie/Obstipation, Hyperthermie, Tachykardie, gerötete und trockene Haut, Halluzinationen, Desorientiertheit, Delir, Koma
  - Zentralnervös: Enthemmung, Vigilanzminderung und Atemstörung, Koma, Krampfanfälle, ggf. extrapyramidales Syndrom (Dyskinesien, Zungen-/Schlundkrämpfe, Torticollis, Schmatzen)
  - Kardiovaskulär: QRS-Verbreitung durch Na^+-Ionenkanalblockade bis hin zu Arrhythmien, erworbenes Long-QT-Syndrom bis Kammerflimmern, Hypotension
  - Pulmonal: ggf. ARDS

Intoxikationen

- **Neuroleptika**
  - Extrapyramidales Syndrom: Dyskinesien, Krämpfe der Zungen-, Schlund-Gesichtsmuskulatur, Athetose (wurmartige Bewegungen), Torticollis, Schmatzen
  - Bewusstseinsstörungen: Apathie bis Koma
  - Zentralnervös: Krampfanfälle, ggf. malignes neuroleptisches Syndrom (hohes Fieber, Rigor, Stupor)
  - Kardiovaskulär: QRS-Verbreitung durch Na^+-Ionenkanalblockade bis hin zu Arrhythmien möglich, Tachykardie, Hypotonie, erworbenes Long-QT-Syndrom

Therapie
- **Allgemeinmaßnahmen**
- **ABCDE Approach:** Aufrechterhaltung und Stabilisierung der Vitalfunktionen
- **Oxygenierung** sicherstellen, ggf. Intubation und Beatmung
- Primäre Detoxikation: Gabe von Aktivkohle, ggf. Magenspülung (da verzögerte Magenentleerung unter Antidepressiva/Neuroleptika), Gastroskopische Bergung

- **Spezifische Maßnahmen**
- **Benzodiazepine** (z. B. Diazepam, Midazolam i. v.): bei Krampfanfällen
- **$NaHCO_3$ 8,4 %** (1–2 mmol/kg KG i. v.): bei Arrhythmien (Mechanismus: Na^+-Loading mit antichinidinartiger Wirkung sowie verstärkte Bindung von Antidepressiva an Plasmaproteine durch Alkalisierung)
- Volumensubstitution und ggf. Katecholamine: bei Hypotonie
- **Physostigmin** (Anticholium, 0,5 mg Boli bis max. 2 mg langsam i. v.) als zentraler Cholinesterasehemmer unter EKG-Monitoring (Bradykardie bis Asystolie): nur bei ausgeprägtem zentralem anticholinergem Syndrom erwägen, sonst ist Physostigmin bei psychopharmakainduzierten anticholinergen Symptomen kontraindiziert
- **Biperiden** (Akineton, 0,04 mg/kg KG i. v.): bei extrapyramidalem Syndrom bzw. hyperkinetisch-dyskinetisches Syndrom
- **Dantrolen** (Dantrolen, 2,5 mg/kg KG i. v.): bei malignem neuroleptischem Syndrom

20.14.3 Paracetamol/Acetaminophen

Allgemeines
- Die aufgenommene Menge an Paracetamol korreliert mit der Mortalität.
- Nach Aufnahme von Paracetamol wird die Substanz zu 5 % renal eliminiert und zu 95 % hepatisch metabolisiert (> 90 % Konjugation über direkte bzw. primäre Sulfatierung oder Glukuronidierung).
- NAPQI-Bildung: Paracetamol wird durch das zentrolobulär lokalisierte Cytochrom-P-450-Enzymsystem (CYP2E1, CYP1A2, CYP3A4) zu dem hochreaktiven N-Acetyl-p-Benzochinonimin (NAPQI) oxidiert und anschließend in

einer zweiten Reaktion an Glutathion gebunden bzw. konjugiert, welches nun renal ausgeschieden werden kann.
- Im Falle der Intoxikation kommt es zur Überlastung der Abbauwege, sodass die Bindungskapazität des Glutathions überschritten wird.
- Hepato- und Nephrotoxizität: Die Bindung des toxischen Paracetamol-Metaboliten NAPQI an Leberzellproteine kann zu Leberzellnekrosen mit Folgen des akuten Leberversagens und ggf. zum Nierenversagen durch Tubulusnekrosen führen.
- Normalerweise werden die Paracetamol-Metabolite durch Glutathion unter Bindung ungiftiger Cystein-/Merkaptat-Konjugate ausreichend abgefangen.
- Glutathion, ein biologisches Antioxidanz und Tripeptid aus Glutamat, Glycin und Cystein, schützt in seiner reduzierten Form die SH- bzw. Thiol-Gruppen von Proteinen vor Oxidation bzw. reaktiven O_2-Spezies (ROS).
- Therapeutisch kann durch die Gabe von SH-Donatoren (Thiole), welche die Bildung von Glutathion fördern (N-Acetylcystein), der erschöpfte Glutathionspeicher wieder aufgefüllt werden.

Klinik
- Initialphase (0–24 h): ggf. Nausea
- Latenzphase (1–3 Tage)
- Manifestationsphase (nach 3 Tagen)
    - Gastrointestinal: Oberbauchbeschwerden (Koliken), Nausea, Emesis
    - Renal: Oligurie (Zeichen der Nierenschädigung, tubuläre Nekrose)
    - Kardiovaskulär: Arrhythmien
    - Dermal: Erythem, Schweißausbrüche
    - Hepatisch: Ikterus, Blutung (DIC), Coma hepaticum

Diagnostik
- Anamnese/Fremdanamnese
- Labordiagnostik:
    - Kontrolle von Gerinnungsparameter, Transaminasen, Bilirubin, Blutzucker, Elektrolyte, Kreatinin, Amylase
    - BGA: metabolische Azidose

> Der ALAT (GPT)-Wert gilt als wichtigster „Leitparameter" bei Paracetamolintoxikation.

- Paracetamolspiegel-Bestimmung (Serum): 4–24 h nach Ingestion
    - Prognoseabschätzung/Therapieentscheidung: **Rumack-Matthew** oder **Done-Nomogramm** (Abb. 20.2)
    - Paracetamolspiegel: < 120 µg/ml nach 4 h → Hepatotoxizität unwahrscheinlich
    - Paracetamolspiegel: > 150–200 µg/ml nach 4 h → Therapieeinleitung
    - Paracetamolspiegel: aussagekräftig bei akuter, einmaliger Paracetamoleinnahme und Abnahme 4–24 h nach Ingestion
- Notfalllabor: inklusive Transaminasen, Bilirubin, Kreatinin, Gerinnungsfaktoren
- BGA: pH-Wert, Laktat

Intoxikationen

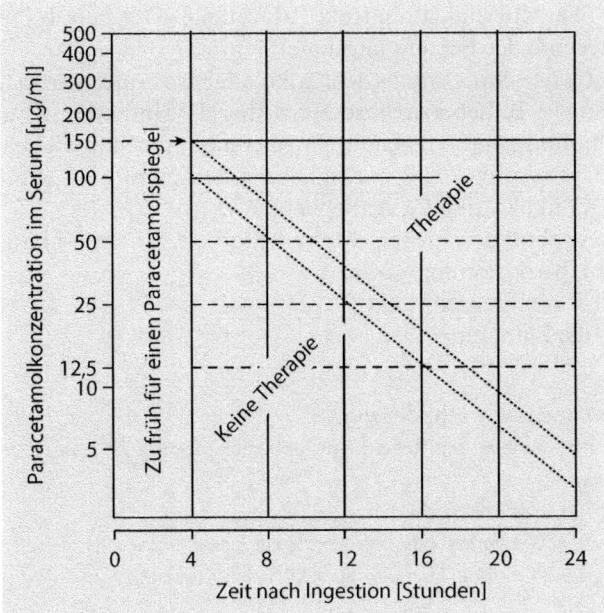

Abb. 20.2 Done-Nomogramm bei akuter Paracetamol-Ingestion

Differenzialdiagnosen des akuten Leberversagens
- Intoxikationen: Paracetamol, Knollenblätterpilz (Amanita)
- Virushepatitiden: Hepatitis A, B, C, (B+) D, E, CMV, HSV, EBV
- Immunologisch: Autoimmunhepatitis
- Metabolisch: M. Wilson, α_1-Antitrypsinmangel
- Schwangerschaftsassoziiert: Schwangerschaftsfettleber, HELLP-Syndrom
- Vaskulär: Budd-Chiari-Syndrom, Ischämie/Schock, „veno-occlusive disease"

Therapie
- **Allgemeinmaßnahmen**
- **ABCDE Approach:** Aufrechterhaltung und Stabilisierung der Vitalfunktionen
- **Oxygenierung** sicherstellen, ggf. Intubation und Beatmung
- Primäre Detoxifikation: Aktivkohlegabe innerhalb der ersten zwei Stunden, bei großer Menge (ab etwa 30 g) auch bis 4 h nach Einnahme

- **Spezifische Maßnahmen**
- N-Acetylcystein (ACC, Fluimucil)
- **Praxistipp: „in dubio pro N-Acetylcystein"**
- Therapiebedürftigkeit meist gegeben bei Paracetamol-Dosen > 150 mg/kg KG
- Bei einmaliger Einnahme und Erhalt Paracetamol-Spiegel < 8 h nach Einnahme kann jedoch zunächst der Spiegel abgewartet werden und bei Spiegel unterhalb der Behandlungslinie muss in der Regel keine ACC-Therapie eingeleitet werden

- Ausnahme (Therapieeinleitung trotz Paracetamol-Dosen < 150 mg/kg KG bzw. Spiegel unterhalb der Behandlungslinie):
  - Risikopatienten mit chronischem Alkoholabusus oder vorbestehender Leberschädigung (z. B. Leberzirrhose, Hepatitis, HIV-Infektion).
  - Vorbehandlung mit Arzneimitteln, die das arzneimittelabbauende Enzymsystem (Cytochrom P450) in der Leber induzieren (z. B. Rifampicin, Phenobarbital, Glukokortikoide, Antiepileptika).
  - Früh-/Neugeborene, Fieber, Malnutrition, Z. n. Halothan-Narkose, protrahierte Überdosierung > 24 h
  - Unklarer Einnahmezeitpunkt
  - Mehrzeitige Einnahme

Paracetamol und Leberschädigung
- < 150 mg/kg KG: in der Regel keine Leberschädigung zu erwarten, in der Regel keine Therapie
- > 150 mg/kg KG: Leberschädigung möglich
- > 250 mg/kg KG: wahrscheinlich lebertoxisch
- > 350 mg/kg KG: ohne Therapie zu > 90 % lebertoxisch

🛈 Dosierung
Behandlungsschemata mit N-Acetylcystein (NAC)
- **Prescott**-Schema:
  - Initial 150 mg/kg KG in 200 ml G5 % (über 15 min) i. v.
  - Dann: 50 mg/kg KG in 500 ml G5 % (über 4 h) i. v.
  - Dann: 100 mg/kg KG in G5 % (über 16 h) i. v.
  - Gesamtdosis 300 mg/kg KG über eine Gesamtdauer von 20 h
- **Smilkstein**-Schema:
  - Initial 140 mg/kg KG in 200 ml G5 % (über 15 min) i. v.
  - Dann: 70 mg/kg KG in 100 ml G5 % alle 4 h (über 15 min, Repetition: 12-mal) i. v.
  - Gesamtdosis 980 mg/kg KG über eine Gesamtdauer von 48 h
- **Rumack**-Schema:
  - Initial 140 mg/kg KG in Fruchtsaft, p. o.
  - Dann: 70 mg/kg KG in Fruchtsaft alle 4 h (Repetition: 17-mal) p. o.
  - Gesamtdosis 1330 mg/kg KG über eine Gesamtdauer von 68 h
- **Two-Bag**-Schema:
  - 1. Bag: 200 mg NAC/kg KG über 4 h. Die erste Phase mit 150 mg NAC/kg KG über 1 h und die zweite Phase mit 50 mg/kg KG über 4h werden zusammengenommen.
  - 2. Bag: 100 mg NAC/kg KG über 16 h.

- Ggf. extrakorporale Leberunterstützungsverfahren (*Bridging*-Therapie)
  - Bioartifizielle Systeme: z. B. ELAD („extracorporeal liver assist device")
  - Zellfreie Systeme: z. B. Prometheus oder MARS („molecular adsorbens recirculation system")
- Ggf. **Lebertransplantation**: Abschätzung einer erforderlichen Lebertransplantation nach den

Intoxikationen

King's-College-Kriterien
- Paracetamolintoxikation und pH< 7,3 *oder* Laktat (arteriell) > 3,5 mmol/l *oder* alle folgenden Kriterien: Prothrombinzeit > 100 s (INR > 6,5), Kreatinin > 3,4 mg/dl, Enzephalopathie Grad III oder IV
- Andere Ursachen und Prothrombinzeit > 100 s (INR> 6,5) *oder* 3 der 5 folgenden Kriterien: Alter < 10 oder > 40 Jahre, Non-A-non-B-Hepatitis oder durch Medikamente induziert, Auftreten des Ikterus > 7 Tage vor der Enzephalopathie, Bilirubin > 17,4 mg/dl, Prothrombinzeit > 50 s
- Abschätzung einer erforderlichen Lebertransplantation nach den **Clichy-Kriterien**: Hepatische Enzephalopathie Grad III/IV und Faktor V < 20 % (Lebensalter < 30 Jahre) *oder* Faktor V < 30 % (Lebensalter > 30 Jahre)
- Abschätzung einer erforderlichen Lebertransplantation nach dem **MELD-Score** („model of end-stage liver disease"): ▶ https://optn.transplant.hrsa.gov/resources/allocation-calculators/meld-calculator/

20.14.4 Betablocker

Allgemeines
- Bei schweren Intoxikationen steht der negativ inotrope Effekt meist im Vordergrund.
- Blockade des β-Adrenorezeptors: kompetitive Hemmung von $β_1$-Rezeptoren (negativ ino-, chrono-, und dromotroper Effekt) und $β_2$-Rezeptoren (Kontraktion glatter Muskelzellen, Inhibition der pankreatischen Insulinfreisetzung und der muskulären Glykogenolyse)
- Klinische Auswirkungen der $β_1$-Blockade: Inotropie-Abnahme (kardiogener Schock), Bradykardie, Überleitungsstörungen; $β_2$-Blockade: Bronchospasmus, Vasokonstriktion, Hypoglykämie

Klinik
- Symptomatik oft erst nach einer Latenzzeit von 8–10 h auftretend
- Kardiovaskulär: Bradykardie, Arrhythmien, Hypotonie, *kardiogener Schock*
- Pulmonal: Bronchospasmus
- Zentralnervös: Krampfanfälle, Atemlähmung, Bewusstseinstrübung bis Koma
- Metabolisch: evtl. Hypoglykämie, Hyperkaliämie, metabolische Azidose
- Gastrointestinal: Nausea

Therapie
- **ABCDE Approach:** Aufrechterhaltung und Stabilisierung der Vitalfunktionen
- **Oxygenierung** sicherstellen, ggf. Intubation und Beatmung
- Primäre Detoxifikation: Gabe von Aktivkohle
- Hochdosis-Insulin-Euglykämie-Therapie: 1 IE/kgKG Insulin als Bolus mit 0,5 g–1 g/kg Glucose-Bolus, dann 1 IE/kgKG Insulin als Perfusor mit circa 0,5 g/kgKG/h Glucose und Anpassung der Insulindosis nach Wirkung auf bis zu 10 IE/kgKG und Anpassung Glucose (sowie häufig auch Kalium) nach Bedarf unter engmaschigen BGA-Kontrollen
- **Katecholamine** oder **Glukagon**: bei Hypotonie
    - Katecholamine: Adrenalin, Noradrenalin

- Glukagon (GlucaGen): Nach Bindung am Glukagonrezeptor kommt es zu einer β-adrenergunabhängigen cAMP-Bildung mit Zunahme von Ino- und Chronotropie
- **Atropin**, ggf. passagerer Schrittmacher: bei hämodynamisch relevanter Bradykardie
- Benzodiazepine: bei zerebralen Krampfanfällen
- Einsatz von $β_2$-Mimetika: bei Bronchospasmus
- Glukosesubstitution: bei Hypoglykämie
- **Lipidemulsion als Rescue-Therapie**
  - Ziel: Umverteilung der lipidlöslichen β-Blocker
  - initial 20 %: 1,5 ml/kg KG als Bolus i. v., ggf. wiederholen
  - danach Infusion: 0,25 mg/kg KG über 30 min i. v.

20.15 Methämoglobinbildner

20.15.1 Allgemeines

- Intoxikation mit Folge der „inneren Erstickung".
- Oxidative Umwandlung des zweiwertigen (Fe^{2+}) in dreiwertiges (Fe^{3+}) Eisen im Hämoglobinmolekül durch Chlorate, Perchlorate, Nitrate, Nitrite, Stickoxide, Anilinderivate, Sulfonamide, Primaquin, Phenacetin oder Dapson,
- Nitrate werden auch als „Recreational drug" in Form von sog. „Poppers" konsumiert (Oft im ChemSex Kontext, Mischkonsum wahrscheinlich!)
- Lokalanästhetika wie Lidocain, Prilocain und Benzocain können Methämoglobinämien auslösen.
- Aromatische Amino- und Nitroverbindungen reagieren indirekt über ihre Metabolite mit dem Hämoglobinmolekül und wandeln dieses in braunes Ferrihämoglobin (Methämoglobin, Met-Hb, Hämiglobin) um, welches zur O_2-Bindung nicht mehr in der Lage ist (◘ Tab. 20.6).
- Störungen der O_2-Bindung und des Transports resultieren in einer Linksverschiebung der O_2-Dissoziationskurve.

◘ Tab. 20.6 Klinik nach dem Met-Hb-Gehalt

Met-Hb-Anteil [%]	Klinik
< 10	Asymptomatisch
10–20	Kopfschmerzen, Tachykardie, Dyspnoe, schiefergraue Hautfarbe bis Zyanose (Methämoglobinzyanose)
20–35	Bewusstseinsstörungen, Zyanose, Paresen
35–60	Somnolenz bis Koma, Bradykardie, Ateminsuffizienz, Epilepsie, Azidose
> 60	Letale Folgen möglich

Intoxikationen

- Bei Chloraten, die direkt mit dem Hämoglobin reagieren, besteht aufgrund einer Hämolyse und Nierenschädigung die Gefahr der Hyperkaliämie bzw. maligner Arrhythmien.

20.15.2 Klinik

(◘ Tab. 20.6)

20.15.3 Therapie

- **ABCDE Approach:** Aufrechterhaltung und Stabilisierung der Vitalfunktionen
- **Oxygenierung** sicherstellen, ggf. Intubation und Beatmung
- Mögliche Komplikationen dieser Therapien sind Rebound–Methämoglobinämien und durch einen erblichen Glukose–6–Phosphat–Mangel ausgelöste hämolytische Anämie.
- Ggf. **Hämodialyse** bei höheren Dosen

20.16 Entzugssyndrome

Das Problem auf Intensivstation besteht darin, dass zum einen eine vorbestehende Abhängigkeitsproblematik oft nicht bekannt ist (keine Anamnese, schwierige Fremdanamnese etc.) und zum anderen eine Polytoxikomanie das klinische Bild oft erschweren kann (◘ Tab. 20.7, und 20.8).

◘ Tab. 20.7 Diagnostik/Differenzialdiagnostik bei Verdacht auf Entzugssyndrom/Delir

Störung	Diagnostik
Infektion	Differenzialblutbild, Entzündungsparameter (CRP, BB, PCT), Blutkulturen, Fokussuche: z. B. Sonografie des Abdomens, Röntgen- Thorax
Metabolische Störungen	Elektrolytwerte, Blutzuckerwert, Retentionswerte und Leberwerte, Nachweis von Porphyrinen (24-h-Urin), Schilddrüsenwerte, Ammoniakspiegel
Hämatologische Störungen	Differenzialblutbild, Blutausstriche, Vitaminstatus (Vitamin B_{12}, Folsäure)
Kardiovaskuläre Störungen	EKG, Blutdruck, Echokardiografie, Röntgen-Thorax
Zentrale Störungen	CCT, Funktionsuntersuchungen (EEG, EPs), Liquordiagnostik, neurologisches Konsil
Intoxikation	Medikamentenspiegel, Fremd-/Berufsanamnese, Urindiagnostik (Drogenscreening), Blutentnahme (Aufbewahrung in Kühlschrank, ggf. Versendung in Rechtsmedizin und/oder pharmakologisches Labor)

Tab. 20.8 Ausgewählte Entzugssyndrome

Substanz	Klinik	Maßnahmen
Alkohol	Unruhe, Desorientierung, Halluzinationen, Tremor, Schlaflosigkeit, Hyperkinesie, Fieber, Schwitzen, Tachykardie, Hypotonie bis Hypertonie (Delirium tremens), gastrointestinal (Nausea, Diarrhö), Mydriasis, ggf. Krampfanfall, Pankreatitis, Leberversagen	Prophylaxe (Prädelir): – Benzodiazepine – Ggf. Ethanolsubstitution (15–150 mg/kg KG/h) – Vitamin B_1 (400 mg/Tag) – Psychiatriekonsil Therapie des Delir: – Ausgleich des Wasser- und Elektrolythaushalts – Benzodiazepine (z. B. Lorazepam auf Schiene) – Clonidin (Dämpfung der vegetativen Symptomatik): Perfusor mit 8 Amp. je 150 µg auf 50 ml NaCl 0,9 %, 24 µg/ml – Haloperidol (Cave: Senkung der Krampfschwelle und Long-QT-Syndrom): 3–4 × 5 mg/Tag – Carbamazepin (zur Anfallsprophylaxe): 200–400 mg/Tag – Clomethiazol (Cave: Hypersekretion, starkes Suchtpotenzial und Atemdepression): 6 Kpsl. in ersten 2 h, dann 2 Kpsl. alle 4 h (maximal 24 Kpsl. pro Tag, Dauer: maximal 14 Tage) – Vitamin B_1 (Prophylaxe der Wernicke-Enzephalopathie): 100 mg/Tag – Ggf. Physiostigmin bei Koma – Ggf. Acamprosat und/oder Disulfiram – Kontraindiziert: Ethanol und GHB (Somsanit)
Opioide	Opioidhunger („craving"), Ängstlichkeit, Schlaflosigkeit, Fieber, Schwitzen, Tränenfluss, Rhinorrhoe, Glieder-/Muskelschmerzen, Tachykardie, Hypertonie, gastrointestinal (Nausea, Diarrhö), Psychosen, ggf. Koma	– Clonidin – Benzodiazepine – Doxepin (bis 600 mg/Tag) – Ggf. Methadon (psychiatrisches Konsil)
Benzodiazepine	Unruhe, Schwitzen, Tremor, Glieder-/Muskelschmerzen, ggf. Psychosen	– Benzodiazepine (nicht abrupt absetzen, da sonst zerebrale Krampfanfälle provoziert werden können, sondern stufenweise) – Psychiatrisches Konsil
Stimulanzien: Kokain, Amphetamine, Ecstasy	Kokain: kein typisches Entzugssyndrom, evtl. schwere Depression (Suizidgefahr) bis Myokardinfarkt Amphetamine: Müdigkeit bis Schlaflosigkeit, Heißhunger, Schmerzen, Depression (Suizidgefahr) Ecstasy: Depression, Unruhe, Ängste, Schlaflosigkeit, Tremor, Tachykardie, Hypertonie, Nausea, Schwitzen, ggf. Halluzinationen, Hyponatriämie, Hirnödem	– Benzodiazepine – Ggf. zusätzlich Neuroleptikum – Psychiatrisches Konsil

20.17 Telefonverzeichnisse/Adressen der Giftinformationszentren in Deutschland

(◘ Tab. 20.9)

◘ **Tab. 20.9** Giftinformationszentren Deutschland (► https://www.klinitox.de/gift-info-zentren)

Stadt	Telefon-/Fax-nummern	Adresse
Berlin	Tel: 030–19240	Campus Benjamin Franklin, Haus VIII (Wirtschaftsgebäude) Hindenburgdamm 30 12203 Berlin ► http://giftnotruf.charite.de
Bonn	Tel: 0228–19240	Informationszentrale gegen Vergiftungen, Zentrum für Kinderheilkunde, Universitätsklinikum Bonn/B30.3/B30.4 Venusberg-Campus 1 53127 Bonn ► www.gizbonn.de
Erfurt	Tel.: 0361–730 730	Gemeinsames Giftinformationszentrum der Länder Mecklenburg-Vorpommern, Sachsen, Sachsen-Anhalt und Thüringen c/o HELIOS Klinikum Erfurt Nordhäuser Straße 74 99089 Erfurt ► www.ggiz-erfurt.de
Freiburg	Tel.: 0761–19240	Vergiftungs-Informations-Zentrale Freiburg, Zentrum für Kinder- und Jugendmedizin Universitätsklinikum Freiburg Breisacher Straße 86 b 79110 Freiburg ► www.giftberatung.de
Göttingen	Tel.: 0551 19240	Giftinformationszentrum Nord der Länder Bremen, Hamburg, Niedersachsen und Schleswig-Holstein (GIZ-Nord) Universitätsmedizin Göttingen – Georg-August-Universität Göttingen Robert-Koch-Straße 40 37075 Göttingen ► www.giz-nord.de

(Fortsetzung)

Tab 20.9 (Fortsetzung)

Stadt	Telefon-/Fax-nummern	Adresse
Mainz	Tel: 06131–19240	Giftinformationszentrum Mainz - Giftinformationszentrum der Länder Rheinland-Pfalz, Hessen und Saarland Klinische Toxikologie Universitätsmedizin der Johannes Gutenberg-Universität Mainz Langenbeckstr. 1 55131 Mainz ▶ www.giftinfo.de
München	Tel.: 089–19240	Abteilung für Klinische Toxikologie und Giftnotruf München Klinikum rechts der Isar Technischen Universität München Ismaninger Str. 22 81675 München ▶ www.toxinfo.med.tum.de

Literatur

AACT/EAPCCT (2004) Position paper: Cathartics. J Toxicol Clin Toxicol 42(3):243–253

American Academy of Clinical Toxicology (1999) European Association of Poisons Centres and Clinical Toxicologists Position statement and practice guidelines on the use of multi-dose activated charcoal in the treatment of acute poisoning. J Toxicol Clin Toxicol 37(6):731–751

Benson BE, Hoppu K, Troutman WG et al (2013) Position paper update: gastric lavage for gastrointestinal decontamination. Clin Toxicol 51:140–146

Chyka PA, Seger D, Krenzelok EP, Vale JA (2005) Position paper: Single-dose activated charcoal. Clin Toxicol 43(2):61–87

ddxof (2021) Toxidromes. Differential diagnosis of, April 3. https://ddxof.com/toxidromes/. Zugegriffen am 24.09.2024

De Groot R, Van Zoelen GA, Leenders MEC, Van Riel AJHP, De Vries I, De Lange DW (2021) Is secondary chemical exposure of hospital personnel of clinical importance? Clin Toxicol 59(4):269–278. https://doi.org/10.1080/15563650.2020.1860216

Desel H, Hentschel H, Stürer A (2017) Vergiftungen in Deutschland. Bundesgesundheitsbl 2017(60):625–631

Deters M, Hentschel H, Prasa D (2023) Giftelimination (primär und sekundär). In: Lehnert H, Märker-Hermann E, Marx N, Meyhöfer SM (Hrsg) DGIM Innere Medizin. Springer Reference Medizin. Springer, Berlin/Heidelberg

Deutsche Gesellschaft für Anästhesiologie und Intensivmedizin e.V. (DGAI) S1- Leitlinie (AWMF-Registernummer 001-044) Prävention & Therapie der systemischen Lokalanästhetika-Intoxikation (LAST). Zugegriffen am 24.09.2024

Deutsche Interdisziplinäre Vereinigung für Intensiv- und Notfallmedizin (DIVI e.V.). S2k-Leitlinie Diagnostik und Therapie der Kohlenmonoxidvergiftung. http://www.awmf.org/leitlinien/detail/ll/040-012.html. Zugegriffen am 24.09.2024

Eyer F (2023) Antidote. In: Lehnert H, Märker-Hermann E, Marx N, Meyhöfer SM (Hrsg) DGIM Innere Medizin. Springer Reference Medizin. Springer, Berlin/Heidelberg

Freund Y, Viglino D, Cachanado M et al (2023) Effect of Noninvasive Airway Management of Comatose Patients With Acute Poisoning. JAMA 330(23):2267–2274. https://doi.org/10.1001/jama.2023.24391

Fürst S, Habscheid W (1993) Acute poisoning in patients of a medical intensive care unit. Dtsch Med Wochenschr 11 118(23):849–853

Höjer J, Troutman WG, Hoppu K et al (2013) Position paper update: ipecac syrup for gastrointestinal decontamination. Clin Toxicol 51(3):134–139

Kupferschmidt H, Meier-Abt PJ, Scholer A, Rentsch KM (2005) Intoxikationen mit Arzneimitteln. In: Grundlagen der Arzneimitteltherapie, 16. Aufl. Schweiz. Gesellschaft für Klinische Pharmakologie und Toxikologie (Hrsg) Documed AG, Basel, S 164–176

Mann K, Hoch E, Batra A et al (o.J.) Guideline-oriented treatment of alcohol-related disorders. Nervenarzt 87(1):13–25

Michels G, Brokmann J (2007) Intoxikationen. In: Brokmann J, Rossaint R (Hrsg) Repetitorium Notfallmedizin. Springer, Berlin/Heidelberg/New York

Müller D, Desel H (2013) Common causes of poisoning – etiology, diagnosis and treatment. Dtsch Ärztebl Int 110(41):690–700

Pascoe MJ, Radley S, Simmons HTD, Measham F (2022) The Cathinone Hydra: Increased Cathinone and caffeine adulteration in the English MDMA market after Brexit and COVID-19 lockdowns. Drug Sci, Polic Law 8:20503245221099210. https://doi.org/10.1177/20503245221099209

Proudfoot AT, Krenzelok EP, Vale JA (2004) Position paper on Urine Alkalinization. Clin Toxicol 42(1):1–26

Thanacoody R, Caravati EM, Troutman B et al (2015) Position paper update: whole bowel irrigation for gastrointestinal decontamination of overdose patients. Clin Toxicol 53(1):5–12

Weidhase L, Hentschel H, Mende L et al (2014) Acute poisoning in adults. Internist 55(3):281–294

Zellner T, Prasa D, Färber E, Hoffmann-Walbeck P, Genser D, Eyer F (2019) Applikation von Aktivkohle bei Vergiftungen. Dtsch Ärztebl 116(18):311–318

Schnittstellen in der Intensivmedizin

Inhaltsverzeichnis

Kapitel 21 Neurologische Intensivmedizin – 811
Wolf-Dirk Niesen

Kapitel 22 Intensivmedizin bei Schwangeren – 857
C. Münzner, M. Kunze und D. Staudacher

Kapitel 23 Logopädie und Intensivmedizin – 875
Sabine Riedel

Kapitel 24 Physiotherapie in der Intensivmedizin – 891
Kathrin Stöver, Sabine Wilke, Manuel Grote und Susanne Schwarzkopf

Kapitel 25 Intensivtransport – 907
Ralf Blomeyer und Guido Michels

Kapitel 26 Rehabilitation und Intensivmedizin – 917
Jutta Szodrak und Guido Michels

Kapitel 27 Organprotektive Therapie von Patient*innen mit irreversiblem Hirnfunktionsausfall – 925
Esther Tautz

Kapitel 28 Palliativmedizin und Ethik in der Intensivmedizin – 937
H. Christof Müller-Busch

Kapitel 29 Qualitätsmanagement in der Intensivmedizin – 953
Guido Michels

Neurologische Intensivmedizin

Wolf-Dirk Niesen

Inhaltsverzeichnis

21.1 Differenzialdiagnose der akuten Bewusstseinsstörung – 813
21.1.1 Definition und Graduierung – 813
21.1.2 Differenzialdiagnosen der akuten nicht-traumatischen Bewusstseinsstörung – 814
21.1.3 Akutdiagnostik und -versorgung – 814

21.2 Intensivpflichtige und raumfordernde ischämische Schlaganfälle – 816
21.2.1 Definition und Pathophysiologie ischämischer Schlaganfall – 817
21.2.2 Akutdiagnostik – 817
21.2.3 Akute rekanalisierende Therapie – 817
21.2.4 Intensivpflichtigkeit – 819
21.2.5 Postinterventionelle Intensivtherapie – 819
21.2.6 Raumfordernder, maligner Mediainfarkt – 821
21.2.7 Raumfordernder Kleinhirninfarkt – 823

21.3 Intrazerebrale Blutung (ICB) – 824
21.3.1 Epidemiologie – 824
21.3.2 Ätiologie – 825

21.4 Status epilepticus – 829
21.4.1 Definition – 829
21.4.2 Epidemiologie – 830
21.4.3 Ätiologie des Status epilepticus – 830

© Der/die Autor(en), exklusiv lizenziert an Springer-Verlag GmbH, DE, ein Teil von Springer Nature 2026
T. Wengenmayer et al. (Hrsg.), *Repetitorium Internistische Intensivmedizin*,
https://doi.org/10.1007/978-3-662-71761-5_21

21.5 Bakterielle Meningitis/Meningoenzephalitis – 833
21.5.1 Epidemiologie – 834
21.5.2 Klinik – 834
21.5.3 Diagnostik- und Therapie-Algorithmus – 835
21.5.4 Diagnostik – 835
21.5.5 Therapie – 837
21.5.6 Besonderheiten Meningokokken-Meningitis – 839

21.6 ICU-Acquired Weakness (ICUAW) – 840
21.6.1 Epidemiologie – 840
21.6.2 Pathophysiologie – 840
21.6.3 Klinische Präsentation – 841
21.6.4 Klinische Diagnostik – 842
21.6.5 Apparative Diagnostik – 842
21.6.6 Therapie/Prävention – 842
21.6.7 Prognostische Bedeutung – 843

21.7 Therapie des erhöhten intrakraniellen Druckes (ICP) – 843
21.7.1 Pathophysiologie des erhöhten ICP – 843
21.7.2 Klinische Zeichen des erhöhten ICP – 843
21.7.3 Diagnostik und Monitoring – 845
21.7.4 Therapie – 846

21.8 Diagnostik des endgültigen und irreversiblen Ausfalls der Gesamtfunktion von Großhirn, Kleinhirn und Hirnstamm (IHA-Diagnostik) (5. Fortschreibung Richtlinie) – 848
21.8.1 Grundlage – 848
21.8.2 Definition – 848
21.8.3 Pathophysiologie – 848
21.8.4 Voraussetzungen – 848

Literatur – 854

Neurologische Intensivmedizin

21.1 Differenzialdiagnose der akuten Bewusstseinsstörung

- Ca. 5–9 % aller Akutvorstellungen in der Notaufnahme erfolgen aufgrund einer akuten Bewusstseinsstörung
- Ursächlich ist ein breites Spektrum verschiedener Pathologien – bei schwerer Bewusstseinsstörung sind in bis zu 30 % mehrere begründende Pathologien vorhanden

21.1.1 Definition und Graduierung

Akute Bewusstseinsstörungen werden unterschieden in
- quantitative Bewusstseinsstörungen = Störung des Bewusstseinsniveaus (= Minderung der Vigilanz)
  - international skaliert mit der Glasgow Coma Scale, die 3 Items mit Punkten bewertet (Augenöffnung, beste verbale Response, beste motorische Response); diese graduiert die Ausprägung der Vigilanzminderung, erlaubt jedoch keine lokalisatorische oder ätiologische Zuordnung (◘ Tab. 21.1).
- Merke: bei akuter Bewusstseinsstörung reicht zur klinischen Differenzialdiagnose und Beschreibung die GCS nicht aus, sie muss durch Befunderhebung (Okulo-, Pupillomotorik, motorische Auffälligkeiten und Schutzreflexe) sowie Meningismusprüfung ergänzt werden!
- qualitative Bewusstseinsstörungen = Störung des Bewusstseinsinhaltes
  - Bewusstseinstrübung (Verwirrtheit des Denkens und Handelns, Desorientierung, Halluzinationen, Angst, ggfs. vegetative Begleitphänomene, Störung Tag-Nacht-Rhythmik)
  - Bewusstseinseinengung
  - Bewusstseinsverschiebung (auch Bewusstseinserweiterung)
  - Merke: quantitative und qualitative Bewusstseinsstörungen können parallel, aber auch unabhängig voneinander vorliegen

◘ Tab. 21.1 Glasgow Coma Scale

Quantitativer Bewusstseinsgrad	Glasgow Coma Scale
Wachheit (durchgehende Ansprechbarkeit, regelrechte Aufmerksamkeit)	GCS 14–15
Somnolenz (reduzierte Aufmerksamkeit, bei fehlendem verbalen Stimulus Wegdämmern)	GCS 12–13
Sopor (nur kurze Aufmerksamkeit und Kontakt durch deutlichen taktilen Stimulus zu erzielen)	GCS 9–11
Koma Grad I (auch auf starke Reize nicht weckbar, gezielte/ungezielte Abwehr)	GCS 6–8
Koma Grad II (auf Schmerzreiz Streck- und Beugesynergismen)	GCS 4–5
Koma Grad II (keine Reaktion auf Schmerzreiz)	GCS 3

21.1.2 Differenzialdiagnosen der akuten nicht-traumatischen Bewusstseinsstörung

- Breites Spektrum an Störungen kann ursächlich sein – häufig mehrere Pathologien vorliegend, sodass abgewogen werden muss, welche Pathologie führt
- häufigste Differenzialdiagnosen vgl. ◘ Tab. 21.2

21.1.3 Akutdiagnostik und -versorgung

> **Merke**
> Schwer vigilanzgeminderte Patienten sollten via Schockraum aufgenommen werden!

◘ Tab. 21.2 Häufigste Differenzialdiagnosen der akuten nicht-traumatischen Bewusstseinsstörung

Ursache und Häufigkeit	Erkrankungen/Störungen

Primär neurologisch 45–50 %	Akut vaskulär
	  Basilaristhrombose
	  Intrazerebrale Blutung
	  Subarachnoidalblutung
	  Sinusthrombose
	  Infratentorielle Prozesse (Hirnstamminfarkt, -blutung, raumfordernde/-r Kleinhirninfarkt, -blutung)
	Epileptogen/Status epilepticus
	Meningitis/Enzephalitis
	Subdurale, epidurale Hämatome
	Hypophysenapoplexie
	akute intrakranielle Drucksteigerung

Systemisch, metabolisch, infektiologisch bis 20 %	Elektrolytstörungen endokrine Enzephalopathien v. a. hypo- und hyperglykäm urämisch hepatisch hypo-, hyperthyreot Hypoxie, Hyperkapnie Sepsis Vitamin-B1-Mangel (Wernicke-Enzephalopathie) bei älteren Patienten oft auch Exsikkose
Intoxikationen 10–20 %	Alkohol führend, Opiate andere Intoxikationen
Kardiovaskulär 5–10 %	Kardiogener Schock (akutes Koronarsyndrom, Lungenembolie, Aortendissektion) Synkope Herz-Kreislaufstillstand
Psychiatrisch 5–10 %	Psychogenes Koma, psychogene Anfälle
Sonstige	Medikamentenüberdosierung, -nebenwirkungen, zentrales anticholinerges Syndrom, Serotonin-Syndrom, malignes neuroleptisches Syndrom

Neurologische Intensivmedizin

- Schockraum-Management ermöglicht strukturierte, standardisierte Bearbeitung
- Regelmäßiges Team-Timeout zur Reevaluation
- Algorithmus der Akutversorgung (◘ Abb. 21.1)

Nach orientierendem **Vitalitäts**-Check – kurze strukturierte Übergabe nach A-B-C-D-E-F
Klärung anamnestischer **Details (zeitliche Dynamik, initiale und folgende Präsentation, Begleitphänomene)** mit Notarzt für Differentialdiagnostik

---

Fokussierte körperliche Untersuchung	Initiale Zusatzdiagnostik

• Erhebung von Vitalparametern
• Glasgow Coma Score
• Neurologische Untersuchung:
  ○ Pupillo-Okulomotorik, Kopf-Blick-Wendung, Kornealreflex, Oculocephaler-Reflex, Schreckreaktion,
  ○ Meningismusprüfung
  ○ Motorik (spontan, auf Schmerzreiz) – **Suche nach** Lateralisation
  ○ Subtile **Zeichen** epileptogenen Genese (horizontaler Nystagmus beim Komatösen, motorische Entäußerungen, Zungenbiss lateraler Zungenrand)
• Internistische Untersuchung
  ○ Auskultation **Herz, Lunge,** orientierende abdominelle Untersuchung
  ○ Inspektion **Haut (z.B. H.a. Endokarditis)**
• Bodycheck mit Frage nach Trauma
	• Blutgasanalyse inklusive Laktat
	• Vitalparameter-Monitoring
	• Notfalllabor:
	  ○ Glukose
	  ○ Elektrolyte
	  ○ Leberwerte
	  ○ Nierenretentionswerte
	  ○ Herzenzyme, Troponin
	  ○ CRP
	  ○ Blutbild
	  ○ Osmolalität
	  ○ Gerinnung
	  ○ Schilddrüsenwerte
	  ○ Ggfs. Kortisol
	  ○ Ggfs. Blutkulturen
	• Ggfs FAST-Ultraschall
	• 12-Kanal-EKG im Verlauf

Zerebrale Notfall-Bildgebung
bei quantitativer **und** qualitativer ist eine notfällige CCT, CT-Angiographie und ggfs. CT-Perfusion zur Abklärung akut behandlungsbedürftiger zerebraler und zerebrovaskulärer Ursachen zwingend!

Weitere Diagnostik nach amnestischen, klinischen und labordiagnostischen Red flags resultierende Hauptdifferentialdiagnosen

Red Flag	Hauptdifferentialdiagnose	Konsequenz
1. Perakuter Beginn	Basilaristhrombose, Intrazerebrale Blutung (ICB), Subarachnoidalblutung (SAB)	Zerebrale Bildgebung (s.o.) ggfs. MRT
2. Begleitende Pupillomotorikstörung	Wie 1., akute intrakranielle **Druckerhöhung mit drohender Herniation**	s.o.
3. begleitend fokale neurologische Defizite	Wie 2., zerebrale Ischämie, Todd´sche Parese nach Anfall, intrakranielle Raumforderung	s.o.
4. Meningismus	SAB, Meningitis, Raumforderung hintere Schädelgrube	Blutkulturen, Liquorpunktion nach CCT
5. starke Kopfschmerzen	Wie 4., Sinusthrombose, **Dissektion** hirnversorgende Gefäße	Wie 4., CT-Venographie, MRT
6. Fieber, Infektparameter ↑	Sepsis, **Meningitis**	Blutkulturen, Fokussuche, Tox-Screening
7. Tachykardie,-pnoe (m/o Fieber)	Wie 6., **Intoxikation** (z.B. Serotonin-Syndrom)	s.o.
8. Myoklonien	**Status epilepticus, Hepatische/urämische Enzephalopathie, Intoxikation, Enzephalitis**	Statustherapie, Lumbalpunktion, Tox-Screen
9. Hautauffälligkeiten	DIC bei Sepsis, **septische Embolien** (Endokarditis), Trauma, Intoxikationen	Wie 6.

Einleitung spezifischer **Akuttherapie**

◘ **Abb. 21.1** Checkliste: Algorithmus der Akutversorgung

Akuttherapie

Die Akuttherapie richtet sich nach der zugrunde liegenden Erkrankung (siehe dort).

Basilaristhrombose
- Definition: akuter Verschluss der A. basilaris
  - Ca. 50 % atherosklerotischer und ca. 50 % embolischer Genese
- Klinik:
  - Oft vorausgehende stotternde Symptome des vertebrobasilären Stromgebietes
  - Akute Vigilanzstörung (sowohl quantitativ als auch qualitativ)
  - Schwindel
  - Pupillenstörung
  - Augenbewegungsstörung (Blickparesen, Ophthalmoplegie, internukleäre Ophthalmoplegie, Ocular bobbing, Nystagmen)
  - Weitere Hirnnervenstörungen
  - Hemiparese/-plegie – Tetraparese
  - Hemihypästhesie
  - Schwere Dysarthrie, Dysphagie
  - Atemregulationsstörung bis Schnappatmung
  - Nicht selten als Konvulsionen fehlgedeutete Strecksynergismen
  - **Besonderheit: Basilariskopfsyndrom (distale A. basilaris, Aa. posteriores bds.)**
    - Akutes delirantes Syndrom, psychomotorische Unruhe
    - Visuelle Halluzinationen (pedunkuläre Halluzinose)
    - Kortikale Blindheit
    - Akute Bewegungsstörungen
    - Augenbewegungs- und Pupillenstörung
- Diagnostik:
  - Mortalität und Morbidität steigt mit der vergangenen Zeit bis zur Rekanalisation, daher ist die notfällige Diagnosestellung zwingend
  - CCT und CT-Angiografie
- Therapie:
  - Unbehandelt ist die Basilaristhrombose in 70–90 % letal
  - Notfällige rekanalisierende Therapie mittels Lyse und mechanischer Thrombektomie (s. ▶ Abschn. 21.2)
  - Indikation: Behandlung in Abhängigkeit der Dauer des bestehenden Komas (s. u.)

21.2 Intensivpflichtige und raumfordernde ischämische Schlaganfälle

Die Ätiologie, Klinik, Akutdiagnostik, Akuttherapie, diagnostische Abklärung und Sekundärprophylaxe unterscheidet sich nicht von nicht-intensivpflichtigen Schlaganfällen und wird hier nur in Auszügen dargestellt

21.2.1 Definition und Pathophysiologie ischämischer Schlaganfall

- = in Folge einer umschriebenen Minderdurchblutung des Gehirns durch einen Gefäßverschluss zerebraler Gefäße (der Makro- oder Mikrozirkulation) akut aufgetretenes fokales neurologisches Defizit
- durch akuten Gefäßverschluss Minderung der Blut- und damit der O_2-Versorgung des abhängigen Gehirngewebes → Funktionsverlust im abhängigen Gehirngewebe (Penumbra) + abhängig von Schwere/Dauer der Minderdurchblutung Strukturschädigung (Infarktkern)
- bei Fortbestehen eines Gefäßverschlusses → über die Zeit Größenwachstum des Infarktkerns +Abnahme der Penumbrazone bis keine relevante Penumbrazone mehr vorliegt und gesamtes minderdurchblutetes Hirngewebe abstirbt (Penumbrakonzept)
    - je früher der Gefäßverschluss beseitigt wird, desto größer ist die Wahrscheinlichkeit, dass der Infarktkern klein bleibt = „time-is-brain"
    - Penumbra i. d. R. nur wenige Stunden vorhanden, nur in Einzelfällen Penumbra auch bist 24 h vorhanden

21.2.2 Akutdiagnostik

- Klinisch kann nicht zwischen einem akuten ischämischen Schlaganfall und einer intrazerebralen Blutung unterschieden werden → zerebrale Bildgebung mit CCT nativ oder MRT erforderlich
- Zeitvorgabe:
    - Patient kommt für akute rekanalisierende Therapie in Betracht: CCT o. MRT sofort
    - Alle anderen Patienten: zeitnah < 60 min – je früher desto besser
- Patienten, die für eine interventionelle Schlaganfalltherapie in Betracht kommen, benötigen zur Indikationsstellung eine Gefäßdarstellung mit CT-Angiografie (alternativ MR-Angiografie)
- Patienten, die für eine rekanalisierende Therapie außerhalb der vorgegebenen Zeitfenster in Frage kommen, benötigen den Nachweis einer vorhandenen Penumbra (s. o.) in einer multimodalen Bildgebung mit zusätzlicher CT-Perfusion oder multimodalen MRT

21.2.3 Akute rekanalisierende Therapie

- Thrombolyse mit rt-PA (Alteplase) oder Tenecteplase
    - Indikation (◘ Tab. 21.3)
- Wichtige Voraussetzung: RR-Senkung ≤ 180/105 mmHg während/nach Thrombolyse
- Interventionelle rekanalisierende Therapie mittels mechanischer Thrombektomie
    - Kommt eine Thrombolyse zusätzlich in Betracht, sollte diese entsprechend den obigen Kriterien vor der Thrombektomie erfolgen

Tab. 21.3 Indikation Thrombolyse mit rt-PA (Alteplase) oder Tenecteplase

Zeitfenster	Voraussetzungen
< 4,5 h	– Ausschluss intrazerebrale Blutung + andere Kontraindikationen (s. Zulassung) – Indiziert – Unabhängig von Alter – Unabhängig vom klinischen Schweregrad (< 5 NIH-SS bei funktioneller Relevanz, > NIH-SS 25)
> 4,5 h last-seen-normal und < 4,5 h nach Symptomdetektion	– Siehe < 4,5 h – Mismatch-Darstellung Diffusion/FLAIR im MRT
4,5 h–9 h nach Ereignis	– siehe < 4,5 h – Penumbranachweis durch Mismatch in CT-Perfusion oder MRT

Tab. 21.4 Indikation Großgefäß-Verschluss im vorderen Stromgebiet

Zeitfenster	Patienten-alter	Voraussetzungen
< 6 h Symptomauftritt - Leistenpunktion	unabhängig	– Ausschluss intrazerebrale Blutung – Ausschluss klare Infarktdemarkation des abhängigen Gefäßgebietes – Nachweis Gefäßverschluss
6–24 h Symptomauftritt - Leistenpunktion o. last-seen-normal <24 h	≤ 80J	– siehe < 6 h – Mismatch-Nachweis (Infarktkern < 70 ml, Penumbra > 15 ml, Mismatch-Ratio > 1,8)
	> 80J	– Siehe ≤ 80 J – Mismatch-Kriterien strenger hinsichtlich klinischer Schwere und Infarktkern

- **Merke:** Entscheidung zur Thrombektomie darf die Thrombolyse nicht verzögern; ebenso darf die Thrombolyse nicht die mechanische Thrombektomie verzögern
- **Indikation Großgefäß-Verschluss im vorderen Stromgebiet** (Tab. 21.4)
  (M1-Segment und proximales M2-Segment der A. cerebri media, Carotis-T, A1-Segment der A. cerebri anterior, P1-Segment der A. cerebri posterior)
  – Nachweis in CT-Angiographie o. MR-Angiographie
– Postinterventionell: RR-Kontrolle 24 h bei < 180/105 mmHg, v. a. Vermeidung von starken Blutdruckschwankungen, keine generelle RR-Senkung < 140 mmHg **aber**
– **Cave:** bis ca. 45 % der Patienten entwickeln postinterventionell ein Reperfusionsödem, hiervon 10 % mit einer malignen Ödementwicklung und Risiko der Infarkteinblutung

Neurologische Intensivmedizin

- Indikation Großgefäß-Verschluss vertebrobasiläres Stromgebiet (A. vertebralis, A. basilaris)
  - Relevantes Defizit
  - Zeitfenster aufgrund vitaler Gefährdung nicht näher definiert – bei Nachweis des Gefäßverschlusses und nach Ausschluss der Kontraindikationen sofort
  - Kontraindikationen:
    Koma > 4 h
    Hirnstammareflexie
    Ausgedehnte Infarktdemarkation des Hirnstamms
  - Postinterventionell: RR-Kontrolle 24 h bei < 180/105 mmHg, v. a. Vermeidung von starken Blutdruckschwankungen, keine generelle RR-Senkung < 140 mmHg

> **Merke**
> Patienten mit ischämischem Schlaganfall, v. a. nach rekanalisierender Therapie, weisen durch das spezifische multimodale, multiprofessionelle Stroke-Unit-Konzept ein besseres Outcome auf und müssen daher auf einer Stroke Unit, bei Intensivpflichtigkeit in der Akutphase wenn möglich auf einer spezifischen Neuro-Intensivstation behandelt werden.

21.2.4 Intensivpflichtigkeit

- 15–20 % aller Schlaganfallpatienten müssen auf einer Intensivstation behandelt werden
- Indikation bis auf einige allgemein anerkannte Indikationen lokal variabel

> **Merke**
> - bei intensivpflichtigem Schlaganfall führt eine verzögerte Intensivaufnahme zu einem schlechteren Outcome → für rasche Intensivaufnahme Erstellung lokaler spezifischer Intensivindikationen zur Leitung des Aufnahmeprozesses
> - bei intensivpflichtigem Schlaganfall ist die regelmäßige Prognoseabschätzung und der Abgleich mit dem Patientenwillen regelmäßig zu reevaluieren

Eine Übersicht zu den allgemeinen und spezifischen Intensivindikationen findet sich in ◘ Tab. 21.5.

21.2.5 Postinterventionelle Intensivtherapie

- Ziele:
  - Detektion, Prävention/Risikominimierung eines Reperfusionsschadens
  - Bei persisitierenden Gefäßverschlüssen o. Hyperperfusion Optimierung der zerebralen Perfusion
  - Prospektive Detektion u. Frühtherapie von Komplikationen
  - Neuroprotektion
  - Homöostase aller Organsysteme für zerebrale Reorganisation
  - Maßnahme der Frührehabilitation

Tab. 21.5 Allgemeine und spezifische Intensivindikationen

Allgemeine Intensivindikationen	Spezifische Intensivindikationen
– Vigilanzminderung (GCS ≤ 8)	– Schwer betroffene Schlaganfälle (NIH-SS > 17)

– Beatmungspflichtigkeit
  – Subarachnoidalblutung bis 39 %
  – Intrazerebrale Blutung bis 30 %
  – Ischämischer Schlaganfall ca. 8 %
	– Hohe Wahrscheinlichkeit einer notwendigen Dekompressionskraniektomie bei
	  – großem Media- o. Hemisphäreninfarkt
	  – großem Kleinhirninfarkt
	– ausgeprägte Dysphagie mit Aspiration und resultierender pulmonaler Kompromittierung

– Notwendiges, intensives hämodynamischen Monitoring
  – Schwerwiegende Blutdruckentgleisungen
  – Relevante Hypotonie mit ↓ zerebrale Perfusion
	– postoperativ
	– postmechanischer Thrombektomie

– Invasives systemisches oder zerebrales Monitoring	– Management von Organunterstützungsverfahren
	– ausgeprägtes Delir
	– intensivpflichtige Begleitkomplikationen, z. B. neurokardiogene o. -pulmonale Komplikationen
	– infauste zerebrale Prognose und Organspendewunsch

- postinterventionelle Komplikationen, Detektion und Management
  - Komplikationen des interventionellen Zugangs in der Leiste (Leistenhämatom, Psoashämatom mit/ohne Transfusionspflicht u./o. lokaler Nervenkompression, Infektion der Punktionsstelle, Aneurysma spurium, Gefäßverschluss)
    - Regelmäßige klinische Leisteninspektion
    - Sonografie der Leiste, ggfs. CT-Angio
    - Hb-Monitoring
    - Klinisches Monitoring, Fußpulse, Leistenpulse
  - Reperfusionssyndrom (symptomatische Infarkteinblutung bis 6,5 %, Reperfusionsödem bis zu 45 %, davon 10 % raumfordernd)
    - Neurosonographie der extra- und intrakraniellen Gefäße, v. a. Vergleich der Flussgeschwindigkeiten der A. cerebri media im Seitenvergleich
    - Abstimmung des Blutdruckmanagements auf Hyperperfusion
    - Mittellinienmonitoring bei Nachweis einer Hyperperfusion, engmaschiges klinisches Monitoring
  - Persistierende Gefäßverschlüsse/Stenosen intrakraniell
    - Neurosonographie mit RR-Management entsprechend Gefäßbefund
    - Ggfs. Mittellinienmonitoring, klinisches Monitoring
  - Periinterventionelle Dissektion der extra- und intrakraniellen Gefäße im interventionellen Zugangsgefäß
    - Regelmäßige neurosonographische Kontrolle, ggfs. Anpassung RR-Managment, klinisches Monitoring

- Subarachnoidalblutung durch Perforation mit konsekutiven Komplikationen
  - Postinterventionelles CCT
  - Klinisches Monitoring

21.2.6 Raumfordernder, maligner Mediainfarkt

Definition Ausgedehnter Hemisphären- oder Mediainfarkt, der infolge der Ödementwicklung zu einer Kompression perifokaler Strukturen, des Hirnstamms und der gegenseitigen Hemisphäre mit konsekutiver transtentorieller Herniation und oberer Einklemmung führt.

Pathophysiologie des malignen Mediainfarktes Folge eines
- persistierenden Großgefäßverschlusses (Carotis-T, Mediahauptstamm) mit schlechter Kollateralversorgung
- malignen Reperfusionsödems nach Thrombektomie bei großem Infarktkern (◘ Abb. 21.2)
- Prädiktion/frühe Detektion des malignen Mediainfarktes
  - Problemstellung: 1. nicht jeder große, lokal raumfordernde Mediainfarkt entwickelt sich zu einem malignen Mediainfarkt, 2. die frühe Hemikraniektomie (s. u.) senkt nicht nur die Mortalität, sondern verbessert auch das funktionelle Outcome, 3. Die Hemikraniektomie ist in der Gesamtschau eine komplikationsreiche Maßnahme, sodass eine präventive Durchführung bei allen großen Mediainfarkten nicht indiziert ist = Prädiktion hohe Bedeutung
  - Hohe prädiktive Aussage zur Vorhersage eines malignen Mediainfarktes haben:
    - > 67 % Hypodensität des Mediaterritoriums
    - DWI-Läsion > 145 ml in den ersten 14 h
    - Neurosonographische Mittellinienverlagerung > 2,5 mm in ersten 16 h

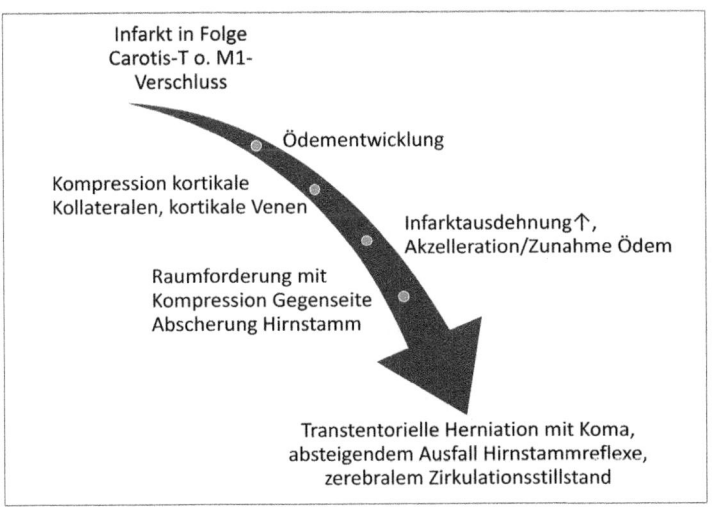

◘ **Abb. 21.2** Entwicklung maligner Mediainfarkt

- **Cave**: v. a. CCT-Prädiktoren stark vom Untersuchungszeitpunkt abhängig
- **Cave**: ein invasives Monitoring des intrakraniellen Druckes (ICP) ist für die frühe Detektion eines malignen Mediainfarktes absolut ungeeignet, da ein ICP-Anstieg erst nach Aufbrauchen der intrakraniellen Reserveräume auftritt – zu diesem Zeitpunkt oft bereits beginnende Herniation!
- Therapie des malignen Mediainfarktes

> **Merke**
> Trotz „best medical treatment" hat der maligne Mediainfarkt wie im natürlichen Verlauf eine Mortalität von 70–80 %.

Basistherapie zielt auf Homöostase, siehe ▶ Abschn. 21.7 – wichtige optimale Blutdrucktherapie mit Ziel-MAD 80–90 mmHg für zur Aufrechterhaltung der leptomeningealen Kollateralgefäße, strikte Vermeidung von Hypotension (!), aber auch hypertensiver Entgleisungen (erhöhen intrakranielles Blutvolumen)

bei deutlicher Vigilanzminderung Intubation und Analgosedation zur Reduktion von Stress, Schmerz und Senkung des zerebralen O2-Verbrauchs – Ziel: rasche Einleitung der spezifischen Therapie des malignen Mediainfarktes

Spezifische Therapie des Malignen Mediainfarktes die frühe (< 36 h nach Infarktauftritt) dekompressive Hemikraniektomie senkt nicht nur die Mortalität des Erkrankungsbildes, sondern verbessert auch signifikant das funktionelle Outcome – hier profitieren Patienten ≤60 Jahre deutlich mehr im Vergleich zu den > 60 Jährigen (◘ Tab. 21.6).

◘ Tab. 21.6 Spezifische Therapie des Malignen Mediainfarktes

	≤ 60 Jahre	> 60 Jahre
Mortalität	um ca. 50 %↓	um ca. 37 %↓
Risiko eines mRS 5 (= pflegeabhängig)	nicht erhöht	↑ verdoppelt
Wahrscheinlichkeit für mRS ≤ 4	um ca. 50 %↑	um ca. 22 %↑
Wahrscheinlichkeit mRS ≤ 3	um ca. 23 %↑	-
Voraussetzung	frühe Entlastung (< 36 h), suffiziente Größenausdehnung der Hemikraniektomie (> 12 cm im Längsdurchmesser, nach tief temporal reichend, Duraerweiterungsplastik)	
Empfehlung	Klare Behandlungsempfehlung in dieser Altersgruppe	Empfehlung in Abhängigkeit des Patientenwillens bezogen auf eine Pflegebedürftigkeit = bleibt hier individuelle Therapieentscheidung

- **Komplikationen der dekompressiven Hemikraniektomie:**
    Frühkomplikationen – Blutungskomplikationen u. a. bis hämorrhagischem Schock bei Sinuseröffnung, Scherblutungen/Scherinfarkte (v. a. bei zu kleiner Hemikraniektomie), sub-/epidurale und subgalleale Hämatome, Wundranddehiszenz mit Lokalinfektion bis subduralem Empyem
    Spätkomplikationen – Sinking-Skin-Flap-Syndrom mit Herniation, Hydrocephalus (ggfs. mit Shuntpflichtigkeit), malignes Hirnödem nach Kranioplastie, Knochendeckelresorption, Hautnekrosen, rezidivierende Wundheilungsstörungen
- **Temperaturmanagement**: strenge Normothermie bei 36,5 °C in den ersten Tagen, Hypothermie nur Ultima Ratio, Hypothermie senkt potenziell die Mortalität, ist aber ohne Auswirkung auf das funktionelle Outcome und weist erhöhte Komplikationsraten auf
- **Spezifische ICP-senkende Therapie** (▶ Abschn. 21.7)

21.2.7 Raumfordernder Kleinhirninfarkt

- ein relevanter Anteil aller zerebellärer Infarkte (bis zu 54 %) entwickelt ein raumforderndes Hirnödem
- Klinik hierbei zunächst unspezifisch, nicht selten oligosymptomatisch mit im Vordergrund stehender Schwindelsymptomatik
- Cave: bei Aufbrauchen der Reserveräume der hinteren Schädelgrube dann oft rasche Verschlechterung der Klinik
- Risiko des raumfordernden Kleinhirninfarktes:
    - Transtentorielle Aufwärts-Herniation
    - Kompression des Aquädukts und IV. Ventrikels mit konsekutivem obstruktivem Hydrocephalus
    - Hirnstammkompression mit Hirnstammsymptomen
    - Transforaminale Herniation
- Merke: es existieren keine guten Prädiktoren der Entwicklung eines raumfordernden zerebellären Infarktödems, daher ist ein engmaschiges klinisches Monitoring auf einer Neuro-Intensivstation zur rechtzeitigen Detektion der klinischen Zeichen einer relevanten Raumforderung mit konsekutiver rascher Therapieeinleitung indiziert.
- Monitoring des potenziell raumfordernden Kleinhirninfarkts (◘ Tab. 21.7)
- Prognose und Prognosefaktoren raumfordernder Kleinhirninfarkt
- Merke: die Prognose wird maßgeblich durch die Hirnstammbeteiligung und Hirnstammkompression bestimmt
    - Prognosefaktoren: Hirnstammbeteiligung, Alter, Koma, Kleinhirninfarkt > 2/3
    - Aber: auch bei komatöser Bewusstseinslage ist bei rechtzeitiger Therapie ein gutes Outcome (mRS ≤ 2) in bis zu 45 % zu erzielen, bei Somnolenz gutes Outcome bis zu 75 %
    - Aufgrund deutlich schlechterer Prognose kritische Evaluation einer Therapie bei Patienten mit deutlichen klinischen und bildmorphologischen Zeichen einer Hirnstammbeteiligung in Ergänzung zur relevanten Vigilanzminderung.

Tab. 21.7 Monitoring des potenziell raumfordernden Kleinhirninfarkts

Modalität	Typische Auffälligkeiten auf die zu achten ist
Klinisches Monitoring	– Quantitative und/oder qualitative Bewusstseinsveränderung/-störung – Auftreten einer Okulomotorikstörung – Blickvergenz nach unten (Sonnenuntergangsphänomen) i. d. R. Hydrocephalus + Druck auf 4-Hügelplatte – Jede neue Okulomotorikstörung (v. a. bei Infarkten A. cerebelli superior) – neuer Singultus – neue Schluckstörung – Atemregulationsstörungen
Sonographisches Monitoring	– Zunahme der Ventrikelweite v. a. des III. Ventrikels, aber auch Seitenventrikelvorderhorn/-Korpus
Radiologisch mit CCT	– CCT bei V.a. beginnende Raumforderung im obigen Monitoring – auch erforderlich zur Therapieplanung

- Therapie
- **Merke:** die konservative Therapie eines erhöhten ICPs der hinteren Schädelgrube dient allenfalls zur kurzfristigen Überbrückung bis zur operativen Therapie des raumfordernden Kleinhirninfarktes!
    - Subokzipitale Dekompression
        - uneinheitliche Techniken der subokzipitalen Dekomprimierung (uni- oder bilateral, mit/ohne Eröffnung des Foramen magnum, mit/ohne Nekrosektomie, mit/ohne begleitender EVD-Anlage)
        - bei suffizienter Entlastung ist auch beim komatösen Patienten ein gutes Outcome zu erzielen (s. o.)
        - wahrscheinlich begleitende Nekrosektomie vorteilhaft
        - Komplikationen: Blutung häufig, spätes Liquorleck, Wunddehiszenz
    - Anlage externe Ventrikeldrainage (EVD)
        - Behandelt den obstruktiven Hydrocephalus, KEINE Behandlung der Hirnstammkompression
        - Bei alleiniger Therapie mit EVD kann bei komatösen Patienten ein gutes Outcome in nur ca. 30 % erreicht werden
        - **Merke:** vor dem obigen Hintergrund stellt alleinige EVD-Anlage i. d. R. nur eine überbrückende Therapie bis zur subokzipitalen Dekomprimierung oder begleitende Therapie dar.

21.3 Intrazerebrale Blutung (ICB)

21.3.1 Epidemiologie

- 15–20 % aller Schlaganfälle – Inzidenz 11-23/100.000 Einwohner/Jahr
- Höhere Inzidenz bei Asiaten, Afroamerikanern

21.3.2 Ätiologie

- Ätiologie unterscheidet sich altersabhängig in Häufigkeit:
    - < 40 Jahre: i. d. R. sekundäre Genese, v. a. Arteriovenöse Malformationen in bis 57 %
    - 40–70 Jahre: oft primäre Genese – Hypertonie in > 70 %
    - > 70 Jahre: oft primäre Genese – zerebrale Amyloidangiopathie in 1/3, > 80 J in 40 %
- Ätiologie nach Lokalisation:
    - Loco typico = Stammganglien, Thalamus, Pons, Kleinhirn, subkortikales Marklager
        - i. d. R. hypertensiv
        - **Cave**: bei < 40 Jahren AVM oft in Stammganglien lokalisiert
    - Non-loco typico = Lobärhämatome – bei > 70 Jahre i. d. R. zerebrale Amyloidangiopathie, immer an sekundäre Blutungsursachen denken
    - Ventrikelblutung: i. d. R. ausgehend von kleiner Stammganglienblutung mit Einbruch in das Ventrikelsystem – daher oft hypertensiv
- Ätiologie nach primärer und sekundärer Genese (◘ Tab. 21.8)

Prognose

- Mortalität nach 3 Monaten ca. 35 %, jedoch abhängig von verschiedenen Prognose-Faktoren – Alter, initialer GCS, Blutungsvolumen, Lokalisation (tief vs. oberflächlich), Ventrikeleinbruch
- ICB unter oraler Antikoagulation → Mortalität annähernd verdoppelt

◘ **Tab. 21.8** Ätiologie nach primärer und sekundärer Genese der intrazerebralen Blutung (ICB)

Genese	Pathologie	Erkrankung
primäre		– hypertensiv – Zerebrale Amyloidangiopathie
sekundäre	vaskulär, arteriell	– Arteriovenöse Malformation – Durale AV-Fistel – Aneurysma – Vaskulitis
	vaskulär, venös	– Sinusthrombose – Cavernom
	Gerinnung	– Primäre Gerinnungsstörungen durch Faktorenmangel – Sekundäre Gerinnungsstörung bei Hepatopathie – Thrombopenie (primär, sekundär) – Antikoagulation – Thrombozytenfunktionshemmer – Thrombolyse
	Tumor	– Metastasen – Hirntumore (v. a. Glioblastom)
	Trauma	– Kontusionsblutung

- Ca. 35 % aller Patienten mit ICB erleiden eine Nachblutung – hiervon 25 % < 2 h und weitere 12 % < 20 h, unter DOAK Nachblutungen 45 % < 24 h
- Pro ml Hämatomzunahme steigt Mortalität um 1 %

Cave: trotz hoher Mortalität wird die Prognose oftmals falsch schlecht eingeschätzt und die resultierenden DNR-Vorgaben führen zu einer „selffulfilling prophecy" - funktionelle Erholung bei Überleben nicht selten besser als bei Patienten mit Ischämien, daher sollten Patienten mit ICB zunächst einen zeitlimitierten Behandlungsversuch erhalten!

Klinik

- Akute fokale Ausfallsymptomatik (Schlaganfallsymptomatik) entsprechend Lokalisation
- **Merke:** Klinisch nicht von ischämischen Schlaganfallsymptomen zu unterscheiden!
- Oft mit rascher Verschlechterung
- Entsprechend Größe häufiger mit begleitenden „Hirndruck"-Symptomen (▶ Abschn. 21.7)
- Begleitend epileptischer Frühanfall

Diagnostik

- Akut:
  - Vitalwerte insbesondere Blutdruck, Herzfrequenz, Sauerstoffsättigung
  - Notfalllabor, v. a. Gerinnungsanalytik mit Thrombozytenzahlen, INR, PTT, FXa-Aktivität (allgemein besser spezifische), POCT-INR, BGA
  - Klinik unterscheidet nicht zwischen Ischämie und ICB → Notfall-CCT zwingend
  - Ergänzende CTA zur Klärung der Frage sekundäre Genese, zur Detektion einer aktiven Blutung (Spot-Sign in der Blutung in CT-Angio)
  - V. a. Sinusthrombose → akut auch CT-Venographie, falls CT-Angio nicht ausreichend
- Subakut:
  - V. a. sekundäre Genese → MRT mit dynamischer MR-Angiografie, KM
  - Ggfs. Ergänzung DS-Angiographie (◘ Abb. 21.3)
- Monitoring:
  - Engmaschig klinisches Monitoring (NIH-SS, Bewusstsein, Okulo-, Pupillomotorik)
  - Vitalparameter

Therapie

Merke: Die primäre zerebrale Schädigung durch die ICB ist nicht beeinflussbar, daher zielen alle Therapiemaßnahmen auf 1. die Verhinderung einer Nachblutung, 2. die Vermeidung von Komplikationen!

Merke: Bei Behandlung auf einer Stroke Unit oder einer Neuro-Intensivstation haben Patienten mit ICB eine niedrigere Mortalität und ein besseres funktionelles Outcome.

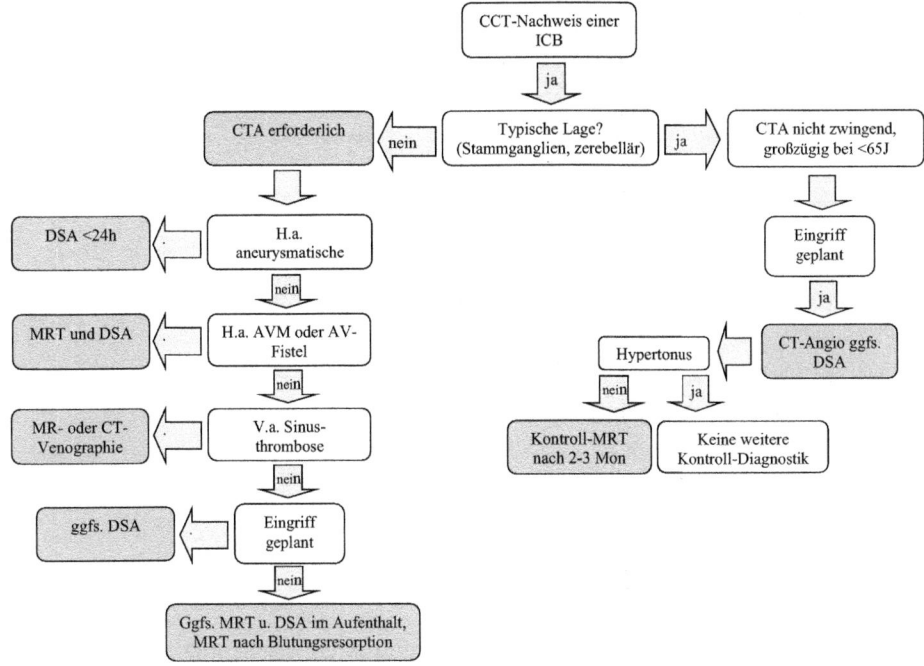

◘ Abb. 21.3 CCT-Nachweis einer ICB

- Nachblutung verhindern
  - Rasche Blutdruckkontrolle
    - intensivierte Blutdrucksenkung < 140 mmHg systolisch
    - < 2 h nach Diagnosestellung
    - Keine RR-Senkung < 70 mmHg Blutdruckabsenkung
    - Vermeidung stark schwankender RR-Werte und hypotoner Phasen
    - Zur Vermeidung Blutdruckschwankung + Volumenverschiebungen – keine Mobilisation < 24 h bzw. Hämatomstabilität
  - Gerinnungsmanagement – rascher Gerinnungsausgleich
    - Unspezifisch: Tranexamsäure kann < 8 h nach Blutungsauftritt bei Hämatomvolumen 30–60 ml erwogen werden (Sprigg et al. 2018)
    - Keine Gabe von Thrombozytenkonzentraten bei bestehender Thrombozytenfunktionshemmung (Brogi et al. 2020)
    - Spezifisch: bei Antikoagulation rasche spezifische Antagonisierung (◘ Tab. 21.9)
  - Spezifische chirurgische u./o. interventionelle Therapie zur Ausschaltung von Aneurysmata, AVM oder duraler AV-Fistel
- Komplikationen vermeiden/behandeln
  - Neuroprotektive Maßnahmen
    - Normothermie
    - Normoglykämie – Vermeidung von Hypo- und Hyperglykämien
    - ausgeglichener Natriumhaushalt

Tab. 21.9 Antikoagulation und Antagonisierung

Antikoagulanz	Antagonisierung
Marcumar mit INR > 1,2	– PPSB mind. 30IE/kg/KG – INR-Adaptierung + Konakion 10 mg i. v.
Dabigatran < 24 h	– Idarucizumab 2x2,5g i. v.
Apixaban Rivaroxaban < 8 h vs < 24 h	– Andexanet-Alfa in Abhängigkeit des Einnahmezeitpunktes 2 Dosierungen – Wenn nicht verfügbar: PPSB mit 30–50 IE/kg KG (Cave: keine Kombination)
Edoxaban < 24 h	– PPSB mit 30–50 IE/kgKG
UFH therapeutisch	– Protamin 1mg pro 1 IE Heparin
LMWH therapeutisch	– Protamin gemäß Fachinfo

- Normokapnie und Normoxämie
- Homöostase
- Intrakranielle Druckerhöhung
  - Bei Vigilanzminderung – Intubation zum Atemwegsschutz, ggfs. zur ICP-Therapie
  - Prüfung chirurgische Therapieoptionen

Hämatomevakuation bei suprantentorielle ICB: jungen Patienten mit oberflächlicher (< 1 cm zum Kortex) lobärer ICB und Verschlechterung der Vigilanz ausgehend von GCS 10–13

OP-Technik: bevorzugt endoskopisch oder minimal-invasive Katheteranlage mit Hämatomabsaugung + folgender lokaler Lyse

Raumfordernde Stammganglienblutung: individuelle Therapieentscheidung ggfs. dekompressive Hemikraniektomie

Hämatomevakuation infratentorielle ICB: bei spontaner zerebellärer Blutung > 15 ml u./o. klinischer Verschlechterung zur Prävention der Hirnstammkompression

Ventrikeltamponade: bei Verlegung des 3. u./o. 4. Ventrikels mit hydrocephalem Aufstau – externe Ventrikeldrainage + lokale Lyse

- Maßnahmen der konservativen ICP-senkenden Therapie (s. u.) und Therapie des perifokalen Hirnödems
- Anfallsprophylaxe – antikonvulsive Therapie (z. B. Levetiracetam) bei Frühanfall (10–30 %) in der akuten Phase, nach 1 Woche, spätestens bei Entlassung aus Akut-KH wieder beenden, Fortführung der antikonvulsiven Therapie bei weiteren Anfällen, keine antikonvulsive Therapie ohne Anfall.
- Analgesie – Stufentherapie nach WHO
- Thromboseprophylaxe – okkulte Beinvenenthrombose bei Hemiplegie infolge ICB in bis zu 50 % – Thromboseprophylaxe mit LMWH bei stabilem Hämatomvolumen ab 24 h möglich, alternativ intermittierende pneumatische Kompression
- frühenteraler Kostaufbau, bei Dysphagie via Magensonde
- infektiologisches Monitoring und frühzeitige Infekttherapie (**Abb. 21.4**)

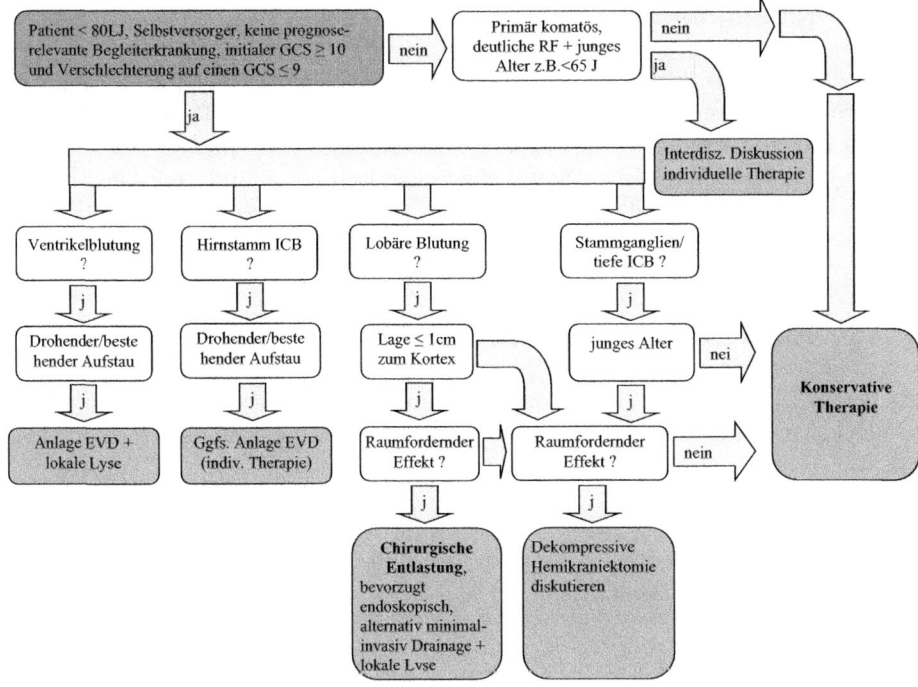

Abb. 21.4 Infektiologisches Monitoring und frühzeitige Infekttherapie

21.4 Status epilepticus

21.4.1 Definition

Ein Status epilepticus besteht bei kontinuierlicher epileptischer Anfallsaktivität von ≥ 5 min oder bei Auftreten von mind. 2 Anfällen innerhalb von 5 min ohne Wiedererlangung des Bewusstsein zwischen den Anfällen mit
- Generalisierte tonisch-klonische Anfallsaktivität (= Grand-mal-Status)
  - Häufigste und schwerste Statusform
  - Mortalität ca. 20 % (hohe Komplikationsrate, abhängig von Statusursache)
- fokale Anfallsaktivität mit/ohne Bewusstseinsstörung (= fokaler Status)
- nonkonvulsive Anfallsaktivität
  - dyskognitiver Status – Bewusstseinsstörung mit/ohne Automatismen – Diagnosestellung i. d. R. nur mit EEG möglich
  - Absencestatus – nicht-konvulsiver, generaliserter Status – Bewusstseinsstörung, kaum motorische Auffälligkeiten – Diagnose nur im EEG möglich mit typischem EEG-Muster

Ein Grand-mal-Status ist vital bedrohlich und muss sofort therapiert werden.

21.4.2 Epidemiologie

Die grobe Inzidenz liegt bei 12,6/100.000/Einwohner/Jahr (18–41/100.000 Einwohner/Jahr) mit einem steigenden Anteil konvulsiver Status und U-förmiger Altersverteilung (höchste Inzidenzen im Alter 0–4 Jahren und > 60 Jahren). Die Krankenhausmortalität des konvulsiven Status epilepticus liegt bei ca. 10 %, bei Älteren steigt die gesamthafte Mortalität auf 24,9 % und ist beim refraktären Status epilepticus mit 33,3 % am höchsten.

21.4.3 Ätiologie des Status epilepticus

Es besteht eine Vielzahl an zugrunde liegenden Pathologien, die unterschiedliche Häufigkeiten aufweisen und altersabhängig unterschiedlich verteilt sind (◘ Tab. 21.10).

Besonderheit
First-Onset-Status epilepticus – zeigt eine steigende Inzidenz und ist oft durch Autoimmunenzephalitiden ausgelöst

> **Merke**
> Patienten mit kritischer Erkrankung gemischter Ätiologie auf Intensivstationen zeigen in einem relevanten Anteil von knapp 10 % einen non-konvulsiven Status epilepticus, der oft prognoserelevant sein kann.

Klinik
Entspricht dem Bild eines epileptischen Anfalls mit fortgesetzter generalisierter oder fokaler Anfallsaktivität bzw. beim non-konvulsiven Anfallsstatus einer persistierenden Bewusstseinsveränderung, meist -minderung. In Abhängigkeit der Statusdauer können die generalisierten Entäußerungen beim konvulsiven generalisierten Status im Verlauf deutlich an Umfang abnehmen und nur noch geringen abortiven Entäußerungen entsprechen.

In Abhängigkeit der Statusdauer Stadieneinteilung des Status:
- **Initiale Phase**: 0–10 min – hier noch spontanes Sistieren des Status möglich
- **Etablierter Status**: 10–30 min – Persistenz des Status trotz Benzodiazepingabe
- **Refraktärer Status**: > 30–60 min – Persistenz trotz Initial- und Sekundärtherapie

◘ Tab. 21.10 Ätiologie des Status epilepticus

Häufige Ursachen	Seltenere Ursachen
– Epilepsie in der Anamnese – Chronische ZNS-Erkrankungen – ZNS-Infektionen – zerebrovaskuläre Läsion (Z. n. Ischämie/intrazerebrale Blutung) – Absinken Antikonvulsivaspiegel, Medikamentenincompliance	– Metabolische Störungen (v. a. mit Elektrolytverschiebung, Membrandestabilisierung) – Tumor (Hirntumor, Metastase) – Neurodegenerative Erkrankung – Trauma – Hypoxische Enzephalopathie – Alkohol-/Substanz-assoziiert

- **Superrefraktärer Status**: > 24 h trotz Narkose oder Wiederauftreten Status nach 24 h
- **Sonderform subtiler Status**: elektromechanische Entkopplung – nur noch abortive Entäußerungen trotz generalisierter Anfallsaktivität im EEG – klinisches Bild: Koma mit ausschließlich subtilen Myoklonien

Mit zunehmender Zeit fortschreitendes Versagen der GABAergen Inhibition und in der Folge zunehmend schlechteres Ansprechen der Antikonvulsiva!

Diagnostik
Die Diagnostik erfolgt beim Grand-mal-Status parallel zur Therapie (Abb. 21.5)
- Initiale Phase:
  - Vitalparameter
  - BGA mit Blutzucker, Elektrolyten (Natrium, Calcium, Kalium), Ph, Base Excess, Bikarbonat, Laktat – ggfs. bereits hier ursächliche Therapie
  - Notfalllabor mit Blutbild, Leber-, Nierenwerte, CK, CRP, ggfs. PCT, D-Dimere, Lipase, Gesamt-Calcium, Ethanolspiegel, Drogenscreening, Schilddrüsenwerte
  - Ergänzende Anamnese: bekannte Epilepsie, fokale Zeichen, Trauma, Prodromi?
- Etablierter/refraktärer Status:
  - Zerebrale Bildgebung: CCT nativ, CT-Angiografie, CT-Venographie – Frage nach struktureller Läsion, akuter Gefäßverschluss, Sinusthrombose, ggfs. post-KM-CCT mit Frage nach Metastasen/Abszess/Tumor
  - Liquorpunktion: Hinweis auf Enzephalitis/Meningitis
  - Nach Narkoseeinleitung beim refraktären Status immer EEG und Dauer-EEG-Ableitung – Frage Statuskontrolle, Burst-Suppression
- Refraktärer/superrefraktärer Status:
  - Erweitertes Labor: Autoimmunenzephalitis-Antikörper, paraneoplastische Antikörper, rheumatologische Erkrankungen mit zerebraler Beteiligung
  - cMRT
  - Dauer-EEG-Ableitung – Frage Statuskontrolle, Burst-Suppression
  - TTE/TEE

Therapie des Grand-mal-Status
> **Merke**
> schnelle Therapie, früh im Status, mit den geeigneten Medikamenten in einer ausreichenden Dosierung entscheidet über Behandlungseffizienz und frühe Statuskontrolle beim Grand-mal-Status!

- Häufig scheitern Statuskontrollen an unzureichender Therapie – fortschreitendes Versagen der GABAergen Inhibition führt zu zunehmend schlechterem Therapieansprechen mit abnehmender Wahrscheinlichkeit der Statusdurchbrechung
- Behandlungseffizienz abhängig von Alter, Komorbidität, zugrunde liegender Erkrankung
- Basisversorgung: i. v.-Zugang, Flüssigkeitssubstitution, Glukosegabe 60 ml G40 % und 100 mg Thiamin i. v., Fiebersenkung, Sauerstoffgabe, Atemwegssicherung
- Therapie richtet sich nach Phase des Status epilepticus (siehe Abb. 21.5)

Prähospitale Therapie	Diagnostik

➤ Volumengabe, ggfs. Glukose 20% nach BZ
➤ Benzodiazepingabe
  ⇨ fehlender i.v. Zugang mit
     Lorazepam 2-4 mg bukkal; Midazolam 5-10 mg
     intranasal/bukka/i.m.; Diazepam 10-20 mg rektal
  ⇨ i.v.-Zugang wie Initialtherapie
	➤ Vitalparameter
	➤ BZ

	Initialtherapie (0 – 10min)	Diagnostik

0 min
 	
10 min
	➤ Benzodiazepingabe
	  ⇨ **Lorazepam** 2-4 mg i.v. (max. 0,1 mg/kgKG)
	  ⇨ **Midazolam** 0,2 mg/kgKG i.v.
	  ⇨ **Diazepam** 10-20 mg i.v. (max. 30 mg)
	  ⇨ **Clonazepam** 1-2 mg i.v. (max. 3 mg)
	➤ Basisversorgung
	  ⇨ Thiamin 100mg i.v. + Glukose 40% 60ml
	  ⇨ Vollelektrolytlösung
	  ⇨ Sauerstoffgabe
	  ⇨ Fiebersenkung
		➤ Monitoring
		➤ BZ, BGA
		➤ Notfalllabor
		Blutbild, E´lyte, CRP, CK, Leber-
		/Nieren-werte, SD-Werte,
		Lipase, D-Dimere, Ethanol, Tox-
		Screen
		➤ Anamnese: Bek. Epilepsie,
		fokale Zeichen, Trauma?

	Therapie des etablierten GM-Status (10 – 40min)	Diagnostik

10 min
 	
40 min
	➤ Einleitung spezifische Therapie
	➤ H.a. schwere kardiale Erkrankung: kein Phenytoin
	  ⇨ **Levetiracetam**
	     2-4g i.v. (500 mg/min) → ggfs. erneut 30-60mg/kgKG
	  ⇨ **Phenytoin**
	     750 mg i.v. über 15min (=50 mg/min) (sep. Zugang) →
	     Ausdosierung auf 20-30 mg/kgKG
	  ⇨ **Valproinsäure**
	     1600 mg i.v. in 5min → bis 4,8g mit 10 mg/kgKG Boli
	  ⇨ **Lacosamide**
	     400mg i.v. (5-7mg/kgKG) mit 60 mg/min
	  ⇨ **Phenobarbital**
	     15-20mg/kg (max mit 100mg/min)
		➤ Diagnostik ergänzen
		  ⇨ CCT/CTA/CTV, post-
		     KM
		  ⇨ LP
		  ⇨ MRT
		  ⇨ TTE/TEE

	Therapie des refraktären GM-Status (spätestens nach 60min)	Diagnostik

40 min
 	
60 min
	➤ **Narkose (Dauer-EEG!)** ggfs. Burst-Suppression
	  ⇨ **Propofol** 1-2 mg/kgKG i.v. Bolus → bis Anfall sistiert
	  ⇨ **Midazolam** 0,2 mg/kgKG i.v. → bis 10 mg/min
	  ⇨ **Thiopental** (ultima ratio) 250- 500 mg (5 mg/kgKG) i.v. →
	     50 mg Boli alle 2-3min bis Anfälle sistieren
		➤ Diagnostik ergänzen
		  ⇨ CCT/CTA/CTV, KM
		  ⇨ LP
		  ⇨ MRT
		  ⇨ TTE/TEE

Therapie des superrefraktären GM-Status (>24h)

➤ **immer unter kontinuierlicher EEG-Kontrolle, parallele orale Therapie eindosieren**
  ⇨ Isufluran-, Ketamin-Narkose   ⇨ Hypothermie   ⇨ hochdosiert Magnesium
  ⇨ Clomethiazol   ⇨ Elektrokrampftherapie   ⇨ Prednisolon
                                                      ⇨ Ketogene Diät

◘ **Abb. 21.5** Checkliste: Therapie des Grand-mal-Status

Tab. 21.11 Komplikationen des Grand-mal-Status

extrazerebrale Komplikationen	Zerebrale Komplikationen
– Katecholaminsturm – Hypertensive Entgleisung – Neurogene Kardiomyopathie bis Schock – Herzrhythmusstörungen – Pulmonaler Hypertonus – Neurogenes Lungenödem – SIRS mit Capillary Leak, disseminierter intravasaler Gerinnungsstörung, Multiorganversagen – Ventilationsstörung – Respiratorische Azidose – Hypoxie – Exzessive Muskelanspannung/-aktivität – Frakturen, v. a. der Wirbelsäule – Rhabdomyolyse mit CK ↑↑↑ mit konsekutivem Nierenversagen – Hyperkaliämie – Laktatazidose, metabolische Azidose – Hyperthermie – Elektrolytstörungen (K^+↑, Na^+↓) – Aspiration mit pneumogener Sepsis	– Exzessiver zerebraler Hypermetabolismus mit CBF ↑↑ – Vasogenes Hirnödem – Neuronaler Untergang (neokortikal, thalamisch, hippokampal) – Zytotoxisches Hirnödem – Hypoxische Schädigung – Sinusthrombose – Zerebrale Ischämie, intrazerebrale Blutung

Therapie anderer Status-Formen
- Fokaler Status, dyskognitiver Status und Absencen-Status sind nicht primär vital bedrohlich, allerdings kann sich die vitale Bedrohlichkeit beim non-konvulsiven Status über die Dauer wandeln
- Statusbehandlung analog zum GM-Status initial mit Benzodiazepinen, bei etabliertem Status mit i.mv.-Antikonvulsiva, ggfs. Kombination von i. v. Antikonvulsiva – Dosierungen wie beim GM-Status
- Narkoseeinleitung erfolgt i. d. R. sehr viel später aufgrund der deutlich geringeren vitalen Bedrohung

Komplikationen des Grand-mal-Status
- Der Grand-mal-Status ist aufgrund der vielfältigen systemischen und zerebralen Komplikationen ein vital bedrohliches Erkrankungsbild (◘ Tab. 21.11).

21.5 Bakterielle Meningitis/Meningoenzephalitis

Bakterielle Meningitis/Meningoenzephalitis weiterhin vital bedrohliches Erkrankungsbild – Mortalität in Abhängigkeit des zugrunde liegenden Erregers bis knapp 1/3

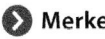 **Merke**
Mortalität und Morbidität abhängig von Zeit bis zum Beginn der antibiotischen Therapie – Wahrscheinlichkeit des Versterbens steigt um 12,6 %/Stunde verzögerter Antibiotikatherapie

21.5.1 Epidemiologie

- Inzidenz im Langzeitverlauf rückläufig auf 1,58/100.000 Einwohner/Jahr möglicherweise durch Impfmöglichkeit
- Häufigkeit der verschiedenen ursächlichen Erreger altersabhängig:
    - **Gesunde Erwachsene**: Streptococcus pneumoniae >> Neisseria meningitides (Meningokokken), Listeria monocytogenes > Staphylokokken, gram-negative Enterobacteriaceae > Hämophilus influenzae
    - **Immunsuppression, Tumorpatienten**: deutlicher erhöhte Inzidenz von Listeria monoytogenes
    - **Säuglinge > 6 Wochen, Kinder**: Neisseria meningitides, Streptococcus pneuomniae (bei nicht geimpften Kindern Haemophilus influenzae)
    - **Neugeborene**: Streptococcus agalactiae (Gruppe-B-Streptokokken), Escherichia coli, Listeria monocytogenes
    - **Postoperativ, -traumatisch, VP-Shunt**: Staphylococcus aureus, Staphylococcus epidermidis, gram-negative Stäbchen

- **Infektionswege**
- meist per continuitatem bei: Mastoiditis, Otitis, Sinusitis
- hämatogen bei: Pneumonie
- **Cave**: bei Staphylococcus aureus ohne OP/Trauma/Shunt an Endokarditis denken
- Liquorfistel: postoperativ, -traumatisch

21.5.2 Klinik

- Häufig deutliche Allgemeinzustandsminderung, septische Temperaturen, Erbrechen
- Klinische Leitsymptome (◘ Tab. 21.12)
- Cave: Klinische Leitsymptome können fehlen/nur gering vorhanden sein – insbesondere Meningismus kann fehlen bei Koma, Früh-/Neugeborenen, älteren Patienten!
- Weitere typische Symptome:
    - epileptische Anfälle (ca. 30 %)
    - klinische Hirndrucksymptomatik (s. Abschn. 21.7.2)

◘ Tab. 21.12 Klinische Leitsymptome

Symptom	Häufigkeit
Kopfschmerzen	83–90 %
Meningismus	75–85 %
Bewusstseinsminderung	69–80 %
Fieber	77 %

- Delir
- Hirnnervenausfälle (bis 10 %)
- Hörstörung (erregerabhängig 10–30 %)
- Ca. 25 % primär mit septischem Erkrankungsbild auffällig, weitere 25 % Mischbild aus Sepsis und Meningitis
  - Sonderform: Waterhouse-Friedrichsen-Syndrom bei Meningokokken (in ca. 15 %) mit Meningitis + Sepsis + großflächigen Hauteinblutungen und Nebennierenversagen bei septischer Verbrauchskoagulopathie
- Hautveränderungen bei Meningokokken in 2/3 der Fälle nachweisbar – Hautstatus daher wichtig!

21.5.3 Diagnostik- und Therapie-Algorithmus

(◘ Abb. 21.6)

21.5.4 Diagnostik

- Notfalllabor inklusive Procalcitonin (PCT) – das PCT ist bei bakterieller Meningitis fast immer erhöht ⇒ hilft bei Differenzierung bakteriell vs. viral
- Abnahme Blutkulturen (2 Sets, anaerob + aerob) – Erregersicherung gelingt in > 50 % **Merke:** kann keine Liquordiagnostik vor Beginn einer antibiotischen The-

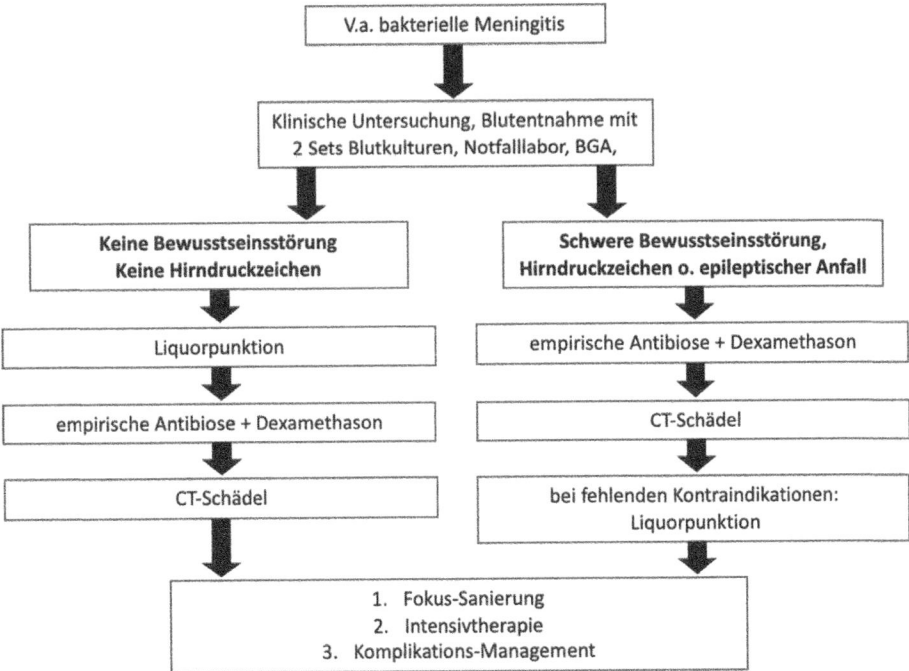

◘ Abb. 21.6 Diagnostik- und Therapie: Algorithmus der bakteriellen Meningitis

rapie erfolgen ist die Abnahme von Blutkulturen zur Erregersicherung vor Antibiotikagabe obligat!
- Lumbale Liquorpunktion mit Liquordiagnostik
    - bei V. a. bakterielle Meningitis sollte in Abhängigkeit der Klinik schnellstmöglich nach Notfalllabor eine Liquordiagnostik erfolgen (◘ Abb. 21.5), wenn mgl. vor Antibiotikagabe
    - Diagnosesicherung
        - zur Diagnosestellung und Abgrenzung einer viralen Meningitis: Bestimmung der Zellzahl, Zelldifferenzierung, Liquoreiweiß, Liquorlaktat oder Liquor/Serum-Glukose-Quotient (◘ Tab. 21.13)
- **Cave:** Atypische Liquorbefunde bei bakterieller Meningitis v. a. der Zellzahl (< 1000/µl) möglich: sehr früh im Krankheitsverlauf, vorbestehende Antibiose, Immunsuppression!
- Liquor bei bakterieller Meningitis i. d. R. makroskopisch bereits eitrig-trüb
- Erregersicherung
    - Mikroskopie: Gram-Färbung
    - **Merke:** Pneumokokken = gram-positive Diplokokken, Meningokokken = gram-negative Kokken
    - PCR-Diagnostik (Einzel- oder Multiplex-PCR)
    - Liquor-Kultur
    - ergänzende Antigen-Schnelltests (Pneumokokken, Meningokokken, Hämophilus influnezae) können Mikroskopie unterstützen –
    - **Cave:** negativer Test kein Ausschluss
- Komplikationsdiagnostik
    - Messung Liquordruck mittels Steigrohr (normal: < 20 cm H_2O)
    - erhöht bei Hydrocephalus malresorptivus, intrakranielle Druckerhöhung
- kraniale Bildgebung – i. d. R. zerebrale Computertomografie
    - obligat vor Liquorpunktion bei V. a. intrakranielle Druckerhöhung, Vigilanzminderung, epileptischem Anfall
    - Diagnostik der Komplikationen von bakteriellen Meningitiden
        - Hydrocephalus
        - Hirnödem (s. Abschn. 1.12)
        - intrakranielle Raumforderung (Abszess, Zerebritis, subdurales Empyem, intrakranielle Blutung) mit sekundären Komplikationen (s. Abschn. 1.12)

◘ **Tab. 21.13** Diagnosestellung und Abgrenzung einer viralen Meningitis

	normal	viral	bakteriell
Zellzahl/µl	< 5	< 500	> 1000
Zytologie	lymphomonozytär	lymphozytär	granulozytär
Liquoreiweiß (mg/dl)	< 45	< 100	> 100
Liquorlaktat (mmol/l)	< 2,7	< 3,5	> 3,5
Liquor/Serum-Glukose-Quotient	> 0,5	Normal	stark erniedrigt

- Fokusdiagnostik
  - Hinweis auf. Sinusitis, Mastoiditis, Kieferabszess
- Bei Diskrepanz zwischen Klinik und computertomografischen Befund u./o. bei Verschlechterung unter adäquater antibiotischer Therapie ⇒ cMRT ergänzen

21.5.5 Therapie

> **Merke**
> V. a. bakterielle Meningitis ⇒ antibiotische Therapie so früh wie möglich mit Ziel < 1 h nach Krankenhausaufnahme – eine Verzögerung > 3 h muss zwingend vermieden werden!

- Initial kalkulierte Antibiotika-Therapie (Tab. 21.14)
- Kann nicht sicher HSV ausgeschlossen werden ⇒ Aciclovir ergänzen
- Initial adjuvante Therapie mit Dexamethason
  - Beginn direkt vor erster Antibiose, kann noch wenige Stunden nach Antibiosebeginn nachgegeben werden
  - Dosierung: 4x10 mg i. v./d – bei Nachweis von Pneumokokken Fortsetzen für 4 Tage
  - Signifikante Reduktion der Letalität, des Auftretens von Hörschäden und neurologischen Folgeschäden bei Pneumokokken-Meningitis
  - Cave: keine adjuvante Dexamethason-Gabe bei V. a. bakterieller Begleitmeningitis in Folge einer Endokarditis
- Antibiotic Stewartship mit
  - Adaptation der Antibiose entsprechend dem Erreger
  - Antibiosedauer bei unkompliziertem Verlauf
    - Hämophilus influenzae, Meningokokken: 7–10 Tage
    - Pneumokokken: 10–14 Tage
    - Listerien, gram-negative Erreger: ≥ 3 Wochen
    - Adaptierung nach Therapieansprechen
  - Fehlendes klinisches Ansprechen auf antibiotische Therapie nach 2 Tagen ⇒ Klärung Komplikationen (s. u.), Fokusreevaluation, Reevaluation Antibiotikaregime

Tab. 21.14 Initial kalkulierte Antibiotika-Therapie

Klinische Situation	kalkulierte i. v.-Antibiose
ambulant erworbene Meningitis bei Immunkompetenten	Cephalosporin Gruppe 3a + Ampicillin
postoperativ, postraumatisch, VP-Shunt	Vancomycin + Meropenem (alternativ Ceftazidim), (+ Metronidazol bei Schleimhautzugang)
Immunsuppression	Vancomycin + Meropenem

- Fokussanierung
  - Häufigster Fokus im HNO-Bereich
  - bei Fokus mit V. a. Meningitis per continuitatem ist eine operative Fokussanierung < 24 h anzustreben
  - ebenfalls zügige Sanierung anderer Foci
- Intensivtherapie
  - Behandlung sollte initial aufgrund vielfältiger Begleitkomplikationen auf einer Intensivstation (wenn mgl. Neuro-Intensivstation) erfolgen
  - Patienten mit Vigilanzminderung und Hydrocephalus benötigen eine externe Ventrikeldrainage (EVD)
  - Cave: bei paralleler Ausbildung Hirnödem und Hydrocephalus zeigt CCT annähernd normale Raumverhältnisse ohne Zeichen eines Hydrocephalus ⇒ schwer bewusstseinsgetrübte/komatöse Patienten ohne anderweitige Erklärung sollten auch bei fehlendem Hydrocephalusnachweis mit EVD versorgt werden!
  - Komplikationsmonitoring und -management (s. u.)

Komplikationen
- Bakterielle Meningitis kann vielfältige zerebrale und systemische Komplikationen haben (◘ Tab. 21.15)

◘ Tab. 21.15 Komplikationen der bakteriellen Meningitis

Zerebrale Komplikationen		
Komplikation	**Diagnostik/Monitoring**	**Therapie**
Hydrocephalus (s. o.)	– Zerebrale Bildgebung	EVD
Hirnödem	– Zerebrale Bildgebung – Monitoring intrakranieller Druck	– EVD – ICP↓- Therapie (Basistherapie +tiefe Analgosedation, weiter nach Stufentherapie (s. u.)) Cave: keine Hypothermie, keine Glycerol-Osmotherapie
Begleitvaskulitis, Vasospasmus	– Transkranielle Doppler-/Duplex-Sonografie – CT-Angiografie	– Therapie mit Steroiden oder Nimodipin kann versucht werden – Aufrechterhaltung CPP
Septische Sinus-/Venenthrombose	– Verdacht bei intrakranieller Blutung bei Meningitis – CT-Venographie, MRT	– Therapie in Anlehnung der nicht-septischen Sinusvenenthrombose mit Heparin oder LMWH
Epileptische Anfälle/Status	– Klinik – EEG	– Keine prophylaktische Therapie – Antikonvulsive Therapie mit i. v.-Aufsättigung (s. ▶ Abschn. 1.6)
Zerebritis → Abszedierung	– Zerebrale Bildgebung	– Ggfs. Anpassung der Antibiosedauer – Evaluation operative Entlastung bei Abszedierung

Tab. 21.15 (Fortsetzung)

Zerebrale Komplikationen		
Komplikation	**Diagnostik/Monitoring**	**Therapie**
Vestibulocochleäre Schädigung	– Klinik – Akustisch evozierte Potenziale – Detektion frühzeitige Ossifikation des Labyrinths	– Dexamethasonprophylaxe initial – Frühzeitige Versorgung mit Hörhilfen
Systemische Komplikationen		
Sepsis, septischer Schock	– Siehe Kapitel Sepsis	– Siehe Kapitel Sepsis
DIC	– Siehe Kapitel DIC	– Siehe Kapitel DIC
ARDS	– Siehe Kapitel ARDS	– Siehe Kapitel ARDS
Hyponatriämie	– SIADH – Cerebrales Salzverlust-Syndrom	– SIADH: Flüssigkeitsrestriktion, ggfs. Vaptan-Einsatz – CSW: Fludrocortison, ausgeglichene Flüssigkeitsbilanz – Na^+-Substitution nur bei entsprechender Klinik – Na^+-Anhebung zur Vermeidung osmotischer Demyelinisierung mit max. 0,5mmol/l/Stunde
Diabetes insipidus	– Klinik + BGA	– Desmopressin
Rhabdomyolyse	– Klinik, Labor	– Flüssigkeitstherapie und forcierte Diurese – Sepsistherapie
Pankreatitis	– Siehe Kapitel Pankreatitis	– Siehe Kapitel Pankreatitis

21.5.6 Besonderheiten Meningokokken-Meningitis

> **Merke**
> Patienten mit V. a. Meningokokken-Meningitis müssen die ersten 24 h nach erster wirksamer Antibiotika-Gabe aufgrund des Ansteckungsrisiko isoliert werden.

> **Merke**
> Bereits bei begründetem V. a. Meningokokken-Meningitis muss eine Meldung an das lokale Gesundheitsamt erfolgen.
> – Detektion von engen Kontaktpersonen durch Gesundheitsamt zur Aufklärung zu Erkrankungsrisiko, typischen Erkrankungssymptomen und ggfs. Einleitung einer Chemoprophylaxe

> **Merke**
> Chemoprophylaxe bei Kontaktpersonen mit Rifampicin, Ciprofloxacin, Ceftriaxon oder Azithromycin schnellstmöglich bis max. 10 Tage post Kontakt, bei haushaltsartigem, engem Kontakt in Rücksprache mit Gesundheitsamt ggfs. postexpositionelle Meningokokkenimpfung

- **Meldepflicht**
- § 6 Infektionsschutzgesetz: Krankheitsverdacht, Erkrankung und Tod einer Meningokokkensepsis und -meningitis sind unverzüglich < 24 h durch feststellende/n Arzt/Ärztin namentlich an das Gesundheitsamt des aktuellen Aufenthaltortes zu melden
- ebenfalls unverzügliche Meldung wenn Verdachtsfall sich nicht bestätigt

21.6 ICU-Acquired Weakness (ICUAW)

21.6.1 Epidemiologie

- Stark variable Prävalenz im Median 43 % (IR 25–75 %) in Abhängigkeit von Studienpopulation (in reinen Sepsiskollektiven ↑↑), bestehender Risikofaktoren, Erfassungszeitpunkt, prämorbider Muskelfunktion und Allgemeinzustand, Alter
- Klinische Ausprägung sehr heterogen – rein neurogen (Critical Illness Polyneuropathie), rein myogen (Critical Illness Myopathie), neuromyogen

21.6.2 Pathophysiologie

- Komplex und nicht vollständig geklärt (◘ Tab. 21.16)
- Risikofaktoren für eine ICUAW (◘ Tab. 21.17)

◘ **Tab. 21.16** ICU-Acquired Weakness (ICUAW) – Überblick Pathophysiologie

Faktor	Pathophysiologischer Prozess	Folge
Protein-Imbalance mit Verschiebung Richtung Proteolyse	Kritische Erkrankung → 1. Anabolismus ↓ (v. a. im Alter), 2. Sympathische Aktivierung → Freisetzung kataboler Hormone, 3. inflammatorische Zytokine aktivieren massive Proteolyse	Muskelabbau, -atrophie
Reduzierte Proteinsynthese	Insulin-like Growth Factor (IGF-1)-Signalweg verantwortlich für anabole Signalkaskade – Muskel-IGF-1 bei Sepsis↓↓	Verminderter Muskelaufbau
Erhöhter Proteinabbau	=Überlebensmechanismus bei kritischer Erkrankung → Abbau non-vitaler Proteine via – Ubiquitin-Proteasomen-System – Autophagie-Lysosomen-System – Calpain- und Caspase-Wege	Vermehrter Muskelproteinabbau

Neurologische Intensivmedizin

Tab. 21.16 (Fortsetzung)

Faktor	Pathophysiologischer Prozess	Folge
Mitochondriale Dysfunktion	Kritische Erkrankung → mitochondrialer Schädigung – ATP-Mangel – Anfall Sauerstoffradikale↑↑	Muskelfaserverlust, Motoneuronabbau
Funktionsänderung sarkoplasmatisches Retikulum (SR)	schwere Erkrankung → gestörte Ca^{2+}-Homöostase: Reduzierte Ca^{2+}-Freisetzung im SR des für Muskelkontraktion erforderlichen Ca^{2+}	Muskelschwäche
Mikrozirkulationsstörung	Vasa nervorum Muskelgefäße	Axonale Schädigung, chron. Membrandepolarisation Motoraxone
Membran-, Ionenkanal-Dysfunktion	Natriumkanal-Inaktivierung → rapide reversible Untererregbarkeit/Inaktivierung Muskel-/Nervenmembranen	Verstärkt die Ca^{2+}-bedingte Membran-Instabilität

Tab. 21.17 Risikofaktoren für eine ICUAW

Modifizierbare Risikofaktoren	Nichtmodifizierbare Risikofaktoren
Hyperglykämie	Schwere der Erkrankung
Parenterale Ernährung	Sepsis und SIRS
Immobilisation	Multiorgandysfunktion
Medikamente – Steroide – Muskelrelaxantien – Katecholamine	Hohes Alter v. a. bei Sarkopenie
Antibiotika – Aminoglykoside – Vancomycin	Weibliches Geschlecht
	Adipositas
	Prolongierte Beatmung

21.6.3 Klinische Präsentation

- Typische Präsentation: symmetrische schlaffe Paresen der Extremitäten
- Proximale Betonung v. a. myopathische Komponente
- Zusätzliche oder distale Betonung v. a. neurogene Komponente
- Ausfall/Abschwächung Muskeleigenreflexe häufig
- Muskelatrophie
- Häufige Beteiligung der respiratorischen Muskulatur – Weaning-Versagen

- Diaphragma-Dysfunktion i. d. R. häufiger als Extremitätenparesen
- 90 % der Patienten Dysphagie – DD „post"-Intubations-Dysphagie

❗ Cave: untypisch für ICUAW = Red flags
- Deutliche sensible Beteiligung
- Beteiligung faziale, okuläre Muskulatur
- Hirnnerven-Ausfälle
- Pyramidenbahnzeichen, gesteigerte MER, erhöhter Muskeltonus/Spastik
- Progredienz nach ICU-Aufenthalt

21.6.4 Klinische Diagnostik

- Schwäche Extremitätenmuskulatur
  - Untersuchung der Muskelkraft beidseits: Schulterabduktion, Ellbogenflexion, Handgelenksextension, Hüftbeugung, Knieextension, Fuß-Dorsalflexion
  - Bewertung mit kategorialem MRC-Summen-Score: 0= keine Kontraktion, 1= Kontraktion ohne Bewegung, 2= Bewegung nicht gegen die Schwerkraft, 3= Bewegung gegen Schwerkraft, 4= Bewegung gegen Widerstand, 5= normale Kraftentwicklung
- Schwäche der Atemkraft
  - i. d. R. erst durch Weaning-Versagen H. a. diaphragmale Schwäche
  - persistierende hohe Druckunterstützung des Beatmungsgerätes
  - abgeschwächter Hustenstoß mit insuffizientem Sekret-Clearing
  - Rapid shallow breathing mit rascher Erschöpfung im Respirator-Weaning

21.6.5 Apparative Diagnostik

- Elektrophysiologie mit Elektroneuropgraphie (ENG) und Elektromyographie (EMG) zum Nachweis und Differenzierung der Critical Illness Polyneuropathie vs. Myopathie vs. Kombination
- Neuromuskulärer Ultraschall mit Beurteilung u. a. der Muskelechogenität, Beurteilung des Diaphragmas
- Bei unklarer Diagnose ggfs. Biospie

21.6.6 Therapie/Prävention

- Wichtig: Vermeidung/konsequente Therapie der Risikofaktoren ICUAW
- V. a. die konsequente und rasche Therapie der Sepsis/SIRS
- Vermeidung von Risikofaktoren v. a. **Vermeidung von Overfeeding und Hyperglykämie, Vermeidung parenterale Ernährung**, Ziel: Normoglykämie
- Suffiziente Proteinzufuhr
- Homöostase
- Minimierung Sedation, frühestmögliche Spontanatmung
- **Frühmobilisation** und konsequente Physio- und Atemtherapie
- Unterstützende neuromuskuläre elektrische Stimulation

21.6.7 Prognostische Bedeutung

- ICUAW typische Intensivkomplikation mit Verschlechterung des kurzfristigen und langfristigen Outcomes der intensivpflichtigen Grunderkrankung
- Patienten mit ICUAW werden signifikant seltener nach Hause entlassen und haben eine signifikant reduzierte 1- und 5-Jahresüberlebensrate

21.7 Therapie des erhöhten intrakraniellen Druckes (ICP)

21.7.1 Pathophysiologie des erhöhten ICP

- **Kompartiment-Modell – Monroe-Kellie-Doctrine**
- Die Kompartimente Hirngewebe, Blut (arteriell + venös) und Liquor teilen sich den intrakraniellen Raum, der durch die knöchernen Strukturen des Schädels begrenzt wird
- Bei Zunahme eines Kompartimentes müssen die anderen Kompartimente ausweichen (Nutzung Reserveräume) oder werden komprimiert → Ziel: ICP konstant zu halten (◘ Abb. 21.7 und 21.8)
- Aufbrauch dieser Reserveräume → bei weiterer Volumenzunahme rasche Anstieg ICP
- durch pathologischen ICP-Anstieg → Abnahme des zerebralen Blutfluss (CBF) → Zunahme zerebrale Schädigung → Akzentuierung Hirnödem → weiterer Anstieg ICP

21.7.2 Klinische Zeichen des erhöhten ICP

- Kopfschmerzen v. a. morgendlich, Verstärkung bei Pressen
- Schwallartiges Erbrechen
- Hypertension bei gleichzeitiger Bradykardie (Cushing-Reflex)
- Sehstörung – v. a. bei chronisch erhöhtem ICP
- Bewusstseinstrübung bis Koma – vorausgehend oft kurze Phase mit psychomotorischer Unruhe und Agitation
- Mydriasis, verzögerte Lichtreaktion bis Lichtstarre, Anisokorie
- Pathologisches Atemmuster – Cheyne-Stokes-Atemmuster, ataktische Atmung, Ausfall des Atemantriebes
- Auftreten von motorischen Schablonen (Beuge-Strecksynergismen) und Pyramidenbahnzeichen
- Drucksteigerung hintere Schädelgrube mit foraminaler Einklemmung: Singultus, Dysphagie, Atemregulationsstörungen – Atemstillstand

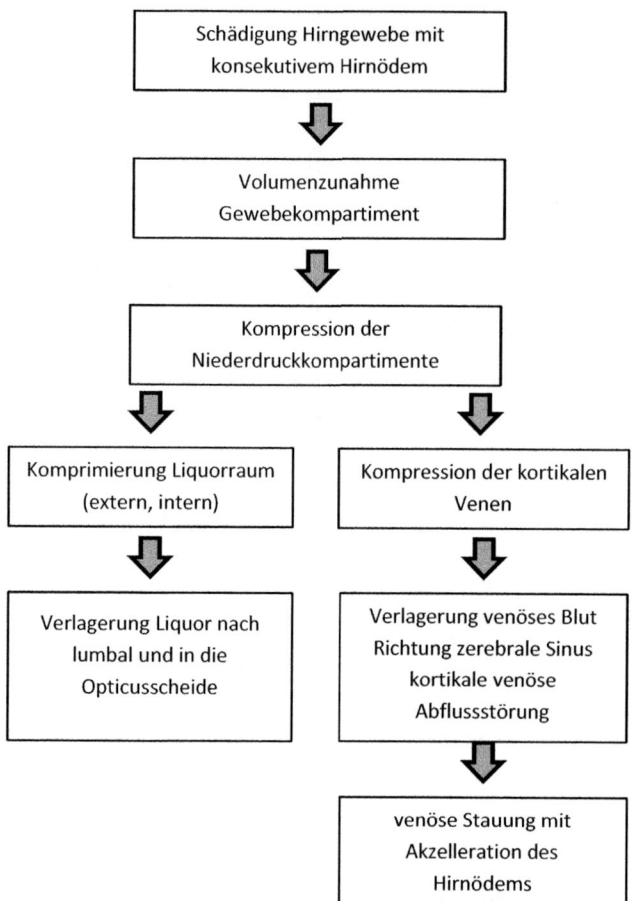

Abb. 21.7 Kompartiment-Modell

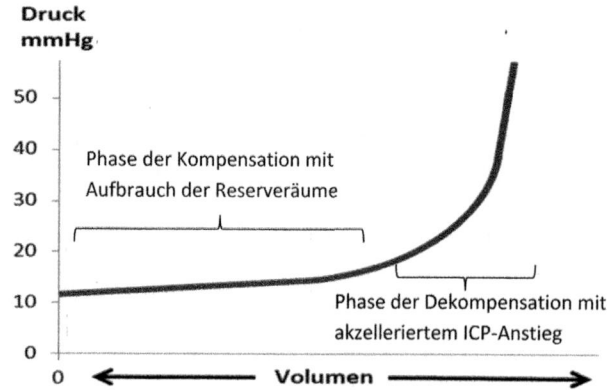

Abb. 21.8 Intrakranielle Volumen-Druck-Kurve

21.7.3 Diagnostik und Monitoring

- Klinische Zeichen der intrakraniellen Druckerhöhung haben diagnostisch hohen Stellenwert
- Nachweis einer intrakraniellen Drucksteigerung/eines Hirnödems in der CCT (◘ Tab. 21.18)
- **Cave:** Bei zeitgleichem Vorliegen eines Hirnödems und eines hydrocephalen Aufstaus kann bei ausgeprägter intrakranieller Druckerhöhung das CCT seitens der Raumverhältnisse annähernd normal erscheinen (z. B. bei bakterieller Meningitis)
- Invasive Messung des intrakraniellen Druckes
- **Indikation:** GCS ≤ 8 mit intrakranieller Pathologie (Methodik entsprechend vorliegender Pathologie) und V. a. intrakranielle Drucksteigerung – Empfehlungen abgeleitet von Empfehlungen für schweres Schädel-Hirn-Trauma
- **Merke:** keine Evidenz für Outcome-Relevanz eines invasiven ICP-Monitorings bei erhöhtem intrakraniellem Druck
- **Merke:** bei intrazerebraler Blutung und raumforderndem Mediainfarkt sowie bei hypoxischem Hirnschaden wird kein ICP-Monitoring empfohlen
- **Merke (◘** Tab. 21.19**)**
- **Cave:** ICP-Monitoring zeigt erst pathologische Werte an, wenn alle Reserveräume aufgebraucht sind
  - Direkte Messung über externe Ventrikeldrainage im Seitenventrikel
    - Goldstandard
    - Druckabnehmer auf Höhe des Foramen Monroi
    - Vorteil: EVD sowohl Messinstrument als auch ICP-Therapie durch Liquorentlastung => Anwendung v. a. wenn Liquorentlastung erforderlich
    - Nachteil: regelmäßige Adjustierung des Messniveaus, Liquorinfektion

◘ Tab. 21.18 Nachweis einer intrakraniellen Drucksteigerung/eines Hirnödems in der CCT

intrakranielle Struktur	Veränderung bei ICP↑/Hirnödem
Hirnparenchym mit zugrunde liegender Pathologie	– Verwaschene Markrindengrenze bei generalisiertem Hirnödem – Verlagerung der Mittellinienstrukturen bei lateralisierendem Prozess – Torquierung des oberen Hirnstamms bei lateralisierendem Prozess – Unkale Herniation (uni- oder bilateral entsprechend Pathologie) – Transforaminale Herniation bei Prozess hintere Schädelgrube
Externe Liquorräume	– Verstrichenes Hirnwindungsrelief durch ausgepresste externe Liquorräume – Verstrichene basale Zisternen
Ventrikelsystem	– Ausgepresste, schlitzförmige Ventrikel bei parenchymatösem Prozess – Balloniertes Ventrikelsystem (Hydrocephalus) bei ventrikulärer Pathologie

Tab. 21.19 Diagnostik und Monitoring des erhöhten ICP

ICP-Wert	Bewertung
< 15 mmHg	normal
15–22 mmHg	kritisch
> 22 mmHg	hochpathologisch

Nicht nur absolute ICP-Wert entscheidend, sondern auch Dauer der ICP-Steigerung

- Intraparenchymatöse Druckmessung
  - Anlage i. d. R. rechts frontal
  - Vorteil: weniger traumatisierend i. Vgl. zur EVD, geringere Infektionsrate
  - Nachteil: durch Kompartimentierung lokale Druckgradienten mgl. – regelmäßige Plausibilitätsprüfung erforderlich
  - Bei ICP-Monitoring Bestimmung/Berechnung des zerebralen Perfusionsdruckes (CPP) wichtig
  - CPP = MAD-ICP
  - hierfür Messung des arteriellen Druckes ebenfalls auf Höhe Foramen Monroi erforderlich
  - optimaler CPP nicht bekannt: inter- und auch phasenabhängig intraindividuell verschieden – breite Range > 50 mmHg bis < 100 mmHg
- Nicht-invasive Messung des intrakraniellen Druckes
Evidenz für alle bestehenden nicht-invasiven Methoden des ICP-Monitorings allenfalls gering, geben jedoch gute Hinweise
  - Hirnparenchymsonografie: gutes Monitoring von lateralisierenden Prozesses durch Messung der sonographischen Mittellinienverlagerung des 3. Ventrikels; Monitoring des Ventrikelsystems zur Überwachung eines hydrocephalen Aufstaus
  - Messung der Opticusliquorscheide: kann pathologische intrakranielle Drucksteigerung anzeigen – kein linearer Bezug zum intrakraniellen Druck
  - Pupillometrie: Monitoring des NPi – pathologische Veränderung deutlich vor ICP-Steigerung detektierbar, potenziell prognostisch relevanter Parameter

21.7.4 Therapie

- Therapieziele: Senkung des erhöhten ICP und Optimierung/Aufrechterhaltung der zerebralen Perfusion anhand des CPP
  - ICP: Vermeidung v. a. prolongierter ICP-Werte > 22 mmHg
  - CPP: Vermeidung < 50 mmHg und > 100 mmHg
- Stufentherapie:
  - Zu jedem Zeitpunkt Prüfung operative Entlastungsmöglichkeiten (Hemikraniektomie, Hämatomevakuation, Liquordrainage etc.), vgl. Tab. 21.20

◘ Tab. 21.20 Stufentherapie des erhöhten ICP

Eskalations-stufen	Maßnahmen

Basistherapie – allgemeine ICP-senkende/ neuroprotektive Maßnahmen	– Oberkörper-Hochlagerung: 15–30° (**Cave**: nicht bei Schock u./o. Hypovolämie da CPP-Abfall)
	– Optimierung jugularvenöser Abfluss – achsengerechte Lagerung
	– Normovolämie – Optimierung entsprechend hämodynamischem Monitoring
	– Normotonie bzw. nach CPP
	– Normoglykämie – Vermeidung Hypoglykämie
	– hochnormales Natrium - Vermeidung Hyponatriämie
	– TTM: strenge Normothermie (36,5 - max. 37,5 °C)
	  – Fieber ⇒ ICP↑, Mortalität↑, Outcome ↓
	  – TTM bei Post-Reanimation: 36 °C oder 33–34 °C – Subgruppen profitieren von milder Hypothermie
	– Normoxämie, Normokapnie
	– Vermeidung ICP-steigernde Faktoren

Eskalation bei GCS ≤ 8, fehlenden Schutzreflexen, respiratorische Insuffizienz	– Analgosedation zur Neuroprotektion
	– resultierend Beatmungstherapie
	– Rationale:
	  – Schmerzen, Unruhe ⇒ ICP↑
	  – Tiefe Analgosedation ⇒ metabolischer Bedarf, zerebraler O2-Verbrauch↓
	– antikonvulsive, neuroprotektive Therapie
	Medikamente:
	  – Opiat (Sufentanil, Remifentanil)
	  – Sedativum (Propofol, Midazolam (nur noch selten))
	  – + ggfs. Hypnotikum S-Ketamin (**Cave**: keine Bolusapplikation, da passagere ICP-Steigerung durch sympathomimetische Wirkung)
	  – Ultima ratio: Barbitural-Narkose (s. u.)
	– Ziel: RASS -5

Therapie von ICP-Krisen > 22 mmHg	– Osmotherapie:
	  – Hypertone NaCl-Lösung (NaCl 3 % - 10 %): Bolusapplikation 1–3ml/kgKG (Ziel-Natrium 155 mmol/l)
	  – Mannitol 10/15/20 % (Osmofundin 10/15 %, Osmosteril 10/20 %): Bolusapplikation 0,5–0,75 g/kg KG bis 1,5 g/kg KG (max. 4-6x/d)
	– Hyperventilation (HV):
	  – kurzfristige Therapiemaßnahme mit Absenkung CO_2 auf 30–34 mmHg
	  – **Cave**: Wirkverlust bei längerer HV, CBF↓ mit Ischämierisiko, Stealphänomen
	– Barbiturat-Narkose:
	  – Ziel: Burst-Suppression-Muster im EEG
	  – nachgewiesene ICP-Senkung bei SHT
	– TTM mit milder Hypothermie (33–34 °C)
	  – bis auf TTM bei Post-Reanimation ist milde Hypothermie Ultima-ratio-Therapie
	– THAM (Trihydroxymethyl-Aminomethan):
	  – Rationale: Vasokonstriktion durch Alkalose mit Reduktion zerebralen Blutvolumens
	  – Testdosis mit 1mmval/l über 10 min – bei Ansprechen 60 mmval/l über 2 h nach Base Excess
	– Steroide (Dexamethason):
	  – Einsatz nur bei primär vasogenem Ödem bei Tumor, Metastasen, Meningoenzephalitis
	– Liquordrainage:
	  – bei bakterieller Meningitis, Subarachnoidalblutung, intraventrikulärer Blutung, okklusivem Hydrocephalus
	  – Cave: lumbale Entlastung nur bei Kommunikation externe - interne Liquorräume

21.8 Diagnostik des endgültigen und irreversiblen Ausfalls der Gesamtfunktion von Großhirn, Kleinhirn und Hirnstamm (IHA-Diagnostik) (5. Fortschreibung Richtlinie)

21.8.1 Grundlage

Die Verfahrensregeln der aktuell 5. Fortschreibung der Richtlinie zur Feststellung des endgültigen, nicht behebbaren Ausfalls der Gesamtfunktion des Großhirns, des Kleinhirns und des Hirnstamms richten sich nach dem Transplantationsgesetz (TPG) (§ 16 Abs. 1 S. 1 Nr. 1 TPG für die Regeln zur Feststellung des Todes nach § 3 Abs. 1 S. 1 Nr. 2 TPG und § 3 Abs. 2 Nr. 2 TPG)

21.8.2 Definition

Die IHA-Diagnostik stellt des Zustand des eingetretenen irreversiblen Ausfalls der gesamten Hirnfunktionen bei erhaltener Herz- und Kreislauffunktion in Folge einer bestehenden kontrollierten Beatmung u./o. extrakorporalen Oxygenierung/Decarboxylierung (ECMO) fest.

In Folge der kontrollierten Beatmung kommt es durch den künstlichen Ersatz der Atemfunktionen (Sauerstoffaufnahme, CO_2-Abgabe) zur Aufhebung der Verschränkung zwischen dem vollständigen Funktionsverlust des Gesamtgehirns und dem Ausfall der Herz-Kreislauffunktion, die im natürlichen Verlauf ohne Atemersatz durch den Ausfall der Spontanatmung stattfindet.

Merke: In Deutschland stellt die richtlinienkonforme Feststellung des IHA die einzige Möglichkeit für die Durchführung einer postmortalen Organspende dar und ist somit ein wichtiger Bestandteil der End-of-life-Care von Patienten mit schwerster zerebraler Schädigung in der Intensivmedizin.

21.8.3 Pathophysiologie

Bei einer schwersten zerebralen Schädigung kommt es in der Folge zu einer massiven intrakraniellen Drucksteigerung. Bei Anstieg des intrakraniellen Druckes über den mittleren arteriellen Blutdruck sistiert die zerebrale Perfusion. Im IHA besteht ein globaler zerebraler Perfusionsstillstand, das Großhirn, Kleinhirn und den Hirnstamm betreffend.

21.8.4 Voraussetzungen

- Voraussetzung der Untersucher
  - Zwei unabhängige Fachärzte, die weder an der Organ-/Gewebeentnahme beteiligt sein dürfen, noch der Weisung eines Arztes unterstehen dürfen, der hieran beteiligt ist

Neurologische Intensivmedizin

◘ Tab. 21.21 Qualitätsanforderung für die Untersuchung

IHA-Diagnostik ab dem vollendeten 14. Lebensjahr			
1. Facharzt Neuromediziner (NLO/NCH)		Mehrjährige (≥ 2 Jahre) Erfahrung Intensivmedizin von Patienten mit akuter schwerer Hirnschädigung	Kenntnisse, Fähigkeiten und Fertigkeiten in der IHA-Diagnostik (s. u.)
2. Facharzt Neuromediziner oder Facharzt mit IHA-Diagnostik in der WBO (Innere Medizin, Chirurgie, Anästhesie, Pädiatrie, NLO, NCH)			
IHA-Diagnostik bis zum vollendeten 14. Lebensjahr			
1. Facharzt Neuromediziner (NLO/NCH)	Alternativ: 1. Facharzt Neuropädiater	Mehrjährige (≥ 2 Jahre) Erfahrung Intensivmedizin von Patienten mit akuter schwerer Hirnschädigung	Kenntnisse, Fähigkeiten und Fertigkeiten in der IHA-Diagnostik (s. u.)
2. Facharzt Pädiater o. Neuropädiater	2. Facharzt Neuromediziner oder Facharzt mit IHA-Diagnostik in der WBO (Innere Medizin, Chirurgie, Anästhesie, Pädiatrie, NLO, NCH)		

- Unabhängige Entscheidung der Untersucher, ob Qualifikationsanforderungen erfüllt sind oder nicht
- Qualifikationsanforderung (◘ Tab. 21.21)
- Definition Kenntnisse, Fähigkeiten und Fertigkeiten in der IHA-Diagnostik:
- Unterscheidung zerebraler von spinalen, peripher neurogenen und myogenen Reaktionen
    - Spinale Reflexe und Automatismen in ca. 15 % bis 80 %
    - **Merke**: Ablauf/Verhalten komplexer spinaler Reflexe/Automatismen wie klassische Muskeleigenreflexe → hierüber erkennbar

- Monomorpher/stereotyper Ablauf des motorischen Musters
- Auftreten nach Triggern mit sehr begrenzter Variation
- Latenz bis zum Auftreten der spinalen Reaktion nach Trigger sowie Dauer der spinalen Reaktion immer gleich
- Latenz und Dauer abhängig von beteiligten Segmenten
- Habituation bei frequenter Triggerung
- i. d. R. bei einem Patienten nur distinktes Reflexmuster zu finden

- Beurteilung von Medikamenteneffekten auf klinischen und neurophysiologischen Befund
- Beurteilung der Pharmakokinetik zentral dämpfender Medikamente unter Beachtung potenzieller Interaktionen sowie der Körpertemperatur
- Beurteilung der Auswirkung von Vorerkrankungen, aktuellen Organschäden, metabolischen Störungen etc. auf die klinische Symptomatik
- Kenntnis der Indikation und Limitationen der ergänzenden Untersuchung
- Voraussetzungen des Patienten
    - Beleg einer akuten schweren Hirnschädigung, die potenziell in einem IHA münden kann
    - Beleg des zugrunde liegenden Schädigungsmechanismus, da dieser entscheidend für den Irreversibilitätsnachweis (◘ Tab. 21.22)
- Ausschluss reversibler Ursachen einer komatösen Bewusstseinslage und Beeinträchtigung der Hirnstammreflexe
    - Intoxikation
    - Neuromuskuläre Blockade
    - Einfluss zentral dämpfender Medikamente

Merke
- es liegen keine Empfehlungen hinsichtlich Wirkkonzentration in der Richtlinie vor – unterliegt der Expertise der Untersuchung
- immer Ausschluß ≥ therapeutischer Serumkonzentrationen
- therapeutische Wirkkonzentrationen: 1. Antagonisierung durch spezifische Antidote (ausreichend hoher Dosierung), 2. Abwarten 4-fache effektive Halbwertzeit

Cave Hypothermie: verzögerte Metabolisierung bei Körpertemperatur < 35 °C → nach therapeutischer Hypothermie sollten Analgosedativa 24–72 h bei Körpertemperatur ≥ 35 °C pausiert sein

◘ Tab. 21.22 Primäre und sekundäre Ursachen

Primäre Ursachen	Sekundäre Ursachen
= direkte, ausschließlich das Gehirn betreffende Schädigung	= indirekte, systemische Schädigung mit in der Folge Schädigung Gehirn
– intrakranielle Blutungen – zerebrale Ischämie – Schädelhirntrauma – Meningitis/Enzephalitis – Hirntumor – Hydrocephalus	– Herz-Kreislaufstillstand – primäre Hypoxie – Vergiftungen (CO, Zyanid) – metabolische Ursachen – Sepsis
Wichtige Unterscheidung nach Lokalisation: – supratentoriell – infratentoriell – Kombination	Wichtige Detektion kombinierter Schädigung: – rein sekundär vs. – Kombination primär und sekundäre Ursache

- Metabolische, endokrine oder entzündlich Erkrankung als mögliche Ursache oder Mitursache
- Hypothermie (auch ohne Medikamenteneinfluss: ab 3. LJ > 33 °C; bis vollendetem 2. LJ > 35 °C)
- Wenn obiges nicht auszuschließen oder im Zweifelsfall: Nachweis des zerebralen Perfusionsstillstandes im Irreversibilitätsnachweis (da 1. Medikamenten-, Metabolik- und Temperatur-unabhängig; 2. pathophysiologische Grundlage des IHA)
  - Kreislaufschock (RRsys ≤ 80 mmHg)

Klinische Kriterien

Wenn die obigen Voraussetzungen vorliegen, erfolgt die klinische Diagnostik zur Überprüfung des Ausfalls aller Hirnstammfunktionen = Nachweis der Hirnstamm-Areflexie (◘ Tab. 21.23).

❗ Cave
Es gibt eine Vielzahl an Fallstricken der klinischen Diagnostik, die zu beachten sind!

Merke: sind nicht alle Hirnstammreflexe überprüfbar oder verwertbar, so ist zum Abschluss der IHA-Diagnostik der Irreversibilitätsnachweis mit Nachweis des zerebralen Zirkulationsstillstandes erforderlich!

◘ Tab. 21.23 Nachweis der Hirnstamm-Areflexie

Anatomische Lokalisation	Hirnstammreflexausfall
mesencephal	– Koma
	– Weite o. übermittelweite Pupillen, beidseitiger Ausfall der direkten u. indirekten Lichtreaktion
pontomesencephal	– Bds. Ausfall Vestibulo-okulärer Reflex (VOR) bzw. Okulozephaler Reflex (OCR) = gleicher Reflexbogen: VOR - thermischer Trigger durch Kaltspülung bds. (Wartezeit 5–10 min); OCR - mechanischer Trigger durch ruckartige Kopfrotations-Beschleunigung bilateral
pontin	– Cornealreflex – Auslösung durch Kontakt zum limbus corneae
pontomedullär	– Trigeminus-Schmerzreaktion Komplexe Reaktion mit Beobachtung von vegetativer Stressreaktion, Bradykardie, Mimik, Motorik, Schwitzen v. a. Stirn, Augen
medullär	– Pharyngeal-Reflex (Berührung Rachenhinterwand bds) und – Trachealreflex (Hustenreflex beim tiefen Absaugen)
	– Atropin-Test (**fakultativer Test**) mit fehlendem Anstieg Herzfrequenz nach Atropingabe
	– Apnoetest – Ausfall der Spontanatmung auf adäquaten CO_2-Reiz bei fehlender CO_2-Adaptation

- Durchführung des Apnoetests:
    - Apnoetest ist die einzige Untersuchung, die potenziell gefährdend ist – daher Durchführung als letzte klinische Untersuchung durch beide Untersucher gemeinsam
    - Überprüfung Ausfall der Spontanatmung bei suffizientem Atemstimulus mittels CO_2
    - Apnoetest positiv bei fehlendem Einsetzen der Spontanatmung bei $paCO_2$ > 60 mmHg temperaturkorrigiert
    - Voraussetzung: potenziell erhaltener Atemantrieb auf CO_2
    - = Ausgangswert zu Beginn: $paCO_2$ temperaturkorrigiert ≥ 35,0 mmHg und ≤ 45,0 mmHg und Beachtung des Säure-Base-Status
    - = Adaptation an höhere CO_2-Werte und fehlender Atemantrieb auf CO_2 (schwere COPD, Lungenkontusion etc.)
    - Vorgehen bei Adaptation an erhöhte CO_2-Werte: trotzdem Durchführung des Apnoetest, da potenziell Eigenatmung erhalten – bei fehlender Eigenatmung Apnoetest nicht verwertbar
        - Bei Nichtüberprüfbarkeit des Hirnstammreflexes ist im Irreversibilitätsnachweis der Nachweis des zerebralen Zirkulationsstillstandes erforderlich
    - 3 Methoden möglich nach Präoxygenierung über ca. 10 min
        - Diskonnektion und Sauerstoffinsufflation via in Tubus eingebrachten Sauerstoffkatheter mit O_2 6l/min und Diskonnektion und Einsatz eines T-Stücks mit PEEP-Ventil – beide Methoden relevant häufiger mit Hypoxie und kardiozirkulatorischen Komplikationen assoziiert
        - Apnoetest am Beatmungsgerät mit apnoeischer Oxygenierung mit fiO_2 1,0 über den bestehenden PEEP im Spontanatemmodus alternativ niederfrequenter Ventilation mit 1–2/min
        - Apnoetest an der ECMO: in gleicher Weise, zusätzlich Reduktion des Sweep-Gasfluss unter fiO_2 1,0 auf 0,5–1l/min; bei vaECMO Abnahme von bilateralen BGAs und Nutzung der Werte mit dem niedrigeren $paCO_2$-Wert

Nachweis der Irreversibilität (ab dem 3. Lebensjahr)

Mögliche Methoden des Irreversibilitätsnachweises richtet sich nach Schädigungsmechanismus und Lokalisation
- Primäre supratentorielle Schädigung
    - Zweite klinische Untersuchung nach einer Beobachtungszeit von mind. 12 h
    - Apparativer Irreversibilitätsnachweis
        - Nachweis des Ausfalls der hirneigenen elektrischen Aktivität im EEG (= Nulllinien-EEG) über mind. 30 min
        - Ausfall der intrazerebralen Komponenten in den akustisch evozierten Potenzialen (AEHP) oder in den somatosensiblen evozierten Potenzialen bei N. medianus-Stimulation (Medianus-SSEP)
        - Nachweis des zerebralen Zirkulationsstillstandes mit
            Zerebraler Perfusionsszinitgraphie
            Transkranieller Doppler- oder Duplexsonografie mit Ableitung der geforderten Signale in 2 Untersuchungen im Abstand von > 30 min

CT-Angiografie (zugelassen erst ab 18 Jahre, spezielles CT-Angio-Protokoll – entspricht nicht Routine-CT-Angio)
Digitaler Subtraktionsangiographie – nur bei intendierter therapeutischer Anwendung
- Primäre infratentorielle Schädigung oder jede Kombination mit einer primär infratentoriellen Schädigung
  - Immer apparativer Irreversibilitätsnachweis
    - Nulllinien-EEG
    - Nachweis zerebraler Zirkulationsstillstand
- Sekundäre Schädigung oder Kombination sekundäre und primäre supratentorielle Schädigung
  - Zweite klinische Untersuchung nach einer Beobachtungszeit von mind. 72 h
  - Apparativer Irreversibilitätsnachweis (EEG, AEHP/SSEP, Nachweis des zerebralen Zirkulationsstillstandes)

Nachweis der Irreversibilität (bis zum vollendeten 2 Lebensjahr)

- Ausgeschlossen sind SSEP und CT-Angiographie
- Immer klinische Untersuchung und apparativer Irreversibilitätsnachweis zu zwei Untersuchungszeitpunkten (lediglich Perfusionsszintigrafie nur einmal nach zweiten klinischen Untersuchung)
  - Reife Neugeborene bis einschließlich 28. Lebenstag: Abstand zwischen erster und zweiter Untersuchung mind. 72 h
  - Säuglinge ab 29. Lebenstag bis vollendetes 2. Lebensjahr: Abstand zwischen den beiden Untersuchungen mind. 24 h

❗ Cave
Aktuell sind alle Verfahren zum Nachweis des zerebralen Zirkulationsstillstandes bei Patienten an der vaECMO nicht zugelassen!

Merke Bei Patienten mit großen Knochendefekten sinkt die Sensitivität der transkraniellen Ultraschallmethoden und der CT-Angio im Irreversibilitätsnachweis bei jedoch 100 % Spezifität bei Nachweis der typischen Befunde des zerebralen Zirkulationsstillstandes.

Merke Es ist erlaubt, die Methodik des Irreversibilitätsnachweises zu wechseln – es wird geraten, dies jedoch zu begründen und zu dokumentieren.

Todesfeststellung

Die IHA-Diagnostik weist den eingetretenen endgültigen und irrversiblen Verlust aller zerebralen Funktionen nach, der Todeszeitpunkt ist definiert als der Zeitpunkt zu dem die letzte Unterschrift auf den beiden IHA-Protokollen eingetragen wird.

Literatur

Beck J, Fung C, Strbian D, Bütikofer L, Z'Graggen WJ, Lang MF, Beyeler S, Gralla J, Ringel F, Schaller K, Plesnila N, Arnold M, Hacke W, Jüni P, Mendelow AD, Stapf C, Al-Shahi Salman R, Bressan J, Lerch S, Hakim A, Martinez-Majander N, Piippo-Karjalainen A, Vajkoczy P, Wolf S, Schubert GA, Höllig A, Veldeman M, Roelz R, Gruber A, Rauch P, Mielke D, Rohde V, Kerz T, Uhl E, Thanasi E, Huttner HB, Kallmünzer B, Jaap Kappelle L, Deinsberger W, Roth C, Lemmens R, Leppert J, Sanmillan JL, Coutinho JM, Hackenberg KAM, Reimann G, Mazighi M, Bassetti CLA, Mattle HP, Raabe A, Fischer U, SWITCH study investigators (2024) Decompressive craniectomy plus best medical treatment versus best medical treatment alone for spontaneous severe deep supratentorial intracerebral haemorrhage: a randomised controlled clinical trial. Lancet 403(10442):2395–2404

Brogi E, Corbella D, Coccolini F, Gamberini E, Russo E, Agnoletti V, Forfori F (2020) The Role of Platelet Transfusions After Intracranial Hemorrhage in Patients on Antiplatelet Agents: A Systematic Review and Meta-Analysis. World Neurosurg 141:455–466.e13. https://doi.org/10.1016/j.wneu.2020.03.216

Brouwer MC, McIntyre P et al (2015) Cochrane Database Syst Rev 9:CD004405

Chen J, Huang M (2023) Intensive care unit-acquired weakness: recent insights. J Intensive Med 4(1):73–80

Pfister H-W, Klein M, et al (2023) Ambulant erworbene bakterielle Meningoenzephalitis im Erwachsenenalter, S2k-Leitlinie. In: Deutsche Gesellschaft für Neurologie (Hrsg) Leitlinien für Diagnostik und Therapie in der Neurologie

Grindborg O, Naucler P, Sjölin J, Glimåker M (2015) Adult bacterial meningitis-a quality registry study: earlier treatment and favourable outcome if initial management by infectious diseases physicians.Clin Microbiol Infect 21:560–566

Huttner H et al (2023) Intrakranieller Druck (ICP). In: Deutsche Gesellschaft für Neurologie (Hrsg) Leitlinien für Diagnostik und Therapie in der Neurologie

Janzen RWC, Lambeck J, Niesen W, Erbguth F (2021) Irreversibler Hirnfunktionsausfall – Teil 2. Spinalisationsphänomene [Irreversible brain death-Part 2. Spinalization phenomena]. Nervenarzt 92(2):169–180

Kimberly WT, Dutra BG, Boers AMM, Alves HCBR, Berkhemer OA, for the MR CLEAN Investigators (2018) Association of reperfusion with brain edema in patients with acute ischemic stroke: a secondary analysis of the MR CLEAN trial. JAMA Neurol 75:453

Kirkman MA, Citerio G, Smith M (2014) The intensive care management of acute ischemic stroke: an overview. Intensive Care Med 40:640–653

Lambeck J, Bardutzky J, Strecker C, Niesen WD (2024) Prospective evaluation of a modified Apnea test in brain death candidates that does not require disconnection from the ventilator. Neurocrit Care 41(3):1038–1046

Lu M, Faure M, Bergamasco A, Spalding W, Benitez A, Moride Y, Fournier M (2020) Epidemiology of status epilepticus in the United States: a systematic review. Epilepsy Behav 112:107459. https://doi.org/10.1016/j.yebeh.2020.107459

Lv RJ, Wang Q, Cui T, Zhu F, Shao XQ (2017) Status epilepticus-related etiology, incidence and mortality: a meta-analysis. Epilepsy Res 136:12–17

Nogueira RG, Jovin TG, Liu X, Hu W, Langezaal LCM, Li C, Dai Q, Tao C, Mont'Alverne FJA, Ji X, Liu R, Li R, Dippel DWJ, Wu C, Zhu W, Xu P, van Zwam WH, Wu L, Zhang C, Michel P, Chen J, Wang L, Puetz V, Zhao W, Liu T, Audebert HJ, Chen Z, Pontes-Neto OM, Yi T, Moran TP, Doheim MF, Schonewille WJ, ATTENTION, BASICS, BAOCHE, and BEST Investigators (2025) Endovascular therapy for acute vertebrobasilar occlusion (VERITAS): a systematic review and individual patient data meta-analysis. Lancet 405(10472):61–69

Pradilla G, Ratcliff JJ, Hall AJ, Saville BR, Allen JW, Paulon G, McGlothlin A, Lewis RJ, Fitzgerald M, Caveney AF, Li XT, Bain M, Gomes J, Jankowitz B, Zenonos G, Molyneaux BJ, Davies J, Siddiqui A, Chicoine MR, Keyrouz SG, Grossberg JA, Shah MV, Singh R, Bohnstedt BN, Frankel M, Wright DW, Barrow DL, ENRICH Trial Investigators; ENRICH Trial Investigators (2024) Trial of Early Minimally Invasive Removal of Intracerebral Hemorrhage. N Engl J Med 390(14):1277–1289

Ringleb P, Köhrmann M, Jansen O, et al (2022) Akuttherapie des ischämischen Schlaganfalls, S2e-Leitlinie. In: Deutsche Gesellschaft für Neurologie (Hrsg) Leitlinien für Diagnostik und Therapie in der Neurologie

Salih F, Lambeck J, Günther A, Ferse C, Hoffmann O, Dimitriadis K, Finn A, Brandt SA, Hotter B, Masuhr F, Schreiber S, Weissinger F, Rocco A, Schneider H, Niesen WD, IGNITE study group (2024) Brain death determination in patients with veno-arterial extracorporeal membrane oxygenation: a systematic study to address the Harlequin syndrome. J Crit Care. 81:154545. https://doi.org/10.1016/j.jcrc.2024.154545

Schmidt WU, Ploner CJ, Lutz M, Mockel M, Lindner T, Braun M (2019) Causes of brain dysfunction in acute coma: a cohort study of 1027 patients in the emergency department. Scand J Trauma Resusc Emerg Med 27:101

Senger D, Erbguth F (2017) Critical-illness-Myopathie und -Polyneuropathie [Critical illness myopathy and polyneuropathy]. Med Klin Intensivmed Notfmed 112(7):589–596

Sprigg N, Flaherty K, Appleton JP, Al-Shahi Salman R, Bereczki D, Beridze M, Christensen H, Ciccone A, Collins R, Czlonkowska A, Dineen RA, Duley L, Egea-Guerrero JJ, England TJ, Krishnan K, Laska AC, Law ZK, Ozturk S, Pocock SJ, Roberts I, Robinson TG, Roffe C, Seiffge D, Scutt P, Thanabalan J, Werring D, Whynes D, Bath PM (2018) TICH-2 Investigators. Tranexamic acid for hyperacute primary IntraCerebral Haemorrhage (TICH-2): an international randomised, placebo-controlled, phase 3 superiority trial. Lancet 391(10135):2107–2115. https://doi.org/10.1016/S0140-6736(18)31033-X

Steiner T, Unterberg A et al (2021) Behandlung von spontanen intrazerebralen Blutungen, S2k-Leitlinie. In: Deutsche Gesellschaft für Neurologie (Hrsg) Leitlinien für Diagnostik und Therapie in der Neurologie

Vahedi K, Hofmeijer J, Juettler E, Vicaut E, George B, Algra A, DECIMAL, DESTINY, HAMLET investigators et al (2007) Early decompressive surgery in malignant infarction of the middle cerebral artery: a pooled analysis of three randomised controlled trials. Lancet Neurol 6:215–222

Weiglein T, Zimmermann M, Niesen WD, Hoffmann F, Klein M (2024) Acute Onset of Impaired Consciousness. Dtsch Arztebl Int 121(15):508–518

Intensivmedizin bei Schwangeren

C. Münzner, M. Kunze und D. Staudacher

Inhaltsverzeichnis

22.1 Physiologische Veränderungen während der Schwangerschaft – 859
22.1.1 Hämostaseologische Veränderungen – 859
22.1.2 Kardiozirkulatorische Veränderungen (Meah et al. 2016; Kohlhepp et al. 2018) – 859
22.1.3 Respiratorische Veränderungen (LoMauro und Aliverti 2015) – 859
22.1.4 Veränderungen im Wasserhaushalt – 860

22.2 Allgemeines Management schwangerer intensivpflichtiger Patientinnen – 861
22.2.1 Atemwegsmanagement – 861
22.2.2 Beatmung (Lapinsky und Al Mandhari 2022) – 861
22.2.3 Medikamente – 863
22.2.4 Monitoring – 865
22.2.5 Radiologische Diagnostik (Rimawi et al. 2016; Copel et al. 2017) – 865

22.3 Spezielle Krankheitsbilder – 866
22.3.1 Peripartale Kardiomyopathie – 866
22.3.2 Thrombembolische Ereignisse – 867
22.3.3 Hypertensive Schwangerschaftserkrankungen (Präeklampsie, Eklampsie, HELLP) (S2k Leitlinie 015/018 o. J.; Fischer et al. 2021a) – 868

© Der/die Autor(en), exklusiv lizenziert an Springer-Verlag GmbH, DE, ein Teil von Springer Nature 2026
T. Wengenmayer et al. (Hrsg.), *Repetitorium Internistische Intensivmedizin*,
https://doi.org/10.1007/978-3-662-71761-5_22

22.3.4 Akute respiratorische Insuffizienz
in der Schwangerschaft – 871
22.3.5 Sepsis bei Schwangeren – 872

Literatur – 873

Intensivmedizin bei Schwangeren

22.1 Physiologische Veränderungen während der Schwangerschaft

22.1.1 Hämostaseologische Veränderungen

- Kontinuierlicher Anstieg des Plasmavolumens ab der 6. SSW. bis zu 48 % mehr → Hämodilution mit physiologischer Schwangerschaftsanämie (Aguree und Gernand 2019)
- Zunahme der Erythrozytenzahl um 10–20 % → erhöhter Bedarf an Eisen und Folsäure
- Echte Schwangerschaftsanämie ab einem Hb von < 11 g/dl
- Gestationsthrombozytopenie insbesondere im dritten Trimester. Nicht behandlungsbedürftig bei einer Thrombozytenzahl von > 100.000/µl (Reese et al. 2018)
- Prokoagulatorischer Status zur Vermeidung eines erhöhten peripartalen (v. a. postpartalen) Blutverlustes:
  - Steigerung der prokoagulatorischen Faktoren II, VII, IX, X, XII, von Willebrand Faktor um 20–200 %
  - Absenkung der antikoagulatorischen Faktoren Protein S und Antithrombin
  - Im Verlauf erhöhte D-Dimer Werte aufgrund erhöhter Fibrinolyse nach stattgehabter Geburt

22.1.2 Kardiozirkulatorische Veränderungen (Meah et al. 2016; Kohlhepp et al. 2018)

- Hormonvermittelter Abfall des peripheren Gefäßwiderstandes durch Relaxin und Östrogen zur Steigerung der Durchblutung der uteroplazentaren Einheit, Reduktion der kardialen Nachlast
- Anstieg der kardialen Auswurfleistung durch ventrikuläres Remodeling: Zunahme der Ventrikelwandmuskelmasse, Steigerung der myokardialen Kontraktilität, Erhöhung des enddiastolischen Volumens mit konsekutiv erhöhtem Schlagvolumen bis 40 %
- Anstieg der mütterlichen Herzfrequenz um 10–20 Schläge/Minute
- Anstieg des Herzzeitvolumens (HZV) während der Schwangerschaft um bis zu 45 % vom Ausgangswert mit Plateau zum Beginn des dritten Trimesters
- Verdopplung des HZV in Austreibungsphase durch Geburtsschmerz sowie Autotransfusion durch Uteruskontraktionen

22.1.3 Respiratorische Veränderungen (LoMauro und Aliverti 2015)

- Anheben des Diaphragmas um bis zu 4 cm durch den wachsenden Uterus ohne Einschränkung der Zwerchfellbewegung

- Volumenzugveränderung in drei Kompartimenten: Reduktion des Reservevolumens durch angehobenes Diaphragma sowie Reduktion des exspiratorischen Reservevolumens durch erhöhtes Atemzugvolumen. Insgesamt Reduktion der funktionellen Residualkapazität um 9,5–25 %
- Atemwegsfunktion sowie Flussraten (FEV$_1$, FEV$_1$/FVC-Ratio) bleiben unverändert
- Erhöhtes Progesteron → gesteigerte Sensibilität gegenüber CO_2 im Atemzentrum → Steigerung des Atemzugvolumens → gesteigertes Atemminutenvolumen um bis zu 50 % mit unveränderter Atemfrequenz
- Erhöhtes Atemminutenvolumen → respiratorische Alkalose (PaCO$_2$ 27–32 mmHg), Kompensation durch erhöhte renale Exkretion von Bikarbonat → leicht alkalotischer pH (7,40–7,45)
- Steigerung des PaO2 um 106–108 mmHg im ersten Trimester und 101–104 mmHg im dritten Trimester, insgesamt erhöhter Sauerstoffbedarf um 20 %
- In ◘ Tab. 22.1 sind zusammengefasst pH, PaCO$_2$ sowie PaO$_2$ einer physiologischen Schwangerschaft
- Hyperämie und Schwellung der Schleimhaut des oberen Respirationstraktes → schwieriger Atemweg vor geplanter Intubation muss angenommen werden

22.1.4 Veränderungen im Wasserhaushalt

- Verlust des systemischen Gefäßwiederstandes mit relativer Hypovolämie → Aktivierung der neurohumoralen Achse mit Hochregulierung des Renin-Angiotensin-Aldosteron Systems (RAAS), vermehrter Sympathikus-Aktivität sowie erhöhter Vasopressin-Level → vermehrte Wasserretention und Plasmavolumenexpansion mit erhöhter Nierendurchblutung und GFR-Anstieg → hypoosmolare Hypervolämie (Tkachenko et al. 2014; Costa 2016)
- Erhöhte GFR → Reduktion des Kreatininwerts auf 0,5 mg/dl zwischen der 16. und 32. SSW, welcher zum Ende der Schwangerschaft wieder ansteigt

> Ein Serumkreatininwert von 0,75 mg/dl kann bei einer schwangeren Patientin bereits eine potenzielle Nierenschädigung widerspiegeln (Harel et al. 2019).
> - Kreatinin-basierte Gleichungen zur Kalkulation der GFR können zu einer falschen Einschätzung der Nierenfunktion während der Schwangerschaft führen

◘ Tab. 22.1 Normwerte der Blutgase PaO$_2$ und PaCO$_2$ sowie des pH während einer physiologischen Schwangerschaft

Parameter BGA	Normwerte während einer Schwangerschaft	Normwerte bei nicht schwangeren Patienten
pH	7,40–7,45	7,35–7,45
PaCO$_2$	27–32 mmHg	32–45 mmHg
PaO$_2$	101–108 mmHg	65–100 mmHg

- Die Nierengröße nimmt um 30 % zu, mit einem Längenzuwachs von 1–1,5 cm. Bei bis zu 80 % der Schwangeren entsteht eine physiologische Hydronephrose mit einer Urinretention von bis zu 300 ml. Die Hydronephrose ist anatomisch bedingt meist rechtsseitig, da auf dieser Seite der Ureter die ovariellen sowie iliakalen Gefäße in einem steilen Winkel kreuzt. Durch die Hydronephrose ist die Wahrscheinlichkeit für eine Pyelonephritis während einer Schwangerschaft erhöht (Cheung und Lafayette 2013).
  - Während der Schwangerschaft steigt die Proteinausscheidung kontinuierlich von 100 mg/Tag auf 150–200 mg/Tag im dritten Trimester an. Eine Proteinurie von > 300 m/Tag gilt als pathologisch und sollte weiter abgeklärt werden (Kattah et al. 2017)

22.2 Allgemeines Management schwangerer intensivpflichtiger Patientinnen

22.2.1 Atemwegsmanagement

- Der Atemweg ist aufgrund physiologischer anatomischer Veränderungen während der Schwangerschaft nach aktueller S1 Leitlinie zum Atemwegsmanagement grundsätzlich als schwierige anzusehen (Piepho et al. 2015)
- Rasche Entsättigung während Apnoephase wegen:
  - Funktionelle Residualkapazität, Residualvolumen, exspiratorisches Reservevolumen durch kranielle Verlagerung des Zwerchfells reduziert
  - Erhöhter fetaler und maternaler Sauerstoffverbrauch
- Eingeschränkte Sicht aufgrund kontaktvulnerabler, ödematöser Schleimhaut der oberen Atemwege mit erhöhter Blutungsgefahr → zur Intubation wird ein Tubus in der kleineren Größe unter videolaryngoskopischer Kontrolle empfohlen
- Steigender Mallampati-Score auf IV in 34 % meist aufgrund einer Gewichtszunahme.
- Erhöhte Aspirationsgefahr aufgrund eines vermehrten gastralen Refluxes, es können ggf. Antazida vor der geplanten OP verabreicht werden. Bei einer schwangeren Patientin wird eine Rapid Sequence Inducion durchgeführt (Achu und Reale 2023)
- In ◘ Abb. 22.1 wird der von der Obstetric Anaesthetists' Association and Difficult Airway Society im Jahr 2015 entwickelte Algorithmus zum Atemwegsmanagement schwangerer Patientinnen vorgestellt.

22.2.2 Beatmung (Lapinsky und Al Mandhari 2022)

- Die meisten Aspekte der Beatmung entsprechen denen nicht schwangerer Patienten und sind in ◘ Tab. 22.2 aufgelistet
- Interventionen zur Erhöhung der maternalen arteriellen Sauerstoffsättigung können ggf. eine Reduktion der fetalen Sättigung verursachen, z. B. durch Erhöhung des PEEP kann das HZV reduziert und eine uterine Minderdurchblutung verursacht werden

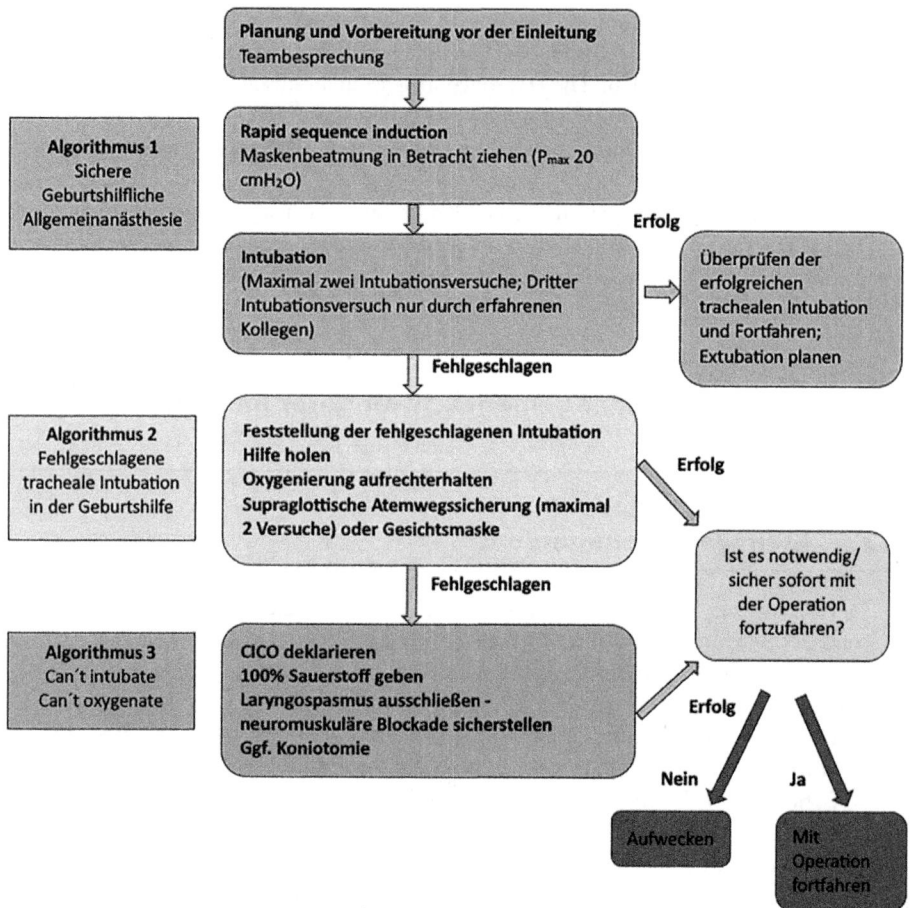

◘ Abb. 22.1 „Master Algorithmus" der Obstetric Anaesthetists' Association and Difficult Airway Society guidelines for the management of difficult and failed tracheal intubation in obstetrics. CICO (Can't intubate, can't oxygenate). (Mushambi et al. 2015)

◘ Tab. 22.2 Zielwerte bei schwangeren Patientinnen vs. nicht schwangeren Patienten unter mechanischer Ventilation, bei ARDS werden strengere Grenzwerte für Tidalvolumen empfohlen. Eine permissive Hyperkapnie sollte bei Schwangeren einer strengen Indikationsstellung unterzogen werden

Parameter	Schwangere Patientinnen	Nicht schwangere Patienten
Tidalvolumen	6–8 ml/kg Optimalgewicht	6–8 ml/kg Optimalgewicht
Plateaudruck	≤ 30 cmH$_2$O	≤ 30 cmH$_2$O
Driving pressure	≤ 14 cmH$_2$O	≤ 14 cmH$_2$O
Arterielle Sauerstoffsättigung	$\geq 94\,\%$	$\geq 88\text{–}92\,\%$
PaCO$_2$	27–45 mmHg	35–45 mmHg
Lagerung	15°–20° Linksseitenlagerung, leichte Oberkörper-Hochlagerung	Wechselnde Lagerung, z. B. Bauchlage, Rückenlage, Linksseitenlage

- Permissive Hyperkapnie ist akzeptabel, um schädliche Tidalvolumina > 6–8 ml/kgKG zu vermeiden.
- Hyperkapnie kann eine fetale respiratorische Azidose mit konsekutiver Rechtsverschiebung der Sauerstoffbindungskurve verursachen, damit einhergehend Reduktion der günstigen Sauerstofftransporteigenschaften des fetalen Hämoglobins →Hyperkapnie (PaCO2 > 45 mmHg) vermeiden.
- Maschinelle Hyperventilation mit niedrigen $PaCO_2$-Werten kann über eine Alkalisierung des maternalen Blutes eine uterine Vasokonstriktion auslösen → Hypokapnie $PaCO_2$ < 27 mmHg vermeiden
- Ggf. leicht erhöhter PEEP notwendig zur weiteren Rekrutierung basaler Atelektasen bei hochstehendem Zwerchfell
- Erhöhte Wahrscheinlichkeit einer aortokavalen Kompression durch den Uterus ab dem 2. Trimester in Rückenlagerung → Lagerung schwangerer Patientinnen in 15°–20°-Linksseitenlage, auch 135°-Seitenlagerung kann erwogen werden, ebenfalls wenn möglich Oberkörper-Hochlagerung, um Reflux zu reduzieren

22.2.3 Medikamente

> Eine unterstützende Empfehlung zur medikamentösen Therapie in der Schwangerschaft und Stillzeit findet sich auf der Beratungsseite des Pharmakovigilanz- und Beratungszentrums für Embryotoxikologie unter ▶ www.embryotox.de.
> - Die Pharmakokinetik vieler Medikamente ist während der Schwangerschaft durch verschiedene Einflüsse verändert, sodass eine interdisziplinäre Rücksprache erfolgen sollte

Analgosedierung
- Die unten genannten Empfehlungen basieren auf der aktuellen S3-Leitlinie für Analgesie, Sedierung und Delirmanagement in der Intensivmedizin (DAS-Leitlinie 2020)
- NSAID's und nicht opioide Analgetika:
  - Mittel der 1. Wahl → Paracetamol, jedoch als Monoanalgetikum nur eine geringe analgetische Potenz
  - Bis zur 27 + 0 SSW können Diclofenac, Ibuprofen und Indometacin gegeben werden, danach besteht das Risiko eines vorzeitigen Verschlusses des Ductus arteriosus botalli.
  - ASS ist bis zur 27 + 0 SSW. Mittel der 2. Wahl
  - Auf die Verwendung von Metamizol sollte während der Schwangerschaft möglichst verzichtet werden.
- Opioide:
  - Das Opioid der ersten Wahl für Einmalgabe ist Tramadol. Zur Dauertherapie wird Buprenorphin empfohlen.
  - Fentanyl, Piritramid und Sufentanil können zur Analgesie ebenfalls eingesetzt werden. Bei Hydromorphon und Oxycodon ist bei längerem Einsatz während der Schwangerschaft mit Abstinenzerscheinungen des Neugeborenen zu rechnen. Die Gabe ist bei beiden Medikamenten streng abzuwägen.
  - Piritramid wird ebenfalls zur Akutschmerztherapie in der Schwangerschaft eingesetzt.

- Sedativa:
  - Alle gängigen Sedativa passieren die Plazentaschranke und sollten daher nur bei zwingender Indikation angewendet werden.
  - Unter der Einnahme von Midazolam und anderen Benzodiazepinen gab es in tierexperimentellen Studien Hinweise auf eine Fetotoxizität. Bei längerer Einnahme während der Schwangerschaft besteht die Gefahr der körperlichen Abhängigkeit des Fetus mit postpartalen Entzugserscheinungen.
  - Bei Propofol sollte bei kontinuierlicher Gabe eine Dosierung von maximal 4 mg/kgKG nicht überschritten werden. Bei einer Gabe von 24 h kann bei Schwangeren keine sichere Aussage über die Sicherheit gemacht werden. Bei Erwachsenen ist generell die Gabe für maximal 7 Tage empfohlen.
  - Unter Dexmedetomidin konnte bei eklamptischen Patientinnen eine gute Blutdruckkontrolle erzielt werden.

> **Cave**
> Clonidin sollte nur als orale Gabe und unter strengster Indikationsstellung gegeben werden.

Vasopressoren

- Vasopressor der 1. Wahl → Norepinephrin, 2. Wahl → Phenylephrin (Evans et al. 2021)
- Vasopressoren können zu einer Kompression der uterinen Blutgefäße führen → Reduktion der fetalen Durchblutung → zunächst sollte eine intravenöse Flüssigkeitssubsitution sowie eine Linksseitenlagerung der Patientin erfolgen, um eine Kompression der Vena Cava inferior durch den Uterus zu vermeiden.

Antikoagulation

> In der Schwangerschaft besteht ein erhöhtes Risiko für venöse Thromboembolien. Bei eingeschränkter Mobilität der Schwangeren ist eine medikamentöse Thromboseprophylaxe mit niedermolekularem (NMH) oder unfraktioniertem Heparin indiziert. Bei beginnender regelmäßiger Wehentätigkeit sollte die Gabe von NMH ausgesetzt werden.

> **Cave**
> Vitamin- K-Antagonisten vom Cumarintyp sind ab der 6. SSW kontraindiziert.

22.2.4 Monitoring

- Ab der 24. SSW sollte aufgrund der potenziellen Lebensfähigkeit ein fetales Monitoring in interdisziplinärer Absprache mit Geburtshelfern erfolgen.
- Bei mütterlicher Vigilanzminderung oder Sedierung sollten intrauterine Kindsbewegungen mithilfe einer Kardiotokografie (CTG) oder Sonografie kontrolliert werden.

> Bei Patientinnen mit einer hypertensiven Schwangerschaftserkrankung, nach der Gabe von Glukokortikoiden sowie bei erfolgter Tokolyse ist das Risiko für die Entstehung eines Lungenödems erhöht, sodass eine engmaschige Kontrolle der intravasalen Flüssigkeitshomöostase empfohlen ist.

22.2.5 Radiologische Diagnostik (Rimawi et al. 2016; Copel et al. 2017)

- Als sicher anzunehmende bildgebende Diagnostik: Ultraschall und MRT
- Strahlenexposition kann je nach Schwangerschaftswoche und Höhe der Dosis zu Abort, Mikrozephalie, Wachstumsverzögerungen, mentaler Retardierung und Fehlbildungen sowie später auftretenden Tumorerkrankungen führen. Daher sollte, wenn möglich, Strahlenexposition insbesondere zwischen der 8. und 15. SSW. vermieden werden.
- Die meisten radiologischen Untersuchungen gehen jedoch mit einer geringeren Strahlendosis einher, als für den Fetus als schädlich anzunehmen ist. Daher sollte eine radiologische Diagnostik bei eindeutiger Indikation nicht verzögert werden, um potenzielle Schädigungen durch eine verspätete Diagnose einer zu Grunde liegenden Erkrankung zu vermeiden
- CT-grafische Untersuchungen sollten bei bestehender Indikation auch während der Schwangerschaft durchgeführt werden. Aufgrund geringerer fetaler Strahlenexposition ist ein CT einer Ventilations-Perfusions-Szintigrafie zur Abklärung einer Lungenembolie vorzuziehen. Auf kontrastmittelhaltige Untersuchungen sollte ggf. verzichtet werden, da das darin enthaltene Jod plazentagängig und somit potenziell schädigend für die fetale Schilddrüse ist. In Studien konnte bisher jedoch keine schädigende Wirkung festgestellt werden
- Für nukleare Diagnostik ist Technetium^{99} das Radioisotop der Wahl, da es im Gegensatz zu Jod^{131} nicht plazentagängig ist. Jod^{131} kann insbesondere nach der 10 SSW. die fetale Schilddrüse schädigen. Die häufigste Anwendung findet Technetium^{99} während der Schwangerschaft im Rahmen einer Ventilations-Perfusions-Szyntigraphie, um eine Lungenembolie auszuschließen
- In ◘ Tab. 22.3 findet sich aufgelistet die jeweilige radiologische Untersuchung und die jeweilige fetale Strahlenbelastung in cGy.

Tab. 22.3 cGy (centiGrey), KM (Kontrastmittel), oGIT (oberer Gastrointestinaltrakt), DSA (Digitale Subtraktionsangiographie) nach Rimawi et al. und den Guidelines des American College of Obstetricians and Gynecologists. (Rimawi et al. 2016; Copel et al. 2017)

Radiologische Untersuchung	Untersuchungsregion	Fetale Strahlenbelastung in cGy
Röntgen	Thorax	0,001
	Abdomen	0,24
	BWS	< 0,001
	LWS	0,34
	Becken	0,17
	Schädel	< 0,001
	Kiefer	< 0,001
Computertomografie	Kopf	< 0,01
	Thorax	< 0,01
	Abdomen mit KM	2
	Abdomen ohne KM	1
	Becken mit KM	2
	Becken ohne KM	1
Weitere Kontrastmitteluntersuchungen	Herzkatheter	0,1
	Barium-Breischluck (oGIT)	3,9
Nukleare Diagnostik	Ganzkörper-^{18}F PET/CT	1–5
	Ventilations-Perfusions Szyntigraphie	0,5
	Knochen-Szintigrafie	< 0,5
	Pulmonale DSA	0,05

22.3 Spezielle Krankheitsbilder

22.3.1 Peripartale Kardiomyopathie

- Die peripartale Kardiomyopathie ist eine während der Schwangerschaft neu aufgetretene linksventrikuläre Herzinsuffizienz mit bisher noch unklarer Ätiologie und erhöhter Mortalität
- Die Symptome entsprechen denen der Herzinsuffizienz, es können jedoch auch ventrikuläre Arrhythmien bis hin zu kardialem Arrest auftreten
- Zur Diagnose ist die Echokardiografie das Mittel der 1. Wahl. Es müssen die drei von der European Society of Cardiology (ESC) festgesetzten Kriterien erfüllt sein (Regitz-Zagrosek et al. 2018):

- Auftreten einer Herzinsuffizienz im letzten Schwangerschaftsmonat bis 5 Monate postpartal.
- Abwesenheit einer anderen identifizierbaren Ursache der Herzinsuffizienz.
- Linksventrikuläre Ejektionsfraktion (LVEF) von < 45 % mit oder ohne linksventrikuläre Dilatation.

– Die Therapie richtet sich an den allgemeinen Leitlinien zur Behandlung des systolischen Linksherzversagens mit Kontrolle des mütterlichen Volumenstatus sowie Prävention thrombembolischer sowie arrhythmischer Komplikationen. Hierbei ist auf die Medikation bezüglich der Fetotoxizität zu prüfen. So sind ACE-Hemmer sowie Aldosteronantagonisten während der Schwangerschaft kontraindiziert. Nitrate und Diuretika können eingesetzt werden, gehen jedoch mit einer Reduktion der uteroplazentaren Perfusion einher. Nitrate und Hydralazin sowie Metoprolol und Digitoxin werden als sicher beurteilt (Neuhaus et al. 2021)

22.3.2 Thrombembolische Ereignisse

– Eine ausführliche Literatur ist in der aktuellen Leitlinie des „Royal College of Obstetricians and Gynaecologists – Thromboembolic Disease in Pregnancy and the Puerperium: Acute Management" zu finden (▶ https://www.rcog.org.uk/guidance/browse-all-guidance/green-top-guidelines/thrombosis-and-embolism-during-pregnancy-and-the-puerperium-acute-management-green-top-guideline-no-37b/).
– Während der Schwangerschaft ist das Risiko für eine TVT (Tiefe Beinvenenthrombose) sowie einer LAE (Lungenarterienembolie) um das 4-fache erhöht. Dies ist bedingt durch eine physiologische Obstruktion und Vasodilatation, der Erhöhung bestimmter Gerinnungsfaktoren (siehe Hämostaseologische Veränderungen) sowie im Rahmen der Geburt entstehender Endothelschäden (zur Erinnerung, Virchows Trias: Venöse Stase, Endothelschäden, Hyperkoagulabilität)
– Weitere schwangerschaftsabhängige Risikofaktoren, eine TVT bzw. LAE zu entwickeln, sind das Vorliegen einer Präklampsie, Multipara sowie eine erfolgte assistierte Reproduktion (Simcox et al. 2015)
– (Wichtig) Da D-Dimere während der Schwangerschaft physiologisch erhöht sind, sind diese als diagnostischer Parameter für das Vorliegen einer LAE nicht wegweisend.
– Diagnostik:
    - Als bildgebende Diagnostik eignen sich eine Ventilations-Perfusions-Szintigrafie sowie ein CT-Angiografie. Bei letzterem ist die maternale Strahlenbelastung deutlich höher.
    - Es sollte eine Kompressionssonografie zur Abklärung einer TVT erfolgen.
    - Ein Röntgen-Thorax kann zum Ausschluss von Differenzialdiagnosen der Dyspnoe durchgeführt werden.
– Therapie:
    - Therapie der 1. Wahl sind niedermolekulare Heparine, da diese nicht plazentagängig sind.

- Bei einer fulminanten LAE mit vitaler Bedrohung sind unfraktionierte Heparine zu bevorzugen, da diese einen rascheren Wirkeintritt aufweisen.
- Die Indikation zur Entbindung ist in enger interdisziplinärer Zusammenarbeit mit den Geburtsmedizinern zu eruieren.

22.3.3 Hypertensive Schwangerschaftserkrankungen (Präeklampsie, Eklampsie, HELLP) (S2k Leitlinie 015/018 o. J.; Fischer et al. 2021a)

- Gemäß der aktuellen S2k Leitlinie „Hypertensive Schwangerschaftserkrankungen: Diagnostik und Therapie" werden die hypertensiven Schwangerschaftserkrankungen wie in ◘ Abb. 22.2. dargestellt unterteilt. Weiterführende Informationen können in der aktuellen Leitlinie unter folgendem Link nachgeschlagen werden: (▶ https://register.awmf.org/de/leitlinien/detail/015-018)

Präeklampsie
- Die Leitsymptome sind eine Hypertonie sowie mindestens eine weitere Organfunktionsstörung, wie in ◘ Tab. 22.4 aufgelistet.
- Klinisches Management:
  - Blutdrucksenkung mit dem Ziel 130–150 mmHg systolisch/80–100 mmHg diastolisch
  - Die antihypertensiven Medikamente der Wahl für die Akuttherapie sind in ◘ Tab. 22.5 aufgelistet. Für eine langfristige Blutdruckeinstellung ist α-Methyldopa Mittel der 1. Wahl

Chronische Hypertonie	Gestationshypertonie
Präkonzeptionell oder im ersten Trimester diagnostizierte Hypertonie	Im Verlauf der Schwangerschaft neu auftretende Blutdruckwerte >140/90 mmHg, zuvor bestehende Normotonie
Gestationsproteinurie	**Präeklampsie**
Neue Proteinurie >300mg/d oder Protein/Kreatinin-Quotient > 30mg/mmol ohne weitere Kriterien, die den Zustand der Präeklampsie erfüllen	Erhöhter Blutdruck in der Schwangerschaft (neu oder vorbestehend) plus eine neu aufgetretene Organmanifestation (Niere, Leber, Respiratorisches System, Hämatologisches System, Plazenta (SGA, IUGR), ZNS)
HELLP	**Eklampsie**
• Hämolyse • Erhöhte Transaminasen • Thrombozytopenie <100 G/l • Häufig assoziiert mit einer Präeklampsie	• Im Rahmen einer Schwangerschaft auftretende tonisch-klonische Krampfanfälle, die keiner anderen neurologischen Ursache zugeordnet werden können • Häufig assoziiert mit einer Präeklampsie

◘ Abb. 22.2 Zeigt die Einteilung der hypertensiven Schwangerschaftserkrankungen gemäß der aktuellen S2k Leitlinie „Hypertensive Schwangerschaftserkrankungen: Diagnostik und Therapie", Small for Gestational Age (SGA), Intrauterine Growth Restriction (IUGR), Zentrales Nervensystem (ZNS)

Intensivmedizin bei Schwangeren

Tab. 22.4 Mögliche Organdysfunktionen, welche im Rahmen einer Präeklampsie auftreten können. Disseminierte intravasale Koagulopathie (DIC), Intrauterine Growth Restriction (IUGR), Small for Gestational Age (SGA)

Organ	Symptome, Laborkonstellation
Niere	Rasch auftretende Gesichts- und Beinödeme, Oligurie, Proteinurie
Lunge	Dyspnoe, Lungenödem
Leber	Rechtsseitige Oberbauchschmerzen, Transaminasenerhöhung auf das zweifache
Hämatologie	Thrombozytopenie, Hämolysezeichen, DIC
ZNS	Starke Kopfschmerzen, Hyperreflexie, visuelle Beeinträchtigung, Vigilanzminderung
Plazenta	IUGR, SGA, intrauteriner Fruchttod

Tab. 22.5 Akutmedikamente bei Hypertensiven Schwangerschaftserkrankungen. Intravenös (i. v.), sublingual (s. l.), wiederholen (wdh), Minuten (Min)

Medikamente	Gabe	Dosierungsschema
Urapidil	i. v.	Initial 6,25 mg langsam i. v. (2 min), danach 3–24 mg/h über Perfusor
Nifedipin	p. o.	Initial 5 mg p. o., ggf. nach 20 Min. wdh.
Dihydralazin	i. v.	Initial 5 mg i. v. über 2 min, danach 2–20 mg/h über Perfusor oder 5 mg alle 20 min
Furosemid	i. v.	10–20 mg, ggf. wdh. mit erhöhter Dosis
Nitroglycerin	s. l./i. v.	0,4–0,8 mg s. l., dann 2–10 ml/h i. v.

- (Merke) ACE-Hemmer, Diuretika, Angiotensin-1-Antagonisten sollten in der Schwangerschaft aufgrund der Reduktion der uteroplazentaren Perfusion sowie teratogener Wirkung nicht angewendet werden. Dihydralazin sollte ebenfalls nur im Rahmen der Akutmedikation zum Einsatz kommen

▶ Ab der 34 + 0 SSW soll jede Schwangere mit schwerer Präeklampsie möglichst bald, nach Abwägen der mütterlichen und fetalen Risiken, entbunden werden.

▶ Ab der 34 + 0 SSW soll jede Schwangere mit schwerer Präeklampsie möglichst bald, nach Abwägen der mütterlichen und fetalen Risiken, entbunden werden.

Eklampsie

- Eine Eklampsie ist ein tonisch-klonischer Krampfanfall, welcher in 2–3 % der Fälle einer schweren Präeklampsie auftritt. Die Inzidenz beträgt in den Industrialisierten Ländern ca. 1,5–10/10000 Geburten.
- Frühwarnzeichen können Hypertonie, Visusstörungen und Kopfschmerzen sein.
- (Merke): eine Eklampsie vor der 20 + 0 SSW. ist selten, sodass ein Krampfanfall eher durch eine andere Ursache bedingt ist.
- Klinisches Management:
    - Traumaprävention
    - Akute Blutdrucksenkung bei bestehender Hypertonie
    - Antikonvulsive Therapie mittels hoch dosierten Magnesiums: Initial 4–6 g Magnesiumsulfat i. v. (in 50 ml) in 15–20 min (als Kurzinfusion oder über Perfusor). Erhaltungsdosis: 1–2 g/h
    - Das Antidot Calciumgluconat sollte vorbereitet bereitliegen und bei Überdosierung mit Magnesium (Adynamie, Atemstillstand) schnell verabreicht werden können: 1 Ampulle = 10 ml Calciumgluconat 10 % langsam i. v. über 3 min.
    - Während und nach dem Krampfanfall besteht ein erhöhtes Risiko für eine fetale Bradykardie. Hält diese länger als 5 min an, so ist (abhängig von der Schwangerschaftswoche) eine Sectio caesarea indiziert.
    - Aufgrund des während der Schwangerschaft bestehenden erhöhten Aspirationsrisikos ist die Indikation zur Atemwegssicherung mittels Intubation großzügig zu stellen.

HELLP

- Das HELLP-Syndrom ist ein englisches Akronym bestehend aus dem Symptomtrias Hämolyse (**H**emolysis), erhöhten Leberwerten (**E**levated **L**iver Enzymes) und Thrombozytopenie (**L**ow **P**latelets)
- Es handelt sich um ein schwerwiegendes Krankheitsbild, welches sich in 0,1–0,2 % aller Schwangerschaften sowie 10–20 % aller Frauen mit Präeklampsie entwickelt und mit einer erhöhten mütterlichen und fetalen Sterblichkeit einhergeht.
- Prodromalsymptome sind Unwohlsein und Sehstörungen, gefolgt von innerhalb von wenigen Tagen entstehenden weiterer Symptome:
    - Proteinurie (86–100 %)
    - Hypertonie (82–88 %)
    - Epigastrischen Schmerzen (40–90 %)
    - Übelkeit/Erbrechen (29–84 %)
    - Kopfschmerzen (33–61 %)
    - Visusstörungen (10–20 %)
    - Ikterus (5 %)
- Eine Exazerbation ist innerhalb von Stunden mit dem Auftreten einer DIC, akutem Nierenversagen, Leberruptur oder akutem Lungenversagen möglich.
- Bei < 34 + 0 SSW sollte ein schwangerschaftsprolongiertes Vorgehen unter intensivstationärer Überwachung und engmaschigen Laborkontrollen sowie in den meisten Fällen die Applikation von antenatalen Steroiden angestrebt werden.
- Bei > 34 + 0 SSW oder dem Auftreten von Komplikationen ist eine Entbindung aus maternaler Indikation anzustreben. Eine Glukokortikoidgabe zur Lungenreife ist gemäß der aktuellen Leitlinie nicht empfohlen.

Intensivmedizin bei Schwangeren

22.3.4 Akute respiratorische Insuffizienz in der Schwangerschaft

- Eine akute respiratorische Insuffizienz mit Indikation zur mechanischen Beatmung ist eine seltene Komplikation und betrifft 0,1–0,2 % aller Schwangerschaften (Pollock et al. 2010).
- Differenzialdiagnostisch kommen Lungenödem, ambulant erworbene Pneumonie, Aspiration, Lungenembolie, Asthmaexazerbation, Fruchtwasserembolie und venöse Luftembolie als Ursache in Betracht. Ein Lungenödem ist am häufigsten auf eine bestehende Herzinsuffizienz, schwere Präklampsie oder Eklampsie sowie die Behandlung von vorzeitigen Wehen (Gabe von ß-adrenergen Tokolytika) zurückzuführen.

> Physiologische Veränderungen in der Schwangerschaft beinhalten erhöhte Atemzugvolumina sowie eine reduzierte Reservekapazität. Durch ein erhöhtes Atemminutenvolumen besteht eine physiologische respiratorische Alkalose. Die Atemfrequenz bleibt relativ unverändert. Nur die oben genannte Information bzgl. der physiologischen Veränderungen soll als Important hervorgehoben werden. Die weiteren unten aufgezeichneten Informationen bis inklusive POCUS sollen nicht als Important hervorgehoben werden.

- Typische Symptome umfassen Dyspnoe mit der Unfähigkeit, vollständige Sätze zu sprechen, Verwirrtheit, Somnolenz, Agitation und Zyanose.
- Als Sofortmaßnahme stehen die Stabilisierung der Patientin sowie Optimierung des Gastaustausches, eine Anamneseerhebung und körperliche Untersuchung zur Ursachenfindung im Fokus. Eine arterielle Sauerstoffsättigung von > 95 % zur Optimierung der fetalen Sauerstoffversorgung wird empfohlen. Je nach Schweregrad der Hypoxämie ist eine Sauerstoffinsufflation via Nasenbrille, Sauerstoffmaske, High-Flow oder NIV (Nicht-invasive Beatmung) möglich.
- Eine NIV zeigte sich in Studien als erfolgreiche Methode zur Behandlung der akuten respiratorischen Insuffizienz. Die Vorteile ergeben sich durch Vermeidung der Intubation sowie Vermeidung der damit einhergehenden Gabe von Sedativa während und nach erfolgter Intubation. Jedoch besteht ebenfalls ein durch die Schwangerschaft bedingtes erhöhtes Aspirationsrisiko, sodass eine NIV nur bei wachen Patientinnen mit vorhandenen Schutzreflexen sowie stabiler hämodynamischer Situation etabliert werden sollte. Die empfohlenen initialen Atemwegsdrücke für die NIV sind ein IPAP (inspiratorischer Atemwegsdruck) von 12 bis 15 cm H2O und ein EPAP (exspiratorischer Atemwegsdruck) von 5 bis 8 cm H_2O (Bhatia et al. 2016).
- Die Indikation zur Intubation sollte interdisziplinär in enger Zusammenarbeit mit den Geburtsmedizinern und Intensivmedizinern gestellt werden. Hierbei ist darauf zu achten, dass bei Schwangeren durch physiologische Veränderungen in der Schwangerschaft von einem schwierigen Atemweg und erschwerten Intubationsbedingungen mitunter durch schnelle Entsättigung in der Apnoephase bei reduziertem Reservevolumen sowie erhöhtem Aspirationsrisiko auszugehen ist (Lapinsky 2017). Zu beachten ist, dass die Beatmungsziele von schwangeren Patientinnen von denen nicht-schwangerer Patienten abweichen. ◘ Tab. 22.2 fasst die entsprechenden Zielwerte bei mechanischer Ventilation zusammen.
- Nach initialer Stabilisierung sollten eine thorakale Bildgebung zur Ursachenfindung erfolgen.

- POCUS (**P**oint **o**f **c**are **u**ltrasound) findet auf der Intensivstation zunehmend Anwendung, um kardiopulmonale Pathologien rasch identifizieren zu können. Hierdurch können durch einen erfahrenen Untersucher eine Pneumonie, ein pulmonales Ödem, Konsolidierungen sowie ein Pneumothorax erkannt werden. Einige Daten deuten darauf hin, dass sich POCUS auch zur Untersuchung der Lunge bei Schwangeren mit akuter respiratorischer Insuffizienz eignet (Zieleskiewicz et al. 2018).

> Eine indizierte thorakale Bildgebung sollte aufgrund der bestehenden Schwangerschaft nicht verzögert werden.

> Während einer intensivstationären Betreuung der schwangeren Patientin sollte eine enge interdisziplinäre Zusammenarbeit mit der Geburtsmedizin erfolgen. Bei längerer mechanischer Beatmung sollte die fetale Herzfrequenz mindestens einmal täglich, die Perfusion der Nabelarterie wöchentlich und das fetale Wachstum alle zwei Wochen per Ultraschall kontrolliert werden.

22.3.5 Sepsis bei Schwangeren

- Die Sepsis stellt eine wichtige Ursache mütterlicher Morbidität und Mortalität dar. Als Risikofaktor werden dunkle Hautfarbe, Alter > 35 sowie Rauchen genannt. Weitere assoziierte Erkrankungen sind u. a. Diabetes Mellitus sowie kardiovaskuläre Erkrankungen (Al-Ostad et al. 2015).
- Die häufigsten präpartal auftretende schwerwiegende Infektionen sind septische Aborte, Chorioamnionitiden, komplizierte Pyelonephritiden sowie Pneumonien.
- Der Urogenitaltrakt ist das am häufigsten betroffene Organsystem bakterieller Infektionen, u. a. bedingt durch eine in der Spätschwangerschaft auftretenden Hydronephrose.
- Die Anwendbarkeit häufig verwendeter Sepsis-Scores sind bei schwangeren Patientinnen nicht gut untersucht, scheinen jedoch ähnliche Einschränkungen aufzuweisen wie bei Nicht-Schwangeren mit Sepsisverdacht. Der in Deutschland häufig angewandte qSOFA Score weist eine Spezifität von 0,95 jedoch nur eine Sensitivität von 0,50 auf (Bauer et al. 2019).
- Der Obstetrically modified qSOFA-Score wurde von der Society of Obstetric Medicine Australia and New Zealand formuliert und ist an die physiologischen Veränderungen in der Schwangerschaft angepasst. Er ist in ◘ Tab. 22.6 aufgeführt.

◘ **Tab. 22.6** Obstetrically modified quick SOFA Score (omqSOFA). Ein omqSOFA-Score ≥ 2 Punkte bedarf einer weiteren Abklärung

	0 Punkte	1 Punkt
Atemfrequenz	> 25	≤ 25
Blutdruck	> 90 mmHg	≤ 90 mmHg
Vigilanz	Unauffällig	Gemindert oder verändert

In der aktuellen S3-Leitlinie Sepsis wird auf schwangere Patientinnen nicht gesondert eingegangen. Die Therapie entspricht derjenigen nicht-schwangerer Patienten. Als Besonderheit gilt jedoch, dass eine forcierte Volumensubstitution aufgrund des erhöhten Risikos für ein Lungenödem unter intensivstationärem Monitoring stattfinden sollte. Die Indikation zur Entbindung sollte durch die Geburtsmediziner gestellt werden. Das erhöhte Plasmaverteilungsvolumen sowie eine erhöhte renale Clearance sollten bei der Dosierung der Antibiotika berücksichtigt werden (Fischer et al. 2021b).

Literatur

Achu RA, Reale SC (2023) Airway Management in Pregnancy. Curr Anesthesiol Rep 13:83–89. https://doi.org/10.1007/s40140-023-00556-2

Aguree S, Gernand AD (2019) Plasma volume expansion across healthy pregnancy: a systematic review and meta-analysis of longitudinal studies. BMC Pregnancy Childbirth 19:508. https://doi.org/10.1186/s12884-019-2619-6

Al-Ostad G, Kezouh A, Spence AR, Abenhaim HA (2015) Incidence and risk factors of sepsis mortality in labor, delivery and after birth: population-based study in the USA. J Obstet Gynaecol Res 41:1201–1206. https://doi.org/10.1111/jog.12710

Bauer ME, Housey M, Bauer ST et al (2019) Risk factors, Etiologies, and screening tools for sepsis in pregnant women: a Multicenter case-control study. Anesth Analg 129:1613–1620. https://doi.org/10.1213/ANE.0000000000003709

Bhatia PK, Biyani G, Mohammed S et al (2016) Acute respiratory failure and mechanical ventilation in pregnant patient: a narrative review of literature. J Anaesthesiol Clin Pharmacol 32:431–439. https://doi.org/10.4103/0970-9185.194779

Cheung KL, Lafayette RA (2013) Renal physiology of pregnancy. Adv Chronic Kidney Dis 20:209–214. https://doi.org/10.1053/j.ackd.2013.01.012

Copel J et al (2017) Guidelines for diagnostic imaging during pregnancy and lactation. Obstet Gynecol 130:e210–e216

Costa MA (2016) The endocrine function of human placenta: an overview. Reprod Biomed Online 32:14–43. https://doi.org/10.1016/j.rbmo.2015.10.005

DAS-Leitlinie (2020) https://register.awmf.org/de/leitlinien/detail/001-012 bzw. die PDF: https://register.awmf.org/assets/guidelines/001-012l_S3_Analgesie-Sedierung-Delirmanagement-in-der-Intensivmedizin-DAS_2025-08.pdf

Evans L, Rhodes A, Alhazzani W et al (2021) Surviving sepsis campaign: international guidelines for Management of Sepsis and Septic Shock 2021. Crit Care Med 49:e1063–e1143. https://doi.org/10.1097/CCM.0000000000005337

Fischer J, Gerresheim G, Schwemmer U (2021a) Vascular emergencies in pregnant patients: Peripartum hemorrhage, thromboembolic events and hypertensive diseases in pregnancy. Anaesthesist 70:895–908. https://doi.org/10.1007/s00101-021-00945-4

Fischer J, Gerresheim G, Schwemmer U (2021b) Internal medical emergencies in the pregnant patient: Peripartum sepsis, metabolic derailment, endocrinological emergencies and pulmonary edema. Anaesthesist 70:795–808. https://doi.org/10.1007/s00101-021-00944-5

Harel Z, McArthur E, Hladunewich M et al (2019) Serum creatinine levels before, during, and after pregnancy. JAMA 321:205–207. https://doi.org/10.1001/jama.2018.17948

Kattah A, Milic N, White W, Garovic V (2017) Spot urine protein measurements in normotensive pregnancies, pregnancies with isolated proteinuria and preeclampsia. Am J Physiol Regul Integr Comp Physiol 313:R418–R424. https://doi.org/10.1152/ajpregu.00508.2016

Kohlhepp LM, Hollerich G, Vo L et al (2018) Physiological changes during pregnancy. Anaesthesist 67:383–396. https://doi.org/10.1007/s00101-018-0437-2

Lapinsky SE (2017) Management of Acute Respiratory Failure in pregnancy. Semin Respir Crit Care Med 38:201–207. https://doi.org/10.1055/s-0037-1600909

Lapinsky SE, Al Mandhari M (2022) COVID-19 critical illness in pregnancy. Obstet Med 15:220–224. https://doi.org/10.1177/1753495X211051246

LoMauro A, Aliverti A (2015) Respiratory physiology of pregnancy Breathe 11:297–301

Meah VL, Cockcroft JR, Backx K et al (2016) Cardiac output and related haemodynamics during pregnancy: a series of meta-analyses. Heart 102:518–526. https://doi.org/10.1136/heartjnl-2015-308476

Mushambi MC, Kinsella SM, Popat M et al (2015) Obstetric anaesthetists' association and difficult airway society guidelines for the management of difficult and failed tracheal intubation in obstetrics. Anaesthesia 70:1286–1306. https://doi.org/10.1111/anae.13260

Neuhaus S, Neuhaus C, Weigand MA, Bremerich D (2021) Spezielle intensivmedizinische Krankheitsbilder der schwangeren Patientin. Anaesthesist 70:717–730. https://doi.org/10.1007/s00101-021-00946-3

Piepho T, Cavus E, Noppens R et al (2015) S1 guidelines on airway management: guideline of the German society of Anesthesiology and intensive care medicine. Anaesthesist 64(Suppl 1):27–40. https://doi.org/10.1007/s00101-015-0109-4

Pollock W, Rose L, Dennis C-L (2010) Pregnant and postpartum admissions to the intensive care unit: a systematic review. Intensive Care Med 36:1465–1474. https://doi.org/10.1007/s00134-010-1951-0

Reese JA, Peck JD, Deschamps DR et al (2018) Platelet counts during pregnancy. N Engl J Med 379:32–43. https://doi.org/10.1056/NEJMoa1802897

Regitz-Zagrosek V, Roos-Hesselink JW, Bauersachs J et al (2018) 2018 ESC guidelines for the management of cardiovascular diseases during pregnancy. Eur Heart J 39:3165–3241. https://doi.org/10.1093/eurheartj/ehy340

Rimawi BH, Green V, Lindsay M (2016) Fetal implications of diagnostic radiation exposure during pregnancy: evidence-based recommendations. Clin Obstet Gynecol 59:412–418. https://doi.org/10.1097/GRF.0000000000000187

S2k Leitlinie 015/018 (o.J.) „Hypertensive Schwangerschaftserkrankungen: Diagnostik und Therapie"

Say L, Chou D, Gemmill A et al (2014) Global causes of maternal death: a WHO systematic analysis. Lancet Glob Heal 2:e323–e333. https://doi.org/10.1016/S2214-109X(14)70227-X

Simcox LE, Ormesher L, Tower C, Greer IA (2015) Pulmonary thrombo-embolism in pregnancy: diagnosis and management. Breathe (Sheff) 11:282–289. https://doi.org/10.1183/20734735.008815

Tkachenko O, Shchekochikhin D, Schrier RW (2014) Hormones and Hemodynamics in pregnancy. Int J Endocrinol Metab 12. https://doi.org/10.5812/ijem.14098

Zieleskiewicz L, Bouvet L, Einav S et al (2018) Diagnostic point-of-care ultrasound: applications in obstetric anaesthetic management. Anaesthesia 73:1265–1279. https://doi.org/10.1111/anae.14354

Logopädie und Intensivmedizin

Sabine Riedel

Inhaltsverzeichnis

23.1   Allgemeines – 876

23.2   Dysphagien – 877
23.2.1   Allgemeines – 877
23.2.2   Postextubationsdysphagien – 879
23.2.3   Algorithmus Befunderhebung – 880
23.2.4   Maßnahmen – 882

23.3   Dysarthrophonien und Dysphonien – 884
23.3.1   Allgemeines – 884
23.3.2   Befunderhebung – 884
23.3.3   Maßnahmen – 884

23.4   Aphasien/Kommunikationsstörungen – 884
23.4.1   Allgemeines – 884

23.5   Trachealkanülenmanagement – 885
23.5.1   Allgemeines – 885
23.5.2   Befunderhebung – 885
23.5.3   Maßnahmen – 886
23.5.4   Sprechen unter Beatmung – 887

   Literatur – 888

© Der/die Autor(en), exklusiv lizenziert an Springer-Verlag GmbH, DE,
ein Teil von Springer Nature 2026
T. Wengenmayer et al. (Hrsg.), *Repetitorium Internistische Intensivmedizin*,
https://doi.org/10.1007/978-3-662-71761-5_23

Die enge interdisziplinäre und multiprofessionelle Behandlung kritisch kranker Patienten ist essenziell für die Genesung und ein positives Outcome. Die logopädische Expertise in der Diagnostik und Therapie von Sprach-, Sprech-, Stimm- und Schluckstörungen, sowie im Trachealkanülenmanagement bilden daher eine wichtige Säule der Rehabilitation von kritisch kranken Patienten.

23.1 Allgemeines

- Die frühzeitige Diagnostik, das gezielte Management und ein zeitiger Beginn einer individuellen hochfrequenten logopädischen Therapie ist auch im intensivmedizinischen Setting ein wesentlicher Baustein für einen positiven Rehabilitationsverlauf der Patienten.
- Für eine adäquate Betreuung von kritisch kranken Menschen mit Dysphagie ist eine enge Zusammenarbeit im multidisziplinären Team zwischen Ärzten, Logopäden, Pflegekräften, Physio-/Ergotherapeuten, Diätassistenten und Atmungstherapeuten unabdingbar. Betroffene und Angehörige müssen aufgeklärt und einbezogen werden, um den Behandlungserfolg zu ermöglichen.
- Intensivmedizinische Maßnahmen und Medikamente wie Analgosedierung und Beatmung beeinflussen neben der Vigilanz die Schluckfähigkeit, die Schutzreaktionen und die Kommunikationsmöglichkeiten erheblich.
- Um eine interprofessionelle Zusammenarbeit zu ermöglichen, ist es essenziell, dass der behandelnde Intensivmediziner auch mit den Grundkenntnissen der logopädischen Tätigkeiten vertraut ist.

Logopädie auf Intensivstation
Indikationen und Einsatzgebiete
- Dysphagien bei Patienten mit oder ohne Trachealkanüle
- Postextubationsdysphagien
- Sprechmotorische Störungen – Dysarthrien
- Sprachsystematische Störungen – Aphasien
- Stimmstörungen (nach Extubation) – Dysphonie
- Kommunikationstraining/Anbahnung unterstützter Kommunikation
- Trachealkanülenmanagement, Begleitung beim Weaning-Prozess

Ziele
- Diagnostik der Pathophysiologie des Schluckens, Feststellung des Aspirationsrisikos und Festlegen einer Kostform bzw. Entscheidung zur Deoralisierung des Patienten
- Durchführung und Assistenz bei apparativer Diagnostik (FEES/Videofluoroskopie)
- Wiederherstellen eines sicheren automatisierten Schluckaktes → Vermeidung von (stillen) Aspirationen, Penetrationen und somit Aspirationspneumonien
- Begleitung des oralen Kostaufbaus/Erarbeitung von Kompensationsstrategien

- Beübung von Sprechen/Sprache/Stimme → frühzeitige Wiederherstellung einer normalen Artikulation/Phonation
- Begleitung des Trachealkanülenweanings vom ersten Entblocken bis zur Dekanülierung
- Kommunikationstraining mit und ohne Verwendung von beatmungskompatiblen Sprechventilen bzw. unterstützter Kommunikation zur frühestmöglichen kommunikativen Teilhabe
- Optimierung der Rehabilitation

23.2 Dysphagien

23.2.1 Allgemeines

(◘ Tab. 23.1 und 23.2)

Der Schluckakt ist ein komplexer semireflektorischer Vorgang mit Beteiligung von 25 Muskelpaaren, 5 Hirnnerven (V, VII, IX, X, XII), der Ansa cervicalis (C1-C3) und der Speicheldrüsen.

Die zentrale Steuerung erfolgt im Hirnstamm mit Einfluss eines supramedullären Schlucknetzwerkes. Schlucken erfordert eine enge Interaktion mit dem Atemzentrum zur Atem-Schluck-Koordination. Die physiologische Schluckfrequenz liegt bei 1000–2400 x pro Tag. Dabei werden zwischen 1,5–2 L Speichel geschluckt (Dziewas et.al.(2021).

◘ **Tab. 23.1** Schluckphasen

Phase	Beschreibung
Stimulusphase	Hunger/Durst, Geruch, Aussehen der Nahrung
Präorale Vorbereitungsphase	Vorbereitung auf die Nahrungsaufnahme, z. B. aufrechte Sitzposition, vermehrte Speichelproduktion
Orale Vorbereitungsphase (willentlich beeinflussbar)	Aufnahme der Nahrung und Kauvorgang (Nahrungszerkleinerung)
Orale Transportphase (willentlicher Ablauf)	Tonisierung der Wangen, Transport der Nahrung über die Hinterzunge in den Oropharynx bis zur Auslösung des Schluckreflexes
Pharyngeale Phase (reflektorischer Ablauf)	Pharyngealer Nahrungstransport mit velopharyngealem Abschluss, Atemstopp, Verschluss der Glottis, der Taschenfalten, Subglottischer Druckaufbau, kranioventrale Larynxbewegung (Epiglottisinversion), dadurch Öffnung des oberen Ösophagussphinkters, Dauer ca. 0,7. Sec
Ösophageale Phase (reflektorischer Ablauf)	Transport durch den Ösophagus

Tab. 23.2 Leitsymptome von Dysphagien

Leitsymptom	Beschreibung	Ätiologie
Anteriores Leaking Drooling (Speichel) (orale Phase)	Unkontrolliertes Entweichen von Nahrung/Flüssigkeiten *nach vorn* (aus dem Mund heraus).	Verminderte orofaziale Boluskontrolle (Lippen-/Wangenkraft, Mundverschluss) Orofaziale Sensibilitätsstörungen verminderte Schluckfrequenz
Posteriores Leaking (pharyngeale Phase)	Unkontrolliertes Abgleiten von Nahrungs-/Flüssigkeitsanteilen *nach hinten* in den Rachenraum *vor Auslösung des Schluckreflexes* → Gefahr von Penetration/Aspiration.	Verzögerte Schluckreflextriggerung, verminderte Sensibilität, verminderte orale Boluskontrolle
Residuen (orale/pharyngeale Phase)	Nach dem Schlucken stattfindendes Verbleiben von Nahrungsresten in folgenden Regionen: Wangentaschen, Valleculae, Sinus piriformes, Postkrikoid-/Interarytenoidregion, Pharynxwand	Reduzierte Muskelspannung in Wangen, Pharynx Eingeschränkte Zungenmotilität Dysfunktion des oberen Ösophagussphinkters Verminderte hyolaryngeale Exkursion Beeinträchtigungen der Zungenschubkraft bzw. der Pharynxperistaltik
Penetration (orale/pharyngeale Phase)	Der Bolus tritt in den Aditus laryngis ein, ohne jedoch die Rima glottidis zu passieren.	Beeinträchtigung der Schlussmechanismen des Aditus laryngis Einschränkung der anteriosuperioren hyolaryngealen Exkursion, Dysfunktion des oberen Ösophagussphinkters
Aspiration (pharyngeale Phase)	Transglottisches Eindringen von Fremdmaterial in das Tracheobronchialsystem.	Posteriores Leaking Orale oder pharyngeale Residuen Laryngeale Penetrationen Einschränkung der oralen, pharyngealen, laryngealen Sensibilität und Motorik Verzögerte/fehlende Schluckreflexauslösung Verzögerter/fehlender Hustenreflex

Besonderheit → stille Aspiration („silent aspiration"): bei Einschränkung der laryngealen und/oder trachealen Sensibilität mit Ausbleiben des Hustenreflexes

Logopädie und Intensivmedizin

- Schluckphasen (→ ▶ Tab. 20.1):
  Störungen des Schluckaktes → Dysphagie

Ursachen

Neurogene Dysphagien: z. B. nach Schlaganfall, Schädel-Hirn-Trauma, Myasthenia Gravis, Myositiden
  Neurodegenerative Erkrankungen: z. B. M. Parkinson, ALS
  HNO-Erkrankungen: Tumoren des Pharynx oder des Larynx, Zenker-Divertikel, M. Forestier
  Dysphagie nach Operationen: z. B. Operationen der Halswirbelsäule
  Erkrankungen/Operationen des oberen Gastrointestinaltrakts
  Postextubationsdysphagie: nach oraler Intubation > 3 Tage (Skoretz et al. 2010)
  Critical-Illness-assoziierte Polyneuropathie/-myopathie (CIP/CIM)/ICU-Aquired Weakness (ICUAW)
  Epilepsie
  Delir/Bewusstseinseintrübungen
  Traumen/Ödeme im Pharynx und Larynx durch Intubation/Nasogastrale Sonde/Absaugen
  COPD
  Atem-Schluck-Dyskoordination (Richter et al. 2020)
  Gastroösophagealer Reflux
  Nebenwirkungen von Medikamenten
  Vorhandensein einer Trachealkanüle
  Alter (Presbyphagie) und Demenz

> **Merke**
> Dysphagien erhöhen das Risiko für Aspirationspneumonien und die Mortalitätsrate signifikant!

23.2.2 Postextubationsdysphagien

> **Merke**
> Postextubationsdysphagien treten bei mehr als 40 % der Fälle der ICU Patienten auf, 36 % dieser Fälle aspirieren still (Likar et al. 2024; Kim et al. 2015; Macht et al. 2011)

Unabhängige Risikofaktoren für das Auftreten von Dysphagien bei Intensivpatienten sind neben neurologischen Grunderkrankungen: akute Einweisung, Erkrankungsschwere, Multimorbidität
  Alter > = 65 Jahre, APACHE II > = 15, Intubation mit Beatmung > = 72 h, Herzinsuffizienz, Hypercholesterinämie, Sepsis, verlängerte Operationszeiten, multiple Intubationen (Likar et al. 2024)

Folgen von Dysphagien
- Hohes Risiko für Aspirationen und Aspirationspneumonien
- Erhebliche Einschränkungen in der Lebensqualität
- Dehydration
- Malnutrition
- Verlängerter Krankenhausaufenthalt/höhere Kosten
- Tod

23.2.3 Algorithmus Befunderhebung

- **1. Konsequentes Screening durch Pflege/ärztliches Personal zur Identifikation von RisikopatientInnen**

Systematisches Dysphagiescreening kann die Komplikationsrate signifikant senken (See et al. 2016).

Exemplarisch sind hier validierte Screeningverfahren aufgeführt. Zu beachten ist jeweils die
validierte Patientenkohorte.
- Yale Swallow Protocoll (YSP) (Hofmayer 2011; Leder 2014)
- Post Extubation Screening Tool (Johnson et al. 2018)
- Gugging Swallowing Screen (GUSS-ICU) (Troll et al. 2023)
- Berner Intensiv Dysphagie Algorithmus (Zuercher et al. 2020)
- Standardized Swallowing Assessment (SSA) (Perry 2001)

→ bei Auffälligkeiten Vorgehen nach Screeningprotokoll/Nihil Per Os (NPO) und Vorstellung zur klinischen logopädischen Diagnostik

- **2. Klinische Schluckdiagnostik durch Logopäden**
- Anamnese inkl. Arzneimittelanamnese
- Klinische Untersuchung:
- Beurteilung der Vigilanz/Compliance
- Inspektion der Mundhöhle
- Beurteilung Schluckfrequenz und Effizienz des Speichelschlucks
- Beurteilung faziooraler motorischer und sensibler Funktionen (Hirnnerven V, VII, XII, V)
- Beurteilung sensomotorischer pharyngolaryngealer Funktionen (Hirnnerven IX und X)
- Beobachtung der Schluckfrequenz in Ruhe
- Beurteilung der Atemfrequenz/der Atem-Schluck-Koordination
- Mehrkonsistenzentest/Testmahlzeit

→ Bei Auffälligkeiten bzw. Risikofaktoren ist eine apparative Diagnostik zur Objektivierung und zur Detektion des Pathomechanismus erforderlich.

- **3. Apparative Diagnostikverfahren:**
- **Videofluoroskopie (VFSS)**
    Es handelt sich hierbei um die radiologische Untersuchung des Schluckaktes, welche die Darstellung aller Schluckphasen und die Überprüfung der Effizienz therapeutischer Manöver ermöglicht. Die Patienten müssen für diese Untersuchung wach, compliant und aufgerichtet sein.
    Verwendet werden verschiedene mit isoosmolaren bzw. hypoosmolaren Kontrastmitteln angereicherte Testboli. Dabei werden Aufnahmen im lateralen sowie im anterior-posterior/posterior-anterioren Strahlengang mit mindestens 30 pps/fps Bildern pro Sekunde angefertigt (Duchac et al. 2020).
    Die Untersuchung ist leider nicht überall verfügbar und für Intensivpatienten meist nur mit erhöhtem personellem Aufwand möglich. In der Videofluoroskopie kann das Speichelmanagement nicht beurteilt werden.
    Als Protokoll soll hier nur exemplarisch der Karlsbader Videofluoroskopie Index (KVI) genannt werden (Hofmayer 2011).
- **Fiberendoskopische Evaluation des Schluckens (FEES)**
    Dies bezeichnet die Evaluation der anatomisch-physiologischen Strukturen und Funktionen mittels transnasal geführten flexiblen Endoskops. Hierbei werden dann Speichel- und Sekretmanagement, Clearingfähigkeiten und die Schluckfunktion mit verschiedenen Konsistenzen beurteilt.
    Auch hier kann die Wirksamkeit therapeutischer Techniken und Manöver überprüft werden.
    Die Untersuchung ist kostengünstig, risikoarm, schnell und bettseitig durchführbar. Nachteilig ist das nur eingeschränkt beurteilbare intradeglutitive Geschehen.
    Untersucht wird nach Langmore Standard (Langmore et al. 1988) (◘ Abb. 23.1 und 23.2).
- **Ggf. weiterführende Diagnostik:** Ösophagusmanometrie EMG, laborchemische Untersuchungen (z. B. Antikörperdiagnostik)

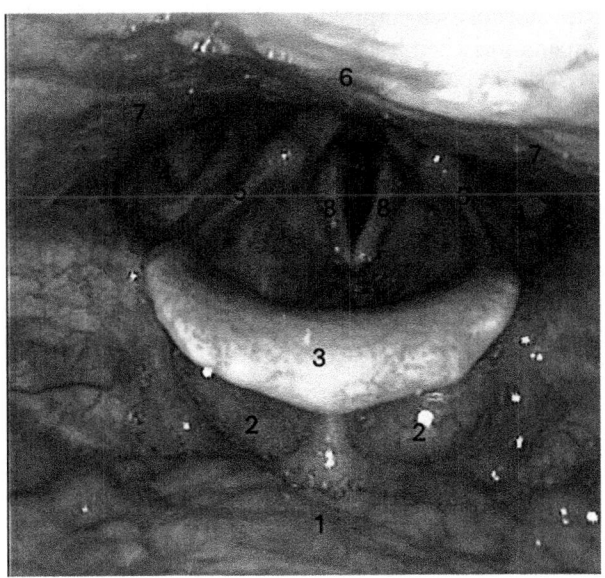

◘ Abb. 23.1   FEES normal Befund

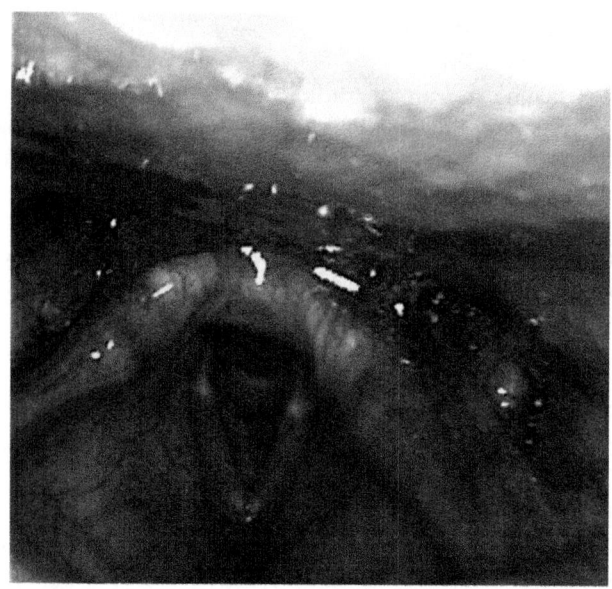

Abb. 23.2 FEES Aspiration

23.2.4 Maßnahmen

Allgemeine Maßnahmen

- Gründliche und hochfrequente Mundpflege u. a. mit antiseptischem Mundwasser zur Minderung der Pneumoniegefahr durch Aspiration von bakteriell infiziertem Speichel.
- Intensive und hochfrequente Mundschleimhautpflege und -befeuchtung insbesondere bei oral karenten Patienten.
- Einhaltung der diagnostisch empfohlenen Nahrungs- und Flüssigkeitskonsistenz, bzw. der kompensatorischen Maßnahmen.
- Konsequente Oberkörperhochlagerung bei der Einnahme von Nahrung oder Flüssigkeiten.
- Frühmobilisierung und Aktivierung durch Pflege, Physio- und Ergotherapie, soweit es der Zustand des Patienten erlaubt.
- Überprüfung und ggf. Anpassung der aktuellen Medikation bezüglich der Auswirkungen auf die Speichelproduktion und den Schluckakt.
- Maßnahmen zur Speichelreduktion (Scopolamin, Glycopyrroniumbromid, Botulinumtoxin) bei Hypersalivation → CAVE: Schluckfrequenz beobachten! Bei geringer Schluckfrequenz ist dies häufig die Ursache für viel Speichel und nicht eine Überproduktion des Speichels.
- Evaluation eines enteralen Ernährungsweges
- Frühzeitige hochfrequente logopädische Schlucktherapie.

Logopädische Interventionen bei Dysphagie (Bartolome et al. 2022; Nusser-Müller-Busch und Absil 2005)

- Restituierende Verfahren:
  Ziel: Verbesserung der motorischen und sensorischen Kontrolle des Schluckakts durch Schaffung der neuromuskulären Voraussetzungen für ein physiologisches Schlucken
  Beispielsweise werden gezielte therapeutische Maßnahmen aus folgenden Komplexen durchgeführt
  - Abbau pathologischer Reflexe
  - Förderung der extra- und intraoralen Wahrnehmung/Erhöhung der Sensibilität
  - Optimierung der pharyngealen Kontraktion
  - Förderung der laryngealen Adduktion
  - Optimierung der Schluckreflextriggerung
  - Optimierung der Larynxelevation
- Kompensatorische Verfahren:
  Ziel: Kompensation der schluckphysiologischen Defizite zum aspirationsfreien Schlucken
  - Erlernen spezieller Schlucktechniken (bspw. supraglottisches Schlucken, Chin Tuck, Mendelsohn Manöver)
- Adaptierende Verfahren:
  Ziel: Erleichterung der Nahrungszuführung durch externe Hilfen
  - Diätetische Maßnahmen: Andicken von Getränken mit Verdickungsmitteln, sorgfältige Nahrungszubereitung → individuell optimale Konsistenz der Nahrung
  - Platzierung der Nahrung: bspw. auf die Zungenmitte, auf die gesunde Zungenseite
  - Hilfestellungen während der Nahrungsaufgaben
- Weitere Maßnahmen:
  - Pharyngeale Elektrostimulation (PES) (Bath et al. 2020)
  - Systemische oder inhalative Anwendung von Capsacin (Yang et al. 2022)

> Merke

Bei relevanter Speichelaspiration sollte eine Intubation oder Tracheotomie erwogen werden!

23.3 Dysarthrophonien und Dysphonien

23.3.1 Allgemeines

- Als Dysarthrophonien (syn. Dysarthrie) werden *motorische Sprechstörungen* bezeichnet mit Störungen in den Funktionskreisen Artikulation, Phonation, Respiration und Prosodie
- Dysphonien sind *Stimmstörungen* mit Symptomen wie z. B. Heiserkeit, Räusperzwang, eingeschränkter Modulationsfähigkeit. Gründe für Dysphonien auf Intensivstationen sind meist laryngeale Reizungen, Ödeme und Granulome oder Schäden wie Aryknorpelluxationen nach Intubation. Hier ist eine HNO-ärztliche Abklärung zu empfehlen. Aber auch Kraftminderung oder Atem-Sprech-Dyskoordination können zur Dysphonien führen.

23.3.2 Befunderhebung

- Eine dezidierte Befunderhebung ist auf Intensivstationen nur eingeschränkt möglich
- Überprüfung der Artikulationsorgane/ Hirnnervenstatus: Lippen, Zunge, Zähne, Gaumen, Uvula, Pharynx, Larynx/HN V, VII, IX,X, XII
- Beurteilung der Stimmleistungen bspw. Stimmklang, Tonhöhen- und Lautstärkevariation und Sprechatmung
- HNO-ärztliche Begutachtung

23.3.3 Maßnahmen

- Behandlung der primären Ursache, z. B. Abtragung von Stimmbandgranulomen
- Fazioorale Kräftigungsübungen/Artikulationsübungen
- Atemtherapie/Übungen zur Stärkung der kostoabdominalen Atmung und zur Steigerung des Anblasedrucks bei der Stimmgebung
- Stimmübungen

23.4 Aphasien/Kommunikationsstörungen

23.4.1 Allgemeines

- Aphasien sind erworbene sprachsystematische Störungen (*Sprachstörungen*), die bei Läsionen der dominanten Hirnhemisphäre auftreten. Da akute Aphasien in der internistischen Intensivmedizin nur selten auftreten, wird hier auf weiterführende Fachliteratur verwiesen.

- Kommunikationsstörungen, z. B. bei Delir, zeigen sich oft in überschießender bzw. rarefizierter Spontansprache sowie Wortfindungsstörungen. Die Symptomatik ist im Tagesverlauf stark fluktuierend.

23.5 Trachealkanülenmanagement

23.5.1 Allgemeines

- Insbesondere geblockte Trachealkanülen stellen eine erhebliche Einschränkung in der Kommunikationsfähigkeit dar, dies kann Depressionen oder Delir begünstigen.
- Geblockte Trachealkanülen können bereits nach 48 h negative Auswirkungen auf die Schluckfunktion haben (Heidler 2019; Schwegler 2017), daher ist ein frühestmögliches strukturiertes Trachealkanülenmanagement unbedingt zu empfehlen.
- Mehr als 93 % der tracheotomierten PatientInnen zeigen Symptome einer Dysphagie (Likar et al. 2024).

Funktionseinschränkungen durch geblockte Trachealkanülen
- Befeuchtung, Erwärmung und Reinigung der Atemluft – durch Ausfall der oberen Atemwege – sind nicht mehr gewährleistet.
- Deprivation der pharyngealen und laryngealen Sensibilität, dadurch Abnahme physiologischer Schutzmechanismen und der Schluckfrequenz.
- Reduktion des intrapulmonalen und intrathorakalen Drucks zum Phonieren, Husten oder Pressen durch den fehlenden Larynxverschluss. Beeinträchtigung der Rumpfstabilität.
- Beeinträchtigung der Schluckfunktion → Dysfunktion der Atem-Schluck-Koordination (transstomataler vs. translaryngealer Atemstrom) (Frank et al. 2007; Heidler et al. 2015; Schwegler 2017).
- Erschwerte ösophageale Schluckphase: Kompression des Ösophagus durch Kanülen-Cuff, Veränderung der Druckverhältnisse im Ösophagus.
- Beeinflussung der olfaktorischen/gustatorischen Reizwahrnehmung.
- Auch geblockte Trachealkanülen geben keinen vollständigen Aspirationsschutz (99 % bei Speichel) (Winklmaier et al. 2005).

23.5.2 Befunderhebung

- Beatmungsmodus/PEEP: Entblocken bevorzugt im CPAP Modus ab PEEP 8 (10 nach Abwägung) (Schwegler 2017).
- Art und Zeitpunkt der Tracheostomaanlage: Trachealkanülenmanagement nach perkutaner dilatativer Anlage Tag 2, nach chirurgischer Anlage nach Tag 5
- Grund der Tracheotomie: prolongierte Beatmung, Stenosen/Stimmbandparesen, Laryngektomie → kein Sprechventil bei laryngektomierten Patienten nutzen!
- Typus der Trachealkanüle (blockbar/nicht blockbar/mit oder ohne subglottischer Absaugung/gefenstert/ungefenstert/mit oder ohne wechselbarer Innenkanülen)

23.5.3 Maßnahmen

- Der Patient sollte stabil und möglichst wach (RASS: +1 bis −2) sein. Orales Sekret entfernen. Die Luft aus dem Cuff mit 10er Spritze entfernen (kein Manometer nutzen, da sonst Restluft im Cuff verbleibt!)
- Digitaler Verschluss der Trachealkanüle exspiratorisch, zum Husten und Phonieren auffordern.
- Wenn oraler Luftstrom möglich: Sprechventil verwenden. Bei Sprechventilen erfolgt die Inspiration über die Trachealkanüle, bei der Exspiration wird die Membran im Ventil durch den Ausatemdruck verschlossen und die Luft über den physiologischen Atemweg umgeleitet.
- Wenn oraler Luftstrom nicht möglich: Ursache suchen. Mögliche Ursachen sind: ein nicht vollständig entblockter Cuff, Schwellungen laryngeal, Stenosen, Paresen, Sekret oder ein zu großer Außendurchmesser der Trachealkanüle.
- Klinische Diagnostik Speichel- und Sekretmanagement, Phonation und Schlucken bspw. mit Färbetest. *Evans blue dye test (EBDT)* Einfärben des Speichels mit blauer Lebensmittelfarbe. Zu beachten: Wenn blaugefärbtes Sekret abgesaugt wird, wurde eine Aspiration klinisch nachgewiesen. Allerdings kann eine Aspiration ohne vorliegendes blaues Sekret nicht ausgeschlossen werden (Aswathanarayana 2021; Likar et al. 2024). Apparative Diagnostik (FEES) anschließen.
- Trachealkanülenmanagement: Bei guter Toleranz des Sprechventils können die Zeiten ausgebaut werden, bzw. im nächsten Schritt eine Verschlusskappe (Blindstopfen) verwendet werden. Mit der Verschlusskappe erfolgt die Atmung ausschließlich über Mund und Nase. Bei guter Toleranz der Verschlusskappe über mindestens 24 h, angemessener Hustenfunktion, gutem Speichel- und Sekretmanagement, kann nach Ausschluss eines Obstruktiven Schlafapnoe Syndroms (OSAS) die Trachealkanüle entfernt werden (Aswathanarayana 2021).
- Ein oraler Kostaufbau sollte erst erfolgen, wenn die Trachealkanüle zumindest für die Dauer der Nahrungsaufnahme entblockt und mit Sprechventil versorgt werden kann. Reflektorische Schutzfunktionen sind bei geblockter TK nicht effektiv. Sollte der Patient über einen längeren Zeitpunkt nicht entblockt werden können, ist eine apparative Diagnostik (FEES) zur Beurteilung der Schluckfunktion und zum Ausschluss von Aspiration vor oraler Kost-, Flüssigkeits- oder Medikamentengabe obligat. (Heidler et al. 2015)

> **Merke**
> Bei Verwendung von Sprechventilen oder Blindstopfen muss die Trachealkanüle immer vollständig entblockt sein!

23.5.4 Sprechen unter Beatmung

Aktuell gibt es zwei Möglichkeiten auf dem deutschen Markt mit Patienten, die weiterhin auf invasive Beatmung angewiesen sind, verbal zu kommunizieren.

Above Cuff Vokalisation (ACV)

Hierzu muss eine Trachealkanüle mit subglottischer Absaugung einliegen. Nachdem das subglottische Sekret entfernt wurde, wird über die subglottische Absaugung Luft insuffliert und somit die Stimmlippen in Bewegung gesetzt. Die Trachealkanüle bleibt hierbei geblockt. (◘ Abb. 23.3) (Petosic et al. 2021).

Beatmungskompatibles Sprechventil

Hierzu wird zwischen die Trachealkanüle und dem Beatmungsschlauch bei *entblockter Trachealkanüle* ein beatmungskompatibles Sprechventil (bspw. Passy Muir Ventil 007, Primed Phonvent) aufgesetzt. Die Wirkungsweise ist gleich einem normalen Sprechventil. Gegebenenfalls müssen die Beatmungseinstellungen nach Herstellervorgaben angepasst werden (◘ Abb. 23.4) (Aswathanarayana 2021; Schwegler 2017).

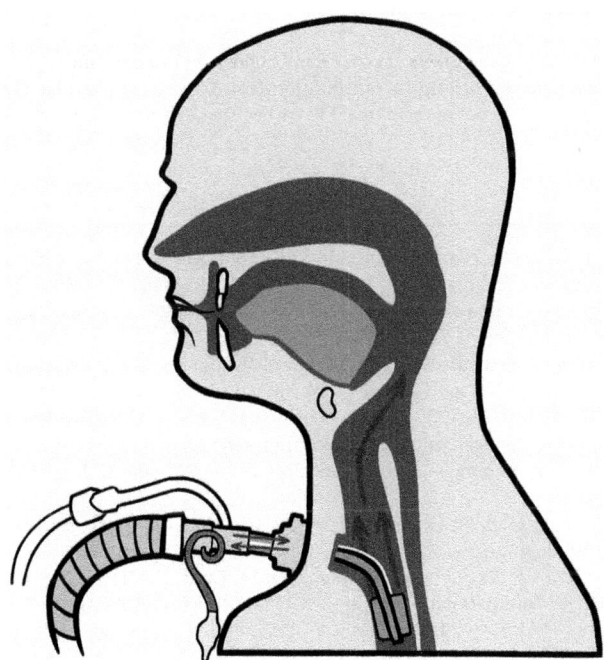

◘ **Abb. 23.3** Above Cuff Vokalisation Querschnittdarstellung bei beatmetem Patienten Insufflation von Sauerstoff über die subglottische Absaugung (in weiß dargestellt), der über dem Cuff insufflierte Sauerstoff (in blau dargestellt) strömt durch den Larynx und kann somit Phonation erzeugen

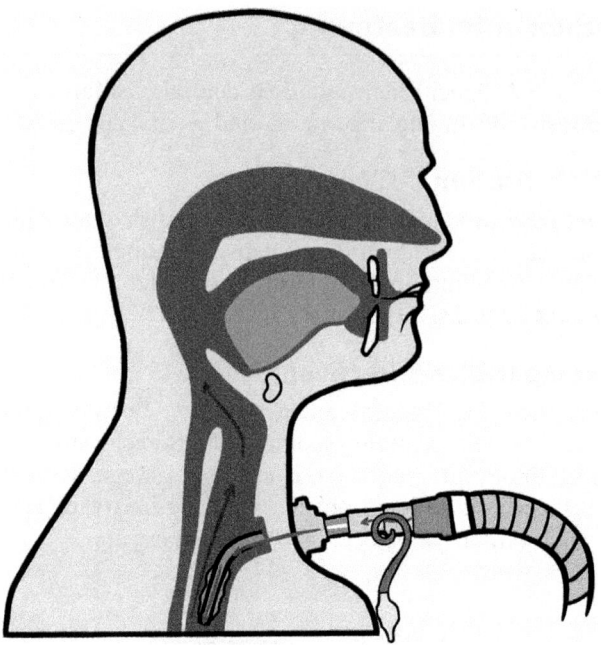

◘ **Abb. 23.4** Beatmungskompatibles Sprechventil Querschnittdarstellung mit einliegendem beatmungskompatiblen Sprechventil (grün), Inspiration (rot dargestellt) über das Beatmungsgerät, Exspiration (blau dargestellt) an der entblockten TK vorbei über den physiologischen Atemweg

Literatur

Aswathanarayana C (2021) In: Frank U, Pluschinski P, Hofmayer A, Duchac S (Hrsg) FAQ Dysphagie: Antworten – prägnant und praxisnah, 1. Aufl. Elsevier München

Bartolome G, Schröter-Morasch H, Feußner H (Hrsg) (2022) Schluckstörungen: Interdisziplinäre Diagnostik und Rehabilitation, 7. Aufl. Elsevier,

Bath PM, Woodhouse LJ, Suntrup-Krueger S, Likar R, Koestenberger M, Warusevitane A, Herzog J, Schuttler M, Ragab S, Everton L, Ledl C, Walther E, Saltuari L, Pucks-Faes E, Bocksrucker C, Vosko M, De Broux J, Haase CG, Raginis-Zborowska A et al (2020) Pharyngeal electrical stimulation for neurogenic dysphagia following stroke, traumatic brain injury or other causes: Main results from the PHADER cohort study. EClinicalMedicine 28:100608. https://doi.org/10.1016/j.eclinm.2020.100608

Duchac S, Hofmayer A, Lücking C, Wilmskötter J (2020) Videofluoroskopie des Schluckaktes: Ein sprachtherapeutisches Tutorial, 1. Aufl. Schulz-Kirchner Verlag, Idstein

Dziewas R, Warnecke T (2019) ICU-related dysphagia. In: Ekberg O (Hrsg) Dysphagia: diagnosis and treatment. Springer International Publishing, S 157–164. https://doi.org/10.1007/174_2017_105

Dziewas R, Allescher H-D, Aroyo I, Bartolome G, Beilenhoff U, Bohlender J, Breitbach-Snowdon H, Fheodoroff K, Glahn J, Heppner H-J, Hörmann K, Ledl C, Lücking C, Pokieser P, Schefold JC, Schröter-Morasch H, Schweikert K, Sparing R, Trapl-Grundschober M et al (2021) Diagnosis and treatment of neurogenic dysphagia – S1 guideline of the German Society of Neurology. Neurological Research and Practice 3(1):23. https://doi.org/10.1186/s42466-021-00122-3

Frank U, Mäder M, Sticher H (2007) Dysphagic patients with tracheotomies: a multidisciplinary approach to treatment and decannulation management. Dysphagia 22(1):20–29. https://doi.org/10.1007/s00455-006-9036-5

Heidler M-D (2019) Dysphagie bei tracheotomierten Patienten nach Langzeitbeatmung. Pneumologie 73(09):533–537. https://doi.org/10.1055/a-0977-5276

Heidler M-D, Bidu L, Friedrich N, Völler H (2015) Oralisierung langzeitbeatmeter Patienten mit Trachealkanüle: Unterschätzte Gefahr von Dysphagien. Med Klin – Intensivmed Notfallmed 110(1):55–60. https://doi.org/10.1007/s00063-014-0397-5

Hofmayer, A (Hrsg) (2011) Studien in der klinischen Dysphagiologie 2, 1. Aufl. Schulz-Kirchner

Johnson KL, Speirs L, Mitchell A, Przybyl H, Anderson D, Manos B, Schaenzer AT, Winchester K (2018) Validation of a postextubation dysphagia screening tool for patients after prolonged endotracheal intubation. Am J Crit Care 27(2):89–96. https://doi.org/10.4037/ajcc2018483

Kim MJ, Park YH, Park YS, Song YH (2015) Associations between prolonged intubation and developing post-extubation dysphagia and aspiration pneumonia in non-neurologic critically ill patients. Ann Rehabil Med 39(5):763–771. https://doi.org/10.5535/arm.2015.39.5.763

Langmore SE, Kenneth SMA, Olsen N (1988) Fiberoptic endoscopic examination of swallowing safety: a new procedure. Dysphagia 2(4):216–219. https://doi.org/10.1007/BF02414429

Leder SB (2014) The yale swallow protocol. Springer,

Likar R, Aroyo I, Bangert K, Degen B, Dziewas R, Galvan O, Grundschober MT, Köstenberger M, Muhle P, Schefold JC, Zuercher P (2024) Management of swallowing disorders in ICU patients – a multinational expert opinion. J Crit Care 79:154447. https://doi.org/10.1016/j.jcrc.2023.154447

Macht M, Wimbish T, Clark BJ, Benson AB, Burnham EL, Williams A, Moss M (2011) Postextubation dysphagia is persistent and associated with poor outcomes in survivors of critical illness. Crit Care 15(5):R231. https://doi.org/10.1186/cc10472

Michels G, Motzko M, Weinert M, Bruckner M, Pfister R, Guntinas-Lichius O (2015) Dysphagiemanagement in der internistischen Intensivmedizin. Med Klin – Intensivmed Notfallmed 110(3):174–181. https://doi.org/10.1007/s00063-014-0386-8

Nusser-Müller-Busch R, Absil J-M (Hrsg) (2005) Die Therapie des facio-oralen Trakts: F.O.T.T. nach Kay Coombes; [funktionell, komplex, alltagsbezogen]; mit 12 Tabellen, 1. Nachdr. Springer, Heidelberg

Perry L (2001) Screening swallowing function of patients with acute stroke. Part one: identification, implementation and initial evaluation of a screening tool for use by nurses. J Clin Nurs 10(4):463–473. https://doi.org/10.1046/j.1365-2702.2001.00501.x

Petosic A, Viravong MF, Martin AM, Nilsen CB, Olafsen K, Berntzen H (2021) Above cuff vocalisation (ACV): a scoping review. Acta Anaesthesiol Scand 65(1):15–25. https://doi.org/10.1111/aas.13706

Richter K, Heimann F, Schmidkort A, Hielscher-Fastabend M (Hrsg) (2020) Aktuelle Aspekte der Dysphagiediagnostik und Behandlung: Forschungsbeiträge zu Störungen des Schluckens und der Nahrungsaufnahme bei Erwachsenen und Kindern. Peter Lang, Lausanne

Schwegler H (2017) Trachealkanülenmanagement: Dekanülierung beginnt auf der Intensivstation, 2. Aufl. Schulz-Kirchner Verlag, Idstein

See KC, Peng SY, Phua J, Sum CL, Concepcion J (2016) Nurse-performed screening for postextubation dysphagia: a retrospective cohort study in critically ill medical patients. Crit Care 20(1):326. https://doi.org/10.1186/s13054-016-1507-y

Skoretz SA, Flowers HL, Martino R (2010) The incidence of dysphagia following endotracheal intubation: a systematic review. Chest 137(3):665–673. https://doi.org/10.1378/chest.09-1823

Troll C, Trapl-Grundschober M, Teuschl Y, Cerrito A, Compte MG, Siegemund M (2023) A bedside swallowing screen for the identification of post-extubation dysphagia on the intensive care unit – validation of the Gugging Swallowing Screen (GUSS)-ICU. BMC Anesthesiol 23(1):122. https://doi.org/10.1186/s12871-023-02072-6

Winklmaier U, Wüst K, Wallner F (2005) Evaluation des Aspirationsschutzes blockbarer Trachealkanülen. HNO 53(12):1057–1062. https://doi.org/10.1007/s00106-005-1263-9

Yang C, Chen R, Feng M, Zhang M, Liu W, Liu X, Wang D (2022) The therapeutic effect of capsaicin on oropharyngeal dysphagia: a systematic review and meta-analysis. Front Aging Neurosci 14:931016. https://doi.org/10.3389/fnagi.2022.931016

Zuercher P, Dziewas R, Schefold JC (2020) Dysphagia in the intensive care unit: a (multidisciplinary) call to action. Intensive Care Med 46(3):554–556. https://doi.org/10.1007/s00134-020-05937-3

Physiotherapie in der Intensivmedizin

Kathrin Stöver, Sabine Wilke, Manuel Grote und Susanne Schwarzkopf

Inhaltsverzeichnis

24.1	Allgemeines – 892	
24.1.1	Ziele der Physiotherapie in der Intensivmedizin – 892	
24.1.2	Indikationen/Einsatzbereiche – 893	
24.1.3	Allgemeine therapeutische Befunderhebung – 893	

24.2 Physiotherapeutische Modulation → Atmung/Beatmung – 893

24.3 Physiotherapeutische Modulation → Herz-/Kreislaufsystem – 897

24.4 Physiotherapeutische Modulation → Motorik/Sensomotorik – 899

24.5 Physiotherapeutische Modulation → Wahrnehmung/Bewusstsein/Delir – 903

24.6 Zusätzliche Therapiemöglichkeiten – 904

24.7 Dokumentation – 905

24.8 Zusammenfassung – 905

Literatur – 905

© Der/die Autor(en), exklusiv lizenziert an Springer-Verlag GmbH, DE, ein Teil von Springer Nature 2026
T. Wengenmayer et al. (Hrsg.), *Repetitorium Internistische Intensivmedizin*,
https://doi.org/10.1007/978-3-662-71761-5_24

24.1 Allgemeines

- Physiotherapie ist ein integraler Bestandteil intensivmedizinischer Behandlungskonzepte, soll täglich sichergestellt sein (Waydhas et al. 2022) und frühzeitig einsetzen, mindestens innerhalb der ersten 72 h (S3 Leitlinie Lagerungstherapie und Mobilisation 2023).
- Im Mittelpunkt physiotherapeutischer Behandlungen stehen sowohl Erhalt als auch Wiederherstellen körperlicher Bewegungs-, Funktions- und Leistungsfähigkeit, Partizipation und die Senkung der Dauer des Krankenhausaufenthaltes sowie Erhalt bzw. Verbesserung der Lebensqualität (Kayambu et al. 2013).
- Intensivmedizinisch basierte Physiotherapie behandelt individuelle Beeinträchtigungen der Funktions- und Partizipationsfähigkeit im Kontext der Schwere der Krankheitsbilder (Diagnosen).
- Patient:innen mit vergleichbaren Defiziten in ihrer Funktionsfähigkeit können i. d. R. nicht mit dem gleichen Interventionskonzept, der gleichen Intensität und dem gleichen Zeitaufwand mit vergleichbarem Ergebnis therapiert werden (Castro et al. 2013).
- Physiotherapeutische Interventionen sind zu evaluieren, zu modifizieren und dem aktuellen Zustand der Patient:innen anzupassen.

24.1.1 Ziele der Physiotherapie in der Intensivmedizin

Alle physiotherapeutischen Interventionen verfolgen das übergeordnete Ziel des Vermeidens bzw. Minimierens von Sekundär- und Tertiärschäden sowie das Erreichen der Rehabilitationsfähigkeit. Im Fokus physiotherapeutischen Wirkens stehen dabei vorrangig Atmungs-, muskuloskelettales und Herz-Kreislauf-System nebst Wahrnehmung und Bewusstsein.

- **Unmittelbare bzw. mittelbare Ziele betreffen**
- Erhalten/Optimieren von Funktionen in der akuten Phase und im Übergang zur frührehabilitativen Phase mittels interprofessioneller Therapiekonzepte in Abstimmung mit Logopädie und Ergotherapie (Gosselink et al. 2012).
- Erhalten/Fördern von Aktivität im Kontext der Partizipation (ICF – International Classification of Functioning, Disability and Health basiert).
- Reduktion der Defizite und ressourcenorientiertes Arbeiten unter Gewährleistung maximaler Patientensicherheit (Sricharoenchai et al. 2014).
- Unterstützung und Begleitung des Weaning-Prozesses durch befund- und zielorientierte Atemtherapie und damit schnelleres Erreichen beatmungsfreier Tage.
- Erhalten/Aufbau/Optimieren des Rehabilitationspotenzials, um eine frühzeitige Rehabilitation zu ermöglichen und um damit eine Verbesserung der Rehabilitationsprognose zu erreichen.
- Miteinbeziehen von Angehörigen in den Genesungsprozess in Abhängigkeit der Belastbarkeit (medizinisch/psychisch) der Patient:innen und dem Wunsch der Angehörigen.

24.1.2 Indikationen/Einsatzbereiche

- Prophylaxen: Pneumonie-, Atrophie-, Dekubitus-, Kontraktur-, Delirprophylaxe
- Physiotherapeutische Atemtherapie :
  - bei beatmeten Patienten, Lungenersatzverfahren
  - als Begleitung im Weaning-Prozess
  - bei spontan atmenden Patienten mit und ohne Geräteunterstützung
- (Senso)motorisches Training: Anbahnen, Fördern, Fordern bzw. Erhalten (senso) motorischer Funktionen
- Kardiopulmonales Training: Erhalt bzw. Wiederherstellen kardiopulmonaler Belastbarkeit
- Bewusstsein/Wahrnehmung: therapeutische Angebote zur Delirprophylaxe bzw. -therapie, zur Förderung von Wahrnehmung und Bewusstsein
- Neurophysiologische Funktionen: therapeutische Angebote zum Erhalt bzw. zur Förderung
- Organbezogene Dysfunktionen

24.1.3 Allgemeine therapeutische Befunderhebung

- **Diese umfasst**
- Hauptdiagnosen/Nebendiagnosen
- Vorerkrankungen (einschließlich Fremdanamnese)
- Organersatzverfahren (Respirator invasiv/non-invasiv/ECMO/Impella/Dialyse etc.)
- Aktuelle Situation mit: relevanten Laborparametern, z. B. Myokardmarker, Blutgasanalyse; aktueller Medikation, z. B. Katecholamine, Sedativa

Assessments (beispielhaft):
- Cpax – The Chelsea Critical Care Physical assessment tool (Link Cpax)
- CFS – Clinical Frailty Scale (Link CFS)
- IMS – **Intensive Care Unit Mobility Scale** (Fuest 2019)
- RASS – Richmond Agitation Scale/GCS – Glasgow Coma Scale/Delir Scores (ICDSC – Intensiv Care Delirium Screening Checklist/Nu-DESC – Nursing Delirium Scale/Cam-ICU – Confusion Assessment Method)

24.2 Physiotherapeutische Modulation → Atmung/Beatmung

Maschinelle Beatmung und besonders Langzeitbeatmung mit ihren Auswirkungen auf die Organsysteme und v.a. die Folgen für die Lunge selbst, stehen im Fokus physiotherapeutischer Atemtherapie. Dem Verlust von Elastizität der Strukturen und dem Abbau der Atem- und Skelettmuskulatur ist mittels geeigneter physiotherapeutischer Interventionen entgegenzuwirken. Atelektasenprophylaxe/ -therapie, Sekretmanagement, Verbesserung von Ventilation und Perfusion sind ebenso Gegenstand der physiotherapeutischen Atemtherapie.

- **Befunderhebung**
  - Form der Atmung/Beatmung: Low-Flow-O2/non-invasiv/invasiv (intubiert/tracheotomiert)
  - Beatmungsmodus: kontrolliert/assistiert/spontan
  - Respiratoreinstellungen/-parameter: FiO2/DU/AF/V(t)/AMV/Verhältnis I:E/PEEP/p(max)
  - Weaning: ja/nein – Weaningprotokolle
  - Monitoring: (Blutdruck, Herzfrequenz, Atemfrequenz, periphere Sauerstoffsättigung)
  - Laborparameter: Blutgasanalyse
  - Bildgebende Diagnostik: Ergebnisse Röntgen/CT/Ultraschall/MRT
  - Medikamente

- **Assessment**
  - Borg Dyspnoe Skala (Link Borg Dyspnoe Skala)

- **Physiotherapeutischer Befund**

O_2-Bedarf	l/min
Atemweg	Physiologisch spontan: Nase, Nase-Mund, Mund künstlicher Atemwegszugang
Atemunterstützung	Sauerstoff, Beatmungsform/-modus
Verhältnis I:E	z. B. verlängertes Exspirium
Atemgeräusche	inspiratorisch und/oder exspiratorisch
Atemarbeit	Dyspnoe, Orthopnoe, Tachypnoe, Bradypnoe
pathologische Atemmuster	Schaukelatmung/Cheyne-Stokes-, Kußmaul-, Biot-, Seufzeratmung
Erfordernisatmung	Ventilationsstörung bei Obstruktion/Restriktion
Sekret	Rasselgeräusche; Menge; Farbe; Konsistenz
Hustenstoß	nicht vorhanden/schwach/kräftig; produktiv/unproduktiv
Thoraxform/-beweglichkeit	starr/elastisch; Rippen in Inspirationsposition; thorakale Einziehungen; epigastrischer Winkel; (Brust)Wirbelsäule Fassthorax; ausgeprägte Skoliose Becken-Thorax-Beweglichkeit
Weitere Symptome – somatisch – psychisch	Schmerz Zyanose; Uhrglasnägel; Trommelschlegelfinger Unruhe, Angst, Panik, Apathie

(Braxenthaler et al. 2017)

- **Physiotherapeutische Interventionen**

Die Wahl physiotherapeutischer Maßnahmen richtet sich v. a. nach dem Atembefund mit der Atemform (beatmet/nicht beatmet), den Respiratoreinstellungen, der kardiovaskulären Belastbarkeit, der medikamentösen Therapie, weiteren Organersatzverfahren, der Sedierung/Bewusstseinslage/Compliance und der, daraus abgeleiteten Zielstellung. Es ist nicht zielführend, standardmäßig alle zur Verfügung stehenden Maßnahmen zu applizieren. Kontraindikationen sind zu beachten.

Die Behandlung von sedierten und kontrolliert beatmeten Patienten konzentriert sich i. d. R. auf den Strukturerhalt, währenddessen assistiert- bzw. spontanatmende Patienten im Sinne von Funktionsförderung behandelt werden (Braxenthaler et al. 2017). gendern oder nicht?

- **Atemtherapeutische Interventionen nehmen Einfluss auf**
- das Organ Lunge selbst (Ventilation/Distribution/Perfusion/Mobilität/Motilität)
- die Atemmuskulatur (Diaphragma/Intercostalmuskulatur/Atemhilfsmuskulatur/Propriozeptoren)
- die knöchernen Strukturen von Thorax/HWS
- die Elastizität/Verschieblichkeit von Haut/Muskulatur/Faszien am Thorax/HWS
- den Bauchraum als Ausweichraum der Atmung
- den zentralen Atemantrieb mit neuromuskulärer Kopplung
- das vegetative Nervensystem
- das Herz-Kreislauf-System (Braxenthaler et al. 2017)

- **Zielstellungen der Atemtherapie**
- Erhalt/Optimierung muskuloskelettaler Strukturen des Thoraxes/HWS
- Verbesserung von Ventilation/Perfusion und Steigerung der Lungenvolumina
- Sekret-Management
- Verhindern von Dys-/Atelektasen bzw. deren Therapie
- Verringerung bzw. Ökonomisierung der Atemarbeit
- Unterstützung des Weaning-Prozesses

- **Interventionen (◘ Tab. 24.1)**
- **Allgemeine Maßnahme:** Frühmobilisation (S3-Leitlinie 2022) als (pass./ass./akt.) Transfers im und außerhalb des Bettes.

◘ Tab. 24.1 Interventionen

Ziele	Geeignete Interventionen
Erhalt/Optimierung muskuloskelettaler Strukturen von Thorax/HWS	– Mobilisation von HWS/BWS/Rippen/Sternum/Schultergürtel als allgemeine Mobilisation oder mittels Techniken z. B. der Manuellen Therapie – Gewebetechniken/Dehnungen/Dehnzüge/Dehnlagerungen, ggf. Detonisierung – Indirekte Mobilisation des Thoraxes durch Bewegung der Extremitäten (weiterlaufende Bewegungen) – Aktive/assistive Bewegungen im Kontext Atmung – Thermische Reize
Verbesserung von Ventilation/Perfusion und Steigerung der Lungenvolumina	– Atemanregung/-vertiefung durch (manuelle) Reize, wie z. B. Recoils, Thoraxkompression, Reflektorische Atemtherapie – Sekretmobilisation/-elimination – Lagerungstherapie (z. B. atemerleichterndes Positionieren) – Atemtrainingsgeräte

(Fortsetzung)

◘ **Tab. 24.1** (Fortsetzung)

Ziele	Geeignete Interventionen
Sekret-Management	– (ggf. modifizierte) Autogene Drainage (Agostini und Knowles 2007) – Vertiefte Inspiration/forcierte Exspiration, endexpiratorische Pause – Hustentechniken – Drainagelagerung – Endotracheales Absaugen – Atemtrainingsgeräte (z. B. mit Oszillation) – Apparative Hilfen (z. B. Cough Assist®)
Verhindern von Dys-/Atelektasen bzw. deren Therapie	– Lagerungstherapie (entsprechend der Lage der Atelektase) – Atemtrainingsgeräte – Vertiefte Inspiration (ggf. alles in Kombination)
Verringerung bzw. Ökonomisierung der Atemarbeit	– Lagerungstherapie – Atemtechniken/Schulung der Atemkoordination – Atemwahrnehmung/Entspannung/Einflussnahme auf das vegetative Nervensystem – Atemtrainingsgeräte
Unterstützung des Weaning-Prozesses	– Begleitung in den Spontanatemphasen (Abbau von Ängsten) – Vermitteln von Atemtechniken/Atemlenkung – Lagerungstherapie – Entspannung/Einflussnahme auf das vegetative Nervensystem – Atemtrainingsgeräte (z. B. Ez-Pap®, Y-Stück)

- **Merke**
- Die Regulation von Atmung und Motorik sowie das vegetative Nervensystem stehen in enger Verbindung. Dies wird zur Stimulation oder Beruhigung der Atmung therapeutisch genutzt (Braxenthaler et al. 2017)
- Änderungen des Körperschwerpunktes (z. B. Vertikalisierung) bedingen Veränderungen des intrathorakalen und abdominellen Druckes, was zur Entlastung des Diaphragmas und Reduktion der Atemwegswiderstände führen kann; begünstigen Sekretmobilisierung und -elimination. Ein erhöhter intraabdomineller Druck verhindert ein ökonomisches Atmen, da der Ausweichraum für das Diaphragma eingeschränkt ist.
- Mobilisation des Schultergürtels, Abnahme der Schwere dessen mittels Lagerung (Rippen werden in Inspirationsposition gebracht), Mobilisierung des Thoraxes wirken „öffnend" und „Raum gebend" und führen zu Erleichterung, optimieren Ventilation, Atemgasverteilung, verringern Atemarbeit
- Taktile oder auch thermische Reize wirken nervös-reflektorisch über den kutiviszeralen/viszerokutanen Reflexbogen organbezogen (Headsche Zonen; BIGEMA-Zonen; McKenzie Zonen, Reflexzonen). Dadurch werden Gewebswiderstände optimiert, Schmerzen gelindert, die Durchblutung gefördert; sie dienen der Atemanregung und induzieren Tiefatemzüge.

- Das Bewusstmachen und Wahrnehmen der Atmung (z. B. über Atemlenkung, ggf. mit taktiler Unterstützung) und das Trainieren bestimmter Atemtechniken (z. B. langsame, vertiefte Inspiration mit endinspiratorischem Hold, Ausdehnung des Atems und langes, ruhiges Ausatmen mit endexspiratorischer Pause auf bestimmte Zählzeiten, z. B. 4/6/8 oder geringer; Wechselatmung) führen zu Ökonomisierung der Atmung, verbesserter Ventilation, zu Entspannung.
- Das Erlernen von Hustentechniken (Cycle of Breathing), ggf. mit Unterstützung oszillierender Atemtrainingsgeräte, erleichtert den Transport und das Eliminieren des Sekrets (Oberkörperhochlage dabei beachten!). Thoraxkompression/Fixation unterstützen insuffizientes Husten.
- Der Einsatz von Atemtrainingsgeräten sollte genau überdacht werden und die Auswahl entsprechend der Zielsetzung erfolgen. Einige Geräte sind Trachealkanülen geeignet z. B. mittels Zwischenschalten von Pall-Filtern (Ez-Pap®) oder Adaptern.
- Es ist darauf zu achten, dass bei allen Interventionen keine Asynchronität zum Respirator entsteht.

24.3 Physiotherapeutische Modulation → Herz-/Kreislaufsystem

Die Wahl und die Wirksamkeit physiotherapeutischer Interventionen wird auch durch den Status quo des Herz-Kreislaufsystems bestimmt. Das bedeutet, dass alle physiotherapeutischen Interventionen einen Einfluss auf das Herz-Kreislaufsystem haben. Ausschlaggebend für die Wahl und Intensität der Interventionen ist, ob
- eine diagnostizierte Herz-Kreislauferkrankung als Primärerkrankung oder
- eine Dysfunktion des Herz-Kreislaufsystems als Begleiterkrankung vorliegt.

- **Befunderhebung allgemein**
- Medikation (v. a. Katecholamine) mit Einfluss auf die Hämodynamik
- Hämodynamischer Zustand
- Rhythmusstörungen
- Organfunktion/-dysfunktion; Organersatzverfahren (insbesondere kreislaufunterstützende Systeme, va/vvECMO etc.)
- Schrittmacher/Defibrillatoren
- Vorerkrankungen/Alter/Allgemeinzustand
- **Assessment:** Borg Belastungsskala (Link Borg RPE-Skala)

- **Befundkriterien und Kontrollparameter spezifisch**
Objektive Kontrollkriterien/Parameter
- Blutdruck/Herzfrequenz
- Atmung/Atemfrequenz
- Temperatur
- Entwicklung und Höhe der Myokardmarker

Graduierbare subjektive Kontrollkriterien
- Bewusstseinszustand
- Schmerz (Angina Pectoris)
- Dyspnoe, Zyanose, Zentralisierung/Marmorierung

Subjektive Kontrollkriterien
- Psychische Reaktionen/Verhalten
- Erschöpfungszeichen/Schwindel
- Orthosympatische Dysregulationen (Schwitzen, Blässe) (Braxenthaler et al. 2017)

- **Interventionen und ihre Auswirkungen**

Lagerungstherapie

Einfluss auf die Hämodynamik; Katecholamine beachten; orthostatische Dysregulationen vermeiden.
- kardioprotektive Lagerung (Herzbett) führt zu:
  - Senkung des venösen Rückstromes/Senkung der Vorlast (Preload) des Herzens
  - Entlastung des Herzens
  - Steigerung des Herzzeitvolumens
- Vertikalisierung führt zu:
  - Zunahme der Schwerkraftwirkung auf das Herz-/Kreislaufsystem

Atemtherapie
- auf ruhige, fließende Atmung achten
- Pressatmung vermeiden (darunter: Anstieg des intrathorakalen Druckes; Abfall des Schlagvolumens; Verminderung der Koronardurchblutung; zunächst Anstieg, danach kurzzeitiger Abfall des Blutdruckes, erhöhter Rückstrom zum Herzen führt zu erneutem Anstieg und damit einer Vagus-Stimulation, die Rhythmusstörungen zur Folge haben kann) (Braxenthaler et al. 2017).

- **Kardiopulmonales Training**

führt u. a. zu
- verbesserter Durchblutung und Sauerstoffversorgung des Herzmuskels und der peripheren Gewebe durch Steigerung der Kontraktionskraft und Elastizität der Gefäße
- Ökonomisierung der Herzleistung, Senkung der Schlagfrequenz, Erhöhung des Schlagvolumens
- Verbesserung der Ventilation und des pulmonalen Gasaustauschs
- Anstieg des Sauerstoffverbrauchs bis zu 15 % (Norrenberg et al. 1995)
- Verbesserung des Sauerstofftransportes und des Ventilations-Perfusions-Verhältnisses sowie der Flüssigkeitsverteilung bei (v. a. aktiver) Mobilisation (Dean und Ross 1992)
- Steigerung des venösen und lymphatischen Rückstromes
- Anstieg des ICP und CCP bei isometrischen Spannungsübungen (Ferreira et al. 2013)
- Verringerung des Thromboserisikos
- Erhöhung der Leistungsfähigkeit durch Anheben der Belastungsgrenze
- Normalisierung von Stress-Reaktionsmustern

- **Entstauungs- und Kompressionstherapie**

Lagerung; entstauende Massagen/Ausstreichungen; Manuelle Lymphdrainage/Kompressionstherapie/Tapen führen zu:
- Reduktion des pathologischen Refluxes in den Venen und Reduktion von Ödemen

- Anstieg der venösen Fließgeschwindigkeit (bis zu 130 % beim Ausstreichen der Beine bis zur Leiste)
- Abnahme des lokalen Blutvolumens und Umverteilung in zentrale Körperabschnitte, damit Anstieg der kardialen Vorlast und des Herzzeitvolumens
- Unterstützung der Flüssigkeitsresorption und Aktivierung des Lymphabflusses durch Verschieben eiweißreicher Ödemflüssigkeit aus gestautem in freies Gewebe
- Einfluss auf das vegetative Nervensystem (v. a. Sympathikus) und Schmerzlinderung

Cave: bei Rechtsherzinsuffizienz keine Rückstromförderung!

Ergänzungen durch
z. B. Hydrotherapie mit und ohne Zusätze – aus dem Bereich der Phyto- und Aromapraxis/Massage- und Reflexzonentherapie führen zu:
- Detonisierung der Muskulatur
- Beruhigung, Entspannung (vegetatives Nervensystem)
- Einflussnahme über den kutiviszeralen Reflexbogen
- Stimulation der Autoregulation
- Schmerzlinderung (Braxenthaler et al. 2017)

24.4 Physiotherapeutische Modulation → Motorik/Sensomotorik

Motorik ist die Fähigkeit, sich gezielt, mit angepasster Kraft und Ausdauer zu bewegen (Braxenthaler et al. 2017). Als Sensorik bezeichnet man in der Medizin die Fähigkeit zur Wahrnehmung von Umgebungsreizen und Körperzuständen (Link Sensorik). Sensomotorik ist das Zusammenspiel von sensorischen und motorischen Leistungen (Link Sensomotorik). Bewegung anzubahnen, zu fördern, zu erhalten, zu trainieren und pathologische Bewegungsmuster abzubauen bzw. zu hemmen, sind die Inhalte physiotherapeutischer Behandlungen. Während beim sedierten Patienten der Strukturerhalt im Vordergrund steht, ist es beim wachen Patienten die Funktionsförderung. Absolute Zielsetzung ist, größtmögliche Selbstständigkeit, Teilhabe und Rehabilitationsfähigkeit zu erreichen bzw. zu erhalten.

Da jede Form von Immobilität und Inaktivität zu Muskelabbau und zu (funktionellem) Einfluss auf die Organsysteme führt, ist ein zeitiger Beginn der motorischen Therapie, auch im Sinne der Frühmobilisation unabdingbar (Adler und Malone 2012).

- **Befunderhebung**
- **Assessments** (z. B.): ROM – Range of Motion; Muskelfunktionsprüfung nach Janda; DEMMI – de Morton Mobility Index, RMI – Rivermead Mobility Index, MAS – Motor Assessment Scale)

Zudem sind zu erheben
- Mobilitätseinschränkungen und daraus resultierender Mobilisierungs- und Transferstatus (IMS – ICU Mobility Scale)
- Sicht- und Tastbefunde
- Neurologisch bedingte Einschränkungen (v. a. CIP/CIM/ICU-AW)

- kardiopulmonale Belastbarkeit
- Medikamente mit Einfluss auf das motorische System (Sedativa, Prednisolon)
- Schmerz (VAS/NRS)

■ **Interventionen und ihre Wirkmechanismen**

Lagerungstherapie unterstützt
- den Erhalt der Gelenkbeweglichkeit und der Gewebeelastizität
- die Anbahnung motorischer Bewegungsabläufe
- die Spontanmotorik (initiiert durch dosierten Auflagedruck)
- die Reduktion von Ödemen

Bewegungstherapie
- verbessert Gelenkbeweglichkeit und Gewebeelastizität, verhindert Kontrakturen
- reguliert den Muskeltonus
- verbessert die Nervengleitfähigkeit
- reduziert Ödeme
- fördert Koordination, Muskelaufbau und damit Kraft, Ausdauer, Beweglichkeit, ADLs sowie Gleichgewicht
- Fahrradergometer, Therabänder, Kleingeräte (z. B. Gewichtsmanschetten) unterstützen das Training
- als therapeutischer Ansatz bei neurologischen Defiziten können spezielle neurophysiologische Therapiekonzepte (Bobath, PNF) angewandt werden

Mobilisation mit Transfers, Fortbewegung
- begünstigt Tonusaufbau (v. a. der Haltemuskulatur) sowie Kopf- und Rumpfkontrolle
- positiver Einfluss auf Vigilanz und Organsysteme
- Anbahnung von Positions- und Lagewechsel nehmen Einfluss auf das vestibuläre System
- (kurzzeitiges) freies Sitzen (z. B. an der Bettkante, IMS Stufe 3) ist langem passiven Sitz (z. B. Mobilizer, IMS Stufe 2, ◘ Tab. 24.2) vorzuziehen (da mehr Stimulation und Aufforderung zu Eigenaktivität)
- Gehtraining (IMS Stufe 9 und 10) ist unter Berücksichtigung möglicher Kontraindikationen sowie unter Kontrolle der Vitalparameter gut möglich

> **Mobilisation mit organunterstützenden Systemen**
> Eine Mobilisation unter Beatmung, vvECMO, Dialyse etc. ist inzwischen auf Intensivstationen üblich. Vor allem die Mobilisation mit vvECMO gilt unter Berücksichtigung aller Sicherheitsmaßnahmen und mit ausreichend Personal als machbar und sicher (Baasner et al. 2023). Der Nutzen für die Patient:innen und der große organisatorische Aufwand sind im Vorfeld zu prüfen.

◘ Tab. 24.2 IMS. (Modifiziert nach Hodgson et al. 2014)

Skala	Mobilisierungsphase	Erläuterung
0	Keine Eigenaktivität	Mobilisation durch Physiotherapeut:in oder Pflege im Bett
1	Sitz im Bett	Jegliche Aktivität im Bett (Drehen, Bridging, aktives/assistiertes Training, Fahrradergometer)
2	Passiver Transfer in den Therapiestuhl/Mobilizer	Transfer mit Hilfe eines Rollbrettes/Lifters
3	Transfer Bettkante	Aktives freies Sitzen oder mit geringer Assistenz am Bettrand mit Rumpfkontrolle
4	Stand	Gewichtsübernahme auf beide Füße mit und ohne Assistenz; schließt Stehbrett oder Stehposition Mobilizer ein
5	Transfer vom Bett zum Therapiestuhl	(kleine) Schritte zum Stuhl/Pivot-Transfer mit geringer oder ohne Assistenz
6	Laufen am Ort (vor dem Bett)	Mit oder ohne Unterstützung mindestens zweimaliges aktives wechselseitiges Anheben der Füße
7	Gehen mit Assistenz von 2 oder mehr Personen (auch mit Gehhilfe)	Gehen von mindestens 5 m
8	Gehen mit der Assistenz von 1 Person (auch mit Gehhilfe)	Gehen von mindestens 5 m
9	Unabhängiges Gehen mit Gehhilfe	Gehen von mindestens 5 m ohne weitere Assistenz. Für rollstuhlabhängige Patient:innen gilt eigenständiges Fahren von mindestens 5 m
10	Freies Gehen	Gehen von mindestens 5 m ohne jegliche Hilfsmittel und Assistenz

- **Begleitende Therapiemöglichkeiten**
- **Tape/Funktionsverbände**
    - entlasten, stabilisieren, sind schmerzlindernd
- **Manuelle Lymphdrainage**
    - entlastet, entstaut, entspannt (vegetatives Nervensystem - senkt Herzfrequenz), wirkt schmerzlindernd
- **Elektrotherapie/Ultraschall**
    - muskelaufbauend
    - schmerzlindernd

- **Frühmobilisation**
  - Unter Frühmobilisation wird der Beginn der Mobilisation innerhalb der ersten 72 h nach Aufnahme auf die Intensivstation verstanden (S3-Leitlinie 2022).
  - Sie wird als eine interprofessionelle Aufgabe betrachtet und erfolgt auch im interprofessionellen Team, zumeist zwischen Physiotherapeut:innen und Pfleger:innen. Idealerweise sollte sie nach einem Stufenschema zur Mobilisation (move to improve) durchgeführt werden. gendern?

Ziele der Frühmobilisation
- Vermeidung/Verhinderung von Immobilisation und daraus resultierenden Folgeschäden
- Verbesserung und Erhalt der Funktionen von Skelett- und Atemmuskulatur und des Muskelstoffwechsels
- Stabilisierung der Hämodynamik
- Verbesserung der Perfusion
- Verbesserung von Wachheit und Kognition
- Reduktion von Inzidenz und Dauer des Delirs

Kontraindikationen
- erhöhter intrakranieller Druck
- Kreislaufinstabilität und hoch dosierte Katecholamin-Therapie
- aktive Blutungen
- keine ausreichende respiratorische Reserve

Voraussetzungen

Um eine Frühmobilisation sicher durchzuführen, sind bestimmte Voraussetzungen zu erfüllen:
- Information des Patienten gendern? über das Vorhaben (Reduktion von Angst und Unsicherheit)
- ausreichend Personal und gut vorbereitetes Umfeld (Infusionsleitungen/Beatmung/Drainagen)
- Monitoring von HF/AF/Blutdruck (MAP > 65, < 110 mmHg)/Sauerstoffsättigung (> 90 %)/Vigilanz
- Monitoring der Beatmungsparameter (Tidalvolumen/AF/Atemminutenvolumen/inspiratorischer Druck)

Abbruchkriterien sollten festgelegt werden, z. B.
- orthostatische Dysregulationen
- respiratorische Erschöpfung (Anstieg Atemfrequenz/Sättigungsabfall)
- kardiovaskuläre Verschlechterung (Blutdruckabfall, -anstieg: MAP < 65, > 110 mmHg/HF Abfall oder Anstieg: < 40, > 130/Arrhythmien)
- Agitiertheit des Patienten mit Sturz bzw. Selbstverletzungsgefahr
- Vigilanzminderung

Um die (motorischen) Fortschritte der Patient:innen gendern? einzuschätzen und zu dokumentieren, empfiehlt sich die ICU Mobility Scale (IMS).

24.5 Physiotherapeutische Modulation → Wahrnehmung/ Bewusstsein/Delir

Als Wahrnehmung bezeichnet man den Prozess der Aufnahme einer Summe von Reizen, die über Rezeptoren der Sinnesorgane aufgenommen und an das Zentralnervensystem übermittelt und verarbeitet werden (Link Wahrnehmung; Braxenthaler et al. 2017).

Bewusstsein ist die Gesamtheit der durch komplexe neurophysiologische Prozesse getragenen mentalen Zustände eines Individuums – einschließlich der dazu nötigen Vigilanz.

Delir ist Ausdruck einer Organfunktionsstörung des Gehirns, einer intensivmedizinischen Enzephalopathie; ihm liegen medizinische Faktoren zugrunde. Es hat erhebliche Folgen für die Rekonvaleszenz und das Behandlungsergebnis. Patient:innen gendern? mit einem Delir weisen eine verlängerte Beatmungsdauer, eine verlängerte Verweildauer auf der Intensivstation und eine erhöhte Mortalität auf (S3-Leitlinie Analgesie, Sedierung und Delirmanagement 2021).

- **Allgemeine Befunderhebung**
- **Scores bzw. Assessments:** GCS – Glasgow Coma Scale/RASS – Richmond Agitation Scale/CRS – Coma Remission Scale/LCS – Loewenstein Communication Scale/VAS/NAS – numerische und visuelle Schmerzskala
- Speziell für die Erhebung der Wahrscheinlichkeit eines Delirs z. B.:
- (bitte alles nach oben hinter den Doppelpunkt nehmen), Anstrich weg ICDSC – Intensive Care Delirium Screening Checklist/NU-DESC – Nursing Delirium Screening Scale/CAM-ICU – Confusion Assessment Method

- **Zusätzliche befundrelevante Faktoren**
- Atemfrequenz/Herzfrequenz
- mimische Reaktionen/Augenbewegungen
- Muskeltonus
- motorische Hyper-, Hypoaktivität
- Abwehr-, Schmerzreaktionen
- Angst/Ablehnung bis Aggressivität

- **Einflussfaktoren**
- Beatmung/NIV-Maske/-Helm/Sauerstoffmaske/Nasales High Flow
- Medikation (v. a. Sedativa)
- Lärmpegel (Alarme, Personal, Radios)/unnötige und grelle Beleuchtung
- Wechseldruckmatratzen
- gestörter Tag-/Nachtrhythmus

- **Interventionen**
- grundsätzliche und konsequente Lärm- und Geräuschreduktion
- Einhalten eines Tag-/Nachtrhythmus
- Kontaktaufnahme über Berührung (möglichst immer von der gleichen Seite), Ansprache (auf Stimmmodulation achten!); Patient:in gendern? über anstehende Intervention informieren
- Vertikalisierung

- Multimodale (basale) Stimulation
  - taktil- haptisch: mit verschiedenen Materialien, Strukturbeschaffenheiten; Vibration: Stimmgabel, Klangschalen; Vibrax
  - akustisch auditiv: Musik(-Therapie; v. a. Klassik); Stimmgabel, Klangschalen, Klangspiele (Koshi); Instrumente (z. B. Sansula, Karimba)
  - optisch visuell: Bilder, Farben (z. B. auch über farbige Gestaltung der Patientenzimmer)
  - olfaktorisch/gustatorisch: Riechproben (z. B. ätherische Öle), Geschmacksproben (v. a. süß/sauer/salzig/bitter/adstringierend)
  - vestibulär: Fördern von Gleichgewicht, Bewegung und Raumorientierung
- Weiterführende Methoden bzw. spezielle Konzepte sind:
  - Therapie nach Affolter
  - F.O.T.T. – Facio-orale Trakt Therapie
  - Bobath Konzept
  - LIN (Lagerung in Neutralstellung)

Prophylaxe/Therapie des Delirs

Neben den oben genannten Maßnahmen zusätzlich:
- Medikamentöse Therapie
- Re-Orientierungsmaßnahmen (Datums-, Zeitangaben, z. B. Whiteboards, gut sichtbare Uhren, Brille, Hörgeräte, persönliche Gegenstände)
- Tageslicht (ggf. Tageslichtlampen)
- Kognitives Training
- Musik(-Therapie) - v. a. klassische Musik (Trappe 2022), Entspannungsmusik, ggf. über Kopfhörer
- ADLs
- Mobilisierung; Möglichkeiten schaffen, das Patientenzimmer verlassen zu können
- Einbeziehen von Angehörigen

> **Merke**
>
> Die Therapieangebote sind immer wieder neu zu bewerten und entsprechend anzupassen. Einerseits geht es um „Vorlieben" bzw. „Abneigungen", die bestenfalls vorher eruiert werden konnten, andererseits sind die Angebote jenseits persönlicher Wertungen einzusetzen. Sie sind als objektive therapeutische Aufforderung mit dem Ziel einer Reaktion zu verstehen. Im weiteren Sinne geht es um ein „Interesse wecken", auf welchem aufgebaut werden kann.

24.6 Zusätzliche Therapiemöglichkeiten

Viszerale Techniken (z.B. bei abdominellen Dysfunktionen und Beschwerden)
Reflexzonentherapie (Bindegewebs-/Segment-/Fußreflexzonenmassage)
Phyto-/Aromapraxis (mit vielseitigen Indikationen zur Unterstützung und Begleitung)
Hydrotherapie mit und ohne Zusätzen (in Form von Wickeln, Auflagen, Waschungen – z. B. bei Fieber)

24.7 Dokumentation

Um die Ausgangssituation, die Entwicklung und den Verlegungszustand der Patient:innen gendern? nachvollziehen zu können, ist gute Dokumentation v. a. auch für das Behandler:innen gendern?-Team zusammen oder getrennt? unabdingbar. Wichtig ist dabei die Verwendung der entsprechenden Assessments. Anhand dieser wird die Bedeutung der Physiotherapie in der Intensivmedizin objektiv nachweisbar.

24.8 Zusammenfassung

Die intensivmedizinische Betreuung von kritisch Kranken gewinnt aufgrund des demografischen Wandels und der sich entwickelnden Therapiemöglichkeiten zunehmend an Bedeutung. Multiprofessionelle Teams sind gefragt, in denen die intensivmedizinisch basierte Physiotherapie eine wichtige Rolle spielt (Braxenthaler et al. 2017).

Um die Verweildauer auf Intensivstationen bzw. die Dauer des Krankenhausaufenthaltes zu verkürzen, das Outcome zu verbessern und die Rückfallrate zu verringern, sind neben Ärzt:innen? und Pfleger:innen gendern? ausreichend Physiotherapeut:innen s.o. (berechnet anhand der zu betreuenden Betten) einzusetzen. Physiotherapeut:innen s.o. stellen mit ihrer Expertise und aufgrund zunehmender Evidenz kompetente Partner:innen s.o. im Behandler:innenteam s.o.; zusammen oder getrennt? dar, dem in Bezug auf den Personalschlüssel Rechnung zu tragen ist.

Literatur

Adler J, Malone D (2012) Early Mobilisation in the intensive care unit: a systematic review. Cardiopulm Phys Ther J Mar 23(1):5–13

Agostini P, Knowles N (2007) Autogenic drainage: the technique, physiological basis and evidence. Physiotherapy 93:157–163

Baasner AK et al (2023) Blutungsrisiko im Kanülenbereich bei physiotherapeutischer Mobilisation unter extrakorporaler Membranoxygenierung. Med Klin Intensivmed Notfallmed 118(1):65–72

Braxenthaler M et al (2017) Manual Physiotherapie in der Intensivmedizin. Medizinisch Wissenschaftliche Verlagsanstalt, Berlin

Castro AA, Calil SR, Freitas SA et al (2013) Chest physiotherapy effectiveness to reduce hospitalization and mechanical ventilation length of stay, pulmonary infection rate and mortality in ICU patients. Respir Med 107(1):68–74

Dean E, Ross J (1992) Discordance between cardiopulmonary physiology and physical therapy: towards a rational basis for practice. Chest 101:1694–1698

Ferreira LL, Valenti VE, Vanderlei LC (2013) Chest physiotherapy on intracranial pressure of critically ill patients admitted to the intensive care unit: a systematic review. Rev Bras Ter Intensiva 25(4):327–333

Fuest K (2019) Schaller, SJ Frühmobilisation auf der Intensivstation. Med Klin Intensivmed Notfmed 114:759–764. https://doi.org/10.1007/s00063-019-0605-4

Gosselink R, Needham D, Hermans G (2012) ICU-based rehabilitation and its appropriate metrics. Curr Opin Crit Care 18(5):533–539

Hodgson C, Needham D, Haines K et al (2014) Feasibility and inter-rater reliability of the ICU mobility scale. Heart Lung 43(1):19–24

Kayambu G, Boots R, Paratz J (2013) Physical therapy for the critically ill in the ICU: a systematic review and meta-analysis. Crit Care Med 41(6):1543–1554

Leitlinie „Lagerungstherapie und Mobilisation von kritisch Erkrankten auf Intensivstationen" (2023) S 3. https://register.awmf.org/de/leitlinien/detail/001-015

Norrenberg M et al (1995) Oxygen consumption can increase during passive leg mobilization. Intensiv Care Med 21:177

Sricharoenchai T, Parker AM, Zanni JM et al (2014) Safety of physical therapy interventions in critically ill patients: a single-center prospective evaluation of 1110 intensive care unit admissions. J Crit Care 29(3):395–400

Trappe HJ (2022) Effekte von Musik in der Intensivmedizin. Med Klin Intensivmed Notfallmed 117:49–56

Waydhas C, Riessen R, et al (2022) Empfehlung zur Struktur und Ausstattung von Intensivstationen (Erwachsene) Deutsche Interdisziplinäre Vereinigung für Intensiv- und Notfallmedizin (DIVI) e.V.

Intensivtransport

Ralf Blomeyer und Guido Michels

Inhaltsverzeichnis

25.1 Intensivtransport – 908

25.2 Interhospitaltransport – 909
25.2.1 Allgemeines – 909
25.2.2 Organisation des Interhospitaltransports – 909
25.2.3 Indikationen zum Intensivtransport – 910
25.2.4 Anforderungen an das Transportteam – 911
25.2.5 Strukturierung des Interhospitaltransports von Intensivpatienten – 911

25.3 Intrahospitaltransport – 913
25.3.1 Allgemeines – 913
25.3.2 Indikationen – 913
25.3.3 Strukturierung des Intrahospitaltransportes – 913

25.4 Pitfalls – 914

Literatur – 915

© Der/die Autor(en), exklusiv lizenziert an Springer-Verlag GmbH, DE,
ein Teil von Springer Nature 2026
T. Wengenmayer et al. (Hrsg.), *Repetitorium Internistische Intensivmedizin*,
https://doi.org/10.1007/978-3-662-71761-5_25

25.1 Intensivtransport

> Unter einem Intensivtransport versteht man einen inner- oder außerklinischen Transport von Intensivpatienten zur weiteren Diagnostik oder Therapie (Whiteley et al. 2011; Droogh et al. 2015).

- Während der innerklinische (intrahospitale) Intensivtransport in der Regel durch die Klinik sichergestellt wird, unterliegt der außerklinische (interhospitale) Transport den Bestimmungen des jeweiligen Rettungsdienstgesetzes. Für die Durchführung ist hier der Träger des Rettungsdienstes verantwortlich.
- Die Planung und Vorbereitung eines Intensivtransportes erfordert unabhängig von der Dauer des Transportes sachkundiges und sorgfältiges Vorgehen sowie strukturierte Absprachen mit allen Beteiligten.
- Die Veränderung der Krankenhauslandschaft führt zu einer Spezialisierung einzelner Krankenhäuser und somit zu einer Konzentration bestimmter Fähigkeiten (z. B. ECMO-Therapie oder isolationspflichtige Intensivpatienten) (Feth et al., 2022, 2023). Auch intensivpflichtige Patienten müssen diesen Spezialabteilungen zuverlegt werden. Dadurch bedingt steigt die Nachfrage nach Interhospitaltransporten in qualitativer und quantitativer Hinsicht.
- Grundsätzlich ist jeder Intensivtransport mit einem **Risiko** verbunden. Das Risiko für den Patienten entsteht unabhängig von der Entfernung, die zurückzulegen ist. Die Summe aller Einflüsse, die auf den Patienten wirken (Transportstress und Komplikationen), wird als **Transporttrauma** bezeichnet. Die Vorteile einer optimalen Versorgung in der Zielklinik bzw. der Informationsgewinn durch z. B. CT- oder MRT-Diagnostik sind stets gegen die Transportrisiken abzuwägen (Risiko-Nutzen-Abwägung).
- Besondere Bedeutung kommt der gelingenden Informationsweitergabe innerhalb der beteiligten Teams und zwischen den beteiligten Teams zu. Strukturiertes Vorgehen und der Einsatz von Checklisten sind dringend zu empfehlen.

Risiken/Transportstress
- Inadäquate Analgosedierung infolge gesteigerter Reize (z. B. Schmerz*, Lärm, Kälte)
- Abdominelle und thorakale Drucksteigerungen durch notwendige Sicherheitsgurte
- Hypothermie
- Mobilisation erheblicher Mengen von Bronchialsekret durch Erschütterungen während des Transportes mit der Gefahr der Atemwegsverlegung
- Progress der Grunderkrankung durch Transportstress
- Anmerkung: * Bei Inter- und Intrahospitaltransporten sollten Analgetika und Sedativa mitgeführt und bedarfsadaptiert eingesetzt werden (Baron et al. 2015).

> **Komplikationen/Zwischenfälle**
> - Typische, transportbedingte Komplikationen: vermeidbarer PEEP-Verlust bei Diskonnektion des Beatmungssystems, diskontinuierliche Katecholamintherapie, akzidentelle Extubation, Blockade oder Dislokation von Infusionsleitungen, Kathetern oder Drainagen.
> - Technische Zwischenfälle: Geräteversagen, Strom-/Batterieausfall, fehlendes oder falsches Equipment

25.2 Interhospitaltransport

25.2.1 Allgemeines

- Die DIN 13050 definiert Begriffe im Rettungswesen. Danach ist der Intensivtransport die Beförderung von intensivüberwachungs- und behandlungspflichtigen Patienten zur weiteren Diagnostik oder Therapie.
- Als Einsatzmittel für den Intensivtransport stehen Intensivtransporthubschrauber (ITH) nach der DIN EN 13718 und Intensivtransportwagen (ITW) nach der DIN 75076 zur Verfügung. Durch den Einsatz von Nachtsichtgeräten stehen viele Intensivhubschrauber auch während der Dunkelheit zur Verfügung.
- Intensivpatienten können unter bestimmten Umständen mit Rettungsmitteln unterhalb dieser Norm verlegt werden. In Frage kommen dafür Rettungswagen (RTW) nach DIN EN 1789 und Notarzteinsatzfahrzeuge (NEF) nach DIN 75079. Die Verfügbarkeit dieser Rettungsmittel ist deutlich höher als die Verfügbarkeit von Intensivtransportmitteln.
- Intensivtransportmittel werden nicht in jedem Rettungsdienstbereich stationiert, sondern Vorhaltung und Disposition erfolgen überregional.

> Bei der Planung von Notfallverlegungen zu äußerst dringenden Interventionen, z. B. zur Thrombektomie bei einem Schlaganfall, muss das am schnellsten verfügbare Einsatzmittel disponiert werden. Diese Akutsituationen müssen bei der ersten Kontaktaufnahme mit der Leitstelle des Rettungsdienstes deutlich formuliert werden.

25.2.2 Organisation des Interhospitaltransports

- Der Träger des Rettungsdienstes ist für die Durchführung der Interhospitaltransporte verantwortlich. Die Anforderung erfolgt über die Leitstelle des Rettungsdienstes. In einigen Bundesländern werden Interhospitaltransporte von überregionalen Leitstellen koordiniert.
- Intensivtransporthubschrauber und Intensivtransportwagen werden oft im Sinne von Trägergemeinschaften von mehreren Gebietskörperschaften gemeinsam vorgehalten.
- Grundsätzlich übernimmt das Team des Einsatzmittels die Verantwortung für den Interhospitaltransport.

- Ausnahmen davon können Transporte im Inkubator oder Transporte mit Assist-Systemen sein. Dabei unterstützen Spezialisten einer Klinik den Transport begleitend. In diesen Fällen muss sichergestellt sein, dass:
  - die eingesetzten Geräte für den mobilen Einsatz geeignet und zugelassen sind,
  - die Befestigung der Geräte den gültigen Normen entspricht,
  - das begleitende Team in die Geräte des Intensivtransportmittels eingewiesen und im Einsatz dieser Geräte erfahren ist.

25.2.3 Indikationen zum Intensivtransport

- Ein Intensivtransport ist immer dann indiziert, wenn die Versorgungsstufe dem Krankheitsverlauf angepasst werden muss. Das betrifft auch Transporte zum Weaning oder zur neurologischen Frührehabilitation.
- Intensivtransport nach Beendigung einer diagnostischen oder intensivtherapeutischen Maßnahme zurück in ein heimatnahes Krankenhaus oder weil in dem Krankenhaus, das diese Maßnahmen durchgeführt hat, Bettenkapazität fehlt, können ebenfalls indiziert sein. Hierbei muss jedoch sichergestellt sein, dass das Risiko während des Transportes beherrschbar und die Zielklinik auf die Übernahme des Patienten gut vorbereitet ist.
- Bei Differenzen bezüglich der Transportfähigkeit gilt: Im Mittelpunkt steht immer der Patient! *Es geht nicht darum, wer Recht hat, sondern was im Sinne des Patienten richtig ist.*
- Falls ein erhöhtes Transportrisiko besteht, sollte der Transport nur dann durchgeführt werden, wenn in der Zielklinik Therapieoptionen zur Verfügung stehen, welche zu einer Stabilisierung des Patienten führen und in der Quellklinik nicht angewendet werden können. Als Beispiel möchte ich hier einen Patienten mit ARDS betrachten. Hier muss geklärt werden, ob der Patient zur ECMO-Anlage gebracht wird oder ob vor dem Transport die ECMO-Anlage erfolgt. Auf jeden Fall muss das Team mit ausreichenden Ressourcen (Know-how und Material) ausgestattet werden, um die Risiken kontrollieren zu können. Eine Kasuistik beschreibt den Transport einer beatmeten Patientin mit COVID-Pneumonie in Bauchlage. Unter den Auswirkungen der Pandemie wurde hier eine lange aufrechterhaltene Grenze überschritten (Schellhaaß (2021). Für den Spezialfall einer ECMO-Verlegung sollte das Verlegungsteam die Grundzüge von ARDS und kardiogenem Schock sowie der entsprechenden Therapie inklusive Aufbau und Funktion eines extrakorporalen Verfahrens kennen.
- Falls der Patient nicht entscheidungsfähig ist, sollten bevollmächtigte Angehörige oder gesetzliche Betreuer im Sinne einer Aufklärung und Einwilligung in diese Entscheidung einbezogen werden.

> Die Frage der Transportfähigkeit ist immer relativ zu betrachten. Die Ressourcen des Transortteams, die Optionen der Quellklinik und die Chancen durch den Transport zur Zielklinik sollen die Entscheidung im Sinne des Patienten herbeiführen.

25.2.4 Anforderungen an das Transportteam

- juristische Aspekte Die Qualifikation des Teams wird durch die Rettungsgesetze, ministerielle Erlasse und Empfehlungen von Fachgesellschaften beschrieben. Als Beispiel sei hier das ▶ Curriculum der DIVI für den Intensivtransportkurs genannt.
- Das den Transport begleitende Team muss sich in fremder Umgebung innerhalb kurzer Zeit in eine komplexe, und weitgehend unbekannte Situation hineinfinden. Dabei kommt den nichttechnischen Fertigkeiten besondere Bedeutung zu: Kommunikation, Umgang mit Stress, situative Aufmerksamkeit, Teamfähigkeit und Führungsverhalten sowie Risikobewertung und Entscheidungsfindung (Crew-Resource-Management).
- Oft kommt in der Phase der Übergabe ein realer oder ein gefühlter Zeitdruck dazu. Die Patientensicherheit erfordert in dieser Situation die konsequente Anwendung von Checklisten.

25.2.5 Strukturierung des Interhospitaltransports von Intensivpatienten

(◘ Tab. 25.1)

> „Proper pretransport planning prevents poor performance."

- Bei Differenzen bezüglich der Transportfähigkeit gilt: Im Mittelpunkt steht immer der Patient! *Es geht nicht darum, wer Recht hat, sondern was im Sinne des Patienten richtig ist.*
- Selbstverständlich wird die Transportdurchführung mit einem Risiko verbunden sein. Falls ein erhöhtes Transportrisiko besteht, sollte der Transport nur dann durchgeführt werden, wenn in der Zielklinik Therapieoptionen zur Verfügung stehen, welche zu einer Stabilisierung des Patienten führen. Dabei ist das qualifizierteste Transportsystem einzusetzen. Falls der Patient nicht entscheidungsfähig ist, sollten bevollmächtigte Angehörige oder gesetzliche Betreuer im Sinne einer Aufklärung und Einwilligung in diese Entscheidung einbezogen werden.

> Der sorgfältigen Dokumentation der Befunde, der Maßnahmen und der Übernahme- bzw. Übergabezeit wird im Falle eines unerwarteten Verlaufs besondere Bedeutung zukommen, weil innerhalb kurzer Zeit mindestens drei beteiligte Institutionen den Patienten behandelt haben.

Tab. 25.1 Strukturierung des Interhospitaltransports von Intensivpatienten

Phase	Inhalt
Planungsphase	Schriftliche Anforderung (z. B. webbasiertes Formular) an die Leitstelle mit allen transportrelevanten Informationen 1. Quell- und Zielklinik mit direkten Ansprechpartnern (Telefonnummer) 2. Dringlichkeit 3. Indikation, medizinischer Zustand und Krankheitsverlauf 4. Aktuelle Therapie: insbesondere Katecholamine, Analgosedierung, Beatmungsparameter 5. Zugänge, Drainagen, Sonden 6. Körpergewicht, Körperlänge und ggf. -breite 7. Infektionsstatus (Isolation?) *Im Arzt-Arzt-Gespräch können Wünsche an die abgebende Klinik formuliert werden, um die Übernahme des Patienten sicherer bzw. schneller zu ermöglichen.* Rücksprache mit der Leitstelle und Festlegung des geeigneten Transportmittels Gemeinsame Besprechung innerhalb des Transportteams
Vorbereitungsphase des Transportteams	Planung der Transportstrecke und -dauer Berechnung der erforderlichen Ressourcen, z. B. Sauerstoff, Medikamente Ansprechen etwaiger Risiken und Planung alternativen Vorgehens
Vorbereitungsphase der abgebenden Klinik	Aktuelle Blutgasanalyse Aktuelle radiologische Bildgebung, z. B. Sonografie Stabilisierung des Patienten Anlage und Sicherung erforderlicher Zugänge Reduktion der Keimzahl in der Patientenumgebung Drainagen keinesfalls vor dem Transport ziehen Eindeutige Kennzeichnung aller Spritzenpumpen (Wirkstoff und Konzentration) Eindeutige Kennzeichnung der Drei-Wege-Hähne, um Bolusgaben von Katecholaminen zu verhindern Vorbereitung von Notfallmedikamenten für das Transportteam Vorbereitung von Verlegungsbrief, Röntgen-/CT-Aufnahmen (CD), Labor- und Pflegebericht, Verfügungen und Vollmachten, etc.
Übernahmephase	Eine gewissenhafte und strukturierte Übernahme findet am Intensivbett statt (z. B. ISOBAR-Schema). An dem Übergabegespräch nehmen Ärzte, Pflegende und Assistenzpersonal teil. Dabei sind insbesondere abgelaufene Komplikationen zu erfragen, z. B. Krampfanfälle, Rhythmusstörungen, Lagerungsschäden etc. Wichtige Befunde sind vor dem Umlagern zu überprüfen. Lückenloses Monitoring Nach jeder Umlagerung oder Lagerungsmaßnahme zwingend Auskultation! Je früher die Beatmung übernommen wird, desto aussagekräftiger ist die BGA, die vor Verlassen der abgebenden Station gemacht wird. Sorgfältige Lagerung, ggf. Unterpolstern sensibler Areale, um Lagerungsschäden zu vermeiden (unter Katecholamintherapie können schon nach kurzer Zeit Druckstellen entstehen). Vor Transportbeginn „time-out" und überprüfen, ob alles planmäßig durchgeführt wurde Anruf in der Zielklinik und Mitteilung des Patientenzustandes und der zu erwartenden Ankunftszeit. Monitoring darf nie zeitgleich mit Beatmung oder den Katecholaminen gewechselt werden.
Transportphase	Sicherung aller Geräte und Systeme. Lückenlose Fortführung der Überwachung, der Therapie und der Dokumentation! Anmerkung: Der Einsatz von Sonderrechten führt nur in Ausnahmefällen zu einem Nutzen für den Patienten.
Übergabephase	Hier gelten die gleichen Regeln wie bei der Übernahme, d. h. die Übergabe hat auch hier am Intensivbett stattzufinden.

25.3 Intrahospitaltransport

25.3.1 Allgemeines

- Transporte kritisch kranker Patienten stellen eine erhebliche zusätzliche Gefährdung dar. Sobald der Patient das sichere Umfeld der Intensivstation verlässt, können Standardsituationen zu Herausforderungen werden.
- Der Nutzen der diagnostischen oder therapeutischen Maßnahme muss das Risiko des Transports deutlich übertreffen.
- Aufrechterhaltung der Intensivbehandlung auch während des Transports.
- Begleitung durch einen intensivmedizinisch erfahrenen Arzt und eine erfahrene Intensivpflegekraft.
- Das Team und die apparative und medikamentöse Ausstattung müssen geeignet sein, alle möglichen Komplikationen während des Transports zu behandeln.

25.3.2 Indikationen

- Diagnostische Gründe: meist CT-Thorax/-Abdomen (häufig Verlaufskontrollen)
- Therapeutische Gründe: z. B. im Rahmen der interventionellen Radiologie, z. B. Embolisation von Viszeralgefäßen bei unterer Gastrointestinalblutung, Neuro-MRT-Diagnostik oder CT-gesteuerte Punktionen oder Herzkatheteruntersuchung
- Organisatorische Gründe: z. B. Verlegung auf eine andere Intensivstation im gleichen Haus

25.3.3 Strukturierung des Intrahospitaltransportes

(◘ Tab. 25.2)

◘ Tab. 25.2 Strukturierung des Intrahospitaltransportes

Planungsphase	Klärung des besten Zeitpunktes für den Transport Hinterfragen/Evaluation einer alternativen bettseitigen Diagnose- oder Therapieoption
Vorbereitungsphase – organisatorische Maßnahmen	Räumliche und zeitliche Terminierung Information und Absprache mit den Pflegenden Kalkulation des zeitlichen Vorlaufs (Vorlaufzeit) Bereitstellung und Funktionskontrolle der Transporteinheit (Monitor mit Kapnografie, Beatmungsgerät, Notfallrucksack) Bereitstellung eines Transportteams

(Fortsetzung)

Tab. 25.2 (Fortsetzung)

Vorbereitungsphase – medizinische Maßnahmen	Entscheidung über die Fortführung medikamentöser Therapien (z. B. vasoaktive Medikation) Sicherung des Endotrachealtubus bzw. der Trachealkanüle Sicherung und Kennzeichnung aller Zugänge, Katheter und Drainagen Aussetzen von Organersatzverfahren einplanen (z. B. Dialyse) Anpassung oder Pausieren der Ernährungstherapie Rechtzeitige Applikation des Kontrastmittels über die Magensonde Vorbereitung einer bedarfsgerechten Analgosedierung
Transportphase	Überprüfung und Sicherung des Intensivtransportsystems (Geräte, Medikamentenreservoir, i. v.-Zugänge, Drainagen, Beatmung/O_2-Versorgung etc.) Nach jeder Umlagerung oder Lagerungsmaßnahme zwingend Auskultation! Lückenloses Monitoring/Überwachung der Vitalfunktionen während des Transports: Patientenbeobachtung und apparatives Monitoring (Pulsoxymetrie, Kapnografie, EKG, Blutdruck etc.) sowie chemisches Monitoring (z. B. BGA vor/nach dem Transport)

25.4 Pitfalls

- **Medikationsfehler** durch unterschiedliche Dosierungsangaben: µg/kg/min vs. ml/h
- **Oxygenierungsprobleme** können bei Patienten mit ARDS beim Wechsel vom Intensivrespirator zum Transportrespirator auftreten. Auswahl des geeigneten Respirators bei der Transportplanung!
- **Kardiale Dekompensation** bei Steigerung der PEEP-Werte.
- Zur Vermeidung einer **nosokomialen Pneumonie** sollte auch während des Transports die Oberkörperhochlagerung beibehalten werden.
- Unzureichende **Analgosedierung** und fehlende Relaxation steigern den intrathorakalen Druck: eine Erhöhung des intrathorakalen Drucks bedingt rechtsventrikuläre Nachlasterhöhung und Vorlastsenkung
- Unzureichende **Analgosedierung** kann zu Tachykardien/Arrhythmien führen.
- **Dislokation** von Zugängen, Kathetern, etc. beim Umlagern des Patienten.
- **Diskonnektion** bei hohen PEEP-Werten kann Atelektasen bedingen und führt zur Shuntentstehung.
- **Steigerung des Sauerstoffverbrauchs** durch Hypothermie, Schmerz oder Stress.

Empfehlungen zum Intensivtransport
- Der Intra-/Interhospitaltransport sollte von einem speziellen Transportteam vorgenommen werden.
- Die Intensivtherapie sollte nicht durch den Intensivtransport unterbrochen werden.
- Die Transportteams sollten kontinuierlich trainiert werden (z. B. Intensivtransportkurse).
- Spezielle Trainingsprogramme sollten etabliert werden.

- Das Transportteam sollte aus einem Arzt, vorzugsweise Intensivmediziner, und einer Intensivpflegekraft bestehen.
- Der begleitende Arzt trifft die endgültige Entscheidung, ob der Patient transportabel und die Fortführung der Intensivbehandlung während des Transports gegeben ist.
- Erfahrung und Ausbildung (Qualität) sind wichtiger als Geschwindigkeit.
- Transferorganisationen sollten ein Qualitätsmanagement besitzen.
- Ein standardisiertes Fehlermanagement sollte etabliert werden.
- Die medizinische Ausrüstung sollte möglichst nahe dem Standard der Intensivstation entsprechen (Droogh et al. 2015).

Literatur

Baron R, Binder A, Biniek R (2015) Evidence und consensus based guideline for the management of delirium, analgesia, und sedation in intensive care medicine. Revision 2015 (DAS-Guideline 2015) – short version. Ger Med Sci 13:Doc19

Droogh JM, Smit M, Absalom AR (2015) Transferring the critically ill patient: are we there yet? Crit Care 20(19):62

Feth M, Zeiner C, Danziger G et al (2023) Interhospitaler Intensivtransport. Notfall Rettungsmed 26:227–237

Feth M, Hoersch IS, Guy D et al (2022) ECMO im Intensivtransport – Was ist wichtig für den Notarzt? Notarzt 38(01):38–51

Whiteley S, Macartney I, Mark J et al (2011) Guidelines for the transport of the critically ill adult (2011). https://www.ics.ac.uk/ics-homepage/guidelines-und-standards/. Zugegriffen am 16.11.2025

Schellhaaß A, Pöselt S, Schwietring J et al (2021) Luftgebundene Intensivverlegung in Bauchlage bei COVID-19-ARDS. Notfall Rettungsmed 24:1114–1118

Rehabilitation und Intensivmedizin

Jutta Szodrak und Guido Michels

Inhaltsverzeichnis

26.1 Medizinische Rehabilitation – 918
26.1.1 Allgemeines – 918
26.1.2 Voraussetzungen des Rentenversicherungsträgers zur Inanspruchnahme einer medizinischen Rehabilitation – 918
26.1.3 Voraussetzungen des Krankenversicherungsträgers zur Inanspruchnahme einer medizinischen Rehabilitation – 919

26.2 Anschlussheilbehandlung (AHB) – 919
26.2.1 Definition – 919
26.2.2 Allgemeines – 920
26.2.3 Anspruchsvoraussetzungen – 920

26.3 Geriatrische Rehabilitation – 920
26.3.1 Definition – 920
26.3.2 Allgemeines – 920
26.3.3 Anspruchsvoraussetzungen – 921

26.4 Neurologische Frührehabilitation – 921
26.4.1 Definition – 921
26.4.2 Allgemeines – 921
26.4.3 Anspruchsvoraussetzungen – 922
26.4.4 Phasenmodell der Rehabilitation – 922

Literatur – 923

© Der/die Autor(en), exklusiv lizenziert an Springer-Verlag GmbH, DE, ein Teil von Springer Nature 2026
T. Wengenmayer et al. (Hrsg.), *Repetitorium Internistische Intensivmedizin*,
https://doi.org/10.1007/978-3-662-71761-5_26

26.1 Medizinische Rehabilitation

26.1.1 Allgemeines

- Medizinische Rehabilitation als ein Teilbereich der Rehabilitation.
- Ziel der medizinischen Rehabilitation:
  - **Erhaltung, Besserung, Wiederherstellung des Gesundheitszustandes** bzw. der **Erwerbsfähigkeit** und damit Erreichen eines größtmöglichen Ausmaßes an physischer und psychosozialer Unabhängigkeit nach einer erworbenen Läsion.
  - Sonderregelungen bestehen für Kinder und Jugendliche sowie für Patienten mit onkologischen Erkrankungen.
- Dauer: Regeldauer 3 Wochen, bei bestimmten Indikationen (z. B. onkologisch, neurologisch, geriatrisch) auch länger.
- Durchführung der medizinischen Rehabilitation:
  - Ambulant (§ 15 Abs. 1 SGB VI i. V. m. § 26 Abs. 2 SGB IX)
  - Stationär (§ 15 Abs. 2 SGB VI)
- Kostenträger: Rentenversicherung, gesetzliche/private Krankenversicherung, Beihilfe sowie Berufsgenossenschaft, Agenturen für Arbeit, Unfallversicherung, Jugendämter, Sozialämter, Träger der Kriegsopferversorgung und Kriegsopferfürsorge.
- Rehabilitationsteam: Ärzte, Psychologen, Gesundheitspfleger, Physio-/Ergotherapeuten, Logopäden, Sozialarbeiter/-pädagogen etc.
- Teilbereiche der medizinischen Rehabilitation: z. B. Anschlussheilbehandlung (AHB), geriatrische Rehabilitation, neurologische Frührehabilitation oder stufenweise Wiedereingliederung („Hamburger Modell"), onkologische Rehabilitation

26.1.2 Voraussetzungen des Rentenversicherungsträgers zur Inanspruchnahme einer medizinischen Rehabilitation

Allgemeine Kriterien

- **Rehabilitationsbedürftigkeit:** Die Erwerbsfähigkeit ist durch eine Krankheit oder deren Krankheitsfolgen erheblich gefährdet oder beeinträchtigt, sodass ein vorzeitiges Ausscheiden aus dem Erwerbsleben droht.
- **Positive Rehabilitationsprognose:** Das Ziel der Rückkehr des Patienten in das Erwerbsleben bzw. den Beruf kann durch die medizinische Rehabilitation mit überwiegender Wahrscheinlichkeit erreicht werden.
- **Rehabilitationsfähigkeit:** Der Patient ist in der Lage, aktiv an der Rehabilitation teilzunehmen.

Versicherungsrechtliche Aspekte

- Mindestversicherungszeit (5 Jahre bzw. 60 Monate) *oder*
- Mindestens 6 Kalendermonate mit Pflichtbeiträgen in den letzten 2 Jahren zur gesetzlichen Rentenversicherung *oder*
- Bezug einer Rente wegen verminderter Erwerbsfähigkeit *oder*

- Wartezeit von 5 Jahren bei verminderter oder in absehbarer Zeit gefährdeter Erwerbsfähigkeit *oder*
- Anspruch auf große Witwen- bzw. Witwerrente wegen verminderter Erwerbsfähigkeit

Persönliche und medizinische Aspekte
- Indikationsliste bzw. Indikationsgruppen: Krankheiten des Herzens und des Kreislaufs, Krankheiten der Gefäße, entzündlich-rheumatische Erkrankungen, degenerativ-rheumatische Erkrankungen und Z. n. Operationen und Unfallfolgen an den Bewegungsorganen, gastroenterologische Erkrankungen und Z. n. Operationen an den Verdauungsorganen, endokrine Krankheiten, Krankheiten und Z. n. Operationen an den Atmungsorganen, Krankheiten der Niere und Z. n. Operationen an Nieren, ableitenden Harnwegen und Prostata, neurologische Krankheiten und Z. n. Operationen an Gehirn, Rückenmark und peripheren Nerven, onkologische Krankheiten, gynäkologische Krankheiten und Z. n. Operationen am weiblichen Genital
- Die Akutphase der Erkrankung muss abgeschlossen sein.
- Der Patient muss frühmobilisiert sein.
- Der Patient muss selbsthilfefähig sein (ohne Fremdhilfe zur Toilette gehen, selbstständig essen, sich allein waschen und ankleiden können), der Patient sollte reisefähig sein.
- Zustimmung der Maßnahme durch den Patienten.
- Zwischen 2 medizinischen Rehabilitationsmaßnahmen liegen in der Regel 4 Jahre Wartezeit, Ausnahmen sind je nach Erkrankung bzw. aus gesundheitlichen Gründen möglich.

26.1.3 Voraussetzungen des Krankenversicherungsträgers zur Inanspruchnahme einer medizinischen Rehabilitation

- Rehabilitationsleistungen werden von der gesetzlichen Krankenversicherung finanziert, wenn sie erforderlich sind, um eine Krankheit zu erkennen, zu heilen, die Verschlimmerung zu verhüten, Beschwerden zu lindern oder einer drohenden Behinderung oder Pflegebedürftigkeit vorzubeugen

26.2 Anschlussheilbehandlung (AHB)

26.2.1 Definition

- Unter einer AHB versteht man eine ganztägig ambulante, stationäre oder teilstationäre Leistung zur medizinischen Rehabilitation im unmittelbaren Anschluss bzw. in engem zeitlichem Zusammenhang an eine Krankenhausbehandlung.

26.2.2 Allgemeines

- Ziel: Wiederherstellung der Erwerbsfähigkeit bzw. Eingliederung des Patienten an die Belastungen des Alltags- und Berufslebens
- Dauer: i. d. R. 3 Wochen (eine Verlängerung ist möglich)
- Beginn: möglichst innerhalb von 14 Tagen nach Entlassung (Sonderregelungen je nach Therapieform bei onkologischen Erkrankungen aus medizinischen Gründen auch bis zu 6 Wochen.
- Antragstellung: rechtzeitig vor Entlassung durch den Sozialdienst des Krankenhauses
- Kostenträger: in der Regel Rentenversicherung (zur Wiederherstellung der Arbeitsfähigkeit) oder gesetzliche Krankenkasse (zur Wiedererlangung der Gesundheit und Vermeidung eines Pflegegrades), private Krankenversicherung, Beihilfe
- Klinikauswahl: Bestimmung je nach Kostenträger in der Regel durch den Kostenträger, gemäß § SGB IX gilt das Wunsch- und Wahlrecht des Patienten, Kostenträger müssen dies berücksichtigen, können aber bei medizinischer Ungeeignetheit ablehnen
- Begleitpersonen können abhängig von den Gegebenheiten der Einrichtung auf eigene Kosten in der Rehabilitationsklinik untergebracht werden.

26.2.3 Anspruchsvoraussetzungen

- Indikationen zur AHB (Rehabilitationsbedürftigkeit): alle Krankheiten oder Krankheitsfolgen, welche die Erwerbsfähigkeit erheblich gefährden oder vermindern, sodass die Gefahr eines vorzeitigen Ausscheidens aus dem Erwerbsleben droht.
- Rehabilitationsfähigkeit: Der Patient sollte in der Lage sein, aktiv an der Rehabilitation mitzuwirken (Barthel-Index > 70).
- Vorliegen einer Kostenübernahme und eines Rehabilitationspotenzials.

26.3 Geriatrische Rehabilitation

26.3.1 Definition

- Unter einer geriatrischen Rehabilitation versteht man eine spezialisierte ambulante oder stationäre Rehabilitation für ältere, multimorbide Patienten.

26.3.2 Allgemeines

- Ziel: Wiederherstellung der individuellen Selbstständigkeit und Vermeidung einer Pflegebedürftigkeit
- Dauer: 3 Wochen (eine Verlängerung ist möglich)

- Beginn: meist im Anschluss an den Krankenhausaufenthalt
- Kostenträger: gesetzliche Krankenversicherung, private Krankenversicherung, Beihilfe
- Antragstellung: rechtzeitig durch den Sozialdienst
- Prüfung des Antrags: Gutachter des Medizinischen Dienstes (MD), Medicproof
- Klinikauswahl: in der Regel zugelassene und zertifizierte Rehabilitationskliniken
- Anmerkung: Falls die medizinische Behandlung noch im Vordergrund steht oder noch eine deutliche Immobilität vorliegt, kommt als Alternative eine Direktverlegung in die Akutgeriatrie in Betracht. Diese zählt zur stationären Akutversorgung, nicht zur Reha im engeren Sinne (§ 39 SGB V).

26.3.3 Anspruchsvoraussetzungen

- Indikation: meist für ältere Menschen (nur in Ausnahmefällen für jüngere Patienten), keine vollständige Selbsthilfefähigkeit erforderlich
- Rehabilitationsfähigkeit: Der Patienten ist rehafähig (Barthel-Index > 50).
- Vorliegen einer positiven Rehabilitationsprognose
- Voraussetzungen: höheres Lebensalter (i. d. R. ab 65 Jahren) und geriatrietypische Multimorbidität ($\geq$ 2 behandlungsbedürftige Krankheiten)
- Vorliegen einer Kostenübernahme

26.4 Neurologische Frührehabilitation

26.4.1 Definition

- Unter einer neurologischen Frührehabilitation versteht man eine integrierte, interdisziplinäre, stationäre Rehabilitation noch während der initialen Behandlungsphase im Akutkrankenhaus.

26.4.2 Allgemeines

- Ziele:
  - Unterstützung und Förderung der Genesung unter Nutzung der Regenerationsfähigkeit des Nervensystems, um Früh- und Spätkomplikationen und somit Sekundärschäden zu verhindern oder zumindest in ihren Auswirkungen so zu mindern, dass Behinderungen und Beeinträchtigungen möglichst gering bleiben (▶ www.wfnr.co.uk).
  - Wiederherstellung der physischen und psychischen Leistungsfähigkeit sowie der individuellen Selbstständigkeit.
- Dauer: i. d. R. 3 Wochen (eine Verlängerung ist möglich)
- Beginn: zeitgleich mit der Akutbehandlung bzw. direkt im Anschluss an die Akutbehandlungsphase
- Kostenträger: Krankenversicherung (Ausnahme: Fälle der Berufsgenossenschaft), Beihilfe

- Antragstellung: durch den krankenhausinternen Sozialdienst oder als Akutverlegung durch die Ärzte und Ärztinnen
- Klinikauswahl: in der Regel neurologische Rehabilitationskliniken, Akutkrankenhäuser

26.4.3 Anspruchsvoraussetzungen

- Indikationen: neurotraumatologische Erkrankungen (z. B. schweres Schädel-Hirn-Trauma, epidurale/subdurale Hämatome) und neurologische atraumatische Krankheitsbilder (insbesondere Z. n. ischämischem Insult und Z. n. hypoxischem Hirnschaden)
- Vorliegen einer Rehabilitationsfähigkeit und eines Rehabilitationspotenzials: Barthel-Index < 30
- Vorliegen einer Kostenübernahme

26.4.4 Phasenmodell der Rehabilitation

- Einteilung der Behandlung und Rehabilitation von erwachsenen Patienten, insbesondere solchen mit Erkrankungen des Nervensystems (z. B. Schlaganfall)
  - Intensiv- und akutmedizinische Behandlungsphasen A und B
  - Phasen der medizinischen Rehabilitation B, C und D
- Die Phasen werden häufig nicht alle hintereinander durchlaufen, sondern sind abhängig vom individuellen Verlauf bzw. Ist-Zustand.
- Phasenbeschreibung: ◘ Tab. 26.1

◘ Tab. 26.1 Phasenmodell der Rehabilitation, basierend auf den Empfehlungen der BAR (Bundesarbeitsgemeinschaft für Rehabilitation)

Phase	Beschreibung
A	Akutbehandlungsphase (Intensivstation)
B	Neurologische Frührehabilitation, Behandlungs-/Rehabilitationsphase, in der noch intensivmedizinische Behandlungsmöglichkeiten vorgehalten werden müssen (Barthel-Index < 30)
C	Weiterführende Rehabilitation, Behandlungsphase, in der die Patienten bereits in der Therapie mitarbeiten können, aber noch kurativmedizinisch betreut werden müssen (weitgehend pflegebedürftig, Barthel-Index 30–75)
D	Medizinische Rehabilitation (AHB) – Rehabilitationsphase nach Abschluss der Frühmobilisation (weitgehend selbstständig, Barthel-Index > 75)
E	Nachsorge und berufliche Rehabilitation, Behandlungs-/Rehabilitationsphase nach einer intensiven medizinischen Rehabilitation
F	Aktivierende (Langzeit-)Behandlungspflege, Behandlungs-/Rehabilitationsphase, in der dauerhaft unterstützende, betreuende und/oder erhaltende Leistungen erforderlich sind

Literatur

Mahoney FI, Barthel D (1965) Functional evaluation: the Barthel Index. Md State Med J 14:56–61
Needham DM, Korupolu R (2010) Rehabilitation quality improvement in an intensive care unit setting: implementation of a quality improvement model. Top Stroke Rehabil 17:271–281
Putman K, De Wit L (2009) European comparison of stroke rehabilitation. Top Stroke Rehabil 16:20–26
Richtlinie des Gemeinsamen Bundesausschusses – Richtlinie über Leistungen zur medizinischen Rehabilitation. https://www.g-ba.de/downloads/62-492-3095/Reha-RL_2023-01-19_iK-2023-03-22.pdf. Zugegriffen am 02.05.2024

Organprotektive Therapie von Patient*innen mit irreversiblem Hirnfunktionsausfall

Esther Tautz

Inhaltsverzeichnis

27.1 Einleitung – 926

27.2 IHA und pathophysiologische Veränderungen – 926
27.2.1 Hämodynamische und pulmonale Veränderungen – 927
27.2.2 Endokrinologische Veränderungen – 927
27.2.3 Temperaturregulationsstörung – 928
27.2.4 Immunologische und hämostaseologische Veränderungen – 928

27.3 Organprotektive Therapie – 928
27.3.1 Hämodynamische Stabilisierung – 929
27.3.2 Volumenmanagement – 930
27.3.3 Endokrinologisches Management – 930
27.3.4 Diabetes insipidus centralis – 931
27.3.5 Temperaturmanagement – 932
27.3.6 Beatmung – 932
27.3.7 Blutprodukte und Gerinnung – 933
27.3.8 Abwägungen bei erweitertem intensivmedizinischem Behandlungsbedarf – 933
27.3.9 Ernährung und pflegerische Maßnahmen – 933

27.4 Fazit – 934

Literatur – 935

© Der/die Autor(en), exklusiv lizenziert an Springer-Verlag GmbH, DE, ein Teil von Springer Nature 2026
T. Wengenmayer et al. (Hrsg.), *Repetitorium Internistische Intensivmedizin*,
https://doi.org/10.1007/978-3-662-71761-5_27

27.1 Einleitung

- Die Mortalität von Patient*innen auf der Warteliste für eine Organtransplantation ist hoch. Es besteht ein anhaltender Mangel an Spenderorganen.
- In Deutschland ist der Nachweis des irreversiblen Hirnfunktionsausfalls (IHA) Voraussetzung für eine postmortale Organspende (donation after brain death); eine Organspende nach Kreislaufstillstand (donation after cardiac death) ist nach aktueller Gesetzgebung nicht zulässig.
- Die Identifizierung potenzieller Spender*innen, bei denen ein IHA eintreten könnte, ist eine wichtige Aufgabe von Intensivmediziner*innen.
- Erforderlich ist eine organprotektive bzw. -optimierende Therapie zur Erhaltung und Verbesserung der Funktion potenziell transplantabler Organe (Meyfroidt et al. 2019; Rahmel et al. 2024).
- Diese Strategie („Spenderkonditionierung") wird immer bedeutsamer, da in Anbetracht des Mangels an Spenderorganen zunehmend Organe von sog. Extended criteria donors höheren Alters und mit relevanten Komorbiditäten transplantiert werden.
- Diverse intensivmedizinische Interventionen sollen Spender*innen stabilisieren, die Anzahl transplantierbarer Organe erhöhen und Graftfunktion und Überleben der Empfänger*innen verbessern (van Erp et al. 2018).
- Mit dem „Zweiten Gesetz zur Änderung des Transplantationsgesetzes – Verbesserung der Zusammenarbeit und der Strukturen bei der Organspende" von 2019 wurde die Rolle der Transplantationsbeauftragten in Entnahmekliniken gestärkt, die Intensivteams u. a. bei der organprotektiven Therapie unterstützen.

27.2 IHA und pathophysiologische Veränderungen

- IHA: unwiderrufliches Erlöschen der Funktion des Gesamthirns (Hirnstamm, Kleinhirn, Großhirn) → Verlust zentraler Regulationsmechanismen → profunde hämodynamische, pulmonale, endokrinologische und immunologische Störungen.
- Ausprägung und Dynamik des Prozesses sind individuell variabel, jedoch in der Regel abhängig von der Schnelligkeit des intrakraniellen Druckanstiegs (Rahmel et al. 2024; Kuhn und Hahnenkamp 2019; Smith 2004).
- Ohne adäquate Therapie können diese komplexen Störungen zu Multiorganversagen und zum Kreislaufkollaps bis hin zum Kreislaufstillstand führen (Smith 2004; DuBose und Salim 2008).

> Der Erfolg einer Transplantation hängt wesentlich von der Qualität der Intensivtherapie des Spenders oder der Spenderin ab.

Organprotektive Therapie von Patient*innen mit irreversiblem...

27.2.1 Hämodynamische und pulmonale Veränderungen

- Durch die progrediente Einklemmung des Hirnstamms kommt es zur Aktivierung von sympathischen und parasympathischen Nervenzentren → häufig Hypertension und Bradykardie (Cushing-Reflex).
- Eine Katecholaminfreisetzung („Katecholaminsturm") als Gegenregulationsmechanismus zum Erhalt der zerebralen Perfusion trotz steigenden intrazerebralen Druckes führt zu Vasokonstriktion, erhöhten pulmonal- und systemisch-vaskulären Widerständen → Risiko eines Linksherzversagens und konsekutiven Lungenödems, seltener eines Rechtsherzversagens.
- Potenziell reversible Koronarspasmen mit ischämisch bedingten myokardialen Dysfunktionen, Takotsubo-ähnliche Störungen sowie tachykarde Herzrhythmusstörungen sind ebenfalls mögliche Folge der exzessiven Katecholaminausschüttung (Kuhn und Hahnenkamp 2019).
- Vasokonstriktionsbedingte pulmonale Hypertonie und durch den IHA bedingte systemische Inflammationsreaktion mit Schädigung des Alveolarendothels → Schädigung der Lunge mit Ödembildung und sekundärer Inflammation bis hin zum Bild eines Acute respiratory distress syndrome (ARDS) (Meyfroidt et al. 2019; Smith 2004).
- Bei fortschreitendem Verlust der Hirnfunktionen können die Gegenregulationsmechanismen nicht aufrechterhalten werden; es kommt zum Abfall der Katecholaminproduktion und somit zu ausgeprägter Vasoplegie und Hypotonie.

> Im Rahmen des IHA können Patient*innen einen schweren kardiogenen und vasoplegen Schock sowie ein ARDS entwickeln.

27.2.2 Endokrinologische Veränderungen

- Ausfall der Hypothalamus-Hypophysen-Nebennierenrinden-Achse bei progredienter zerebraler Ischämie.
- Abhängig von der vaskulären Versorgung des Hypophysenvorderlappens, der variabel aus Kollateralen der A. carotis interna perfundiert werden kann, ist eine residuelle Funktion möglich.
- Durch Mangel an Vasopressin aus dem Hypophysenhinterlappen kommt es zur Vasoplegie und häufig zur Entwicklung eines Diabetes insipidus centralis mit Polyurie, hypertoner Dehydratation und Hypernatriämie.
- Fehlende Ausschüttung von Releasing-Hormonen (TRH, CRH) aus dem Hypothalamus → erniedrigte Spiegel von ACTH und TSH → meist niedrige Kortikosteroid- und Schilddrüsenhormonspiegel → Aggravation einer hämodynamischen Instabilität möglich (Rahmel et al. 2024; Kuhn und Hahnenkamp 2019).
- In Folge des IHA und der damit verbundenen Sympathikusaktivierung entwickeln Patient*innen häufig eine Insulinresistenz und eine gesteigerte Gluconeogenese, zudem sinkt die Insulinproduktion, sodass eine Hyperglykämie auftreten kann (Meyfroidt et al. 2019; Marvin und Morton 2009).

27.2.3 Temperaturregulationsstörung

- Mit Ausfall des Hypothalamus kommt es zum Verlust der zentralen Temperaturregulation mit Hypothermie.
- Verstärkung der Hypothermie durch Vasodilatation, verringerten Stoffwechsel, fehlende Muskelaktivität und Diabetes insipidus mit Verlust größerer Flüssigkeitsmengen möglich.
- Hypothermie kann eine intravaskuläre Koagulopathie verursachen, die kardiale Kontraktilität beeinträchtigen und Herzrhythmusstörungen begünstigen (Meyfroidt et al. 2019; Kuhn und Hahnenkamp 2019; Smith 2004).

27.2.4 Immunologische und hämostaseologische Veränderungen

- Durch die Ischämie des Gehirns werden proinflammatorische Zytokine freigesetzt, die ein Systemic inflammatory response syndrome (SIRS) hervorrufen können.
- Schädigung des Gefäßendothels, Aktivierung von Gerinnungs- und Komplementsystem, Freisetzung von Tissue factor und weiteren prokoagulatorischen Faktoren → Risiko einer disseminierten intravasalen Gerinnung (DIC, disseminated intravascular coagulation) mit Bildung von Mikrothromben in potenziell transplantablen Organen (Meyfroidt et al. 2019; Kuhn und Hahnenkamp 2019).
- Hypothermie und Azidose können zu einer Koagulopathie beitragen (Rahmel et al. 2024).

> Im Rahmen des IHA treten komplexe hämodynamische, pulmonale, endokrinologische und immunologische Störungen auf, deren Beherrschung eine vorausschauende, qualitativ hochwertige Intensivtherapie erfordert.

27.3 Organprotektive Therapie

- Die therapeutischen Interventionen basieren auf pathophysiologischen Überlegungen oder sind Extrapolationen der allgemeinen intensivmedizinischen Therapie kritisch kranker Patient*innen.
- Die Studienlage ist oft widersprüchlich und die Evidenz zur Effektivität einzelner Maßnahmen bei potenziellen Organspender*innen bleibt aktuell unzureichend bezüglich einer Verbesserung der Graftfunktion und des Überlebens der Empfänger*innen (Kuhn und Hahnenkamp 2019, Bera et al. 2020).
- In Deutschland gibt es keine einheitlichen Richtlinien zur organprotektiven Therapie potenzieller Organspender*innen; die Deutsche Stiftung Organtransplantation (DSO) veröffentlicht jährlich aktualisierte Empfehlungen (Deutsche Stiftung Organtransplantation 2024).
- Grundsätzlich ist das Ziel der Intensivtherapie potenzieller Organspender*innen die Aufrechterhaltung bzw. Verbesserung der Homöostase und der Organfunktionen. Zur Orientierung dienen zunächst die generell in der Intensivmedizin gültigen Zielvariablen für Hämodynamik, Beatmung und Metabolismus.

> Die Kenntnis der spezifischen, im Kontext des IHA auftretenden pathophysiologischen Veränderungen ist darüber hinaus ein Schlüsselelement der Therapiesteuerung.

27.3.1 Hämodynamische Stabilisierung

- Die hämodynamische Stabilisierung von Patient*innen mit deletären Hirnschädigungen ist eine der größten Herausforderungen auf dem Weg zu einer potenziellen Organspende.
- Zunächst gilt es die Ursache der hämodynamischen Instabilität (Vasoplegie, Volumendepletion, myokardiales Pumpversagen o. a.) zu eruieren.
- Primäres Ziel: Sicherstellung einer adäquaten Organperfusion.
- Monitoring: invasive Blutdruckmessung, Blutgasanalysen, Messung der zentralvenösen Sättigung und der Lactatspiegel, ggf. erweitertes hämodynamisches Monitoring z. B. mittels Pulskonturanalyse. Die MonIToR-Studie zeigte jedoch keinen Vorteil eines erweiterten hämodynamischen Monitorings gemessen an der Zahl transplantierter Organe pro Spender*in (Al-Khafaji et al. 2015).
- In jedem Fall sollten regelmäßig bettseitig echokardiographische und lungensonographische Kontrollen erfolgen, um die Katecholamin- und Volumentherapie zu steuern (Kuhn und Hahnenkamp 2019; Bera et al. 2020).
- In der initialen Phase des Katecholaminsturms sollten kurzwirksame Antihypertensiva und Betablocker wie beispielsweise Urapidil, Metoprolol oder Esmolol eingesetzt werden, um eine exzessive Hypertension mit Organschäden wie Myokardischämie, Stresskardiomyopathie oder Lungenödem zu vermeiden (Kuhn und Hahnenkamp 2019).
- Bei Hypotonie gilt Noradrenalin in Deutschland weitgehend als Vasopressor der ersten Wahl; international sind die Empfehlungen und Praxis bezüglich des Einsatzes von Noradrenalin, Dobutamin, Vasopressin und Dopamin jedoch uneinheitlich (Bera et al. 2020).
- Insbesondere eine hochdosierte Therapie mit Noradrenalin führt zu vermehrter pulmonaler, koronarer und mesenterialer Vasokonstriktion. Eine Kombination mit Vasopressin kann daher im Falle eines erniedrigten systemisch-vaskulären Widerstands sinnvoll erscheinen, im Falle eines Diabetes insipidus centralis kann Vasopressin (bis 4 I. E./h) auch primär eingesetzt werden.
- Angestrebter mittlerer arterieller Druck (MAD): ≥ 65 mmHg.
- V. a. mit Verweis auf zwei Studien, die Hinweise auf eine verbesserte Transplantatfunktion von Herz und Nieren nach der Gabe von niedrigdosiertem Dopamin ergaben, wird die Applikation u. a. von der DSO empfohlen (Deutsche Stiftung Organtransplantation 2024; Benck et al. 2011; Schnuelle et al. 2017). Die Dopaminclearance ist bei kritisch Kranken jedoch erniedrigt → auch in niedriger Dosierung Tachyarrhythmien möglich (Kellum und Decker 2001). SOAP-Studie: Dopamingabe als unabhängiger Risikofaktor für die Mortalität von Patient*innen im Schock, u. a. wurden Tachyarrhythmien, Ischämien der Darmmukosa und eine reduzierte Freisetzung von Hypophysenhormonen als Ursache duskutiert (Sakr et al. 2006). Die Indikation wird daher kontrovers diskutiert und sollte bei ohnehin potenziell instabilen Organspender*innen sehr kritisch geprüft werden.

27.3.2 Volumenmanagement

- Ziel: Euvolämie.
- Mögliche Verfahren zur Eruierung des Volumenstatus: u. a. Sonographie der V. cava inferior, Echokardiografie, Lungensonographie, Passive leg raise-Test, erweitertes hämodynamisches Monitoring z. B. mittels Pulskonturanalyse.
- Häufig besteht bei potenziellen Organspender*innen eine intravasale Hypovolämie, hervorgerufen durch die ausgeprägte Vasoplegie und ggf. einen Diabetes insipidus centralis.
- Eine Hypovolämie sollte ausgeglichen werden, um die Organperfusion zu erhalten. Eine Volumenüberladung ist jedoch zu vermeiden.
- Frühere Befürchtungen, ein restriktives Volumenmanagement könnte zur einer Verschlechterung der Ergebnisse nach Nierentransplantation führen, wurden nicht bestätigt. Die Zahl erfolgreicher Lungentransplantationen kann mittels eines restriktiven Volumenmanagements jedoch gesteigert werden (Meyfroidt et al. 2019; Kuhn und Hahnenkamp 2019).
- Erste Wahl sind balancierte kristalloide Infusionslösungen.
- Im Falle eines (noch) unzureichend therapierten Diabetes insipidus mit Hypernatriämie kann intermittierend 5 %ige Glucoselösung eingesetzt werde.
- Die Gabe von Hydroxyethylstärke führt zu einer höheren Rate von Nierenschädigungen und geht mit erhöhtem Risiko eines späten Transplantatversagens nach Nierentransplantation einher, auch das Risiko einer Koagulopathie ist erhöht. Die Anwendung wird daher nicht empfohlen (Kuhn und Hahnenkamp 2019; Bera et al. 2020; Patel et al. 2015; Haase et al. 2013).

27.3.3 Endokrinologisches Management

- Die neuroendokrinologischen Veränderungen im Rahmen einer deletären Hirnschädigung mit zunehmender Ischämie des Gehirns sind komplex.
- Insbesondere durch Mangel an Schilddrüsenhormonen und Kortikosteroiden ist die Beeinträchtigung der Homöostase und die Aggravation einer hämodynamischen Instabilität möglich (Diabetes insipidus centralis siehe ▶ Abschn. 3.4).
- Im Rahmen einer Hirnschädigung werden proinflammatorische Zytokine ausgeschüttet → Verabreichung von Glucokortikoiden zur Begrenzung der systemischen Inflammationsreaktion vor möglicher Leber- und Lungentransplantation und nach Feststellung des IHA empfohlen (z.B. 250 mg Methylprednisolon als Bolus, dann 100 mg/h kontinuierlich). Vorteile: reduzierte Abstoßungsrate nach Lebertransplantation (Kuhn und Hahnenkamp 2019), verbesserte Oxygenierung und erhöhte Anzahl von Spenderlungen (Follette et al. 1998). Evidenz jedoch nicht eindeutig; eine Metaanalyse ergab keinen Unterschied in der Rate der Transplantatabstoßungen nach Gabe von Methylprednisolon (van Erp et al. 2018).
- Die Gabe von Glucokortikoiden kann positive Auswirkungen auf die hämodynamische Stabilität aufweisen und den Bedarf an Vasopressoren reduzieren (Bera et al. 2020).

- Die Substitution von Schilddrüsenhormonen wird kontrovers diskutiert. Eine Restperfusion des Hypophysenvorderlappens kann über Kollateralen vorhanden sein. Messungen können normale Werte für Thyroxin (T4) ergeben, während gleichzeitig Werte für Triiodthyronin (T3) erniedrigt oder für reverses T3 als Zeichen einer Konversionsstörung normal oder erhöht sein können, so dass ein Low-T3-Syndrom/Non-thyroidal illness wie auch bei anderen kritisch kranken Patient*innen diskutiert wird. Ob dies eine klinische Relevanz hat und ob die Substitution von Schilddrüsenhormonen eine Auswirkung auf die Hämodynamik oder die Anzahl der transplantablen Organe hat, kann bislang nicht klar beantwortet werden. U. a. in US-amerikanischen Publikationen wird eine routinemäßige Substitution häufig propagiert (DuBose und Salim 2008).
- Im Falle einer therapierefraktären Hypotension oder reduzierten linksventrikulären Pumpfunktion kann ein Therapieversuch unternommen werden (4 µg T3 iv als Bolus gefolgt von 3 µg/h iv bzw. mit 20 µg T4 als Bolus gefolgt von 10 µg/h iv). Bezüglich der Verwendung von T3 oder T4 gibt es ebenfalls keine klaren Empfehlungen (Meyfroidt et al. 2019; Kuhn und Hahnenkamp 2019).
- Häufig Hyperglykämie durch sich entwickelnde Insulinresistenz sowie reduzierte Insulinausschüttung. Die Gabe von Glucokortikoiden kann eine Hyperglykämie aggravieren (Meyfroidt et al. 2019; Smith 2004).
- Da diese mit einer schlechteren Transplantatfunktion nach Nieren- und Pankreastransplantation assoziiert sein kann (Marvin und Morton 2009; Bera et al. 2020), sollte der Blutzuckerspiegel (auch in Ermangelung klarer Daten für optimale Werte bei potenziellen Organspender*innen) bei ≤ 180 mg/dl gehalten werden, ggf. mittels Insulinperfusor.

27.3.4 Diabetes insipidus centralis

- Bis zu 80 % der Patient*innen entwickeln nach IHA durch Ausfall des Hypophysenhinterlappens einen zentralen Diabetes insipidus (Smith 2004).
- Mangel an Vasopressin (Antidiuretisches Hormon, ADH) → überschießende Produktion eines hypoosmolaren Urins mit konsekutiver hypertoner Dehydratation und Hypernatriämie.
- Zudem Hypokaliämie, -magnesiämie, -kalzämie und -phosphatämie möglich (◘ Tab. 27.1).

◘ Tab. 27.1 Diabetes insipidus

Klinische Zeichen	Messwerte
Polyurie	Diurese > 3–4 l/d oder > 3–5 ml/kg/h
Hyperosmolalität	Serum-Osmolalität > 300 mmol/l
Hypernatriämie	Serum-Natrium > 145 mmol/l
Hypoosmolarer Urin	Urin-Osmolaliät < 300 mmol/kg oder spezifisches Gewicht < 1,005 g/ml

- Durch die Hypovolämie in Kombination mit parallel bestehender Vasoplegie können Blutdruck und Herzzeitvolumen erniedrigt und somit die Organperfusion gefährdet sein (Bera et al. 2020).
- Nach entsprechender Diagnostik Gabe von Desmopressin (Vasopressin-Analogon mit hoher Affinität zum V2-Rezeptor in den distalen Tubuli) in einer Initialdosis von 1–4 µg iv. Wiederholung der Bolusgaben alle 2–6 h bis zur Normalisierung der Werte und bis zum Sistieren der Polyurie.
- Zum Ausgleich eines Flüssigkeitsdefizits kommen balancierte Kristalloide zur Anwendung. Falls eine zusätzliche Korrektur der Hyponatriämie erforderlich ist, können 5 %ige Glucoselösungen eingesetzt werden.
- Im Falle einer volumenrefraktären Hypotension mit Katecholaminbedarf kann anstelle von Desmopressin kontinuierlich Vasopressin (oder die Kombination) verabreicht werden, da dies sowohl eine vasokonstriktorische als auch eine antidiuretische Wirkung aufweist (Meyfroidt et al. 2019; Bera et al. 2020).

27.3.5 Temperaturmanagement

- Mit Ausfall der zentralen Temperaturregulation regelhaft Auftreten einer Hypothermie.
- Ziel: Normothermie bzw. zumindest Körperkerntemperatur $\geq 35°C$.
- Einsatz von Wärmedecken, erwärmten Infusionen, in refraktären Fällen intravaskulären feedbackgesteuerten Devices zum Erreichen des Temperaturziels.

27.3.6 Beatmung

- Ausschüttung von proinflammatorischen Mediatoren im Rahmen der Hirnschädigung und Kombination aus erhöhtem pulmonalvaskulärem Druck durch den initialen Katecholaminsturm sowie Endothelschäden im pulmonalen Kapillarbett → Gefahr der Entwicklung eines neurogenen Lungenödems oder sogar eines ARDS.
- Dies kann zum einen die Lunge selbst als potenziell transplantables Organ ausschließen, zum anderen durch eine Störung des Gasaustausches die Eignung anderer Organe beeinträchtigen.
- Ziel des respiratorischen Managements: suffizienter Gasaustausch zum Schutz anderer Organe sowie Optimierung der Lungenfunktion selbst (Meyfroidt et al. 2019; Bera et al. 2020).
- Die Beatmung von potenziellen Organspender*innen richtet sich nach den generell in der Intensivmedizin üblichen Maßgaben. Anzustreben ist eine möglichst lungenprotektive Beatmung, um keine zusätzlichen Ventilator-induzierten Schäden zu verursachen: Ziele sind ein $paO_2 \geq 65$ mmHg und eine Normoventilation ($paCO_2$ 35–45 mmHg) bei ausgeglichenem pH-Wert.
- VT 6–8 ml/kg, Driving pressure < 15 cm H_2O, PEEP 8–10(-15) cm H_2O, Plateaudruck < 30 cm H_2O, FiO_2 möglichst niedrig (bis 21 %).
- Eine lungenprotektive Beatmungsstrategie steigert signifikant die Anzahl entnommener Lungen (Mascia et al. 2010).

- Mögliche Lungenfunktionsstörungen durch Aspiration, Kontusionen oder Pneumonien sollten durch Bronchiallavage, Lagerungstherapie oder eine frühzeitige antibiotische Therapie adressiert werden (Rahmel et al. 2024).

27.3.7 Blutprodukte und Gerinnung

- Transfusionen sollten nur nach strenger Indikationsstellung erfolgen.
- Allgemein wird ein Hämoglobinwert von 7 g/dl als Transfusionstrigger für Erythrozytenkonzentrate bei stabilen Patient*innen ohne Zeichen einer Gewebehypoxie empfohlen.
- Evidenzbasierte Richtlinien spezifisch für potenzielle Organspender*innen existieren jedoch nicht, somit unterschiedliche Handhabung von Transfusionsgrenzen (Meyfroidt et al. 2019; Bera et al. 2020). Auch bezüglich des Gerinnungsmanagements gibt es keine spezifischen Behandlungsstrategien für Patient*innen mit IHA.
- Sowohl Koagulopathien mit Blutungsneigung als auch prokoagulatorische Zustände, beispielsweise im Rahmen einer DIC mit Bildung von Thromben, sind beschrieben.
- Bei aktiven Blutungen sollten Koagulopathien behoben werden.
- Bei fehlenden Blutungszeichen wird eine prophylaktische Antikoagulation empfohlen (Bera et al. 2020).

27.3.8 Abwägungen bei erweitertem intensivmedizinischem Behandlungsbedarf

- Insbesondere bei hämodynamisch instabilen Patient*innen stellt sich die Frage, inwiefern invasive Maßnahmen zur Stabilisierung potenzieller Spender*innen gerechtfertigt sind, gerade wenn der Wille zur Organspende noch nicht definitiv geklärt oder das Eintreten des IHA noch nicht sicher ist.
- Im Extremfall können Intensivteams vor der Frage stehen, ob die Implementierung einer veno-arteriellen extrakorporalen Membranoxygenierung (VA ECMO) zur Stabilisierung oder eine (kurzzeitige) Reanimation im Falle eines Kreislaufstillstandes zu vertreten sind.
- Für Interessierte: DIVI-Positionspapier „Entscheidungshilfe bei erweitertem intensivmedizinischem Behandlungsbedarf auf dem Weg zur Organspende" (Neitzke et al. 2019).

27.3.9 Ernährung und pflegerische Maßnahmen

- Für die Ernährung gelten die gleichen Maßgaben wie bei anderen Intensivpatient*innen.
- Enterale Ernährung via Magensonde bevorzugt.

◘ Tab. 27.2 Zielparameter

Basis-Zielparameter

MAD ≥ 65 mmHg

Herzfrequenz ≤ 100/min

Lungenprotektive Beatmung (VT 6–8 ml/kg, Driving pressure < 15 cm H_2O, PEEP 8–10(-15) cm H_2O, Plateaudruck < 30 cm H_2O, FiO_2 möglichst niedrig mit paO_2 ≥ 65 mmHg, $paCO_2$ 35–45 mmHg, pH-Wert ausgeglichen

Euvolämie

Diurese 1–2 ml/kg/h

Lactat < 2 mmol/l

Serum-Natrium 135–145 mmol/l

Hämoglobin ≥ 7 g/dl

Blutzucker 120–180 mg/dl

Normothermie (Körperkerntemperatur ≥ 35°C)

Erweiterte hämodynamische Zielparameter

Herzindex (CI) 3–5 l/min/m²

Schlagvolumenvariation (SVV) und Pulsdruckvariation (PPV) < 10 %

Systemischer vaskulärer Widerstandsindex (SVRI) 1700–2400 $dyn \cdot s \cdot cm^{-5} \cdot m^{-2}$

Extravasaler Lungenwasserindex (ELWI) 3–7 ml/kg

— Die Lagerung, Körperpflege und andere Maßnahmen werden bis zum Zeitpunkt der Organentnahme mit dem gleichen Respekt und der gleichen Fürsorge durchgeführt wie bei allen anderen Intensivpatient*innen. (◘ Tab. 27.2). Die folgende Tabelle fasst Zielparameter der intensivmedizinischen Therapie potenzieller Organspender*innen zusammen

> Die Intensivtherapie potenzieller Organspender*innen orientiert sich an generellen intensivmedizinischen Behandlungszielen wie dem Erhalt der Organperfusion, einer lungenprotektiven Beatmung und der Homöostase des Metabolismus. Die mit dem IHA einhergehenden Veränderungen erfordern ein engmaschiges Monitoring und gezielte Therapiemaßnahmen.

27.4 Fazit

— Auf Grund des persistierenden Mangels an Spenderorganen und der sich daraus ergebenden Notwendigkeit, auch marginale Organe für eine Transplantation zu evaluieren und dennoch bezüglich Graftfunktion und Überleben der Empfänger*innen möglichst optimale Ergebnisse zu erzielen, muss bei allen potenziellen Organspender*innen eine organprotektive bzw. -optimierende Therapie durchgeführt werden.

- Notwendige Voraussetzungen: frühzeitiges Erkennen von Verläufen, die zu einem IHA führen können, Evaluation des Patientenwillens bezüglich einer Organspende und eine konsequente, qualitativ hochwertige Intensivtherapie.
- Die Therapie folgt den generellen intensivmedizinischen Maßgaben zum Erzielen einer adäquaten Organperfusion und Homöostase. Insbesondere bezüglich des hämodynamischen und endokrinologischen Managements sind Kenntnisse der durch den IHA ausgelösten profunden pathophysiologischen Veränderungen ein Schlüsselelement der Intensivtherapie.
- Studienergebnisse sind teils widersprüchlich und die Evidenz für den Erfolg einzelner Therapiemaßnahmen ist weiterhin unzureichend.

Literatur

Al-Khafaji A, Elder M, Lebovitz DJ, Murugan R, Souter M, Stuart S et al (2015) Protocolized fluid therapy in brain-dead donors: the multicenter randomized MOnIToR trial. Intensive Care Med 41(3):418–426

Benck U, Hoeger S, Brinkkoetter PT, Gottmann U, Doenmez D, Boesebeck D et al (2011) Effects of donor pre-treatment with dopamine on survival after heart transplantation: a cohort study of heart transplant recipients nested in a randomized controlled multicenter trial. J Am Coll Cardiol 58(17):1768–1777

Bera KD, Shah A, English MR, Harvey D, Ploeg RJ (2020) Optimisation of the organ donor and effects on transplanted organs: a narrative review on current practice and future directions. Anaesthesia 75(9):1191–1204

Deutsche Stiftung Organtransplantation. Deutsche Stiftung Organtransplantation Leitfaden für die Organspende [Internet] (11. März 2024). https://www.dso.de/organspende/fachinformationen/organspendeprozess/leitfaden-f%C3%BCr-die-organspende

DuBose J, Salim A (2008) Aggressive organ donor management protocol. J Intensive Care Med 23(6):367–375

van Erp AC, van Dullemen LFA, Ploeg RJ, Leuvenink HGD (2018) Systematic review on the treatment of deceased organ donors. Transplant Rev (Orlando) 32(4):194–206

Follette DM, Rudich SM, Babcock WD (1998) Improved oxygenation and increased lung donor recovery with high-dose steroid administration after brain death. J Heart Lung Transplant 17(4):423–429

Haase N, Perner A, Hennings LI, Siegemund M, Lauridsen B, Wetterslev M et al (2013) Hydroxyethyl starch 130/0.38-0.45 versus crystalloid or albumin in patients with sepsis: systematic review with meta-analysis and trial sequential analysis. BMJ 346:f839

Kellum JA, Decker M (2001) Use of dopamine in acute renal failure: a meta-analysis. Crit Care Med 29(8):1526–1531

Kuhn SO, Hahnenkamp K (2019) Intensivmedizinisches Management des potentiellen Organspenders. Med Klin Intensivmed Notfmed 114(2):132–138

Marvin MR, Morton V (2009) Glycemic control and organ transplantation. J Diabetes Sci Technol 3(6):1365–1372

Mascia L, Pasero D, Slutsky AS, Arguis MJ, Berardino M, Grasso S et al (2010) Effect of a lung protective strategy for organ donors on eligibility and availability of lungs for transplantation: a randomized controlled trial. JAMA 304(23):2620–2627

Meyfroidt G, Gunst J, Martin-Loeches I, Smith M, Robba C, Taccone FS et al (2019) Management of the brain-dead donor in the ICU: general and specific therapy to improve transplantable organ quality. Intensive Care Med 45(3):343–353

Neitzke G, Rogge A, Lücking KM, Böll B, Burchardi H, Dannenberg K et al (2019) Entscheidungshilfe bei erweitertem intensivmedizinischem Behandlungsbedarf auf dem Weg zur Organspende. Med Klin Intensivmed Notfmed 114(4):319–326

Patel MS, Niemann CU, Sally MB, De La Cruz S, Zatarain J, Ewing T et al (2015) The impact of hydroxyethyl starch use in deceased organ donors on the development of delayed graft function in kidney transplant recipients: a propensity-adjusted analysis. Am J Transplant 15(8):2152–2158

Rahmel A, Hahnenkamp K, Middel CD. Repetitorium Transplantationsbeauftragte [Internet] (11. März 2024). https://link.springer.com/book/10.1007/978-3-662-62614-6

Sakr Y, Reinhart K, Vincent JL, Sprung CL, Moreno R, Ranieri VM et al (2006) Does dopamine administration in shock influence outcome? Results of the Sepsis Occurrence in Acutely Ill Patients (SOAP) study. Crit Care Med 34(3):589–597

Schnuelle P, Schmitt WH, Weiss C, Habicht A, Renders L, Zeier M et al (2017) Effects of dopamine donor pretreatment on graft survival after kidney transplantation: a randomized trial. Clin J Am Soc Nephrol 12(3):493–501

Smith M (2004) Physiologic changes during brain stem death--lessons for management of the organ donor. J Heart Lung Transplant 23(9 Suppl):S217–S222

Palliativmedizin und Ethik in der Intensivmedizin

H. Christof Müller-Busch

Inhaltsverzeichnis

28.1 Mortalität und Sterben auf Intensivstationen – 938

28.2 Sterben als Entscheidungsproblem, Therapiezieländerung und Behandlungsprioritäten – 940

28.3 Therapiezieländerung als medizinische und ethische Herausforderung – 942

28.4 Prinzipien und Aufgaben von Palliative Care/Palliativmedizin – 943

28.5 Arzt-Patienten-Beziehung und Wertorientierung – 945

28.6 Grundprinzipien der biomedizinischen Ethik – 946

28.7 Selbstbestimmung am Lebensende – 947

28.8 Tötung auf Verlangen und ärztlich assistierter Suizid in der Intensivmedizin aus palliativmedizinischer Sicht – 948

Literatur – 950

28.1 Mortalität und Sterben auf Intensivstationen

- In Deutschland sterben ca. 120.000 Menschen/Jahr auf einer Intensivstation. Das sind 12 % der 1 Mio. jährlich Verstorbenen (Goll und Bensch 2022). In Krankenhäusern der Versorgungsstufe 1 starben zwischen 15 und 30 % auf Intensivstationen, in Krankenhäusern der Versorgungsstufe 3 zwischen 30 und 50 %. In einigen Universitätskliniken wurden über 50 % der Verstorbenen zuletzt auf Intensivstationen behandelt (Schäfer 2023).
- Intensivstationen sind jedoch keine Sterbestationen. Wesentliches Anliegen ist es, den Tod zu vermeiden, die Todesbedrohung mit allen modernen technischen Möglichkeiten zu bekämpfen und dem Leben wieder eine Chance zu geben. Die Gegenwärtigkeit des Todes während einer intensivmedizinischen Behandlung muss dennoch immer Berücksichtigung finden.
- Die meisten Menschen haben Angst vor der Intensivmedizin und den großartigen Möglichkeiten, dem Tod entgegenzutreten. Die Angst vor der Medizin hat die Angst vor dem Tod verdrängt. Einem Leben „mit Schläuchen" willenlos ausgeliefert zu sein, wodurch das Sterben nur hinausgezögert bzw. verhindert wird, ist einer der wesentlichen Gründe für die zunehmende Zahl von Menschen, die sich in einer Patientenverfügung gegen bestimmte intensivmedizinische Maßnahmen aussprechen.
- Die Angst vor Langzeitfolgen solcher Maßnahmen, aber auch generell vor Übertherapie, vor Komplikationen medizinischer Behandlungen und daraus resultierenden Einschränkungen der Lebensqualität ist ein, erst in den letzten Jahren mehr beachtetes Thema, das die Entscheidungsfindung zum Wert bzw. Sinn von intensivmedizinischen Maßnahmen mitbestimmt (Michalsen et al. 2021).
- Übertherapie, Aktionismus oder nur symbolhaftes Handeln – aus welchem Grunde auch immer – ist ein viel zu wenig problematisiertes, aber doch verbreitetes Phänomen (Thöns und Sitte 2023).
- Der Bedarf an Intensivmedizin am Ende des Lebens und Entscheidungen zur Frage, wann welche Maßnahme sinnvoll sind, werden nicht nur von medizinischen Aspekten, sondern auch von den Perspektiven, den Wertvorstellungen und Interessen der Beteiligten bestimmt. Dabei spielen auch kulturelle Normen und Traditionen eine Rolle. So werden z. B. in den skandinavischen Ländern intensivmedizinische Maßnahmen bei Patienten häufiger begonnen, jedoch früher abgebrochen, wenn das angestrebte Behandlungsziel mit Intensivmaßnahmen nicht erreicht werden kann, während im Süden Europas mit dem Einsatz von Intensivmaßnahmen länger gewartet wird, bis sie begonnen werden, um dann aber meist länger fortgeführt zu werden. Intensivmedizinische Behandlungen und Organersatztherapie erfolgen beispielsweise in Japan eher zurückhaltend, dennoch gibt es mehr hochaltrige Menschen als in den USA oder in Westeuropa. Der Anteil der Patienten über 85 Jahre, die in Japan am Ende des Lebens intensivmedizinisch behandelt werden, liegt nur bei 1,2 %, während der Anteil der hochbetagten Intensivpatienten in den USA und Europa mit über 5 % deutlich höher liegt (Sirio et al. 2000).
- Sterben auf einer Intensivstation ist ein oft mit Tabus besetztes Thema, dem man sich gerne entzieht, indem sterbende Patienten „verlegt" werden. Derartige Handlungsweisen sind Ausdruck dafür, dass Sterben im intensivmedizinischen

Selbstverständnis noch immer als Niederlage bzw. als Versagen therapeutischen Bemühens angesehen wird.
- Sterben auf der Intensivstation erfolgt in der Regel durch die Entscheidung zur Begrenzung potenziell lebensverlängernder Maßnahmen: Therapiezieländerung.
- Sterbebegleitung als intensivmedizinische Aufgabe heißt, für ein Sterben unter menschenwürdigen Bedingungen Sorge zu tragen (Müller-Busch 2013). Die Integration palliativmedizinischer Aspekte ist ein wichtiger und notwendiger Bestandteil der Intensivmedizin bei Entscheidungen in End of Life Care und sollte rechtzeitig beachtet werden. Untersuchungen aus den USA zeigten, dass durch Berücksichtigung palliativmedizinischer Gesichtspunkte (z. B. Befindlichkeits- und Präferenzorientierung) die Dauer der Betreuung auf Intensivstationen, aber auch die des gesamten Krankenhausaufenthaltes verringert werden konnte – ohne Anstieg der Mortalität, jedoch mit verbesserter Lebensqualität und größerer Zufriedenheit von Patienten und Angehörigen (Adler et al. 2019; Michels et al. 2023).
- Die Dilemmata zwischen fürsorglichem Ethos und Ethik der Autonomie, zwischen Lebenserhaltungsprinzip und Lebensqualität sowie Verantwortung für Leben und Sterben manifestieren sich in Intensivmedizin und Palliativmedizin mit unterschiedlicher Gewichtung. Behandlungsziel in der Intensivmedizin ist in erster Linie die Lebensverlängerung und Wiederherstellung lebensbedrohlich gestörter Organfunktionen. In der *Palliativmedizin* dagegen steht die *Symptomkontrolle* und *Lebensqualitätsverbesserung* ohne gezielte Lebensverlängerung ganz im Mittelpunkt (◘ Abb. 28.1).
- Während in der Intensivsituation die „Wiederbelebung" in Grenzsituationen eine zentrale Bedeutung hat und Ausdruck des Anspruchs, Leben zu erhalten, ist, werden in der Palliativsituation der „Verzicht auf Reanimation" und die würdige Begleitung des Sterbenden und der Angehörigen sowie die Erleichterung des Sterbens als wichtigste Aufgaben angesehen.
- Interdisziplinarität, Teamarbeit und Multiprofessionalität haben sowohl in der Intensivmedizin wie in der Palliativmedizin einen hohen Stellenwert (Kettler et al. 2000).

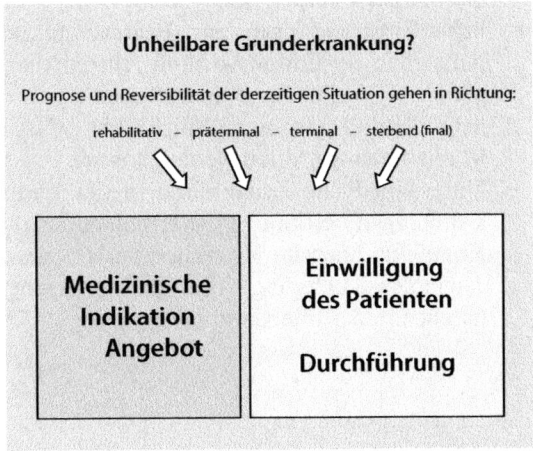

◘ Abb. 28.1 Indikationsstellung mit spezifischer Therapiezielbestimmung der intensivmedizinischen bzw. palliativen Angebote

- Diagnostik, invasive Überwachung der Vitalfunktionen, die von Patienten und Angehörigen oft als sehr belastend empfunden werden, haben in der Intensivmedizin eine weitaus größere Bedeutung als in der Palliativmedizin.
- Die Berücksichtigung von Basis- und Komfortmaßnahmen, z. B. durch Lagerung, die Beachtung von individuellen Wünschen und auch der bewusste Verzicht auf belastende Maßnahmen ist ein besonderes Anliegen der Palliativbetreuung.
- Die Beurteilung des Zeitpunktes, ab wann ein Mensch ein Sterbender ist und ob bzw. weshalb durch medizinische Maßnahmen eine Lebensverlängerung angestrebt werden soll oder nicht, ist in der Intensivmedizin häufig ein größeres Problem als in der Palliativsituation, in der die Akzeptanz des Todes Grundlage einer würdigen Sterbebegleitung darstellt.
- Entscheidungen in Grenzbereichen zur Begrenzung potenziell lebensverlängernder Maßnahmen bedeuten immer auch Urteilsbildung, Respektierung individueller Werte, Begleitung und Verantwortungsübernahme für das Schicksal eines sterbenskranken Menschen.

28.2 Sterben als Entscheidungsproblem, Therapiezieländerung und Behandlungsprioritäten

- Todesursachen Mehr als 70 % der Menschen in den industrialisierten Ländern sterben nach einer längeren Phase des Krankseins infolge von Herz-Kreislauf- und Lungenerkrankungen, von Krebs und neurologischen Erkrankungen, wobei die Krankheitsverläufe im Alter oft von einer längeren Phase der Pflegebedürftigkeit und kognitiven Einschränkungen gekennzeichnet sind. 20 % der Menschen sterben nach einer relativ kurzen Phase des Krankseins, oft auf der Intensivstation im Krankenhaus – zumeist nach einem kurzen, dramatischen Verlauf, in dem sich das Spannungsfeld zwischen krankheits- bzw. symptombezogenen und palliativen Behandlungsansätzen besonders deutlich zeigt. Entscheidungen über den Einsatz von eher lebensverlängernden bzw. mehr die Lebensqualität berücksichtigenden Maßnahmen bestimmen den Verlauf.
- Das bedeutet: Sowohl der Ort des Sterbens wie auch die Art und der Zeitpunkt des Sterbens werden heute bei 90 % der Menschen durch medizinische bzw. ärztliche Entscheidungen zur Begrenzung potenziell lebensverlängernder Maßnahmen in der Endphase häufig chronischer Erkrankungen bestimmt. Nur weniger als 10 % aller Menschen sterben durch einen plötzlichen Herztod, einen tödlichen Unfall oder einen Suizid, ohne dass eine Entscheidung zu medizinischen Maßnahmen getroffen werden konnte.
- Unterschiedliche Zeitverläufe in der Endphase bei zum Tode führenden Erkrankungen bestimmen die Urteilsbildung, den Dialog und das Entscheiden bei Komplikationen im Krankheitsverlauf bzw. in Grenzsituationen, aber auch zur Therapiezieländerung, Therapiebegrenzung bzw. zum „Einfrieren" von Maßnahmen in der Intensivsituation (Erbguth 2021).

Indikationsstellung mit spezifischer Therapiezielbestimmung der intensivmedizinischen bzw. palliativen Angebote
Besteht eine realistische Wahrscheinlichkeit, durch diese Maßnahmen das Therapieziel zu erreichen?
Rechtfertigt der potenzielle Schaden den angestrebten Nutzen für den Patienten?
Rechtfertigt der Aufwand das Erreichen des vom Betroffenen gewünschten Ziels?
- Frage: in welcher biografischen Lebenssituation befindet sich der Patient unter Berücksichtigung des bisherigen Krankheitsverlaufs?
  - Kann seine weitgehende Selbstständigkeit durch eine intensivmedizinische Behandlung erreicht werden?
  - Welche Hilfebedürftigkeit ist zu erwarten?
  - Steht der Komfort ganz im Vordergrund?
  - Hat der Sterbevorgang begonnen? Ist dieser reversibel?
- Frage: Was ist der Wille des Betroffenen und wer entscheidet über die Durchführung der Maßnahmen?
  - → Im Notfall nach kritischer Indikationsstellung und Therapiezielbestimmung der Arzt mit mutmaßlicher Einwilligung, nicht gegen den Willen des Betroffenen.
  - → Wenn Patient selbst einwilligungsfähig ist, nur nach seiner Einwilligung.
  - → Wenn Patient nicht einwilligungsfähig ist, nach Hinzuziehung des Stellvertreters (Angehörige Ehepartner, Betreuer, Vorsorgebevollmächtigten).
- Frage: Was kann ich für diesen Patienten und seine Angehörigen in dieser Situation tun?
  - → Optimales und transparentes Handeln.
  - → Regelmäßige kritische Überprüfung der Indikationsstellung und des Therapieziels.
  - → Konsens im Team? „Second opinion"? Palliativmedizinisches Konsil? Ethikberatung?
  - → Effektive Kommunikation und Betreuung der Angehörigen bei Therapiezieländerung bzw. Begrenzung von Maßnahmen aufgrund des Patientenwillens.
  - → Advance Care Planning
- Frage: Was soll nicht sein?
  - → Die Gesamtsituation des Patienten, Prävention des Leidens und optimale Symptomkontrolle nicht ausreichend im Blick haben.
  - → Unrealistische Therapieziele anstreben.
  - → Gegen den Willen des Patienten und ohne spezifische Indikation handeln.
  - → Im Spannungsfeld von Nutzen und Nichtschaden die Schadensaspekte von Handlungsmaßnahmen nicht ausreichend berücksichtigen.
  - → Individuelle Terminal- und Sterbesituationen nicht angemessen anerkennen und entsprechend handeln.

28.3 Therapiezieländerung als medizinische und ethische Herausforderung

- Überlegungen und Entscheidungen zur Begrenzung potenziell lebensverlängernder Behandlungen bzw. Therapiezieländerung erfordern eine qualitative (wertrationale) Beurteilung der verbleibenden bzw. einer angestrebten Lebensverlängerung des Betroffenen, wobei die Bewertung, weshalb und wann eine belastende Situation als nicht oder nicht mehr „lebenswert" angesehen wird, immer auch eine Herausforderung an das eigene Selbstverständnis darstellt.
- Eine Behandlung ohne Indikation und nicht realistisch bestimmbarem Therapieziel ist – auch auf Verlangen des Betroffenen – medizinisch und ethisch nicht zulässig (Jöbges et al. 2024).
- Die Grundsätze der Bundesärztekammer zur ärztlichen Sterbebegleitung (Bundesärztekammer 2011) sowie Leitlinien und Empfehlungen zur Therapiezieländerung (Intensivmedizinische Gesellschaften Österreichs 2004; Truog et al. 2008; Janssens et al. 2012) stellen wichtige Orientierungshilfen dar.
- Bei der Entscheidung zur Therapiezieländerung sollen nicht nur Parameter wie Laborwerte, Alter, Lebenserwartung, Morbidität, konsumierende Erkrankungen, sondern auch Bedürfnisse, Wertvorstellungen, Erfahrung und der Wille des Patienten herangezogen werden.
- Häufig in diesem Zusammenhang auftretende Probleme sind:
  - Gibt es eine Gemeinsamkeit in der individuellen Verantwortung von Arzt und Patient, oder sollen gesellschaftliche Werte, z. B. das Recht auf Gleichbehandlung oder vorsorgliche Willenserklärungen (Patientenverfügungen, Advance Care Planning) die Entscheidung bestimmen?
  - Wie sind diese in der konkreten Situation zu interpretieren?
  - Wie soll es weiter gehen, wenn die Kriterien, Grenzen oder Regeln, nach denen der Einsatz oder Nichteinsatz von unter zweckrationalen Aspekten empfohlenen Maßnahmen erfolgen soll, keinen Konsens finden?

> Das Sterben bei schwerstkranken Menschen antizipierend vorzubereiten und sie in der letzten Lebensphase so zu begleiten, dass es in Würde und in seiner Einzigartigkeit von allen angenommen werden kann, ist das eigentliche Anliegen von Palliative Care.

- Unterschiedliche „illness trajectories" bei verschiedenen Krankheitsarten sind zu berücksichtigen. Sie bestimmen nicht nur die Prognose, sondern sind auch mit unterschiedlichen Entscheidungsproblemen in der Intensivmedizin verbunden:
  - Bei Menschen mit Krebserkrankungen findet man oft eine lange stabile Phase, die schließlich in eine dramatische und rasche Verschlechterung bis zum Tode führt.
  - Bei Menschen im hohen Alter und Demenz ist die of sich lange hinziehende Phase des langsamen Abbaus mit zunehmender Schwäche und Hilfsbedürftigkeit verbunden, die alle Beteiligten häufig mit der Frage konfrontiert, wie erträglich und belastend ein Leben in einem solchen Grenzbereich noch ist bzw. welche Maßnahmen die Lebensqualität des Betroffenen wirklich verbessern können.

- Bei Menschen mit chronischen Herz-Kreislauf- und Lungenerkrankungen kann durch intensivmedizinische Interventionen die oft schubweise eintretende Verschlechterung der Lebenssituation in eine Phase der Besserung überführt werden, bis irgendwann die Grenzen der Belastbarkeit erreicht werden. Wann hier der Punkt der Irreversibilität erreicht ist, ist im Hinblick auf eine Verlaufsprognose oft schwieriger zu bestimmen als bei onkologischen Erkrankungen (Murray et al. 2005).

28.4 Prinzipien und Aufgaben von Palliative Care/Palliativmedizin

- Mit dem Begriff „palliativ" verbindet sich ein Grundverständnis therapeutischen Handelns, welches eine lange Tradition hat, aber erst in der 2. Hälfte des 20. Jahrhunderts wieder neu entdeckt wurde.
    - Palliativ wird in der Regel auf das lateinische Wort „pallium" (Mantel, Umhang) bzw. „palliare" (bedecken, tarnen, lindern) zurückgeführt. In der vormodernen Medizin verband man mit dem Wort „palliare" allerdings nicht nur die Vorstellung eines bloßen „Bemäntelns". Die Verwendung des Wortes im Sinne von dämpfend, erleichternd, lindernd, täuschend war bis ins 19. Jahrhundert in gebildeten Kreisen geläufig – weniger in der Medizin.
    - Im Hinblick auf Aufgaben, Strukturen, Zielgruppen und qualitative Merkmale haben die Begriffe Palliativmedizin und Palliative Care in den letzten 30 Jahren eine Reihe von Transformationen erfahren, die zu unterschiedlichen Gewichtungen geführt haben, sodass bisher auch keine allgemein konsentierte Definition in der internationalen Literatur zu finden ist. Gemeinsame Zielvorstellungen aller Definitionen sind jedoch die Linderung und Prävention von Leiden sowie die Verbesserung von Lebensqualität (Pastrana et al. 2008).
- Über 30 % der Verstorbenen werden am Ende des Lebens im Rahmen allgemeiner bzw. spezialisierter Angebote palliativ betreut (Dittscheid et al. 2020).
- Palliative Care steht nicht – wie oft missverstanden – im Gegensatz zur kurativen Medizin und schon gar nicht zur Intensivmedizin, sondern sie stellt eine Ergänzung dar.
- Die Entwicklung umfassender Konzepte zur Leidenslinderung am Lebensende durch Hospizbewegung und Palliative Care, die untrennbar miteinander verbunden sind, wird begleitet von einer kontrovers geführten Debatte um selbstbestimmte Todesarten auf Verlangen des Betroffenen wie Euthanasie, Beihilfe zum Suizid und zu vorsorglichen Willenserklärungen, die das Recht auf Selbstbestimmung in den Vordergrund rücken, wenn es darum geht, einen guten Tod zu finden.

> Neben optimaler Symptomlinderung und Förderung von Lebensqualität gehören effektive Kommunikation, reflektiertes Entscheiden sowie transparentes (nachvollziehbares) Handeln zu den Kernelementen der Palliativmedizin bzw. von Palliative Care.

- Notfallsituationen und fehlende Fähigkeiten vieler Patienten, in intensivmedizinischer Betreuung ihren Willen zu manifestieren, erschweren die Kommunikation und die Entscheidung über die Indikation und Sinnhaftigkeit intensivtherapeutischer Maßnahmen.
- Die Wissensdefizite zu ethischen Grundsätzen und Unsicherheiten zur Frage der Verantwortungsübernahme von Entscheidungen am Lebensende begleiten häufig die Kommunikation über die Begrenzung potenziell lebensverdängernder Maßnahmen in der Intensivmedizin, sodass aktionistische bzw. symbolhafte Maßnahmen durchgeführt werden, obwohl Begrenzung und Konzentration auf das Wesentliche angezeigt wären.
- Weder der Nicht-Beginn, die Begrenzung oder die Beendigung lebensverlängernder Maßnahmen (Abbruch von künstlicher Beatmung, Ernährung, Organersatztherapien oder Flüssigkeitsgabe etc.), noch die Intensivierung leidenslindernder Maßnahmen mit dem Ziel, belastende Symptome palliativ zu lindern, stellen in terminalen Lebenssituationen ethisch bedenkliche Handlungen dar, wenn diese mit Einwilligung des Betroffenen oder seines Vertreters erfolgen.
- Wille und Wohl des Betroffenen sollten im Mittelpunkt des Dialogs aller stehen, die einen Menschen, der sich krankheitsbedingt nicht mehr mitteilen bzw. aktuell nicht entscheiden kann, begleiten.
- In den letzten Jahren sind insbesondere durch die DIVI (Münch et al. 2025) wichtige Grundsätze und Empfehlungen zur Therapiezieländerung und Sterbebegleitung veröffentlicht worden, in denen auf die Bedeutung von Zweck- und Werterationalität medizinischer Maßnahmen, sowie von vorsorglichen Willensbekundungen und von palliativen Behandlungsansätzen hingewiesen wird.
- Der palliative Ansatz gehört neben Prävention, Kuration und Rehabilitation als unverzichtbarer Teil zu einer menschengemäßen Medizin bei schwerstkranken Menschen.
- Auch für die Intensivmedizin gilt, dass palliative Aspekte nicht erst erwogen werden sollten, „wenn nichts mehr getan werden kann", sondern sie sollten intensivmedizinische Behandlungsstrategien immer begleiten und ergänzen.
- Der palliative Ansatz in der Intensivmedizin benötigt eine Herangehensweise an die Sorgen und Probleme der Patienten und deren Angehörigen, der bedürfnisorientiert über die diagnostische und prognostische Beurteilung von vitalen Funktionsparametern und Laborbefunden bzw. deren Kontrolle hinausreicht.
- Bedürfnisorientiertes medizinischen Handeln geht nur, wenn mit Patienten und Angehörigen ausführlich über Bedürfnisse, Präferenzen und Vorstellungen gesprochen wird und in Grenzsituationen transparentes Handeln erfolgt, das von allen Beteiligten nachvollziehbar mitgetragen wird. Für Patienten mit fortgeschrittenen Erkrankungen und deren Zu- bzw. Angehörige ist dieser Ansatz besonders wichtig.
- Effektive Kommunikation aus palliativmedizinischer Perspektive bedeutet, Krankheit nicht nur als pathophysiologische Funktionsstörung, sondern als Prozess und Kranksein als individuelle Erfahrung zu berücksichtigen. Es bedeutet aber auch alle Dimensionen des Krankseins zu erfassen, zu wissen, wo bzw. in welcher Lebenssituation sich der andere befindet und welche Werte er hat. Zu den besonderen kommunikativen Herausforderungen in der Intensivmedizin gehört deswegen auch, die individuelle Lebenssituation des Patienten und seine Werte für die Bestimmung der Werterationalität des Therapieziels bei einer medizinisch

indizierten Maßnahme zu berücksichtigen und die existenziellen Fragen des Krankseins und Sterbens offen anzusprechen.
- Medizinische Indikation bestätigt sich im Dialog und umfasst in der Intensivmedizin letztlich auch die palliative Begleitung des sterbenden Menschen und der Angehörigen. Entscheidungen sollten auf der Grundlage einer vertrauensvollen Beziehung von allen Beteiligten getragen werden. Transparentes Handeln sollte dazu beitragen, dass es für andere nachvollziehbar wird. Es kann weder bedeuten, alles zu tun, was möglich ist, noch alles zu tun, was gewünscht wird
- Reflektiertes Entscheiden bedeutet, im Dialog immer dem Willen des Patienten auf der Spur zu sein, egal, ob es um bestimmte Therapiewünsche am Lebensende, die Interpretation von Patientenverfügungen bzw. des mutmaßlichen Willens, den Umgang mit Sterbewünschen oder die Beendigung lebensverlängernde Maßnahmen geht.
- Ein zu wenig beachtetes – und sicherlich auch für intensivmedizinische Behandlungssituationen anwendbares – Instrument ist das sog. *Advance Care Planning*, die vorausschauende Vorsorgeplanung, mit dem Patientenpräferenzen und Behandlungsstrategien für Notfälle und Komplikationen mit allen Beteiligten besprochen und dokumentiert werden, die dann als Entscheidungshilfe in Grenzsituationen herangezogen werden können (Jöbges et al. 2024).
- Die Umsetzung eines psychosozial und spirituell orientierten Palliative-Care-Konzeptes in der Intensivmedizin benötigt zudem Strukturen, die auch zu psychosozialen und spirituellen Fragen professionelle Beratung und Begleitung des Patienten und seiner Angehörigen ermöglichen (Michels et al. 2023).

28.5 Arzt-Patienten-Beziehung und Wertorientierung

- Die Arzt-Patienten-Beziehung in der Intensivmedizin ist durch eine sachbezogene Asymmetrie gekennzeichnet: der Arzt kann durch seine Erfahrungs- und Fachkompetenz Krankheitssituationen im Hinblick auf Prognose und Verlauf in der Regel besser einschätzen als der Patient als medizinischer Laie. Dennoch kann aus dieser Fachkompetenz nicht zwingend eine Zuständigkeit hergeleitet werden, durch die ein Arzt einzelfallbezogen beurteilen könnte, was für den anderen richtig und gut ist. Daraus können rechtliche Unsicherheiten und ethische Konflikte entstehen, wenn beispielsweise von Angehörigen gefordert wird, riskante Maßnahmen einzusetzen oder diese zu begrenzen, um damit den Wertvorstellungen des Patienten gerecht zu werden.
- Die Aufgabe, sich der mythischen und häufig tabuisierten Trennungslinie zwischen Leben und Tod anzunähern und die Schicksalshaftigkeit, vielleicht sogar Sinnfrage von Gesundheit und Krankheit, Leben und Tod, aber auch die Frage eines „autonomen Sterbens" im Zusammenhang mit der Gewissheit des Todes unter ethischen Gesichtspunkten zu reflektieren und zu thematisieren, bedeutet auch, sich selbst mit den Sinnfragen in Grenzsituationen zu beschäftigen.
- Das Ringen um ethische Werte in der Medizin und Intensivmedizin muss Rahmenbedingungen rechtlicher, wirtschaftlicher und wissenschaftlicher Entwicklungen berücksichtigen. Dazu gehört zunächst einmal die Anerkennung von evtl. unterschiedlichen gesellschaftlichen und individuellen Wertvorstellungen.

- Ethische Probleme in der Medizin haben in der Regel drei Dimensionen:
  - eine medizinische, in denen diagnostische, therapeutische und prognostische Möglichkeiten und Erfahrungen für konkrete Handlungssituationen unter dem Gesichtspunkt der Indikation beurteilt werden müssen,
  - eine philosophisch-religiöse, durch die allgemeine Prinzipien und unterschiedliche weltanschauliche Wertvorstellungen berührt werden, sowie
  - eine rechtliche, die gesellschaftliche und wirtschaftliche Rahmenbedingungen thematisiert.
- Durch die Orientierungsmöglichkeiten mit Hilfe moderner Informations- und Kommunikationstechnologien ist Wissen zwar global vorhanden, Handlungsoptionen werden im Einzelfall aber vom Vorhandensein regionaler Ressourcen bestimmt, die begrenzt zur Verfügung stehen. Die Bereitstellung und der Umgang mit den vorhandenen Ressourcen sind zudem auch von Interessen und Wertvorstellungen abhängig. Das kann zu Problemen und Konflikten führen, in denen nach gemeinsamen „höheren" Werten gesucht werden muss und Priorisierungsentscheidungen erforderlich sind.

28.6 Grundprinzipien der biomedizinischen Ethik

- **Bioethisches Quartett**
- Ethische Probleme am Ende des Lebens orientieren sich an den klassischen „Prinzipien der biomedizinischen Ethik" der beiden amerikanischen Moralphilosophen Tom L. *Beauchamp* und James F. *Childress*, die sie in ihrem Buch „Principles of Biomedical Ethics" (Beauchamp und Childress 1994) vorstellten und die als **„bioethisches Quartett"** auch im deutschsprachigen Raum eine hohe Akzeptanz und Popularität erlangt haben:
  - Respekt vor der *Autonomie des Patienten* („respect for autonomy") bzw. Beachtung der *Selbstbestimmung*,
  - *Schadensvermeidung* („nonmaleficence"),
  - *Fürsorge* („beneficence") und Sorge um das Wohl,
  - *Gerechtigkeit* („justice"), u. a. die gerechte Verteilung und Anwendung vorhandener Mittel.
- Das „bioethische Quartett" stellt einen Rahmen dar, in dem alle ethisch relevanten Entscheidungssituationen in der Medizin und in den Biowissenschaften systematisch behandelt werden können.
- Die 4 Prinzipien stehen zunächst gleichberechtigt nebeneinander.
  - Sie müssen im Einzelfall konkretisiert und zueinander bezogen werden.
  - Moralische Kontroversen können als Konflikte zwischen den verschieden gewichteten Prinzipien dargestellt werden.
  - Das Prinzip des Respekts von Autonomie hat nach Beauchamps und Childress eine etwas hervorgehobene Position, was auch der hohen Bedeutung des Begriffs Autonomie in der Philosophie gerecht wird. Schwierige Fragen in der Intensivmedizin und am Lebensende berühren in besonderer Weise das Spannungsfeld von Autonomie und Fürsorge.

■ Autonomie und Selbstbestimmung

Ein zu wenig berücksichtigter Aspekt ist die Unterscheidung von Autonomie und Selbstbestimmung.

- Selbstbestimmung als die Fähigkeit, über die eigene Zukunft zu entscheiden, hat eine biologische, juristische und philosophische Dimension. So ist Selbstbestimmung z. B. in der Form der informierten Zustimmung, des „informed consent", an kognitive Funktionen gebunden, mit denen der Wille des Betroffenen zum Tragen kommt. Im Falle nicht vorhandener Selbstbestimmungsfähigkeit übernimmt ein Betreuer oder Bevollmächtigter die Aufgabe als juristischer Vertreter, um zu gewährleisten, dass dem Willen bzw. mutmaßlichen Willen entsprochen wird.
- Philosophisch wird Selbstbestimmung auch im Sinne von Lebens- und Selbstverwirklichung bzw. Möglichkeit der Identitätsfindung verstanden – eine Position, die u. a. von dem Schweizer Philosophen Peter Bieri vertreten wurde (Bieri 2011). Grundbedingung für die Wahrnehmung von Selbstbestimmung ist Autonomie.
- Autonomie ist ein Wesensmerkmal des Menschen, das seine Fähigkeit kennzeichnet, über die eigenen Kräfte zu verfügen. Sie beinhaltet eine situative Disposition aber auch ein moralisches Recht. „Die Autonomie des Menschen ist das Fundament seiner Freiheit ... auf ihr beruht die Würde seines Mensch-Seins, deren Gewicht wir, wie so oft, erst in dem Augenblick des Verlusts wirklich wahrnehmen", schreibt der Psychosomatiker und Philosoph Thure von Uexküll (Uexküll und Wesiack 1998). Autonomie ist das Grundelement des Lebens, ein Synonym für Würde.
- Die Wiederherstellung, zumindest die Förderung von Autonomie, ist ein Grundanliegen der Medizin. Darauf hat schon Alexander Mitscherlich in seinem 1946 veröffentlichten Buch „Freiheit und Unfreiheit in der Krankheit" hingewiesen. Insofern ist es wichtig, sich der doppelten Bedeutung von Autonomie als Handlungsgrundlage und Handlungsziel bewusst zu werden, wenn es um die Sinnbestimmung bzw. Angemessenheit von Maßnahmen im Grenzbereich zwischen Leben und Tod geht.

28.7 Selbstbestimmung am Lebensende

- Vorsorgende Regelungen und Willensbekundungen wie Patientenverfügungen, Betreuungs- und Vorsorgevollmachten sowie Advance Care Dokumentationen sind wichtige Hilfsmittel, um in kritischen Situationen zu angemessenen Entscheidungen im Respekt vor Autonomie und der Beachtung der Selbstbestimmung zu kommen.
- Die Auseinandersetzung mit palliativem Ethos gewinnt im Verlauf intensivmedizinischer Behandlungen eine zunehmende Bedeutung. Es lässt sich nach Derek Doyle in Anlehnung an den französischen Nobelpreisträger Carrel einfach beschreiben: „Es kommt nicht so sehr darauf an, dem Leben mehr Tage zu geben, sondern den verbleibenden Tagen mehr Leben".
- Die Frage, wann und unter welchen Bedingungen eine unter Umständen lebensverlängernde Behandlung begrenzt, beendet oder nicht begonnen werden darf, ist eine Problemstellung, die sich im palliativen Kontext mehr am Prinzip des Nichtschadens orientiert als am angestrebten bzw. erhofften Nutzen. In fort-

geschrittenen Erkrankungssituationen bekommt die sorgfältige Abwägung des Nichtschadensprinzips für die Indikationsstellung von potenziell lebensverlängernden bzw. lebensbegrenzenden Behandlungsoptionen eine zunehmende Bedeutung. Deswegen sind die potenziellen Schadensmöglichkeiten von Handlungsoptionen im Verhältnis zum angestrebten Nutzen in der Intensivmedizin im Einzelfall immer wieder – möglichst auch mit Mehr-Augen-Prinzip – zu überprüfen. Das gilt ganz besonders für die Terminal- und Sterbephase.

- Der Abbruch lebensverlängernder Maßnahmen wie der Verzicht auf (künstliche) Ernährung, eine Beatmung oder eine Dialyse mit dem Wunsch, dadurch „vorzeitig" den Tod zu finden, kann emotional sehr belastend sein, er ist jedoch weder moralisch noch rechtlich zu beanstanden, wenn dies dem Willen bzw. mutmaßlichen Willen des Patienten entspricht und beispielsweise in einer Patientenverfügung gefordert wird. Hier ist palliative Begleitung und optimale Symptomlinderung, ggf. auch durch eine gezielte palliative Sedierung, z. B. beim terminalen Weaning, gefordert, auch wenn der Wunsch nach Begrenzung lebensverlängernder Maßnahmen nicht den eigenen Überzeugungen entspricht.

28.8 Tötung auf Verlangen und ärztlich assistierter Suizid in der Intensivmedizin aus palliativmedizinischer Sicht

- Obwohl der Wunsch nach Tötung auf Verlangen oder nach (ärztlicher) Beihilfe zum Suizid in der intensivmedizinischen Situation eher selten ist, gibt es Grenzsituationen, in denen sich die Frage stellt, welches Handeln ärztlich erlaubt und welches nicht erlaubt ist. Grundsätzlich ist ein Arzt nicht zur Rettung eines Suizidenten verpflichtet, der nach einem freiverantwortlichen Selbsttötungsversuch intensivmedizinisch behandelt wird, d. h. das Selbstbestimmungsrecht des Suizidenten ist in todesnahen Situationen zu achten, wenn sich der hinzugerufene Arzt der *Freiverantwortlichkeit* vergewissert hat und sich der Suizident in der Terminalphase oder in der Sterbephase befindet. Der Beschluss des BverfG vom. 26.02.2020 hat zur rechtlichen Klarheit des Rechts auf selbstbestimmtes Sterben und der dabei u. U. in Anspruch genommenen Hilfe beigetragen. Auch berufsrechtliche Konsequenzen sind nicht zu befürchten, nachdem das Verbot der „Hilfe zur Selbsttötung" in § 16 Abs. 3 der Musterberufsordnung aufgehoben wurde (Schumann und Wiege 2022) Die Bundesärztekammer hat in ihren „Grundsätzen zur ärztlichen Sterbebegleitung" ebenso wie die Deutsche Gesellschaft für Palliativmedizin in ihren „Reflexionen zum ärztlich assistierten Suizid" zur Frage der ärztlichen Mitwirkung an der Selbsttötung eindeutig Stellung bezogen: Sie gehört nicht zu den ärztlichen Aufgaben (Nauck et al. 2014; DGP 2021).

- Hierzu haben fast 40 % der Ärzte eine andere Meinung, insofern ist es sicherlich schwierig, in dieser Frage von einem gemeinsam getragenen ärztlichen Ethos zu sprechen.

- Aus palliativmedizinischer Sicht sind Tötung auf Verlangen und Beihilfe zum Suizid keine therapeutischen Optionen, die sich empirisch mit einer Therapiezielorientierung begründen lassen. Das gilt ganz besonders für die Terminalphase:
    - Der an Lebensqualität, Lebenssinn und Lebenswert orientierte palliativmedizinische Ansatz geht von einer moralischen Grundhaltung aus, in der die Sorge um die Not und das Leid des Leidenden als medizinische und menschliche Aufgabe des Miteinanders angesehen wird. Gleichzeitig wird auch der Respekt vor Autonomie und der Selbstbestimmung des Betroffenen als ein hohes Gut angesehen.
    - Die palliativmedizinischen Möglichkeiten beim Wunsch nach „Sterbehilfe" bzw. dem Wunsch nach vorzeitigem Sterben umfassen u. a. die Beendigung aller potenziell lebensverlängernden Maßnahmen auf Verlangen des Betroffenen bis zur Begleitung beim freiwilligen Verzicht auf Essen und Trinken, aber sie umfassen auch Maßnahmen zur konsequenten Leidenslinderung, z. B. durch die gezielte Sedierung als symptomlindernde Maßnahme (Klein und Ostgathe 2023) beim sog. terminalen Weaning.
- Die Einbeziehung des Arztes mit dem Wunsch nach „Sterbehilfe" durch Tötung auf Verlangen oder assistierten Suizid stellt einen großen Vertrauensbeweis dar, den es zu respektieren gilt. Hinter dem Wunsch nach „Sterbehilfe" verbirgt sich aber immer auch eine persönliche Not. Wenn dadurch die Grenzen unserer Fähigkeiten, Krankheiten zu heilen bzw. die Lebenssituation zu verbessern, angesprochen werden, so liegt darin auch immer eine Herausforderung an die ärztliche Macht.

> Palliative Sedierung (auch gezielte Sedierung am Lebensende, terminale Sedierung, Sedierung in der Terminalphase, Sedierungstherapie oder Sedierung bei Sterbenden genannt) ist eine medizinisch indizierte leidenslindernde Maßnahme am Lebensende, die darauf abzielt, durch den Einsatz von Medikamenten das Bewusstsein des unheilbar kranken Patienten so zu dämpfen, dass er keine Schmerzen, Erstickungsangst oder andere belastende Symptome mehr wahrnimmt.

- In der Intensivsituation wird die palliative Sedierung beim terminalen Weaning bzw. bei der Beendigung lebensverlängernder Maßnahmen eingesetzt.
- Es können oberflächliche und tiefe, intermittierende oder kontinuierliche Formen der Sedierung zum Einsatz kommen. In der Regel erfolgt die Sedierung durch titrierte Dosierungen von Midazolam oder Propofol in Kombination mit Morphin bei Bedarf.

> Die Intention von terminaler Sedierung ist es, unerträgliches Leiden zu lindern, es ist nicht die Absicht, durch die Sedierung gezielt den vorzeitigen Tod zu bezwecken.

- Der Umgang mit Wünschen nach Suizidbeihilfe oder „Sterbehilfe" beinhaltet immer auch eine moralische Herausforderung, sich mit der Bestimmung des ärztlichen Rollenverständnisses auseinanderzusetzen.
- Eine medizinische Indikation, die als therapeutisches Ziel die Herbeiführung des Todes sieht, überschreitet empirische Erkenntnisgrenzen – dies gilt im Besonderen für die ärztliche Beihilfe zum Suizid. Die Auseinandersetzung mit dem Tod durch

Suizid ist und bleibt – so niederdrückend es vielleicht klingen mag – ein bzw. das Thema des Lebens und nicht des Rechts, ihn herbeizuführen.
- Aus palliativmedizinischer Sicht stellt die Bereitstellung und Gabe von tödlich wirkenden Medikamenten keine medizinisch indizierte Therapieoption dar (Materstvedt et al. 2003). Therapie – und ganz besonders auch leidenslindernde Behandlung – kann sich erkenntnismäßig immer nur an einem Ziel orientieren, das die Qualität, den Sinn und den Wert des bestimmbaren Lebens im Auge hat und nicht die Qualität, den Sinn und den Wert des unbestimmbaren Todes.
- Die Bereitstellung und Gabe von tödlich wirkenden Medikamenten ist zwar eine medizinische Handlung, jedoch keine therapeutische Maßnahme, die sich im Grundverständnis ärztlichen Handelns normativ begründen bzw. moralisch rechtfertigen lässt. Insofern kann weder die Tötung auf Verlangen noch die Beihilfe zum Suizid als therapeutische Option oder ärztliche Aufgabe angesehen werden – sie beendet unter Umständen einen Konflikt, ohne das zugrunde liegende Problem der Notlage des Todewilligen bzw. einer am Leben orientierten Leidenslinderung zu lösen.
- Die derzeitige Gesetzeslage in Deutschland zur Selbsttötung und zur Beihilfe dazu stellt aus medizinischer, sozialer, aber auch erkenntnisphilosophischer Sicht einen ausreichend stabilen Rahmen für die rechtliche Bewertung der ärztlichen Beihilfe zum Suizid dar, die in den Grundsätzen zur ärztlichen Sterbebegleitung standesethisch eingeordnet wird.
- Rechtliche Regelungen können und sollten die ethische Debatte nicht ersetzen. Auch wenn sich ein überwiegender Teil der Bevölkerung eine Legalisierung von bestimmten Formen der Sterbehilfe wünscht, sollte der ärztlich assistierte Suizid oder gar die Tötung auf Verlangen nicht als Garant für ein würdigeres Sterben angesehen werden.
- Anstelle von Suizidbeihilfe sollte die Suizidprävention mehr Beachtung finden. Im Vergleich zu den Maßnahmen, die dazu führten, dass die Anzahl der Unfallopfer in den letzten 30 Jahren erheblich reduziert wurde, ist die Suizidprävention nicht in gleicher Weise gefördert worden. Suizidprävention ist allerdings nicht nur eine medizinische, sondern v. a. eine gesellschaftliche und soziale Aufgabe.

Literatur

Adler K, Schlieper D, Kindgen-Milles D et al (2019) Will your patient benefit from palliative care? A multicenter exploratory survey about the acceptance of trigger factors for palliative care consultations among ICU physicians. Intensive Care Med 45:125–127

Beauchamp TL, Childress JF (1994) Principles of biomedical ethics. Oxford University Press, New York

Bieri P (2011) Wie wollen wir leben. Residenz-Verlag, St. Pölten Salzburg

Bundesärztekammer (2011) Grundsätze der Bundesärztekammer zur ärztlichen Sterbebegleitung. http://www.bundesaerztekammer.de/fileadmin/user_upload/downloads/Sterbebegleitung_17022011.pdf. Zugegriffen am 26.10.2025

Deutsche Gesellschaft Für Palliativmedizin (2021) Empfehlungen der Deutschen Gesellschaft für Palliativmedizin (DGP) zum Umgang mit dem Wunsch nach Suizidassistenz in der Hospizarbeit und Palliativversorgung. https://www.dgpalliativmedizin.de/images/211213_Broschuere_Suizidassistenz_100dpi.pdf. Zugegriffen am 26.10.2025

Deutsche Interdisziplinäre Vereinigung für Intensiv- und Notfallmedizin. https://www.awmf.org/fachgesellschaften/deutsche-interdisziplinaere-vereinigung-fuer-intensiv-und-notfallmedizin-e-v-divi. Zugegriffen am 26.10.2025

Ditscheid B, Krause M, Lehmann T, Stichling K, Jansky M, Nauck F et al (2020) Palliative care at the end of life in Germany: Utilization and regional distribution. Bundesgesundheitsblatt Gesundheitsforschung Gesundheitsschutz 63:1502–1510

Erbguth F (2021) Entscheidungen am Lebensende und Palliativtherapie in der Intensivmedizin. Intensivmed up2date 17(02):179–196

Goll C, Bensch S (2022) Therapiezieländerung auf der Intensivstation–interdisziplinär gemeinsam entscheiden. intensiv 30(03):135–141

Intensivmedizinische Gesellschaften Österreichs (2004) Konsensuspapier der Intensivmedizinischen Gesellschaften Österreichs. Empfehlungen zum Thema Therapiebegrenzung und – beendigung an Intensivstationen. Wien Klin Wochenschr 116/21–22:763–767

Janssens U, Burchardi H, Duttge G et al (2012) Therapiezieländerung und Therapiebegrenzung in der Intensivmedizin. Medizinrecht 30(10):647–650

Jöbges S, Seidlein AH, Barndt I, Buchardi H, Duttge G, Dutzmann J et al (2022) Umgang mit Zwang in der Intensivmedizin. Med Klin Intensivmed Notfallmed 117(4):255–263

Jöbges S, Dutzmann J, Barndt I, Burchardi H, Duttge G, Grautoff S et al (2024) Ethisch begründet entscheiden in der Intensivmedizin. Anästhesiol·Intensivmed·Notfallmed·Schmerzther 59(01):52–57

Kettler D, Beck D, Rahtgeber J (2000) Palliativ- und Intensivmedizin – Unterschiede und Gemeinsamkeiten. In: Aulbert E, Klaschik E, Pichlmaier H (Hrsg) Palliativmedizin – Verpflichtung zur Interdisziplinarität. Schattauer, Stuttgart

Klein C, Ostgathe C (2023) Aktuelle Empfehlungen für die gezielte Sedierung am Lebensende. MMW Fortschr Med 165(21):58–61

Makary MA, Daniel M (2016) Medical error – the third leading cause of death in the US. BMJ 353:i2139. https://doi.org/10.1136/bmj.i2139

Materstvedt LJ, Clark D, Ellershaw J, Førde R, Gravgaard AM, Müller-Busch HC, Porta i Sales J, Rapin CH, EAPC Ethics Task Force (2003) Euthanasia and physician-assisted suicide: a view from an EAPC Ethics Task Force. Palliat Med 17(2):97–101. discussion 102–179

Michalsen A, Neitzke G, Dutzmann J, Rogge A, Seidlein AH, Jöbges S et al (2021) Überversorgung in der Intensivmedizin: erkennen, benennen, vermeiden: Positionspapier der Sektion Ethik der DIVI und der Sektion Ethik der DGIIN. Med Klin Intensivmed Notfallmed 116(4):281

Michels G, John S, Janssens U, Raake P, Schütt KA, Bauersachs J et al (2023) Palliativmedizinische Aspekte in der klinischen Akut-und Notfallmedizin sowie Intensivmedizin: Konsensuspapier der DGIIN, DGK, DGP, DGHO, DGfN, DGNI, DGG, DGAI, DGINA und DGPalliativmedizin. Z Palliativmed 24(04):197–202

Mitscherlich A (1946) Freiheit und Unfreiheit in der Krankheit. Claassen & Goverts, Hamburg

Müller-Busch HC (2012) Abschied braucht Zeit. Suhrkamp Verlag, Berlin

Müller-Busch HC (2013) Palliativmedizin und Sterben auf der Intensivstation – kein Widerspruch. DIVI 4:22–27

Münch U, Duttge G, Eggardt TJ, Gretenkort P, Kleinschmidt S, Meier S, ..., Jöbges S (2025) Treatment and Support for Adults at the End of Life in Intensive Care: A Recommendation by the Ethics Section of DIVI and the German Society for Palliative Medicine. Part 1: Key Aspects of End-of-Life Care and Dying in Intensive Care. Part 2: Therapeutic Measures and Support at the End of Life in Intensive Care. Die Anaesthesiologie 74(9): 581–586

Murray SA, Kendall M, Boyd K, Sheikh A (2005) Illness trajectories and palliative care. BMJ 330:1007–1011

Nauck F, Ostgathe C, Radbruch I (2014) Ärztlich assistierter Suizid: Hilfe beim Sterben – keine Hilfe zum Sterben. Dtsch Ärztebl 111(3):A-67/B-61/C-57

Pastrana T, Jünger S, Elsner F, Radbruch I (2008) A matter of definition – key elements identified in a discourse analysis of definitions of palliative care. Palliat Med 22:222–232

Radbruch L, Andersohn F, Walker J (2015) Faktencheck Gesundheit–Palliativversorgung Modul 3: Überversorgung kurativ–Unterversorgung palliativ. Analyse ausgewählter Behandlungen am Lebensende. Gütersloh: Bertelsmann Stiftung 7:2020

Schaden E, Dier H, Weixler D, Hasibeder W, Lenhart-Orator A, Roden C et al (2024) Comfort Terminal Care auf der Intensivstation: Empfehlungen für die Praxis. Die Anaesthesiologie 73(3):177–185

Schäfer PK (2023) Sterbeort Intensivstation. intensiv 31(03):138–140

Schumann C, Wiege S (2022) Arzthaftung und Strafrecht in der Akutmedizin. Med Klin Intensivmed Notfallmed 117(4):312–320

Sirio CA et al (2000) A cross-cultural comparison of critical care delivery: Japan and the United States. Chest 121(2):539–548

Thöns M, Sitte T (2023) Übertherapie am Lebensende. In: Repetitorium Palliativmedizin: Zur Vorbereitung auf die Prüfung Palliativmedizin. Springer Berlin Heidelberg, Berlin, Heidelberg, S 365–373

Truog RD, Campbell ML, Curtis JR, Haas CE, Luce JM, Rubenfeld GD et al (2008) Recommendations for end-of-life care in the intensive care unit: a consensus statement by the American College of Critical Care Medicine. Crit Care Med 36(3):953–963

Uexküll T, Wesiack W (1998) Theorie der Humanmedizin. Grundlagen ärztlichen Denkens und Handelns. Schattauer, Stuttgart

Qualitätsmanagement in der Intensivmedizin

Guido Michels

Inhaltsverzeichnis

29.1 Allgemeine Aspekte – 954

29.2 Qualitätssicherung – 954

29.3 Peer-Review-Verfahren in der Intensivmedizin – 955

29.4 Qualitätsdimensionen – 956

29.5 Qualitätsindikatoren – 957
29.5.1 Intensivmedizinische Qualitätsindikatoren (Kumpf et al. 2023) – 957

29.6 Kerndatensatz Intensivmedizin – 957

29.7 Qualitätsverbesserung und Kosteneffektivität – 958

29.8 Intensivmedizinische Visite – 958

29.9 Spezielle Aspekte – 961

Literatur – 961

© Der/die Autor(en), exklusiv lizenziert an Springer-Verlag GmbH, DE, ein Teil von Springer Nature 2026
T. Wengenmayer et al. (Hrsg.), *Repetitorium Internistische Intensivmedizin*,
https://doi.org/10.1007/978-3-662-71761-5_29

29.1 Allgemeine Aspekte

- Da die Aufnahme von vielen Intensivpatienten über die Notaufnahme erfolgt, benötigt es an dieser Schnittstelle eine sehr gute Kommunikation und Prozessqualität.
- Die pflegerische und die ärztliche Leitung spielen für das Qualitäts- und Risikomanagement in der Akut- und Intensivmedizin eine bedeutende Rolle (u. a. Fortbildungen, Erstellen von interprofessionellen Standards, Kommunikation nach intern und extern [Kommunikationsmatrix], Personalbindung).
- Rechtsgrundlage: Qualitätsmanagement ist in § 135a und § 137 des Sozialgesetzbuchs, 5. Buch (SGB V) verankert
- Ein proaktives Qualitäts-, Fehler- und Critical-Ressource-Management bzw. eine strukturierte Qualitätssicherung sind in der Intensivmedizin unverzichtbar.
- Implementierung und kontinuierliche Anpassung von hausinternen Diagnostik- und Therapiestandards, welche die Leitlinien bzw. Empfehlungen berücksichtigen.
- Etablierung und Nutzung von Checklisten für die Visite und Übergaben.
- Die Entwicklung und Praktizierung von Standards (SOPs), Checklisten und Flussschemata/Algorithmen sind Kernelemente der Qualitätssicherung.
- Die Qualität bzw. der Erfolg einer Intensivtherapie hängt im Wesentlichen von der Kompetenz und der Leistungsfähigkeit des gesamten Teams ab.
- Geeignete Maßnahmen zum Qualitätsmanagement orientiert an validierten Qualitätsindikatoren gewährleisten ein optimales Prozessmanagement zugunsten der Patientensicherheit.
- Kennzahlen (idealerweise als Cockpit), Qualitätsindikatoren und nationale Benchmarks stellen wichtige Bausteine dar, um die Qualität von Strukturen, Prozessen und Ergebnissen der intensivmedizinischen Versorgung optimal quantifizieren zu können.
- Zwei wichtige Papiere sollten im Rahmen des Qualitätsmanagement in der Intensivmedizin berücksichtigt werden:
    - Empfehlung zur Struktur und Ausstattung von Intensivstationen 2022
    - Intensivmedizinische Qualitätsindikatoren für Deutschland – 4. Auflage 2022 (Kumpf et al. 2023)
- Eine strukturierte multiprofessionelle Visite mit Festlegung und Überprüfung von Therapiezielen ist das Kernelement des Qualitätsmanagements in der Intensivmedizin.

29.2 Qualitätssicherung

- *Externes Qualitätsmanagement*: Erfassung und Auswertung von Qualitätsindikatoren, intensivmedizinische Peer Review (siehe unten), Audits durch die Haftpflichtversicherung, etc. → Intensivstationen sollen an einem externen Qualitätsvergleich oder einem externen Audit/Peer Review teilnehmen.
- *Internes Qualitätsmanagement*: interne Audits durch das Qualitäts- und Risikomanagement → Eine jährliche interne Kontrolle der definierten Qualitätsindikatoren wird empfohlen.
- Zur Durchführung der Maßnahmen zur Qualitätssicherung sollen zusätzliche Personalressourcen zur Verfügung gestellt werden.

- Regelmäßige Fallbesprechungen, inklusive M&M- (Morbidity and mortality) Konferenzen, sollen regelmäßig stattfinden, dokumentiert sowie daraus resultierende Maßnahmen abgeleitet werden (Leitfaden der Bundesärztekammer).

29.3 Peer-Review-Verfahren in der Intensivmedizin

- Zusätzlich ist zur Qualitätssicherung ein *freiwilliges Peer-Review-Verfahren* möglich (Hötzel et al. 2016)
- Wichtige Punkte: Einarbeitungskonzept (Curriculum Intensivmedizin), Standardisierung (intensivmedizinischen SOPs), Verantwortlichkeiten (z. B. Ethik, Fortbildung), Medizinproduktegesetz, Medikamente/Blutprodukte, Hygiene, Visite
- Aufbau: Vorbereitung/Selbstbewertung (▶ http://www.divi.de/qualitaetssicherung/peer-review/erste-schritte.html) → Review-Tag (Fremdbewertung) → Nachbearbeitung: konstruktive Rückmeldung über Stärken und Schwächen der Intensivstation, Verbesserungsvorschläge, SWOT-Analyse (Stärken, Schwächen, Chancen, Risiken), ◘ Tab. 29.1.

◘ **Tab. 29.1** Vergleichende Darstellung Ärztlicher Peer-Reviews. (Modifiziert nach Brenner et al. 2019)

	IQM-Verfahren	Intensivmedizinisches Peer-Review
hierarchische Einordnung	„Top Down"	„Bottom Up"
Initiator	ausgehend von der Geschäftsführung	ausgehend vom Intensivteam
Kommunikation	unidirektional bidirektional	unidirektional bidirektional
Träger	Verein mit Qualitätssicherung als Ziel	DIVI und LÄK/BÄK
Auslöser	auf Basis von Routinedaten, die auffällig sind, freiwilliges Peer Review auch möglich	Eigenmotivation
Analysestrategie	Fallanalyse auf der Basis von Krankenakten	Analyse der Ist-Prozesse auf Intensivstation unter Berücksichtigung der Selbstbewertung sowie des Besuchs der Intensivstation
Blickweise	Monoperspektivisch: fallbezogen	Multiperspektivisch: Sicht auf die Intensivstation von mehreren Blickwinkel
Feedback	Bericht für die Geschäftsführung & die jeweils betroffenen Chefärzte	SWOT-Analyse für das Behandlungsteam
Ziele	ausführlicher Dialog zum gegenseitigen Lernen	

Abkürzungen: DIVI: Deutsche Interdisziplinäre Vereinigung für Intensiv- und Notfallmedizin e.V.; IQM, Initiative Qualitätsmedizin e.V. LÄK: Landesärztekammer; BÄK: Bundesärztekammer; SWOT-Analyse, Stärken (=Strengths), Schwächen (=Weaknesses), Chancen (=Opportunities) und Risiken (=Threats)

29.4 Qualitätsdimensionen

Einteilung nach dem Modell von Donabedian: Struktur-, Prozess- und Ergebnis-Qualität (◘ Tab. 29.2).

◘ Tab. 29.2 Qualitätsdimensionen. (Modifiziert nach Donabedian 1966 und 1980)

Qualitätsdimension	Beschreibung
Strukturqualität (structure; input)	– Personelle Voraussetzungen/Rahmenbedingungen: Kenntnisse, Fähigkeiten, Kompetenzen, Erfahrungen, Aus-, Weiter- und Fortbildungsstand – Strukturelle Voraussetzungen/Rahmenbedingungen: apparative und räumliche Ausstattung, elektronische Dokumentation
Prozessqualität (process)	– Qualität der Abläufe: Standardisierungen (SOP's), Schnittstellen-/Transferstellenkommunikation, Leitlinien, Empfehlungen, Interprofessionalität, Gesprächsführung – Prozessmonitoring, -evaluation (z. B. Prozessanalyse durch eine Universität)
Ergebnisqualität (outcome; output)	– Güte der Behandlung: meist wird die Ergebnisqualität von den Patienten bewertet (Patientenzufriedenheitsbefragung, Beschwerdemanagement) – Ergebnisse eines Behandlungsprozesses, z. B. durch Erfassung von Komplikations- und/oder Überlebensraten (z. B. nationale oder internationale Register)

29.5 Qualitätsindikatoren

- Qualitätsindikatoren sind Messinstrumente, um die Qualitätsausprägungen darstellen und vergleichbar zu machen.
- Die Auswahl geeigneter Qualitätsindikatoren hängt von verschiedenen Faktoren ab, wie der Größe der Intensivstation, dem Behandlungsspektrum und den spezifischen Zielen der Qualitätsmanagement-Aktivitäten.
- Es existieren zehn Hauptindikatoren, welche für die Intensivmedizin von Bedeutung sind.
- Die Qualitätsindikatoren sollten den RUMBA-Regeln entsprechen: R: relevant für das Problem, U: understandable (verständlich formuliert), M: messbar, B: behaviourable (durch das Verhalten veränderbar), A: achievable and feasible (erreichbar und durchführbar)
- Ableitung der Qualitätsindikatoren aus der Routinedokumentation, idealerweise keine zusätzliche Dokumentation.

29.5.1 Intensivmedizinische Qualitätsindikatoren (Kumpf et al. 2023)

I. Tägliche multiprofessionelle und interdisziplinäre Visite mit Dokumentation von Tageszielen
II. Management von Sedierung, Analgesie und Delir
III. Patientenadaptierte Beatmung (bei schwerem Lungenversagen)
IV. Frühzeitige Entwöhnung von einer invasiven Beatmung (Weaning)
V. Überwachung der Maßnahmen zur Infektionsprävention
VI. Maßnahmen zum Infektionsmanagement
VII. Patientenadaptierte klinische Ernährung
VIII. Strukturierte Kommunikation mit Patienten und Angehörigen
IX. Frühmobilisation
X. Leitung der Intensivstation

29.6 Kerndatensatz Intensivmedizin

- Der Kerndatensatz Intensivmedizin der DIVI und der DGAI ist eine Form der „externen Qualitätssicherung", sodass eine Benchmarking mit anderen Intensivstationen ermöglicht wird.
- Erfasst werden der SAPS-2/3, Strukturdaten der Intensivstation, Daten zur Demografie bei Aufnahme, Aufnahmegrund
- Die Nutzung des Kerndatensatzes Intensivmedizin wird empfohlen.

29.7 Qualitätsverbesserung und Kosteneffektivität

- Umsetzung der „Choosing wisely Kampagne" (Halpern et al. 2014) mit dem Ziel der Kostenreduktion, welche aufgrund von unnötigen Untersuchungen, Behandlungen und Prozeduren entstehen.
- Fünf Empfehlungen
    1. Keine Anordnung von routinemäßigen, täglichen Untersuchungen (wie z. B. tägliches Röntgen), sondern stets mit konkreter Fragestellung.
    2. Keine Bluttransfusionen bei hämodynamisch stabilen, nicht-blutenden Intensivpatienten mit einem Hb-Wert > 7 g/dl (restriktives Transfusionsregime auch beim Patienten mit akutem Koronarsyndrom und gastrointestinaler Blutung)
    3. Kein Start einer parenteralen Ernährung bei Patienten mit normalen Ernährungszustand innerhalb der ersten 7 Intensivtage.
    4. Keine Sedierung ohne spezifische Indikation und ohne den täglichen Versuch die Sedierung zu reduzieren.
    5. Keine Fortführung von lebenserhaltenden Behandlungen bei Patienten mit hohem Sterblichkeitsrisiko oder hoher Wahrscheinlichkeit bleibender schwerwiegender funktioneller Beeinträchtigungen ohne dem Patienten und/oder den Angehörigen ein palliatives Therapiekonzept angeboten zu haben.
- Qualitätsverbesserung durch Fortbildungen, Schulungen, Checklisten, Bundles und nicht durch Dienstanweisungen.

29.8 Intensivmedizinische Visite

- Die Intensivmedizinische Visite ist nicht aus Gründen der Qualitätssicherung in der Patientenversorgung sondern auch aus betriebswirtschaftlichen Gründen (z. B. unnötige Anordnungen von Untersuchungen) sowie Pflege der Teamkommunikation und aus Ausbildungsaspekten von Mitarbeitern von enormer Wichtigkeit.
- „Die tägliche multiprofessionelle und interdisziplinäre Visite verbessert die Kommunikation der an der Behandlung beteiligten Professionen auf einer Intensivstation. Von besonderer Bedeutung ist dabei die schriftliche Dokumentation der Tagesziele für jeden Patienten. Die Festlegung von täglichen (kurzfristigen) und längerfristigen Zielen soll zur effektiveren Umsetzung geplanter Maßnahmen unter Berücksichtigung der Therapieziele führen und somit die Behandlungsqualität verbessern." (Kumpf et al. 2023)
- Strukturierte Visite auf Intensivstation: Medizinische Fakten (Checkliste, s. unten) → Kommunikation mit Patienten und körperliche Untersuchung → Festlegung von Tageszielen/Entscheidungen im Team
- Zeitpunkt der Visite: ideal Übergabevisite, d. h. Kombination von Übergabe und Visite
- Schnittstellen/Übergaben: Checklisten helfen dem Informationsverlust gegenzusteuern
- Visitenteam: multiprofessionell, d. h. zusammen mit Pflege, Logopäde, Physiotherapeut, Casemanagement, Sozialdienst, Infektiologen, Palliativmediziner. Or-

ganisatorisch ist es jedoch kaum möglich mit allen Beteiligten zum gleichen Zeitpunkt über den Patienten zu diskutieren, sodass häufig über den Tag verteilt eine Einbindung der entsprechenden Fachdisziplin erfolgt.
- Ort der Visite: direkt am Patientenbett mit mobilem Visitenwagen (inkl. elektronischer Patientenakte, Labor-, Mikrobiologie-, Pathologie- und Radiologiebefunden [KIS, elektronisches Krankenhausinformationssystem]) oder zweistufig (Vorabdiskussion von Befunden und Ist-Zustand im separaten Raum, danach am Patientenbett). Am Patientenbett sollten die Kommunikation mit dem Patienten und die körperliche Untersuchung im Vordergrund stehen: Informationen über den Ist-Zustand und dem weiteren Verlauf, Korrektur von Ungenauigkeiten und fehlenden Informationen, passives Zuhören, aktive Einbeziehung des Patienten und Familienmitglieder.
- Berücksichtigung von Qualitätsindikatoren und der Team-Mitglieder, d. h. gerade die Pflegekräfte sollten in die Diskussionsprozesse stets einbezogen werden.
- Visitenende: Organisation von Entlassungen und Neuaufnahmen zusammen mit dem Casemanagement; Terminierung von Familiengesprächen
- Therapieziele:
    - Die Festlegung der Tagesziele bei der Visite sollte unter Einbeziehung der beteiligten Professionen und Disziplinen indikationsbezogen erfolgen.
    - Validierte Tagesziele/Items: A. Schmerzmanagement, B. SBT – SAT, C. Analgesie – Sedierung, D. Delirprävention und –management, E. Frühe Mobilisierung – Physiotherapie, F. Einbeziehung der Familie
- Folgevisite: Am späten Nachmittag sollte eine kurze Visite zur Überprüfung der Tagesziele und des aktuellen Ist-Zustandes stattfinden, und ggf. neue Entscheidungen getroffen werden.

> **Mögliche Checkliste „Intensivmedizinische Visite"**
> - Allgemeine Aspekte der Visite
>   - Aufnahmegrund/Leitsymptom
>   - Aufnahmedatum/-ort (Verlegungsbrief intern [Notaufnahme, extern], Notarzt-Protokoll)
>   - Hauptdiagnose/Arbeitsdiagnose und relevante Nebendiagnosen
>   - (Fremd)Anamnese und Untersuchung, inkl. fokussierte Notfallsonografie
>   - An-/Zugehörige/Ansprechpartner/Betreuer/Pat.-Verfügung/-Vollmacht
> - ABC-Checkliste der Intensivmedizinischen Visite
>   - **A**nalgosedierung: Sedierung (RASS), Delir (CAM-ICU), Analgesie (Skala)
>   - **B**eatmung: protektiv, Weaning (Protokoll), Beatmungsparameter, Horowitz-Quotient, Lungenultraschall, Röntgen-Thorax, Bronchoskopie (BAL), Tracheostomie
>   - **C**ardiac/Hämodynamik: MAD, Herzfrequenz (Pacer), Echokardiografie (Ejektionsfraktion, globale Pumpfunktion, Vitien), Katecholamine, Volumenstatus (Vena cava inferior, B-Lines, Hautturgor), Koronarstatus, Thermodilution, Laktat, $S_{cv}O_2$
>   - **D**rugs/Medikamente: Indikation, Kontraindikation, Wechselwirkungen, QT_c-Zeit

- Ernährung (enteral + parenteral), Reflux, abführen, Parameter (Triglyzeride, Harnstoff-Kreatinin-Quotient, Albumin, Phosphat), Dysphagie (Logopädie)
- Flüssigkeit/Volumenstatus: Pumpfunktion, B-Lines, Vena cava inferior, Bilanz, Hautturgor, Ausscheidung
- Gastrointestinal: Status Abdomen, Ernährung, Protonenpumpenhemmer, Prokinetika, Reflux (nasoduodenale Sonde, Prokinetika), Kalorien, Supplemente (z. B. Thiamin)
- Hygiene: Isolierung (MRSA, ESBL, VRE, MRGN), Händedesinfektion, Oberkörperhochlagerung, Notwendigkeit/Neuanlage der zentralen Zugänge
- Infektionsstatus: Temperatur, CRP, PcT, Leukozyten (Differenzialblutbild), Blutkulturen, Fokus (Zugänge, Schleusen, Blasenkatheter, etc.), Bronchoskopie (BAL), Urin (Legionellen Antigen), Bildgebung (Echokardiografie, Abdomen-Sonografie, Radiologie), Antibiotika-Konzept, ggf. Konsil
- Kidney: MAD, Retentionswerte/Elektrolyte, Spontanurin, Bilanz, Dialyse, Diuretika, Sonografie (Niere, VCI), GFR, RIFLE/AKIN-Stadien
- Laborbefunde, u. a. Hb (Erythrozytenkonzentrate), Antikoagulation, Thrombozyten (Heparin, HIT)
- Neurologie: Neurostatus, NSE, cCT, Delir (CAM-ICU), ggf. Konsil (EEG, EPs)
- Metabolismus: Glukose, Temperatur
- Organisation: Untersuchungen, Verlegung, Sozialdienst (Eilbetreuung), Gespräch mit An-/Zugehörigen
- Pflegerische Aspekte: Dekubitus (Matratze), Delirmanagement, Absaugen, Lagerung, Kontrakturen, Mobilisation (Bettfahrrad, Mobilisationsstuhl, Physiotherapie), Wundmanagement

Checkliste „Intensivmedizinischer Verlegungsbrief"
Allgemeine Aspekte
- Adresse: Wer ist wirklich Adressat?
- Anrede/direkter (telefonischer) Ansprechpartner bei Rückfragen
- Diagnosen: chronologisch ordnen, d. h. von der Hauptdiagnose zur Nebendiagnose
- Medikamente (keine Handelsnamen) mit exakte Angabe von Dosis und Applikationsweg (p. o., s. c., i.v.), ggf. Aufsättigungshinweise, Spiegelbestimmungen
- Anamnese und Verlauf: kurz und knapp in vollständigen Sätzen (ggf. Telegrammstil im Rahmen von Notfallverlegungen)

29.9 Spezielle Aspekte

- Beatmungsstatus: Spontanatmung, nicht-invasiv oder invasiv (Beatmungsmodus, Drücke, Volumina, Beatmungsfrequenz, F_iO_2, Endotrachealtubus/Tracheostoma [letzter Kanülenwechsel]), Weaningstufe, letzte arterielle und zentralvenöse BGA
- Hämodynamischer Status: Katecholamine, Schrittmacher, aktuelle hämodynamische Werte, Transfusionen (insbesondere Erythrozytenkonzentrate: wie viele?, wann zuletzt?, Verträglichkeit?, Blutgruppe), bisheriger und aktueller Herzrhythmus (Sinusrhythmus, paroxysmales Vorhofflimmern, intermittierende ventrikuläre Tachykardie?)
- Ernährungsstatus: enteral (Reflux?, wann zuletzt abgeführt?), parenteral
- Neurologischer Status: GCS, Analgosedierung (RASS), Delirmanagement (CAM-ICU), Pupillenweite/-reaktion, No-flow Zeit/CPR-Dauer, EEG/EP-Befunde, CCT, NSE, Neurokonsil; Logopädie (Schluckstatus, Dysphagie)
- Nierenfunktions-/Flüssigkeitsstatus: aktuelle Bilanz, Ausscheidung, Dialyse, GFR, Retentionsparameter
- Infektiologischer Status: Isolationsnotwendigkeit (multiresistente Keime), Befunde (Blutkultur-Befunde; Tracheal-/Bronchialsekret, Urin, Drainagen); Mikrobiologiebefunde (Aufführung sämtlicher Ergebnisse, Angabe der Telefonnummer des Mikrobiologischen Instituts für evtl. Rückfragen), bisherige und aktuelle Antibiotikatherapie (bisher und aktuell; Resistogramm), aktuelle Körperkerntemperatur, Laborbefunde (u. a. CRP, Procalcitonin, Blutbild)
- Aktuelle Zugänge: zentrale Zugänge (Lokalisation, Anlagedatum), Blasenkatheter (Anlagedatum), Drainagen (Förderrate, Anlagedatum)
- Bildgebung (aktuelle Befunde): Sonografie, CT, MRT, Röntgen, Echokardiografie, Herzkatheter, etc.
- Pflegerischer Status: insbesondere Dekubitus, Mobilisation (Physiotherapie) und individuelle Besonderheiten
- Soziale Aspekte: Ansprechpartner, Betreuung, Vollmacht, Sozialdienst (z. B. Plegestufe)

Literatur

Brenner T, Bingold TM, Braun JP et al (2019) Konzepte zur Qualitätssicherung in der Intensivmedizin – Ärztliches Peer-Review, Zertifizierungsverfahren & Benchmarking-Instrumente. Anästh Intensivmed 60:209–222

Brinkmann A, Braun JP, Riessen R et al (2015) Quality assurance concepts in intensive care medicine. Med Klin Intensivmed Notfmed 110(8):575–580

Bundesärztekammer (2016) Band 32: Methodischer Leitfaden Morbiditäts- und Mortalitätskonferenzen (M & MK). https://www.bundesaerztekammer.de/fileadmin/user_upload/_old-files/downloads/pdf-Ordner/QS/M_Mk.pdf. Zugegriffen am 31.12.2024

Halpern SD, Becker D, Curtis JR et al (2014) An official American Thoracic Society/American Association of Critical-Care Nurses/American College of Chest Physicians/Society of Critical Care Medicine policy statement: the Choosing Wisely® Top 5 list in Critical Care Medicine. Am J Respir Crit Care Med 190(7):818–826

Hötzel A, Utzolino S, Kalbhenn J, Riessen R, Schlotterer M, Häberle HA (2016) Peer Review in der Intensivmedizin. Dtsch Arztebl 113(16):756–759

Kumpf O, Assenheimer M, Bloos F et al (2023) Intensivmedizinische Qualitätsindikatoren für Deutschland. Anästh Intensivmed 64:333–354

Neuraz A, Guérin C, Payet C et al (2015) Patient mortality is associated with staff resources and workload in the ICU: a multicenter observational study. Crit Care Med 43(8):1587–1594

Riessen R, Haap M (2018) Quality Management in Intensive Care Units. Dtsch Med Wochenschr 143(21):1541–1546

Riessen R, Celebi N, Weyrich P, Haap M (2011) Die Visite auf der Intensivstation. Intensivmedizin 48:403–410

Waydhas C et al (2023) DIVI-Empfehlung zur Struktur und Ausstattung von Intensivstationen 2022 (Erwachsene). Anästh Intensivmed 64:V129–VV13

Serviceteil

Stichwortverzeichnis – 965

© Der/die Herausgeber bzw. der/die Autor(en), exklusiv lizenziert an Springer-Verlag GmbH, DE, ein Teil von Springer Nature 2026
T. Wengenmayer et al. (Hrsg.), *Repetitorium Internistische Intensivmedizin*,
https://doi.org/10.1007/978-3-662-71761-5

Stichwortverzeichnis

A

A. mesenterica superior (AMS) 368
AAI-Schrittmachermodus 340
ABC-Notfallsonografie 40
Abdomen
- akutes 504, 722, 735
    - Herzhinterwandischämie 245
    - Säuren-/Laugenverätzung 793
Abdomensonografie 506, 555
- bei akuter Dyspnoe 435
Abort, septischer 872
Absaugung nach Aspiration 442
Abspültherapie, innere/äußere, bei Verätzung 793
ACE-Hemmer 265
- Escape-Phänomen 350
Acetaminophen 797 Siehe Siehe Paracetamol
Acetonfötor 722
- Intoxikation 761
Acetylcholinesterase 771
- Reaktivatoren 772
ACS 242
ACTH-Test 736
Acute asphyxic asthma 451
Acute kidney injury 563
Acute respiratory distress syndrome 927 Siehe ARDS (acute respiratory distress syndrome)
Acute severe asthma 451
Adams-Stokes-Anfall 305, 338
ADAMTS-13 660
Adenosin 307
- bei AV-Knoten-Reentrytachykardie 325
- bei AV-Reentrytachykardie mit akzessorischer Leitungsbahn 326
ADH-Mangel 749
ADH-Sekretion
- Hemmung, alkoholbedingte 777
Adrenalin 166, 277
- bei Asthmaanfall 455
- bei bradykarder Rhythmusstörung 308, 339
Advance Care Planning 941, 945, 947
AE-COPD (acute exacerbation of chronic obstructive pulmonary disease) 433, 453, 460
- Beatmung 472
- Differenzialdiagnose 465
- klinische Klassifikation 462
- Schweregrad 462
- Schweregrad, Einflussfaktoren 460
- Therapie 466
AED (automatisierte externe Defibrillation) 160
AEIOU-Regel, Scheintodursachen 211

Afterload (Nachlast) 65
Agitiertheit 114, 119
aHUS 663
Ajmalin 307, 326
Akineton 797
Aktivkohle 765
Akutbroncholyse 453
Akute Dekompensation 557
Akute hämolytische Transfusionsreaktion 143
Akute kalkulöse Cholezystitis 544
Akute respiratorische Insuffizienz 871
Akutes Koronarsyndrom 242 Siehe Koronarsyndrom, akutes
Aldosteron 612
Alkalose 606, 614
- metabolische 619, 622, 793
- salzresistente 620
- salzsensitive 620
Alkohol 776
Alkoholabbau 776
Alkoholabusus
- Hypoglykämie 717
- Intoxikation 761, 778
- Rauschstadien 777
Alkoholdehydrogenase 776
Alkoholelimination 776
Alkoholintoxikation 776
Alkoholwirkprofil 776
Alkylphosphatintoxikation 771
Allergen, Asthma bronchiale 449
Allergische Transfusionsreaktion 141
Allopurinol 640
Alupent 308, 339
Aminosäure
- Ernährung, parenterale 132
Amiodaron 307, 326
- bei kardiopulmonaler Reanimation 166
- Dosierung 317
Ammoniumion 612
Amphetamin 775
- Entzugssyndrom 804
Analgesie 113
- Analgosedierung 112
Analgosedierung 112
- Bauchlagerung bei ARDS 485
- Delir 121
- Intensivtransport 914
- Sedativa 117
Anämie
- renale 730
Anästhetikum
- bei Asthmaanfall 455
- volatiles 455

Anexate 796
Angina pectoris
– instabile 245
Angioplastie 571
Anionenlücke 616, 724
– diabetisches Koma 724
Anschlussheilbehandlung 919
Antiarrhythmikum 307
– bei hypertensiver Krise 781
Antibiotikaresistenztestung 679
Antibiotikum
– AE-COPD (acute exacerbation of chronic obstructive pulmonary disease) 470
Antibradykarde Substanz 308
anticholinerges Syndrom 786
Anticholinerges Syndrom
– Antidepressiva 796
– Drogenintoxikation 776
Antidepressivaintoxikation 796
Antidottherapie 768
Antihypertensivum
– bei hypertensiver Krise 781
– intravenös applizierbare 352
– Rebound-Phänomen 350
Antikoagulans
– orales 402
Antikoagulation 402
– bei akutem Koronarsyndrom 254
– bei Lungenembolie 421
– bei Venenthrombose und Lungenembolie 401
– bei Vorhofflimmern 315
– orale 402
Antiphospholipid-Syndrom 671
Antirheumatikum, nichtsteroidales, Kontraindikation 297
Antithrombin 151
Anurie 581, 582
Aortenaneurysma
– Best Medical Treatment 380
– Notfallsonografie 40
Aortenaneurysma 375
Aortendissektion 381
– Best Medical Treatment 389
– Therapie 352
– Typ A 381
– Typ B 381
Aortenklappeninsuffizienz, akute 266
Aortensyndrom, akutes 386
Aortokavale Kompression 863
APACHE-II-Score 537
Aphasie 876, 884
Aplasie 634
Arbeitszeitplanung 5
ARDS (acute respiratory distress syndrome) 219, 474, 927, 932
– Beatmung 479
– nichtinvasive 479
– Diagnostik 477

– Schweregrade 475
– supportive Maßnahmen 484
– Therapie 477, 478
Argatroban 658
Arrhythmien 605
Arterenol 277
Arzt-Patienten-Beziehung in der Palliativsituation 945
Asphyxie, alkoholbedingte 777
Aspiration 437, 878
– akute 438
– chronische 438
– Pneumonie 876, 880
– Risikofaktoren 438
Aspirationsgefahr, erhöhte 861
Aspirationspneumonie 876
Assessment 893, 905
Asthenurie 750
Asthma
– bronchiale 433, 447
– akutes schweres 450
– Akuttherapie 450, 454
– allergisches 448
– Beatmungsmanagement 456
– Chronifizierung 449
– Differenzialdiagnose 453, 466
– fatales 451
– Gravidität 460
– Komplikation 451
– lebensbedrohliches 450, 451
– Lungenfunktion 453
– nicht-allergisches 448
– Oxygenierung 454
– pädiatrischer Patient 453
– physikalische Therapie 458
– schwieriges 447
– Sofortreaktion 449, 450
– Spätreaktion 449
– Stufentherapie 458
– Triggerfaktoren 448
– cardiale 433, 453
– Exazerbation 459
Asthmafixierung 449
AT1-Antagonist 265
Atemgeräusch 452
– abgeschwächtes 464
– fehlendes 452
Atempumpenversagen 451, 621
Atemtherapie
– Interventionen 895
– physiotherapeutische 893
Atemtrainingsgerät 897
Atemweg
– Aspiration 437
– Asthma bronchiale 447
– Dyspnoe, akute 433
– Notfallsonografie 40
– Verlegung 441

Atemzeitverhältnis, umgekehrtes 480
ATN 580 *Siehe Tubulusnekrose, akute*
Atrial overdrive pacing 311
Atropin 339
– bei Alkylphosphatintoxikation 772
– bei γ-Hydroxybuttersäure-Intoxikation 786
Atropin-Test 337
Atropinum sulfuricum 308
Atrovent 455, 468
Aufklärung des Patienten
– Dokumentation 184
– Form 183
– hinreichende 185, 187
– Themen 182
– über alternative Behandlungsmöglichkeiten 182
– Zeitpunkt 182
Aufklärungsfehler 184
Aufklärungspflicht
– Ausnahmen 181
Auswurffraktion 63 *Siehe Siehe Ejektionsfraktion*
Autogene Drainage 896
Autoimmunhepatitis 553
Autoimmunthyreopathie 740
Automatie-Tachykardie 306
AV-Block 246, 338
– 2. Grades
  – Typ Mobitz I 338, 341
  – Typ Mobitz II 338, 341
– 3. Grades 338, 341
– medikamentöser 311
– nach Myokardinfarkt 337
AV-Dissoziation 330, 338
AV-Knoten-Reentrytachykardie 308, 324
AVNRT 324 *Siehe AV-Knoten-Reentrytachykardie*
AV-Reentrytachykardie
– antidrome 326
– mit akzessorischer Leitungsbahn 326
– orthodrome 326
AVRT 326 *Siehe AV-Reentrytachykardie*
a-Welle
– ZVD-Kurve 57
Azidose 614, 618
– Korrektur, bei diabetischem Koma 727
– Laktatazidose 728
– metabolische 618, 723, 792, 793
– respiratorische 621, 622
   – AE-COPD (acute exacerbation of chronic obstructive pulmonary disease) 463

B

Baby lung concept 479
Bad trip 782
Bakterium

– gramnegatives 682
– grampositives 682
BAL (bronchoalveoläre Lavage) 456
Barbiturat 118
– Intoxikation 795
– Intoxikationen 761
Basedow-Krankheit 742
Basismonitoring
– hämodynamisches 49
Bauchlagerung
– bei ARDS 484
Bauchschmerzen
– Koma, diabetisches, ketoazidotisches 722
– Nebenniereninsuffizienz, akute 735
Beatmung
– augmentierte 482
– baby lung concept 479
– bei AE-COPD 472, 473
– bei akutem Asthma bronchiale 456
– bei ARDS 478, 479
– druckkontrollierte 81
  – lungenprotektive 479
– Dyspnoe, akute 437
– Intensivtransport 912, 914
– kardiopulmonale Reanimation 166
– lungenprotektive 88, 479, 932
– Lungenschädigung, beatmungsassoziierte 474
– nach Inhalationstrauma 446
– nicht-invasive 99
  – AE-COPD 472
  – ARDS 479
  – Parameter 472
– Patiententransport 914
– Pneumothorax 492
– Spannungspneumothorax 492
– Spontanatmungsversuch 119
– Transportbeatmung 912, 914
– volumenkontrollierte 81
Beatmung
– bei ARDS 482
Beatmungsformen 84
Beatmungsmodus, assistierter 85
Beatmungstherapie, physiotherapeutische 893
Beckenkamm, Knochenmarkbiopsie 29
Beck-Trias 298
Bedside-Test 139
Behandlungsziel, am Lebensende 939
Beihilfe zum Suizid 950
Beinhebeversuch, passiver 64
Beinvenenthrombose, tiefe 391
– Risikofaktoren 411
Beloc 311, 313, 743
Benzodiazepin 779
– Entzugssyndrom 804
– Grenzdosis 795
– Intoxikation 795, 796
Best-of-PEEP 481

Best-PEEP-Manöver 89
Bethesda-Test 669
Betreuung 189
Betreuungsvollmacht 947
Bettgitter 200
Bevollmächtigter 191
Bewusstlosigkeit 201
– aspirationsbedingte 439, 442
– Blutzuckerbestimmung 718, 720
– Fixierung des Patienten 201
Bewusstsein 903
Bewusstseinsstörung
– Delir 114, 120 (Siehe auch dort)
– Glasgow Coma Scale 762
– Hypoglykämie 719
– Intoxikation 761, 762
– Koma 720 (Siehe Siehe dort)
– Myxödemkoma 744
Bikarbonat
– aktuelles 614
– Bedarf bei diabetischem Koma 727
Bioethisches Quartett 946
Biomarker (AKI) 582
Biperiden 797
Birt-Hogg-Dubé-Syndrom 491
Bisphosphonat 609, 748
Blausäureintoxikation 773
Bleeding Card 648
β-Blocker 264
– bei atrialer Tachykardie 311
– bei AV-Knoten-Reentrytachykardie 325
– bei AV-Reentrytachykardie mit akzessorischer Leitungsbahn 327
– bei Vorhofflattern 313
– Intoxikation 801
– Rebound-Phänomen 350
Blockierung, intraventrikuläre
– bifaszikuläre 338
– monofaszikuläre 338
– trifaszikuläre 339
Blue Bloater 463
Blutdruck
– arterieller 58, 65
– Hypertension 349
– Messung
  – invasive 59
  – nicht-invasive 59
– Steigerung, reaktive 351
Blutgasanalyse
– arterielle 613
– Asthma bronchiale 450
– bei akuter Dyspnoe 435
– diabetisches Koma 724
– Inhalationstrauma 446
Blutkultur
– Endokarditis-Erreger 283

Blutung
– intrakranielle 283
– intrazerebrale 353
Blutzuckerkonzentration
– Bestimmung bei Bewusstlosigkeit 718, 720
– Senkung 727
BODE-Index 460
Body-Packer-Syndrom 780
Boerhaave-Syndrom 518
Bohr-Effekt 774, 787
Bradyarrhythmia absoluta 315
Bradykardie 308, 335
– EKG-Charakteristika 337
– fetale 870
– Herzschrittmacher
  – externer, transkutaner 339
  – Indikation 341
– Intoxikation 761
– Langzeittherapie 308
– physiologische 335
– Therapie 339
Bradykardie-Tachykardie-Syndrom 337
Brandverletzung
– Inhalationstrauma 443
– Zentrale Anlaufstelle für die Vermittlung von Krankenhausbetten für Schwerbrandverletzte 447
Breitkomplextachykardie 307, 326
Bridge to Lung Transplantation 219
Bridge to Recovery 219
Bridgingziel 223
Brittle-Asthma 448
Bronchialbaum
– linker 15
– rechter 15
Bronchoalveolärlavage 456
Bronchokonstriktion, reizgasbedingte 790
Bronchorrhö 772
Bronchoskopie
– flexible 14
– Fremdkörperaspiration 442
– Inhalationstrauma 445
– intubierter Intensivpatient 15
– starre 442
– therapeutische 15
Bronchospasmin 454, 468
Bronchospasmolytikum 447
Broncho-Spray novo 454, 468
Brugada-Syndrom 327, 341
Brugada-Zeichen 330
Budd-Chiari-Syndrom 553, 569, 570
Bülau-Thoraxdrainage 34, 495
Bundle-branch-Reentry-Tachykardie, ventrikuläre 329
Burch-Wartofsky-Score, thyreotoxische Krise 741
γ-Butyrolacton 785

C

C. difficile 532
Café-au-lait-Hautkolorit 730
Cannabis 776, 786
Carbamazepin
– bei Alkoholentzugsdelir 804
Carbo medicinalis 765
Carboxyhämoglobin 787, 790
Cardiac Index 62
– verminderter 267
Cardiac-power-Index
– Schock, kardiogener 269
Cardioverter-Defibrillator, implantierbarer (ICD) 308
– Einstellung 348
– inadäquate Schockabgaben 347
– Indikationen 341
– interne Schockentladungen 348
– Komplikationen 348
Catastrophic antiphospholipid syndrome 672
Ceiling-Phänomen 795
CFI (kardialer Funktionsindex) 63
Channelopathy 327 Siehe Ionenkanalerkrankung
Charcot-Trias 541
Chemotherapie 637
Chemotherapie, hä 635
Cholangiosepsis 541
Cholangitis 541
Choledocholithiasis 542
Cholestase 540
– Notfallsonografie 40
Cholesterinemboliesyndrom 630
Cholezystitis
– akute kalkulöse 544
– chronische 544
– Notfallsonografie 40
– Notfallsonographie 40
Chvostek-Zeichen 607
Ciclosporin A
– Kontraindikation 297
Citrat 607 Siehe Zitrat
Clomethiazol 804
Clonidin 118
– bei Alkoholentzugsdelir 804
Clopidogrel 259
CO2-Elimination, extrakorporale 489
CO-Hb-Spiegel 787
Coke-burn 781
Coma
– diabeticum 720 (Siehe Koma, diabetisches)
– uraemicum 730 (Siehe Koma, urämisches)
Commission of heart diseases resources code 342
Compliance 77
Confusion Assessment Method for the Intensive Care Unit (CAM-ICU) 115

COPD (chronisch obstruktive Lungenerkrankung) 310
– AE-COPD (acute exacerbation of chronic obstructive pulmonary disease) 460
– Stadien 465
Cor pulmonale 310
– akutes 451
Cordarex 307, 326
Cornea verticillata, Amiodaron-bedingte 318
Corotrop 278
Cortisol, bei Nebenniereninsuffizienz 736
Courvoisier-Zeichen 542
COVID-19 688
Coxsackie-Viren-Myokarditis 294, 298
Crack 775
CT-Angiografie 867
Cushing 600
Cushing-Reflex 927
c-Welle
– ZVD-Kurve 57
Cyanokit 447, 774
Cytochromoxidase, Enzymgifte 773

D

Dantrolen 797
Darmischämie 372, 504
Darmspülung, antegrade 766
Darmwandperforation 370
Daturaintoxikation 775
DDD-Schrittmacher 338, 340
D-Dimer-Test 414
De-Bakey-Klassifikation 383
Defibrillation 160, 307
Defibrillator, automatischer 341
Dehydratation
– hypertone 722
– Urämie 730
Delir 121, 903
– Diagnostik, Therapie 122
– Evaluation 114
– Prävention 121
Demand-Schrittmacher 340
Denusomab 610
Deoralisierung 876
Designerdroge 782
Desmopressin 653, 750, 752
Deutsche Stiftung Organtransplantation 928
Dexamethason 610
Dexmedetomidin 118
Diabetes insipidus 601, 749
– nephrogener 603, 749, 752
Diabetes insipidus centralis 749, 752, 930, 931
Diabetes mellitus
– Hypoglykämie 715
– Laktatazidose 728

Diagnoseaufklärung 182
Diagnostik
– invasive 183
Dialyse
– Tumorlysesyndrom 641
Diameter, linksventrikulärer 62
Diarrhö 532
– Intoxikation 761
Dickdarmileus 524
DIC-Score 674
Diffusion 78
Digimerck 316
Digitalis 316
– Überdosierung 310
Digital-rektale Untersuchung 506
Digitoxin 316
Digoxin 316
Dilatationstracheotomie, perkutane 25
Dimetinden 261
Dip-Plateau-Phänomen 303
Disoprivan 455
Disseminierte intravasale Gerinnung 150, 673, 928
Diurese
– forcierte 748, 767
– osmotische 601, 721
Diuretika
– bei akutem Nierenversagen 732
Diuretikum
– bei akutem Nierenversagen 586
– chronische Einnahme 604
Divertikelblutung 516
Dobutamin 277
Dobutrex 277
Dociton 743
Done-Nomogramm, Prognose nach Paracetamol-Ingestion 798
Dopacard 277
Dopamin 277
Dopexamin 277
Doppellumenkanüle 217
Dormicum 455
Drainage
– autogene 896
Dressler-Syndrom 251
Dringlichkeit, hypertensive 349, 351
Drogenabusus
– Designerdrogen 775
– Entzugssyndrom 804
Drogenintoxikation 775
– Downers 776
– Uppers 776
Drogennotfall 775
Drooling 878
Druck, positiver endexspiratorischer 84
– intrinsischer 92
Druckanstiegsgeschwindigkeit, linksventrikuläre, maximale 63

Dünndarmileus 522
Durch 629
Durstversuch 601, 750, 751
DVARS (Aufklärungsthemen) 182
Dysäquilibriumsyndrom 727
Dysarthrie 884
Dysarthrophonie 884
Dysphagie 438, 876, 878, 879
– Residuen 878
– Therapie 882
Dysplasie, rechtsventrikuläre, arrhythmogene 327
Dyspnoe
– AE-COPD (acute exacerbation of chronic obstructive pulmonary disease) 461
– akute 433
– Pneumothorax 491
– transfusionsassoziierte 143
– Urämie 730
Dyssynchronie 94

E

Early repolarization syndrome 250
Ebrantil 353
Echokardiografie 53, 249
– Apexebene 38
– bei akuter Dyspnoe 435
– bei Perikarderguss 302
– bei Vorhofflimmern 315
– Herzzeitvolumenbestimmung 53
– Notfallechokardiografie 40
– Notfallechokardiographie 40
– parasternale Achse 36, 37
– Pumpfunktion 61, 62
    – linksventrikuläre 249
– Schallkopforientierung 35
– transösophageale 35, 315
– transthorakale 35, 315
ECMELLA 229
ECMO 215, 487, 488
– Dekanülierung 219
– Kanülierung 217, 218
– Weaning 221
ECPR 230, 232, 234
Ecstasy 775
– Entzugssyndrom 804
EF (Ejektionsfraktion) 61
Efient 259
Einflussstauung, obere 641
Eingriff 183
– diagnostischer 183
Einkammerschrittmacher 340
Einwilligung 183, 910, 911
– mutmaßliche 185, 188
Einwilligungserklärung 187
Einwilligungsfähigkeit 185
– Kind, Jugendlicher 185

Einzelfaktorenmangel 667
Ejektionsfraktion
– globale 63
Eklampsie 870
Elektrischer Sturm 224
Elektrokardiogramm(-grafie) 299
– bei Herzrhythmusstörung 306
– bei Hyperkaliämie 603
– bei Perikarditis 299
– bei Vorhofflimmern 315
– elektrischer Alternans 299
– fusion beats 330
– J-Welle 250
– Myokardstadien 246
– Niedervoltage 299
– präkordiale Konkordanz 330
– P-Welle
  – fehlende 315, 337
  – negative 324
– QRS-Komplex-Breite
  – Tachykardie 309
– QRS-Komplexdauer 330
– ST-Streckenhebung 242
  – Differenzialdiagnose 250
  – konkave 299
– ST-Streckensenkung 243
– T-Negativierung 243, 246, 299
Elektrolythaushalt
– Elektrolytverlust, ketoazidotisches Koma 722
– Störung 594
Emboliequelle
– extrakardiale 361
– kardiale 361
Emesis 767 *Siehe Siehe* Erbrechen
Endocarditis lenta 282
Endokardfibrose 285
Endokarditis
– infektiöse 280
– marantische 285
– Prophylaxe
  – Hochrisikogruppen 292
Endomyokardbiopsie 295
Endorganschaden bei hypertensivem Notfall 349
Endorphin 779
End-stage-Kardiomyopathie 266
ENFUMOSA, schwieriges Asthma 447
Engelstrompetenintoxikation 775
Enoximon 278
Enterokokken
– Enterokokken-Endokarditis 288
Entschäumer 793
Entscheidungsfähigkeit
– Patiententransport 910, 911
Entzug 622
Entzugssyndrom 803
– Differenzialdiagnose 803
Enzephalopathie

– hypertone 750
– Urämie 730
EPH-Gestose 353
Epileptischer Anfall
– Tumorlysesyndrom 639
Erblindung
– Lösemittelintoxikation 792
Erbrechen
– Hypokaliämie 604
– provoziertes 767
Ergebnisqualität 956
Ernährung(stherapie) 126
– Aspirationspneumonie 880
– bei akuter Nierenschädigung 587
– bei ARDS 484
– bei kardiogenem Schock 279
– enterale 128
– Kalorienbedarf 128
– Nährlösungen 130
– parenterale 130
Erstickung, innere 802
Erstickungsgasinhalation 443
Erythropoetin-Analogon 153
Erythropoetinmangel 730
Erythrozyt
– dismorpher 732
Erythrozytenkonzentrat 145
Erythrozytenzylinder 732
ES-Abstand 61
Escape-Phänomen bei ACE-Hemmer-
  Therapie 350
Ethanol 776 *Siehe Siehe Alkohol(abusus)*
Ethanolsubstitution 804
Ethik
– bioethisches Quartett 946
– biomedizinische Ethik 946
– Dimensionen der Ethik in der Medizin 946
– Lebensende 945
– Werteorientierung 945
Etomidat 118
Euthyroid-Sick-Syndrom 742
Exazerbation
– Asthma bronchiale 459
– COPD 460
Exsikkose 746
– hyperglykämiebedingte 722
– Zeichen 722, 723
Extrakorporale Membranoxygenierung 487
  Siehe ECMO
Extrakorporale Reanimation 230
Extrakorporales Lebersatzverfahren 564, 567
Extrakorporales Unterstützungssystem 278
*Extrapyramidales Syndrom, Neuroleptika-
  intoxikation* 796
Extrasystole
– ventrikuläre 306, 329
Extremitätenischämie 360

Exzentrizitätsindex, linksventrikulärer 62
Exzitation, alkoholbedingte 777

F

Fachkräftemangel 10
Faktor XIII 151
Fast-response-Thermodilution
- Herzzeitvolumenberechnung 53
- rechtsventrikuläre Vorlast 64
Favistan 262, 742
Fäzes 602
Febrile nicht-hämolytische Transfusionsreaktion 142
FEES 881
Fenoterol 454, 468
FEV1 (forciertes exspiratorisches Volumen in 1 Sekunde)
- Verbesserung bei Asthma bronchiale 453
Fibrinogen 150
Fibrinolyse, intraarterielle 367
Fick-Methode, Herzzeitvolumenbestimmung 53, 269
Fieber
- bei Endokarditis 282
- bei Intoxikation 761
- in der Neutropenie 634
- Krise, thyreotoxische 739
- persistierendes
  - bei Endokarditistherapie 287
- unbekannter Ursache, persistierendes 635
Fixierung 200
- ärztliche Anordnung 202
- bei Bewusstlosigkeit 200, 201
- Dokumentation 202
Flashback 786
Flecainid 313, 325
Fluid lung 730
Flumazenil
- Titrationsantagonisierung bei Benzodiazepinintoxikation 796
Fluorwasserstoffsäureverätzung 794
Flusssäureverätzung 794
Fondaparinux bei HIT 657
Forrest-Klassifikation 512
Fragmentozyt 661
Frank-Starling-Mechanismus 64
Freiheit zur Krankheit 181
Freiheitsentziehende Maßnahme 200
Fremdkörperaspiration 438, 441
Fremdkörperentfernung, bronchoskopische 442
Fremdkörperingestion 438
Fresh frozen plasma 149, 511
Frühmobilisation 895, 902
- Kontraindikationen 902
Frührehabilitation, neurologische 921, 922
Fusionsschläge 330

G

Gasaustausch
- Gasaustauschstörung, alveolokapilläre
  - bei ARDS (acute respiratory distress syndrome) 476
Gastroparese 524, 717
Gastrostomie, perkutane endoskopische 129
GEDV (globales enddiastolisches Volumen) 64
Gefäßwiderstand
- pulmonaler 65
- systemischer, peripherer 65
  - Senkung 278
Generalvollmacht 190
Gerinnungssystem 648
Gerinnungstest 650
Gestose, hypertensive 353
Gewebehypoxie 61
Gewebeperfusion 226
Giftaufnahmeweg 760
Giftelimination
- primäre 765
- sekundäre 767
Giftinformationszentrum 805
Gilurytmal 307, 326
GINA (Global Initiative for Asthma) 458, 459
Glasgow-Blatchford-Score 511
Glomeruläre Erkrankung 623
Glomeruläre Filtrationsrate 575
Glomeruläre Schädigung 580
- Markerproteine im Urin 576
Glomerulonephritis 733
- postinfektiöse 733
- rapid progressive 623
- Urinsediment 732
Glomerulopathie, nephrotisches Syndrom 625
GlucaGen HypoKit 719
Glukagonfreisetzung 722
Glukokortikoid 261
- bei akuter Nebenniereninsuffizienz 736
- bei Hyperkalzämie 749
- bei Reizgasintoxikation 790
- bei thyreotoxischer Krise 743
- inhalatives 446
- Kontrastmittel-Allergieprophylaxe 261
- systemisches 447
Glukokortikoidmangel, akuter 733
Glukose
- bei Alkoholintoxikation 778
- Ernährungstherapie 131
- orale 719
- parenterale 719
Glukosekonzentration im Plasma
- Bestimmung bei Bewusstlosigkeit 718, 720
- Hypoglykämie 716
Glutathion 798
Glycerophosphat-Natrium 610

Graft-versus-Host-Krankheit, transfusions-
  assoziierte 144
Gravidität
– Asthma bronchiale 460

H

H1-Rezeptorenblocker 261
H2-Rezeptorenblocker 261
Halluzinogen
– Intoxikation 776, 781
– natürliches 782
– synthetisches 782
Haloperidol 118
– bei Alkoholentzugsdelir 804
Halsvenenstauung 491
Hämatemesis 510
Hämatochezie 510
Hämatopneumothorax 34
Hämatoserothorax 34
Hämatothorax 34
– Pleurapunktion 32
Hämodiafiltratation 591
Hämodiafiltration 590, 591
Hämodialyse 589
Hämofiltration 590
Hämolytisch-urämisches Syndrom 662
Hämophilie 667, 668
Hämopneumothorax 490
Hämostase 648, 666
Händehygiene 698, 699
– im klinischen Alltag 698
Harlekin-Syndrom 226, 230
Haschisch 786
Haushaltsgiftintoxikation 791, 792
Hautemphysem 491
Hautkolorit, Intoxikation 761
Hautnekrose, nach paravasaler Kokain-
  Injektion 781
HCl-Infusion 621
Hehrmann-Stadieneinteilung, thyreotoxische
  Krise 740
Heimlich-Handgriff 441
Helium-Sauerstoff-Gemisch-Inhalation 455
HELLP-Syndrom 629, 664, 870
Hemmkörperhämophilie 668
Heparin/Heparinisierung 402
– bei Lungenembolie 418
– niedermolekulares 419, 867
– unfraktioniertes 255, 418, 592
Heparininduzierte Thrombozytopenie 397, 653
Hepatische Enzephalopathie 557
Hepatischer Hydrothorax 561
Hepatorenales Syndrom 152, 563
Herbal Speed 775
Heroinintoxikation 779
Herzbeutel 297 *Siehe Perikard*

Herzdruckmassage 161
Herzfrequenz 66
Herzindex 62 *Siehe* Siehe *Cardiac Index*
Herzinsuffizienz 310
– akute 266
– linksventrikuläre 866
Herzkatheteruntersuchung
– Dip-Plateau-Phänomen 303, 304
– Herzzeitvolumenbestimmung 56
Herzklappenersatz
– Endokarditisprophylaxe 292
– Frühendokarditis 282
– Spätendokarditis 282
Herzklappeninsuffizienz, endokarditische
  Vegetationen 285
Herz-Kreislauf-Stillstand 163
– Fremdkörperaspiration 442
Herzrhythmusstörung 305
– bei kardiopulmonaler Reanimation 165
– maligne 251
– Medikamentenanamnese 306
– medikamentöse antiarrhythmische
  Differenzialtherapie 307
– schrittmacherinduzierte 345
– tachykarde 307 (*Siehe* Siehe *Tachykardie*)
Herzrhythmusstörungen 306, 345
Herzschrittmacher
– antibradykarder 340
– antitachykarder 340
– Antitachykardiefunktion 342
– Auslöseintervall 343
– Autofahren 342
– Batterieerschöpfung 346
– bei Bradykardie 339
– Betriebsmodus 342
– biventrikuläres System 340
– endokardialer 340
– Entrance-Block 345
– epikardialer 340
– Exit-Block 345
– failure-to-capture 345
– Frequenzadaptation 342
– Grundfrequenz 343
– Hysteresefrequenz 343
– Impulsamplitude 343
– Impulsdauer 343
– Indikationen 341
– Komplikationen
  – elektrodenbedingte 344
  – systembedingte 344
  – Therapie 348
– Magnetauflage 348
– Moduswahl 340
– oversensing 346
– Programmierbarkeit 342
– Refraktärzeit 343
– Schrittmachersyndrom 345

- Sensitivität 343
- Stimulation 342
  - bipolare 344
  - multifokale 342
  - unipolare 344
- Stimulusartefakt 346
- transkutaner
  - externer 339, 348
- transvenöser 340
- undersensing 345
Herztod, plötzlicher 306
Herztöne, leise 298
Herzwandbewegungsstörung 249
Herzzeitvolumen
- durch Pulskonturanalyse 54
- Messung 52–55
  - Fick-Methode 269
  - kardiogener Schock 268
  - Thermodiluationsmethode 268
- reduziertes 267, 303
HESTIA-Kriterien 417
High-Flow-Sauerstofftherapie 80
High-frequency ventilation 483
Hinterwandinfarkt 246
Hirndruck
- THAM 847
Hirnfunktionsausfall, irreversibler 926
Hirnödem
- unter Insulintherapie bei diabetischem Koma 727
- urämisches 730
Hitzeinhalation 443
Hochfrequenzventilation 483
Horovitz-Index 485, 488
Humanalbumin 151
Hungry bone syndrome 607
Hydrokortison 736, 743
Hydronephrose, physiologische 861
Hydroxocobalamin 447, 774
γ-Hydroxybuttersäure 785
γ-Hydroxybutyrat 775
Hypalbuminämie 616
- Anionenlücke 616
Hyperämie 860
Hyperhydratation
- hypotone 753
- Urämie 730
Hyperkaliämie 335, 604
- EKG-Befund 335
- vitale Gefährdung 606
Hyperkalzämie 608, 747
- Definition 746
- malignomassoziierte 748
hyperkalzämische Krise 610
Hyperkalzämische Krise 610
Hyperkapnie

- AE-COPD (acute exacerbation of chronic obstructive pulmonary disease) 463
- Asthma bronchiale 450
- permissive 456, 480, 863
Hypermagnesiämie 611
Hypernatriämie 599
- bei Diabetes insipidus 750, 751
Hyperosmolarität, bei Hyperglykämie 721
Hyperparathyreoidismus 607
- primärer 608
- sekundärer 730
Hyperphosphatämie 610
- Tumorlysesyndrom 636
Hyperpigmentierung 735
Hyperreagibilität, bronchiale 447, 449
Hypersalivation, Intoxikation 761, 772
Hypersensitivitätsmyokarditis, medikamentenbedingte 294
Hypertension, maligne 349
Hyperthermie
- Intoxikation 761
  - Amphetamine 784
  - Designer-Drugs 776
  - Kokain 781
- maligne 785
Hyperthyreose
- Amiodaron-induzierte 318, 743
- dekompensierte 739
- Kontrastmittelexposition 262
Hypertonie
- arterielle 629
  - inadäquate Medikation 350
- chronisch-thromboembolische pulmonale (CTEPH) 423
- Notfall, hypertensiver 349, 350
- pulmonale 310, 424
  - Differenzialdiagnose 271
Hyperventilationssyndrom 607, 622
Hypnose, alkoholbedingte 777
Hypocortisolismus 733
Hypoglykämie 715
- aktivitätsbedingte 717
- Alkoholkonsum 717
- DCCT-Definition 715
- durch Alkoholkonsum 777
- hypoglycemia unawareness 714
- medikamentös bedingte 716
- neuroendokrine Gegenregulation 717
- reaktive 717
- Schweregrad 718
- Wahrnehmungsschwelle 717
- Whipple-Trias 716
Hypoglykämieschwelle, variable 717
Hypokaliämie 602, 754
- unter Insulintherapie 727
Hypokalzämie 607

Hypomagnesiämie 607
Hyponaträmie 594
– euvoläme 754
– hypervoläme 753, 754
– hypoosmolare, Differenzialdiagnose 753
– hypovoläme 754
– SIADH 753
Hypoosmolalität 594
Hypoperfusion 681
Hypophosphatämie 610
Hypopigmentierung 735
Hypothermie
– Intoxikation 761
– Myxödemkoma 744
Hypothyreose
– Amiodaron-induzierte 318
– dekompensierte 744
– Exazerbation 744
Hypoventilation 621
– alveoläre 78
Hypovolämie 57, 751
– Differenzialdiagnose 271
Hypoxämie 622
– AE-COPD (acute exacerbation of chronic obstructive pulmonary disease) 463
Hypoxie 226
– differenzielle 226, 229

I

ICD 340 Siehe Cardioverter-Defibrillator, implantierbarer
IgE-Spiegel, erhöhter 448
IGFBP-7 582
Ikterus 540
Ileus
– Notfallsonografie 40
Immunsystem, Ernährungstherapie 129
Immunthrombopenie 658
Infektion
– Ernährungstherapie 129
– Exazerbation, infektionsbedingte 460
– intraabdominelle 681
– transfusionsbedingte 142
Infektionspräventionsmaßnahme (IPM) 698
Infektionspräventionsmaßnahmen (IPM) 697
Infiltrationsthrombolyse 367
Influenza 688
Infusionsthorax 493
Infusionsthrombolyse 367
Inhalationstrauma 443
Inhibitionsschrittmacher 340
Insulinmangel 721, 722
Insulinsubstitution 726
Insult, ischämischer 353
Intensive Care Delirium Screening Checklist (ICDSC) 115

Intensivstation
– Einarbeitungskonzept 5
– Einteilung 7
– Organisation 4
Intensivtransport 908, 911
– juristische Aspekte 908
Intensivtransports 914
Interhospitaltransport 908, 909
Interventional lung assist 489
Interventionen 895
Intoxikation
– akzidentielle 760
– Allgemeinmaßnahmen 765
– Antidottherapie 768
– Diagnostik 764
– Inhalationstrauma 443
– Kohlenmonoxidintoxikation 443
– Leitsymptome 761
– Noxen 443 (Siehe Siehe bei den jeweiligen Noxen)
– osmotische Lücke 617
– Schweregradeinschätzung 762
– suizidale 760
Intraabdominelle Druckmessung 530
Intraabdomineller Druck 528
Intrahospitaltransport 908, 913
Intrakranielle Druckerhöhung 845
Intramurales Hämatom (IMH) 382
Intrazerebrale Blutung (ICB) 824
Inversed-ratio ventilation 480
Inzisions-Reentrytachykardie, atriale 310
Ione atrial fibrillation 313, 315
Ionenkanalerkrankung, ventrikuläre Tachykardie 327
Ipratropiumbromid 308, 339, 455, 468
Irenat 262
Irreversibler Hirnfunktionsausfall 926
Ischämietoleranz 362
Ischämische Kolitis 371
Iscover 259
Isoptin 311
Isthmusablation 313
Isthmus-dependent flutter (isthmusabhängiges Vorhofflattern) 312
ITBV (intrathorakales Blutvolumen) 64
Itrop 308, 339

J

Janeway-Läsion 282
Janeway-Läsionen 282
Jejunalsonde 129
Jervell-Lange-Nielsen-Syndrom 327
Jet ventilation 483
Jodaufnahme, exzessive, bei Schilddrüsenautonomie 739
Josephson-Zeichen 330

K

K+-Ionenkanal-Erkrankung 328
Kalium
- Substitution 726, 754
Kaliumphosphat 610
Kalorienbedarf 128
Kalorimetrie 128
Kalzium
- Ausscheidung, erhöhte 748
- bei kardiopulmonaler Reanimation 167
- Freisetzung, gehemmte 748
- ionisiertes 606, 746, 747
- korrigiertes 748
Kalziumchlorid 795
Kalziumexkretion, renale 609
Kalziumfluoridsäure 794
Kalziumglukonat
- bei Flusssäureverätzung 794
- bei Hypermagnesiämie 612
Kammerflattern 329
Kammerflimmern 329, 603
(Kapillaren) 629
Kardialer Funktionsindex 63
Kardio-MRT 304
Kardiomyopathie 266, 310
- dilatative 327
- hypertrophe 327, 341
- peripartale 866
- rechtsventrikuläre, arrhythmogene 341
- restriktive, Differenzialdiagnose 304
Kardiopulmonale Reanimation
- Adrenalindosierung 166
- Beatmung 158–160
- erfolglose 167, 176
Kardioversion 307
- medikamentöse 316
Kardioverter-Defibrillator (ICD) 340 *Siehe Cardioverter-Defibrillator, implantierbarer*
Karotissinus-Druck-Versuch 307
Karotissinusmassage 337
Karotissinussyndrom, hypersensitives 335
Katecholamine
- therapeutisch einsetzbare 277
Katecholaminsturm 927, 929
Katecholaminsyndrom 349, 350
Ketamin/S-Ketamin 117
Ketanest-S 455
Ketoazidose 618, 721
Ketonkörpernachweis 724
Ketonwirkung, emetische 722
KIM-1 583
Klasse-IC-Antiarrhythmika 313
Klasse-IC-Antiarrhythmikum 313
Knochenmarkbiopsie
- Punktionsort 29
Knollenblätterpilzvergiftung 553

Koch-Dreieck, Ablation 325
Kohlendioxidintoxikation 773, 789
Kohlenhydrat 131
Kohlenhydratsubstitution 131
Kohlenmonoxidintoxikation 443, 773, 787
Koka-Blätter 780
Kokain
- Entzugssyndrom 804
- Intoxikation 780
Kolonkarzinom 282
Koma
- diabetisches 720, 722, 724
- hyperosmolares 722, 723
- ketoazidotisches 721, 723
- urämisches 728, 732
Koma-Cocktail 765
Kommunikation
- Gesprächssituation, schwierige 177
Kompartmentsyndrom 366
- Opiatintoxikation 780
Kompressionsultraschall (KUS) 395
Kontaktaufnahme 903
Kontraindikation 318
Kontraktilität, myokardiale
- reduzierte 610
- Stabilisierung 275
Kontrastmittel
- jodhaltiges 262
Kontrastmittelexposition
- bei Hyperthyreose 262
- elektive 261
- nichtelektive 261
Koronardissektion 243
Koronarintervention, perkutane 261
Koronarperfusion, kritische Verschlechterung 242
Koronarspasmen 243
Koronarsyndrom, akutes 242, 245
- Akutmaßnahmen 252
- Antikoagulation 254
- Definition 242
- ST-Streckenhebung 242
- ST-Streckensenkung 242
Kortiko-Striato-Thalamo-Kortikal-Theorie 782
Kraft-Frequenz-Beziehung, kardiale 66
Kreatininkonzentration im Serum 575
- akutes Nierenversagen 582
Kreislaufstillstand
- hyperdynamer 311
Krise
- adrenale 733 (*Siehe auch Nebenniereninsuffizienz, akute*)
- *hyperkalzämische* 746
- *thyreotoxische* 739, 740
Kunstklappenendokarditis 282
KUSMAAL, metabolische Azidose mit großer Anionenlücke 792

Kussmaul-Atmung 730
Kussmaul-Zeichen 298

L

l 601
Lagerungstherapie 90
– Bauchlagerung
  – bei ARDS 484
– Beinhebeversuch, passiver 64
Laktat, Mikrozirkulation 70
Laktatazidose 616, 618, 728
– Blausäureintoxikation 773
– diabetisches Koma 723
Laktatclearance 226
Lambl-Exkreszenz 285
Lanicor 316
Laryngospasmus 607
Laugenverätzung 793
– Wasser-Spüleffekt 794
Leaking 878
Lebensende
– Behandlungsziele 939
– ethische Aspekte 938
Lebensverlängernde Maßnahme 204
– Nichteinleitung 205
Leber
– Schädigung
  – Paracetamol-bedingte 800
– Unterstützungsverfahren, extrakorporales 800
Leberschädigung
– medikamentös-toxische 547
– Paracetamol-bedingte 798
Lebersynthesestörung 670
Lebertransplantation
– King's-College-Kriterien 801
– Paracetamolintoxikation 801
Leberversagen, akut-auf-chronisches 558
Left atrial flutter (linksatriales Vorhofflattern) 312
left ventricular assist device 279
Leichenschau 204, 210
– Abbruch 211
– Meldepflichten 204, 210
Leitungsbahn, kardiale, akzessorische 311, 326
Leukämie
– Tumorlysesyndrom 637
Leukozyt
– im Urinsediment 575
– Tumorlysesyndrom 637
Leukozytenzylinder 732
Levomepromazin 118
Levomethadon 779
Levosimendan 278
Libmann-Sacks-Endokarditis 285
Life threatening asthma (lebensbedrohliches Asthma bronchiale) 451

Ligaturbehandlung 560
Linksherzinfarkt 245, 266
Linksherzversagen, Differenzialdiagnose 271
Lipolyse 721
Liquid-Ecstasy 775, 785
Liquorazidose, paradoxe 727
Lixivaptan 755
Logopädie 876
Löhlein-Herdnephritis 283
Long-QT-Syndrom 327
Lorazepam 117
Lormetazepam 117
Lösemittelintoxikation 791
Low tidal volume concept 479
Low volume and high PEEP ventilation 479
Low-Cardiac-Output-Syndrom 271, 298
– Differenzialdiagnose 271
– Perikarditis 298
Low-dose-Antikoagulation, bei infektiöser Endokarditis 290
LQTS 327 Siehe Long-QT-Syndrom
Lücke, osmotische 617
Lumbalpunktion
– 3-Gläser-Probe 30
– Punktionsstelle 30
Lung Injury Score nach Murray 477
Lungencompliance 480
Lungenembolie 410
– akute 302
– Antikoagulation 418
– Differenzialdiagnose 250, 271, 302
– Lyseschemata 421
– Risikofaktoren 411
– in Schwangerschaft 422
Lungenemphysem 493
Lungeninsuffizienz, transfusionsassoziierte akute 143
Lungenödem
– nach Pneumothoraxentlastung 497
– Notfallsonografie 40
– toxisches 447, 761, 781
– Urämie 730
Lungenparenchymversagen 451
Lungenschäden, beatmungsinduzierte 86
Lungenschaden, beatmungsinduzierter 85
Lungenversagen
– akutes 476
– Asthma bronchiale 451
– hyperkapnisches 451
– hypoxämisches 451
LVOT-VTI 227
(LV-PF) 249
Lysergsäurediäthylamid 781
Lysetherapie 420
– bei Lungenembolie 421
Lyseverfahren, lokales 367

M

Magensonde 129
Magenspülung 766
Magic mushroom 782
Magnesium
– Zufuhr 607, 611
Magnesiumchlorid 607
Magnesiumexzess 611
Magnesiumsulfat 455, 607, 870
Makro-Reentry 310
Malaria 695
– tropica 695
MAP (mittlerer arterieller Blutdruck) 58, 65
Marihuana 786
Massivtransfusion 140
Mediastinitis 519
Medikamentös-toxische Hepatopathie 550
Medizinprodukt (MP) 700, 701
Melperon 118
Meningitis 693
– bakterielle 838
Meningokokken-Meningitis 839
Mesenterial- und Kolonischämie 533
Mesenterialarterienembolie/-thrombose 369
Mesenterialarterienthrombose/-embolie 372
Mesenterialvenenthrombose 369, 373
Metformin 728
Methadon 779
Methämoglobinämie, toxische 774
Methämoglobinbildner 790
– Intoxikation 802
– Wirkung bei Blausäurevergiftung 774
Methämoglobinzyanose 802
Methanol-/Ethylenglykolintoxikation 791
Methicillin-resistente Stämme (MRSA) 701
Methicillin-resistenter Staphylococcus aureus (MRSA) 703
Methylalkohol-Metabolit, toxischer 791
α-Methyldopa 868
Methylenblau 774
Methylxanthin 468
– bei AE-COPD 468
– bei Asthma 456
6-Methyprednisolon
– Kontrastmittel-Allergieprophylaxe 261
Metoprolol 311, 313, 743
Midazolam 117, 455
Mikroembolie, septische 283
Mikrozirkulation, Monitoring, hämodynamisches 70
Milrinon 278
Mineralokortikoid
– bei akuter Nebenniereninsuffizienz 737
– Mangel, akuter 733
Minirin 752

Minithorakotomie, Thoraxdrainage 495
Miosis
– cholinerges Syndrom 772
– Intoxikation 761
  – Alkylphosphatintoxikation 772
  – Heroinintoxikation 779
  – Opiatintoxikation 779
Mischintoxikation
– mit Antidepressiva 796
– mit Benzodiazepinen 795
Mithramycin 610
Mitralklappeninsuffizienz
– akute 266
– Diagnostik 41
Mobilisierungsphase 901
Monaldi-Thoraxdrainage 34, 495
Monitoring
– hämodynamisches 49
– invasives 51
– Mikrozirkulation 70
– neurophysiologisches, bei Analgosedierung 114
– nicht-invasives 51
Monokompartment-Lunge 477
Morgagni-Adams-Stokes-Anfälle 338
Motorik 899
MSSA-Endokarditis 289
Muddy brown cast 732
Multiorganversagen
– bei kardiogenem Schock 279
Multiresistente gramnegative Stäbchen (MRGN) 704
Multistagekanüle 215
Murphy-Zeichen 542
Murray-Score 477
Muscarinintoxikation 775
Muskelaufbau 900
Muskelschwäche
– hyperkaliämiebedingte 605
– hyperkalzämische Krise 747
– hypokaliämiebedingte 603
Muskelvenenthrombose 407
Mydriasis
– adrenalinbedingte 166
– Amphetaminintoxikation 786
– Intoxikation 761
– Kokainintoxikation 781
– Opiatintoxikation 779
Myokardinfarkt
– Akutmaßnahmen 252
– Definition 242
– Frühkomplikationen 251
– Komplikationen 251
– Spätkomplikationen 251
Myokarditis
– bakteriell bedingte 298

Stichwortverzeichnis

– bildgebende Diagnostik 296
– Biopsiebefund 294
– Endomyokardbiopsie 295
Myokardminderperfusion
– atherosklerotisch bedingte 243
– nichtatherosklerotisch bedingte 243
Myxödemkoma 744

N

Na+-Exkretion, fraktionelle
– urämisches Koma 731
Na+-Ionenkanal-Erkrankung 327
Na+-Loading 781, 797
N-Acetylcystein 798
Nachlast 65, 228
– Parameter 65
– Stabilisierung 276
Nachlastsenkung 278
– linksventrikuläre 41
Nadeldekompression 496
Nagueh-Formel 69
Naloxon 779
– Dosierung 780
NAPQI-Bildung 797
Narcanti 779
– Dosierung 780
Narkoserisiko, Aufklärung des Patienten 183
Natrium 594
– Konzentration im Urin 729
– Korrektur des Natriumhaushaltes 754
Natriumbikarbonat 618
– bei Antidepressivaintoxikation 797
Natrium-Perchlorat 262
Natriumphosphat 610
Natriumthiosulfat 774
Natriumthiosulfat-Reaktion 774
NBG-Code (commission of heart diseases resources code) 342
Nebenniereninsuffizienz
– akute 733
– primäre 733
– sekundäre 733
Nekrotisierende Fasziitis 398
Nekrotisierende Myositis 398
Nekrotisierende Zellulitis 398
Nephritis
– Glomerulonephritiden 733
– intersititielle 733
– interstitielle 732
– tubulointerstitielle 580, 627
Nephritisches Syndrom 576
Nephronblockade, sequenzielle 626
Nephropathie
– diabetische 729
– kontrastmittelassoziierte 628
Nephrotisches Syndrom 623, 626

Neuroleptikaintoxikation 796
Neuropathie
– autonome 717
Neutropenie 634
NGAL 583
Nicht-Reentrytachykardie, atriale 310
Nichtschadensprinzip 948
Nierenarterienembolie 630
Nierenarterienthrombose 630
Nierenbiopsie 584, 733
Nierenerkrankung 607
Nierenersatzverfahren 593
Nierengefäß, thrombotische Mikroangiopathie 628
Niereninsuffizienz
– akut-auf-chronische 578
– akute 728
– chronische 728, 729
Nierenvenenthrombose 630
Nierenversagen, akutes
– Definition 728
– intrarenales 729, 732
– Opiatintoxikation 780
– postrenales 729, 733
– prärenales 729, 732, 742
– Tumorlysesyndrom 636
– Ursache 729
Nitroprussid-Natrium, Blausäureintoxikation 773
NIV 871
NO-Inhalation 486
NOMI 369, 534
Non-isthmus-dependent flutter (nicht-isthmusabhängiges Vorhofflattern) 312
Non-Thyroidal-Illness-Syndrom 742
Noradrenalin 277
normal 337
Notfall
– hypertensiver 349
Notfallmedikament 165
Notfallmedikamente 166
Notfallsonografie 40
– bei akuter Dyspnoe 436
Notfalltransfusion 139
Notoperation, Aufklärung des Patienten 183
notwendig 609
Notwendigkeit 625
Novalung 489
NSAR 297 Siehe Antirheumatika, nichtsteroidale
Nystagmus
– Amphetaminintoxikation 786
– Intoxikation 761

O

Obidoxim 773
Obstetrically modified qSOFA-Score 872
Obstipation

– Intoxikation 761
Okklusionsflimmern 329
Oligurie 581
– Intoxikation 761
Oligurie 582
Operationserweiterung, Aufklärung des Patienten 183
Opiatabhängigkeit
– Entzugssyndrom 804
– Naloxon 780
Opiatintoxikation 776, 778
Opioid 455, 779
– Entzugssymptome 780
Opioidpeptid, endogenes 779
Opioidrezeptor
– spinaler 779
– supraspinaler 779
Opiumintoxikation 779
Orciprenalin 308, 339
Organophosphat 771 *Siehe Alkylphosphatintoxikation*
Organprotektive Therapie 926
Orthopnoe 450
– AE-COPD (acute exacerbation of chronic obstructive pulmonary disease) 461
Osborn-Welle 250
Osler-Knötchen 282
Osmolalität 617
Osmoregulationsstörung 594
Osmotische Lücke 616, 618
Oxim 772
Oxybat 785
Oxygenator 216
Oxygenierung 276
– bei AE-COPD 467
– bei Asthma bronchiale 454
– bei Kohlendioxidintoxikation 789
– bei Kohlenmonoxidintoxikation 788
– bei Tachykardie 307
– hyperbare 789
– Optimierung 276

P

Pacemaker-mediated tachycardia (schrittmacherinduzierte Reentrytachykardie) 344
Palliativmedizin 202
– Intention/Prinzipien 943
Pamidronat 609
Pankreatitis 536
Panzerherz 303
Papillarmuskelabriss 251
Paracetamol
– Elimination 798
– Intoxikation 797
    – N-Acetylcystein-Behandlungsschema 800
    – Prognoseabschätzung 798

– Quick-Wert 798
– Leberschädigung 800
Parasit 294
– Myokarditis 294, 298
Parasympatholytikum 308
– bei Asthmaanfall 455
Parathormonaktivität 607
Patient Blood Management 152
Patientenautonomie 946, 947
Patiententransport 908
Patientenverfügung 193, 938, 947
– Aktualisierung 193, 195
– Hilfe des Arztes bei der Erstellung 194
– Zweifel 193
Patientenverfügung;patientenverfügung
– Aktualisierung;aktualisierung 195
Patientenwille 944
– Lebensende 945
PCI 261 *Siehe Koronarintervention, koronare*
PDE-III-Hemmer 277
Peak expiratory flow 453
PEEP (unteres exspiratorisches Druckniveau)
– bei akutem Asthma bronchiale 456
– bei ARDS 481
– idealer 479, 481
PEF (peak expiratory flow) 453
PEG (perkutane endoskopische Gastrostomie) 129
Penetration, Aspirat 438
Penetrierendes atheromatöses Ulkus (PAU) 382
Perfan 278
Perfusionsdruck
– koronarer 58
– pulmonalarterieller, mittlerer 65
– systemischer 58, 65
– zerebraler 58
Pericarditis constrictiv 303
Perikarderguss 297
– Notfallsonografie 40
– Notfallsonographie 41
– Punktion 302
– Urämie 730
Perikarditis 251, 297, 298, 303
Perikardpunktion 31, 302
Perikardreiben 298
Perikardtamponade 266, 297, 304
Perimyokarditis 297
Peritonealdialyse 590
Peritonismus 544
Peritonitis 519
– spontan bakterielle 152, 561, 562
Pfortaderthrombose 374, 568
Phosphat
– Koma, diabetisches 727
– Substitution bei diabetischem Koma 727
– Tumorlysesyndrom 636
pH-Wert 612, 614

Physiotherapie
- intensivmedizinisch basierte 892
- Interventionen 892
- Maßnahmen 894
Physostigmin 797
PiCCO (pulse invasive contour cardiac output) 279
Pilzmyokarditis 294, 298
Pink Puffer 463
Plasmaaustausch 661
Plasmapherese
- bei thyreotoxischer Krise 743
Plasmatische Gerinnungsstörung 666
Plasmavolumenexpansion 860
PLASMIC-Score 661
Pleuradrainage 494
Pleuraempyem 34, 497
- Pleurapunktion 32
Pleuraerguss 32, 34
- Notfallsonografie 40
Pleuraerguss
- parapneumonischer 32
Pleurapunktion 32
Pneumatosis intestinalis 535
Pneumonie
- Aspiration 876, 880
- chronische fremdkörperbedingte 438
- Notfallsonografie 40
- Notfallsonographie 40
Pneumonie, ventilator-assoziierte 98
Pneumonitis, urämische 730
Pneumopathie, toxische, reizgasbedingte 790
Pneumothorax 34, 452, 490, 495
- Komplikationen 497
- Notfallsonografie 40
- Pleurapunktion 32
POCUS (Point of care ultrasound) 872
Polydipsie
- Diabetes insipidus 750
- psychogene 751
Polyethylenglykollösung 766
Polytoxikomanie
- Entzugssyndrom 803
- Intoxikation 775
Polyurie
- Diabetes insipidus 750
- Differenzialdiagnose 751
- Intoxikation 761
Postextubationsdysphagie 879
Post-Hyperkapnie-Alkalose 622
Postmyokardinfarktsyndrom 251
Postthrombotisches Syndrom 393
Posttransfusionelle Purpura 144
PPSB 151
PPV (pulse pressure variation) 64
Präeklampsie 353
Präexzitationssyndrom 326

Präinfarktsyndrom 243
Prasugrel 259
Prat 362
Prednisolon 468
- bei akuter Nebenniereninsuffizienz 736
- bei Asthmaanfall 455
Preload (Vorlast) 63
Prescott-Schema, N-Acetylcystein-Behandlung bei Paracetamol-Intoxikation 800
Proarrhythmie, durch Medikamente 327
Prodromalsymptom 870
Prokoagulatorischer Status 859
Promethazin 118
Propafenon 325, 326
Propofol 455
Propranolol 743
Proteindiagnostik
- Urinuntersuchung 575
Proteinzufuhr
- bei akutem Nierenversagen 587
- Ernährung, parenterale 132
Proteolyse 721
Prothrombin-Konzentrat 511
Protonenpumpeninhibitor 512
Protozoenmyokarditis 294
Prozessqualität 954, 956
Pseudoaneurysma 375
Pseudohyperkalzämie 746
Pseudoperitonitis
- diabetica 722
- Nebenniereninsuffizienz, akute 735
Psilocybinintoxikation 775, 782
Psychedelischer Zustand 782
Psychisch Kranker, Unterbringung 195
P-Symptom 363
Pulmonalarteriendruck
- mittlerer 65
Pulmonalarterienkatheter 21
- kardiale Pumpfunktion 62
Pulsdruckvariation 64
Pulskonturanalyse 52, 54
Pulsoxymetrie
- bei Inhalationstrauma 446
- bei Kohlenmonoxidintoxikation 788
Pulsus paradoxus 450, 463
Pumpfunktion
- linksventrikuläre 61
- rechtsventrikuläre 62
Pumpleistung, kardiale 61
PVR (pulmonary vascular resistance) 65
Pyothorax 34

Q

QT-Zeit
- verlängerte 607
Qualifikation im Pflegeteam 10

Qualitäts- und Risikomanagement 954
Qualitätsausprägungen 957
Qualitätsdimensionen 956
Qualitätsindikatoren 954, 957
– intensivmedizinische 957
Qualitätsmanagement 954
– externes 954
– internes 954
Qualitätssicherung 954, 958
Qualitätsverbesserung 958
Querschnittsleitlinie zur Therapie mit Blutkomponenten 137
Quick-Wert
– Paracetamolintoxikation 798

R

Rachenraumausräumung 442
Radiofrequenz-Katheterablation 308, 313, 325, 326
Ranitidin 261
Ranson-Score 537
Rapid assessment of dyspnea with ultrasound (RADiUS-Protokoll) 436
Rapid sequence intubation 508
Rapid shallow breathing 450
Rasburicase, bei Tumorlysesyndrom 640
RASS-Score 113
Rauchgasintoxikation 447, 773, 774
Rauchpartikelinhalation 443
Rauschpilze, halluzinogene 782
Rauschstadium 777
Rauschzustand, Lösemittelintoxikation 791
Reanimationsteam 9
Rebound-Hypertonie 350
Rebound-Phänomen 350
Rechtsherzinfarkt
– Klinik 245
– Trias, klinische 245
Rechtsherzversagen 423
– akutes Koronarsyndrom 302 (Siehe Koronarsyndrom, akutes)
– Differenzialdiagnose 271, 302
Rechts-Links-Shunt, intrapulmonaler 476
Reflexbradykardie 335
Regulation von Atmung und Motorik 896
Rehabilitation
– geriatrische 920
– medizinische 918, 922
– Phasenmodell 922
Reizgas 790
– Hydrophilie-Grad 790
– Inhalation 443, 445
– intermediärer Typ 444, 445
– Intoxikation 790
– lipophiles 790
– Soforttyp 444, 445

– Spättyp 444
Rekombinanter Faktor VIIa 151
Rekrutierungsmanöver 91
Remyokardinfarkt 251
Reproterol 454, 468
Resistance 76
Resynchronisationstherapie, kardiale 340
Retransfusion 153
Rezirkulation 217
Rhabdomyolyse 627
– Hyperphosphatämie 610
– hypokaliämiebedingte 603
– Kokainintoxikation 781
– Opiatintoxikation 780
– Therapie 587, 733
Rhabdomyolyse 362
Richtlinie Hämotherapie 137
Riesenzellmyokarditis, granulomatöse 294
RIFLE-Kriterien 577
Risikoaufklärung 182
Rivaroxaban bei HIT 657
Romano-Ward-Syndrom 327
Röntgenkontrastmittel, jodhaltiges 628
Roth-Flecken 283
Rumack-Schema, N-Acetylcystein-Behandlung bei Paracetamolintoxikation 800
Rutherford-/TASC-II-Stadieneinteilung 362
Rytmonorm 325, 326

S

SA-Block 337
Sab-Simplex 793
Salbutamol 454, 468
Salzzufuhr 599
Sarkopenie 559
Sauerstoffangebot 60
Sauerstoffaufnahme
– Optimierung 276
Sauerstoffextraktionsrate 54
Sauerstoffgabe
– bei Kohlendioxidintoxikation 789
– bei Kohlenmonoxidintoxikation 788
– bei respiratorischer Azidose 622
Sauerstoffgehalt
– arterieller 53
– venöser 53
Sauerstoffgehaltsdifferenz, arteriogemischtvenöse 54
Sauerstoffsättigung 59
– Asthma bronchiale 450
– fraktionelle 60, 788
– funktionelle 60, 788
– gemischtvenöse 60, 61
– partielle 60, 788
– zentralvenöse 60
Sauerstofftransport 898

Sauerstofftransportkapazität 54
– Optimierung 276
Sauerstoffverbrauch 53, 60, 898
Säure-Basen-Haushalt 612
– Analyse 612
– Delta-Delta 617
– Einschätzung 613
– Störung, gemischte 616, 623
Säurenverätzung 793
– Wasser-Spüleffekt 794
Schaukelatmung 450
Schaumbildner 792
Scheintod 211
Schenkelblock
– funktioneller 309
– inkompletter 339
– kompletter 339
Schilddrüsenautoantikörper 740
Schilddrüsenhormon 930
Schilddrüsenhormonsubstitution 745
Schlagarbeitsindex
– linksventrikulärer 62
– rechtsventrikulärer 62
Schlagvolumen
– Berechnung 53
– Faktoren 53
Schlagvolumenindex 62
Schleifendiuretikum
– bei Hyperkalzämie 609
Schleimhaut, ödematöse 861
Schluckakt 876, 877
Schmalkomplextachykardie 307, 309, 326
Schmerz
– Koronarsyndrom, akutes 245 (Siehe auch Thoraxschmerz)
– Messung 113
– retrosternaler 245
– thorakaler 245 (Siehe Siehe Thoraxschmerz)
Schock 681
– distributiver 271
– Formen 271
– hämodynamischer 50
– hypovolämischer 271
– kardiogener 222, 251, 265, 267, 801
  – Klinik 267
– obstruktiver 271
– refraktärer 223
– septischer 681
– vasodilatatorischer 271
Schockfunktion 348
Schrittmacher 340 Siehe Herzschrittmacher
Schwangerschaft
– hämostaseologische Veränderungen 859
– kardiozirkulatorische Veränderungen 859
– respiratorische Veränderungen 859
Schwartz-Bartter-Syndrom 752
Schwefelwasserstoff 773

Schwindelattacke 305
Scopolaminintoxikation 775
SDS-Elektrophorese 576
Sedativum 119
– inhalative 119
Sedierung
– Analgosedierung 112
– palliative/terminale 949
Selbstbestimmung 947
Sensomotorik 899
Sensorik 899
Sepsis 680
– septische Kardiomyopathie 224
Septuminfarkt 246
Serumosmolalität
– diabetisches Koma 724
– Korrektur 754
– Normbereich 594
SIADH (Syndrom der inadäquaten ADH-Sekretion) 752
Sicherungsaufklärung 182
Sick-Sinus-Syndrom 337
Silent chest 450, 452
Simethicon 793
Single-/Doppelballonendoskopie 517
Sinnesrezeptor 903
Sinusbradykardie 337
Sinusknotendysfunktion 337
Sinusknotenstillstand 338
Sinustachykardie 310
Skala der American Thoracic Society (ATS) für Dyspnoe 436
Smilkstein-Schema, N-Acetylcystein-Behandlung bei Paracetamol-Intoxikation 800
SOFA-Score 680
Soft-drug 775, 786
Solu-Decortin 455, 468
Sonde
– nasogastrale 129
– perkutane endoskopische Gastrostomie 129
– postpylorische 129
Sonografie 40, 66
– Abdomensonografie 40
– Monitoring, hämodynamisches 66
– Notfallsonografie 40
Sorbit 131
Sotalex 325
Sotalol 325
Spannungspneumothorax 34, 491, 492
Spinalkanal, Kompression 643
Spontanatmungsversuch 105
Spontanpneumothorax 491
Sportlerherz 335
Sprachstörung 884
Sprechventil 886
SQTS (Short-QT-Syndrom) 328
3-S-Regel der Chirurgie 644

SSC-CIP 545
Standard-Bikarbonat 614
Standortflora
– respiratorische 678
Stanford-Klassifikation 383
Staphylokokkenendokarditis 289
Stauung, zentralvenöse 303
Stebehilfe 943
STEMI 242 *Siehe Myokardinfarkt mit anhaltender ST-Streckenhebung*
Sterbehilfe 948, 949
– ethische Aspekte 949
Sternum, Knochenmarkbiopsie 29
Stewart-Hamilton-Gleichung 52
Strahlenexposition 865
Streptococcus bovis 282
Streptococcus-viridans-Endokarditis 288
Stridor
– exspiratorischer 439, 440, 450
– inspiratorischer 439, 440
Strukturqualität 956
Suchtproblematik 803
Suprarenin 277 *Siehe Adrenalin*
Sweep-Gas-Fluss 220, 227
β2-Sympathomimetikum
– AE-COPD 468
– Asthmaanfall 454
– kurzwirksames 457
– langwirksames 457, 458
Symptomlinderung in der Palliativsituation 948
Syndrom
– anticholinerges 761
– cholinerges 761
– der inadäquaten ADH-Sekretion 752
– des kranken Sinusknotens 337
– halluzinogenes 762
– kardiorenales 579, 580
– nephritisches 576
– sedierend-narkotisches 762
– serotonerges 762
– sympathomimetisches 761
Systemic inflammatory response syndrome (SIRS) 267, 927, 928

T

Tachyarrhythmia absoluta 307, 315
Tachykardie 309
– arrhythmogenes Substrat 309
– atriale 310
– AV-junktionale 306
– AV-Reentrytachykardie, orthodrome 326
– fokal atriale 306, 310
– Instabilitätszeichen 309
– Intoxikation 761
– Katheterintervention 308
– Krise, thyreotoxische 739
– modulierende Faktoren 309
– multifokal atriale 310
– On-off-Phänomen 324
– QRS-Komplex-Breite 309
– Schock, kardiogener 266
– Sinustachykardie 310
– supraventrikuläre 347
– Trigger-Faktoren 309
– ventrikuläre 347
– Warm-up-/Cool-down-Phänomen 306, 310
Tag-Nacht-Rhythmus 120
Tambocor 325
Tank-Dialyse 591
Tei-Index 62
Teilvollmacht 190
Temperaturregulation 932
Tensid 792
Terlipressin 560
Tetanie 607
THAM, Hirndrucktherapie 847
Theophyllin 468
– Asthma bronchiale 458
Therapie, Optionen am Lebensende 202
Therapiebegrenzung 942
Therapieziel
– Lebensende 939
Thermodilution
– Herzzeitvolumenbestimmung 52
– transpulmonale 52
Thermoregulation 741
– gestörte, bei Intoxikation 761
Thiamazol 262, 742
Thienopyridine 259
Thiol 798
Thoraxdrainage 34
– Anlage 495
– anteriorer Zugang 34
– Minithorakotomie 34
– Trokartechnik 34
Thoraxdrainage
– bei beatmeten Patienten 35
Thoraxschmerz 245
– akuter, Differenzialdiagnose 250
– akutes Koronarsyndrom 245
– Aortendissektion 385
– Pneumothorax 491
Thrombektomie 420
Thrombembolie 410
Thromboembolie
– venöse 864
Thrombolyse 167
Thrombophilie 671
Thrombophlebitis 407

Thrombose
- aszendierende 391
Thromboseprophylaxe 409
- medikamentöse, in der
  Schwangerschaft 864
Thrombotisch-thrombozytopene Purpura 150
Thrombotisch-thrombozytopenische
  Purpura 660
Thrombozytentransfusion 147
Thrombozytopathie 665
Thrombozytopenie 653, 658
Thrombus
- intrakardialer 315
Thrombusorganisation 393
Thyreostatikum 739, 742
Thyreotoxikose
- Amiodaron-induzierte 318
Ticlopidin 259
Tidalvolumen
- niedriges 479
Tiklyd 259
TIMP-2 582
TIN 580 Siehe Nephritis, tubulointerstitielle
TIPS 560
Tod
- natürlicher 211
- Sterbebegleitung 945
- Todesnachricht
  - Überbringung 177
Todesart 210, 211
- ungeklärte 211
Todesursache 940
Todeszeichen
- sicheres 210
- unsichere 205
- unsicheres 211
Toluidinblau 774
Tolvaptan 755
Torsade-de-Pointes-Tachykardie 328, 329
Totenbeförderung 212
Tötung auf Verlangen 948
Tourniquet-Syndrom 365
Toxidrom 761
Toxogonin 773
Tracheostoma
- epithelialisiertes 27
Tracheotomie 103, 446
Transfusionsassoziierte zirkulatorische
  Überladung 142
Transfusionsgesetz 137
Transfusionsreaktion, verzögerte
  hämolytische 143
Transfusionstrigger, physiologischer 146
Transportfähigkeit 910, 911
Transport/Intensivtransport 908
Transportstress 908

Transporttrauma 908
Tricuspid annular plane excursion 62
Tricuspid annular systolic velocity 62
Troponin
- erhöhtes, Differenzialdiagnose 249
Trousseau-Zeichen 607
4T-Score 654
TSH-Wert, supprimierter 740
Tubuläre Schädigung
- Röntgenkontrastmittel 628
Tubulusnekrose, akute 729
- oligurische 733
- Therapie 733
- Urinsediment 732
Tujarinintoxikation 775
Tumor
- endokarditischer 285
- Hyperkalzämie 608, 746
Tumorlysesyndrom 587, 610, 636
- Cairo-Bishop-Klassifikation 637
- Therapie 640

U

UAW (unerwünschte Arzneimittelwirkung)
  117, 119, 120
Überstimulation, atriale (atrial overdrive
  pacing) 311
Ulkusblutung 509
Ultrafiltration 590
Ultraschall 40 Siehe Sonografie
Unerwünschtes Ereignis 141
Universaladsorbens bei Intoxikation 765
Unloading 228
Unterbringung 202
- des Patienten 194, 195
Untergebrachter Patient
- Behandlung 195, 197, 199
Urämie 728
- klinische Zeichen 730
Urapidil 353
Urbason 261
Urin
- Diagnostik 575
Urinalkalisierung bei Intoxikation 767
Urineosinophilie 732
Urinindex
- Berechnung 731
- urämisches Koma 732
Urinosmolalität
- Normwert 724
Urinsediment
- akutes Nierenversagen 729
- urämisches Koma 732
Urinsediment 575
Urinteststreifen 575

V

VA-ECMO 222
- Komplikationen 228
- Mischzone 225
- Wasserscheide 225
- Weaning 227

Vagusstimulationsmanöver 307, 311, 325, 326
Valsalva-Pressversuch 307
Vaptane 755
Vasopressin 931
Vasopressor
- Nierenschädigung, akute 585
Vasopressoren
- Nierenschädigung, akute 586
VAT-Schrittmachermodus 340
Vegetation, endokarditische 285
- Differenzialdiagnose 285
Vena-cava-Filter 405
Vena-cava-superior-Syndrom 641
Venendruck, zentraler
- Bedeutung 56
- Einflussfaktoren 57
- Low-cardiac-output-Syndrom 271
- Normwerte 56
- ZVD-Kurve 57
Venenkatheter
- Infektion 287
Ventilations-Perfusions-Szintigraphie 867
Ventrikelseptumdefekt 222
Ventrikelseptumruptur 251
Ventrikuläres Remodeling 859
Verabschiedungsraum 211
Verapamil 311, 313
Verätzung mit Säure/Lauge 793
Verbrauchskoagulopathie an ECMO 234
Verbrennung
- Inhalationstrauma 443
- Zentrale Anlaufstelle für die Vermittlung von Krankenhausbetten für Schwerbrandverletzte 447
Verbrennungskrankheit 446
Verlaufsaufklärung 182
Vernichtungsschmerz
- Aortendissektion 385
Virchow-Trias 373, 392
Virusmyokarditis 294, 298
Vitamin B1 778, 804
Vitamin trap 608
Vollmacht 190
Volumensubstitution 276, 279
- bei akuter Tubulusnekrose 733
- bei diabetischem Koma 725
- bei Nebenniereninsuffizienz 737

- bei thyreotoxischer Krise 743
Von-Willebrand-Krankheit 651
Vorderwandinfarkt 246
Vorhofflattern 312
- Pharmakotherapie 313
Vorhofflimmern
- Antikoagulation 315
- Frequenzkontrolle 316
- Rhythmuskontrolle 316
Vorhofohr-Flussgeschwindigkeit 315
Vorlast
- Druckparameter 63
- dynamische Parameter 64
- Stabilisierung 275
- Volumenparameter 64
Vorsorgevollmacht 190, 947
VV-ECMO 219
VVI-Schrittmachermodus 340
v-Welle
- ZVD-Kurve 58

W

Wahrnehmung 903
Walled-off necrosis 539
Wasserhaushalt
- Koma, diabetisches 725
- Verbrennungskrankheit 446
Wasserintoxikation 595
Wasserverlust
- ketoazidotisches Koma 722
Weak action 329
Weaning 102
- Sedierung 119
- terminales, in der Palliativsituation 949
Weckamin 782
Wells-Score 393
Wenckebach-Periodik 338, 341
Wernicke-Enzephalopathie 765, 804
Whipple-Trias, Hypoglykämie 716
Wirbelsäulenmetastase 643
WPW-Syndrom 308, 326

X

Xed_ind_temp 242
x-Welle
- ZVD-Kurve 58

Y

y-Welle
- ZVD-Kurve 58

Z

Zantic 261
Zerebraler Blutfluss (CBF) 843
Zeugen Jehovas 140
Zitratzufuhr 607
Zwangsbehandlung 195, 197
Zweikammerschrittmacher 340
Zweikompartment-Lunge 477
Zwerchfelldysfunktion, beatmungsinduzierte 97
Zyanid-CO-Mischintoxikation 447
Zyanidintoxikation 773
Zyanose
– Methämoglobinbildnerintoxikation 802
– zentrale 461
Zyanwasserstoff 773 *Siehe Siehe Blausäure*

GPSR Compliance

The European Union's (EU) General Product Safety Regulation (GPSR) is a set of rules that requires consumer products to be safe and our obligations to ensure this.

If you have any concerns about our products, you can contact us on ProductSafety@springernature.com

In case Publisher is established outside the EU, the EU authorized representative is:

Springer Nature Customer Service Center GmbH
Europaplatz 3
69115 Heidelberg, Germany

Batch number: 09615071

Printed by Printforce, the Netherlands